肿瘤临床护理常规

中华护理学会肿瘤护理专业委员会　组织编写
陆宇晗　覃惠英　陆箴琦　主　编
强万敏　姜桂春　骆惠玉　副主编

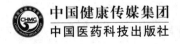

中国健康传媒集团
中国医药科技出版社

内容提要

本书围绕恶性肿瘤的疾病和诊疗特点，组织全国肿瘤护理领域专家基于最佳循证医学证据、结合丰富的临床经验编写而成。本书以护理常规的形式呈现，全书分为上下篇，涵盖了恶性肿瘤的手术、化疗、放疗、分子靶向治疗、免疫治疗、内分泌治疗、中医治疗及微创介入治疗护理常规，同时列出了肿瘤症状与并发症及肿瘤患者生命末期护理常规。本书中各章节均包含了护理评估、护理措施及质量要求，层次清楚、内容详实、要点明确，实用性和可操作性强，可以帮助护理人员在繁忙的工作中更加精准、高效地应对肿瘤护理带来的各种挑战。

本书适用于肿瘤科及其他科室为肿瘤患者提供诊疗和照护的医务工作人员。

图书在版编目（CIP）数据

肿瘤临床护理常规/陆宇晗，覃惠英，陆箴琦主编 . 北京：中国医药科技出版社，2024.9.（2024.12 重印）
ISBN 978 - 7 - 5214 - 4740 - 8

Ⅰ . R473. 73

中国国家版本馆 CIP 数据核字第 2024H20U34 号

美术编辑　陈君杞
责任编辑　高一鹭　张欢润
版式设计　友全图文

出版　**中国健康传媒集团**｜中国医药科技出版社
地址　北京市海淀区文慧园北路甲 22 号
邮编　100082
电话　发行：010 - 62227427　邮购：010 - 62236938
网址　www. cmstp. com
规格　787×1092 mm $\frac{1}{16}$
印张　33
字数　955 千字
版次　2024 年 9 月第 1 版
印次　2024 年 12 月第 2 次印刷
印刷　北京京华铭诚工贸有限公司
经销　全国各地新华书店
书号　ISBN 978 - 7 - 5214 - 4740 - 8
定价　**98. 00 元**

获取新书信息、投稿、为图书纠错，请扫码联系我们。

编委会

主　编　陆宇晗　覃惠英　陆箴琦
副主编　强万敏　姜桂春　骆惠玉
编　者（按姓氏笔画排序）

于　媛（中国医学科学院肿瘤医院）　　　马晓晓（北京大学肿瘤医院）
马雅敏（浙江省肿瘤医院）　　　　　　　王　迪（山东省肿瘤医院）
王　燕（复旦大学附属肿瘤医院）　　　　王文果（湖北省肿瘤医院）
王惠芬（湖北省肿瘤医院）　　　　　　　王影新（北京大学第一医院）
尤渺宁（北京大学肿瘤医院）　　　　　　方雪梅（中山大学肿瘤防治中心）
石玉慧（中日友好医院）　　　　　　　　冯智超（北京大学肿瘤医院）
任海玲（天津医科大学附属肿瘤医院）　　刘玉萍（山东省肿瘤医院）
刘雅清（福建省肿瘤医院）　　　　　　　阳　霞（中山大学肿瘤防治中心）
杨　红（北京大学肿瘤医院）　　　　　　杨　青（四川省肿瘤医院）
李　健（山东省肿瘤医院）　　　　　　　李旭英（湖南省肿瘤医院）
李含英（浙江省肿瘤医院）　　　　　　　李媛媛（山东省肿瘤医院）
李嘉宁（山东省肿瘤医院）　　　　　　　吴丽娜（辽宁省肿瘤医院）
吴婉英（浙江省肿瘤医院）　　　　　　　邱志锋（福建省肿瘤医院）
沈艳芬（北京大学肿瘤医院）　　　　　　张　红（北京大学肿瘤医院）
张　杰（北京大学肿瘤医院）　　　　　　张　容（四川省肿瘤医院）
张柳柳（江苏省肿瘤医院）　　　　　　　张晓菊（复旦大学附属肿瘤医院）
张惠婷（中山大学肿瘤防治中心）　　　　陆宇晗（北京大学肿瘤医院）
陆箴琦（复旦大学附属肿瘤医院）　　　　陈　扬（中国中医科学院广安门医院）
陈小萍（中山大学肿瘤防治中心）　　　　陈晓群（中山大学肿瘤防治中心）
陈婕君（湖南省肿瘤医院）　　　　　　　国仁秀（北京大学肿瘤医院）
罗苑浈（中山大学肿瘤防治中心）　　　　罗宝嘉（中山大学肿瘤防治中心）
周志欢（中山大学肿瘤防治中心）　　　　孟英涛（山东省肿瘤医院）
孟晓燕（复旦大学附属肿瘤医院）　　　　柯　熹（福建省肿瘤医院）
侯文红（山东省肿瘤医院）　　　　　　　侯晓婷（北京大学肿瘤医院）
姜桂春（辽宁省肿瘤医院）　　　　　　　骆惠玉（福建省肿瘤医院）
黄嘉玲（中山大学肿瘤防治中心）　　　　符　晓（中国医学科学院肿瘤医院）
葛泳兰（中山大学肿瘤防治中心）　　　　葛胜燕（山东省肿瘤医院）
董高悦（江苏省肿瘤医院）　　　　　　　蒋梦笑（中山大学肿瘤防治中心）
蒋超南（中山大学肿瘤防治中心）　　　　覃惠英（中山大学肿瘤防治中心）
曾　纯（北京大学肿瘤医院）　　　　　　谢茗珠（复旦大学附属肿瘤医院）
强万敏（天津医科大学附属肿瘤医院）　　赖月容（中山大学肿瘤防治中心）
黎　昕（浙江省肿瘤医院）

序 言

恶性肿瘤是一种威胁生命的重大疾病，同时也是可防可控的慢性疾病，护士在疾病全程管理中发挥着重要作用。中华护理学会肿瘤护理专业委员会整合国内优势资源，凝聚护理专家的智慧，精心组织编写了这本紧密结合临床实践的专业书籍。

本书以恶性肿瘤人群的健康照护需求为导向，以规范肿瘤护理标准化实践为主线，以促进肿瘤护理高质量发展为目标，为广大护士提供一本具有指导意义的实用工具书，可帮助护士们在繁忙的工作中更加精准、高效地应对肿瘤护理带来的各种挑战。这对于提升肿瘤患者的照护品质，减轻我国癌症负担，助力健康中国建设具有重要意义。

本书围绕肿瘤整合治疗的不同方式分别列出了护理评估、护理措施及质量要求，内容详实、层次清楚、措施严谨，既涵盖了必备知识，又清晰地列出了护理行为的实践指引，对于保障抗肿瘤治疗的顺利进行至关重要。不仅如此，本书还列出了肿瘤患者疾病全程的支持性照护措施、症状与并发症的护理及生命末期护理常规，进一步丰富了肿瘤护理的内涵和外延，具有实用性、针对性、可操作性的特点，为临床护理实践提供有效的参考与借鉴。

《肿瘤临床护理常规》一书的出版，将对提高我国肿瘤护理水平、保障患者高质量生活产生积极且深远的影响。相信广大护理同仁通过阅读此书，能够从中汲取知识，并将护理理论与实践有机结合，为推动我国肿瘤护理事业的发展贡献力量。

中华护理学会理事长　　吴欣娟
2024 年 6 月

前　言

近些年，我国恶性肿瘤的发病率呈现逐年上升的趋势，无论发病人数还是死亡人数均已位居各类疾病前列。抗肿瘤治疗方案复杂、治疗周期长、疾病进展快、预后不确定等特殊的疾病和诊疗特点，给肿瘤护理带来诸多挑战。

随着肿瘤医学的进步，抗肿瘤治疗已经发展成为包含了手术、化疗、放疗、分子靶向治疗、免疫治疗、微创介入治疗、内分泌治疗、中医药治疗、缓和医疗等在内的整合治疗方式。为从事肿瘤护理的护士提供一本实用性、可操作性强的工具书，帮助护理人员在繁忙的工作中更加精准、高效地应对肿瘤护理带来的各种挑战，是编写本书的目的和初衷。

现应广大肿瘤护理工作者的需求，中华护理学会肿瘤护理专业委员会整合国内优势资源，基于最佳循证医学证据，结合丰富的临床经验编写完成本书。本书以护理常规的形式呈现，内容详实、要点明确，包含了护理评估、护理措施及质量要求，层次清楚，富于实践性，便于查阅和应用。全书分为上下篇，上篇涵盖了恶性肿瘤的化疗、放射治疗、分子靶向治疗、免疫治疗、内分泌治疗、中医治疗及微创介入治疗护理常规，同时列出了肿瘤症状与并发症及肿瘤患者生命末期护理常规；下篇围绕肿瘤外科护理分别列出各系统肿瘤的围手术期护理常规。本书内容不仅适用于肿瘤科护士，同样适用于医院其他科室从事肿瘤相关工作的护理人员。

感谢中华护理学会肿瘤护理专业委员会专家们的积极参与和辛勤付出！希望本书的出版能够为肿瘤相关科室的临床护士提供帮助，进一步促进全国肿瘤护理临床实践的标准化和专业化发展，从而让更多的肿瘤患者受益！

中华护理学会肿瘤护理专业委员会主任委员　陆宇晗
2024 年 6 月

Contents

目 录

上 篇

下　篇

上　篇

第一章 肿瘤化疗护理常规

第一节 概 述

一、化疗基本知识

（一）化疗适应证

肿瘤的化学治疗（简称化疗）是肿瘤内科治疗的主要手段。根据治疗目的，其适应证大致可分为根治性化疗、姑息性化疗、辅助化疗、新辅助化疗、同步放化疗。

（二）治疗方案的制定依据

应综合考虑各种因素，包括疾病诊断及分期、预期疗效、患者的耐受性、治疗获益、不良反应风险、经济负担、患者的意愿等。

（三）化疗药物分类

1. 传统分类法

（1）烷化剂 是较为广谱的抗肿瘤药物，对增殖期和非增殖期肿瘤细胞均有杀伤作用，杀伤效应与剂量成线性关系。烷化剂的细胞毒效应主要通过直接作用于 DNA 分子结构或在 DNA 和蛋白质之间形成交联，从而影响 DNA 的修复和转录，导致细胞结构破坏而死亡。根据主要结构特征可分为氮芥类、亚硝基脲类、磺酸酯类、氮丙啶类、氮甲基类和铂类（铂类因其作用与烷化剂相似，近年来被归入烷化剂类）。

（2）抗代谢类药物 药物与体内代谢物发生特异性结合，从而影响或拮抗代谢功能。常用药物有甲氨蝶呤、5－氟尿嘧啶、培美曲塞等。

（3）抗生素类药物 抗肿瘤抗生素是一类由微生物产生的具有抗肿瘤活性的化学物质。常用药物有放线菌素 D、阿霉素（多柔比星）、柔红霉素、吡柔比星、博来霉素等。

（4）植物类药物 是一类从植物中提取出来具有抗肿瘤活性的药物。常用药物包括长春碱类（长春新碱、长春酰胺、长春瑞滨等）、紫杉类（紫杉醇、多西他赛、白蛋白结合型紫杉醇等）、鬼臼毒素类（依托泊苷、替尼泊苷）、喜树碱类（羟喜树碱、拓扑替康、伊立替康等）。

（5）杂类 如门冬酰胺（酶）、三氧化二砷等。

（6）激素类药物 抗雌激素类药物通过干扰雌激素受体和减少雌激素源发挥作用，主要包括雌激素受体拮抗剂和芳香化酶抑制剂两大类。抗雄激素类药物主要通过抑制雄激素的合成或通过与睾酮/双氢睾酮竞争性结合雄激素受体起作用，主要分为雄激素受体拮抗剂、减少雄激素合成药物、中枢调节类抑制雄激素合成药物。

2. 根据化疗药物作用的分子靶点不同分类

（1）作用于 DNA 化学结构的药物（包括烷化剂、蒽环类和铂类化合物）。

（2）影响核酸合成的药物（主要是抗代谢类药物）。

（3）作用于 DNA 模板，影响 DNA 转录或抑制 DNA 依赖性 RNA 聚合酶而抑制 RNA 合成的药物（如抗肿瘤抗生素中的放线菌素 D）。

（4）影响蛋白质合成的药物（如植物类药物中的高三尖杉酯碱、紫杉类、长春碱类和鬼臼碱类等）。

（5）其他类型的药物（如激素类）。

3. 根据化疗药物作用的细胞周期时相不同分类

（1）细胞周期非特异性药物　通过在大分子水平上直接破坏 DNA 双链，并与之结合形成复合物，从而影响 RNA 转录与蛋白质的合成；可杀伤包括休止期（G0 期）细胞在内的各种增殖状态的细胞。包括烷化剂和抗肿瘤抗生素等。

（2）细胞周期特异性药物　通过在小分子水平上阻断 DNA 的合成，从而影响 RNA 转录与蛋白质的合成；只针对性杀伤处于增殖周期中特定的某个或某几个时相的细胞。常用细胞周期特异性化疗药物见附表 1-1。

二、化疗药物的不良反应

用于抗肿瘤治疗的化疗药物均有不同程度的药物不良反应，主要分为近期毒性反应和远期毒性反应。近期毒性反应主要包括局部毒性、骨髓抑制、胃肠道反应、肺毒性、心脏毒性、肝脏毒性、肾和膀胱毒性、神经毒性、过敏反应、脱发。远期毒性反应主要包括致癌作用、不育、致畸、迟发性心脏毒性、迟发性认知障碍等。

三、化疗药物的给药途径

化疗药物常见给药途径包括静脉给药、口服给药、腔内给药、鞘内给药等。

第二节　化疗安全给药护理常规

一、化疗药物静脉给药护理常规

化疗药物静脉给药护理常规按化疗前、化疗中、化疗后的时间顺序分别列出护理评估要点、护理措施及质量要求，详见表 1-1。

表 1-1　化疗药物静脉给药护理常规

时间	评估	护理措施	质量要求
化疗前	1. 评估患者的生命体征是否正常 2. 评估患者既往化疗情况，有无相关药物过敏史及药物不良反应 3. 查看患者实验室检查是否符合化疗要求，包括血常规、肝肾功能、心电图等，有无化疗禁忌证（附表1-2） 4. 评估患者的化疗方案，明确化疗药物给药途径 5. 评估患者的信息需求 6. 查看化疗知情同意书，确认患者已签署	1. 向患者讲解化疗用药、时间、途径、治疗周期、不良反应及注意事项等 2. 根据医嘱连接生命体征监护仪器或设备 3. 核对医嘱，做给药前准备 （1）核对化疗医嘱，检查有无药物配伍禁忌，确认化疗前的预处理用药、化疗药物名称、给药途径、给药顺序、输注时间及其他要求（附表1-3至1-4） （2）准备用物 ①根据化疗药物选择正确的输液器，包括材质、孔径以及是否需要避光等（附表1-5）。 ②根据药物性质、治疗周期及血管条件选择外周静脉或建立中心静脉通路，选择合适的输液工具 ③刺激性强和发疱性化疗药物（附表1-6）应经中心静脉管路输注，根据中心静脉导管的特点、治疗周期及患者意愿选择，完成中心静脉置管 ④如无条件留置中心静脉导管，经外周静脉输注细胞毒性发疱性药物的要求：输注时间不超过60分钟，持续输注时间应限制在30分钟以内；应使用安全型留置针；禁止使用头皮钢针输注；禁止使用输液泵输注 （3）核对药物：查看药物配置中心返回的药物是否合格，包括袋/瓶是否完好，药物名称、剂量、数量，药液无沉淀、浑浊、变色等，根据医嘱标注输注顺序 （4）核对患者：核对患者身份信息，包括姓名和ID号；不少于两种核对方式，如扫描腕带和询问姓名 4. 静脉通路准备 （1）经外周静脉给药：①选择皮肤完整、粗、直、弹性好的上肢静脉，从远端开始；避开手掌、手背、肘窝、关节附近；避开腋窝淋巴结清扫术后或淋巴水肿肢体，合并上腔静脉综合征的患者禁止使用上肢静脉输液。②应先使用生理盐水或5%葡萄糖溶液（根据化疗药物溶媒要求）连接输液器，穿刺成功，固定妥当，确认有回血及静脉管路通畅后方可输注化疗药物 （2）经中心静脉给药：应先确认中心静脉管路通畅在位，方可输注化疗药物；确认输注管路各环节衔接紧密，避免漏液 5. 防护要求：参见《化疗防护护理常规》	1. 患者身份识别正确 2. 静脉给药途径选择正确 3. 静脉给药剂量正确 4. 静脉输注工具选择正确 5. 化疗给药顺序正确 6. 集中配置药品接收正确 7. 职业防护安全有效
化疗中	1. 评估生命体征，并记录 2. 评估化疗输注是否顺利、安全 3. 评估患者有无不适	1. 密切观察生命体征，如有异常及时通知医生，正确处理，并记录 2. 密切观察化疗药物输注情况：如果经中心静脉管路输注，检查输注速度是否正常、各部位是否衔接紧密，确保管路通畅在位。如果经外周静脉输注刺激性或发疱性药物，推注时应每注入2~5ml评估和确认一次回血，滴注时应每5分钟评估和确认一次回血，且需要医护人员全程床旁监测 3. 患者如有恶心、呕吐、心慌、出汗、寒战、发热等不适，及时通知医生正确处理，执行《化疗药物不良反应护理常规》，并记录 4. 如出现化疗药物外渗，执行《化疗药物不良反应护理常规》 5. 如出现化疗药物外溢，执行《化疗药物外溢紧急处置常规》 6. 因病情变化暂停输液，应注意已配置化疗药物保存要求和时限（附表1-7） 7. 提供连续的信息支持，及时解答患者的问题	1. 输注顺利，按时间完成 2. 未发生静脉炎和药物外渗 3. 出现化疗不良反应正确处理 4. 信息支持到位

时间	评估	护理措施	质量要求
化疗后		1. 按《化疗废弃物处置常规》正确处理化疗用物 2. 提供健康教育，包括化疗间歇期饮食、活动、用药、管路维护、复查等注意事项，参照《化疗健康教育清单》（附表1-8）	1. 化疗废弃物处理正确 2. 健康教育到位

二、化疗药物口服给药护理常规

口服化疗药物已成为抗肿瘤治疗的重要给药途径之一。护士应做到正确、安全给药，提供针对性健康教育，管理患者的服药依从性及用药不良反应，从而保证治疗效果。化疗药物口服给药护理常规按给药前、给药后的时间顺序分别列出护理评估要点、护理措施及质量要求，详见表1-2。

表1-2 化疗药物口服给药护理常规

时间	评估	护理措施	质量要求
给药前	1. 评估患者血常规、血生化等相关检查结果 2. 评估可能影响患者服药安全性及服药依从性的因素，如年龄、经济状况、居住地等一般人口学因素，认知功能、焦虑、抑郁、用药信念等精神心理因素，服药时间、频次、药量等治疗相关因素	1. 确保用药前各项指标符合要求 2. 识别可能影响服药依从性的因素，重点关注特殊人群，如老年、儿童、自理缺陷、智障、缺乏家庭支持等 3. 存放细胞毒性化疗药物的容器应标明"勿直接接触"字样 4. 用于存放或获取口服化疗药物的杯子或勺子应贴上专用标签，使用后放置在专门的容器中 5. 保持药物的完整性，不应压碎口服制剂、不应打开胶囊，也不能与其他药物混合 6. 接触细胞毒性化疗药物、药盒的给药人员应戴一次性手套，避免直接接触药物，并在给药前后洗手 7. 核对医嘱、患者、药物信息，正确给药 8. 如需通过口服或肠内途径给予液体化疗药物，护士应穿戴防护服、手套和护目镜等 9. 怀孕、备孕、哺乳期人员应避免直接接触口服细胞毒性化疗药物 10. 如出现口服化疗药物碾碎、散落等情况，参见《化疗药物外溢紧急处置常规》	1. 评估全面准确 2. 给药防护到位 3. 患者身份识别正确 4. 口服给药正确
给药后	1. 评估患者服药依从性，常用的评估量表为Morisky服药依从性问卷（Morisky Medication Adherence Scale，MMAS-8） 2. 评估患者的化疗药物相关不良反应	1. 通过多种形式提供院外随访，了解患者居家期间用药情况，发现问题给予针对性指导 2. 指导患者及家属每种口服化疗药物的贮存要求，如环境温度、避光要求等 3. 指导患者及家属如何核对药名、剂量、服药时间、服药方法 4. 指导患者及家属服药、剂量调整及将剩余药物退回药房/门诊的安全操作流程 5. 指导患者服药时不要破坏化疗药物的完整性，避免咀嚼药物 6. 指导患者尽量自行服药，以减少家属暴露的风险 7. 若患者存在服药依从性不佳的情况，分析原因，并给予指导，如设置手机闹钟、服药提示贴、家属支持等 8. 对患者出现的化疗药物不良反应，给予针对性指导，参照《化疗药物不良反应护理常规》	1. 居家期间用药问题能及时发现，提供指导 2. 患者知晓教育内容

三、化疗药物腔内给药护理常规

化疗药物腔内给药通常指胸腔、腹腔和心包腔内灌注化疗药物，用于控制恶性胸腔积液、腹腔积液和心包积液。以下按照注药前、注药中、注药后的时间顺序分别列出护理评估要点、护理措施及质量要求，详见表1-3。

表1-3 化疗药物腔内给药护理常规

时间	评估	护理措施	质量要求
注药前	1. 评估患者的生命体征是否正常 2. 评估患者引流管的位置及穿刺处周围皮肤情况 3. 评估患者的信息需求 4. 查看腔内化疗知情同意书，确认患者已签署	1. 腔内灌注化疗药物之前，应先充分引流腔内积液，引流期间的注意事项： （1）妥善固定管路，按要求检查管路标识，将管路固定在便于观察的位置 （2）保持引流管通畅，避免挤压或打折；如遇引流不畅，检查管路，尝试变换体位 （3）每班交接，检查穿刺点有无渗血、渗液，观察引流液的速度、量、颜色等 （4）密切观察患者在积液引流过程中有无不适 2. 腔内积液充分引流后根据医嘱连接生命体征监护仪器或设备 3. 核对患者：核对患者身份信息，包括姓名和ID号；不少于两种核对方式，如扫描腕带和询问姓名 4. 向患者讲解腔内给药的过程、药物作用及不良反应等 5. 向患者讲解腔内给药后变换体位的重要性及方法 6. 核对医嘱及药物信息，检查配液中心配制的化疗药物，包括袋/瓶是否完好，药物名称、剂量，药液无浑浊、沉淀、变色等。根据化疗药物选择正确的输液器，包括材质、孔径以及是否需要避光等 7. 根据灌注化疗药物的性质，给予止吐、水化等预处理措施 8. 如腹腔灌注药物，需将药液温度加热至37℃左右	1. 引流管标识清晰 2. 引流管在位通畅，固定妥善 3. 患者身份识别和给药正确 4. 患者知晓教育内容 5. 职业防护安全有效
注药中	1. 评估患者生命体征及有无不适主诉 2. 评估患者引流管的位置及穿刺处周围皮肤情况 3. 评估化疗药物灌注是否顺利、安全	1. 协助医生连接输液器，确保各部位连接紧密及管路在位通畅，打开输液器的自动止液装置，快速灌注 2. 观察两侧胸壁/腹壁厚度变化，如灌注药物侧疑有增厚，应立即停止注入药物，检查引流管位置，避免将药物注入胸壁/腹壁而造成损伤 3. 观察化疗药物灌注过程是否顺利，如遇阻力应停止注入药物，及时进行检查 4. 观察化疗药物灌注过程中患者的生命体征及反应，如有异常或不适主诉及时通知医生，正确处理并记录 5. 化疗药物给药防护参见《化疗药物给药职业防护常规》 6. 如出现化疗药物外渗，执行《化疗药物不良反应护理常规》 7. 如出现化疗药物外溢，执行《化疗药物外溢紧急处置常规/流程》	1. 化疗药物灌注过程顺利 2. 出现不良反应及时发现，正确处理

时间	评估	护理措施	质量要求
注药后	1. 评估患者生命体征及有无不适主诉 2. 评估患者是否按照要求进行体位变换 3. 评估患者引流管的位置及穿刺处周围皮肤情况	1. 药物灌注结束后，协助医生予以封管，并妥善固定管路。避免立即拔除置管，以免液体外渗；如拔管后出现液体外渗，必要时可进行穿刺处皮肤缝合 2. 按《化疗废弃物处置常规》正确处理化疗用物 3. 指导患者每隔10分钟左右变换一次体位，包括平卧位、俯卧位、侧卧位、膝胸卧位、坐位，确保化疗药物到达腔内各处，提高药物治疗效果；同时，更换体位时注意观察患者的反应，若不能耐受某种体位可酌情缩短时间 4. 观察患者生命体征及反应，如有异常或恶心、呕吐等不适主诉及时通知医生，正确处理，执行《化疗药物不良反应护理常规》，并记录 5. 提供化疗相关健康教育：详见《化疗健康教育清单》 6. 提供居家期间管路安全健康教育：保持引流管妥善固定，避免管路移位或脱出；引流管留置期间常规每周需进行一次维护，如遇穿刺点发红、疼痛、渗血、渗液或贴膜卷边、翘起等，应及时到医院就诊	1. 化疗废弃物处理正确 2. 患者按要求变换体位 3. 出现化疗药物不良反应正确处理 4. 患者知晓健康教育内容

四、化疗药物鞘内注射护理常规

化疗药物鞘内注射是指通过腰椎穿刺将化疗药物直接注入蛛网膜下腔，从而使药物随脑脊液循环自然到达蛛网膜下腔各脑池中，并弥散在整个脑室系统。经鞘内注射的常见化疗药物有甲氨蝶呤、阿糖胞苷等。化疗药物鞘内注射护理常规按注射前、注射中、注射后的时间顺序分别列出护理评估要点、护理措施及质量要求，详见表1-4。

表1-4　化疗药物鞘内注射护理常规

时间	评估	护理措施	质量要求
注射前	1. 评估患者的身心状态及配合程度 2. 评估患者有无麻醉药物过敏史 3. 评估患者有无头痛、头晕等既往史 4. 查看腰椎穿刺知情同意书，确认患者已签署 5. 评估患者的信息需求	1. 核对患者身份及医嘱信息，向患者讲解腰椎穿刺及鞘内注射的相关知识、注意事项 2. 嘱患者排空大、小便 3. 协助医生准备用物：腰椎穿刺包、无菌手套、注射器、局麻药物、消毒液等，按无菌技术操作原则传递无菌物品 4. 根据患者情况，氧气处于备用状态 5. 床下垫硬板，协助患者去枕侧卧，背齐床沿，屈颈抱膝，使脊柱尽量前屈，以增加椎间隙宽度，在腰穿操作过程中指导和协助患者维持腰椎穿刺的正确体位 6. 医生行腰椎穿刺时，护士注意观察患者呼吸、脉搏及面色的变化，询问有无不适感，做好保暖 7. 提供连续的信息支持，及时解答患者的问题	1. 患者身份识别正确 2. 操作过程符合无菌技术操作原则 3. 信息支持到位

时间	评估	护理措施	质量要求
注射中	1. 评估鞘内注射是否顺利、安全 2. 评估患者有无不适	1. 确认腰椎穿刺成功后再配制鞘内注射药物，现用现配 2. 双人核对给药医嘱，包括患者姓名、ID 号，药品名称、剂量、规格等 3. 配制鞘内注射化疗药物禁止使用自带溶媒溶解，只能用不含防腐剂的 0.9% 氯化钠注射液溶解 4. 配制时注意防护，参见《化疗药物配置职业防护常规》 5. 如出现化疗药物外溢，执行《化疗药物外溢紧急处置常规》 6. 至患者床旁再次核对患者身份，与操作医生核对鞘内注射药品信息，并按无菌技术进行药品和物品传递，配合医生操作 7. 医生进行鞘内注射时护士应注意观察患者的呼吸、脉搏及面色的变化，询问有无不适感	1. 鞘内注射给药剂量正确 2. 药物配制方法正确 3. 职业防护安全有效 4. 及时发现患者不适并正确处理
注射后	观察患者有无腰椎穿刺术后不良反应	1. 指导患者去枕平卧 4 ~ 6 小时，卧床期间不可抬高头部 2. 卧床期间提供生活照护 3. 指导患者保持穿刺处敷料干燥，观察有无渗血、渗液，3 日内不宜沐浴 4. 观察患者有无头痛、恶心、呕吐等不良反应 5. 按《化疗废弃物处置常规》正确处理化疗用物	1. 出现腰椎穿刺术后不良反应及时发现，正确处理 2. 化疗废弃物处理正确 3. 健康教育到位

五、化疗药物肌内注射护理常规

经肌内注射给药的常见化疗药物有培门冬酶、博来霉素等。化疗药物肌内注射护理常规按注射前、注射中、注射后的时间顺序分别列出护理评估要点、护理措施及质量要求，详见表 1 - 5。

表 1 - 5　化疗药物肌内注射护理常规

时间	评估	护理措施	质量要求
注射前	1. 评估患者的生命体征是否正常 2. 评估患者既往化疗情况，有无相关药物过敏史及药物不良反应 3. 评估患者的信息需求 4. 查看化疗知情同意书，确认患者已签署	1. 核对患者身份，向患者讲解化疗用药、时间、给药途径、不良反应及注意事项等 2. 核对化疗医嘱，检查有无药物配伍禁忌，确认化疗前的预处理用药、化疗药物名称、给药途径及其他要求 3. 核对药物，查看药物配置中心返回的药物是否合格，包括安瓿是否完好、注射器针头有无弯曲变形，药物名称、剂量、数量，药液无沉淀、浑浊、变色等 4. 床帘遮挡保护患者隐私，按"十字法"或"连线法"选择注射部位，评估患者注射部位皮肤有无红肿、硬结、瘢痕等，不宜在同一部位反复注射 5. 培门冬酶在单一部位注射给药量应少于 2ml；如需要使用的容积超过 2ml，则应在多个部位注射 6. 遵医嘱给予注射前的预处理用药 7. 提供连续的信息支持，及时解答患者的问题	1. 患者身份识别正确 2. 注射部位选择正确 3. 给药剂量准确 4. 集中配置药品接收正确 5. 信息支持到位

时间	评估	护理措施	质量要求
注射中	1. 评估患者有无不适 2. 评估注射过程是否顺利	1. 协助患者取侧卧位,上腿伸直而下腿弯曲;消毒注射部位皮肤,面积5cm×5cm 2. 再次核对患者信息,戴手套,排尽注射器内空气,左手绷紧局部皮肤,右手持注射器;将针梗的2/3迅速垂直刺入皮肤,松开绷紧皮肤的手,抽动活塞,如无回血,缓慢注射药液。药物注射完毕快速拔针,同时以干棉球或棉签按压穿刺部位 3. 注射过程中询问患者有无不适,如出现严重急性过敏反应,则需立即停止注射,给予抗组胺药物、肾上腺素、静脉内注射皮质类固醇以及吸氧等救治措施 4. 防护要求参见《化疗防护护理常规》	1. 注射过程顺利完成 2. 出现过敏反应及时处理 3. 职业防护安全有效
注射后		1. 按《化疗废弃物处置常规》正确处理化疗用物 2. 指导患者观察注射部位局部有无疼痛、红肿、发热以及肢体活动异常等情况,必要时进一步就诊	1. 化疗废弃物处理正确 2. 健康教育到位

六、化疗药物皮下注射护理常规

常见经皮下注射给药的化疗药物有阿扎胞苷、硼替佐米等。化疗药物皮下注射护理常规按注射前、注射中、注射后的时间顺序分别列出护理评估要点、护理措施及质量要求,详见表1-6。

表1-6 化疗药物皮下注射护理常规

时间	评估	护理措施	质量要求
注射前	1. 评估患者生命体征是否正常 2. 评估患者既往化疗情况,有无相关药物过敏史及药物不良反应 3. 评估患者注射部位皮肤有无红肿、硬结、瘢痕等 4. 评估患者的信息需求 5. 查看化疗知情同意书,确认患者已签署	1. 核对患者身份,向患者讲解化疗用药、时间、给药途径、不良反应及注意事项等 2. 核对化疗医嘱,检查有无药物配伍禁忌,确认化疗前的预处理用药、化疗药物名称、给药途径及其他要求 3. 核对药物,查看药物配置中心返回的药物是否合格,包括安瓿是否完好、注射器针头有无弯曲变形,药物名称、剂量、数量,药液无沉淀、变色等 4. 选择注射部位,常用注射部位有上臂三角肌下缘、腹壁两侧、大腿前侧或外侧,评估局部皮肤有无红肿、硬结、瘢痕等,每次注射时轮换注射部位 5. 阿扎胞苷用于即刻皮下给药的制剂配置后保存时间不能超过1小时;大于4ml的剂量应均等分装至两支注射器中 6. 遵医嘱给予注射前的预处理用药 7. 提供连续的信息支持,及时解答患者的问题	1. 患者身份识别正确 2. 注射部位选择正确 3. 给药正确 4. 信息支持到位
注射中	1. 评估患者有无不适 2. 评估注射过程是否顺利	1. 协助患者取坐位或卧位,消毒注射部位皮肤,面积5cm×5cm 2. 再次核对患者信息,戴手套,排尽注射器内空气,左手绷紧局部皮肤,右手持注射器;针尖斜面向上,与皮肤呈30°~40°快速刺入皮下,进针1/2~2/3,松开绷紧皮肤的手,抽动活塞,如无回血,缓慢注射药液。药物注射完毕快速拔针,同时以干棉球或棉签按压穿刺部位 3. 注射过程中询问患者有无不适,如出现严重急性过敏反应,则需立即停止注射,给予吸氧及抗过敏药物治疗 4. 防护要求参见《化疗防护护理常规》	1. 注射过程顺利 2. 出现过敏反应及时处理 3. 职业防护安全有效

时间	评估	护理措施	质量要求
注射后		1. 按《化疗废弃物处置常规》正确处理化疗用物 2. 指导患者观察注射部位局部有无疼痛、硬结、感染等情况，必要时进一步就诊	1. 化疗废弃物处理正确 2. 健康教育到位

第三节　化疗药物不良反应护理常规

一、静脉炎、药物外渗护理常规

由于化疗药物的刺激或者渗出，可能出现局部毒性反应，轻者引起局部肿胀、疼痛，严重者引起周围组织坏死，甚至造成功能障碍。护理常规见表 1-7。

表 1-7　静脉炎、药物外渗护理常规

时间	评估	护理措施	质量要求
穿刺前	1. 评估化疗药物的性质、化疗方案（引起静脉炎、药物外渗的常见化疗药物分类见附表 1-6） 2. 评估患者的年龄、健康状况、输液史及外周血管条件（患者外周血管条件等级评估表见附表 1-9）	执行《化疗药物静脉给药护理常规》，根据药物特性合理选择输注途径、输注部位及输注工具	1. 识别高危患者，早期预防 2. 药物输注途径、部位及工具选择正确
穿刺后	1. 评估血管通路装置是否通畅 2. 观察有无静脉炎或化疗药物外渗的表现，如有发生者评估严重程度，见附表 1-10 和 1-11 3. 询问患者有无不适	1. 加强巡视，观察输注速度，如有输注速度减慢或受阻应警惕药物外渗 2. 输注过程中观察穿刺局部有无红、肿、热、痛，皮肤有无紧绷、硬化或冰冷征象，警惕药液外渗，即使有回血也不能排除药液渗出的可能 3. 发生静脉炎，应拔除外周静脉留置针，将患肢抬高、制动，避免受压，热敷 20 分钟/次、3~4 次/日；可使用功能性敷料外敷，如薄型泡沫敷料或水胶体敷料；必要时暂停在患肢行静脉输液 4. 发生化疗药物外渗时：①立即停止输液，保留原有血管通路装置。②使用注射器回抽静脉通路中的残余药液后，拔除外周静脉留置针（PVC）或静脉输液港（PORT）无损伤针。③深部组织发生中心静脉化疗药物外渗时，遵医嘱行 X 线检查确定导管尖端位置。④评估肿胀范围及外渗体量，确认外渗的边界并标记，同时观察外渗区域的皮肤颜色、温度、感觉、关节活动和外渗远端组织的血运情况。⑤发疱性药物外渗时，遵医嘱进行局部封闭，封闭时避免损伤中心血管通路装置，常用地塞米松 5mg+2% 利多卡因 2ml+生理盐水稀释至 20ml，选择外渗边缘的正常组织为进针点缓慢推注，推注前需抽回血，注射药物的范围要大于外渗的范围。⑥根据外渗药物的种类，遵医嘱可使用相应的解毒剂和治疗药物（化疗药物外渗解毒剂/拮抗剂使用方法见附表 1-12）。⑦化疗药物外渗发生 24~48 小时内，一般宜给予干冷	1. 静脉炎、药物外渗能及早发现 2. 处理方法正确 3. 患者知晓教育内容

时间	评估	护理措施	质量要求
		敷或冰敷，每次 15 ~ 20 分钟，每天 ≥ 4 次；奥沙利铂、植物碱类化疗药物外渗可给予干热敷，成人温度不宜超过 50℃ ~ 60℃，患儿温度不宜超过 42℃。⑧抬高患肢，避免受压，局部肿胀明显，可给予 50% 硫酸镁、如意金黄散等湿敷；⑨记录症状和体征，外渗发生时间、部位、范围，局部皮肤情况，输液工具，外渗药物名称、浓度和剂量，处理措施 5. 患者教育：①指导患者避免过度活动穿刺侧肢体，对躁动不安的患者在必要时可适当约束肢体；②指导患者穿刺部位上方衣物勿过紧，避免静脉压力过高；③告知患者静脉炎和药物外渗的临床表现，穿刺侧部位出现疼痛、发热、刺痛或其他不适时，及时告知护士	

二、骨髓抑制护理常规

骨髓抑制是骨髓中的血细胞前体的活性下降，是化疗最常见的剂量限制性毒副反应。大多数化疗药物都会引起不同程度的骨髓抑制，其程度和持续时间与药物的种类、剂量、用药周期以及患者个体因素有关。骨髓抑制较强的药物包括烷化剂（氮芥、卡莫司汀、卡铂、顺铂等）、抗代谢药（如甲氨蝶呤、氟尿嘧啶、阿糖胞苷等）、抗肿瘤抗生素（多柔比星、柔红霉素、放线菌素 D、丝裂霉素等）、抗肿瘤植物药（长春碱、长春瑞滨、紫杉醇、伊立替康等）等。通常化疗所致骨髓抑制最先表现为白细胞下降，而血小板下降出现较晚且较轻，红细胞下降通常不明显。外周中性粒细胞绝对计数少于 $2.0 \times 10^9/L$ 称为中性粒细胞减少症，严重的中性粒细胞减少（NEUT $< 0.5 \times 10^9/L$ 或预计 48 小时内下降至 $0.5 \times 10^9/L$）可合并发热（单次口腔温度不低于 38.3℃ 或超过 38.0℃ 持续 1 小时）。中性粒细胞减少患者可能出现感染症状和体征；血小板减少的患者有发生出血的危险，如血小板计数低于 $10 \times 10^9/L$ 时，警惕中枢神经系统、胃肠道以及呼吸道出血。护理常规见表 1 - 8。

表 1 - 8　骨髓抑制护理常规

评估	护理措施	质量要求
1. 化疗前评估患者的血常规，确认符合化疗适应证 2. 化疗间歇期每周查血常规 1 ~ 2 次，如出现骨髓抑制及早发现，判断严重程度（附表 1 - 13）	1. 评估患者发生骨髓抑制的风险因素，包括化疗方案、患者年龄、既往接受放化疗及骨髓抑制发生情况、日常生活自理能力（ADL 评分）和营养状态等。识别高危患者，重点关注 2. 告知患者化疗所致骨髓抑制的预防、治疗及护理相关知识，讲解血常规监测的重要性、指标的含义及异常指标的识别 3. 指导患者自我监测：定期监测血常规（每周 1 ~ 2 次），若血常规异常及时就诊；监测生命体征，及时发现感染征象，在出现发热、寒战、排尿困难、咳嗽、咳痰、呼吸困难等时尽快到医院就诊；观察皮肤黏膜有无瘀点、瘀斑等；观察口腔黏膜有无溃疡和糜烂，有无牙龈出血等；注意大便的性质、颜色，警惕消化道出血	1. 患者定期复查血常规 2. 知晓居家自我护理要点

评估	护理措施	质量要求
白细胞和中性粒细胞减少患者	1. 病情观察：监测体温变化，评估有无感染征象（常见感染部位和相应症状、体征见附表 1−14） 2. 病房环境管理：①每天开窗通风 2 次，避免风直接吹向患者，以防受凉；②室内物品摆放尽可能少，不要放置鲜花；③根据血常规情况增加病房空气、物品表面及地面的清洁消毒；④当患者中性粒细胞 $< 0.5 \times 10^9/L$ 时，采取保护性隔离措施，参照无菌层流病房消毒管理标准，包括环境、物品、药品及工作人员的着装和操作等 3. 预防感染措施：①告知患者避免到公共场所，并限制及减少人员探视，禁止接触呼吸道感染者，必要时戴口罩；②加强食品安全，避免进食生冷食物，水果应充分洗净后食用；③保持个人卫生，饭前、便后洗手；④保持口腔卫生，用餐前后刷牙或漱口；⑤保持肛周及会阴部卫生，每次便后要清洗；⑥保护皮肤和黏膜免受损伤；⑦医务人员加强手卫生，严格无菌操作，做好管路维护，尽早移除不必要的导管 4. 药物治疗相关护理：①熟悉常用升白细胞药物、特性及使用注意事项，根据医嘱正确给药；②因升白细胞药物可刺激患者骨髓造血系统，出现肌肉、关节酸痛等不适症状，可给予镇痛药物缓解疼痛；③正确采集标本做病原学检测，正确使用抗生素	1. 及时、准确给予升白细胞药物治疗 2. 患者知晓预防感染的自我护理要点 3. 及时发现感染征象，并正确处理
血小板减少患者	1. 血小板降低存在发生自发性出血的危险：血小板 $< 50 \times 10^9/L$ 时存在出血危险，血小板 $< 30 \times 10^9/L$ 时出血危险增加，血小板 $< 10 \times 10^9/L$ 时易出现颅内出血、胃肠道与呼吸道出血等，危及患者生命 2. 病情观察：①严密观察患者生命体征；②观察尿液、大便的颜色；③观察皮肤黏膜有无瘀斑、瘀点，鼻腔、牙龈有无出血等；④观察有无头痛、头晕、视物模糊、喷射性呕吐、呼吸急促、昏迷等，及早发现出血 3. 预防措施：①指导患者少活动、慢活动，避免磕碰、擦伤或碰伤等，必要时绝对卧床；②保持鼻腔清洁，不要用力擤鼻涕及用手挖鼻腔，鼻腔干燥时使用滴鼻剂保持湿润，预防出血；③尽量使用电动剃须刀，防止刮伤皮肤，引起出血；④饭后、睡前以漱口水漱口，用软毛牙刷刷牙，避免使用牙签；⑤避免进食粗糙、生硬、刺激的食物，预防消化道出血；⑥保持大便通畅，避免用力排便，必要时使用缓泻剂；⑦避免剧烈咳嗽、呕吐，避免骤起骤坐；⑧及时修剪指甲，瘙痒时不可抓挠皮肤，皮肤干燥可在沐浴后使用保湿润肤霜；⑨各项穿刺后，使用正确的按压方法（三指按压），并延长局部按压时间，避免皮下出血；⑩避免服用阿司匹林等非甾体抗炎药物；⑪女性患者在月经期间注意出血量和持续时间，必要时使用药物推迟经期 4. 药物治疗相关护理：遵医嘱正确用药，包括皮下注射白介素−11 或促血小板生成素、使用止血药物、输注血小板等；观察用药后的反应，如有不适，及时告知医生	1. 升血小板药物给药正确 2. 患者知晓预防出血的自我护理要点 3. 及时发现出血征象，并正确处理
红细胞和血红蛋白减少患者	1. 观察患者的面色、皮肤和黏膜情况以及自觉症状，如乏力、头晕、心悸、胸闷、气短等，评估患者有无疲乏、呼吸困难等症状及严重程度。观察有无咯血、鼻腔出血、便血、阴道出血等，及时给予止血治疗，以防失血进一步加重贫血 2. 饮食：①给予高蛋白、高热量、高维生素、易消化饮食。②缺铁性贫血者增加含铁丰富物的摄入，如动物肉类、肝脏与血制品、蛋黄、海带、木耳及其他铁强化食物等；但应注意避免与浓茶、咖啡、牛奶等减少铁吸收的食物或饮料同服 3. 活动：适当活动，重度贫血注意休息；卧床患者专人陪护，满足生活所需，防止跌倒等意外伤害 4. 药物治疗：遵医嘱补充铁剂，按时给予皮下注射重组人促红细胞生成素（EPO）或输血治疗；观察用药后的反应，如有不适，及时告知医生	1. 及时、准确给予升红细胞药物治疗 2. 患者知晓防治贫血的自我护理要点

三、恶心、呕吐护理常规

恶心、呕吐是化疗药物最常见的消化道毒副反应之一，严重者可能导致患者脱水、电解质紊乱、营养失调，患者还可能因为对恶心、呕吐的焦虑和恐惧而拒绝化疗，从而影响抗肿瘤治疗的顺利进行。按照发生时间，化疗引起的恶心、呕吐可分为急性、延迟性、暴发性、难治性和预期性5种类型。急性恶心、呕吐一般发生在化疗给药后24小时内，可在给药后5~6小时达高峰，多在24小时内缓解。延迟性恶心、呕吐是在化疗给药24小时后发生，在用药后48~72小时达到最强，可以持续6~7天，常见于顺铂、环磷酰胺、阿霉素以及化疗给药疗程在2天及以上方案。暴发性恶心、呕吐是化疗给药前即使预防性给予止吐药物，但仍然发生恶心及呕吐和（或）需要给予解救性止吐治疗，可以发生在给予抗肿瘤药物后的任何时间段。难治性恶心、呕吐是指在以往的化疗周期中使用预防性和（或）解救性止吐治疗失败，而在接下来的化疗周期中仍然出现恶心、呕吐。预期性恶心、呕吐是接受化疗前即出现的恶心、呕吐，是一种对化疗药气味、看见或听见有关化疗药的名称等信息所产生的条件反射，随着化疗周期增多，其发生率增加，多发生于急性期或延迟性恶心、呕吐控制不佳的患者。护理常规见表1-9。

表1-9　恶心、呕吐护理常规

评估	护理措施	质量要求
1. 评估患者发生恶心、呕吐的风险：化疗药物致吐风险（附表1-15）和患者相关因素，如女性、年龄＜50岁、不饮酒或很少饮酒、妊娠呕吐史、晕动症史、焦虑史、既往药物治疗时呕吐史以及有无联合使用阿片类药物、5-羟色胺再摄取抑制剂等 2. 评估患者恶心、呕吐的程度：采用美国国家癌症研究所常见不良事件反应评价标准（NCI-CTCAE）中的恶心、呕吐分级标准（附表1-16）和多国癌症支持治疗学会（Multinational Association of Supportive Care in Cancer，MASCC）研制的止吐评价工具（MASCC Antiemesis Tool，MAT）（附表1-17）进行评估	1. 熟悉化疗所致恶心、呕吐常见药物的致吐风险和止吐治疗原则（附表1-18） 2. 化疗前向患者讲解恶心、呕吐的预防、治疗及护理相关知识，提供连续的信息支持 3. 有效预防预期性恶心、呕吐：由于预期性恶心、呕吐是在既往化疗周期中经历过严重恶心、呕吐的患者发生的条件反射，因此预防其发生的最有效方法是从初始化疗周期开始就确保对急性和延迟性呕吐有良好控制。一旦出现预期性恶心、呕吐，可进行行为疗法和（或）使用苯二氮䓬类药物 4. 化疗期间观察患者有无恶心、呕吐的症状，遵医嘱给予止吐药物预防和治疗化疗相关恶心、呕吐 5. 观察止吐药物的副作用，并给予正确处理。例如5-HT₃受体拮抗剂（RA）常见的不良反应是便秘和头痛，针对便秘可指导患者采用调整饮食、适当运动等，必要时遵医嘱服用缓泻剂；针对头痛可指导采用热敷、按摩等方法，必要时遵医嘱使用止痛药物。长期或大剂量应用甲氧氯普胺可引起锥体外系症状，表现为肌震颤、头向后倾、斜颈、阵发性双眼向上注视、共济失调等。糖皮质激素可引起血糖升高，糖尿病患者慎用或需动态监测血糖；还可能导致失眠，可以早上给药以减少该不良反应的发生。精神类药物奥氮平、劳拉西泮、吩噻嗪类等具有抑制中枢神经系统功能的作用，关注老年、疲乏、体弱等患者的安全，避免发生跌倒 6. 对于可能发生延迟性恶心、呕吐的患者，指导其化疗后按时服用止吐药2~4天 7. 患者教育：鼓励患者少食多餐，避免进食油腻、辛辣、高盐和口味重的食物；进食时间调整为服用止吐药物后，并建议患者在不感到恶心和呕吐的时候进食喜欢的食物，可选择进食凉爽和常温的食物；化疗前2小时内避免进食，进食前后1小时内不宜多饮水，餐后避免立即躺下；指导患者采取听音乐、适度的有氧运动、针灸、穴位按摩、分散注意力等非药物干预措施减轻恶心、呕吐	1. 识别高危人群，重点关注 2. 恶心、呕吐的预防措施及时正确 3. 健康教育到位 4. 恶心、呕吐症状缓解 5. 及时发现相关并发症并给予正确处理

评估	护理措施	质量要求
	8. 指导患者进行有效的穴位按压，可选择内关穴（前臂掌侧，手腕横纹向上三指宽处），取坐位或卧位，用拇指垂直按压，有酸麻感后5秒放开拇指，隔1~2秒再按压；用药前1天开始，3次/天，每次15~20分钟，可有效缓解恶心、呕吐 9. 指导患者居家评估呕吐的严重程度，如果呕吐持续时间大于24小时，或者严重到不能摄入液体时，及时到医院就诊	

四、口腔黏膜炎护理常规

由于化疗会影响上皮细胞的正常更新和代谢，引起口腔黏膜上皮组织损伤而出现炎症或溃疡性病变，表现为口腔黏膜的红斑、水肿、糜烂和溃疡，称为口腔黏膜炎。引起口腔黏膜炎常见的化疗药物包括甲氨蝶呤、阿糖胞苷、阿霉素、5-氟尿嘧啶、博来霉素等。护理常规见表1-10。

表1-10 口腔黏膜炎的护理常规

评估	护理措施	质量要求
化疗前评估口腔黏膜炎的风险因素（口腔黏膜炎的风险等级见附表1-19）	根据患者风险等级采取不同的预防措施 1. 轻度风险患者：①鼓励患者每日自我评估口腔情况，有异常变化及时告知医护人员；②指导患者戒烟、戒酒；③指导患者多饮水，多食多汁的食物，多吃新鲜蔬菜、水果，避免进食尖锐、粗糙、辛辣、过咸、过酸、过热等易损伤或刺激口腔黏膜的食物，避免进食柑橘类饮料或食物（防止刺激口腔黏膜）；④指导患者做好基础口腔护理：进食后和睡前使用软毛牙刷刷牙，宜用含氟牙膏，至少2次/日，牙刷刷头向上放置储存，每个月至少更换1次牙刷；使用不含酒精的溶液漱口，如生理盐水或3%~5%碳酸氢钠溶液，至少2次/日，使用漱口液时应先含漱，再鼓漱，时间至少1分钟；治疗期间禁用牙线和牙签 2. 中度风险患者，除以上轻度风险预防措施外：①指导患者增加生理盐水或3%~5%碳酸氢钠溶液漱口频次，至少4次/日；②在治疗前指导患者前往口腔科筛查及治疗口腔基础疾患；③使用半衰期短的化疗药物时，指导患者用药前开始含冰片、冰水等保持口腔低温30分钟，但在奥沙利铂化疗期间应避免使用口腔冷疗；④指导患者用清水漱口后，再使用药物漱口液或口腔黏膜保护剂 3. 高度风险患者，除以上中度风险预防措施外：①使用不同机制的药物漱口液，使用不同药物时至少间隔30分钟；②使用低剂量激光治疗时，根据仪器使用说明调节波长和照射时间；③使用重组人角质细胞生长因子时，正确配制并指导患者每次含漱3分钟，至少4次/日	根据患者发生口腔黏膜炎的风险等级落实相应预防措施
化疗前以及化疗期间评估口腔黏膜情况，包括部位、程度、黏膜炎所致疼痛等（WHO口腔黏膜炎分级标准见附表1-20），评估频率一般为每日1次（已出现口腔黏膜炎者每日至少3次），评估至愈合或治疗结束后2周	根据口腔黏膜炎的分级采取相应护理措施 1. Ⅰ、Ⅱ级口腔黏膜炎：①指导患者在晨起、进食后和睡前使用软毛牙刷刷牙，至少2次/日；②指导患者使用生理盐水或3%~5%碳酸氢钠溶液漱口，至少6次/日；③指导患者用清水漱口后，再使用口腔黏膜保护剂或促进口腔黏膜修复的药物；④指导患者避免进食易损伤或刺激口腔黏膜的食物；⑤指导患者根据口腔黏膜炎影响进食情况调整食物的黏稠度、软硬度及摄入方法；⑥指导患者在口腔黏膜炎愈合前尽量少佩戴义齿，义齿用后应充分清洁，遵从口腔科医生建议妥善存放；⑦使用低剂量激光治疗时，根据仪器使用说明调节波长和照射时间；⑧对口腔黏膜炎相关疼痛进行评估和护理 2. Ⅲ、Ⅳ级口腔黏膜炎，除Ⅰ、Ⅱ级口腔黏膜炎护理措施外：①对张口困难的患者，可指导其使用口腔清洁专用海绵棒清洁口腔。②对口腔黏膜炎引起疼痛的患者，应指导其在进食前使用2%利多卡因溶液或含有镇痛药物成分的溶液漱口；按时、按剂量服用镇痛药物；避免将凝胶类镇痛剂涂抹在口腔后部。	及时发现口腔黏膜炎并正确处理

评估	护理措施	质量要求
	③对口腔黏膜炎引起口腔干燥的患者，应指导其多饮水，并小口多次饮用；咀嚼无糖口香糖或刺激唾液分泌的新鲜水果；使用润唇膏；使用生理盐水或3%~5%碳酸氢钠溶液喷雾；使用保持口腔湿润的漱口液、唾液替代品、黏性溶液等。④对口腔黏膜炎引起吞咽困难的患者：给予肠内营养支持时，指导患者正确使用肠内营养制剂，预防腹胀、腹泻、恶心、呕吐等并发症；给予肠外营养支持时，正确配制及输注肠外营养液，并观察并发症。⑤对口腔黏膜炎引起继发感染的患者：应早期识别口腔黏膜炎继发感染征象（附表1-21），及时通知医生；及时留取标本进行病原学检查；进行抗感染治疗时，按时给药，并观察药物不良反应	

五、腹泻护理常规

腹泻是化疗药物常见的消化道毒副反应之一。正常人的排便习惯为每1~2日排1次到每日排1~2次，粪便多为成形的软便；少数健康人可达到每3日排1次到每日排3次。当粪便稀薄，且每日排便次数超过3次，每日排便量超过200g时，则为腹泻。因化疗药物可干扰肠细胞的分裂，导致胃肠道黏膜层破坏和肠上皮脱落，杯状细胞和隐窝细胞不成比例增加和非典型增生，破坏微绒毛细胞的重吸收功能，导致肠腔液体增加，最终导致小肠内吸收和分泌功能失去平衡而造成腹泻。常可引起腹泻的药物包括5-氟尿嘧啶、甲氨蝶呤、阿糖胞苷、阿霉素、卡莫司汀、伊立替康、奥沙利铂、卡培他滨、替吉奥等。护理常规见表1-11。

表1-11 腹泻护理常规

评估	护理措施	质量要求
1. 评估患者危险因素，除易造成腹泻的细胞毒性药物外，个人因素和疾病因素包括高龄、免疫功能低下、肠道手术史、肠道相关疾病史、活动能力下降、痴呆等神经系统疾病史、糖尿病或高血压等慢性疾病史 2. 每日评估患者排便情况，包括排便次数、粪便形态、腹泻发生及持续时间、腹泻严重程度（分级标准见附表1-22）、饮食情况等	1. 饮食指导：指导患者化疗期间避免进食生、冷、辛辣及其他刺激性食物，如使用伊立替康、托泊替康等化疗药物，化疗周期内均不宜食用猕猴桃、毛桃等水果，以免诱发药物相关性腹泻；化疗期间定期监测血常规，如中性粒细胞减少，应特别注意饮食卫生，预防肠道感染 2. 指导患者进行自我评估与监测，记录大便次数并报告发热、头晕等症状 3. 腹泻每天超过5次或出现血性腹泻时需停止化疗 4. 指导患者正确服用止泻药 ①黏膜保护类：常用药物蒙脱石散（思密达），用温水溶解后摇匀服用；②调节肠道菌群类：常用药物有整肠生、培菲康，应于饭前30分钟空腹服用或者饭后60分钟服用，温水送服，不要和抗生素同服，培菲康应放入2℃~8℃冰箱内贮存；③抑制肠道平滑肌收缩类：常用药物洛哌丁胺（易蒙停），是治疗伊立替康所致迟发性腹泻的常用药物，给药方法为首次剂量4mg，以后每2小时1次，每次2mg，腹泻停止后再服用12小时，总时间限度不能超过48小时，长期使用易蒙停可能诱发肠梗阻，用药期间如果出现腹胀、腹痛、排气与排便停止，应立即停药并就诊 5. 指导患者留取便标本，根据病原菌及药敏试验结果选择相应抗生素进行抗感染治疗 6. 对症处理，补充足够营养，维持水及电解质平衡 7. 积极处理并发症，包括脱水、电解质失衡、体温升高等 8. 指导患者腹泻期间自我护理 ①1级、2级腹泻者：仍可进食，但需调整饮食结构，包括食物应软烂、少渣、易消化，避免进食高纤维素食物，如全麦面包、生菜、豆类、坚果、玉米等；避免刺激	1. 早期识别高危人群，积极采取预防措施 2. 及时发现腹泻及相关并发症并正确处理 3. 患者知晓止泻药的用法及自我护理要点

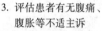

评估	护理措施	质量要求
3. 评估患者有无腹痛、腹胀等不适主诉 4. 评估患者有无并发症如脱水、电解质失衡、继发感染等	性食物，如辣椒、蒜、浓茶、咖啡等；避免油腻、甜食及奶制品，如油炸食品、蛋糕、牛奶等；避免进食生、冷食物。可选择口服补液疗法，补充包含 65～70mmol/L 钠和 75～90mmol/L 葡萄糖的液体。②3级、4级腹泻者：应暂停进食，及时就诊，遵医嘱服用止泻药物治疗，监测电解质变化，必要时可经静脉补充营养和水分。③腹泻期间应多饮水，及时补充丢失的水分和电解质，居家期间可自行购买口服补液盐，按说明书服用。④腹泻期间，注意监测体温，如体温高于 37.5℃，应及时就医。⑤重度腹泻停止后应逐渐恢复饮食，从流食、半流食到普通饮食；重度腹泻丢失乳糖酶较多，恢复早期不宜喝牛奶，以免引起腹胀、腹泻。⑥每次排便后用温水清洗肛门，并用软纸吸干，预防肛周破溃和感染	

六、心脏毒性护理常规

化疗相关心脏毒性主要表现为心功能不全、心律失常、心肌缺血、充血性心力衰竭和心包疾病。蒽环类是最常见的可引起心脏毒性的化疗药物，其机制可能是由于产生过多的自由基使得脂质过氧化而导致线粒体、内质网和核酸的损伤，或者阿霉素与铁形成的复合物交联 DNA 而损伤细胞。影响辅酶 Q_{10} 的功能；直接破坏心肌细胞膜，改变心肌上离子的分布，造成心肌细胞损伤。患者常主诉心悸、胸闷不适、心前区疼痛、呼吸困难或头晕等；室性心律失常的患者首发症状常为晕厥；心电图可以显示各类心律失常，如室上性心动过速、室性或房性期前收缩、房颤等。护理常规见表 1-12。

表 1-12　心脏毒性护理常规

评估	护理措施	质量要求
1. 评估患者发生心脏毒性的危险因素，其中自身危险因素包括年龄、既往史（高血压、高血脂、糖尿病、冠心病）、肥胖或超重、不良生活习惯（吸烟、饮酒）等，化疗药物危险因素包括药物累积剂量、药物类型、输注方式、输注时间等 2. 化疗前全面评估患者的心脏功能状态，以便决定化疗方案 3. 化疗期间行心电监测，监测心率、心律、血压等的变化，并定期采用较为敏感的指标监测心脏功能，以早期发现心肌损害 4. 重视患者的主诉，评估有无心悸、胸闷不适、心前区疼痛、呼吸困难、头晕等以及患者的心理变化	1. 配合医生对患者的基线心血管危险因素、心功能以及既往病史进行评估，及时识别高危人群，配合医生进行治疗方案的调整。持续输注 48～72 小时或连续输注 6 小时以上的患者，调整药物输注顺序如紫杉醇前输注蒽环类药物、限制蒽环类药物累积剂量 <360mg/m²、使用心脏毒性较低的结构类似物或脂质体制剂代替传统的蒽环类药物可降低心脏毒性的发生率 2. 告知患者心脏毒性是药物可能的不良反应之一，需遵医嘱定期监测心脏功能状态，慢性心脏毒性通常是和剂量相关的，并且可能不可逆；即使在治疗结束之后，仍然需要对可能出现的迟发反应进行监测 3. 告知患者心脏毒性可能出现的症状和体征，以便及时报告医生 4. 鼓励患者保持健康的生活习惯，保持合适的体重和营养饮食，戒烟、戒酒，规律锻炼，可坚持有氧运动，并告知运动的注意事项，运动强度以最大心率的 65%～80% 为准 5. 遵医嘱使用拮抗化疗药心脏毒性的药物，如辅酶 Q_{10}、维生素 E 等 6. 采用认知行为疗法、正念放松疗法、冥想等帮助患者缓解焦虑、抑郁等负性情绪，加强心理疏导，建立战胜疾病的信心，增加治疗依从性	1. 早期识别高危人群 2. 及时发现心脏毒性并通知医生 3. 心电监护有效，正确识别心脏毒性危险信号 4. 患者知晓心脏毒性的常见症状及居家护理要点

七、肝脏毒性护理常规

肝脏是机体重要的代谢器官，因此在治疗期间也是最容易被损伤的器官。化疗药物引起的肝脏损伤可以是急性而短暂的肝损害，包括坏死、炎症；也可以是长期用药而引起的慢性肝损伤，如纤维化、脂肪变性、肉芽肿形成、嗜酸性粒细胞浸润等。常会引起肝脏毒性的药物有卡培他滨、吉西他滨、甲氨蝶呤、环磷酰胺、伊立替康、卡铂、多柔比星等。患者常表现为疲乏、精神萎靡以及流感样症状，厌食、轻度到重度的恶心伴不同程度的呕吐，血清氨基转移酶、胆红素升高，皮肤瘙痒，出现不同程度的黄疸（从轻微的巩膜黄染到严重的组织黄染）；严重者可能出现肝性脑病的表现如精神状态改变、记忆力下降、神志恍惚以及轻微的谵妄，甚至昏迷。护理常规见表1-13。

表1-13　肝脏毒性护理常规

评估	护理措施	质量要求
1. 化疗前评估肝脏功能及既往病史（肝转移、病毒感染、脂肪肝、肝硬化等），严格掌握化疗指征 2. 评估患者有无厌食、皮肤瘙痒等症状，给予对症处理	1. 配合医生在化疗前评估肝脏功能及既往病史，识别高危人群，必要时遵医嘱同时给予甘草酸制剂、谷胱甘肽等保肝药物，减轻化疗药物对肝脏的损害 2. 告知患者及家属肝脏毒性是化疗可能出现的副作用，遵医嘱定期复查肝功能，出现异常及时就医 3. 指导患者遵医嘱服用药物，避免自行服药，以免增加肝脏负担或加重肝功能损害 4. 指导患者进食低脂、高糖、富含维生素B和维生素C的食物，避免进食生冷、刺激性食物，勿过度进食，避免摄入含酒精类饮料，以免增加肝脏负担 5. 保证有足够的休息时间，避免劳累和情绪激动 6. 指导患者皮肤瘙痒时，应穿着舒适的衣服，鼓励使用润肤乳液、清凉的沐浴液以促进皮肤舒适，确保皮肤干燥、清洁，定期修剪指甲，不要抓挠皮肤	1. 早期识别高危人群，预防性使用保肝药物 2. 患者知晓肝脏毒性的常见症状及居家护理要点

八、肺毒性护理常规

肺毒性包括可逆的气道反应性疾病直至永久的弥散性纤维化和结构破坏等一系列病变。化疗药物可以通过多种机制引起肺部损伤，主要有药物对肺部的直接毒性、机体的免疫反应以及毛细血管通透性增加等这些病理生理变化。可引起肺毒性的常见药物有博来霉素、甲氨蝶呤、吉西他滨等。患者的临床表现常为隐匿、缓慢的咳嗽，呼吸急促、呼吸困难，胸壁不适；早期肺部可闻及小水泡音；血气分析显示动脉低氧血症；胸部X线检查显示弥散性肺间质浸润，晚期可呈不可逆肺纤维化改变。护理常规见表1-14。

表1-14　肺毒性护理常规

评估	护理措施	质量要求
1. 评估患者既往病史，识别高危因素	1. 识别高危人群，老年患者、胸部照射史、慢性肺疾病患者慎用或少量用药，同时遵医嘱控制化疗药物的总量	1. 及时发现肺毒性并给予正确处理

评估	护理措施	质量要求
2. 定期进行胸部 X 线检查及肺功能检查,评估患者肺部情况 3. 评估患者生命体征及实验室检测指标,包括心率、血压、呼吸及体温,动脉血气指标、电解质等变化 4. 评估患者有无呼吸道症状	2. 配合医生根据患者肺部情况延迟或暂停化疗,做好患者的沟通解释 3. 遵医嘱正确给予激素、利尿剂等药物治疗,延缓或减轻肺纤维化 4. 患者呼吸困难时,给予氧气吸入,根据血气分析结果遵医嘱严格调整氧流量,及时清除鼻腔内分泌物与结痂,随时检查氧气是否通畅。参见第八章第五节"呼吸困难"护理常规 5. 指导患者深呼吸及有效咳嗽、咳痰,保持呼吸道通畅,必要时给予雾化吸入治疗 6. 指导患者居家时继续进行缩唇呼吸及适度的耐力锻炼等 7. 指导患者当发生肺毒性时,可能出现咳嗽、胸痛、呼吸困难、胸壁不适等症状,及时就医	2. 患者知晓肺毒性的常见症状及居家护理要点

九、泌尿系统毒性护理常规

肾脏是药物及其代谢产物的主要排泄器官,易受到药物损伤。化疗药物所致的泌尿系统毒性包括尿道内的刺激反应和肾实质损害两大类。环磷酰胺、异环磷酰胺、喜树碱易引起出血性膀胱炎,发生机制是其代谢产物丙烯醛和氯乙醛作用于膀胱黏膜导致的刺激征、炎症及溃疡。顺铂、吉西他滨、大剂量甲氨蝶呤等易导致肾脏毒性,原因是一方面化疗药物可以直接损伤肾小球、肾间质或肾的微循环系统,直接导致肾脏损伤;另一方面一些对化疗药物敏感的肿瘤细胞在化疗后迅速大量崩解,产生大量尿酸,使尿酸浓度急速上升,远远超过尿液的溶解能力而在输尿管内结晶,引起输尿管闭塞,导致尿酸性肾病综合征;除此之外,肿瘤细胞大量崩解后,还可导致钙离子、钾离子、磷酸等细胞内物质大量释放到血液,引起机体显著代谢异常,多发生在化疗开始 24～28 小时后。出血性膀胱炎患者可表现为排尿困难、尿频、排尿烧灼感、夜尿或少尿、镜下血尿或肉眼血尿。肾毒性患者可表现为少尿、蛋白尿、血尿、血肌酐增高、肌酐清除率降低、尿素氮升高、液体潴留或水肿导致的体重增加。护理常规见表 1-15。

表 1-15　泌尿系统毒性护理常规

评估	护理措施	质量要求
1. 定期评估患者肾功能、电解质等 2. 评估患者尿液颜色、量、次数,监测出入量	1. 输注可能导致泌尿系统毒性的药物前确保足够的入量,并向患者介绍水化的重要性,以及监测出入量的方法及重要性 2. 化疗前和化疗期间嘱患者适度饮水,不能饮水或经口摄入者,给予静脉水化,使尿量维持在每日 2000～3000ml 3. 根据医嘱准确给予尿路保护剂和(或)碱化尿液 4. 告知患者使用某些化疗药物有发生泌尿系统毒性的风险,以及出血性膀胱炎或肾毒性的症状和体征,如有发生应及时报告医务人员 5. 指导患者避免自行使用可能导致肾功能不全的药物 6. 使用利尿药物的患者强调活动安全,必要时给予协助或监管,避免因频繁如厕导致跌倒发生	1. 及时发现泌尿系统毒性并给予正确处理 2. 患者知晓泌尿系统毒性的常见症状以及维持一定尿量的重要性 3. 跌倒高风险患者防范措施落实到位

十、神经系统毒性护理常规

化疗药物会对中枢神经系统、周围神经系统产生直接或者间接的损害。多数化疗药物都有不同程度的神经毒性，有一些药物使用低剂量时就可以导致神经毒性，而一些药物则在强化治疗量时才产生神经毒性。常见药物有铂类、长春碱类、紫杉醇类、阿糖胞苷、左旋门冬酰胺酶、甲氨蝶呤等。化疗所致的神经毒性表现主要包括感觉神经、运动神经和自主神经症状三个方面，其中感觉神经症状最为常见，包括手/足双侧对称性麻木、感觉迟钝、刺痛、痛觉过敏等；运动神经症状可见于应用紫杉醇类化疗药物的患者，表现为肢体远端无力、肌肉痉挛、步态异常等，从而导致全身对称性运动减弱，可影响平衡、力量、运动水平；自主神经症状相对少见，包括便秘、麻痹性肠梗阻、尿潴留、尿失禁、勃起功能障碍、体位性低血压等。奥沙利铂引起的神经毒性反应还可以表现为颜面部、口唇、咽喉部麻木、刺痛、感觉异常等，遇冷加重。护理常规见表 1 – 16。

表 1 – 16　神经系统毒性护理常规

评估	护理措施	质量要求
1. 正确评估神经系统毒性（神经毒性分级标准见附表 1 – 23 和附表 1 – 24） 2. 评估神经系统毒性对患者日常生活、运动能力等的影响 3. 评估干预措施的效果 4. 评估患者信息需求	1. 遵医嘱采用可减轻神经毒性的药物使用方法，包括延长奥沙利铂静脉输注时间、皮下注射硼替佐米、长春新碱单次给药剂量不超过 $2mg/m^2$ 等 2. 配合医生积极治疗患者原有的可能会增加化疗神经毒性的疾病，如糖尿病、维生素 B_{12} 缺乏等 3. 根据神经系统毒性评估结果，遵医嘱减少药物剂量，停止使用药物或更换其他有较低神经毒性的药物 4. 奥沙利铂引起的神经毒性反应遇冷后会诱发或加重，因此加强保暖尤为重要，指导患者：①饮食以温软类食物为主，不喝冷饮，不吃生冷食物；②寒冷天气尽量减少户外活动，避免冷风刺激，如需外出应佩戴口罩，以免吸入冷空气引起不适；③寒冷天气外出时注意肢体末端的保暖，应戴手套、穿袜子，可使用小热水袋或暖足贴；④手不直接接触冰冷的金属物体（如门把手、公交车上的金属扶手等）；⑤不吹电风扇、空调；⑥不徒手开冰箱门；⑦用温水刷牙、漱口，用热水洗浴；⑧做家务（如清洗衣物）时要用温水，最好戴手套；⑨睡前可用热姜水浸泡手脚 5. 在接受紫杉醇治疗时，建议使用冷冻疗法（如在输注药物之前、期间及之后使用冷冻袜子和手套）有助于减轻患者症状 6. 遵医嘱使用度洛西汀，含有巴氯芬、盐酸阿米替林和氯胺酮的复合外用凝胶等治疗慢性神经毒性症状 7. 患者可采取按摩、针灸、热毛巾湿敷、运动锻炼等改善神经毒性症状；在肢体允许范围内进行主动和被动活动，改善局部循环，保持和增加关节活动度，防止肌肉挛缩变形 8. 告知患者神经毒性相关症状和体征，如有发生应及时报告医务人员，并强调居家安全，手足麻木或出现肢体活动或感觉障碍患者做到"五防"，即防跌倒、防磕碰、防烫伤、防冻伤、防锐器伤；下肢感觉异常或肌无力时，应每日检查足部有无损伤，穿着适尺寸的鞋子，走路及上下楼梯时要专注，尽量有人搀扶或者使用拐杖等辅助工具，避免跌倒；已有感觉受损的部位切忌直接接触危险的物体，如使用转动的机器、搬运重物等	1. 医嘱执行正确 2. 及时发现神经毒性并给予正确处理 3. 患者知晓神经毒性的常见症状及自我护理要点 4. 跌倒高风险患者防范措施落实到位

十一、皮肤毒性护理常规

化疗药物引起的皮肤不良反应包括手足综合征、皮肤干燥、瘙痒、色素沉着等，其中以手足综合征最为明显，这可能与手掌和脚掌表皮基底细胞的高增殖率，使得这些细胞对化疗药物的毒性尤为敏感有关。易导致手足综合征的药物有 5 – 氟尿嘧啶、卡培他滨、替吉奥、多柔比星（脂质体）、环磷酰胺等。患者可表现为在化疗数周或数月开始出现感觉异常及感觉麻木，表现为手足部位麻刺感、烧灼感、疼痛及持物行走时触痛等各种不适，发病 2 ~ 4 天内出现红斑及肿胀，疼痛加重，大、小鱼际隆起部位变红并可扩展到整个手掌及足跟。护理常规见表 1 – 17。

表 1 – 17　皮肤毒性护理常规

评估	护理措施	质量要求
1. 化疗前评估患者既往有无手足疾病，如真菌病、角化过度等 2. 化疗期间实时评估患者手足皮肤颜色、皮肤表面完整性、有无皮炎、异常感觉及疼痛情况（手足综合征分级标准见附表 1 – 25 和附表 1 – 26） 3. 评估患者信息需求	1. 1 级手足综合征可在积极采取措施的同时继续使用原来用药剂量；2 级和 3 级手足综合征根据医嘱调整化疗用药，同时对症治疗，减轻皮肤反应和不适，预防感染 2. 建议患者化疗时局部冷敷，以冰块完全覆盖手腕、脚踝皮肤为原则，持续时间为自化疗前 15 分钟至化疗结束后 15 分钟进行局部冰敷（注意化疗方案中有奥沙利铂禁用） 3. 指导患者皮肤日常护理：①穿戴宽松的鞋袜和手套，鞋子加用软垫或减震鞋垫以减少摩擦或受伤；②避免反复搓揉手脚；③避免暴露于过热和压力高的环境中，避免在阳光下直晒皮肤，外出涂防晒霜；④手足局部涂抹厚厚的一层保湿乳膏或紫草油，至少保留 30 分钟再清洗掉，3 ~ 4 次/日，其余时间涂抹保湿的乳液保持皮肤湿润；⑤使用温水轻轻擦洗手足，不可用过冷或过热的水清洗；⑥勤修剪指甲，保持短而光滑，不可用手抓挠皮肤，以免加重皮损而导致破溃造成感染；⑦避免使用含乙醇的皮肤护理液及刺激性强的消毒剂；⑧在家可穿拖鞋，坐着或躺着时将手和脚垫起，保持一定高度；⑨出现脱皮时不要用手撕，可以用消毒过的剪刀剪去掀起的部分；⑩如果手足出现水疱，小水疱（≤2cm）无需处理，可自行吸收，应避免破溃继发感染；大水疱（>2cm）可请医护人员使用注射器抽吸疱内液体，再行消毒处理，以免继发感染 4. 指导患者局部用药减轻手足综合征的严重程度：①尿素软膏具有保湿、软化角质、缓解肿胀、减轻疼痛等作用，每天至少 2 次使用含有 5% ~ 10% 尿素的洗剂或面霜；②可使用具有清热燥湿、活血消肿、去腐生肌作用的软膏均匀涂抹于患处，3 次/日，涂药前使用温水洗净患处；③可使用促进损伤皮肤或风险区域皮肤修复的液体敷料，使用温水洗净患处后，取 2 ~ 4 滴滴于患处，之后用指腹轻轻按摩，以促进药物的吸收，在手部、足部涂抹，4 ~ 6 次/日 5. 根据医嘱用药，如氨磷汀、地塞米松等，减轻手足综合征的严重程度 6. 强调居家安全：①因感觉迟钝易受伤，避免接触高温物品，做饭或端热汤、热水时应戴上手套；②手足感觉异常时应避免开车、骑自行车或摩托车等	1. 及时发现手足综合征并给予正确处理 2. 患者知晓手足综合征的常见症状及自我护理要点

十二、脱发护理常规

化疗药物容易损伤到人体增殖活跃的毛囊细胞，毛囊细胞受损后就容易引起脱发。

常见的化疗药物有阿霉素、博来霉素、环磷酰胺、甲氨蝶呤、米托蒽醌、紫杉醇等。脱发可出现在身体任何部位，包括头部、面部、四肢、腋下和阴部等，从而可导致头发、眉毛、睫毛、腋毛以及阴毛等不同程度的脱落，患者也可在脱发前、脱发期间或脱发后出现头皮干燥、疼痛和皮疹。护理常规见表 1-18。

表 1-18　脱发护理常规

评估	护理措施	质量要求
1. 评估患者心理反应 2. 评估患者信息需求	1. 给予容易引起脱发的化疗药物前了解患者心理反应，做好心理护理。可告知患者化疗完成后，头发会长出来；并鼓励其可通过戴帽子、假发等应对形象改变 2. 告知患者减轻脱发的方法：①清洗头发时应动作轻柔，避免强烈摩擦；②为了减少牵拉所加重的脱发，可剪短发；③可使用软的梳子或钝齿木梳，分段梳头以减轻牵拉，并促进头皮的血液循环；④使用不含洗涤剂、薄荷醇、水杨酸、乙醇及浓香料的洗发水，选用温和的洗发液；⑤避免在头发上使用持久的卷发剂、漂发剂、染发剂，避免应用烫发器和干发器 3. 保护头皮免受冷及阳光刺激，可以戴帽子、围巾或假发 4. 随时清理床铺上散落的头发，保持床铺整洁 5. 中药如首乌、灵芝、黄芪、枸杞子、当归等对于恢复期生发可能有帮助，可在专业人员指导下使用	1. 患者知晓并可接受脱发后的形象改变 2. 患者知晓脱发的护理要点

十三、过敏反应护理常规

化疗药物相关的过敏反应是一种快速的免疫系统的过敏反应。药物、药物代谢产物、溶剂或者输注工具等物质作为抗原，与机体特异性抗体反应或者激发致敏淋巴细胞，从而造成组织损伤或生理功能紊乱。常见药物有门冬酰胺酶、紫杉醇、多西他赛、顺铂、卡铂、奥沙利铂等。患者可表现为胸闷、气短、呼吸短促，伴或不伴哮鸣音；亦可出现低血压、荨麻疹、局部或全身瘙痒、眼眶或脸部水肿、轻度的头痛或头晕、腹部痉挛、腹泻、恶心、呕吐等。护理常规见表 1-19。

表 1-19　过敏反应护理常规

评估	护理措施	质量要求
1. 用药前评估患者过敏史 2. 对于高致敏药物，用药过程中严密监测患者生命体征及局部或全身反应	1. 遵医嘱准确给予预处理药物 2. 确保急救物品和药物处于应急备用状态 3. 当静脉推注可能引起过敏反应的药物时，应缓慢推注，并持续观察患者的反应 4. 当患者发生过敏时，立即停止静脉给药，用生理盐水维持静脉通路，保持呼吸道通畅，必要时给予氧气吸入，根据患者症状遵医嘱给予急救药物，并做好患者和家属的心理护理（药物过敏反应处理流程见附图 1-1） 5. 健康教育：①告知患者所输注的化疗药物的致敏程度及特点，一旦发生过敏症状时及时告知医务人员；②如果治疗结束后发生的迟发性过敏反应也应及时告知医务人员；③一旦发生药物过敏，在以后的治疗中应向医务人员明确说明	1. 预处理用药使用正确 2. 及时发现过敏反应并正确处理 3. 患者健康教育到位

第四节 化疗血管通路护理常规

一、外周留置导管护理常规

（一）基本原则

1. 使用外周留置针进行化疗宜选择上肢静脉进行穿刺，避开静脉瓣、关节部位以及有瘢痕、炎症、硬结等处的静脉。

2. 成年人宜选择前臂静脉，不宜选择下肢静脉进行穿刺；小儿不宜首选头皮静脉。

3. 接受乳腺癌根治术和腋下淋巴结清扫术的患者应选健侧肢体进行穿刺。

4. 有血栓栓塞史和血管手术史的静脉不宜进行穿刺置管。

5. 导管留置时间应≤24小时，应看到静脉回血方可给予化疗药输注。

6. 外周留置针通常用于非发疱性化疗药物的静脉输注，应使用安全型留置针。

7. 如果输注发疱性化疗药物，输注时间应限制在30分钟以内，禁止使用输液泵输注。

（二）日常维护护理常规

1. 评估

（1）评估导管功能　每次输液时通过冲管确认导管是否通畅，冲管遇阻力或抽吸无回血时不可强行冲洗导管；对于持续输注的导管，可以通过液体的滴速或临床症状分辨导管的通畅性，如输液泵报警或患者不适，均需进一步确认导管通畅性。

（2）评估穿刺点及周围皮肤　通过观察、触诊及患者主诉评估导管穿刺点及周围皮肤有无红肿、渗液、压痛、胀痛、刺痛、感觉异常或麻木等。

（3）评估频次　至少每4小时评估一次；危重、镇静或认知功能障碍的患者，每1~2小时评估一次；儿童患者每小时评估一次。输注刺激性药物时需增加评估次数。

2. 冲管与封管

（1）冲管液及冲管量　使用不少于10ml注射器或预充式注射器冲管；每次给药前后均使用生理盐水或预冲式注射器冲洗导管，如药物与生理盐水不相溶时则可使用5%葡萄糖溶液冲洗后再用生理盐水或预冲式注射器冲洗导管，冲管液量是导管及其附加装置容积的2倍及以上。

（2）封管液及封管量　输液结束后，使用不少于10ml注射器或预充式注射器封管；可使用生理盐水或预冲式注射器正压封管，新生儿或儿童可用生理盐水或0.5~10U/ml的肝素盐水进行封管，封管液量是导管及其附加装置容积的1.2倍。

（3）敷料更换　更换周期不超过7天，如敷料出现潮湿、松脱或有明显污渍时应及时更换。

（4）导管拔除　输注化疗药后应在输注当天拔除外周留置针。输注非化疗药物或非刺激性、非腐蚀性药物，宜于 72～96 小时拔除或根据临床指征拔除。

3. 操作流程 静脉留置针穿刺操作流程见表 1-20；冲、封管操作流程见表 1-21；拔针操作流程见表 1-22。

表 1-20 静脉留置针穿刺操作流程

操作项目	项目分类	分类细则	细节要点	备注
操作前准备	仪表	仪表端庄，服装整洁	方便操作	
	手卫生	七步洗手法洗手、戴口罩	七步洗手法：内-外-夹-弓-大-立-腕	总时间大于30秒
	核对医嘱	双人核对医嘱	执行查对制度	
	置管前评估	病情评估：年龄、意识状态、合作程度、自理能力、心肺功能情况	心肺功能异常的患者应考虑输液速度的影响，意识状态差、不能自理的患者需要家属配合	查阅病历
		病史评估：过敏史、特殊感染史	注意针刺伤 排查甲肝、乙肝、丙肝、艾滋病、梅毒等传染病史	查阅病历
		治疗方案评估：输液目的、药物性质	注意药物输注速度、药物配伍禁忌及是否需要避光	查阅病历
		穿刺部位评估：皮肤	避开炎症、瘢痕、破损、水肿等皮肤异常部位	床旁评估
		穿刺部位评估：血管	首选前臂手背静脉	床旁评估
			避开关节和静脉瓣的部位	
			选择粗直、弹性好的静脉	
		病室环境评估：整洁、安静、舒适	光线明亮，适宜操作	保护患者隐私
	患者准备	核对患者信息	患者自诉姓名、护士核对患者姓名及 ID 号（腕带或就诊卡信息等）	两种及以上方式进行核对
		解释操作目的、方法、注意事项，取得配合	将输液架调整至合适位置	
		协助患者如厕，取舒适卧位	注意预防跌倒	
	环境准备	保持环境清洁、室温适宜	减少人员走动，保护患者隐私	
操作过程	手卫生	七步洗手法洗手	七步洗手法：内-外-夹-弓-大-立-腕	总时间大于30秒
	物品准备	准备用物：输液车、治疗盘、执行单、医用 PDA、清洁治疗巾、止血带、消毒液（符合国家相关规定的皮肤消毒剂）、无菌棉签、静脉留置针、无针输液接头、输液器、药液、无菌透明敷料、胶布、免洗手消毒液、清洁手套、利器盒、医疗垃圾桶、生活垃圾桶、签字笔	物品齐全，均在有效期内，包装完好无破损	

操作项目	项目分类	分类细则	细节要点	备注
操作过程	药物准备	检查药液：包装完好无破损及有效期等	注意是否有浑浊、沉淀，包装破损及药物性质是否需要避光等	
		双人核对，粘贴输液标签，无菌操作下连接输液器	粘贴输液标签于输液瓶无字体一侧	
	床旁核对	使用两种及以上方式核对患者信息	患者自诉姓名、护士核对患者姓名及 ID 号（腕带或就诊卡信息等）	
	液体准备	挂好液体，排气备用	液体仅排到输液器前端，不排出	
	铺巾准备	垫清洁治疗巾，穿刺点上方 10cm 处扎止血带再次评估血管，松开止血带，手消毒	系止血带时间 <2 分钟 以手背按压方式使用手消毒液	
	第一次消毒	使用第一根消毒棉签，消毒范围直径 8cm，充分待干	以穿刺点为中心自内向外擦拭消毒，不可逆行	
			消毒棉签头端不能倒置	
	敷料准备	准备无菌透明敷料、胶带	敷料无污染	
	第二次消毒	使用第二根消毒棉签第二遍消毒，面积同"第一次消毒"，方法同"第一次消毒"，充分待干	消毒方法同第一根消毒棉签	
	留置针准备	选择合适型号的留置针，无菌方式连接输液接头及输液器，排气备用，确认输液管路内无气泡	满足患者治疗需要的前提下选择最短、最小型号的留置针，成人一般选择 22G 或 24G 留置针	
	系止血带	戴清洁手套，系止血带	松紧适宜，放入 2 横指	
			穿刺点上方 10cm 处	
			系止血带时间 <2min	
	转动针芯	去除护针帽	一手持导管座，一手垂直向上去除护针帽，持针手法正确	
		左右转动针芯，再次排气	严禁上下拉动针芯	
	核对医嘱	再次核对患者信息及执行单	严格查对制度核对患者身份及所用药物	
	穿刺静脉	嘱患者握拳，绷紧皮肤	保证无菌区域不污染	
		以 15°~30°进针，直刺血管	角度合适，针尖斜面向上，穿刺点为消毒范围的 1/3 ~1/2 处	
		见回血后，降低穿刺角度 5°~10°，顺静脉走向将穿刺针送入 1 ~2mm	进针速度要慢，避免损伤血管后壁	
		一手固定导管座，另一手退针芯 2 ~3mm	将针尖完全退入套管内，已抽出的部分针芯不能重新送入套管内	
		将套管与针芯一同全部送入血管	绷紧皮肤，套管要完全送入血管	
	松止血带	松开止血带，嘱患者松拳	留置针固定牢固，以防脱出	
	调节滴速	打开输液器调节器，调节滴速	根据患者的药物性质及病情调节滴速，不可过快	
	撤针芯	确认液体流入通畅，撤出针芯	无导管脱出，针尖保护装置激活，注意针刺伤	及时放入锐器桶

肿瘤临床护理常规 上篇

024

操作项目	项目分类	分类细则	细节要点	备注
操作过程	固定	以穿刺点为中心，无张力放置透明敷料	透明敷料完全覆盖隔离塞，无张力手法正确，敷料无偏移	
		导管塑型	以穿刺点为起点沿导管走行塑型，排尽贴膜内空气	
		抚平，压实，去边胶	边按压敷料边去除边胶，以防敷料翘起	
		延长管 U 型固定	输液接头高于导管尖端且与血管平行	
			Y 型接口向外，避免压迫穿刺静脉	开口朝外侧利于操作
			高举平台法固定留置针延长管及输液器	
		脱手套，手消毒	一手抓清洁手套外侧，脱掉第一只手套；另一只手套从内侧脱掉。以手背按压方式使用手消毒液	
		标记胶带，注明穿刺日期、时间	标记胶带贴在贴膜下缘，覆盖在隔离塞上	
	调节滴速	遵医嘱调节滴速	滴速正确	
	核对医嘱	再次核对患者信息及执行单	核对无误在执行单上签字	
操作后整理	用物处理	整理床单位	将呼叫器及日常所需物品放于患者可及处	
		按"医疗垃圾废物分类"处理用物	医疗垃圾放入黄色垃圾袋，生活垃圾放入黑色垃圾袋，锐器放入锐器桶	
	健康宣教	告知患者输液肢体不要剧烈活动	不能配合的患者需向家属交代注意事项	
		不要随意调节输液速度		
		穿刺部位出现不适及时通知护士		
	记录	洗手，准确记录、签字	洗手方法正确，准确记录	

表 1-21 外周静脉留置针冲、封管操作流程

操作项目	项目分类	分类细则	细节要点	备注
操作前准备	仪表	仪表端庄，服装整洁	方便操作	
	手卫生	七步洗手法洗手、戴口罩	七步洗手法：内-外-夹-弓-大-立-腕	总时间大于 30 秒
	核对医嘱	双人核对医嘱	执行查对制度	
	物品准备	治疗车、治疗盘、酒精棉片、预充式冲洗器、胶带、医疗垃圾桶、生活垃圾桶、锐器桶、手消毒液、执行单、医用 PDA	物品齐全，均在有效期内，包装完好无破损	
	患者准备	核对患者信息	患者自诉姓名、护士核对患者姓名及 ID 号（腕带或就诊卡信息等）	两种及以上方式进行核对

操作项目	项目分类	分类细则	细节要点	备注
操作前准备	患者准备	解释操作目的、方法、注意事项	取得患者配合	
		协助患者如厕，取舒适卧位	注意预防跌倒	
		评估：观察留置针穿刺点有无红肿、渗出，询问患者穿刺点有无疼痛	如有左列所述情况请拔除静脉留置针并对症处理	
	环境准备	保持环境清洁、室温适宜	减少人员走动，保护患者隐私	
	手卫生	手消毒	以手背按压方式使用手消毒液	
	预充式冲洗器激活	从预充尾端向前推动激活装置，排气备用	不可过无菌标记线	
	消毒	打开口型酒精棉片外包装，消毒输液接头的横截面及周边	消毒时间至少15秒	消毒要充分且用力
	连接预充式冲洗器	无菌方式连接预充式装置	不污染	
操作过程	评估导管	抽回血，评估导管功能	回血不可抽至输液接头及预充式注射器内	抽回血方法正确
	冲管	生理盐水脉冲式冲管	即"推–停–推"的方法	注意尾端残余气体不能注入
	封管	正压封管；近心端夹闭小夹子，手不可触碰小夹子近心端延长管	不同输液接头封管方法 正压接头：断开–夹闭 平衡压接头：无具体要求 负压接头：夹闭–断开	
	固定	高举平台U型固定延长管	输液接头高于导管尖端，与血管平行，Y型接口朝外	开口朝向外侧利于操作
操作后整理	用物处理	垃圾分类处理	医疗垃圾放入黄色垃圾袋，生活垃圾放入黑色垃圾袋，锐器放入锐器桶	防止锐器伤
	记录	七步洗手法洗手，记录护理记录单	洗手方法正确	

表1-22 静脉留置针拔针操作流程

操作项目	项目分类	分类细则	细节要点	备注
操作前准备	仪表	仪表端庄，服装整洁	方便操作	
	手卫生	七步洗手法洗手、戴口罩	七步洗手法：内–外–夹–弓–大–立–腕	总时间大于30秒
	核对医嘱	双人核对医嘱	执行查对制度	
	物品准备	治疗车、治疗盘、输液贴、医疗垃圾桶、生活垃圾桶、执行单、医用PDA	物品准备齐全	
	患者准备	核对患者信息	患者自诉姓名、护士核对患者姓名及ID号（腕带或就诊卡信息等）	两种及以上方式进行核对

肿瘤临床护理常规 上篇

操作项目	项目分类	分类细则	细节要点	备注
操作前准备	患者准备	解释操作目的、方法、注意事项	取得患者配合	
		协助患者如厕，取舒适卧位	注意预防跌倒	
		评估：观察留置针穿刺点有无红肿、渗出，询问患者穿刺点有无疼痛	如有左列所述情况请对症处理	
	环境准备	保持环境清洁、室温适宜	减少人员走动，保护患者隐私	
操作过程	评估导管	观察留置针穿刺点有无红肿、渗出，询问患者穿刺点有无疼痛，去除胶带	如有左列所述情况请对症处理	胶布扔到医疗垃圾桶
	去除敷料	以180°或0°移除透明敷料	方法正确，避免皮肤损伤	
	手卫生	手消毒	以手背按压方式使用手消毒液	
	拔针	输液贴轻轻放于穿刺点上方	拔除导管的同时纵向按压穿刺点	
	检查	检查外套管长度及完整性	避免外套管破损	
	按压	纵向按压穿刺点至不出血	按压方法正确	凝血功能差的患者需延长按压时间，直至不出血
操作后整理	用物处理	垃圾分类处理	医疗垃圾放入黄色垃圾袋，生活垃圾放入黑色垃圾袋，锐器放入锐器桶	注意锐器伤
	记录	七步洗手法洗手，记录护理记录单	洗手方法正确	

二、经外周置入的中心静脉导管（Peripherally Inserted Central Catheter，PICC）护理常规

（一）基本原则

1. PICC 穿刺置入部位宜选择肘部或上臂静脉，避开肘窝、感染及有损伤部位。

2. 接受乳腺癌根治术侧、腋下淋巴结肿大或有肿块侧、安装起搏器侧不宜进行同侧置管。

3. 患有上腔静脉压迫综合征以及血栓栓塞史、血管手术史的静脉及放疗部位，或已知对导管过敏者不宜置管。

4. 新生儿和儿童可选择腋静脉、头部的颞静脉和耳后静脉、下肢的大隐静脉和腘静脉穿刺。

5. PICC 宜用于中长期静脉治疗，可用于任何性质的药物输注，但不应用于高压注射泵注射造影剂和血流动力学监测（耐高压导管除外）。

（二）日常维护护理常规

1. 评估

（1）评估导管功能　每次使用或维护导管前，应冲管和抽回血确认导管是否通畅；

对于持续输注的中心静脉导管，可通过液体的滴速或临床症状分辨导管的通畅性，如输液泵报警或患者主诉不适，均需进一步确认导管通畅性。

（2）评估穿刺点及周围皮肤　通过观察、触诊及患者主诉评估导管穿刺点及周围皮肤有无红肿、渗液、压痛、胀痛、刺痛、感觉异常或麻木，评估穿刺侧肢体有无水肿等。

（3）评估频次　至少每天评估一次，输注刺激性、腐蚀性药物时需增加评估次数。门诊或居家患者，应指导患者和家属至少每天观察一次，包括穿刺点情况、并发症相关症状、敷料是否有松脱，如出现异常及时就诊。

2. 冲管与封管

（1）冲管液及冲管量　每次给药前后和日常维护中，应使用不少于 10ml 注射器抽吸生理盐水或预充式注射器冲洗导管；如药物与生理盐水有配伍禁忌时，可使用 5% 葡萄糖溶液冲洗后再用生理盐水或预充式注射器冲洗导管。婴儿（特别是新生儿）应使用不含防腐剂的溶液冲管。冲管液量是导管及其附加装置容积的 2 倍及以上。

（2）封管液及封管量　输液结束后，应使用不少于 10ml 注射器或预充式注射器封管；使用 10U/ml 的肝素盐水或生理盐水/预充式注射器正压封管，新生儿和儿童可用生理盐水或 0.5 ~ 10U/ml 的肝素盐水进行封管，封管液量是导管及其附加装置容积的 1.2 倍。

3. 输液接头更换与消毒

（1）更换频率　一般每 7 天更换一次，更换间隔不应小于 96 小时。

（2）以下情况应及时更换无针接头　因任何原因被移除；无针接头内有残留的血液或残留物；从导管内抽取血培养样本前；明确污染时。

（3）消毒

a. 更换输液接头：每次更换前，均需对连接表面和螺口进行机械性用力擦拭≥15 秒并待干。可选用消毒剂为 75% 乙醇、2% 葡萄糖酸 – 氯己定 – 乙醇溶液。

b. 不更换输液接头：每次连接前，均应对输液接头表面及外周进行机械性用力擦拭 5 ~ 15 秒并待干。可选用消毒剂为 75% 乙醇、2% 葡萄糖酸 – 氯己定 – 乙醇溶液。

4. 敷料更换　至少每 7 天更换一次透明半透膜敷料，纱布敷料至少每 2 天更换一次；在透明敷料下垫纱布者，视为纱布敷料。如敷料出现潮湿、松脱和（或）明显污渍时应及时更换。新生儿应根据患者的具体情况或临床指征按需更换敷料。

5. 导管拔除

（1）拔除的时机　如治疗结束、有未能解决的并发症或计划不再需要时应移除导管。如导管是在非最佳无菌条件下置入，则需在 48 小时内移除。

（2）拔除时的体位

a. 拔管时应将导管出口部位置于低于患者心脏水平。

b. 拔管时患者可采取平卧位或坐位。

c. 拔管时指导患者做 Valsalva 动作，即深吸气后，在屏气状态下用力做呼气动作 10~15 秒，在此过程中进行拔管。

（3）拔管后 用无菌纱布按压穿刺点至止血，使用密闭敷料覆盖穿刺点至少 24 小时。建议患者保持平卧位或半卧位 30 分钟。

（三）PICC 操作流程

PICC 穿刺操作流程见表 1-23 和表 1-24；PICC 导管维护操作流程见表 1-25；PICC 导管拔除操作流程见表 1-26。

表 1-23 超声引导下头端三向瓣膜 PICC 置管技术操作流程及要点

操作项目	项目分类	分类细则	细节要点	备注
仪表准备	着装	仪表端庄，服装整洁	手上不能佩戴配饰	
	口罩、帽子	洗手，戴帽子、戴口罩	佩戴手术帽。七步洗手法：内-外-夹-弓-大-立-腕	总时间大于30秒
核对信息	医嘱	双人核对医嘱	严格查对制度	
	知情同意书	双人核对知情同意书，确认患者已签字	严格查对制度	
术前评估	患者病史评估	疾病与手术史	置管侧手臂手术外伤史、胸部血管手术史、乳腺癌手术史，纵隔淋巴瘤、糖尿病、高血压、感染、出血及血栓倾向	
		心脏疾病与介入治疗史	心脏起搏器、心脏支架，心律失常	
		血栓栓塞史	上臂或深静脉血栓栓塞史	
		用药史	特殊用药史（如：抗凝药物或抑制血管生成药物等）	
		过敏史	药物过敏史、皮肤过敏史、胶布过敏史及家族性过敏史	
		其他	晕针、晕血，是否对导管材质过敏	
	实验室检查项目评估	血常规	白细胞、红细胞、血小板	
		凝血指标	PT、APTT、FDP、TT、D-二聚体	
		感染筛查	甲肝、乙肝、丙肝、艾滋病、梅毒等传染病史	
	治疗方案评估	治疗方案	治疗周期、每次静脉输液时间与输液量	
		药物性质	pH、渗透压、刺激性、腐蚀性	
	静脉选择评估	充分评估选择手臂	避开血管条件不好、肢体活动障碍、既往骨折、血栓栓塞、肿物压迫肢体、肿胀回流不佳、乳腺侧腋窝清扫、既往置管与血管损伤等的一侧	满足条件的情况下充分考虑患者意愿
		充分评估选择静脉	评估双上肢血管情况，评估正中静脉、贵要静脉、肱静脉、肱动脉、腋静脉、锁骨下静脉、颈内静脉、头臂静脉走形区域。血管直径满足导管/血管占位比，血管无狭窄、异物、血栓，选择血流丰富的血管	首选右臂贵要静脉，导管直径需≤血管直径的45%

操作项目	项目分类	分类细则	细节要点	备注
术前评估	皮肤情况评估	评估皮肤表面完整性	置管处皮肤无破损、瘢痕、皮疹	
		评估皮肤结构完整性	置管处皮肤无水肿、感染、过敏、皮下脂肪瘤、淋巴结等	
	神志评估	神志状态	判断患者神志是否可以正常配合操作	必要时请家属辅助
	肢体功能评估	肢体功能	判断患者置管侧手臂是否可以正常活动，有无偏瘫等运动功能障碍疾病	选择健侧置管
术前准备	物品准备	物品准备齐全，无菌物品完整，均在有效期内	治疗车、治疗盘（0.5%有效碘消毒液或2%氯己定乙醇、70%~80%酒精、胶带）、执行单或医用PDA、PICC穿刺包1个、PICC套件1套、无针输液接头1个、1ml注射器1支、10ml注射器1支、20ml注射器1支、2%利多卡因1支、100ml 0.9%的氯化钠注射液一袋、50U/5ml肝素封管液1支。无菌超声套、超声机1台、耦合剂、记号笔1支、弹力绷带、免洗手消液、利器盒、医疗垃圾桶、生活垃圾桶	
	患者准备	核对患者信息	核对患者姓名及ID号（腕带或就诊卡信息等）	两种及以上方式进行核对
		充分解释置管目的、方法、注意事项	解释时态度柔和，口齿清晰	
		协助患者如厕，取得患者配合	防止患者摔倒	
	环境准备	环境温度与湿度适宜，光线明亮	减少人员走动，注意保护患者隐私	
	置管体位准备	患者平卧，术侧手臂外展，暴露穿刺区域	根据患者情况，术侧手臂外展90°或45°，充分暴露穿刺区域	
操作过程	打开穿刺包	手消毒，打开PICC穿刺包，取出防水垫巾及测量尺	无菌方式打开PICC穿刺包，切忌污染，手臂下垫防水垫巾	
	测量定位	涂抹超声耦合剂，用超声系统查看双侧上臂血管情况，用记号笔标记穿刺点。测量置管长度和双侧上臂围并记录	置管长度测量方法：以穿刺点为起点沿血管走行至右侧胸锁关节向下到第三肋间。上臂围测量部位：肘横纹上10cm	对于手臂不能外展90°的患者应沿血管走形进行测量
	戴无菌手套	手消毒、戴无菌手套	戴无菌手套方法正确，不污染	
	消毒	助手协助抬高患者置管侧手臂后操作：①用70%~80%酒精棉球消毒3遍（顺-逆-顺），整臂消毒，待干；②0.5%有效碘消毒液或2%氯己定乙醇消毒3遍（消毒方法及范围同①），待干	整臂消毒，无空隙，充分待干，无污染	

操作项目	项目分类	分类细则	细节要点	备注
	垫无菌治疗巾	手臂下垫无菌治疗巾,将无菌止血带放置于手臂下后放下手臂	无菌治疗巾垫于手臂下时无污染,止血带无污染	
	穿无菌手术衣	脱手套,手消毒,穿无菌手术衣,更换第二副无菌手套	脱手套方法正确,戴第二副无菌手套无污染	
	铺大单及孔巾	铺无菌大单及孔巾,建立最大无菌屏障	重点保护置管侧,大单应全部覆盖床边缘,暴露穿刺部位手臂,对侧肩部应完全覆盖,无污染	
	准备无菌物品	按无菌原则准备注射器、输液接头、无菌超声套、PICC套件置于无菌区域内	注意无菌物品不污染	
	预冲导管	预冲导管及套件	检查导管的完整性,20ml注射器抽吸生理盐水预冲浸润导管、套件及输液接头,1ml注射器抽吸2%利多卡因备用,10ml注射器抽吸封管液备用	
	罩超声探头保护套	助手在超声探头上涂抹适量耦合剂,并协助罩上无菌保护套	罩无菌保护套无污染,保护套四周不要触碰耦合剂,耦合剂与保护套充分贴合,探头表面无气泡及皱褶,固定牢固	
操作过程		系止血带,保证静脉充盈	在穿刺点处涂抹无菌耦合剂,穿刺点上10cm系止血带	
		静脉穿刺步骤:		
		选择与血管深度符合的导针架紧密安装到探头上	导针架安装方法正确,固定牢固	
		边看超声仪屏幕,边缓慢穿刺,观察针鞘中的回血	固定超声探头的手要稳,不能滑动	
	穿刺置管	见回血后握住穿刺针,使针与导针架缓慢分离	固定穿刺针的手要稳固,避免脱针	
		降低穿刺针角度,将导丝沿穿刺针送入血管10~15cm,松止血带,导丝在体外预留最少15cm	松止血带时机合适,避免血管内膜损伤,导丝在体外预留最少15cm,避免滑入体内	
		将穿刺针缓慢回撤,只留下导丝在血管中	穿刺针回撤后用纱布清洁导丝上残留的血液	
	局部麻醉	在穿刺点旁局麻,从穿刺点沿导丝向外上方扩皮	紧邻导丝并平行导丝向上扩皮,扩皮长度约2mm	
	送入导入鞘	将扩张器及导入鞘沿导丝缓慢送入血管,并在下方垫无菌纱布	扩张器及导入鞘送入时应绷紧皮肤	
	撤出导丝	按压穿刺点及导入鞘前方,将导丝及扩张器一同撤出	反折导丝尾端并固定稳妥后撤出,以防导丝松脱而滞留在血管内	

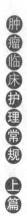

操作项目	项目分类	分类细则	细节要点	备注
操作过程	置入导管	固定好导入鞘，将导管沿导入鞘缓慢、匀速送入，同时嘱患者向穿刺侧转头并将下颌贴近肩部，以防止导管误入颈内静脉，导管到达预定长度后嘱患者头部恢复原位	送管速度应缓慢且匀速，避免损伤血管内膜	
	退出导入鞘	撤出导入鞘，在远离穿刺点的部位撕裂导入鞘	充分固定导管以防导管脱出	
	判断异位	助手用超声检查颈内静脉，初步判断导管是否异位	判断双侧颈内静脉无异位	
	撤出支撑导丝	将导管与导丝的金属柄分离，平行撤出导丝	移去支撑导丝时要平行于导管，缓慢且匀速，避免损伤导管	
	裁剪导管长度	再次核对刻度，体外保留 5cm 后裁剪导管	垂直裁剪，禁止剪出斜面和毛碴	
	安装减压套筒及延长管	将导管穿过减压套筒，与延长管上的金属柄连接，将减压套筒与延长管锁定	注意减压套筒一定要推进到底，导管不起皱褶，将异形部位的倒钩和减压套筒上的沟槽对齐，锁定两部分	
	判断导管通畅性	抽回血和冲封管：抽回血确认导管通畅，用生理盐水以脉冲方式冲管，导管末端连接输液接头，正压封管	抽回血的时候，回血禁止抽到注射器内，在延长管内见到回血即可；脉冲冲管及正压封管手法正确	
	安装导管固定装置	①撕去孔巾；②清洁穿刺点周围皮肤；③调整导管位置；④涂抹皮肤保护剂，待干；⑤安装思乐扣	①撕孔巾方法正确，手套无污染；②皮肤充分待干；③根据导管外露刻度调整固定方法；④保护剂充分均匀涂抹，完全待干；⑤安装思乐扣方法正确	
	敷料固定	在穿刺点放置 2cm × 2cm 无菌纱布，无张力粘贴透明敷料，第一条无菌胶带蝶形交叉固定导管及透明敷料	贴膜无张力粘贴，避免张力性损伤；思乐扣完全覆盖在透明敷料内	
		第二条无菌胶带由助手注明 PICC 名称、穿刺日期，粘贴在敷料边缘	根据需要以弹力绷带包扎止血	
		第三条无菌胶带固定延长管及输液接头	采用高举平台法固定延长管及输液接头	

操作项目	项目分类	分类细则	细节要点	备注
操作后	脱隔离衣	脱隔离衣及手套，手消毒	脱隔离衣方法正确，由内向外完全包裹，连同手套一起脱下	
	垃圾处理	按"医疗垃圾废物分类"处理用物	医疗垃圾放入黄色垃圾袋，生活垃圾放入黑色垃圾袋，锐器放入锐器桶	
	安置患者	为患者整理床单位	满足患者需求，为患者取舒适卧位	
	健康宣教	①拍X线片确定导管尖端位置 ②置管侧手臂不能提拉超过5kg重物 ③置管部位不能浸水，以防感染 ④握拳锻炼，降低血栓风险	①导管尖端位置记录于PICC维护手册及护理记录单上 ②置管侧手臂不能负重，不可剧烈抻拉 ③洗澡时用防水保护套保护，以防进水 ④掌握握拳频率/频次	
	记录	记录PICC维护手册及护理记录单	记录项目： ①导管尖端位置 ②导管规格，型号，批号 ③置管过程是否顺利，患者有无不适主诉 ④导管置入静脉名称，置入长度，双侧臂围值	

表1-24 超声引导下前端裁剪式PICC置管技术操作流程及要点

操作项目	项目分类	分类细则	细节要点	备注
仪表准备	着装	仪表端庄，服装整洁	手上不能佩戴配饰	总时间大于30秒
	口罩、帽子	洗手，戴帽子、戴口罩	佩戴手术帽。七步洗手法：内-外-夹-弓-大-立-腕	
核对信息	医嘱	双人核对医嘱	严格查对制度	
	知情同意书	双人核对知情同意书，确认患者已签字	严格查对制度	
术前评估	患者病史评估	疾病与手术史	置管侧手臂手术外伤史、胸部血管手术史、乳腺癌手术史、纵隔淋巴瘤、糖尿病、高血压、感染、出血及血栓倾向	
		心脏疾病与介入治疗史	心脏起搏器、心脏支架，心律失常	
		血栓栓塞史	上臂或深静脉血栓栓塞史	
		用药史	特殊用药史（如：抗凝药物或抑制血管生成药物等）	
		过敏史	药物过敏史、皮肤过敏史、胶布过敏史及家族性过敏史	
		其他	晕针、晕血，是否对导管材质过敏	
	实验室检查项目评估	血常规	白细胞、红细胞、血小板	
		凝血指标	PT、APTT、FDP、TT、D-二聚体	
		感染筛查	甲肝、乙肝、丙肝、艾滋病、梅毒等传染病史	

操作项目	项目分类	分类细则	细节要点	备注
术前评估	治疗方案评估	治疗方案	单周方案、双周方案、三周方案、每次静脉输液时间与输液量	
		药物性质	TPN（pH、渗透压）、化疗药（刺激性、发疱性、腐蚀性）	
	静脉选择评估	充分评估选择手臂	避开血管条件不好、肢体活动障碍、既往骨折、血栓栓塞、肿物压迫肢体、肿胀回流不佳、乳腺侧腋窝清扫、既往置管与血管损伤等的一侧	满足条件的情况下充分考虑患者意愿
		充分评估选择静脉	评估双上肢血管情况，评估正中静脉、贵要静脉、肱静脉、肱动脉、腋静脉、锁骨下静脉、颈内静脉、头臂静脉血管走形区域。血管直径满足导管/血管占位比，血管无狭窄、异物、血栓，选择血流丰富的血管	首选右臂贵要静脉，导管直径要≤血管直径的45%
	皮肤情况评估	评估皮肤表面完整性	置管处皮肤无破损、瘢痕、皮疹	
		评估皮肤结构完整性	置管处皮肤无水肿、感染、过敏、皮下脂肪瘤、淋巴结等	
	神志评估	神志状态	判断患者神志是否可以正常配合操作	必要时请家属辅助
	肢体功能评估	肢体功能	判断患者置管侧手臂是否可以正常活动，有无偏瘫等运动功能障碍疾病	选择健侧置管
术前准备	物品准备	物品准备齐全，无菌物品完整，均在有效期内	治疗车、治疗盘（0.5%有效碘消毒液或2%氯己定乙醇、70%～80%酒精、胶带）、执行单或医用PDA、PICC穿刺包1个、PICC套件1套、无针输液接头1个、1ml注射器1支、10ml注射器1支、20ml注射器1支、2%利多卡因1支、100ml 0.9%氯化钠注射液一袋、50U/5ml肝素封管液1支。无菌超声套、超声机1台、耦合剂、记号笔1支、弹力绷带、免洗手消毒液、利器盒、医疗垃圾桶、生活垃圾桶	
	患者准备	核对患者身份	核对患者姓名及ID号（腕带或就诊卡信息等）	两种及以上方式进行核对
		充分解释置管目的、方法、注意事项	解释时态度柔和，口齿清晰	
		协助患者如厕，取得患者配合	防止患者摔倒	
	环境准备	环境温度与湿度适宜，光线明亮	减少人员走动，注意保护患者隐私	
	置管体位准备	患者平卧，术侧手臂外展，暴露穿刺区域	根据患者情况，术侧手臂外展90°或45°，充分暴露穿刺区域	

肿瘤临床护理常规（上篇）

操作项目	项目分类	分类细则	细节要点	备注
操作过程	打开穿刺包	手消毒，打开 PICC 穿刺包，取出防水垫巾及测量尺	无菌方式打开 PICC 穿刺包，切忌污染，手臂下垫防水垫巾	
	测量定位	涂抹超声耦合剂，用超声系统查看双侧上臂血管情况，用记号笔标记穿刺点。测量置管长度和双侧上臂围并记录	置管长度测量方法：以穿刺点为起点沿血管走行至右侧胸锁关节向下到第三肋间。上臂围测量部位：肘横纹上 10cm	对于手臂不能外展 90 度的患者应延血管走形进行测量
	戴无菌手套	手消毒、戴无菌手套	戴无菌手套方法正确，不污染	
	消毒	助手协助抬高患者置管侧手臂后操作：①用 70%～80% 酒精棉球消毒 3 遍（顺 - 逆 - 顺），整臂消毒，待干；② 0.5% 有效碘消毒液或 2% 氯己定乙醇消毒 3 遍（消毒方法及范围同①），待干	整臂消毒，无空隙，充分待干，无污染	
	垫无菌治疗巾	手臂下垫无菌治疗巾，将无菌止血带放置于手臂下后放下手臂	无菌治疗巾垫于手臂下时无污染，止血带无污染	
	穿无菌手术衣	脱手套，手消毒，穿无菌手术衣，更换第二副无菌手套	脱手套方法正确，戴第二副无菌手套无污染	
	铺大单及孔巾	铺无菌大单及孔巾，建立最大无菌屏障	重点保护置管侧，大单应全部覆盖床边缘，暴露穿刺部位手臂，对侧肩部应完全覆盖，无污染	
	准备无菌物品	按无菌原则准备注射器、输液接头、无菌超声套、PICC 套件置于无菌区域内	注意无菌物品不污染	
	预冲导管	预冲导管及套件	检查导管的完整性，20ml 注射器抽吸生理盐水预冲浸润导管、套件及输液接头，1ml 注射器抽吸 2% 利多卡因备用，10ml 注射器抽吸封管液备用	
	罩超声探头保护套	助手在超声探头上涂抹适量耦合剂，并协助罩上无菌保护套	罩无菌保护套无污染，保护套四周不要触碰耦合剂，耦合剂与保护套充分贴合，探头表面无气泡及皱褶，固定牢固	
	穿刺置管	系止血带，保证静脉充盈	在穿刺点处涂抹无菌耦合剂，穿刺点上 10cm 系止血带	
		静脉穿刺步骤：		
		选择与血管深度符合的导针架紧密安装到探头上	导针架安装方法正确，固定牢固	
		边看超声仪屏幕，边缓慢穿刺，观察针鞘中的回血	固定超声探头的手要稳，不能滑动	

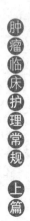

操作项目	项目分类	分类细则	细节要点	备注
操作过程	穿刺置管	见回血后握住穿刺针，使针与导针架缓慢分离	固定穿刺针的手要稳固，避免脱针	
		降低穿刺针角度，将导丝沿穿刺针送入血管 10~15cm，松止血带，导丝在体外预留最少 15cm	松止血带时机合适，避免血管内膜损伤，导丝在体外预留最少 15cm，避免滑入体内	
		将穿刺针缓慢回撤，只留下导丝在血管中	穿刺针回撤后用纱布清洁导丝上残留的血液	
	裁剪导管	撤出导管内支撑导丝至比预计长度短 0.5~1cm 处，在预计长度的刻度处裁剪导管	避免裁剪到支撑导丝	
	局部麻醉	在穿刺点旁局麻，从穿刺点沿导丝向外上方扩皮	紧邻导丝并平行导丝向上扩皮，扩皮长度 2~3mm	
	送入导入鞘	将扩张器及导入鞘沿导丝缓慢送入血管，并在下方垫无菌纱布	扩张器及导入鞘送入时应绷紧皮肤	
	撤出导丝	按压穿刺点及导入鞘前方，将导丝及扩张器一同撤出	反折导丝并固定稳妥，以防导丝松脱而滞留在血管内	
	置入导管	固定好导入鞘，将导管沿导入鞘缓慢、匀速送入，同时嘱患者向穿刺侧转头并将下颌贴近肩部，以防止导管误入颈内静脉，导管到达预定长度后嘱患者头部恢复原位	送管速度应缓慢且匀速，避免损伤血管内膜	
	撤出导入鞘	撤出导入鞘，在远离穿刺点的部位撕裂导入鞘	充分固定导管以防导管脱出	
	判断异位	助手用超声检查颈内静脉，初步判断导管是否异位	判断双侧颈内静脉无异位	
	撤出支撑导丝	将导管内支撑导丝平行撤出	移去支撑导丝时要平行于导管，缓慢且匀速，避免损伤导管	
	判断导管通畅性	抽回血和冲封管：抽回血确认导管通畅，用生理盐水以脉冲方式冲管，导管末端连接输液接头，正压封管	抽回血的时候，回血禁止抽到注射器内，在延长管内见到回血即可；脉冲冲管及正压封管手法正确	
	安装导管固定装置	①撕去孔巾；②清洁穿刺点周围皮肤；③调整导管位置；④涂抹皮肤保护剂，待干；⑤安装思乐扣	①撕孔巾方法正确，手套无污染；②皮肤充分待干；③根据导管外露刻度调整固定方法；④保护剂充分均匀涂抹，待完全干；⑤安装思乐扣方法正确	

操作项目	项目分类	分类细则	细节要点	备注
操作过程	敷料固定	在穿刺点放置 2cm × 2cm 无菌纱布, 无张力粘贴透明敷料, 第一条无菌胶带蝶形交叉固定导管及透明敷料	贴膜无张力粘贴, 避免张力性损伤; 思乐扣完全覆盖在透明敷料内	
		第二条无菌胶带由助手注明 PICC 名称、穿刺日期, 粘贴在敷料边缘	根据需要以弹力绷带包扎止血	
		第三条无菌胶带固定延长管及输液接头	采用高举平台法固定延长管及输液接头	
操作后	脱隔离衣	脱隔离衣及手套, 手消毒	脱隔离衣方法正确, 由内向外完全包裹, 连同手套一起脱下	
	垃圾处理	按"医疗垃圾废物分类"处理用物	医疗垃圾放入黄色垃圾袋, 生活垃圾放入黑色垃圾袋, 锐器放入锐器桶	
	安置患者	为患者整理床单位	满足患者需求, 为患者取舒适卧位	
	健康宣教	①拍 X 线片确定导管尖端位置 ②置管侧手臂不能提拉超过 5kg 重物 ③置管部位不能浸水, 以防感染 ④握拳锻炼降低血栓风险	①导管尖端位置记录于 PICC 维护手册及护理记录单上 ②置管侧手臂不能负重, 不可剧烈抻拉 ③洗澡时用防水保护套保护, 以防进水 ④掌握握拳频率/频次	
	记录	记录 PICC 维护手册及护理记录单	记录项目清晰明确, 无落项 记录项目: ①导管尖端位置 ②导管规格, 型号, 批号 ③置管过程是否顺利, 患者有无不适主诉 ④导管置入静脉名称, 置入长度, 双侧臂围值	

表 1-25 PICC 导管维护操作流程及要点

操作项目	项目分类	分类细则	细节要点	备注
仪表准备	着装	仪表端庄, 服装整洁	手上不能佩戴配饰	
	口罩、帽子	洗手, 戴帽子、戴口罩	七步洗手法: 内 - 外 - 夹 - 弓 - 大 - 立 - 腕	总时间大于 30 秒
核对信息	医嘱	双人核对医嘱	严格查对制度	
操作前准备	物品准备	物品齐全、包装完好, 检查无菌物品均在有效期内	PICC 换药包1 个、无针输液接头1 个、10ml 预充式导管冲洗器1 支、导管固定装置1 个、酒精棉片3 片、清洁手套1 副、免洗手消毒液1 瓶、测量尺1 个、签字笔1 支、胶带、锐器桶1 个、医疗垃圾桶(黄色)1 个、生活垃圾桶(黑色)1 个、执行单、医用 PDA	

操作项目	项目分类	分类细则	细节要点	备注
操作前准备	患者准备	核对患者身份	核对患者姓名及 ID 号（腕带或就诊卡信息等）	两种及以上方式进行核对
		充分解释操作目的，取得患者配合	不能配合的患者需家属协助	
		核对 PICC 维护手册	核对置管长度与臂围	
		评估敷料情况	评估敷料是否有卷边或翘起，穿刺点有无渗血等	
		协助患者如厕，取舒适卧位	患者平卧，手臂充分外展	防止跌倒
	环境准备	保持环境清洁、室温适宜	减少人员走动，保护患者隐私	
操作过程	更换输液接头	手消毒	以手背按压方式使用手消毒液	方法正确
		打开 PICC 换药包，无菌方式取出治疗巾	打开换药包时折角不污染，不反折。利用抓取方式取出治疗巾，不污染	
		在置管侧肢体下铺治疗巾	治疗巾吸水面向上	
		测双侧臂围	肘横纹上方 10cm 处测量（10cm 刻度在肘横纹处）	位置准确
		揭开固定输液接头的胶布，用酒精棉片去除皮肤及导管上的胶痕	去胶布方法正确，180°反向撕除，不能向上提拉	胶痕去除干净
		手消毒	以手背按压方式取手消毒液	
		戴清洁手套	手套大小合适，手指指腹充满	方法正确
		取出预充式导管冲洗器，释放阻力	释放阻力方法正确（宜向前推，如向后拉则不可过无菌标记线）	如安全锁已经破坏则不应使用
		安装输液接头，排气备用	输液接头外包装打开后反折固定于接头两侧，充分暴露接口部位，正确连接预充式冲洗器，不污染	
		撕开酒精棉片外包装，呈"口"状备用	酒精棉片外包装先从虚线处撕开，然后再向任意两侧撕开；酒精棉片从中间打开，不能贴于一侧	
		一手持导管延长管处，另一手移除旧输液接头	固定导管延长管的手不能松开，开放的接口不能污染	
		手持酒精棉片外包装，用酒精棉片消毒导管口横截面及外壁	全方位用力擦拭≥15 秒	
		待干	待干时间充分	
		连接新输液接头与预充式导管冲洗器	连接方法正确，无污染	
	冲封管	评估导管，抽回血	回血不可抽至输液接头或预充式导管冲洗器内	
		脉冲式冲管	即"推－停－推"的方法	

操作项目	项目分类	分类细则	细节要点	备注
操作过程	冲封管	正压封管	断开预充式冲洗器（如为普通注射器，需要采用正压手法封管，即剩余 0.5～1ml 时边推边断开注射器）	
	去除透明敷料	去除透明敷料外胶带	将蝶形交叉撕开，180°反向去除胶带，避免提拉	禁止使用剪刀，以防损伤导管
		去除原有透明敷料	一手拇指轻压穿刺点	
			一手沿四周以 0°平行牵拉透明敷料	手不触碰穿刺点及敷料内导管
			固定导管，自下而上以 180°去除原有透明敷料	穿刺点无污染，导管无脱出
	消毒前准备	评估穿刺点	评估穿刺点有无红肿、渗血、渗液，体外导管长度有无变化	
		去除导管固定装置	取酒精棉片浸润导管固定装置背胶后并将其去除	无污染
		脱清洁手套，手消毒	一手抓清洁手套外侧脱掉第一只手套，另一只手套从内侧脱掉；以手背按压方式取手消毒液	
		建立无菌区	无菌方式翻转换药包内消毒物品并将换药包铺开，将新导管固定装置投放至无菌区内	
		戴无菌手套	将无菌手套外包皮打开，不污染内侧面，同时将两只无菌手套全部取出	注意手套方向问题
		整理无菌物品	将无菌区内物品按消毒顺序进行整理	
	消毒	酒精消毒	无菌纱布覆盖输液接头处，提起导管消毒	导管无牵拉
			螺旋式消毒，"顺－逆－顺" 3 遍	无缝隙，消毒完整
			避开穿刺点（在其外围至少 1cm）及导管	不触碰穿刺点及导管
			消毒面积直径≥15cm	大于敷料面积
			酒精充分待干	
		2%葡萄糖酸－氯己定－乙醇（或 0.5%碘伏）消毒	按压穿刺点 1～2 秒，以穿刺点为中心	
			放平导管	
			正确翻转导管并擦拭	翻转时纱布无污染
			正确擦拭连接器翼形部分	
			消毒面积直径≥15cm，略小于酒精消毒面积	
			消毒液充分待干	

肿瘤临床护理常规 上篇

操作项目	项目分类	分类细则	细节要点	备注
操作过程	安装导管固定装置	调整导管位置，安装导管固定装置	预摆放导管固定装置	安装导管固定装置前手套无污染
			涂抹皮肤保护剂并待干	
			正确使用导管固定装置	
	粘贴敷料	正确方法粘贴敷料	粘贴的穿刺点及导管部分趋于敷料中心	敷料粘贴应牢固、舒适，无偏移，不影响患者活动
			导管固定装置完全覆盖于敷料内	
			无张力粘贴	
			沿穿刺点进行导管塑型	
			整片按压，敷料粘贴后无气泡	
			一手去除边胶，另一手充分按压	
	胶带固定	第一条胶带蝶形交叉固定	正确蝶形交叉固定导管固定装置下缘	
		第二条胶带粘贴导管信息标识	脱手套，手消毒，标记导管类型及换药日期，固定于敷料边缘	
		第三条胶带固定延长管	采用高举平台法固定延长管及输液接头	
操作后	整理用物	垃圾分类处理	医疗垃圾放入黄色垃圾袋，生活垃圾放入黑色垃圾袋	
	整理床单位	协助患者取舒适卧位	呼叫器放于床旁	
	健康宣教	生活中可以做的事	正常生活不受影响	
		生活中不能做的事	避免剧烈抽拉手臂，不能提拉超过5kg重物	
		功能锻炼	每日多次进行握拳锻炼	
		正确洗澡	正确使用防水保护套	
		维护周期	每7天换药一次，如有异常及时就诊	
	记录	手消毒，填写PICC维护手册及PICC维护记录单	内容全面无漏项	

表1-26　PICC拔管操作流程及要点

操作项目	项目分类	分类细则	细节要点	备注
仪表准备	着装	仪表端庄，服装整洁	手上不能佩戴配饰	
	口罩、帽子	洗手、戴帽子、戴口罩	七步洗手法：内-外-夹-弓-大-立-腕	总时间大于30秒

操作项目	项目分类	分类细则	细节要点	备注
核对信息	医嘱	双人核对医嘱	严格查对制度	
	签署知情同意书	交代拔管注意事项及可能存在的风险，取得患者配合	确定拔管原因 确认患者已签署知情同意书	
操作前准备	物品准备	物品齐全、包装完好，检查无菌物品均在有效期内	PICC 换药包 1 个、免洗手消毒液 1 瓶、签字笔 1 支、医疗垃圾桶（黄色）1 个、生活垃圾桶（黑色）1 个、止血带、执行单、医用 PDA	
	患者准备	核对患者身份	核对患者姓名及 ID 号（腕带或就诊卡信息等）	两种及以上方式进行核对
		充分解释操作目的，取得患者配合	不能配合的患者需家属协助	
		核对 PICC 维护手册	核对置管长度	
		评估拔管原因及拔管风险	置管侧手臂是否肿胀，局部穿刺点是否出现红肿、硬结、感染	
		协助患者如厕，取舒适卧位	患者平卧，手臂充分外展	防止跌倒
	环境准备	保持环境清洁、室温适宜	减少人员走动，保护患者隐私	
操作过程	止血带备用	手消毒	以手背按压方式使用手消毒液	
		打开 PICC 换药包，无菌方式取出治疗巾	打开换药包时折角不污染，不反折。利用抓取方式取出治疗巾，不污染	
		在置管侧肢体下铺治疗巾	治疗巾吸水面向上	
		止血带备用	在穿刺点上方备止血带	
	去除透明敷料	去除透明敷料外胶带	将蝶形交叉撕开，180°反向去除胶带，避免提拉	
		去除原有透明敷料	一手拇指轻压穿刺点	
			一手沿四周以 0° 平行牵拉透明敷料	手不触碰穿刺点及敷料内导管
			固定导管，自下而上以 180°去除原有透明敷料	穿刺点无污染
	消毒前准备	评估穿刺点	评估穿刺点有无红肿、渗血、渗液，体外导管长度有无变化	
		去除导管固定装置	取酒精棉片浸润导管固定装置背胶后并将其去除	无污染
		脱清洁手套，手消毒	一手抓清洁手套外侧脱掉第一只手套，另一只手套从内侧脱掉；以手背按压方式使用手消毒液	
		建立无菌区	无菌方式翻转换药包内消毒物品并将换药包铺开	
		戴无菌手套	将无菌手套外包皮打开，不污染内侧面，同时将两只无菌手套全部取出	注意手套方向问题

操作项目	项目分类	分类细则	细节要点	备注
操作过程	消毒前准备	整理无菌物品	将无菌区内物品按消毒顺序进行整理	
	消毒	酒精消毒	无菌纱布覆盖输液接头处，提起导管消毒	导管无牵拉
			螺旋式消毒，"顺 – 逆 – 顺" 3 遍	无缝隙，消毒完整
			避开穿刺点（在其外围至少 1cm）及导管	
			消毒面积直径 ≥15cm	大于敷料面积
			酒精充分待干	
		2% 葡萄糖酸 – 氯己定 – 乙醇（或 0.5% 碘伏）消毒	按压穿刺点 1~2 秒，以穿刺点为中心	
			放平导管	
			正确翻转导管并擦拭	翻转时纱布无污染
			正确擦拭连接器翼形部分	
			消毒面积直径 ≥15cm，略小于酒精消毒面积	
			消毒液充分待干	
	再次核对	核对患者信息	确认患者拔管原因	
	拔管	一手握住导管根部进行缓慢、匀速拔除	每次拔出 1~2cm，从导管根部用力	
		评估导管拔出长度	导管拔出剩余约 5cm 左右长度时准备带棉纱防水敷料	
		导管拔出的同时按压穿刺点	纵向按压穿刺点 5~10 分钟	
		拔管与患者呼吸的配合	屏气状态下做呼气动作时拔除导管	避免气栓发生
	核对导管完整性	与患者共同查看导管刻度	确定整根导管完好无损拔出	
操作后	整理用物	垃圾分类处理	医疗垃圾放入黄色垃圾袋，生活垃圾放入黑色垃圾袋	
	整理床单位	协助患者取舒适卧位	呼叫器放于床旁	
	健康宣教	按压穿刺点 5~10 分钟	纵向按压，防止局部淤血	
		观察 30 分钟	如有胸闷、憋气症状及时通知医生	
		24 小时内伤口不能浸水	以防感染	
		24 小时后去除敷料	如有伤口愈合不良及时就诊	
		拔管后正常生活	没有限制	
	记录	手消毒，填写 PICC 维护记录单	内容全面无漏项	

三、中心静脉导管（Central Venous Catheter，CVC）护理常规

（一）基本原则

中心静脉置管术是经锁骨下静脉、颈内静脉、股静脉置管，尖端位于上、下腔静

脉的导管操作。中心静脉导管广泛用于临床患者输液、输血、药物治疗、肠外营养和心血管疾病的介入诊疗，便于临床快速用药、监测血流动力学变化、建立血透治疗临时通路或置入临时起搏器等诊疗活动，是临床救治危重患者的必要静脉通路之一，适用于短期输液治疗或治疗周期在 6 周以内的静脉输液治疗。

（二）日常维护护理常规

1. 评估：同 PICC。

2. 冲管与封管：同 PICC。

3. 输液接头更换与消毒：同 PICC。

4. 敷料更换：同 PICC。

5. 导管拔除

（1）拔除的时机：如治疗结束、有未能解决的并发症或计划不再需要时应移除导管。如导管是在非最佳无菌条件下置入，则在 48 小时内移除。

（2）拔除时的体位

a. 拔管时应将导管出口部位置于低于患者心脏水平。

b. 拔管时患者宜采取头低仰卧位或仰卧位。

c. 拔管时指导患者做 Valsalva 动作，即深吸气后，在屏气状态下用力做呼气动作 10 ~ 15 秒，在此过程中进行拔管。

（3）拔管后：用无菌纱布按压穿刺点至止血，使用密闭敷料覆盖穿刺点至少 24 小时，建议患者保持平卧 30 分钟。

（三）操作流程

CVC 维护操作流程见表 1 - 27；导管拔除操作流程见表 1 - 28。

表 1 - 27　CVC 维护操作流程及要点

操作项目	项目分类	分类细则	细节要点	备注
仪表准备	着装	仪表端庄，服装整洁	手上不能佩戴配饰	
	口罩、帽子	洗手、戴帽子、戴口罩	七步洗手法：内 - 外 - 夹 - 弓 - 大 - 立 - 腕	总时间大于 30 秒
核对信息	医嘱	双人核对医嘱	严格查对制度	
操作前准备	物品准备	物品齐全、包装完好，检查无菌物品均在有效期内	换药包 1 个、无针输液接头 1 个、10ml 预充式导管冲洗器 1 支、导管固定装置 1 个、酒精棉片 3 片、清洁手套 1 副、免洗手消毒液 1 瓶、签字笔 1 支、胶带、锐器桶 1 个、医疗垃圾桶（黄色）1 个、生活垃圾桶（黑色）1 个、执行单、医用 PDA	
	患者准备	核对患者身份	核对患者姓名及 ID 号（腕带或就诊卡信息等）	两种及以上方式进行核对
		充分解释操作目的，取得患者配合	不能配合的患者需家属协助	
		评估敷料情况	评估敷料是否有卷边或翘起，穿刺点有无渗血等	
		协助患者如厕，取舒适卧位	患者平卧，充分暴露置管部位	防止跌倒
	环境准备	保持环境清洁、室温适宜	减少人员走动，保护患者隐私	

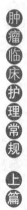

操作项目	项目分类	分类细则	细节要点	备注
操作过程	更换输液接头	手消毒	以手背按压方式使用手消毒液	方法正确
		打开换药包，无菌方式取出治疗巾，垫于肩部下方	打开换药包时折角不污染，不反折；利用抓取方式取出治疗巾，不污染	
		揭去固定输液接头的胶布，用酒精棉片去除皮肤及导管上的胶痕	去胶布方法正确，180°反向撕除，不能向上提拉	胶痕去除干净
		手消毒	以手背按压方式取手消毒液	
		戴清洁手套	手套大小合适，手指指腹充满	
		取出预充式导管冲洗器，释放阻力	释放阻力方法正确（宜向前推，如向后拉则不可过无菌标记线）	如安全锁已经破坏则不应使用
		安装输液接头，排气备用	输液接头外包装打开后反折，充分暴露接口部位，正确连接预充式冲洗器，不污染	
		撕开酒精棉片外包装，呈"口"状备用	酒精棉片外包装先从虚线处撕开，然后再向任意两侧撕开；酒精棉片从中间打开，不能贴于一侧	
		一手持导管延长管处，另一手移除旧输液接头	固定导管延长管的手不能松开，开放的接口不能污染	
		手持酒精棉片外包装，用酒精棉片消毒导管口横截面及外壁	全方位用力擦拭≥15秒	
		待干	待干时间充分	
		连接新输液接头与预充式导管冲洗器	连接方法正确，无污染	
	冲管与封管	评估导管，抽回血	回血不可抽至输液接头或预充式导管冲洗器内	
		脉冲式冲管	即"推－停－推"的方法	
		正压封管	断开预充式冲洗器（如为普通注射器，需要采用正压手法封管，即剩余0.5~1ml时边推边断开注射器）	
	去除透明敷料	去除透明敷料外胶带	将蝶形交叉撕开，180°反向去除胶带，避免提拉	禁止使用剪刀，以防损伤导管
		去除原有透明敷料	一手拇指指轻压穿刺点	
			一手沿四周以0°平行牵拉透明敷料	手不触碰穿刺点及敷料内导管
			固定导管，自下而上以180°去除原有透明敷料	穿刺点无污染，导管无脱出

操作项目	项目分类	分类细则	细节要点	备注
操作过程	消毒前准备	评估穿刺点	评估穿刺点有无红肿、渗血、渗液，体外导管长度有无变化	
		去除导管固定装置	取酒精棉片浸润导管固定装置背胶后并将其去除	无污染
		脱清洁手套，手消毒	一手抓清洁手套外侧脱掉第一只手套，另一只手套从内侧脱掉；以手背按压方式取手消毒液	
		建立无菌区	无菌方式翻转换药包内消毒物品并将换药包铺开，将新导管固定装置投放至无菌区内	
		戴无菌手套	将无菌手套外包皮打开，不污染内侧面，同时将两只无菌手套全部取出	注意手套方向问题
		整理无菌物品	将无菌区内物品按消毒顺序进行整理	
	消毒	酒精消毒	无菌纱布覆盖输液接头处，提起导管消毒	导管无牵拉
			螺旋式消毒，"顺-逆-顺"3遍	无缝隙，消毒完整
			避开穿刺点（在其外围至少1cm）及导管	不触碰穿刺点及导管
			消毒面积直径≥15cm	大于敷料面积
			酒精充分待干	
		2%葡萄糖酸-氯己定-乙醇（或0.5%碘伏）消毒	按压穿刺点1~2秒，以穿刺点为中心	
			放平导管	
			正确翻转导管并擦拭	翻转时纱布无污染
			正确擦拭连接器翼形部分	
			消毒面积直径≥15cm，略小于酒精消毒面积	
			消毒液充分待干	
	安装导管固定装置	调整导管位置，安装导管固定装置	预摆放导管固定装置	安装导管固定装置前手套无污染
			涂抹皮肤保护剂并待干	
			正确使用导管固定装置	
	粘贴敷料	正确方法粘贴敷料	粘贴的穿刺点及导管部分趋于敷料中心	敷料粘贴应牢固、舒适，无偏移，不影响患者活动
			导管固定装置完全覆盖于敷料内	
			无张力粘贴	
			沿穿刺点进行导管塑型	
			整片按压，敷料粘贴后无气泡	
			一手去除边胶，另一手充分按压	
	胶带固定	第一条胶带蝶形交叉固定	正确蝶形交叉固定导管固定装置下缘	
		第二条胶带粘贴导管信息标识	脱手套，手消毒，标记导管类型及换药日期，固定于敷料边缘	
		第三条胶带固定延长管	采用高举平台法固定延长管及输液接头	

操作项目	项目分类	分类细则	细节要点	备注
操作后	整理用物	垃圾分类处理	医疗垃圾放入黄色垃圾袋，生活垃圾放入黑色垃圾袋	
	整理床单位	协助患者取舒适卧位	呼叫器放于床旁	
	健康宣教	生活中可以做的事	正常生活不受影响	
		正确洗澡	避免浸水	
		功能锻炼	每日多次进行握拳锻炼	
		并发症	穿刺点肿胀、疼痛、有脓液渗出等	
	记录	手消毒，填写维护记录单	内容全面无漏项	

表1-28 CVC拔管操作流程及要点

操作项目	项目分类	分类细则	细节要点	备注
仪表准备	着装	仪表端庄，服装整洁	手上不能佩戴配饰	
	口罩、帽子	洗手，戴帽子、戴口罩	七步洗手法：内-外-夹-弓-大-立-腕	总时间大于30秒
核对信息	医嘱	双人核对医嘱	严格查对制度	
	签署知情同意书	交代拔管注意事项及可能存在的风险，取得患者配合	确定拔管原因 确认患者已签署知情同意书	
操作前准备	物品准备	物品齐全、包装完好，检查无菌物品均在有效期内	换药包1个、免洗手消毒液1瓶、签字笔1支、医疗垃圾桶（黄色）1个、生活垃圾桶（黑色）1个、止血带、执行单、医用PDA	
	患者准备	核对患者身份	核对患者姓名及ID号（腕带或就诊卡信息等）	两种及以上方式进行核对
		充分解释操作目的取得患者配合	不能配合的患者需家属协助	
		评估拔管原因及拔管风险	置管侧手臂是否肿胀，局部穿刺点是否出现红肿、硬结、感染	
		协助患者如厕，取舒适卧位	患者平卧，手臂充分外展	
	环境准备	保持环境清洁、室温适宜	减少人员走动，保护患者隐私	
操作过程	打开换药包	手消毒	以手背按压方式使用手消毒液	
		无菌方式取出治疗巾，垫于肩部	打开换药包时折角不污染，不反折。利用抓取方式取出治疗巾，不污染	
	去除透明敷料	去除透明敷料外胶带	将蝶形交叉撕开，180°反向去除胶带，避免提拉	
		去除原有透明敷料	一手拇指轻压穿刺点	
			一手沿四周以0°平行牵拉透明敷料	手不触碰穿刺点及敷料内导管
			固定导管，自下而上以180°去除原有透明敷料	穿刺点无污染

操作项目	项目分类	分类细则	细节要点	备注
操作过程	消毒前准备	评估穿刺点	评估穿刺点有无红肿、渗血、渗液，体外导管长度有无变化	
		去除导管固定装置	取酒精棉片浸润导管固定装置背胶后并将其去除	无污染
		脱清洁手套，手消毒	一手抓清洁手套外侧脱掉第一只手套，另一只手套从内侧脱掉；以手背按压方式使用手消毒液	
		建立无菌区	无菌方式翻转换药包内消毒物品并将换药包铺开	
		戴无菌手套	将无菌手套外包皮打开，不污染内侧面，同时将两只无菌手套全部取出	注意手套方向问题
		整理无菌物品	将无菌区内物品按消毒顺序进行整理	
	消毒	酒精消毒	无菌纱布覆盖输液接头处，提起导管消毒	导管无牵拉
			螺旋式消毒，"顺 - 逆 - 顺" 3 遍	无缝隙，消毒完整
			避开穿刺点（在其外围至少1cm）及导管	
			消毒面积直径≥15cm	大于敷料面积
			酒精充分待干	
		2% 葡萄糖酸 - 氯己定 - 乙醇（或 0.5% 碘伏）消毒	按压穿刺点 1～2 秒，以穿刺点为中心	
			放平导管	
			正确翻转导管并擦拭	翻转时纱布无污染
			正确擦拭连接器翼形部分	
			消毒面积直径≥15cm，略小于酒精消毒面积	
			消毒液充分待干	
	再次核对	核对患者信息	确认患者拔管原因	
	拔管	一手握住导管根部进行缓慢、匀速拔除	每次拔出 1～2cm，从导管根部用力	
		评估导管拔出长度	导管拔出剩余约 5cm 左右长度时准备带棉纱防水敷料	
		导管拔出的同时按压穿刺点	纵向按压穿刺点 5～10 分钟	
		拔管与患者呼吸的配合	屏气状态下做呼气动作时拔除导管	避免气栓发生
	核对导管完整性	与患者共同查看导管刻度	确定整根导管完好无损拔出	

操作项目	项目分类	分类细则	细节要点	备注
操作后	整理用物	垃圾分类处理	医疗垃圾放入黄色垃圾袋，生活垃圾放入黑色垃圾袋	
	整理床单位	协助患者取舒适卧位	呼叫器放于床旁	
	健康宣教	按压穿刺点 5～10 分钟	纵向按压，防止局部淤血	
		观察 30 分钟	如有胸闷、憋气症状及时通知医生	
		24 小时内伤口不能浸水	以防感染	
		24 小时后去除敷料	如有伤口愈合不良及时就诊	
		拔管后正常生活	没有限制	
	记录	手消毒，填写维护记录单	内容全面无漏项	

四、植入式输液港（Implantable Venous Access Port，PORT）护理常规

（一）基本原则

植入式输液港是一种可以完全置入体内的闭合静脉输液系统，由埋植于皮下的注射座和导管系统组成，通常植入的静脉有颈内静脉、锁骨下静脉、股静脉，将注射座植入胸部及腹部；也可以通过前臂贵要静脉、肱静脉将注射座植入手臂上。其用途包括输注各种药物、血样采集、营养支持治疗、输血等；当拟置港部位局部感染未控制、合并急性感染未能有效控制、有不能纠正的凝血功能障碍以及明确对输液港材质过敏，如钛、硅胶或聚氨酯过敏者禁止置港。耐高压输液港必须配备耐高压无损伤针才能用于高压注射泵推注造影剂。

（二）日常维护护理常规

1. 评估

（1）评估穿刺点及周围皮肤　输液港及周围皮肤是否有红、肿、热、痛和渗液等，港体是否与导管分离，港体有无翻转，同侧胸部和颈部是否有肿胀，同侧臂围是否有增粗。通过了解港体厚度及置入深度，为选择无损伤针的型号提供参考。

（2）评估导管功能　每次使用或维护导管前，应冲管和抽回血确认导管是否通畅；对于持续输注的输液港，可通过液体的滴速或临床症状分辨导管的通畅性，如输液泵报警或患者有不适主诉，均需进一步确认导管通畅性。

（3）评估频次　输液期间至少每日评估一次，输注刺激性、腐蚀性药物时需增加评估次数。建议每年对输液港部位及其完整性进行胸部 X 线评估。

2. 冲管与封管

（1）冲管液及冲管量　同 PICC。

（2）封管液及封管量　输液结束后，应使用不少于 10ml 注射器或预充或注射器封管；建议使用 100U/ml 的肝素溶液进行输液港封管，封管液量是导管及其附加装置容

积的 1.2 倍；对输液港相关感染或存在高感染风险患者可使用抗生素封管。

3. 敷料更换 至少每 7 天更换一次透明半透膜敷料；如果需要在无损伤针和穿刺部位覆盖纱布，则每 2 天更换一次；当透明半透膜敷料下纱布仅用于支撑无损伤针针翼时，在不遮挡穿刺部位且敷料完整无破损的情况下，可每 7 天更换一次；当敷料卷边、潮湿或完整性受损时要及时更换；新生儿应根据患儿的具体情况或临床指征按需更换敷料。

4. 无损伤针更换及拔除 无损伤针连续使用者需每 7 天更换；拔针时，揭除敷料，常规消毒，非主力手以拇指与示指、中指呈三角形固定港体，嘱患者深吸气，在屏气的同时主力手快速拔出针头，用无菌敷料覆盖，24 小时后揭除敷料。

5. 输液港拔除时机 出现临床无法处理的导管及港体相关并发症时应予以取出；因置港部位其他疾病等原因无法继续留置者应适时取出。移除后应检查输液港的完整性，缝合伤口后覆盖无菌敷料。

（三）操作流程

输液港无损伤针穿刺操作流程见表 1-29；无损伤针带针维护操作流程见表 1-30；无损伤针拔除操作流程见表 1-31。

表 1-29 输液港无损伤针穿刺操作流程及要点

操作项目	项目分类	分类细则	细节要点	备注
仪表准备	着装	仪表端庄，服装整洁	手上不能佩戴配饰	
	口罩、帽子	洗手，戴帽子、戴口罩	七步洗手法：内 - 外 - 夹 - 弓 - 大 - 立 - 腕	总时间大于 30 秒
核对信息	医嘱	双人核对医嘱	严格查对制度	
操作前准备	物品准备	物品齐全、包装完好，检查无菌物品均在有效期内	一次性换药包 1 个、无损伤针 1 个、10ml 注射器 2 支、10ml 0.9%氯化钠注射液 1 支、肝素钠封管液（500U/5ml）1 支、免洗手消毒液 1 瓶、签字笔 1 支、锐器桶 1 个、医疗垃圾桶（黄色）1 个、生活垃圾桶（黑色）1 个、执行单、医用 PDA	
	患者准备	核对患者身份	核对患者姓名及 ID 号（腕带或就诊卡信息等）	两种及以上方式进行核对
		充分解释操作目的，取得患者配合	不能配合的患者需家属协助	
		核对维护手册	核对上次维护时间	
		评估港体周围情况	评估输液港港体周围皮肤情况是否完好	
			评估切口部位伤口愈合情况	
			评估输液港入路及连接锁的位置	
		协助患者如厕，取舒适卧位	患者平卧，充分暴露置港部位	防止跌倒
	环境准备	保持环境清洁、室温适宜	减少人员走动，保护患者隐私	

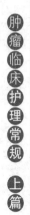

操作项目	项目分类	分类细则	细节要点	备注
操作步骤	穿刺前准备	手消毒	以手背按压方式使用手消毒液	方法正确
		打开一次性换药包，将无菌物品翻至无菌区内	打开换药包时折角不污染，不反折	
		将无损伤针、注射器以无菌方式打开放入无菌区，将0.9%氯化钠注射液及肝素钠封管液安瓿打开，备用	投放无菌物品不污染	
		手消毒，戴一只无菌手套	将无菌手套外包皮打开，内侧无污染	
		无菌方式分别抽吸0.9%氯化钠注射液及肝素钠封管液备用	戴无菌手套的手去取注射器，另一只手拿取药物，均须以无菌方式抽取	
		戴另一只无菌手套	正确佩戴，无污染	
		连接无损伤针	连接并排气后，关闭卡子备用	
	消毒	酒精消毒	取75%酒精棉棒以港座为中心螺旋式消毒皮肤（顺－逆－顺）3遍	
			消毒面积直径≥15cm	
			酒精充分待干	
		2%葡萄糖酸－氯己定－乙醇（或0.5%碘伏）消毒	以港座为中心螺旋式消毒（顺－逆－顺）3遍	
			消毒面积直径≥15cm，略小于酒精消毒面积	
			消毒液充分待干	
	铺洞巾	取无菌治疗巾放置于患者胸壁，建立无菌区	充分暴露港体部位，无污染	
	穿刺	固定港体	一手拇指、示指、中指固定输液港港座，一手持无损伤针	
		垂直穿刺	在针座的中心，安全型输液港针垂直于港体穿刺，有触底感即停止	避开反复穿刺的部位
	评估导管功能	打开小夹子，抽回血	手法正确（针尖斜面宜与输液港港座出口呈反方向）	
	冲管与封管	脉冲式冲洗导管	打开小夹子，抽回血，回血不可抽至输液接头或注射器	
		肝素封管	夹闭小夹子，取酒精棉片消毒穿刺针接口横截面及周边，全方位用力擦拭15秒，待干	
			更换肝素钠封管液注射器，打开小夹子，3~5ml正压封管（夹闭小夹子移除注射器）	
	拔针	非主力手固定输液港港座，主力手垂直快速拔除无损伤针	拔针时应启动安全型输液港针的安全锁，针尖不可暴露	防止针刺伤
	敷料覆盖	在穿刺点上方放置2cm×2cm无菌小纱布，并无张力覆盖透明敷料	无菌敷料覆盖24小时	

操作项目	项目分类	分类细则	细节要点	备注
操作步骤	脱手套	脱手套，手消毒	一手抓手套外侧脱掉第一只手套，另一只手套从内侧脱掉；以手背按压方式使用手消毒液	
操作后	整理用物	垃圾分类处理	医疗垃圾放入黄色垃圾袋，生活垃圾放入黑色垃圾袋	
	整理床单位	协助患者取舒适卧位	呼叫器放于床旁	
	健康宣教	港体周围及切口部位密切观察	避免剧烈摩擦，如出现红肿、硬结、脓性分泌物渗出，及时就诊	
		胸腔压力增大，易回血	如出现剧烈咳嗽、恶心、呕吐等，及时就诊	
		功能锻炼	如为手臂港需每日多次进行握拳锻炼	
		血栓形成	港体周围肿胀、疼痛、静脉怒张、颜色改变，及时就诊	
		维护周期	输液港每4周维护一次，无损伤针每7天更换一次，如有异常及时就诊	
	记录	手消毒，填写输液港患者维护手册及护理记录单	内容全面无漏项	

表1-30　输液港带针维护操作流程及要点

操作项目	项目分类	分类细则	细节要点	备注
仪表准备	着装	仪表端庄，服装整洁	手上不能佩戴配饰	
	口罩、帽子	洗手，戴帽子、戴口罩	七步洗手法：内-外-夹-弓-大-立-腕	总时间大于30秒
核对信息	医嘱	双人核对医嘱	严格查对制度	
操作前准备	物品准备	物品齐全、包装完好，检查无菌物品均在有效期内	一次性换药包1个、无菌纱布1包、免洗手消毒液1瓶、签字笔1支、锐器桶1个、医疗垃圾桶（黄色）1个、生活垃圾桶（黑色）1个、执行单、医用PDA	
	患者准备	核对患者身份	核对患者姓名及ID号（腕带或就诊卡信息等）	两种及以上方式进行核对
		充分解释操作目的，取得患者配合	不能配合的患者需家属协助	
		核对维护手册	核对上次维护时间	
		评估港体周围情况	评估贴膜固定是否牢固	
			评估切口部位伤口愈合情况	
			评估输液港港体周围有无渗血、渗液	
		协助患者如厕，取舒适卧位	患者平卧，充分暴露置港部位	防止跌倒
	环境准备	保持环境清洁、室温适宜	减少人员走动，保护患者隐私	

操作项目	项目分类	分类细则	细节要点	备注
操作步骤	去除敷料	去除污染敷料，手消毒	去除敷料时手不触碰输液港针，以手背按压方式使用手消毒液	
	建立无菌区	打开一次性换药包，将无菌物品翻至无菌区内	打开换药包时折角不污染，不反折	
		将无菌纱布投放于无菌区内	无菌方式投放，不污染	
		手消毒，戴无菌手套	以手背按压方式使用手消毒液。将无菌手套外包皮打开，不污染内侧面；同时将两只无菌手套全部取出，不污染	
		一手持无菌纱布，提起无损伤针延长管及输液接头	无菌纱布不翻转，无菌手套无污染	
	消毒	酒精消毒	取75%酒精棉棒以港座为中心螺旋式消毒皮肤及港针（顺-逆-顺）3遍	
			消毒面积直径≥15cm	
			酒精充分待干	
		2%葡萄糖酸-氯己定-乙醇（或0.5%碘伏）消毒	以港座为中心螺旋式消毒皮肤及港针（顺-逆-顺）3遍	
			消毒面积直径≥15cm，略小于酒精消毒面积	
			消毒液充分待干	
	更换敷料	正确方法粘贴敷料	无张力粘贴	
			输液港及港针位于敷料中心	
			从中心向外周塑型	
			按压整片透明敷料，边按压边去除纸质边框	
	胶带固定	第一条胶带蝶形交叉固定	正确蝶形交叉固定输液港针于敷料上	
		脱手套，快速手消毒液洗手	一手抓手套外侧脱掉第一只手套，另一只手套从内侧脱掉；以手背按压方式使用手消毒液	
		第二条胶带在记录胶带上注明维护名称、穿刺日期、操作者姓名，固定于敷料边缘	胶带做高举平台法粘贴	
		第三条胶带固定延长管及输液接头	采用高举平台法固定	
操作后	整理用物	垃圾分类处理	医疗垃圾放入黄色垃圾袋，生活垃圾放入黑色垃圾袋	
	整理床单位	协助患者取舒适卧位	呼叫器放于床旁	
	健康宣教	敷料固定牢固	如敷料卷边、翘起、潮湿、松动，须及时更换	
		胸腔压力增大，易回血	如出现剧烈咳嗽、恶心、呕吐等，及时就诊	

操作项目	项目分类	分类细则	细节要点	备注
操作后	健康宣教	功能锻炼	每日多次进行握拳锻炼	
		血栓形成	港体周围肿胀、疼痛、静脉怒张、颜色改变，及时就诊	
		维护周期	每4周维护一次，如有异常及时就诊	
		港体周围及切口部位密切观察	避免剧烈摩擦，如出现红肿、硬结、脓性分泌物渗出，及时就诊	
	记录	手消毒，填写输液港患者维护手册及护理记录单	内容全面无漏项	

表1-31　输液港无损伤针拔除操作流程及要点

操作项目	项目分类	分类细则	细节要点	备注
仪表准备	着装	仪表端庄，服装整洁	手上不能佩戴配饰	
	口罩、帽子	洗手，戴帽子、戴口罩	七步洗手法：内 - 外 - 夹 - 弓 - 大 - 立 - 腕	总时间大于30秒
核对信息	医嘱	双人核对医嘱	严格查对制度	
操作前准备	物品准备	物品齐全、包装完好，检查无菌物品均在有效期内	一次性换药包1个、无菌纱布1包、免洗手消毒液1瓶、签字笔1支、锐器桶1个、医疗垃圾桶（黄色）1个、生活垃圾桶（黑色）1个、执行单、医用PDA	
	患者准备	核对患者身份	核对患者姓名及ID号（腕带或就诊卡信息等）	两种及以上方式进行核对
		充分解释操作目的，取得患者配合	不能配合的患者需家属协助	
		核对维护手册	核对上次维护时间	
		评估港体周围情况	评估敷料固定是否牢固	
			评估切口部位伤口愈合情况	
			评估输液港港体周围有无渗血、渗液	
		协助患者如厕，取舒适卧位	患者平卧，充分暴露安全型输液港针留置部位	防止跌倒
	环境准备	保持环境清洁、室温适宜	减少人员走动，保护患者隐私	

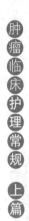

肿瘤临床护理常规 上篇

操作项目	项目分类	分类细则	细节要点	备注
操作步骤	去除敷料	去除污染敷料及针翼下方纱布；手消毒	去除敷料时手不触碰输液港针，以手背按压方式使用手消毒液	
	建立无菌区	打开一次性换药包，将无菌物品翻至无菌区内	打开换药包时折角不污染，不反折	
		将无菌纱布投放于无菌区内	无菌方式投放，不污染	
		手消毒，戴无菌手套	以手背按压方式使用手消毒液。将无菌手套外包皮打开，不污染内侧面；同时将两只无菌手套全部取出，不污染	
		一手持无菌纱布，提起无损伤针延长管及输液接头	无菌手套无污染	
	消毒	酒精消毒	取75%酒精棉棒以港座为中心螺旋式消毒皮肤及港针（顺–逆–顺）3遍	
			消毒面积直径≥15cm	
			酒精充分待干	
		2%葡萄糖酸–氯己定–乙醇（或0.5%碘伏）消毒	以港座为中心螺旋式消毒皮肤及港针（顺–逆–顺）3遍	
			消毒面积直径≥15cm，略小于酒精消毒面积	
			消毒液充分待干	
	拔针	非主力手固定输液港港座，主力手垂直快速拔除无损伤针	拔针时应启动安全型输液港针的安全锁，针尖不可暴露	注意针刺伤
	敷料覆盖	在穿刺点上方放置2cm×2cm无菌小纱布，并无张力覆盖透明敷料	无菌敷料覆盖24小时	
	脱手套	脱手套，手消毒	一手抓手套外侧脱掉第一只手套，另一只手套从内侧脱掉；以手背按压方式使用手消毒液	
操作后	整理用物	垃圾分类处理	医疗垃圾放入黄色垃圾袋，生活垃圾放入黑色垃圾袋，锐器放入锐器桶	
	整理床单位	协助患者取舒适卧位	呼叫器放于床旁	
	健康宣教	覆盖穿刺点敷料24小时后去除	24小时后可淋浴，避免穿刺点继发感染	
		胸腔压力增大，易回血	如出现剧烈咳嗽、恶心、呕吐等，及时就诊	
		功能锻炼	如为手臂港需每日多次进行握拳锻炼	
		血栓形成	港体周围肿胀、疼痛、静脉怒张、颜色改变，及时就诊	
		维护周期	每4周维护一次，如有异常及时就诊	
		港体周围及切口部位密切观察	避免剧烈摩擦，如出现红肿、硬结、脓性分泌物渗出，及时就诊	
	记录	手消毒，填写输液港患者维护手册及护理记录单	内容全面无漏项	

五、中心静脉导管相关并发症护理常规

（一）静脉炎护理常规

1. 评估临床表现 静脉炎是由物理、化学或感染等因素对血管内壁的刺激而导致血管壁的炎症表现，主要表现为穿刺及置管部位肿胀、发红、疼痛以及静脉输注困难或堵管等。如病变范围扩大甚至可出现沿静脉走行的条索状硬结，静脉炎可合并静脉血栓及导管相关性感染，导致局部或全身严重并发症。根据患者症状可将静脉炎分为5级，见附表1-10。

2. 预防措施

（1）严格无菌操作 PICC 置管时消毒范围≥20cm 或进行整臂消毒，消毒液待干后再行穿刺置管；佩戴无菌无粉手套，建立最大化无菌屏障，操作人员戴圆帽及口罩。

（2）选择合适的输液工具

a. PICC：选择适用于治疗方案和满足患者需求的最小规格导管，导管与静脉比≤45%。

b. 输液器及附加装置：输液器宜选择精密过滤输液器，也可使用过滤装置或终端过滤器，严格限制各种微粒通过输液管路进入血液循环。

（3）选择合适的穿刺部位 PICC 宜选择上臂的贵要静脉或肱静脉进行穿刺置管，避免选择肘窝或肘窝以下静脉进行穿刺置管。

（4）提高穿刺技术 减少多针穿刺，连续2针穿刺失败后应更换操作者。可使用血管可视技术（如超声、类红外线）辅助穿刺。

（5）妥善固定导管 宜选择透明敷料进行无张力导管固定，也可使用粘胶固定装置结合透明敷料联合固定，必要时使用夹板固定；避免使用缝合固定。

（6）健康教育 向患者及家属讲解静脉治疗相关并发症的预防知识。

3. 处置

（1）确定引起静脉炎的原因，如为细菌性静脉炎，需拔除导管；如怀疑导管破损则暂停输液，根据导管材质及破损位置考虑适当裁剪或拔除导管。

（2）如有脓性分泌物，取分泌物进行细菌培养。

（3）抬高患肢。

（4）穿刺点及炎症区域进行消毒，避开穿刺点沿血管走行涂抹抗生素软膏、给予热敷（细菌性静脉炎禁热敷）或功能性敷料外敷。

（5）观察治疗后静脉炎改善情况并记录，如无明显改善或症状加重，考虑拔除导管并结合临床症状给予进一步检查及针对性治疗。

（二）药物渗出/外渗护理常规

1. 评估临床表现 穿刺点周围皮肤发凉、紧绷并出现可凹陷性水肿，可伴有疼痛，当输注刺激性及腐蚀性药液后患者常伴有剧烈疼痛或烧灼感，肢体迅速肿胀、出现水

疱，甚至出现组织坏死。渗出/外渗的严重程度取决于药物的性质与剂量，可将其分为5级，见附表1-11。

2. 预防措施

（1）选择合适的输液工具　见本章第三节"化疗药物不良反应护理常规"中的"一、静脉炎、药物外渗护理常规"。

（2）选择合适的穿刺部位　PICC置管宜选择上臂贵要静脉、肱静脉、头静脉、肘正中静脉进行置管，对于新生儿或儿童患者，可选择腋静脉、头部的颞静脉和耳后静脉、下肢的大隐静脉和腘静脉置管。避免在肘窝处进行置管，避免选择触诊疼痛区域、外伤区域、受损血管及感知障碍侧肢体进行置管。

（3）妥善固定输液工具　宜选择透明敷料进行无张力导管固定，也可使用粘胶固定装置结合透明敷料联合固定，必要时使用夹板固定，避免使用缝合固定；输液港无损伤针翼下垫纱布时，应避开穿刺点；透明敷料要完全覆盖针翼及纱布，并将针翼塑型、固定。

（4）治疗期间评估　输液前及输液过程中，应通过观察、触诊，评估冲管阻力、回血通畅情况及患者主诉，判断输液装置的通畅性及局部皮肤情况。不能仅依赖电子输液泵的报警判断渗出/外渗。

（5）加强患者教育　治疗前应告知患者药物的性质以及存在的风险，渗出/外渗的症状与体征，使患者共同参与输液治疗管理。

3. 处置　见本章第三节"化疗药物不良反应护理常规"中的"一、静脉炎、药物外渗护理常规"。

（三）导管堵塞护理常规

1. 评估临床表现　血管内导管部分或完全堵塞而导致输液速度减慢或输液不畅甚至输液不滴，无法抽吸回血或推注液体，电子输液设备出现堵塞报警。

2. 预防措施

（1）选择合适的穿刺静脉　PICC首选右侧贵要静脉，CVC及胸壁港首选右侧颈内静脉，避免夹闭综合征导致机械性导管堵塞。

（2）正确的导管尖端位置　术中可配合心腔内电图定位技术，将导管放置在上腔静脉下1/3或上腔静脉与右心房交界处，避免导管尖端回血。

（3）妥善固定导管　有效保护置管的完整性，最大限度减少导管的移动，并预防导管脱出，可以使用透明半透膜敷料或联合使用思乐扣等导管附加固定装置，加强导管固定，减少导管移动。

（4）正确冲管　给药前后用生理盐水以脉冲式（推-停-推）方法冲洗导管，无损伤针针尖斜面与输液港港座出口方向相反，冲洗效果最佳；如果遇到阻力或抽吸无回血，应进一步确认导管通畅性，不应强行冲洗导管。PICC、CVC、PORT冲管应使用10ml及以上注射器或一次性专用冲洗装置，冲管液量应是导管及附加装置容积的2倍以上。当药物与生理盐水不相容时，使用5%葡萄糖溶液冲管后再用生理盐水冲洗导管。输液结束后对多腔导管的每个腔均需进行冲管操作。

（5）正确封管　输液完毕冲管后应用导管容积加附加装置容积1.2倍的生理盐水或肝素盐水正压封管，PICC及CVC可用生理盐水或10U/ml肝素盐水正压封管，PORT可用100U/ml肝素盐水正压封管，多腔导管对每个腔均需进行封管操作。根据无针输液接头的类型，正确执行冲管、夹闭、断开注射器的顺序，减少血液回流。负压接头封管操作的顺序为冲洗、夹闭、断开；正压接头封管操作的顺序为冲洗、断开、夹闭；平衡压接头和防回流接头封管无需遵循特定顺序。

（6）冲管频次　治疗间歇期的PICC，至少每1周冲、封管一次；治疗间歇期的PORT，至少每4周冲、封管一次。

（7）避免将不相容的溶液和（或）药物混合　在输注两种或两种以上的药物时，应检查配伍禁忌；关注沉淀风险较高的药物/溶液，包括碱性药物阿昔洛韦、氨苄西林、亚胺培南等，酸性药物万古霉素、肠外营养液等，头孢曲松和葡萄糖酸钙等。

3. 处置

（1）机械性堵塞　检查输液系统，包括从敷料到输液装置。发现和解决体外及体内机械性打折因素，如导管部位缝合过紧、过滤器或无菌输液接头堵塞、导管扭曲、夹闭综合征等。

（2）药物性堵塞　当怀疑药物沉淀或脂肪引起的导管堵塞时，应与医师和药师联合制定适当处理措施。在导管内注入一定量的导管清除剂并留置20~60分钟。酸性药物沉淀（pH 1~5）使用0.1mmol/L的盐酸溶液，碱性药物沉淀（pH 9~12）使用8.4%碳酸氢钠或0.1mmol/L氢氧化钠溶液，脂肪沉淀使用足量的70%乙醇或0.1mmol/L氢氧化钠溶液填充导管腔；对于儿童患者，使用乙醇剂量为0.55ml/kg，总量不得超过3ml。对于聚氨酯材料的导管，应谨慎使用乙醇以避免损伤导管。

（3）血凝性堵塞　如果抽吸没有回血，轻轻地注入少量生理盐水。如果抽吸没有回血但冲管通畅，可以考虑使用1ml或3ml注射器回抽吸出血液。型号较小的注射器在抽血时施加负压可能增加成功概率；但使用1ml或3ml注射器冲洗会产生高压，所以不能应用于常规冲、封管。如抽吸回血及冲洗导管均不通畅，应与医师和药师联合制定适当处理措施，选择合适的血栓溶解剂进行导管再通，可使用负压方法，但均应首先确保含有血栓溶解剂的注射器保持在直立或排尽空气，以防止空气进入导管，引起空气栓塞。实现负压有两种溶通技术如下。

a. 单注射器技术：使用单个10ml注射器，直接连接到闭塞的中心静脉通路装置（central vascular access device，CVAD）管腔。将注射器直立，空气上升到注射器上部，抽吸的血栓溶解剂保留在注射器底部，通过真空作用，使血栓溶解剂被"吸入"到导管腔内。可以缓慢多次地抽拉针栓，让溶栓剂停留30~120分钟，回抽出管腔内的溶栓剂；如仍无回血也可根据情况将停留时间延长至24~72小时，直到可回抽出回血。

b. 三通接头连接旋转技术：将三通接头一端连接到闭塞的 CVAD 管腔，另外两个端口连接空的 10ml 以上注射器和 10ml 带有溶栓剂的注射器。将空注射器的针栓拉回以产生真空，然后将三通旋塞阀旋转以关闭空注射器与导管的连接，打开溶栓注射器，使之与导管相通，通过负压作用使药物被"吸入"导管。让溶栓剂停留 30～120 分钟，回抽出管腔内的溶栓剂；如仍无回血也可根据情况将停留时间延长至 24～72 小时，直到可回抽出回血。

（4）溶栓失败　遵医嘱拔除导管。

（四）导管相关性感染护理常规

1. 评估临床表现　局部症状包括但不限于红斑、水肿；任一类型导管出口部位及走行区域的疼痛或触痛、渗出物；输液港皮下囊袋或任一隧道式导管的皮下隧道的渗液；导管出口处或皮下囊袋周围硬化、静脉通路装置置入部位表面皮肤坏死。全身症状有发热、寒战、出汗、乏力、关节疼痛、虚弱、低血压、心动过速、通气过度、精神状态改变等。

2. 预防措施

（1）评估　评估置管部位，避免在皮肤破损、红斑、皮炎等部位置管；每日评估静脉通路装置相关感染的症状和体征，如出现肿胀、不明原因发热及局部或血流感染征象，应去除敷料进一步检查；每日对保留导管的必要性进行评估，不需要时尽早拔除。

（2）置管部位选择　对于成年人，中心静脉导管在锁骨下静脉置管感染率低于颈内静脉、颈外静脉、股静脉；上臂 PICC 置管感染率低于肘下置管。

（3）导管的选择　中心静脉置管可选择抗感染导管，选用满足治疗需要的管径最细、管腔最少的导管。

（4）敷料的选择　使用透明或半透明敷料覆盖穿刺点及周围皮肤，便于观察，发现问题须及时更换。当出现穿刺部位有血液或组织液渗出时，使用纱布敷料覆盖。

（5）规范操作

a. 严格执行《医务人员手卫生规范》，置入外周导管时佩戴清洁手套，置入中心静脉导管时佩戴无菌手套。

b. 中心静脉置管应建立最大化无菌屏障。

c. 穿刺及维护时选择符合国家要求的皮肤消毒剂，消毒后给予充分待干。

d. 输液接头/敷料的消毒方法、更换频次及导管的冲、封管操作均应遵守各种导管使用规范。

e. 没有严格遵守无菌技术的紧急置管应在 48 小时之内更换导管。

f. 输液器应每 24 小时更换一次，如怀疑被污染或完整性受损时，应立即更换。用于输注全血、成分血或生物制剂的输血器宜每 4 小时更换一次。输液附加装置应和输液装置一并更换，在不使用时应保持密闭状态，其中任何一部分受损时都应及时更换。

（6）特殊预防　当采用常规措施后导管相关血流感染（CRBSI）的发生率依然很

高时，可考虑特殊预防方法，如氯己定洗浴、使用抗感染敷料、用抗菌液或抗生素封管。

3. 处置

（1）导管的处理　在缺乏证实导管相关感染的确凿证据时，不建议单凭体温升高为依据拔除正常使用的中心静脉通路装置。医生、护士、患者共同综合分析输液装置的类型、重新置管的难易程度、是否存在血流动力学紊乱、血培养所证实的感染微生物及其他伴随的复杂情况（如严重的脓毒症、化脓性血栓性静脉炎、心内膜炎）决定是否拔除导管。确诊 CRBSI 患者出现以下情况应该拔除中心静脉通路装置，包括：金黄色葡萄球菌、铜绿假单胞菌、真菌或分枝杆菌造成的感染；严重的脓毒症；化脓性血栓性静脉炎；尽管抗菌治疗已超过 72 小时但仍存在血流感染。

（2）实验室检查　①存在局部感染的患者从导管出口处取渗液进行培养和革兰染色，以判断有无革兰阴性或革兰阳性菌。②当怀疑出现 CRBSI 时，在开始抗菌治疗前，从导管和外周静脉中抽取血样，进行二者对比的血液培养。③当怀疑 CRBSI 而拔除导管时，在血培养的同时应对导管尖端及导管皮下段进行培养；对于多腔导管，由于每一个导管腔都可能是 CRBSI 可能的感染源，为提高阳性检出率，需对每一个导管腔进行培养，即使该导管腔为空置，也应对其进行培养。

（3）采集血培养标本　①在使用抗生素之前采集血培养；②同时采集 2 个部位血标本（导管内血液及另一肢体外周静脉血），2 个部位采集血标本时间间隔小于 5 分钟，建议先抽外周血，再抽导管血；③严格遵从无菌操作，用 2% 葡萄糖酸－氯己定－乙醇溶液或 75% 乙醇消毒皮肤和输液接头；④抽取导管内血标本前应更换输液接头，对新输液接头处进行消毒，首次采集的最初血样应放于培养瓶而不应弃去；⑤采血量：成人 8~10ml/瓶，婴幼儿及儿童采血量一般为 1~3ml，不应超过患者总血容量的 1%，每瓶血量相当；⑥取血后排尽针头内空气，先注入需氧瓶，再注入厌氧瓶并标注好患者信息、采集时间与部位；⑦培养瓶于室温保存，标本采集后及时送检，不能置于冰箱或温箱。

（4）治疗　一旦怀疑血管内导管相关感染，无论是否拔除导管，均应采集血标本，并立即行抗生素治疗。根据临床表现和感染的严重程度，以及导管相关感染的病原菌是否明确，可分为经验性抗生素应用、目标性抗生素应用以及导管相关血行感染严重并发症的处理。经验性抗生素治疗应根据疾病严重程度和病原微生物的流行病学，选用可能覆盖病原微生物的抗生素药物。导管相关感染的病原微生物以及抗生素敏感性一旦明确，应根据微生物和药物敏感试验的结果调整抗生素，使经验性治疗尽快转变为目标性治疗。一般情况下，抗生素应用的疗程取决于感染的严重程度、是否发生严重并发症及病原微生物的种类。

（五）导管破裂/断裂护理常规

1. 评估临床表现

（1）体外导管破裂/断裂　出现漏液、渗血，穿刺点外能够看到断裂的导管或断裂的导管滑入血管内。

（2）体内导管破裂/断裂　破裂处不在血管内，液体直接渗漏至皮下组织，引起局部肿胀、疼痛，甚至局部组织坏死。导管在血管内破裂，输入刺激性强的药物时，易发生静脉炎；有的患者输液时液体渗漏至皮下，出现局部肿胀、疼痛。当导管发生体内断裂时，导管随血流进入右心房，患者伴有心悸、呼吸困难；如果导管进入肺动脉，可导致肺动脉栓塞。

2. 预防措施

（1）合适的穿刺位置　PICC或手臂静脉输液港宜选择上臂置入；胸壁静脉输液港或CVC宜选择颈内静脉或腋静脉穿刺，避免出现夹闭综合征。

（2）规范穿刺技术　术中要紧密连接导管与附加装置（如导管与连接器或导管与锁扣），避免锐器划伤导管，避免强行推送导管和导丝在导管内来回推送。

（3）规范护理操作

a. 正确冲、封管及输液：使用10ml及以上的注射器行冲、封管操作，避免高压注射（耐高压导管除外）；使用输液泵施加压力时，应严格遵照说明书要求来调整输液泵的压力。

b. 妥善固定导管：患者肢体应处于自然状态，无菌敷料粘贴前让患者自然屈肘以检查连接处有无折曲，无张力固定导管，避开关节处及肌肉群。

c. 避免暴力拔除导管：拔管前评估患者情况，如有渗液、血栓、感染、静脉炎等并发症时，判断导管拔除困难的可能性，缓慢、匀速拔除导管；如遇阻力，停止拔管，给予进一步检查或对症处理。

（4）健康教育　患者带管出院前应对其进行宣教，随时观察外露导管及穿刺点，避免手臂过度活动而造成导管打折、断裂，发现异常情况应及时就诊。

3. 处置

（1）发现导管损坏，应立即夹闭或密封导管出口部位和受损区域之间的导管部分，以防出现空气栓塞或出血。

（2）瓣膜式末端可修剪PICC，在不改变体内导管尖端位置的情况下，将体外破损导管进行修剪，连接规格及型号匹配的连接器，安装紧密，继续使用并密切观察使用情况。其他类型导管均需拔除，并观察导管完整性及导管长度。

（3）加强患者教育，告知患者如在院外发现体外导管断裂时，立即反折导管并夹闭导管，及时就诊。

（4）如断裂导管进入体内，应立即嘱患者绝对卧床，采取头低左侧卧位，置管侧肢体制动，并在置管侧肩部肢体下结扎止血带，避免导管断端滑入右心房，甚至阻塞肺动脉出口，发生栓塞。结扎止血带方法：用止血带在置管侧肩部肢体下结扎，减少导管继续漂移，每间隔20~30分钟放松止血带1次，每次放松30秒，最长结扎时间不超过1小时，随时观察患者置管侧肢体末梢循环情况。急诊行置管侧手臂及胸部CT、X线片确定导管断端的位置，确认是否在右心房，必要时静脉切开或在放射介入下取管。

（5）如伴有其他并发症，按相关并发症护理常规给予处理。

（六）导管相关性静脉血栓护理常规

1. 评估临床表现　置管侧肢体、颈部、肩部、胸部和（或）颜面部有水肿症状或体征，伴或不伴有浅静脉、头臂静脉及上腔/下腔静脉血栓形成，伴或不伴有受累部位疼痛、皮温升高、浅表静脉显露、颈部或肢体运动障碍、肢体红斑或麻木等表现。

2. 预防措施

（1）评估　全面评估患者病情、风险因素、治疗方案、置入侧肢体围度（测量部位：上肢肘窝上方 10cm 或下肢髌骨上缘 15cm）及置入血管情况，推荐使用血管超声进行血管评估。

（2）血管通路选择　在满足治疗需求的前提下，应选择导管/静脉直径比率≤45%或更细、管腔数最少且创伤最小的导管。

（3）置入部位选择

a. PICC 及中线导管选择肘上置管，相比肘下置管，其血栓风险更低。

b. CVC 置管选择锁骨下静脉及颈内静脉置管，相比股静脉置管，其血栓风险更低。

c. 如评估发现双上肢臂围不等、单肢肿胀、静脉显露明显、侧支增多，建议置管前通过影像学检查评估上肢及上腔静脉是否有病变，谨慎选择置管部位。

（4）导管尖端位置　确保中心静脉导管尖端位于上腔静脉下 1/3 段或上腔静脉与右心房交界处。

（5）健康宣教　鼓励患者置管侧肢体进行早期活动、维持正常的日常活动、实施适当的肢体锻炼，并嘱患者补充足够的水分。

3. 处置

（1）活动　对于上肢静脉血栓，通常不需要绝对制动，抬高患肢；若伴有静脉炎，参考静脉炎护理常规进行处理，避免热敷、按摩。对于下肢静脉血栓，建议急性期制动，观察患者有无咳嗽、咯血、胸闷、气促等肺栓塞症状和体征。

（2）导管使用　当患者有治疗需求，且导管尖端处于正确的位置、血液回流及导管功能正常并且没有任何感染的证据时，不要单纯因静脉血栓的存在而拔除中心静脉通路装置；除非有立即拔除导管的指征，如合并导管相关性血流感染、不可复位的导管尖端异位、导管失能。

（3）抗凝治疗　遵医嘱给予抗凝治疗，导管未拔除的，在置管期间应持续进行抗凝治疗。导管拔除后，至少进行 3 个月的抗凝药物治疗，常用药物有华法林、低分子肝素、利伐沙班等；选择口服华法林必须做好患者教育，定期监测 INR（凝血功能检查中的国际标准化比值）。具有抗凝禁忌证患者，可考虑使用腔静脉过滤器。

（七）导管移位/脱出护理常规

1. 评估临床表现　导管在留置期间，导管尖端在上腔静脉的位置及穿刺点外导管长度较置管初期有所改变，改变包括但不限于导管尖端进入心房、心室、头臂静脉、锁骨下静脉、腋静脉、外周静脉内，以及在上腔静脉内发生位置改变、穿刺点外导管长度增加或缩短。

2. 预防措施

（1）置入部位选择　右侧置管导管移位风险低于左侧置管，PICC 宜选择肘上置管。

（2）导管尖端位置　确保中心静脉导管尖端位于上腔静脉下 1/3 段或上腔静脉与右心房交界处。

（3）规范操作

a. 正确去除敷料：参考各种导管去除敷料操作规范。

b. 规范消毒：参考各类导管消毒方法，确保消毒后充分待干后再给予固定。

c. 妥善固定：根据导管置入部位不同给予妥善固定，使用透明敷料将导管外露部分覆盖在敷料内，推荐使用导管固定装置，避免使用缝合固定。导管置入后充分考虑置入部位的不同，预留适合摆放的导管外露长度，导管可呈"U"型、"L"型、"C"型或"S"型摆放。

（4）健康教育

a. 指导患者避免或减少出汗，穿宽松的棉质、易吸汗衣物，置管侧肢体活动不宜过猛，穿脱衣物时避免牵拉导管，淋浴前应用专业防护套保护。当敷料出现卷边、翘起、松脱等情况时尽早给予更换。

b. 指导患者健康饮食、起居。当皮肤出现皮疹等引起瘙痒症状时，避免抓挠。

c. 因疾病或治疗因素出现咳嗽、恶心、呕吐、大便干燥等症状时，及时寻求医护帮助，对症处理，减少因胸腔压力改变导致导管移位。

3. 处置

（1）正确评估　通过影像学检查判断导管移动位置及留置安全性，首选 X 线检查，也可配合血管超声或心腔内电图定位等方法。

（2）导管移位需根据发生的具体情况进行处置

a. 置管时移位：导管尖端移位于颈内静脉、锁骨下静脉、头臂静脉、奇静脉等静脉内时，可在严格无菌操作下调整导管位置（限于置管后时间在 4 小时以内的导管移位）——患者取平卧位或半卧位，建立最大无菌屏障，严格消毒皮肤及导管，将导管尖端退出至同侧锁骨下静脉，使用无菌导丝引导，抽回血，见回血后用生理盐水以脉冲式方法冲洗，边推边送，使导管尖端到达上腔静脉；导管进入心房或心室——根据心腔内电图定位或胸部 X 线结果回撤导管至上腔静脉，如怀疑发生心脏压塞，在拔管前通过导管抽吸液体。

b. 带管期间移位：PICC 移位至颈内静脉，可采用无创方法复位——让患者抬高头部、叩击颈部，配合冲洗导管或静脉输液的方法，通过重力作用而使导管尖端到达上腔静脉；可在介入导丝辅助下调整导管尖端位置。

（3）导管脱出后不可将脱出导管推送回静脉内，根据脱出程度不同给予相应处理。

a. 轻度脱出：导管尖端仍在上腔静脉内，静脉回血好，冲洗导管通畅，可继续使用导管，将外露的导管妥善固定，尖端（头端）三向瓣膜式硅胶导管可行适当修剪方便固定，并减少再次脱出风险。

b. 中度脱出：导管尖端脱出上腔静脉，但在锁骨下静脉近心端或头臂静脉内，静脉回血好，冲洗导管通畅，处理同轻度脱出。如输注刺激性、高渗性、发疱性药物，需重新置管，保证尖端位置在上腔静脉内。

c. 重度脱出：导管尖端脱出至外周静脉内，需拔除导管，如有外渗或静脉炎等症状，处理同相关并发症护理常规。

d. 完全脱出：用无菌纱布压迫穿刺点止血，消毒穿刺点，覆盖无菌敷料24小时。

（八）导管相关性皮炎护理常规

1. 评估临床表现　皮肤出现瘙痒、红斑，伴有或不伴有在红斑的基底部出现丘疹或者小囊疱，甚至可能会发展为渗出液和（或）水肿。根据临床症状将皮炎程度分为3级，具体见附表1-27。

2. 预防措施

（1）评估皮肤　对导管局部皮肤进行定期评估，对老年及婴幼儿，有皮肤疾病（如湿疹、皮炎、慢性渗出性溃疡、表皮松解症）、基础疾病（如糖尿病、肾衰竭、外周血管怒张、全身感染）、营养不足、脱水、特殊用药史及过敏史等高危人群增加评估频次，全面检查皮肤颜色、结构纹理、外观完整性。

（2）敷料的选择　选择透明且具有透气性、延展性和弹性的敷料。严格遵守敷料更换的时间，透明半透膜敷料至少每7天更换，纱布敷料每2天更换。

（3）皮肤消毒　用消毒剂进行皮肤消毒，消毒面积大于敷料面积，消毒后须充分待干。75%酒精待干时间至少5秒，氯己定-乙醇待干时间至少20秒，碘伏待干时间3~6分钟或更长时间；消毒剂待干时间还取决于环境的温度和湿度。

（4）敷料固定　避免在潮湿或湿润的皮肤上使用增粘剂来增加敷料的固定性。粘贴敷料前可使用无菌、无酒精、与抗菌溶液兼容的皮肤保护膜以降低皮肤相关性损伤，粘贴敷料时避免过紧、抻拉，用柔和的压力按压敷料，避免空隙和皱褶。

（5）去除敷料　避免频繁更换敷料，避免过快地沿与皮肤垂直方向粗暴撕除敷料或导管固定装置，可考虑使用无菌的医疗黏胶移除产品。去除敷料时适宜采取缓慢、轻柔的操作手法，并保持与皮肤平行。

（6）患者健康宣教　避免食用刺激性或容易过敏的食物，保证充足的水分及良好的营养摄入，保持睡眠充足。

3. 处置

（1）更换导致皮炎的材质　可通过开放式斑贴试验（将可疑致敏材质粘贴或涂抹于前臂完整健康的皮肤，使用30~60分钟，于3~4日内观察是否有皮炎的症状）确定导致皮炎的材质，并避免使用。

（2）根据皮炎程度给予对症处理

a. 轻度：常规消毒后涂抹皮肤保护剂并无张力粘贴敷料。

b. 中度：使用生理盐水湿敷后用大于 0.5% 碘伏溶液消毒并待干，再用生理盐水脱碘并待干，应用透气性高的透明敷料、水胶体敷料、纱布敷料等粘贴，并适当增加换药频次。

c. 重度：消毒方法同"中度"，根据情况适当避开穿刺点，使用地塞米松无菌注射液浸湿纱布覆盖局部皮肤表面后待干，再使用无菌纱布覆盖，并妥善固定导管，更换频次间隔不超过 48 小时。

d. 全身皮炎：遵医嘱使用抗过敏药物。

（3）拔除导管　如皮肤问题经过上述处置 3 ~ 7 天仍未得到改善或进一步加重，考虑拔除导管。

（九）导管拔除困难护理常规

1. 评估临床表现　拔管过程中出现导管牵拉感，有时会伴有弹性回缩，导致拔管过程不畅，沿血管走行出现疼痛、肿胀等。若强行拔管可能出现导管断裂等现象。

2. 预防措施

（1）全面评估

a. 患者信息：患者基本情况、现病史、既往史，置管期间有无导管相关性静脉血栓、静脉炎、感染、夹闭综合征抑或导管移位、导管堵塞等。

b. 导管信息：导管类型与型号、留置时间、导管长度。

c. 治疗情况：治疗结束或非计划性拔管。

（2）心理支持　提供心理情感支持，缓解患者的紧张情绪，避免因紧张、焦虑引起血管痉挛和收缩导致拔管困难。

（3）舒适的体位　患者取坐位或平卧位，身体放松，置管侧肢体充分外展（与躯干呈 90°），使腋静脉与锁骨下静脉夹角减小，降低摩擦力；如手臂不能外展呈 90°，让患者尽量放松身体，手臂自然外展。

3. 处置

（1）拔管操作　动作轻柔，避免暴力拔除导管；如遇阻力暂停拔除导管，可在穿刺点上方沿血管方向湿热敷 30 分钟再行拔管。

（2）血管痉挛和收缩　与患者交流以缓解紧张情绪，嘱其深呼吸，调整穿刺（置管）侧手臂位置，饮用热水；同时导管内注入温生理盐水，局部湿热敷 20 ~ 30 分钟后再行拔管，以缓解血管痉挛。如果第二次拔除阻力仍然很大，建议等待 24 小时后再重新考虑拔管。

（3）夹闭综合征　患者去枕平卧位，肩下垫枕，头颈后仰，使置管侧上肢充分外展（与躯干呈 90°），缓慢拔管。

（4）导管异位　通过 X 线胸片确定导管尖端异位后，在可视条件下进行导管调整，嘱患者适当抬高穿刺（置管）侧手臂，通过变换肢体位置，如手臂做内旋、外旋、内收、外展等，同时嘱患者反复做握拳动作，缓慢拔除导管。

（5）静脉炎　暂停拔管，抬高患肢，局部外涂如意金黄散后予 50% 硫酸镁湿热敷，每次 30 分钟，3 次/日；热敷间歇期，局部外涂喜辽妥（多磺酸粘多糖）软膏以减轻症状。3 天后拔管无阻力感则缓慢拔除导管。

（6）纤维蛋白鞘或血栓形成　遵医嘱给予抗凝治疗 10～14 天后，再行拔管。

（7）感染　可进行穿刺点局部分泌物细菌培养或导管相关性血流感染确诊，根据细菌培养结果针对性给予抗感染治疗。

（8）手术　经以上措施处理后仍不能拔除导管者，可行介入手术或静脉切开手术取出导管。

（十）输液港港体翻转护理常规

1. 评估临床表现　触诊输液港港体边缘无斜面且界线清晰，持握港体不稳定，穿刺面发生改变，穿刺针无法刺入港体内；暴力穿刺后，出现输液速度减慢或输液渗漏，患者有疼痛主诉，综上判断是否发生输液港港体翻转。

2. 预防措施

（1）术中预防　根据输液港座的大小建立皮下囊袋，囊袋不宜过大；也可使用缝线法固定港体与皮下组织。

（2）护理操作　通过触诊及观察港座的形状，评估港体是否翻转；如未在第一时间发现港体翻转，穿刺后遇到穿刺困难，应进一步评估，必要时须行影像学检查。

（3）健康宣教　告知患者避免在放置输液港侧颈部、胸部及上肢做剧烈运动，洗澡时不可用力擦洗囊袋周围皮肤，应选择宽松、舒适衣物。指导患者如发现输液港港体周围皮肤变薄或皮肤有异常时应及时告知医护人员，并停止使用输液港，及时查清原因。

3. 处置

（1）评估　导管是否从港体分离或有折叠、扭转的情况，停止使用输液港，通知医生及时处理。

（2）手法复位　导管未脱落或破损时，通过手法复位而将输液港港体轻柔旋向阻力小的方向以复位。

（3）手术　导管脱落或破损，应尽快手术治疗，取出脱落的导管并根据患者情况给予二次手术或更换输液港港体安置部位。

第五节　化疗防护护理常规

一、化疗药物配置职业防护常规

（一）医疗机构应建立静脉药物配置中心（Pharmacy Intravenous Admixture Services，

PIVAS），实行抗肿瘤药物集中配置和供应，并配备符合要求的生物安全柜和个人防护装备（personal protective equipment，PPE）。

（二）在生物安全柜中，药物配置前，洗手，戴帽子、口罩，穿具有防渗透性的、正面无开口、长袖设计、袖口紧实的一次性防护服，戴护目镜或防护面罩，佩戴双层手套［内层为聚乙烯（PE）手套、外层为橡胶/丁腈手套］，内层手套需套在防护衣袖口内，外层手套完全盖住防护衣的袖口，并检查手套与防护衣的密合性。

（三）手套出现破损时或使用30分钟（因为手套的通透性随着时间延长而增大）后应及时更换，更换后要用肥皂和流动水洗净双手。

（四）生物安全柜操作台上铺一次性防渗透吸水垫，一旦污染或操作完毕后立即更换。

（五）操作前准备好用物，尽可能减少双手和双臂进出生物安全柜前面开口的次数，所有物品尽可能放在工作台后部。

（六）工作前30分钟打开紫外线灯进行生物安全柜内的灭菌消毒，20分钟后打开安全柜风机组进行自净，10分钟后关闭紫外线灯。

（七）割锯安瓿前应轻弹颈部，使附着的药粉降至底部，打开玻璃安瓿应垫纱布，防止划破手套。

（八）对于瓶装药物，稀释和抽取药液时，可插入双针头以排除瓶内压力；单针头操作时建议保持瓶内等压或略负压，防止瓶内压过大造成药液喷溅。确保注射器针筒与针栓衔接紧密，以免针栓脱落造成药液溢洒。抽取抗肿瘤药物时容量不超过注射器的3/4，避免针栓滑落。注射用抗肿瘤药使用前排空气时，需垫无菌纱布以免药液外流污染。

（九）静脉药物配置时建议在生物安全柜内对输液管和注射器进行预充，避免护士在床旁排气泡时药液溅出。

（十）调配片剂或胶囊剂等口服细胞毒药物时，不能应用自动摆药装备，可能会因受到压力而将"药物粉尘"引入工作区域，污染其他药品。应使用标有"仅供抗肿瘤药物使用"标识的计数托盘，对口服抗肿瘤药物进行计数和调配，使用后消毒。尽可能以最终剂量和剂型调配，配送至病房前尽量保留原包装。若需要打开包装，建议在生物安全柜中操作，并佩戴适当的PPE，如帽子、口罩、手套等；在调配有飞溅风险的口服液体制剂时，应使用面部保护装备。

（十一）在完成全部药物配置后，需用75%乙醇或含氯消毒剂擦拭操作柜内和操作台面。定期使用采点法对生物安全柜内和配置间的空气进行采样，以检测相关区域抗肿瘤药物的残留情况并存档。

（十二）操作结束后，脱去防护服、帽子及口罩等，使用肥皂和流动水彻底洗手（含酒精的快速手消毒液不足以清除皮肤上的药物）。

（十三）配置好的药物使用带有"抗肿瘤药物暴露防护警示标识"的密闭式容器运送，不推荐使用气动管道物流系统运输。

二、化疗药物给药职业防护常规

（一）抗肿瘤药物给药时应做好个人防护，佩戴口罩及手套；在应用有飞溅风险的口服液体制剂时，应使用面部保护装置。

（二）给药前，检查抗肿瘤药物的包装是否完好无破损，给药期间所有操作始终在双目水平以下进行。

（三）静脉输液时，使用密闭式自动排气输液器及软包装输液溶媒，用生理盐水预充管路。更换输液时，将输液袋口朝上，防止拔针时药液外漏。

（四）便携式化疗输液泵输注结束后，仍可能会有残余化疗药物渗漏，丢弃前要用专用导管帽套住或装入密封袋中，防止渗漏。

（五）发放口服化疗药物时需佩戴手套，口服药不能压碎、胶囊不能打开，嘱患者不咀嚼，尽可能让患者自行服用。

（六）局部用药如腔隙注药，保持健侧卧位；腰椎穿刺注药后，局部用无菌纱布压迫穿刺点，防止化疗药物渗漏。

（七）药液不慎溅到皮肤，应立即脱去受污染衣物，并用肥皂和流动水清洗皮肤。

（八）药液不慎溅到眼睛内，应立即用大量清水或生理盐水反复冲洗至少 15 分钟，再转到相应专科接受紧急治疗。

（九）工作人员避免执行化疗药物给药医嘱过程中进食，以免增加化疗药物危害风险。

（十）工作人员下班后，进行洗浴后再离开单位。

三、化疗废弃物处置常规

（一）抗肿瘤药物的废弃物应远离生活区域，并使用带有"抗肿瘤药物暴露防护警示标识"的垃圾袋或容器。

（二）处理医疗废物时，应配备合适的 PPE，包括口罩、手套、工作服等。

（三）接触抗肿瘤药物的用具、污物、一次性注射器、输液器、废药瓶等，应单独放置在双层黄色垃圾袋中并封口，避免发生泄漏。

（四）接触抗肿瘤药物的一次性针头、安瓿等尖锐废弃物应放置于专门的锐器桶内集中处理。

（五）输注抗肿瘤药物后，48 小时内患者体液中可能含有微量药物及其活性代谢物，存在暴露风险。因此至少在 48 小时内应对其进行安全处理，并对居家患者和家属进行安全教育。

（六）处理患者血液、排泄物（尿液、粪便）及呕吐物时，须穿防护服、戴双层手套；如预计有飞溅可能，需佩戴防护面罩。

（七）排尿时指导男性患者尽量采用坐位或蹲位，避免或减少尿液飞溅和雾化暴露的风险；排尿、排便后盖好马桶盖，至少冲洗 2 次。

（八）体腔内化疗后引流液选择防渗漏的密闭引流袋，以免污染环境。

（九）如果条件允许，尽量给患者使用一次性床单和防漏垫容纳受污染的体液；可洗衣物及床单污染后需放在防漏密闭袋中，作为污染物处理。

（十）告知患者，若有未使用/失效且需要进行暴露防护的抗肿瘤药物，不应通过污水或按生活垃圾处理，建议交由各医疗机构或药店，按"医疗废物"管理和处置。

四、化疗药物外溢紧急处置常规/流程

发生抗肿瘤药物溢出时，先判断溢出范围为大量溢出抑或小量溢出。小量溢出是指溢出体积≤5ml 或剂量≤5mg，大量外溢是指溢出体积 >5ml 或剂量 >5mg。大量溢出时，应将发生溢出区域隔离，建立警示标识，其他处理同"小量溢出"（附图 1 - 2）。科室应配备化疗药物外溢紧急处理包/箱，内含一次性防护服、一次性帽子与口罩、两副防护手套、护目镜、鞋套、吸水棉垫、纱布、医疗废弃物专用袋、警示牌、含氯消毒剂、75% 酒精、溢出事故报告表等。

处理流程如下：

1. 关闭空调，立即标明污染范围，立警示牌，严禁其他人接触。

2. 打开化疗药物外溢紧急处理包/箱，穿好防护衣，戴双层手套，戴帽子、口罩，必要时佩戴护目镜；如果外溢药物易发生汽化，需戴上防毒面罩。

3. 液体溢出药物用吸水棉垫吸附药液；粉剂溢出药物用湿纱布或棉球轻轻擦拭，以防药物粉尘扬起。如有玻璃碎片，用小铲子拾起并放入专用锐器桶中。

4. 遵循从低污染区向高污染区的清理原则，溢出药物被完全去除后应使用大量清水冲洗，再用含氯消毒剂或 75% 酒精擦拭。

5. 所有被污染的物品及废弃物需置于标有标识的双层垃圾袋中。

6. 脱手套后，用肥皂和流动水认真洗手并清洗暴露皮肤。

7. 处理过程中，药液如不慎溅到眼睛内，应立即用大量清水或生理盐水反复冲洗至少 15 分钟。

8. 记录外溢药物名称，溢出量，发生原因，处理流程及操作者姓名。

9. 上报化疗药物不良事件，即溢出事故报告表。

附 录

附表 1-1 常用细胞周期特异性化疗药物

作用细胞周期	类别及作用机制	药物种类
M 期（有丝分裂期）	植物类药物：抑制微管蛋白聚合	长春碱类（长春碱、长春新碱、长春瑞滨等）
	植物类药物：促进微管形成，抑制微管解聚	紫杉类（如紫杉醇、多西紫杉醇）
G1 期（有丝分裂前期）	杂类与激素类药物	门冬酰胺酶、肾上腺皮质激素
G2 期（有丝分裂后期）	抗肿瘤抗生素	博来霉素、平阳霉素
S 期（DNA 合成期）	植物类药物：拓扑异构酶 I 抑制剂	喜树碱类（如伊立替康、拓扑替康）
	植物类药物：拓扑异构酶 II 抑制剂	鬼臼毒素类（如依托泊苷、替尼泊苷）
	抗代谢类药物：胸腺嘧啶核苷酸合成酶抑制剂	5 - 氟尿嘧啶
	抗代谢类药物：二氢叶酸还原酶抑制剂	甲氨蝶呤
	抗代谢类药物：DNA 多聚酶抑制剂	阿糖胞苷、吉西他滨

附表 1-2 化疗禁忌证

序号	禁忌证
1	年老体弱或恶病质患者：KPS 评分 ≤40 分
2	骨髓功能差、严重贫血、白细胞和血小板低于正常范围
3	肝肾功能异常、严重心血管疾患、肺功能障碍者
4	孕期（妊娠前 3 个月）
5	出生 3 个月内婴儿
6	严重感染，如脓毒症
7	以往做过多程化疗、大面积放疗、高龄、严重感染、肾上腺功能不全、有严重并发症等慎用或不用化疗

附表 1-3 常用化疗药物特殊配制溶媒

药物名称	特殊配制溶媒
卡铂（国产）	5% 葡萄糖注射液
奈达铂	0.9% 氯化钠溶液
奥沙利铂	5% 葡萄糖注射液
吡柔比星	5% 葡萄糖注射液或灭菌注射用水
表柔比星	灭菌注射用水溶解后，0.9% 氯化钠或 5% 葡萄糖注射液稀释
多柔比星	灭菌注射用水溶解后，0.9% 氯化钠或 5% 葡萄糖或葡萄糖氯化钠注射液稀释
多柔比星脂质体	5% 葡萄糖注射液
柔红霉素	0.9% 氯化钠注射液
放线菌素 D	0.9% 氯化钠注射液
长春瑞滨	0.9% 氯化钠注射液

药物名称	特殊配制溶媒
紫杉醇（白蛋白结合型）	用 0.9% 氯化钠注射液 20ml 沿瓶内壁缓慢注入，此过程的时间不少于 1 分钟；将药瓶静置至少 5 分钟，以保证冻干粉完全浸润，如果出现泡沫，再静置 15 分钟直至泡沫消退
替尼泊苷（国产）	0.9% 氯化钠注射液
盐酸托泊替康（拓扑替康）	灭菌注射用水溶解后，再加 0.9% 氯化钠或 5% 葡萄糖注射液稀释
达卡巴嗪	用 0.9% 氯化钠注射液 10～15ml 溶解，用 5% 葡萄糖注射液 250～500ml 稀释
福莫司汀	使用自带的乙醇溶液溶解，用 5% 葡萄糖注射液 250ml 稀释
阿糖胞苷	静脉滴注时先用自带溶媒溶解，再溶入 0.9% 氯化钠注射液或 5% 葡萄糖注射液中；鞘内注射时应用不含防腐剂的 0.9% 氯化钠注射液溶解
氟达拉滨	灭菌注射用水 2ml 溶解后，再配制到 0.9% 氯化钠注射液 100ml 中

附表 1－4　常用化疗药物给药时特殊注意事项

药物名称	特殊注意事项
奥沙利铂	与 5－氟尿嘧啶合用时，奥沙利铂应先于 5－氟尿嘧啶使用
氟尿嘧啶	与四氢叶酸合用时，先用四氢叶酸后用氟尿嘧啶，可增加其疗效 与甲氨蝶呤合用时，应先给甲氨蝶呤，4～6 小时后再给氟尿嘧啶
表柔比星、多柔比星	与肝素有配伍禁忌，不可与肝素混合注射
多柔比星脂质体	输注时间 30 分钟以上。为减少滴注反应，输注开始 15 分钟内给药速率应不超过 1mg/min。如无滴注反应，250ml 的药液可于 60 分钟内输完
柔红霉素	与肝素钠不相容，可产生沉淀物；与地塞米松注射液、氨曲南、别嘌醇钠、氟达拉滨、哌拉西林－他唑巴坦和氨茶碱等混合不相容
博来霉素	注射本药前 30 分钟给予抗过敏药物预处理
放线菌素 D	维生素 K 可降低其效价，同期慎用维生素 K 类药物
长春瑞滨	勿用碱性溶液稀释，以免引起沉淀；不宜与伊曲康唑、泊沙康唑、酮康唑合用，由于肝脏代谢减少，从而增加长春碱类的神经毒性
紫杉醇	注射本药前 30 分钟给予抗过敏药物预处理 联合铂类给药时，应先用紫杉醇后用铂类，以减轻骨髓抑制 输注本品期间应密切监测生命体征，尤其是给药开始的 15 分钟内
甲氨蝶呤	大剂量甲氨蝶呤治疗除给予亚叶酸钙解救外，还需进行大剂量水化和碱化尿液
环磷酰胺、异环磷酰胺	大剂量应用时须水化、利尿，同时使用美司钠能够明显减少出血性膀胱炎的发生率及程度
培美曲塞二钠	给药前应给予预处理，地塞米松：剂量遵医嘱，口服，一日 2 次，在化疗给药的前一天、当天和之后一天给药（共 3 天）；叶酸：剂量遵医嘱，每日 1 次，化疗给药前 5～7 起至培美曲塞末次给药后的 21 天连续口服叶酸
培门冬酶	注射本药前 30 分钟给予抗过敏药物预处理
左旋门冬酰胺酶	首次使用或已用过但停药 1 周及以上者，需做皮试 皮试配制方法：取 1 支门冬酰胺酶（10000U）加入 5ml 灭菌注射用水或 0.9% 氯化钠注射液溶解，取 0.1ml 药液加入 0.9% 氯化钠注射液至 10ml，抽取 0.1ml 皮试液做皮试，皮试液终浓度为 20U/ml

附表 1-5　特殊药物适配输液器种类

药物名称	适配输液器类型
紫杉醇	非 PVC（聚氯乙烯）输液器，过滤孔径不超过 0.22μm
白蛋白结合型紫杉醇	过滤孔径 15μm 以上，输液器材质不限
多柔比星脂质体	禁止使用精密输液器
顺铂、达卡巴嗪、福莫司汀	避光输液器

附表 1-6　引起静脉炎、药物外渗的常见化疗药物

药物分类	药物类别	常见药物
发疱性药物	烷化剂	氮芥、苯达莫司汀等
	抗生素类	蒽环类（柔红霉素、多柔比星、表柔比星等）、丝裂霉素、放线菌素 D 等
	植物碱类	长春碱、长春新碱、长春地辛、长春瑞滨等
	紫杉类	多西他赛、紫杉醇、白蛋白结合型紫杉醇等
刺激性药物	烷化剂	卡莫司汀、环磷酰胺、异环磷酰胺、美法仑、达卡巴嗪、塞替派、卡铂、顺铂*、奥沙利铂等
	抗生素类	博来霉素、米托蒽醌、脂质体-阿霉素等
	植物类	依托泊苷、伊立替康、拓扑替康等
	抗代谢类	阿糖胞苷、氟达拉滨、氟尿嘧啶、吉西他滨、甲氨蝶呤等

注：* 顺铂在分类上属于刺激性药物，但须注意浓度及外渗的量，若高浓度（>0.5mg/ml）的顺铂发生大量外渗时（>20ml），须按发疱性药物外渗进行处理。

附表 1-7　常用化疗药物配置后化学稳定性时限

药物名称	药物配置后化学稳定性时限
顺铂	配制好的溶液室温避光条件下可稳定 24 小时
卡铂	溶解后的卡铂室温下可保存 8 小时；稀释后的伯尔定（卡铂注射液）室温下可保存 8 小时，冷藏 4℃ 可保存 24 小时
奥沙利铂	稀释后的溶液 2℃~8℃ 可保存不超过 24 小时
吡柔比星	室温下放置不得超过 6 小时
长春地辛	药物溶解后应在 6 小时内使用
长春瑞滨	配制后的稀释液室温下可保存 24 小时
紫杉醇	配制好的紫杉醇溶液室温（25℃）下可保存 24 小时
多西他赛	配制好的多西他赛注射用溶液在室温及正常光线下，可保存 4 小时
紫杉醇（白蛋白结合型）	在室温（20℃~25℃）和室内光照条件下输液袋中的悬浮液可保存 8 小时
依托泊苷	现用现配，若有沉淀产生严禁使用
替尼泊苷	配制好的终浓度为 0.1~0.4mg/ml 的药液在室温可保存 24 小时；终浓度为 1mg/ml 的药液其稳定性稍差，建议 4 小时内输完
伊立替康	现用现配；伊立替康（进口）配制好的溶液在室温条件下（25℃）贮存时间不超过 6 小时
盐酸托泊替康	室温下可保存 24 小时
环磷酰胺	现用现配，配制好的溶液仅可稳定 2~3 小时
达卡巴嗪	对光和热不稳定，现用现配

药物名称	药物配置后化学稳定性时限
卡莫司汀、福莫司汀、尼莫司汀、丝裂霉素、异环磷酰胺	现用现配
吉西他滨	配制好的药液应在室温贮存并于24小时内使用，不得冷藏，以防结晶析出
培美曲塞二钠	配制好的培美曲塞二钠溶液，室温下可保存24小时
阿扎胞苷	配制后室温下最长保存1小时

附表 1-8　化疗健康教育清单

教育项目	具体内容
饮食	指导患者合理饮食：①化疗期间饮食应清淡、易消化，避免高脂、高盐、辛辣、油炸等食物；②饮食结构均衡，可多进食富含蛋白质的食物，如瘦肉、蛋类、奶类、豆制品类及各种坚果，多食水果和蔬菜；③如有化疗不良反应，饮食注意事项见相应症状护理常规
活动	指导患者化疗期间进行适当活动，避免长时间卧床，避免剧烈活动和过度劳累；尽量不到人群密集的场所，避免发生交叉感染，必要时佩戴口罩
用药	如有出院带药，指导患者居家期间药物的保管、服药注意事项，不良反应的预防、观察及处理等
管路维护	指导携带中心静脉管路的患者妥善固定，定期进行管路维护，如发现穿刺点有渗血、渗液、脓性分泌物，贴膜松脱，管路漏液、断裂、脱出等情况及时就医；提供导管维护门诊的咨询及就医信息
复查	指导患者遵医嘱按时复查，如有异常及时就诊

附表 1-9　患者外周血管条件等级评估表

评估	0级	Ⅰ级	Ⅱ级	Ⅲ级	Ⅳ级
部位	前臂或下肢表浅静脉	前臂或下肢表浅静脉	前臂或下肢表浅静脉	前臂或下肢表浅静脉	前臂或下肢表浅静脉
充盈程度	静脉血管明显凸起于皮肤表面	静脉血管略凸起于皮肤表面	静脉血管不充盈	静脉血管塌陷，压力下模糊可见	绷紧皮肤，静脉血管消失，不充盈
固定程度	固定	滑动的中静脉	滑动的小静脉	滑动	紧贴皮下滑动
触摸	能触摸到粗静脉	能触摸到静脉	能隐约触摸到静脉	触摸不清	触摸不清
弹性	血管柔软，有弹性，张力较大	血管无变硬，略有弹性，有一定张力	部分血管变硬	血管变硬，无弹性	血管变硬，无弹性
直径	外观直径>3mm	外观直径2~3mm	外观直径1.5~2mm	外观直径1~1.5mm	外观直径<1mm
长度	外观长度>2cm	外观长度1.5~2cm	外观长度1~1.5cm	外观长度0.5~1cm	外观长度<0.5cm
颜色	外观皮肤红润或略显青色	外观青色	外观青色	外观青色，有多次穿刺瘢痕	外观紫红色

附表 1-10　静脉炎分级标准（INS）

分级	临床表现
0级	没有症状
1级	输液部位发红，伴有或不伴有疼痛
2级	输液部位疼痛，伴有发红和（或）水肿
3级	输液部位疼痛，伴有发红和（或）水肿，条索状物形成时可触摸到条索状的静脉
4级	输液部位疼痛，伴有发红和（或）条索状物形成，可触及条索状的静脉长度大于2.5cm，有脓液流出

附表 1–11 化疗药物外渗和渗出分级标准（INS）

分级	临床表现
0 级	没有症状
1 级	皮肤发白，水肿范围最大直径小于 2.5cm 皮肤发凉，伴有或不伴有疼痛
2 级	皮肤发白，水肿范围最大直径 2.5～15cm 皮肤发凉，伴有或不伴有疼痛
3 级	皮肤发白，水肿范围最小直径大于 15cm 皮肤发凉，轻到中等程度疼痛，可能有麻木感
4 级	皮肤发白，半透明状；皮肤紧绷，有渗出；皮肤变色，有瘀斑、肿胀；水肿范围最小直径大于 15cm，呈可凹陷性水肿；循环障碍；轻到中等程度疼痛（任何容量的血液制品、发疱剂或刺激性液体渗出均属于 4 级）

附表 1–12 化疗药物外渗解毒剂/拮抗剂使用方法

解毒剂/拮抗剂	外渗化疗药	给药方式	用量	配制	保存
右丙亚胺（右雷佐生）	宜用于与 DNA 结合的蒽环类药物外渗	应避开外渗部位静脉内输注，宜选择对侧肢体大静脉，维持超过 1～2 小时。输注前 15 分钟应移除冷敷	按患者体表面积计算 第 1 天：1000mg/m^2，在外渗发生 6 小时内使用，单次最高剂量 2000mg/m^2 第 2 天：1000mg/m^2，在外渗发生 6 小时内使用，单次最高剂量 1000mg/m^2 第 3 天：500mg/m^2	每支 500mg 右丙亚胺用 50ml 特定稀释液混匀，再取出患者使用的剂量，加入 1000ml 生理盐水中	室温 25℃
50%～100% 二甲亚砜	宜用于与 DNA 结合的蒽环类药物和丝裂霉素外渗，建议外渗 10 分钟内开始使用，不可与右丙亚胺同时使用	二甲亚砜 1～2ml 用棉签或纱布涂抹于大于外渗面积 2 倍的皮肤表明，自然晾干，4～8 小时一次，持续 7～14 天	—	—	—
1/6mol/L 硫代硫酸钠	宜用于氮芥、丝裂霉素、更生霉素和高浓度顺铂（>0.5mg/ml）发生大量外渗（>20ml）	在外渗部位皮下注射	每外渗氮芥 1ml 使用 2ml 硫代硫酸钠	①若用 10% 硫代硫酸钠配制：4ml 加 6ml 灭菌注射用水；② 若用 25% 硫代硫酸钠配制：1.6ml 加 8.4ml 灭菌注射用水	室温 15℃～30℃
150U/ml 透明质酸酶	宜用于非 DNA 结合的长春碱类和紫杉醇类化疗药物外渗，建议外渗 1 小时内开始使用	平均分 5 次在外渗部位以顺时针方向皮下注射	每外渗 1ml 药液使用 1ml 透明质酸酶	—	2℃～8℃ 冷藏

附表 1-13　WHO 抗肿瘤药物致骨髓抑制分度标准

血液系统	0 度	Ⅰ 度	Ⅱ 度	Ⅲ 度	Ⅳ 度
血红蛋白 HGB（g/L）	≥110	95～109	80～94	65～79	<65
白细胞 WBC（×10⁹/L）	≥4.0	3.0～3.9	2.0～2.9	1.0～1.9	<1.0
粒细胞 NEUT（×10⁹/L）	≥2.0	1.5～1.9	1.0～1.4	0.5～0.9	<0.5
血小板 PLT（×10⁹/L）	≥100	75～99	50～74	25～49	<25
出血	无	瘀点、瘀斑	轻度失血	明显失血	严重失血

附表 1-14　白细胞减少时常见感染部位和相应症状、体征

部位	相应症状、体征
胃肠道	腹痛、消化道黏膜炎或腹泻
呼吸道	发热、咳嗽、劳力性呼吸困难和呼吸音不清
泌尿道	发热、尿痛、尿频、血尿、尿液浑浊
体内装置（如 PICC）	发热、红斑、疼痛或压痛、水肿、溢液、局部硬结
皮肤和黏膜	红斑、压痛、局部皮肤发热、水肿（尤其是在腋下、臀部、口腔、鼻窦或会阴部、直肠区）
中枢神经系统	精神状态改变、头痛、谵妄发作

附表 1-15　常见抗肿瘤药物致吐风险

给药途径	级别	药物		
静脉给药	高度致吐风险药物（急性呕吐发生率 >90%）	顺铂 达卡巴嗪 氮芥 链脲菌素	AC 方案（含蒽环类、环磷酰胺的联合方案） 环磷酰胺≥1.5g/m² 异环磷酰胺≥2g/m²（每剂） 卡铂 AUC≥4（浓度×时间）	卡莫司汀 >250mg/m² 阿霉素≥60mg/m² 表柔比星 >90mg/m²
	中度致吐风险药物（急性呕吐发生率 30%～90%）	洛铂 奥沙利铂 奈达铂 伊立替康 苯达莫司汀 氯法拉滨 柔红霉素 去甲基柔红霉素 替莫唑胺	氨磷汀 白消安 马法兰 三氧化二砷 放线菌素 曲贝替定 阿扎胞苷 恩杂鲁胺 白介素-2 >12～15MIU/m²	环磷酰胺≤1.5g/m² 异环磷酰胺 <2g/m²（每剂） 卡铂 AUC<4 阿糖胞苷 >200mg/m² 阿霉素 <60mg/m² 干扰素 α≥10MIU/m² 甲氨蝶呤≥250mg/m² 卡莫司汀≤250mg/m² 表阿霉素≤90mg/m²
	低度致吐风险药物（急性呕吐发生率 10%～30%）	贝利司他 卡非佐米 艾日布林 吉西他滨 高三尖杉酯碱 喷司他丁 溶瘤病毒 T-Vec 紫杉醇 白蛋白结合型紫杉醇 多西他赛 依托泊苷	培美曲塞 拓扑替康 5-氟尿嘧啶 伊立替康（脂质体） 米托蒽醌 塞替派 丝裂霉素 阿柏西普 雷替曲塞 卡巴他赛 阿霉素（脂质体） 氟尿苷 伊沙匹隆	罗米地辛 普拉曲沙 氨磷汀≤300mg/m² 50mg/m² <甲氨蝶呤 <250mg/m² 白介素-2≤12MIU/m² 阿糖胞苷 100～200mg/m² 干扰素 α 5～10MIU/m² Ado-曲妥珠单抗（TDM1） 阿特珠单抗 耐昔妥珠单抗 本妥昔单抗 博纳吐单抗

给药途径	级别	药物		
静脉给药	轻微致吐风险药物（急性呕吐发生率<10%）	右丙亚胺 硼替佐米 戊柔比星 长春瑞滨 克拉屈滨（2-氯脱氧腺苷） 地尼白介素 聚乙二醇干扰素 利妥昔单抗-奈拉滨 长春花碱 博来霉素 阿糖胞苷<100mg/m² 地西他滨 氯法拉滨	甲氨蝶呤≤50mg/m² 干扰素α≤5MIU/m² 培门冬酶 替西罗莫司 长春新碱（脂质体） 天门冬酰胺酶 贝伐珠单抗 西妥昔单抗 司妥昔单抗 曲妥珠单抗 帕妥珠单抗 埃罗妥珠单抗 奥滨尤妥珠单抗	阿伦单抗 帕尼单抗 雷莫芦单抗 奥法妥木单抗 达雷木单抗 特瑞普利单抗 卡瑞利珠单抗 伊匹木单抗 纳武利尤单抗 帕博利珠单抗 信迪利单抗
口服给药	中-高度致吐风险药物（急性呕吐发生率≥30%）	六甲蜜啶 环磷酰胺≥100mg/(m²·d) 洛莫司汀（单日） 甲基苄肼 白消安≥4mg/d 雌莫司汀	米托坦 瑞卡帕布 色瑞替尼 依托泊苷 奥拉帕尼	替莫唑胺>75mg/m² 克唑替尼 仑伐替尼 帕比司他 曲氟尿苷-替匹嘧啶（TAS-102）

低度-轻微致吐风险药物（急性呕吐发生率<30%）：

阿法替尼 阿来替尼 安罗替尼 阿帕替尼 阿昔替尼 贝沙罗汀 博舒替尼 卡博替尼 卡培他滨 西达本胺 苯丁酸氮芥	达沙替尼 达拉非尼 厄洛替尼 依维莫司 氟达拉滨 呋喹替尼 吉非替尼 羟基脲 伊布替尼 埃克替尼 艾代拉里斯	尼洛替尼 奥希替尼 帕博西尼 帕唑帕尼 泊马度胺 帕纳替尼 吡咯替尼 瑞戈非尼 鲁索利替尼 索尼德吉 索拉非尼 舒尼替尼	依扎佐密 拉帕替尼 来那度胺 硫代鸟嘌呤 拓扑替康 曲美替尼 维A酸 凡德他尼 替吉奥 考比替尼	伊马替尼 巯嘌呤 甲氨蝶呤 维罗非尼 维奈托克 维莫德吉 伏立诺他 白消安<4mg/d 环磷酰胺<100mg/(m²·d) 替莫唑胺≤75mg/(m²·d)	

附表1-16 恶心、呕吐分级标准（NCI-CTCAE 5.0）

级别	恶心	呕吐
1级	食欲下降，不伴进食习惯改变	不需要进行干预
2级	经口摄食减少，不伴有明显的身体质量下降、脱水或营养不良	门诊静脉补液；需要进行医学干预
3级	经口摄入能量和水分不足，需要鼻饲、全胃肠外营养或住院治疗	需要鼻饲、全胃肠外营养或住院治疗
4级	—	危及生命
5级	—	死亡

附表 1-17 MASCC 止吐评价工具（MAT）

填表说明：

MAT 针对化疗过程中出现的恶心/呕吐而设计，旨在协助您的医护人员为您提供更好的防治手段。准确填写该表格有助于使该不良反应得到最佳控制。

以下是本表格中涉及的一些名词的定义：

呕吐：胃内容物反流并经口吐出

恶心：一种想要呕吐的感觉

请您回答所有的问题，根据您本人的看法来回答问题，没有对错之分。如果您对如何完成及何时完成这份表格有任何疑问，请务必提出！

请注意问题（4）和问题（8）的提问形式与其他问题是不一样的——这两个问题用了度量工具。对于这种类型的问题，您只需要根据自身恶心与呕吐的体验，从 0～10 中圈出一个与您所感觉到的恶心、呕吐严重程度最相符的数字，并把这个数字写在最右边的框内。这里提供了一个此类型问题的范例（有关停车的问题），您可以尝试一下回答这一类型的问题，或者通过这个例子让我们帮助您理解如何回答这种类型的问题。

您今天停车有多困难？

0 ———————————— 10

没有困难　　　　　　　　　极度困难　　　　　　　　（在方框中填写数字）

请您在填写完该表后立即返还，欢迎与我们讨论。谢谢您的配合！

请在<u>化疗后第一天</u>填写该部分内容：

化疗后第一个 24 小时您的恶心与呕吐的情况：

（该内容主要反映您化疗后 24 小时内的情况）：

（1）化疗后 24 小时内，您是否有呕吐的情况？　　　　　有□　没有□

（选择一个）

（2）如果您在化疗后 24 小时内出现呕吐，您呕吐了多少次？

（写下您呕吐的次数）

（3）化疗后 24 小时内，您是否有恶心的感觉？　　　　　有□　没有□

（选择一个）

（4）如果您有恶心的情况，请圈出或者写下最能够体现您恶心严重程度的数字。在过去的 24 小时内，您恶心的情况有多严重？

0 ———————————— 10

没有恶心　　　　　　　　　极度恶心　　　　　　　　（在方框中填写数字）

请在<u>化疗结束 4 天后</u>填写该部分内容：

该部分内容是要了解您在化疗结束 24 小时后到化疗结束后第 4 天的情况，因此所有问题问的都是化疗结束后 24 小时之后的情况。

（5）化疗结束 24 小时之后，您有呕吐反应吗？　　　　　有□　没有□

（选择一个）

（6）如果在此期间您有呕吐，您呕吐了多少次？

（写下您呕吐的次数）

（7）化疗结束 24 小时之后，您有恶心反应吗？　　　　　有□　没有□

（选择一个）

（8）如果您有恶心的情况，请圈出或者写下最能够体现您恶心严重程度的数字。在过去这段时期，您恶心的情况有多严重？

0 ———————————— 10

没有恶心　　　　　　　　　极度恶心　　　　　　　　（在方框中填写数字）

附表 1-18 不同致吐风险抗肿瘤药物的止吐治疗方案

给药途径		致吐风险	止吐治疗方案	推荐级别
静脉给药	单日给药	高度致吐风险	A：5-HT$_3$RA + NK-1RA + 地塞米松 B：5-HT$_3$RA + 奥氮平 + 地塞米松 C：5-HT$_3$RA + NK-1RA + 奥氮平 + 地塞米松	I 级
			5-HT$_3$RA + 沙利度胺 + 地塞米松	II 级
		中度致吐风险	A：5-HT$_3$RA（帕洛诺司琼首选）+ 地塞米松 B：5-HT$_3$RA + NK-1RA + 地塞米松	I 级
			5-HT$_3$RA + 奥氮平 + 地塞米松	II 级
		低度致吐风险	单一止吐药物：5-HT$_3$RA/地塞米松/甲氧氯普胺/丙氯拉嗪	II 级
		轻微致吐风险	不常规给药	
	多日给药	高度致吐风险	具体药物用药方法不同于单日：短效 5-HT$_3$RA 类中的帕洛诺司琼，隔日给药/血液领域连续每日给药	
		中度致吐风险		
口服给药		中-高度致吐风险	5-HT$_3$RA 持续每日给药，推荐使用口服或外用： 昂丹司琼片 8~16mg 口服（po），1 次/日，服用至抗肿瘤药物结束后 2 天 格拉司琼片 1~2mg po，1 次/日，服用至抗肿瘤药物结束后 2 天 格拉司琼透皮贴片 3.1mg/24h（需要提前 24~48h 使用），34.3mg/7d，药物可作用至抗肿瘤药物结束后 2 天 托烷司琼片 5mg po，1 次/日，服用至抗肿瘤药物结束后 2 天 帕洛诺司琼胶囊 0.5mg po，1 次/2 日，药物可作用至抗肿瘤药物结束后 2 天	II 级
		低度-轻微致吐风险	无常规预防，出现恶心、呕吐后选择以下药物之一： 甲氧氯普胺片 10~20mg po，必要时可 1 次/6 小时 丙氯拉嗪片 10mg po，必要时可 1 次/6 小时（最大剂量 40mg/d） 昂丹司琼片 8~16mg po，必要时 1 次/日 格拉司琼片 1~2mg po，必要时 1 次/日 帕洛诺司琼胶囊 0.5mg po，必要时 1 次/2 日	

附表 1-19 口腔黏膜炎的风险等级

风险等级	风险因素
轻度风险	□女性 □≥60 岁 □吸烟 □饮酒 □佩戴义齿 □口腔卫生不良 □口腔 pH <6.5 □有口腔疾患（龋齿、牙周病等） □口干/唾液分泌不足 □有营养不良的风险、营养状况差 □脱水 □疾病终末期 □重度骨髓抑制
中度风险	□合并糖尿病或免疫缺陷病 □接受氧疗、留置鼻胃管等可能导致口腔干燥的治疗 □服用靶向药物 □服用双膦酸盐制剂 □服用镇静剂 □服用阿片类药物 □服用利尿剂 □头颈部放疗
高度风险	□大剂量化疗 □自体/异体造血干细胞移植

注：有 2 个及以上中度风险因素为高风险人群，有 3 个及以上轻度风险因素为中度风险人群；合并多个口腔黏膜炎相关风险因素时，以高级别风险为准。

附表 1-20　WHO 口腔黏膜炎分级标准

级别	分级标准
0 级	无症状
Ⅰ级	口腔黏膜出现红斑，伴有疼痛，但不影响进食
Ⅱ级	口腔黏膜出现红斑、溃疡，但能进食固体食物
Ⅲ级	口腔黏膜出现严重的红斑和溃疡，不能进食固体食物
Ⅳ级	溃疡融合成片，有坏死，不能进食

附表 1-21　口腔黏膜炎继发感染征象

感染类别	症状/体征
白色念珠菌感染	好发于唇、舌、颊、腭。通常表现为黏膜充血、水肿伴灼热、干燥、刺痛；1~2 日后出现散在白色斑点，随后融合成片，呈奶酪样或珍珠白色，覆盖在舌体、上颌、颊部，容易刮掉而露出溃疡面，偶有出血
病毒感染	发病初期表现为口腔黏膜及口角处软组织肿胀，可见多个散在或成簇的疱疹样水疱，疼痛剧烈，可伴有或不伴有乏力、发热等全身症状；疱疹破溃后形成大小不等溃疡，形状不规则，周围黏膜红肿、充血，溃疡表面可见渗液。恢复期溃疡表面可形成黄白色假膜并形成血痂
细菌感染	口腔黏膜充血，局部形成边界清楚的糜烂或溃疡，表面覆盖一层黄色、灰黄色或黄白色假膜，溃疡伴疼痛，可伴发热

附表 1-22　腹泻严重程度分级标准（NCI-CTCAE 5.0）

级别	分级标准
1	大便次数增加（<4 次/日）
2	大便次数增加（4~6 次/日），排便量中度增加，不影响日常生活
3	大便次数增加（≥7 次/日），便失禁，需要 24 小时静脉补液，需住院治疗；排便量重度增加，影响日常生活
4	危及生命（如血液动力学衰竭）
5	死亡

附表 1-23　化疗致周围神经毒性分级标准（WHO）

级别	分级标准	级别	分级标准
0 级	无异常表现	Ⅲ级	无法忍受的感觉障碍 运动明显无力
Ⅰ级	感觉异常 腱反射减弱	Ⅳ级	瘫痪
Ⅱ级	严重的感觉障碍 轻度无力		

附表 1 - 24　化疗致周围神经毒性分级标准（NCI - CTCAE 5.0）

级别	分级标准	
	运动神经毒性	感觉神经毒性
1 级	无症状；仅为临床或诊断所见	无症状
2 级	中度症状；影响工具性日常生活活动	中度症状；影响工具性日常生活活动
3 级	重度症状；个人自理能力受限	重度症状；个人自理能力受限
4 级	危及生命，需要紧急治疗	危及生命，需要紧急干预
5 级	死亡	死亡

附表 1 - 25　手足综合征分级标准（WHO）

级别	分级标准
0 级	无临床症状与体征
Ⅰ级	手足感觉迟钝或感觉异常，麻刺感；可见红斑，组织学可见表皮网状组织血管扩张
Ⅱ级	持物或行走时不适，无痛性肿胀或红斑，还可出现红肿
Ⅲ级	掌和跖部痛性红斑和肿胀，甲周红斑和肿胀，可见皮肤皲裂，组织学示表皮见孤立坏死的角质细胞
Ⅳ级	脱屑，溃疡，水疱，剧烈疼痛，组织学示表皮完全坏死

附表 1 - 26　手足综合征分级标准（NCI - CTCAE 5.0）

级别	分级标准
1 级	无痛性轻微皮肤改变或皮炎（如红斑，水肿或过度角化）
2 级	痛性皮肤改变（如剥脱，水疱，出血，皲裂，水肿，角化过度）；影响工具性日常生活活动
3 级	重度皮肤改变（如剥脱，水疱，出血，皲裂，水肿，角化过度）并伴疼痛；影响自理性日常生活活动

附表 1 - 27　皮炎临床分级

级别	临床表现
轻度	仅有轻微的皮肤瘙痒和红斑（面积为 5cm×5cm 及以内）
中度	皮肤瘙痒感明显，出现散在红斑、丘疹、湿疹（面积为 5cm×5cm 以上）
重度	瘙痒难忍，出现水疱、糜烂甚至渗出（面积为 10cm×10cm 以上）

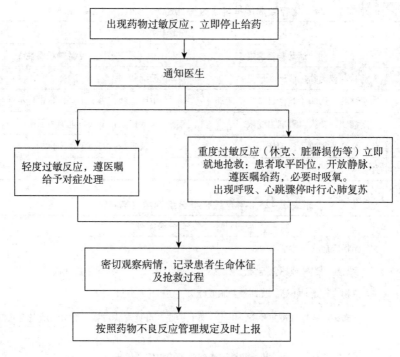

附图1-1 药物过敏反应处理流程

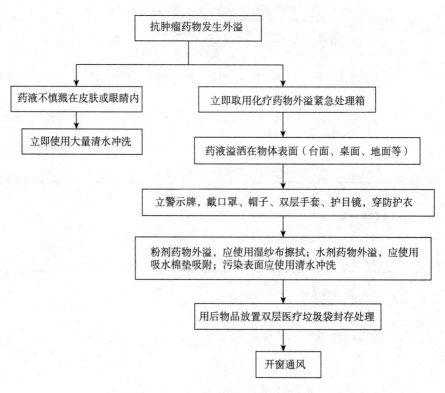

附图1-2 抗肿瘤药物外溢处理流程

参考文献

[1] 陆宇晗，张红．肿瘤科护士一本通［M］．北京：中国医药科技出版社，2018.

[2] 樊代明．整合肿瘤学［M］．西安：世界图书出版西安有限公司，2021.

[3] 徐波，陆宇晗．肿瘤专科护理［M］．北京：人民卫生出版社，2018.

[4] 李小寒，尚少梅．基础护理学［M］．北京：人民卫生出版社，2022.

[5] 尤黎明，吴瑛．内科护理学［M］．北京：人民卫生出版社，2022.

[6] 陆宇晗，陈钒．肿瘤姑息护理实践指导［M］．北京：北京大学医学出版社，2017.

[7] 吴玉芬，杨巧芳．静脉输液治疗专科护士培训教材［M］．北京：人民卫生出版社，2018.

[8] 王雅卓，张师前．妇科恶性肿瘤紫杉醇化疗所致过敏反应诊治的中国专家共识（2023 年版）［J］．肿瘤药学，2023，13（06）：693－701.

[9] 姜文奇，巴一，冯继锋，等．肿瘤药物治疗相关恶心呕吐防治中国专家共识（2019 年版）［J］．中国医学前沿杂志（电子版），2019，11（11）：16－26.

[10] 中国临床肿瘤学会．抗肿瘤治疗相关恶心、呕吐预防和治疗指南［M］．北京：人民卫生出版社（2019 年版），2019.

[11] 中国抗癌协会肿瘤营养专业委员会．延迟性恶心、呕吐防治中国专家共识（2022 年版）［J］．临床肿瘤学杂志，2023，28（05）：442－458.

[12] 中国抗癌协会肿瘤营养专业委员会，中华医学会肠外肠内营养学分会．肿瘤相关性腹泻的营养治疗专家共识［J］．肿瘤代谢与营养电子杂志，2023，10（6）：738－742.

[13] T/CNAS05－2019，化疗药物外渗预防及处理团体标准［S］．北京：中华护理学会，2019.

[14] T/CNAS 06－2020，放化疗相关口腔黏膜炎预防及护理团体标准［S］．北京：中华护理学会，2021.

[15] Department of Health and Human Services，Common Terminology Criteria for Adverse Events（CTCAE）Version 5.0［EB/OL］.（2017－11－27）［2024－1－15］. https：//ctep. cancer. gov/protocol Development/electronic_ applications/docs/CTCAE_ v5_ Quick_ Reference_ 5x7. pdf.

[16] 李香风，刘薇，秦瑛．中文版 MASCC 止吐评价的信效度评价［J］．中华现代护理杂志，2016，22（19）：2669－2673.

[17] NEUSS M N，GILMORE T R，BELDERSON K M，et al. 2016 Updated American Society of Clinical Oncology/Oncology Nursing Society Chemotherapy Administration Safety Standards，Including Standards for Pediatric Oncology［J］. Journal of Oncology Practice，2016，12（12）：1262－1271.

[18] LESTER J. Safe Handling and Administration Considerations of Oral Anticancer Agents in the Clinical and Home Setting［J］. Clinical Journal of Oncology Nursing，2012，16（6）：E192－E197.

[19] 刘维，吴紫阳，杜冠华，等．《抗肿瘤药物暴露防护管理指南》解读［J］．药物不良反应杂志，2023，25（3）：133－137.

[20] 中华护理学会静脉输液治疗专业委员会．静脉导管常见并发症临床护理实践指南［J］．中华现代护理杂志，2022，28（18）：2381－2395.

[21] GORSKI LA，HADAWAY L，HAGLE ME，et al. Infusion Therapy Standards of Practice，8th Edition［J］. Journal of Infusion Nursing，2021，44（1S Suppl 1）：S1－S224.

[22] WS/T 433－2023，中华人民共和国卫生行业标准：静脉治疗护理技术操作规范［S］．北京：中华人民共和国国家卫生健康委员会，2023.

第二章　肿瘤放射治疗护理常规

第一节　肿瘤放射治疗通用护理常规

一、概述

放射治疗（Radiation therapy）简称放疗，是一种利用放射线的生物学效应来杀伤或抑制肿瘤细胞生长的治疗手段。主要目的在于最大限度地削减恶性肿瘤细胞，同时对正常组织的伤害达到最小化。放射治疗作为肿瘤综合治疗的重要组成部分，通过引入不同的技术手段和治疗模式，已在癌症治疗中取得显著效果。

（一）肿瘤放射治疗的基本原理

肿瘤放射治疗的基本原理源于辐射对细胞的生物学效应。放射线穿过组织时能够产生电离效应，使细胞内、外的分子结构发生损伤，导致细胞死亡。癌细胞相对于正常细胞对辐射更为敏感，因此放射治疗可以有选择性地杀灭癌细胞。

（二）肿瘤放射治疗的技术手段

放射治疗以两种基本照射方式进行治疗，即远距离照射和近距离照射。

1. 远距离照射（teletherapy）　又称外照射，是放射源位于人体外一定距离，集中照射人体某一部位，这是放疗常用的方式。直线加速器距离人体 80～100cm。放射线必须通过皮肤和正常组织才能到达肿瘤，因此肿瘤照射的剂量受到皮肤和正常组织耐受量的限制。为了使肿瘤受到高剂量照射，并尽可能地保护正常组织，临床上需要选择不同种类、能量的射线；并采用同中心照射技术，即以病灶为中心，在体外从多个角度向病灶照射，使病灶受到较高的剂量。外照射多采用分次放疗方式，即每周 5 次、每日 1 次的常规分割，或每周 5 次、每日 2～3 次的非常规分割。

2. 近距离照射（brachytherapy）　是放射源放入被治疗的组织内、放入人体的自然腔道内或人体表面，与放射性核素治疗不同之处是放射源不直接和组织接触，而是由金属外壳包裹住，可制成针、管、粒状。直接在病灶区域进行的近距离放射，通常需要外照射补充。其主要特点是放射源离瘤体较近，肿瘤组织受照剂量较高，周围的正常组织由于剂量的迅速跌落而受量较低（放射量与距离的平方成反比，即距离放射源越远则剂量衰变越快），但靶区剂量分布的均匀性较外照射差。近距离放疗主要有两种形式，一种是组织间插植，即通过放疗计划设计将放射源由手术种入或插植于病灶，常用放射源是 ^{125}I、^{198}Au 等；另一种是腔内后装治疗，先将施源器（管）置入人体自然腔道，如子宫、阴道等，然后通过计算机控制将放射源输入施源器，并由计算机控制放射源在肿瘤表面的驻留时间，以获得理想的剂量分布。常用的放射源有 ^{192}Ir、

^{60}Co、^{137}Cs、^{125}I 等。

（三）肿瘤放射治疗的目的

肿瘤放射治疗的主要目的包括：①治愈：对于早期发现且局限于特定部位的肿瘤，放射治疗有望实现完全治愈。②控制生长：在无法手术切除或对化疗不敏感的情况下，放射治疗可以用于控制肿瘤的生长。③减轻症状：放射治疗还可以缓解疼痛、减少肿瘤负担，提高患者生活质量。④预防复发：在手术后或化疗后，放射治疗可以帮助预防肿瘤的复发。

（四）肿瘤放射治疗的分类

根据治疗方式和目的，肿瘤放射治疗可以分为多种类型，包括但不限于：①根治性放射治疗：旨在通过最大限度地消灭肿瘤组织，实现完全治愈。②姑息性放射治疗：主要用于缓解症状、减轻疼痛，提高患者的生活质量。③预防性放射治疗：用于预防肿瘤的复发，常在手术或化疗后进行。④新辅助放射治疗：作为其他治疗手段的补充，帮助提高手术切除的可能性。

二、放射治疗前护理常规

肿瘤放射治疗前护理是确保治疗顺利展开的基础。从患者身体评估、相关知识宣教、不良反应观察及护理到精准放疗计划顺利实施，护理团队为患者提供综合支持。护理常规见表2-1。

表2-1　肿瘤放射治疗前护理常规

评估	护理措施	质量要求
1. 评估患者的病情、意识、活动能力、营养状况、心理状态、黏膜及皮肤状况 2. 评估患者对疾病知识掌握情况以及配合程度	1. 放疗前，向患者和家属发放放疗相关宣教资料，介绍放疗的实施步骤、放疗中可能出现的不良反应及配合注意事项 2. 做好放疗前准备： （1）沐浴，保持个人清洁卫生 （2）对全身状况差的患者，如血象异常、进食差、感染和局部疼痛等，提供支持性治疗，确保患者能够耐受放疗 3. 评估放射野部位，如放射区域有未愈合伤口，一般待愈合后再行放疗 4. 饮食指导 （1）鼓励患者进高蛋白、高热量、高维生素、易消化、营养丰富的食物，少量多餐；忌食热、硬、酸、辛辣、腌制、油炸等食物 （2）放疗期间鼓励患者多饮水，每日饮水量2000~3000ml，促进毒素排出体外以减轻全身放疗反应。可饮用绿茶等，以减轻射线对正常组织的辐射损伤 （3）做好放射性口咽、食管黏膜反应以及消化系统反应的观察及饮食指导 5. 指导患者戒烟、忌酒 6. 告知患者禁止携带金属物品（因可能对射线的分布产生影响），如手表、钥匙、手机等进入放射治疗室 7. 指导患者放疗配合注意事项：每次照射时都要与定位时的体位一致，头颈部放疗患者从定位到放疗期间应避免体重过快增加，以免面罩过紧；胸部肿瘤照射时，要保持呼吸平稳；食管下段及胃部照射前不要饱餐；腹部及盆腔照射时要注意膀胱充盈程度保持与肿瘤定位时一致。行 ABC 方式（Active Breath Control，主动呼吸门控）的患者放疗前要做好呼吸功能的锻炼，以减少在放疗过程中的移位 8. 由于沐浴、出汗、衣物摩擦导致放射野标记模糊不清时，要及时请医生补画 9. 放疗前、中要注意保护好自己的放疗固定装置，避免被锐器刺破、重物挤压等，查看固定装置有无变形；如真空垫出现漏气变软，及时联系医生 10. 放射野（区域）皮肤保护的宣教详见本节"放射性皮肤损伤护理常规"	1. 评估全面准确 2. 患者知晓宣教内容

三、放射治疗期间护理常规

患者在放疗全程可能会出现各种放疗相关不良反应，不仅会给患者带来不适，严重者可能影响放疗的顺利进行。护理常规见表2-2。

表2-2　肿瘤放射治疗期间护理常规

评估	护理措施	质量要求
1. 评估患者放疗的全身反应，有无乏力、多汗、低热、睡眠欠佳等 2. 根据美国放射治疗协作组织（Radiation Therapy Oncology Group, RTOG）急性放射损伤分级标准（附表2-1）评估放疗患者的皮肤反应 3. 评估放疗患者的造血系统反应。放疗可引起骨髓抑制，其程度与照射剂量、范围以及是否进行化疗等有关（如同期放化疗），可出现白细胞、红细胞、血红蛋白、血小板的下降	1. 嘱患者适当休息，调整饮食，加强营养，多饮水，如出现乏力、多汗等不适可遵医嘱给予对症支持治疗 2. 如出现放射性皮肤损伤，护理措施详见本节"放射性皮肤损伤护理常规" 3. 放疗期间，定期监测血常规，观察患者有无发热、出血等现象，如有异常及时通知医生，遵医嘱正确处理 4. 如白细胞 $< 1.0 \times 10^9/L$，可采用保护性隔离措施，每日病室用紫外线消毒2次，每日更换床单位、衣裤，保持皮肤与口腔清洁，嘱患者戴口罩，做好自我保护，必要时使用层流床。遵医嘱予升白细胞药物治疗 5. 如患者出现贫血，遵医嘱予以药物治疗或输血。指导患者多卧床休息以减少氧耗，多吃赤豆、红枣等食品 6. 对于血小板降低的患者，应警惕出血。当血小板 $< 10 \times 10^9/L$，易发生中枢神经系统、胃肠道、呼吸道的出血。注意： （1）遵医嘱给予药物治疗或输注血小板 （2）注意自身保护，防止跌倒、避免受伤 （3）避免进食粗糙、坚硬、过烫的食物；使用软毛牙刷刷牙等 （4）拔针后按压时间≥10分钟；静脉注射时止血带不宜过紧，时间不宜过长 （5）密切观察患者有无出血情况：皮肤黏膜有无出血点、紫癜；有无便血、咯血等。一旦患者出现剧烈头痛、呕吐、视物模糊、烦躁或突然意识丧失等症状，且血压突然增高、心率变慢，则提示有颅内出血的可能，应及时通知医生 （6）皮下注射 G-CSF、GM-CSF、促红细胞生成素类药的患者，会有发热、全身骨骼酸痛等不适主诉，指导患者注意休息，多饮水，遵医嘱正确用药	1. 评估全面、及时、准确 2. 患者不适症状得到缓解，顺利完成放疗 3. 患者放射性皮肤损伤得到有效缓解 4. 患者造血系统反应得到有效控制及护理
1. 评估脑肿瘤或脑转移放疗患者的不良反应。全脑放疗可引起或加重脑水肿，表现为恶心、呕吐、头痛及嗜睡等，放疗结束后可能有记忆力减退表现	1. 正确输注甘露醇：放疗结束30分钟内用药，20%甘露醇250ml输注30~60分钟 2. 头痛、恶心、呕吐严重时，限制入水量和钠盐的摄入，抬高床头15°~30° 3. 对伴有肢体功能障碍者，注意安全，预防压力性损伤，被动活动肢体 4. 脱发和头皮瘙痒是脑部放疗最常见的不良反应，放疗前需剃去全部头发 5. 对于脑部放疗的患者要做好安全、防跌倒的宣教及管理 6. 鼓励患者多与家人交谈、下棋、看报、玩游戏、散步等，以促进脑功能的恢复 7. 避免剧咳、便秘，出现剧咳、便秘需积极治疗	1. 评估及时、准确 2. 正确实施护理措施 3. 患者知晓教育内容

评估	护理措施	质量要求
2. 评估肿瘤伴骨转移灶放疗患者的不良反应	1. 放疗 1~3 天内可发生骨痛加剧，10~14 天骨痛开始缓解，做好患者的解释工作。骨痛明显，遵医嘱正确使用止痛药 2. 注意安全，预防病理性骨折，预防跌倒、坠床等意外 3. 腰椎、胸椎转移的患者予硬板床，颈椎转移者戴颈托 4. 骨关节转移处要限制活动，下肢等受力部位尽量减少站立/下蹲动作 5. 骨转移用药护理（以唑来膦酸与帕米膦酸二钠注射液为例）： （1）根据医嘱用药，使用唑来膦酸时间大于 15 分钟，使用帕米膦酸二钠注射液的滴注时间一般为 2~4 小时，每 3~4 周可重复用药 （2）用药后可引起发热、短期肌肉酸痛，嘱咐患者多饮水，并注意观察体温变化，必要时遵医嘱治疗	1. 评估及时、准确 2. 正确实施护理措施 3. 患者知晓教育内容

四、放射治疗后护理常规

放射治疗的结束并非治疗的终点，许多患者可能会伴发各种放疗的远期不良反应，影响长期生存质量。因此，治疗结束后的护理至关重要。放射治疗后重在症状管理与随访指导，以帮助患者尽早恢复正常生活。护理常规见表 2 - 3。

表 2 - 3　肿瘤放射治疗后护理常规

评估	护理措施	质量要求
1. 评估患者放疗后的营养状况和相关症状 2. 评估患者对放疗后相关康复知识以及复诊时间的掌握情况	1. 均衡饮食，注重营养，如仍有相应的放疗反应，放疗结束后 2~3 个月须继续遵循有关防治放射性反应的护理要求 2. 放疗结束后 1~2 个月，仍保持放疗野皮肤清洁、干燥，避免损害，不能用肥皂和沐浴露擦洗局部皮肤，可用温水轻轻沾洗 3. 头颈部肿瘤患者放疗后要保持口腔清洁卫生：多饮水、勤漱口、正确刷牙及使用刮舌器。坚持鼻咽冲洗和功能锻炼，如张口练习、颈部活动等 4. 注意预防各种感染，如牙龈－牙髓炎（头颈部放疗 3 年内不能拔牙）、呼吸道感染、肠道感染等，以免加重放射性损伤 5. 保持良好的生活习惯及作息规律，保持心情舒畅。戒烟酒，可根据体能情况适当活动，如散步、气功、家务等 6. 育龄期女性患者，在放疗期间和放疗结束后 2~3 年内避免妊娠 7. 告知患者定期检查的重要性，解释放疗疗效及放疗不良反应消退的滞后效应 8. 长期随访时间安排：放疗后 1~2 个月应进行第一次随访，之后遵医嘱按时随访。一般治疗后 2 年内 1~3 个月随访一次，2 年后 3~6 个月随访一次	1. 患者放疗后的营养和各项症状管理良好 2. 患者知晓康复知识，定期复查

五、围放疗期营养管理常规

围放疗期是指从决定患者需要放疗开始至与这次放疗有关的治疗结束的全过程，包括放疗前、放疗中和放疗后 3 个阶段。恶性肿瘤放疗患者在围放疗期均需要进行全程营养管理，包括营养风险筛查、营养评估以及营养治疗。护理常规见表 2 - 4。

表 2 – 4　肿瘤围放疗期营养管理常规

评估	护理措施	质量要求
1. 在整个围放疗期对患者进行营养风险筛查，筛查患者是否具有营养不良的风险	1. 放疗前、放疗中、放疗后均采用 NRS – 2002 营养风险筛查量表（附表 2 – 2）筛查患者的营养风险 2. 住院患者应在 24 小时内完成 NRS – 2002 营养风险量表筛查 3. NRS – 2002 营养风险筛查量总分≥3 分说明患者存在营养风险，需进一步进行营养评估	正确使用NRS – 2002 营养风险筛查量表，早期筛查出患者的营养风险，及时了解患者的营养状况
2. 在整个围放疗期对患者进行营养评估，判断患者有无发生营养不良及其严重程度	1. 放疗前、放疗中、放疗后均推荐采用患者主观整体营养状况评估量表（PG – SGA）（附表 2 – 3）对患者进行营养评估 2. 在放疗过程中，应综合评估患者的营养状况（PG – SGA 评分）和急性放射损伤（RTOG 分级）的变化 3. 放疗结束后，应继续监测患者的营养状况（PG – SGA 评分）和晚期放射损伤（RTOG 分级）	
3. 评估围放疗期营养治疗的有效性，包括：选择营养治疗方案是否符合患者的营养状况；营养治疗执行及落实情况；患者对营养干预的依从性	1. 对于在围放疗期中出现营养不良的患者，应配合医生、营养师遵循五阶梯治疗原则进行规范化营养治疗（见附图 2 – 4 肿瘤放疗患者围放疗期全程营养管理流程图） 2. 营养教育贯穿于整个围放疗期，根据放疗的不同阶段个体化进行： （1）放疗前回答患者及其家属提出的问题，评估其对营养教育的理解能力以及进食情况，给予相关的饮食建议，消除营养误区 （2）放疗期间根据患者的营养需要并对影响营养摄入的问题进行分析和评估，告知常见影响患者营养状况的急性放疗不良反应的预防和处理，有计划地给予个性化营养教育来改善患者营养状况 （3）放疗后指导患者和家属进行自我营养管理及监测、常见的可能影响营养状况的远期放疗并发症的预防与处理 3. 肠内营养治疗护理 （1）服用口服营养补充剂（oral nutritional supplements，ONS）时指导患者正确冲配、足量服用 ONS，评估患者足量服用的依从性 （2）ONS 服用期间注意观察患者耐受性，出现腹胀、腹泻等不适情况及时查找原因，调整服用量或更换配方 （3）管饲肠内营养时选择合适的输注方式及体位，肠内营养液应现配现用，控制营养液输注的速度、浓度和温度。输注时，摇高床头 30°~45° （4）做好管饲肠内营养耐受性评估以及常见并发症的预防与对症处理 4. 肠外营养治疗护理 （1）在营养液的配置和输注过程中均应遵守无菌操作原则，合理选择肠外营养输注途径及肠外营养液种类 （2）在输注过程中合理控制输注速度，加强输注过程中的巡视，严密观察有无输注不良反应 （3）加强观察和评估，及早识别和发现肠外营养相关的并发症	正确制定并实施营养治疗方案，定期评价，及时调整，落实营养治疗与护理措施
4. 评估放疗患者康复期营养状况 （1）评估患者出院后营养状况，采用NRS – 2002 营养风险筛查量表筛查患者的营养风险 （2）评估患者是否需要进行家庭营养治疗,监测患者的营养状况（PG – SGA评分）	1. 定期随访，做好营养风险筛查、营养评估 2. 及时发现体重下降和摄入不足等营养问题，采取相应的干预措施，必要时进行家庭营养治疗 3. 对于进行家庭营养治疗的患者及家属做好教育和培训，保证家庭营养治疗的有效性和安全性	定期随访，家庭营养治疗安全、有效

六、放射治疗不良反应护理常规

（一）放射性皮肤损伤护理常规

放射性皮肤损伤是由于皮肤受到一定剂量的放射线照射后所产生的一系列生物效应，表现为皮肤萎缩、变薄、软组织纤维化和毛细血管扩张，多发生在放射治疗后2～3周。护理常规见表2－5。

表2－5　放射性皮肤损伤护理常规

评估	护理措施	质量要求
1. 评估放射性皮肤损伤的高风险因素 （1）患者因素：包括患者的皮肤状况、照射部位、营养状况、年龄、伴发疾病（高血压、糖尿病等）、吸烟、饮酒、肥胖、感染等。通常身体潮湿及皮肤皱褶等部位较易出现皮肤反应。头颈部、乳腺下、腋窝、会阴部和腹股沟等部位容易发生放射性皮肤损伤 （2）治疗因素：放射线的能量、放疗总剂量、单次照射剂量、分割方法、射线种类、照射技术、剂量分布、同期放化疗及化学/热力/机械刺激等	1. 评估放射性皮肤损伤的高风险因素，针对出现皮肤损伤的高风险人群进行观察、记录和指导 2. 判断可能发生放射性皮肤损伤的部位，早期识别放射性皮肤损伤并进一步评估其严重程度及影响因素 3. 放射性皮肤损伤的预防 （1）采用合适的放疗方式，调强放射（IMRT）可降低急性放射性皮肤损伤的严重程度 （2）外科伤口愈合以后才能开始放射治疗 （3）放疗期间在放疗区域使用自粘性软聚硅酮薄膜敷料，能有效预防2级以上急性放射性皮肤损伤的发生 （4）指导患者进行日常皮肤护理。具体如下： ①照射野（区域）减少皮肤清洗，必要时可淋浴，勿用肥皂、沐浴露等，水温不宜过冷或过热，用纯棉毛巾轻轻拍干，不可用力揉搓，防止擦伤皮肤。放疗区域为会阴、直肠的患者遵医嘱坐浴。禁止游泳 ②局部皮肤切忌用手指搔抓甚至剥皮，经常修剪指甲，勤洗手，并避免外伤。如果治疗区域需要刮胡子，必须使用电动剃须刀，避免使用刀片 ③胸背部、腹部、盆腔放疗的患者应选择宽大柔软的全棉内衣；头颈部放疗患者应穿宽松、柔软的低领或无领易吸汗织物或棉质衣物；放疗局部皮肤避免粗糙毛巾、硬衣领、首饰的摩擦 ④放射野位于腋下、腹股沟、颈部等多汗、皱褶处时，要保持清洁、干燥，室温不宜过高，避免出汗，可在室内适当暴露通风 ⑤治疗区域皮肤避免冷、热刺激，如热敷、冰袋等 ⑥避免治疗区域皮肤阳光直射，夏天建议带好遮阳伞，头部放疗的患者外出要戴帽子，颈部放疗患者外出要戴围巾 ⑦局部放疗的皮肤禁用碘酒、酒精等刺激性药物，不可随意涂抹药物、护肤品、化妆品 ⑧在治疗区域避免使用橡皮胶带或绷带	风险评估全面准确，早期发现放射性皮肤损伤 1. 正确实施护理措施，减少放射性皮肤反应的发生 2. 患者知晓并落实日常皮肤护理，避免由于人为因素加重放射性皮肤反应
2. 评估患者皮肤情况及自觉症状	放疗期间每天对放射野皮肤进行评估，有异常情况及时记录。如皮肤颜色变化及有无红斑，皮肤有无渗液、脱皮、破溃、出血等情况；观察有无可凹陷性水肿，询问患者放射区域皮肤有无疼痛、瘙痒等不适	评估及时，记录准确
3. 根据RTOG急性放射损伤分级标准（附表2－1）确定放射性皮肤损伤的分级，给予分级护理	1. 放射性皮肤反应0级的护理：0级主要表现为皮肤颜色无改变，无疼痛。指导患者做好皮肤护理，保持照射部位清洁、干燥、避免抓挠、摩擦	分级管理，正确实施护理措施，减轻症状

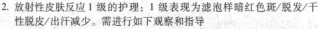

评估	护理措施	质量要求
	2. 放射性皮肤反应1级的护理：1级表现为滤泡样暗红色斑/脱发/干性脱皮/出汗减少。需进行如下观察和指导 （1）指导患者做好皮肤护理，保持照射部位清洁、干燥，避免抓挠、摩擦，避免热水冲淋 （2）刺痒厉害时，遵医嘱对症处理 （3）观察皮肤变化 3. 放射性皮肤损伤2~3级的护理：2级表现为触痛或鲜艳红斑，片状湿性脱皮/中度水肿；3级表现为皮肤皱褶以外部位的融合湿性脱皮，可凹陷性水肿。遵医嘱采取如下护理措施 （1）湿性愈合原则：生理盐水清洗，湿敷；使用非粘性敷料如水胶体敷料；渗液多可用软聚硅酮泡沫敷料；感染伤口局部用磺胺嘧啶银脂质水胶体敷料；破损处可喷康复新液、涂复方地塞米松霜等，并尽量采用暴露疗法 （2）一般情况下，2~3级仍可放疗，放疗前2小时保持皮肤清洁、干燥，勿遗留任何药物 4. 放射性皮肤反应4级的护理：4级表现为皮肤溃疡，出血，坏死。遵医嘱采取如下护理措施 （1）立即中断放射治疗 （2）湿性愈合原则。清除坏死组织，及时换药，减轻疼痛，控制感染，必要时植皮。具体处理应视个人情况而定	

（二）放射性口腔黏膜炎护理常规

放射性口腔黏膜炎（Radiotherapy – induced oral mucositis，RTOM）是头颈部肿瘤放疗常见且严重并发症之一，表现为不同程度的炎性改变、红斑、糜烂、溃疡及纤维化等不适症状。护理常规参照第一章第三节"化疗药物不良反应护理常规"。

（三）放射性食管损伤护理常规

放射性食管损伤是指在放疗过程中食管受到放射性损伤而产生的非特异性炎性反应，是放疗期间常见的并发症之一。主要表现为食管黏膜充血水肿、胸骨后烧灼感，吞咽困难且在进食时加重，严重时可发生食管穿孔、食管－气管瘘，危害患者生命。一般将开始放疗后90天内发生的食管炎性反应定义为急性放射性食管损伤，90天及以后出现的放射反应称为晚期放射性食管损伤。护理常规见表2-6。

表2-6　放射性食管损伤护理常规

评估	护理措施	质量要求
1. 放射性食管损伤高危人群评估 （1）进行放射治疗、同期放化疗的胸部肿瘤患者是放射性食管损伤的高发人群 （2）食管癌放疗、同期放化疗患者为中重度放射性食管损伤的高发人群	1. 对于食管癌等放疗患者，提前了解患者的基础疾病、饮食状况等，综合评估发生急性放射性食管损伤的风险。积极治疗基础疾病，减低其对放疗后并发症的影响 2. 治疗前、中、后均常规进行营养状况的评估 3. 向患者及家属提供放射性食管损伤的相关宣教，早期识别，配合治疗	1. 及早识别高危人群 2. 患者知晓宣教内容

评估	护理措施	质量要求
2. 根据 RTOG 急性放射损伤分级标准（附表 2-1）评估放射性食管损伤，针对性地采取分级护理措施	1. 根据患者的分级给予相应的饮食指导，1 级可进食半流质，2 级进食流质，3 级以上应进行营养支持 2. 遵医嘱采用 γ-干扰素细胞因子、中医中药清热消肿、穴位敷贴等手段进行预防性干预，来延缓放射性食管损伤发生的时间并减缓严重程度 3. 根据患者营养状况选择合适的营养支持治疗，防止营养不良的发生，特别是对食管癌放疗具有肠内营养适应证的患者（中 - 重度吞咽梗阻、1 个月内体重下降 5% 以上、BMI < 18.5kg/m^2、PG - SGA≥4 分、摄食量少于正常需要量 60% 达到 3 ~ 5 天以上，且消化、吸收功能存在）	1. 正确评估食管放射性损伤程度 2. 正确实施护理措施，减轻食管损伤程度、促进修复
3. 放射性食管损伤相关症状评估 （1）疼痛：随着放疗剂量的增加进行性加重，进食后明显 （2）吞咽困难：进行性加重，严重时无法进食、进水，导致患者营养不良	1. 吞咽疼痛可指导给予表面麻醉剂利多卡因及碳酸氢钠，或者庆大霉素、维生素 B$_{12}$ 和激素的混合配方自制口服溶液服用。指导患者将溶液分次慢慢咽下，使药物与黏膜表面较长时间接触，有利于药物发挥作用进行止痛；也可遵医嘱给予口服镇痛药物来缓解疼痛 2. 吞咽疼痛时饮食以清淡、无刺激、易吞咽且含水量高的食物为主，多饮水及增加维生素补充，可搭配胖大海、菊花、麦冬、西洋参片等泡水服用达到生津止渴、养阴清热的作用 3. 餐前可饮少量温开水润滑口咽、食管，细嚼慢咽，避免进食糯米等粘性食物以防黏滞在食管表面形成梗阻 4. 注意口腔清洁，餐后漱口并饮 100ml 左右温开水冲洗食管，进食后半小时内不宜平卧，保持坐位或半卧位 1 ~ 2 小时 5. 对于严重的吞咽疼痛、吞咽困难、进食后呕吐的患者，应及时给予肠外营养支持	减轻患者疼痛，缓解吞咽困难
4. 评估治疗情况 （1）急性放射性食管损伤的治疗：通过一般处理、营养治疗以及药物等综合治疗来改善患者症状，提高生存质量 （2）晚期放射性食管损伤的治疗：食管黏膜已出现不可逆的变化，需要进行食管扩张术或食管支架植入术等缓解患者的不适症状	1. 急性放射性食管损伤的护理 （1）心理干预：消除患者紧张、焦虑不安的情绪 （2）饮食干预：指导患者进食高热量、高蛋白、高维生素且易于吞咽的软食、半流质或流质饮食，少量多餐，避免过硬、油炸、过热、过咸以及酸、辣等粗糙、刺激性食物 （3）营养干预：在给予饮食指导同时选择肠内、肠外营养支持治疗，保证患者每日的营养摄入量 （4）症状干预：缓解患者吞咽疼痛、进食梗阻的症状，具体护理措施见上一项吞咽疼痛 （5）健康教育：包括用药宣教、营养教育、其他放疗相关不良反应 （6）病情观察：患者疼痛的性质，以及生命体征变化，了解有无呛咳，便于及时发现食管穿孔，尽快对症处理 （7）出现食管穿孔时，应禁食、禁水并停止放疗 2. 晚期放射性食管损伤食管支架植入术的护理 （1）术前护理：讲解支架植入术的目的以及相关注意要点，术前禁食 12 小时 （2）术后饮食指导：术后 2 小时内禁饮、禁食；术后 2 小时开始进温热流质。术后 4 ~ 6 小时进半流质，禁生冷、粗糙、较硬的固体食物；进食中选择坐位，细嚼慢咽；餐后增加温开水饮用量 （3）并发症观察：监测生命体征，观察是否出现咳嗽、胸部疼痛、呕血、发热以及黑便等症状，如有异常及时通知医生，采取有效治疗措施 （4）其他措施可参考微创介入治疗护理常规	1. 急性放射性食管损伤患者的症状缓解，营养状态改善，放射治疗顺利进行 2. 正确实施食管支架植入术患者的围手术期护理

（四）放射性肺损伤护理常规

放射性肺损伤主要表现为两个不同的阶段，早期的放射性肺损伤阶段和晚期的肺纤维化阶段。放射性肺损伤是接受胸部局部放射治疗肿瘤患者的常见并发症，发生在放疗结束后的 1 ~ 3 个月，临床表现为低热、咳嗽、胸闷，严重者出现高热、胸痛、呼吸困难，肺部听诊可闻及干湿性啰音。护理常规见表 2-7。

表 2 - 7　放射性肺损伤护理常规

评估	护理措施	质量要求
1. 放射性肺损伤高发人群评估 （1）进行胸部放射治疗、同步放化疗的肺癌、淋巴瘤、乳腺癌患者是放射性肺损伤的高发人群 （2）慢性支气管炎、阻塞性肺气肿患者更易产生肺损伤	1. 提供放射性肺损伤的相关宣教，帮助其早期识别，配合治疗 2. 放疗过程中定期监测生命体征，听取患者主诉，注意有无缺氧表现 3. 一旦发生放射性肺损伤时，应及时治疗	患者知晓宣教内容，早期识别放射性肺损伤的发生
2. 根据 RTOG 急性放射损伤分级标准（附表 2 - 1）评估放射性肺损伤，针对性地采取分级护理措施	1. 提供心理情感支持，消除患者的恐惧感、缓解心理压力 2. 嘱患者卧床休息，取半卧位有利于肺部扩张 3. 保持室内空气流通，室温、湿度适宜，避免受凉 4. 给予饮食指导，鼓励患者多吃高蛋白、高热量、高维生素及清肺 - 润肺食物如萝卜、枇杷、梨，避免进食刺激性及辛辣食物 5. 放射性肺损伤 4 级以上应暂停放疗	正确实施分级护理措施，预防严重放射性肺损伤
3. 放射性肺损伤相关症状的评估 （1）发热：多为低热，严重者表现为高热 （2）呼吸道症状：咳嗽、咳痰、胸闷、气促，严重者呼吸困难	1. 密切观察患者体温变化，高热时应给予物理降温或药物降温，出汗较多时嘱多饮水并及时更换衣裤 2. 密切观察患者呼吸道症状，有无咳嗽、咳痰或是否加重 3. 保持呼吸道通畅，按医嘱进行抗炎、止咳、化痰、平喘等对症治疗 4. 呼吸困难时取半卧位或坐位，予氧气吸入。进行腹式呼吸锻炼，缓解呼吸困难，每次训练 15 ~ 20 分钟，2 ~ 3 次/日；呼吸频率保持在 7 ~ 8 次/分。在呼吸锻炼过程中，密切观察患者病情变化；当出现呼吸 >35 次/分，血氧饱和度 <90%，心率 > 130 次/分，收缩压 >180mmHg 或 < 90mmHg，或发生较大量出汗、意识水平改变、胸 - 腹呼吸方式不同步等情况时，立即停止锻炼	1. 症状评估及时、准确 2. 正确实施护理措施，症状改善
4. 评估治疗情况 （1）肾上腺皮质激素治疗 （2）抗感染治疗 （3）化痰、止咳治疗 （4）氧疗	1. 肾上腺皮质激素治疗的护理 （1）根据医嘱及时给予大剂量肾上腺皮质激素治疗，待症状改善后逐步减量至停止使用，避免突然停药导致症状再次出现 （2）使用激素治疗时注意观察患者有无面色潮红、胃部不适等症状，出现胃部不适时注意饮食结构的调整，少吃辛辣、油腻性食物，也可在医生指导下服用保护胃黏膜的药物 2. 放射性肺损伤伴有继发性感染时，应遵医嘱给予抗生素治疗，注意监测患者血象情况，观察白细胞、中性粒细胞的变化 3. 痰多黏稠时可进行雾化吸入，并协助患者取舒适体位，拍背促进有效咳嗽以利于排痰，注意痰液的性质及颜色 4. 予鼻氧管持续低流量吸氧，呼吸困难明显时可改为面罩吸氧	正确实施护理措施，促进放射性肺损伤好转

（五）放射性心包损伤护理常规

　　放射性心包损伤是接受放射线治疗的胸部恶性肿瘤患者的放射性心脏损伤（Radio-therapy - Induced Heart Disease，RIHD）之一，分为急性心包炎、慢性心包炎、缩窄性心包炎。放射性心包损伤护理常规按照高危人群、症状、治疗情况三部分列出护理评估要点、护理措施及质量要求，见表 2 - 8。

表 2 – 8　放射性心包损伤护理常规

评估	护理措施	质量要求
1. 放射性心包损伤高危人群评估 （1）患者既往有食管癌、肺癌、乳腺癌、胸腺癌、淋巴瘤等放疗史 （2）放疗次数、放疗总剂量、分次剂量和心脏受照体积 （3）联合应用蒽环类化学药物 （4）既往有心血管疾病 （5）具有心血管病高危因素：吸烟、高血压、糖尿病、高血脂	1. 全面收集和分析病史，包括放疗总剂量、照射部位、照射体积以及是否与其他药物联用等，以获得放射性心包损伤风险的资料 2. 控制心血管病危险因素，改变不良生活方式，为患者提供相关知识及指导 3. 加强呼吸运动训练，减少心脏受照剂量	1. 识别放射性心包损伤高危人群 2. 高危人群知晓宣教内容，改变不良的生活习惯
2. 放射性心包损伤症状评估 （1）发热 （2）心前区疼痛 （3）呼吸困难 （4）下肢水肿 （5）心包压塞症状：恶心、腹痛、严重的呼吸困难、收缩压下降、心动过速、颈静脉扩张	1. 发热：可用冰袋物理降温，或遵医嘱使用退热药物，及时补充水分，保持室内空气流通。密切监测体温；如果体温持续升高，应进一步诊疗 2. 心前区疼痛：卧床休息，保持情绪稳定，与呼吸有关的疼痛可采取前倾位或半坐卧位以减轻疼痛，避免深呼吸或突然变换体位 3. 呼吸困难：采取前倾位或半坐卧位，观察呼吸困难程度，监测生命体征。给予氧气吸入，避免受凉，预防呼吸道感染 4. 下肢水肿：评估水肿部位皮肤完整性和水肿程度，限制钠盐摄入 5. 心包压塞：严密观察病情变化，监测生命体征，重点是心率和心律情况，控制输液量和速度，记录24小时出入量	1. 评估准确 2. 处理及时，减轻患者症状
3. 评估治疗情况 （1）用药护理 （2）心包穿刺术	1. 用药护理：使用利尿剂时观察有无乏力、恶心、呕吐、腹胀、心律不齐等低血钾表现。使用非甾体抗炎药时，注意有无胃肠道出血不良反应。控制输液速度，防止加重心脏负担 2. 心包穿刺术：严密观察病情变化，监测生命体征，观察引流液的颜色、性质、量；妥善固定导管。首次引流量不超过100ml	正确实施护理措施，症状改善

（六）放射性肠道损伤护理常规

放射性肠道损伤（Radiation Enteritis，RE）是指恶性肿瘤如肛门癌、直肠癌、宫颈癌、前列腺癌等患者在接受放射治疗过程中导致的放射性物理性肠损伤，包括小肠损伤和结直肠损伤。直肠由于位置相对固定，因此，盆腔放疗引起放射性直肠损伤更常见。根据发病缓急，可分为急性放射性肠道损伤和慢性放射性肠道损伤，通常急性放射性肠道损伤发生在放疗期间或治疗开始后3个月以内；慢性放射性肠道损伤发生于放疗后9~14个月，甚至放疗后数月至数年。急性放射性肠道损伤临床症状出现较早，但有自限性，通常在放射治疗后3个月内恢复正常；常见的临床表现有便频、便急、里急后重、盆腔疼痛、腹痛、腹泻、排便疼痛等，甚至出现黏液便。慢性放射性肠道损伤主要表现为便血、肛门坠胀、肛门疼痛、排便困难、排便量减少及粪便变细等。放射性肠道损伤护理常规按照高危人群、症状、治疗情况三部分列出护理评估要点、护理措施及质量要求，见表2–9。

表 2 - 9　放射性肠道损伤护理常规

评估	护理措施	质量要求
1. 评估放射性肠道损伤的高危人群 （1）评估放射治疗的部位、面积、照射剂量及照射方式、放疗技术、分割模式 （2）评估患者联合治疗相关的风险因素，包括手术、化疗、靶向和免疫治疗等 （3）评估患者自身风险因素，主要包括：一般情况、吸烟、年龄、基因多态性以及合并胃肠道功能紊乱等，焦虑、抑郁等情绪障碍也会引发或加重躯体症状	1. 全面收集和分析病史，包括放疗总剂量、照射部位、照射体积、与其他药物联用、手术史等，以获得放射性肠道损伤风险的资料 2. 做好放疗前准备：做好个人卫生，稳定情绪 3. 提供相关知识及指导，改变不良生活方式，如戒烟、戒酒，保证充足睡眠等 4. 选择进食少渣、低脂、产气少、易消化 - 吸收并富有营养的食物，忌热、硬、酸、辣、麻的食物 5. 定期监测血常规变化，预防感冒及交叉感染 6. 指导患者采用一系列物理措施，如放疗时保持膀胱充盈、保持俯卧位等以减少直肠受照射面积，达到预防急性直肠炎的效果 7. 腹壁直肠造口的护理：定期更换造口袋，清洗、晾干，保持造口周围皮肤清洁、干燥，必要时涂氧化锌软膏	1. 识别放射性肠道损伤高危人群 2. 患者知晓并落实宣教内容
2. 评估放射性肠道损伤的症状 （1）评估患者临床症状如便频、便急、里急后重、盆腔疼痛、腹痛、腹泻、里急后重、排便疼痛等 （2）全程营养风险筛查及评估 （3）根据 RTOG 急性放射损伤分级标准（附表 2 - 1）评估放射性肠道损伤	定期进行症状评估，早期识别放射性肠道损伤的症状	评估及时、准确
3. 评估放射性肠道损伤的治疗 （1）一般治疗 （2）全身药物治疗：益生菌、抗生素类、非甾体类抗炎药物和激素等 （3）局部保留灌肠用药	1. 根据放射性肠道损伤的严重程度，制定整体的和个体化的护理方案 2. 大便次数增多、里急后重甚至黏液血便时，进少渣、低脂饮食，避免进食豆制品、洋葱等易产气及刺激性食物，可选择清淡的流质或半流质食物 3. 根据营养风险筛查及营养状况评估结果进行营养干预。对急性期患者，首选肠内营养，必要时给予肠外营养补充 4. 腹泻严重时可遵医嘱使用止泻药物洛哌丁胺，或益生菌、谷氨酰胺、维生素 B_{12} 等，促进肠黏膜修复、减轻腹泻症状，同时关注有无脱水及电解质紊乱情况 5. 做好肛周皮肤保护：指导患者穿柔软、干净、透气性好的棉质内裤，每次便后予温水清洗，柔软纸巾轻轻擦拭，保持肛周皮肤清洁、干燥，可涂氧化锌软膏预防皮肤溃烂 6. 有肠道感染时遵医嘱应用抗生素类药物 7. 腹痛时遵医嘱使用止痛药物 8. 鼓励进行提肛运动以加速肛门部肌肉功能，便血发生时除外 9. 注重患者的心理疏导，调节患者情绪，保持乐观、平和的心理状态 10. 保留灌肠一般夜间睡前给药，嘱患者排空大、小便，保持肛门及会阴部皮肤清洁 11. 注意患者全身反应，影响进食者应酌情补液，以防脱水 12. 如果出现 4 级放射性肠道损伤患者需要遵医嘱暂停放疗。给予药物对症治疗，较长时间不能恢复者需要终止放疗 13. 治疗期间遵医嘱按时用药，注意用药后的观察，警惕抗生素和激素的长期全身用药带来的不良反应	1. 正确实施对症护理措施 2. 关注用药后反应，症状改善

（七）放射性膀胱损伤护理常规

放射性膀胱损伤是盆腔肿瘤（宫颈癌、子宫内膜癌、直肠癌、前列腺癌、膀胱癌和肛管癌等）接受放射治疗而导致的膀胱损伤中最常见的一种，50%～60%的患者在盆腔照射3～4周或更短的时间内，就会开始出现放射性膀胱损伤，并可能长期存在。临床表现主要为持续或反复的、难以控制的肉眼血尿，多伴发尿频、尿急、尿痛，严重时则会出现急性膀胱大出血，少数患者日久可能形成膀胱阴道瘘。放射性膀胱损伤护理常规按照高危人群、症状、治疗情况三部分列出护理评估要点、护理措施及质量要求，见表2-10。

表2-10　放射性膀胱损伤护理常规

评估	护理措施	质量要求
1. 放射性膀胱损伤高危人群评估 （1）宫颈癌、子宫内膜癌、直肠癌、前列腺癌、膀胱癌和肛管癌放疗史 （2）放疗次数、放疗总剂量、分次剂量和膀胱受照体积 （3）同步化学治疗 （4）腹部手术史 （5）糖尿病、高血压、吸烟史、高身体质量指数	1. 全面收集和分析病史，包括放疗总剂量、照射部位、照射体积、与其他药物联用、手术史等，以获得放射性膀胱损伤风险的资料 2. 改变不良生活方式，为患者提供相关知识及指导 3. 放疗前不需排尿，尽量使膀胱充盈	1. 准确识别放射性膀胱损伤高危人群 2. 患者知晓并落实宣教内容
2. 放射性膀胱损伤症状评估 （1）血尿 （2）尿频、尿急、尿痛 （3）排尿困难 （4）膀胱出血 （5）根据RTOG急性放射损伤分级标准（附表2-1）评估放射性膀胱损伤	1. 记录排尿次数、颜色、量及性状，向患者做好解释工作，鼓励其多饮水，每日饮水量2000～3000ml 2. 留置尿管患者妥善固定，保持尿管通畅。按时更换集尿袋，做好会阴护理，保持尿道口清洁，防止逆行感染 3. 进行膀胱功能锻炼，以促进膀胱的反射性收缩，恢复其功能 4. 合理饮食，补充铁剂，预防贫血	1. 评估全面、准确 2. 落实导尿管护理措施 3. 膀胱功能锻炼方法正确
3. 放射性膀胱损伤治疗 （1）一般治疗 （2）膀胱冲洗 （3）膀胱灌注 （4）高压氧疗 （5）经导管动脉栓塞 （6）全身支持治疗的护理	1. 患者出现尿频、尿急，嘱患者多饮水，保证足够的尿量，可膀胱冲洗，预防较大血凝块的产生 2. 血尿患者遵医嘱给予止血治疗。对短期内血尿量较大或重度贫血的患者，警惕血容量不足导致的休克，需要密切监测患者的生命体征，遵医嘱口服或静脉补液治疗，必要时输注红细胞 3. 对膀胱内出现血凝块的患者，可插尿管间断或持续进行膀胱冲洗，膀胱冲洗管道及装置每日更换1次，冲洗液的适宜温度为(35.5±1.5)℃，冲洗装置高于膀胱平面50～60cm，冲洗液流速以80～140滴/分为宜；膀胱冲洗时指导患者不断变换体位 4. 膀胱灌注：遵医嘱膀胱灌注药物，灌注结束后指导患者保留药液2小时，每15～20分钟变换一次体位，其目的在于使药液与膀胱黏膜充分接触，以利药物充分吸收 5. 高压氧疗：向患者介绍高压氧治疗的相关知识，说明可能出现的不适感，如头晕、耳鸣、耳胀、耳痛及恶心等，详细介绍舱内通信设备及使用方法，告知患者不能随便扳动开关按钮等设备，不能将手机、手表、电子设备、打火机等带入舱内。做好防治气压伤的宣教工作，治疗过程中通过对讲监视系统实时了解患者状态，指导患者通过张口或吞咽动作使咽鼓管开放，以减轻耳部不适。出舱后注意监测患者生命体征，主动询问有无异常感受，观察有无关节疼痛、皮肤瘙痒等情况，如有异常情况及时报告医生	1. 正确实施各项治疗措施 2. 患者知晓宣教内容

评估	护理措施	质量要求
	6. 经导管动脉栓塞：膀胱动脉栓塞术后应严密观察并记录患者生命体征、意识状态、血常规变化、膀胱冲洗液颜色，保持导尿管引流通畅，准确记录冲洗液量及排出量，观察穿刺部位有无渗血；术后右侧股动脉加压包扎，右下肢制动3～6小时，加压装置解除后可在护士指导下离床，加压期间注意观察右下肢皮肤温度、颜色及足背动脉搏动有无异常，避免发生血流不畅	
	7. 全身支持治疗：遵医嘱给予抗感染、止血、输血等治疗。保持会阴和肛周皮肤清洁、干燥。做好营养支持和心理护理	

（八）放射性颅内压增高护理常规

颅内压（Intracranial Pressure，ICP）是指颅腔内容物对颅腔壁所产生的压力。颅腔内容物（脑组织、脑脊液、血液）的体积与颅腔容积相适应，使颅内保持稳定的压力；当颅腔内容物体积增加或颅腔容积缩小，超过颅腔可代偿的容量，使颅内压持续高于200mmH$_2$O（2.0kPa）时，称为颅内压增高。引起颅内压增高的原因有脑水肿、脑肿瘤、颅内血肿、脑脓肿、脑脊液增多、颅内静脉回流受阻、过度灌注等。当脑肿瘤放射治疗1～2周后，由于微血管结构及循环血流动力学损伤，毛细血管通透性增加，从而引起颅内压增高的症状，表现为头痛、呕吐、视神经乳头水肿、意识障碍和癫痫发作等。放射性颅内压增高护理常规按照高危人群、症状、治疗情况三部分列出护理评估要点、护理措施及质量要求，见表2-11。

表2-11　放射性颅内压增高护理常规

评估	护理措施	质量要求
1. 评估放射性颅内压增高的高危人群 （1）评估放射治疗的部位、面积、照射剂量及照射方式、放疗技术、分割模式 （2）评估患者联合治疗相关的风险因素。联合治疗相关的风险因素包括手术、化疗、靶向和免疫治疗等 （3）评估患者自身风险因素，主要包括：一般情况、年龄、病情、生命体征、瞳孔、意识、肢体活动及语言交流功能，有无颅脑手术史、是否带有脑室-腹腔分流管、是否口服抗癫痫药物，观察有无脑疝及癫痫发作的表现	1. 做好放疗前准备：沐浴、理发、保持个人清洁卫生。进行放疗知识宣教 2. 保护照射野皮肤：禁用肥皂擦洗；禁用酒精、碘酊等刺激性消毒剂。有痒感时禁止抓挠，可轻拍；穿柔软、宽松、吸水性强的低领棉质内衣；保持标记清晰，如有模糊及时请主管医生描画。放疗后毛发脱落者外出可戴假发、帽子、头巾；注意局部皮肤的保护，避免阳光暴晒、摩擦等刺激，外出时打伞 3. 做好患者心理护理，减轻焦虑和紧张，保持情绪稳定 4. 测量生命体征，观察瞳孔、意识，发现患者头痛、呕吐等颅内压升高表现时，遵医嘱用药。保持大便通畅 5. 对有视力障碍、肢体活动障碍的患者要加强陪护，被动活动肢体，保持其功能。长期卧床的患者，应加强皮肤护理，防止压力性损伤 6. 密切观察患者有无癫痫症状，床头备压舌板。出现癫痫症状时，立即通知医生，遵医嘱给予镇静、降颅压等对症治疗，防止舌咬伤 7. 做好饮食指导，进食高维生素、高蛋白、易消化的半流质食物，忌食热、硬、酸、辣、麻的食品，戒烟酒。每日饮水量2000～3000ml 8. 每周查血常规。白细胞降低时，遵医嘱给予升白细胞药物治疗，并采取预防感染的护理措施，预防感冒	1. 准确识别高危人群 2. 放疗前护理措施实施正确 3. 患者知晓宣教内容

评估	护理措施	质量要求
2. 评估放射性颅内压增高的症状，如头痛、呕吐、视神经乳头水肿、意识障碍及生命体征变化等	1. 一般护理 （1）保持病室安静、舒适，抬高床头15°~30°，注意头颈不要过伸或过屈，清醒患者不要用力坐起或提重物 （2）保持呼吸道通畅，持续或间断吸氧 （3）对于不能经口进食者可鼻饲。成人每日静脉输液量在1500~2000ml，其中等渗盐水不超过500ml，保持每日尿量不少于600ml，应控制输液速度，防止短时间内输入大量液体而加重脑水肿。神志清醒者给予普食，但要限制钠盐的摄入量。频繁呕吐者应暂时禁食，以防吸入性肺炎 （4）加强生活护理，保护患者安全；意识模糊者忌强制约束，以免患者挣扎导致颅内压增高 （5）维持正常体温和防治感染，高热可使机体代谢率增高、加重脑缺氧，应及时给予降温措施。遵医嘱应用抗生素预防和控制感染 （6）处理躁动和控制癫痫发作，躁动可使患者颅内压进一步增高，应及时妥善处理。了解引起躁动的原因并予以正确处置，适当使用镇静剂，避免强制约束导致患者剧烈挣扎而加重病情。做好安全护理，防止坠床等。癫痫发作可加重脑缺氧和脑水肿，应遵医嘱按时给予抗癫痫药物，并要注意观察有无癫痫发作 2. 用药护理 （1）脱水剂：最常用高渗性脱水剂，如20%甘露醇250ml，在30~60分钟内快速静脉滴注完，每日2~4次，及时（如放疗后半小时内）使用甘露醇脱水。用药后10~20分钟颅内压开始下降，可维持4~6小时。若同时使用利尿药，降低颅内压效果更好，如呋塞米20~40mg静脉注射，每日1~2次。脱水治疗期间，应准确记录出入水量，并注意纠正利尿药引起的电解质紊乱。使用高渗性液体后，血容量突然增加，可加重循环系统负担，有导致心力衰竭或肺水肿的危险，尤其是儿童、老年人及心功能不全者，应注意观察和及时处理。停止使用脱水剂时，应逐渐减量或延长给药间隔时间，以防止颅内压反跳现象 （2）糖皮质激素：常用地塞米松5~10mg静脉注射，每日1~2次。在治疗中应注意防止并发高血糖、感染和应激性溃疡	1. 早期识别放射性颅内压增高症状 2. 放射性颅内压增高一般护理措施到位 3. 用药护理正确执行
3. 评估患者意识障碍的程度、持续时间和演变过程	1. 意识状态的分级（传统方法）：分为清醒、模糊、浅昏迷、昏迷、深昏迷（附表2-5） 2. 格拉斯哥昏迷评分（Glasgow Coma Scale, GCS）：依据患者睁眼、语言及运动反应进行评分，三者得分相加表示意识障碍程度。最高15分，表示意识清醒；8分以下为昏迷，最低3分，分数越低表明意识障碍越严重（附表2-6）	意识障碍评估正确
4. 评估颅内压程度：有创颅内压监测探头放置位置有脑室内、脑实质内、蛛网膜下腔、硬膜下和硬膜外，其中以脑室内和脑实质内放置最为常用	监护过程中如无特殊医嘱，床头抬高30°，保持呼吸道通畅；躁动患者适当使用镇静药，避免外来因素干扰监护；防止管道阻塞、扭曲、打折及传感器脱出；严格无菌操作，预防感染；监护时间一般为7~14日	1. 颅内压评估正确 2. 监护措施到位

七、肿瘤放射治疗防护常规

人体受到放射线照射后会发生各种不良反应，因此必须做好防护，防止非治疗性照射。对于长期接触放射线的放射工作者，防护目的在于将照射量减少到安全照射量以内。

（一）安全照射量（最大允许照射量）

安全照射量是指对任何器官，无论照射多长时间，在人的一生中不应给健康带来任何损伤的照射量。职业性放疗人员，工作场所相邻及附近地区工作人员和居民的每年最大允许剂量中，全身、晶状体、红骨髓、性腺的受照剂量最大为5rem（当量）；其他器官受照剂量最大为15rem。

（二）防护措施

1. 基础建筑的防护措施

（1）放射治疗机应尽可能远离非放射工作场所。

（2）治疗室和控制室分开设置。

（3）治疗室面积不应小于 $30m^2$，四壁应有足够厚度的屏蔽防护。

（4）治疗室的入口应采用迷路方式，以有效地降低控制室的辐射水平。门外设指示灯，并安装连锁装置，只有关门后才能照射。

（5）治疗室内必须有通风设备。可在顶棚或无射线辐射的高墙区开窗，每日换气 3~4 次。

（6）室内应有监视和对讲等设备，尽量减少工作人员的放射剂量。

2. 患者的防护措施

（1）电源、机头等设备要经常检查、维修，防止发生意外事故。

（2）照射部位和照射时间要准确无误，并保护好正常组织及器官。

（3）体内置放射源的患者，在治疗期间禁止会客或探视。尽量卧床休息，防止身体移动，以免放射性物质脱落或移位，影响患者的治疗效果和增加正常组织的损伤风险。

3. 工作人员的防护措施　工作人员应自觉遵守防护规定，避免不必要的照射。防护的基本原则是缩短时间、增加距离和使用屏蔽。

（1）护理带有放射源的患者时，护士要尽量减少接触时间，做好护理计划，安排好每一步骤，尽可能在短时间内完成护理工作。

（2）距离对射线的防护有极大作用，因此，护理带有放射源的患者时，应尽可能保持一定的距离。

（3）防护屏蔽有一定防护作用。铅围裙只能在放射诊断时起作用，但对高能量射线来说，其防护屏蔽作用较小。

（4）对被放射源污染的物品、器械、敷料以及排泄物和体液等，必须去除放射性污染后才可常规处理，处理时应戴双层手套。

4. 健全的保健制度

（1）建立放射工作人员档案。

（2）准备参加放射工作的人员必须先进行体检，体检合格者才能参加。

（3）放射工作人员每年一次定期体检。如遇特殊情况，一次外照射超过年最大允许照射剂量者，应及时进行体检并做必要的处理，放射病的诊断须由专业机构进行。

（4）体检除一般检查内容外，应重点关注血象、晶状体、皮肤、毛发、指甲、毛细血管等方面的检查，并做肝、肾功能检查。

第二节　颅脑肿瘤放射治疗护理常规

脑肿瘤是颅内肿瘤的统称，可起源于中枢神经系统（Central Nervous System，CNS）的不同细胞或源于转移至中枢神经系统的全身性恶性肿瘤。原发性脑肿瘤包括多种组织学类型，脑膜瘤和神经胶质瘤约占成人所有原发性脑肿瘤的2/3，脑胶质母细胞瘤是成人最常见的恶性脑肿瘤。儿童原发性 CNS 恶性肿瘤是儿科最常见的实体器官肿瘤，在儿童癌症死因中居首位。转移性脑肿瘤最常见于肺癌、黑色素瘤和乳腺癌。对 CNS 肿瘤主要采取多模式治疗，包含手术、放疗、化疗、靶向治疗等。颅脑肿瘤放射治疗护理常规按照放疗前、放疗中、放疗后的时间顺序分别列出护理评估要点、护理措施及质量要求，见表2-12。

表2-12　颅脑肿瘤放射治疗护理常规

评估	护理措施	质量要求
1. 放疗前评估 （1）评估患者年龄、既往史、睡眠习惯、是否同期联合化疗和（或）其他抗肿瘤治疗方式 （2）评估原发肿瘤位置、大小；有无肢体活动障碍，意识障碍，言语、视力障碍等 （3）观察生命体征，注意瞳孔变化，有无头痛、恶心等 （4）评估患者实验室检查结果，红细胞、血红蛋白、白细胞、血小板等血常规指标 （5）查看患者心电图以及心功能、肺功能检查等，了解患者心功能以及肺功能情况 （6）掌握患者放射治疗的部位、照射面积、照射剂量及照射方式	1. 放疗前护理 （1）讲解定位流程及注意事项：定位前3~4小时内避免进食，肾功能不全者定位前需停服二甲双胍48小时以上。告知患者及家属定位后保持定位标记线清晰，开始放疗前大致需等待的时间 （2）保持舒适环境：保持室内空气新鲜，定时开窗通风，室内湿度维持在40%~50%，夏季维持室内温度23℃~28℃、冬季维持室内温度18℃~25℃ （3）良好生活习惯：严格戒烟、戒酒，避免被动吸烟，保持个人清洁卫生，注意保护照射野皮肤，禁用肥皂擦洗；禁用酒精、碘酊等刺激性消毒剂，有痒感时禁止抓挠，可轻拍；穿柔软、宽松、吸水性强的低领棉质内衣；保持标记清晰，如有模糊及时请主管医生描画。放疗后毛发脱落者外出可戴假发、帽子、头巾；注意局部皮肤的保护，避免阳光暴晒、摩擦等刺激，外出时打伞	1. 评估全面、及时、准确 2. 患者知晓健康教育内容 3. 放疗前护理措施落实到位

评估	护理措施	质量要求
（7）根据 NRS – 2002 营养风险筛查量表评估患者营养风险，了解患者近期体重变化和每日进食量，查看前白蛋白、白蛋白等检查指标，结合 PG – SGA 评估表综合评估患者营养状况 （8）评估患者心理 – 社会状况，了解患者及主要照顾者对疾病及放射治疗方式的认知程度、依从性，是否存在疾病负担、焦虑和抑郁等负性情绪。了解患者家庭支持性照顾程度、家庭经济承受能力，尤其是中青年患者对于家庭角色转变的接受度，子女照顾情况等	（4）给予营养宣教：1）饮食原则：坚持"温、软、淡、鲜、多"原则，忌食油炸、熏烤食物，少食腌制食品。2）烹饪方法：以蒸、煮、炖、烩、清炒、煲汤为宜。3）饮用水和食物选择：①排除心、肺、肾等器官功能障碍的患者，鼓励患者每日多摄水，包括饮水和食物中所含的水分；患者每日能量摄入量为 25 ～ 30kcal/kg，蛋白质摄入量为 1.0 ～ 1.5 g/kg，每日尿量维持在 1000 ～ 2000ml。也可饮用淡茶水，或山楂、桂圆、枸杞等代茶饮。②合理搭配食物，保证优质蛋白摄入，如鱼、肉、蛋、奶和豆制品等；给予足量碳水化合物，保证谷类、薯类摄入，注意粗细搭配；多食水果、蔬菜，补充足量维生素和纤维素；限制脂肪摄入，以富含必需脂肪酸的脂类为主，使用多种植物油作为烹调油 （5）心理支持：主动向患者介绍病房环境、主管医生及护士，促进患者之间交流，消除陌生感，缓解焦虑 （6）加强巡视，24 小时专人陪伴，避免跌倒或坠床等不良事件的发生	
2. 放疗中评估 （1）了解患者已经放疗的次数，恢复情况等 （2）观察患者放疗期间的不良反应：脱发、颅内压增高、癫痫、放射性脑损伤等 （3）了解患者放疗期间血常规的情况 （4）评估患者放疗期间的营养状态，蛋白质进食量以及体重变化情况	2. 放疗中护理 （1）保持病房内适宜的温度与湿度，空气清新，每日定时开窗通风，预防感冒 （2）注意患者有无出现头痛、恶心、呕吐、意识丧失等颅内压增高的症状，如若出现立即通知医生，遵医嘱应用降颅压的药物，同时应注意患者瞳孔变化，预防脑疝的发生 （3）患者若出现意识丧失、肢体抽搐等癫痫症状，应尽快将患者置于仰卧位，使其头偏向一侧，保持呼吸道通畅，以免窒息 （4）认知功能损害是临床诊断为放射性脑损伤患者的常见症状，以头颅磁共振为主的影像学检查是主要诊断方法，应注意检查结果，尽早发现放射性脑损伤，及时通知医生 （5）注意观察患者放射野皮肤情况，避免抓挠，保持清洁 （6）对于放疗期间出现骨髓抑制的患者，护理措施参照第一章第三节"化疗药物不良反应护理常规" （7）了解患者体重变化及白蛋白、前白蛋白等指标，了解患者营养状态，指导患者进食高蛋白、高维生素、易消化饮食，避免辛辣、粗糙、刺激性食物	1. 不良反应观察及时 2. 不良反应对症护理措施实施正确
3. 放疗后评估 （1）了解患者血常规情况 （2）了解患者不良反应情况，是否出现头痛、头晕等症状 （3）评估患者营养状态 （4）评估患者放射野皮肤情况	3. 放疗后护理 （1）保持良好的心态，情绪稳定，倡导健康的生活方式，进清淡、易消化饮食，适当运动，增强机体免疫力，注意预防呼吸道感染 （2）放疗结束后仍要注意放射野皮肤变化情况，可以用温水沐浴，但不可用力揉搓，更不能使用强酸或强碱性洗浴用品，避免使用胶布类固定物品；有脱皮时切不可撕脱，以免造成人为皮肤损伤 （3）做好出院宣教：患者出现头痛、意识障碍等症状时及时就医，出现乏力等症状及时复查血常规 （4）定期复查，一般放疗结束后 1 个月进行第一次复查，以后每 3 个月复查一次，或结合患者具体病情决定复查时间	1. 放疗后护理措施正确实施 2. 患者知晓出院宣教内容 3. 患者定期复查

第三节 头颈部肿瘤放射治疗护理常规

一、鼻咽癌放射治疗护理常规

鼻咽癌（Nasopharyngeal Carcinoma，NPC）是起源于鼻咽黏膜上皮的恶性肿瘤，占头颈部恶性肿瘤的78%，是耳鼻喉科最常见的恶性肿瘤。根据肉眼形态可分为结节型、菜花型、溃疡型和黏膜下浸润型，通常结节型最为常见。根据鼻咽癌世界卫生组织（WHO）第5版标准组织学分型可分为角化型鳞状细胞癌 、非角化型鳞状细胞癌（分化型和未分化型）以及基底细胞样鳞状细胞癌，其他类型鼻咽癌包括腺癌、腺样囊性癌、黏液表皮样癌以及恶性多形性腺癌；以鳞状细胞癌最多见。95%以上鼻咽癌属低分化癌和未分化癌类型，恶性程度高，生长快，易出现浸润性生长及早期转移。淋巴结转移是鼻咽癌最主要的转移途径和部位。鼻咽癌公认和有效的根治性治疗方法为放射治疗或以放疗为主的综合治疗。鼻咽癌放射治疗护理常规按照放疗前、放疗中、放疗后的时间顺序分别列出护理评估要点、护理措施及质量要求，见表2－13。

表 2－13 鼻咽癌放射治疗护理常规

评估	护理措施	质量要求
1. 放疗前评估 （1）有无鼻塞、耳鸣、耳闷、听力减退、头痛及脑神经症状；检查口腔情况 （2）患者检查与检验情况，包括磁共振、CT、血常规、肝肾功能、心电图等 （3）放疗方式和方案：调强放疗、螺旋断层放疗（TOMO）、质子放疗等。放疗部位、面积、照射剂量、单次剂量 （4）患者营养状况 （5）患者及家属的心理状态	1. 做好放疗前准备，沐浴、理发、剃胡须、剪指甲，治疗前拔除龋齿、修复破损的牙齿等，保持口腔清洁和个人卫生 2. 告知患者放射治疗的部位、面积、照射剂量、照射方式、是否使用增敏剂、标记线保护、可能出现的并发症及应对方法 3. 提供信息和情感支持，减轻患者焦虑心情，保持情绪稳定，积极配合治疗 4. 评估患者营养状况，指导患者合理饮食，保证充足的休息及营养，配合放疗顺利进行	1. 评估全面、准确 2. 放疗前护理落实到位 3. 患者知晓宣教内容
2. 放疗中评估 （1）鼻咽是否有堵塞、出血等情况 （2）患者张口、吞咽等情况 （3）根据 RTOG 急性放射损伤分级标准评估口干、口腔黏膜炎、照射野皮肤损伤程度（附表2－1）	1. 出血、堵塞感 （1）鼻咽癌患者若鼻腔干燥可用无菌石蜡油湿润，鼻塞可用麻黄素 （2）遵医嘱给予鼻咽冲洗（详见附录2－7 鼻咽冲洗操作标准） （3）少量出血时，指导患者勿用手抠鼻，以免加重出血；大出血患者应施行后鼻腔填塞压迫止血，并遵医嘱给予止血剂，必要时请耳鼻喉科会诊，行外科治疗 （4）严密观察患者体温、脉搏、呼吸、血压、面色等情况，关注出血量及止血效果，保持口腔卫生，取半卧位或端坐位，有利于口腔分泌物引流。后鼻腔填塞物应在72小时内取出，以免鼻咽腔继发感染 （5）饮食护理：后鼻腔填塞后，患者易有异物堵塞感、疼痛等不适，嘱患者进食流质、半流质的高蛋白、高维生素饮食，宜少量多餐，忌烟、酒及辛辣食物。保持大便通畅，若便秘应及时用药，勿用力排便	1. 不良反应观察及时 2. 对症护理措施实施正确 3. 患者掌握鼻咽冲洗、张口功能锻炼的方法

评估	护理措施	质量要求
	2. 张口、吞咽困难 （1）当颈部、咀嚼肌或其他颞下颌关节周围软组织位于放射野时，放射线造成局部组织水肿、细胞破坏及纤维化，出现颈部活动受限及张口困难 （2）指导患者进行张口功能锻炼（详见附录2-8），防止关节纤维化。在患者做张口训练的过程中，如发生放射性口腔黏膜炎，患者可能因为疼痛而不愿意坚持口腔锻炼，可遵医嘱指导患者含漱含利多卡因的漱口液后再张口训练；如张口困难，可用暖水瓶的软木塞支撑在患者的门齿间，达到张口锻炼的目的。为预防颈部肌肉纤维化，可做颈前-后-左-右的缓慢旋转运动，按摩颞下颌关节和颈部。放疗前应记录患者最大张口时上下门齿间的距离（门齿距），放疗后每周测量门齿距一次，并指导患者行张口训练，每天200~300次，以保持最大张口度和颞下颌关节的灵活度 （3）根据患者营养评定情况，和医生一起制定营养方案，指导合理进食 3. 口干：放射治疗过程中，口腔会受到电离辐射的影响，尤其唾液腺对其极为敏感，当射线剂量达10Gy时，腺泡及导管细胞发生变性，从而导致功能受损，造成唾液分泌减少。可服生津滋阴、清热解毒的中药，也可用冷开水、茶水或其他无糖且无酸的冷饮、漱口液来湿润口腔；使用各种味觉刺激剂、触觉刺激剂（如咀嚼无糖口香糖）或药物来刺激唾液分泌，其中酸性或苦味物质对刺激唾液分泌或流动最有效（如柠檬液和维生素C片等） 4. 放射性口腔黏膜炎：指放射线电离辐射使照射区域内微血管壁肿胀、管壁变窄或堵塞而引发血供障碍所发生的急性或慢性口腔黏膜损伤，常伴有轻度味觉改变、口干和唾液黏稠，并逐渐加重，可贯穿整个放疗过程，在放疗结束1~3周逐渐恢复。护理措施参照第一章第三节"化疗药物不良反应护理常规" 5. 放射性皮肤损伤护理措施详见本章第一节中的"放射性皮肤损伤护理常规"	
3. 放疗后评估 （1）患者放疗并发症好转情况 （2）患者出院指导掌握情况	1. 放疗后3年之内禁止拔牙，如需拔牙应加强抗感染治疗，以防放射性骨髓炎。注意口腔卫生，漱口4~5次/日，推荐使用含氟牙膏，建议每年洗牙1次。放疗后造成多数患者永久性口干，嘱其多饮水，保持口腔湿润 2. 避免吃过热、过硬、过酸或过甜的食物，以免刺激口腔黏膜；放疗中因味觉改变而致口腔无味或有异物感，需吃流质或软食，鼓励进食 3. 放疗结束后继续坚持头颈部功能锻炼和鼻腔冲洗 4. 有气管切开的患者，指导自我护理方法，包括气管导管的清洗、消毒方法及颈部气管吻合口处的护理，外出或淋浴时注意保护造瘘口，防止异物吸入，室内保持一定的湿度 5. 定期复查，建议一般出院第一年每3个月复查一次，第二年每半年复查一次，第三年以后可每年一次。如发现出血、呼吸困难、造瘘口有新生物或颈部扪及肿块等异常情况，及时就诊	1. 放疗后护理措施到位 2. 患者知晓居家照护指导

二、口腔癌放射治疗护理常规

口腔癌（Oral Cancer，OC）是头颈部常见恶性肿瘤，其中口腔鳞状细胞癌占比超过90%，口腔鳞状细胞癌是起源于口腔黏膜上皮的伴有鳞状分化的癌。口腔黏膜包括颊黏膜、牙龈黏膜、磨牙后三角区黏膜、舌体（界沟前2/3）黏膜、口底黏膜、硬腭黏膜、唇黏膜。目前，手术是口腔癌的主要治疗手段，考虑到单纯手术难以彻底切除且容易局部复发和远处转移，常需要术后辅助放疗以期减少局部复发机会并延长生存期。口腔癌放射治疗护理常规按照放疗前、放疗中、放疗后的时间顺序分别列出护理评估要点、护理措施及质量要求，见表2-14。

表2-14　口腔癌放射治疗护理常规

评估	护理措施	质量要求
1. 放疗前评估 （1）了解放射治疗的部位、面积、照射剂量及照射方式 （2）评估患者病情、意识、发音与交流及合作程度 （3）评估患者进食与营养、口腔情况、疼痛、皮肤状况 （4）评估患者安全状况，评估患者心理和社会支持状况	1. 介绍病室环境、主管医生和护士，做好入院宣教、安全指导及检查前指导，评估患者入院健康状况 2. 做好放疗前准备：治疗前拔除龋齿，修复破损的牙齿或义齿，做好个人卫生 3. 每周检测血常规，白细胞降低时遵医嘱给予升白细胞药物治疗，并采取预防感染的护理措施，以免诱发面颈部皮下蜂窝织炎。护理措施参照第一章第三节"化疗药物不良反应护理常规" 4. 进行放疗知识宣教，注意保护照射野皮肤，禁用肥皂擦洗；禁用酒精、碘酊等刺激性消毒剂；有痒感时禁止抓挠，可轻拍；保持标记清晰，模糊者及时请主管医生描画。放疗后毛发脱落者外出可戴假发、帽子、头巾；注意局部皮肤的保护，外出时打伞；避免阳光暴晒、摩擦等刺激，勿用力擤鼻涕 5. 指导患者进食高热量、适量蛋白质、高维生素的清淡、易消化、温凉软食，戒烟酒，忌热、硬、酸、辣、麻的食物；养成少量多次饮水的习惯，每日饮水量2000~3000ml 6. 指导患者用软毛牙刷、含氟牙膏刷牙，必要时口腔护理，进食前后漱口，勿用牙签剔牙，保持口腔卫生，教会患者正确进行头颈部功能锻炼 7. 进食疼痛明显者可遵医嘱于进食前10~15分钟含漱表面麻醉剂。骨质侵犯合并感染时，可引起剧痛，应按医嘱给予止痛药物 8. 做好患者心理护理，消除其负性情绪，增强战胜疾病的信心	1. 评估全面、准确 2. 放疗前护理落实到位 3. 患者知晓宣教内容
2. 放疗中评估 （1）放射性龋齿及放射性骨髓炎 （2）急性放射性腮腺炎 （3）张口困难、组织纤维化 （4）放射性骨坏死 （5）放射性皮肤损伤、放射性口腔黏膜炎、放射性口干	1. 放射性龋齿及放射性骨髓炎 （1）口腔照射后的患者，唾液分泌减少，以及化学成分的改变，致使龋齿的发生率增高，应嘱患者使用含氟牙膏 （2）骨坏死多发生在高剂量、大分割外照射，口底插植治疗的区域，特别是原有肿瘤侵犯的部位。也见于全身情况差、拔牙或下颌无牙的患者。由于血供不同，下颌骨的坏死先于上颌骨。放射性骨髓炎属于迟发放疗反应。上、下颌骨的骨组织受照射后，其组织血管发生无菌性血管炎，其后数月至数年发生血栓栓塞，骨组织供血减少。此时若发生牙组织感染和拔牙性损伤，局部伤口长期不愈，可导致放射性骨髓炎发生。临床表现为颌骨深部的间歇性钝痛或针刺样剧痛，软组织红肿，瘘管形成，伴有张口困难、口臭、牙龈出血、口干等；严重的死骨外露伴颌面畸形还会引起继发感染，危及患者生命 （3）放疗后指导患者使用含氟牙膏刷牙，用竖刷和横刷相结合的方法刷牙，每次刷牙应持续3分钟以上。少进甜食或进甜食后及时漱口。放疗后定期做口腔检查。尽量不做拔牙的处理，如必须进行时，至少在放疗3年后或更长时间，以免引起炎症感染或骨髓炎。鼓励患者每日坚持做鼓腮运动及舌舔牙龈运动，以防牙龈萎缩	1. 不良反应观察及时 2. 对症护理措施实施正确

评估	护理措施	质量要求
	2. 急性放射性腮腺炎：一般出现在放疗的第 1~3 天，表现为腮腺区肿胀、疼痛，严重者局部皮肤红、皮温增高并伴有全身发热。主要原因是腮腺导管很细，放疗使导管上皮细胞水肿致唾液潴留所致。急性放射性腮腺炎关键在于预防，患者在放疗的前 1 周内尽量不要吃酸性及任何可能导致唾液分泌增加的食物	
	3. 张口困难、组织纤维化：指导患者坚持张口训练，多做咀嚼动作或鼓腮运动，锻炼咀嚼肌。详见本节"鼻咽癌放射治疗护理常规"	
	4. 放射性骨坏死	
	(1) 放射性骨坏死是口腔癌放疗后的一种严重并发症，主要发生在下颌骨。颌骨坏死后，常可以见到暴露的骨质，并限制患者张口、说话、吞咽等行为，至中晚期还会产生剧烈的疼痛	
	(2) 指导患者在放疗后 1~1.5 年再拔牙	
	(3) 放射性骨坏死已经发生，患者应配合医生坚持积极治疗。前期以保守治疗为主，可遵医嘱服用一些止痛、抗炎以及修复骨骼损伤的药物；当保守治疗无效时，需要通过手术来刮除死骨和感染灶，必要时可以采用下颌骨切除后钛板加皮瓣修复的方法进行治疗。日常生活中做好口腔护理，注意饮食、增加营养等	
	5. 放射性皮肤损伤护理详见本章第一节中的"放射性皮肤损伤护理常规"	
	6. 放射性口腔黏膜炎护理参照第一章第三节"化疗药物不良反应护理常规"	
	7. 放射性口干护理详见本节"鼻咽癌放射治疗护理常规"	
3. 放疗后评估 (1) 放疗并发症情况 (2) 出院指导掌握情况	1. 鼓励患者加强营养，保持营养均衡，避免进食辛辣、坚硬的食物，禁烟酒 2. 指导患者养成良好的口腔卫生习惯，保持口腔湿润；鼓励患者进食后立即用淡盐水或温开水漱口 3. 坚持进行张口训练、含话梅或咀嚼口香糖等练习舌的搅拌和吞咽功能锻炼 4. 定期复查，出院后第 1 个月、3 个月、6 个月回院复查，居家期间如有特殊不适随诊 5. 大部分口腔癌术后患者有不同程度的外形改变、社交功能及语言功能的障碍，应指导家属配合和鼓励患者参与康复训练	1. 放疗后护理措施到位 2. 患者知晓居家照护指导

三、喉癌放射治疗护理常规

喉癌（Carcinoma of Larynx，CL）是头颈部常见的恶性肿瘤，分为原发性和继发性两种。根据喉的解剖分区可以分为声门型喉癌、声门上型喉癌和声门下型喉癌，其中声门型最常见、声门下型少见。病理学上主要为鳞癌，少数为基底细胞癌、腺癌、低分化癌等。喉癌的治疗以手术和放疗为主，对于晚期喉癌，主张采用手术、放疗和化疗等综合治疗。喉癌放射治疗护理常规按照放疗前、放疗中、放疗后的时间顺序分别列出护理评估要点、护理措施及质量要求，见表 2-15。

表 2 - 15　喉癌放射治疗护理常规

评估	护理措施	质量要求
1. 放疗前评估 （1）了解声音嘶哑、呼吸困难的程度以及有无咳嗽、咳痰、痰中带血的情况 （2）了解放射治疗的部位、面积、照射剂量及照射方式 （3）依据 RTOG 急性放射损伤分级标准评估口腔黏膜和皮肤的损伤程度 （4）了解患者进食、口咽疼痛、口干情况 （5）了解患者是否带喉管，喉管种类、材质，喉管换药情况 （6）各项检查及化验结果 （7）有无语言沟通障碍及其程度 （8）患者的心理状态及家庭支持情况	1. 做好放疗前准备：治疗前拔除龋齿，修复破损的牙齿或义齿 2. 注意口腔卫生：每次饭后用软毛牙刷刷牙，饭前、饭后、睡前用生理盐水或漱口液漱口，必要时口腔护理，黏膜破溃者可采用杀菌、抑菌、促进组织修复的漱口液含漱 3. 疼痛护理：进食疼痛明显者可遵医嘱于进食前 10 ~ 15 分钟含漱表面麻醉剂或配合其他药物止痛 4. 饮食护理：给予清淡、高蛋白、高维生素、高热量、富含铁的无刺激性食物。味觉减退或有异味感、食欲下降者注意食物色、香、味搭配，增进食欲	1. 评估全面、准确 2. 放疗前护理落实到位 3. 患者知晓宣教内容
2. 放疗中评估 （1）了解患者已经放疗的次数，是否复位等 （2）气管套管的护理 （3）观察患者放疗期间的不良反应 ①喉水肿、喉软骨炎、喉软骨坏死 ②颈部软组织纤维化、放射性皮肤损伤、放射性口腔黏膜炎、放射性口干，详见本节"鼻咽癌放射治疗护理常规" （4）了解患者放疗期间血常规的情况 （5）评估患者放疗期间的营养状态，蛋白质进食量以及体重变化情况	1. 气管套管患者一般于术后 2 周内可行放射治疗 （1）放疗前必须将金属气管套管更换为塑料套管，佩戴金属套管不能进行放疗 （2）根据患者咳嗽与咳痰量，每日清洗内套管 1 ~ 3 次。定期更换固定的纱带，保持气管造口周围皮肤清洁、干燥 （3）遵医嘱按时向气管内滴入生理盐水加抗生素和化痰药或行雾化吸入，套管口盖湿纱布，可湿化呼吸道，避免痰液结痂堵塞气管套管，并防止异物落入气管 （4）保持病房或患者居住的室内空气流通和洁净，温度为 18℃ ~ 22℃，湿度为 50% ~ 60%，减少探视、定时通风 （5）保持患者呼吸道的通畅，及时吸痰，床头抬高 30° ~ 45°，及时为患者翻身、拍背，利于痰液咳出 （6）分泌物多且黏稠或性质改变时，要增加清洗次数，行痰细菌培养，注意观察气管套管内痰液、颜色、性质，痰中带血时应多饮水并加强气道湿化 2. 放疗患者可因肿瘤不适或喉头水肿而引起呼吸不畅，甚至窒息，应随时备好气管切开盘、吸痰器及氧气应急使用。出现喉头水肿时可予超声雾化、抗炎、激素等对症支持。大多数喉头水肿会在放疗后 3 个月内消退。若超过半年仍不消退或水肿逐渐加重，此种情况下不排除肿瘤因素存在，应尽快联系主管医生处理 3. 喉软骨坏死主要是因为放疗后喉黏膜下血管、淋巴管阻塞而发生水肿，血运和淋巴引流障碍引起的组织坏死伴急、慢性炎性反应改变。可分为急性喉软骨损伤和晚期喉软骨坏死。急性喉软骨损伤在放疗期间就可出现声门水肿；晚期喉软骨坏死常于放疗后数月发生，表现为局部疼痛、皮肤发红和喉黏膜水肿及坏死。急性喉软骨损伤可以通过控制感染、高压氧疗等方法治疗，晚期喉软骨坏死则需手术切除坏死病灶 4. 对于放疗期间出现骨髓抑制患者，遵医嘱给予对症处理 5. 了解患者营养状态，了解患者体重变化及白蛋白、前白蛋白等营养性指标水平，指导患者进食高蛋白、高维生素、易消化饮食，避免辛辣、粗糙、刺激性食物	1. 不良反应观察及时 2. 对症护理措施实施正确 3. 患者正确掌握气管套管自我护理的方法

评估	护理措施	质量要求
3. 放疗后评估 （1）放疗并发症情况 （2）出院指导掌握情况	1. 气管套管自我护理 （1）患者和家属掌握套管的消毒方法和异常情况的紧急处理 （2）长期佩戴气管套管者喉反射功能降低，应嘱患者及时将痰液及口内分泌物吐出，以防痰液干燥结痂。冬天外出戴围巾以防止冷风刺激，套管口覆盖纱布以防止粉尘进入 （3）半喉切除不能摘洗外套管。全喉切除患者清洗外套管后要及时放回，不可时间过长 2. 语言训练：全喉切除术后发音重建主要有以下几种方法 （1）气管-食管造瘘术：即在气管后壁与食管前壁之间制作一瘘口，安装或不安装发音钮，气体经接口（或经该处的发音钮）至食管→口咽→口腔而发音 （2）电子喉：用物理的方法将口咽→口腔的气体发生震荡形成声音，由口腔构成语言 （3）人工喉：将气管造瘘口进出的气体经一装置送到口咽→口腔而发音 （4）食管发音：吞咽气体至食管贮存，再将气体由食管释放至口咽→口腔而发音 3. 自查及复查 （1）出院后如出现出血、呼吸困难、吞咽困难、造瘘口有新生物或颈部触及肿块，应及时就诊 （2）指导患者定期复查，一般出院后第1个月、3个月、6个月、12个月各复查一次，1年后每年复查一次	1. 放疗后护理措施到位 2. 患者知晓居家照护指导 3. 患者按时复查

四、上颌窦肿瘤放射治疗护理常规

上颌窦癌（Maxillary Sinus Carcinoma，MSC）是最常见的鼻腔-鼻窦恶性疾病，以鳞状细胞癌最为常见，腺癌次之。上颌窦癌临床上较为少见，我国的上颌窦癌发病率约占头颈部肿瘤的1%～2%，近年来上颌窦癌的发病率逐渐增高。手术治疗是多数上颌窦癌的首选治疗方法。全身化疗对上颌窦肿瘤组织缺乏选择性，药物不良反应大，较少单一应用，通常联合手术和放疗。术前放疗可明显缩小肿瘤体积，有效杀伤肿瘤细胞，为手术根治性切除提供保证；术后放疗对于防止肿瘤局部复发有着重要意义。上颌窦癌放射治疗护理常规按照放疗前、放疗中、放疗后的时间顺序分别列出护理评估要点、护理措施及质量要求，见表2-16。

表2-16 上颌窦肿瘤放射治疗护理常规

评估	护理措施	质量要求
1. 放疗前评估 （1）评估患者年龄、既往史、睡眠习惯、是否同期联合化疗和（或）其他抗肿瘤治疗方式 （2）评估原发肿瘤位置、大小，有无鼻塞、鼻腔分泌物增多、鼻腔内息肉样物、嗅觉减退、颌面部胀痛或麻木感、反复发作的鼻出血等 （3）观察生命体征，注意流涕的量、性质等，鼻出血患者注意出血量 （4）评估患者血常规，红细胞、血红蛋白、白细胞、血小板等 （5）查看患者心电图、心功能、肺功能检查等，了解患者心功能以及肺功能情况 （6）掌握患者放射治疗的部位、照射面积、照射剂量及照射方式	1. 放疗前护理 （1）定位流程及注意事项、生活环境、生活习惯、营养宣教、情绪释放详见本章第二节"颅脑肿瘤放射治疗护理常规" （2）勿用力擤鼻涕，鼻腔出血量多的患者应及时报告医生，遵医嘱给予止血药物	1. 评估全面、准确 2. 放疗前护理落实到位 3. 患者知晓宣教内容

肿瘤临床护理常规 上篇

评估	护理措施	质量要求
(7) 根据 NRS - 2002 评估患者营养风险,了解患者近期体重变化,每日进食量,查看前白蛋白、白蛋白等检查指标,结合 PG - SGA 评估表综合评估患者营养状况 (8) 评估患者心理 - 社会状况,了解患者及主要照顾者对疾病认知程度、放射治疗方式的认识与依从性,是否存在疾病负担、焦虑与抑郁等负性情绪。了解患者的家庭支持性照顾程度、家庭经济承受能力,尤其是中青年患者对于家庭角色转变的接受度、子女照顾情况等		
2. 放疗中护理 (1) 了解患者已经放疗的次数,是否复位等 (2) 观察患者放疗期间的不良反应:根据 RTOG 急性放射损伤分级标准(附表 2 - 1)评估放射性口腔黏膜炎和放射性皮肤损伤 (3) 了解患者放疗期间血常规的情况 (4) 评估患者放疗期间的营养状态,蛋白质进食量以及体重变化情况	2. 放疗中护理 (1) 保持病房内适宜的温度与湿度,空气清新,每日定时开窗通风,预防感冒 (2) 保持口腔与鼻腔卫生,放疗之前根据需要进行牙科评估和治疗,有助于减少局部牙源性和全身性感染风险。为保持口腔清洁,建议用生理盐水或 3% ~ 5% 碳酸氢钠溶液漱口,于每次餐后漱口,每天至少漱口 4 次。每天使用软毛牙刷刷牙以减少牙菌斑的形成,同时确保患者正确使用以防止不必要的黏膜损伤。接受头颈部肿瘤放射治疗、有血小板减少或凝血功能障碍的患者应慎用牙线、牙签或洗牙器 (3) 患者应保持充分的水化,勤喝水,保持口腔湿润。可使用唾液替代品,其中 pH 呈酸性的产品易导致牙齿敏感,因此建议使用中性或含氟的产品 (4) 注意观察患者放射野皮肤情况,保持皮肤清洁、干燥,避免出汗。接触放疗区域皮肤前应洗手,并在清洗后使用干净的毛巾轻轻擦干。使用温水(水温 38℃ ~ 40℃)、pH ≈ 5 的肥皂(中性/偏酸性)和(或)沐浴露清洗皮肤,每天不超过 2 次。皮肤敏感或湿性脱屑时,仅用清水清洗。避免使用皮肤刺激物,如含酒精的乳液和香水。使用锋利的、清洁的多刀片湿式剃须刀或电动剃须刀剃须,避免局部创伤。避免对皮肤造成微小创伤,如衣物摩擦、阳光直射和极端温度暴露;避免在受照射区域使用胶带或黏合剂 (5) 保持鼻腔的清洁,放疗前、放疗后、睡前使用 0.9% 氯化钠溶液(或碳酸氢钠溶液,该溶液呈弱碱性,可明显降低感染发生率)进行冲洗,冲洗液温度以 25℃为宜;若出现鼻腔出血,应暂停鼻腔冲洗 (6) 对于进食疼痛的患者做好相应护理,及时通知医生,给予镇痛药物 (7) 对于放疗期间出现骨髓抑制患者,遵医嘱给予对症处理 (8) 了解患者营养状态,了解患者体重变化及白蛋白、前白蛋白等检验结果。指导患者进食高蛋白、高维生素、易消化饮食,避免辛辣、粗糙、刺激性食物	1. 不良反应观察及时 2. 对症护理措施实施正确

评估	护理措施	质量要求
3. 放疗后护理 （1）了解患者血常规情况 （2）了解患者不良反应情况，是否出现疼痛、鼻腔出血、黏膜破溃等症状 （3）评估患者营养状态 （4）评估患者放射野皮肤情况	3. 放疗后护理 （1）常规护理同本章第二节"颅脑肿瘤放射治疗护理常规" （2）做好出院宣教：患者出现鼻腔分泌物增多、鼻塞、鼻出血等症状时及时就医，出现乏力等症状及时复查血常规	1. 放疗后护理措施到位 2. 患者知晓出院宣教内容 3. 患者按时复查

第四节　胸部肿瘤放射治疗护理常规

一、食管癌放射治疗护理常规

食管癌是常见的消化道肿瘤，放射治疗是食管癌综合治疗的主要手段，80% 的食管癌患者在其治疗的不同时期需要接受放疗。食管癌放疗过程中可能引起不同程度的不良反应，例如放射性食管炎、放射性皮肤损伤、放射性肺损伤、放射性心脏损伤、放疗引起的肝脏反应等，少数患者可能出现食管出血、穿孔等并发症。食管癌患者营养不良发生率较高，放疗不良反应在一定程度上导致或加重营养不良的发生风险，因此需要对食管癌放疗患者进行有效营养管理。食管癌放射治疗护理常规按照放疗前、放疗中、放疗后的时间顺序分别列出护理评估要点、护理措施及质量要求，见表 2–17。

表 2–17　食管癌放射治疗护理常规

评估	护理措施	质量要求
1. 评估患者对放疗相关知识的了解，做好放疗前相关评估 （1）询问患者既往史、过敏史、睡眠习惯、大小便、活动情况、体力状况、心理状况等，评估患者各种检查及检验结果是否正常 （2）进行常规营养风险筛查和评估，参见本章第一节中的"放射治疗前护理常规" （3）评估放疗方式、不良反应及严重程度 （4）评估原发肿瘤位置、大小，评估转移灶部位、肿瘤负荷，了解患者是否同期联合化疗和（或）其他抗肿瘤治疗，预判患者可能出现的并发症 （5）有无发热、恶心、呕吐、食欲下降、吞咽困难等临床表现	1. 指导患者做好放疗前的准备，介绍放疗相关知识，以及放疗中可能出现的不良反应和需要配合的事项，消除紧张的情绪，积极配合放疗 2. 为患者及家属提供营养支持相关宣教 3. 进行放疗过程中保持放疗体位准确，宣教注意事项	1. 评估全面、准确 2. 放疗前护理落实到位 3. 患者知晓宣教内容
2. 放疗中评估患者的营养状况 （1）使用 NRS – 2002 营养风险筛查量表进行常规营养风险筛查，评估是否有营养风险 （2）使用 PG – SGA 评估表综合评估患者营养状况	1. 放疗期间密切关注患者的营养状况，根据患者 NRS – 2002 营养风险筛查结果和 PG – SGA 评估结果定期进行评价和调整营养治疗方案 2. 定期检测患者体重，指导患者保证每日能量 25～30kcal/（kg·d）、蛋白质摄入量 1.2～2.0g/（kg·d），根据实际需求进行调整 3. 指导口服营养补充剂的患者按医嘱足量服用，保证营养治疗的有效性	1. 营养状况评估准确 2. 营养支持及时、有效

评估	护理措施	质量要求
3. 放疗中评估 （1）每天评估定位的标记线是否清晰，定位处的贴膜是否粘贴完好 （2）评估患者血象情况，是否出现骨髓抑制及骨髓抑制的分级，根据分级采取相应的治疗及护理措施 （3）每天评估患者放射野皮肤情况	1. 如标记线不清晰时及时找医生补画，以免影响放疗精准性 2. 定期监测血常规，遵医嘱用药，护理措施参照第一章第三节"化疗药物不良反应护理常规" 3. 指导患者做好放射野皮肤护理，保持清洁、干燥，避免皮肤人为损伤，影响放疗进程	放疗中评估全面、准确
4. 放疗中不良反应的评估 （1）评估有无放射性皮肤损伤：观察皮肤颜色变化，有无红斑、渗液、脱皮、破溃、出血等情况。观察有无可凹陷性水肿。询问患者放射区域皮肤有无疼痛、瘙痒等不适 （2）评估有无放射性食管损伤：观察患者有无吞咽困难，进食或空咽唾液时吞咽疼痛，抑或与吞咽无关的持续性胸骨后疼痛，有无胸部剧痛、呛咳、呼吸困难或恶心、呕吐等症状。若患者出现剧烈胸背疼痛、发热和白细胞计数升高，警惕食管穿孔的发生 （3）评估有无放射性气管炎和放射性肺损伤：评估患者有无发热、咳嗽、胸闷、胸痛、呼吸困难的症状，肺部听诊有无干、湿啰音 （4）评估有无放射性心脏损伤：最常见表现为心包积液，评估患者有无发热、胸闷、心包摩擦音等急性期表现；评估患者有无呼吸困难、干咳、颈静脉高压、肝肿大等慢性期表现	1. 每周进行皮肤评估，根据皮肤情况给予相应护理。皮肤护理的具体措施详见本章第一节中的"放射性皮肤损伤护理常规" 2. 放射性食管损伤的预防：做好饮食和口腔护理，包括：①放疗期间饮食宜清淡、软烂，以减少口腔、喉咙及胃肠道的刺激；②避免进食过硬、过热、过咸、油炸、酸辣等粗糙、刺激性食物，避免糯米等粘性食物，并禁止大块食物吞咽；③每餐后须饮少量温开水，冲洗粘附在食管表面的食物；④进食后不能马上平卧，以防止胃内食物反流至食管；⑤注意口腔清洁，每餐后漱口，晨起及睡前刷牙 3. 若确诊存在食管损伤，则根据RTOG急性放射损伤分级给予针对性的护理，具体护理措施详见本章第一节中的"放射性食管损伤护理常规" 4. 放射性肺损伤的护理 （1）遵医嘱予镇咳剂，雾化吸入，吸氧等处理 （2）发热者给予退热护理 （3）卧床休息，定时通风，注意保暖 （4）进行腹式呼吸锻炼，缓解呼吸困难 （5）严重的确诊为放射性肺损伤者，根据RTOG急性放射损伤分级给予针对性的护理，具体护理方法详见本章第一节中的"放射性肺损伤护理常规" 5. 放射性心脏损伤的护理 （1）观察患者病情变化，根据医嘱给予对症支持治疗，如皮质激素、心包穿刺等 （2）卧床休息，保持安静，注意保暖，预防感冒 （3）少量多餐，避免过饱 （4）保持大便通畅，避免过度用力。如发生放射性心包损伤，具体护理措施详见本章第一节中的"放射性心包损伤护理常规"	1. 不良反应观察及时 2. 对症护理措施实施正确

评估	护理措施	质量要求
5. 放疗后评估 （1）放疗后对患者进行营养随访和监测 （2）评估放疗不良反应是否好转 （3）评估临床症状是否好转，做好出院后指导	1. 放疗后对患者进行营养随访，并继续进行营养风险筛查及 PG - SGA 评估，必要时给予营养支持或家庭营养治疗 2. 放疗结束后仍要注意放射野皮肤情况，如放射野内皮肤没有破溃，可以用温水沐浴，不可用力揉搓，禁止使用强酸或强碱性洗浴用品；有脱皮时不可强行撕脱，需等待自然脱落 3. 嘱患者出院后进清淡、易消化饮食，坚持健康的生活方式，适当运动，增强机体免疫力 4. 放疗后定期随访，一般放疗结束后 1 个月第一次复查，以后每 3 个月复查一次，或结合患者具体病情决定复查时间	1. 放疗后护理措施到位 2. 患者知晓出院宣教内容 3. 患者按时复查

二、肺癌放射治疗护理常规

放射治疗是肺癌的重要治疗手段。放疗包括根治性放疗、姑息性放疗、辅助放疗和预防性放疗等。对于因高龄、严重的内科疾病原因不能耐受手术或拒绝手术的早期肺癌患者可采用根治性放疗。立体定向放射治疗（Stereotactic body radiotherapy，SBRT）是不可手术非小细胞肺癌（nonsmall - cell lung cancer，NSCLC）的早期首选治疗方法。对晚期肺癌原发灶和转移灶的减症治疗可进行姑息性放疗。预防性全脑照射是局限期小细胞肺癌的重要治疗部分。肺癌放疗可能引起的不良反应包括放射性皮肤损伤、放射性食管炎、放射性肺损伤、放射性心脏损伤以及放疗引起的肝脏反应。肺癌放射治疗护理常规按照放疗前、放疗中、放疗后的时间顺序分别列出护理评估要点、护理措施及质量要求，见表 2 - 18。

表 2 - 18　肺癌放射治疗护理常规

评估	护理措施	质量要求
1. 放疗前相关评估 （1）询问患者既往史、过敏史、睡眠习惯、大小便、活动情况、体力状况、心理状况等；评估患者各种检查及检验结果是否正常 （2）进行营养风险筛查和营养状态评估 （3）评估放疗方式、不同放疗方式可能出现的不良反应及其严重程度 （4）评估原发肿瘤位置、大小；评估转移灶部位、肿瘤负荷；了解患者是否同期联合化疗和（或）其他抗肿瘤治疗，预判患者可能出现的并发症 （5）有无发热、咳嗽、胸闷、气促、呼吸困难等临床表现	1. 指导患者做好放疗前的准备，介绍放疗有关的知识，以及放疗中可能出现的不良反应和需要配合的事项 2. 加强对患者及家属营养知识的相关宣教 3. 保持放疗过程中放疗体位准确的宣教	1. 评估全面、准确 2. 放疗前护理落实到位 3. 患者知晓宣教内容

评估	护理措施	质量要求
2. 放疗中评估 （1）每天评估定位的标记线是否清晰 （2）评估血象：评估患者是否出现骨髓抑制及骨髓抑制的分级，根据分级采取相应的治疗及护理措施 （3）每天评估患者放射野皮肤情况	1. 如标记线不清晰时及时找医生补画，以免影响放疗精准性 2. 定期监测血常规，根据骨髓抑制情况遵医嘱用药，护理措施参照第一章第三节"化疗药物不良反应护理常规" 3. 针对患者做好保护放射野皮肤的宣教，保持清洁、干燥，避免皮肤因护理不当造成损伤，影响放疗进程	1. 放疗中评估全面、准确 2. 放疗皮肤护理措施实施正确
3. 放疗中不良反应的评估 （1）评估有无放射性皮肤损伤：观察皮肤颜色变化，评估皮肤有无红斑及红斑颜色，皮肤有无渗液、脱皮、破溃、出血等情况；观察有无可凹陷性水肿；评估患者自觉症状：询问患者放射区域皮肤有无疼痛、瘙痒等不适 （2）评估有无放射性食管损伤：评估患者有无吞咽困难，进食或空咽唾液时吞咽疼痛，抑或与吞咽无关的持续性胸骨后疼痛，有无胸部剧痛、呛咳、呼吸困难或恶心、呕吐等症状。若患者出现剧烈胸背疼痛、发热和白细胞计数升高，警惕食管穿孔的发生 （3）评估有无放射性肺损伤：患者有无发热、咳嗽、胸闷、胸痛、呼吸困难的症状，肺部听诊有无干、湿啰音 （4）评估有无放疗引起的肝脏损伤：右下叶肺癌的放疗可发生肝脏损害，最常发生在放疗后 4～8 周。表现为：恶心、肝区胀痛、肝肿大、非癌性腹水、黄疸及肝功能障碍等 （5）评估有无放射性心脏损伤：评估患者有无发热、胸闷、心包摩擦音等急性期表现；评估患者有无呼吸困难、干咳、颈静脉高压、肝肿大等慢性期表现	1. 定期进行皮肤评估，根据皮肤情况给予相应护理。皮肤护理的具体措施详见本章第一节中的"放射性皮肤损伤护理常规" 2. 放射性食管损伤的护理：放疗期间饮食宜清淡、软烂，以减少口腔、咽喉及胃肠道的刺激；避免进食过硬、过热、过咸、油炸、酸辣等粗糙、刺激性食物，避免糯米等粘性食物，并禁止大块食物吞咽；每餐后须饮少量温开水，冲洗粘附在食管表面的食物；进食后不能马上平卧，以防止胃内食物反流至食管；注意口腔清洁，每餐后漱口，晨起及睡前刷牙 如经医生确诊存在放射性食管损伤，则根据 RTOG 急性放射损伤分级给予针对性的护理，具体护理措施详见本章第一节中的"放射性食管损伤护理常规" 3. 放射性肺损伤的护理：遵医嘱予镇咳剂，雾化吸入，吸氧等处理；发热者给予退热护理；卧床休息，定时通风，注意保暖；进行腹式呼吸锻炼，缓解呼吸困难；严重的确诊为放射性肺损伤者，根据 RTOG 急性放射损伤分级给予针对性的护理，具体护理措施详见本章第一节中的"放射性肺损伤护理常规" 4. 放射性肝脏损伤的护理 （1）卧床休息，保持情绪平稳 （2）鼓励患者少食多餐。多进食高蛋白、高热量、高维生素、低脂肪及清淡食物。多吃富含维生素的蔬菜和水果，忌食生冷、有刺激性及油腻食物 （3）有腹水患者应限制水和盐的摄入量 （4）放疗期间给予健脾理气的中药，可减轻放射性肝损害 （5）出现肝区胀痛时，可使用解热镇痛药物。对于间歇性肝区疼痛的患者，应耐心询问患者疼痛的程度和持续时间。根据医嘱采用 WHO 三阶梯止痛药物，并观察止痛效果及用药后的不良反应 5. 放射性心脏损伤的护理：观察患者病情变化，根据医嘱给予对症支持治疗，如皮质激素、心包穿刺等；卧床休息，保持安静，注意保暖，预防感冒；少量多餐，避免过饱；保持大便通畅，避免过度用力；如发生放射性心包损伤，具体护理措施详见本章第一节中的"放射性心包损伤护理常规"	1. 放疗不良反应评估及时、准确 2. 对症护理措施执行正确且有效

评估	护理措施	质量要求
4. 评估远处转移灶放疗的情况 （1）脑转移放疗：全脑放疗可引起或加重脑水肿，表现为恶心、呕吐、头痛及嗜睡等，放疗结束后可有记忆力减退表现 （2）骨转移放疗：放疗 1～3 天内可发生骨痛加剧，放疗 10～14 天骨痛症状开始缓解	1. 脑转移放疗的护理 （1）放疗前需剃去头发，避免脱发及头皮瘙痒 （2）放疗中注意观察颅内高压症状及其程度，并遵医嘱积极处理。保证甘露醇脱水降颅压治疗有效性 （3）头痛、恶心、呕吐严重时，要限制水钠摄入量，并抬高床头 15°～30°。避免及预防剧咳、便秘，如有症状积极治疗 （4）做好安全、防跌倒的宣教及管理，对伴有肢体功能障碍者须预防压力性损伤，积极被动活动肢体 （5）鼓励患者应多和家人交谈、下棋、看报、玩游戏、散步等，以促进脑功能的恢复 2. 骨转移放疗的护理 （1）骨痛明显患者，遵医嘱正确使用止痛药 （2）注意安全，预防骨折：平时要防止摔倒、坠床意外。腰椎、胸椎转移的患者予硬板床，颈椎转移者戴颈托 （3）骨关节转移灶要限制活动，下肢等受力部位尽量减少站立和下蹲动作时间 （4）骨转移使用唑来膦酸时，注意用药时间 >15 分钟；用药后可引起发热、短期肌肉酸痛，嘱咐患者多饮水，并注意观察体温变化，必要时遵医嘱给予对症治疗	1. 脑转移放疗的护理措施正确实施，症状改善 2. 骨转移放疗的护理措施正确实施，症状改善
5. 放疗后评估 （1）评估患者实验室检查结果 （2）评估放疗不良反应是否好转 （3）评估临床症状是否好转，做好出院后指导	1. 放疗结束后仍要注意放射野皮肤情况，如放射野内皮肤没有破溃，可以用温水沐浴，不可用力揉搓，禁止使用强酸或强碱性洗浴用品；有脱皮时不可强行撕脱，待其自然脱落 2. 嘱患者出院后进清淡、易消化饮食，坚持健康的生活方式，适当运动，增强机体免疫力 3. 放疗后定期随访，一般放疗结束后 1 个月第一次复查，以后每 3 个月复查一次，或结合患者具体病情决定复查时间	1. 放疗后护理措施到位 2. 患者知晓出院宣教内容 3. 患者按时复查

三、纵隔和胸腺肿瘤放射治疗护理常规

纵隔肿瘤包括胸腺肿瘤，胸腺肿瘤是最常见的纵隔肿瘤之一。胸腺肿瘤的临床症状源于周围器官的压迫和肿瘤自身独特的综合征。大多数小胸腺瘤无症状，不易发现。当肿瘤生长到一定体积时，会出现胸痛、胸闷、咳嗽和前胸不适等症状。目前放疗在胸腺肿瘤方面，特别是在术后辅助治疗中发挥着重要作用，可大幅提高患者的生存获益。纵隔和胸腺肿瘤放射治疗护理常规按照放疗前、放疗中、放疗后的时间顺序分别列出护理评估要点、护理措施及质量要求，见表 2-19。

表 2-19 纵隔和胸腺肿瘤放射治疗护理常规

评估	护理措施	质量要求
1. 放疗前评估 (1) 评估患者各种检查及检验结果是否正常，包括体格检查、胸部增强CT、血清人绒毛膜促性腺激素、甲胎蛋白、全血细胞计数、血小板计数等 (2) 放疗方式：目前常用的放疗方式有直线加速器放疗、调强放疗、螺旋断层放疗（helical tomotherapy，TOMO）、质子放疗等。不同的放疗方式出现的不良反应程度不同，需做好评估 (3) 放疗部位、面积、剂量：与医生沟通，询问患者放疗的部位、放疗面积及放疗剂量，预判患者可能出现的并发症 (4) 有无上腔静脉综合征：评估患者有无头面部、上肢肿胀，有无呼吸困难，有无胸部静脉怒张等上腔静脉综合征的临床表现。根据"上腔静脉综合征严重程度分级标准"评估患者上腔静脉综合征的分级（附表 2-9）	1. 做好饮食及生活宣教，保证充足的休息及营养，配合放疗顺利进行 2. 做好放疗宣教，进行放疗前准备，如沐浴、更衣，保持个人卫生 3. 告知患者放疗过程中可能出现的并发症，减轻患者焦虑心情，保持情绪稳定，积极配合治疗 4. 上腔静脉综合征的护理 (1) 密切观察患者病情并及时处理：每日监测患者生命体征，尤其是血氧饱和度的变化；观察上肢皮肤的颜色及温度，每日定时监测臂围和面部及四肢肿胀、静脉扩张等情况。对于水肿严重者，按医嘱给予利尿剂和激素，同时监测血电解质变化，防止水、电解质失衡 (2) 避免经上肢静脉输液，包括经外周插入的中心静脉导管的置入，宜采取下肢静脉或股静脉穿刺置管输液；严格限制补液量，控制输液速度 (3) 加强主动与被动运动，适时下床活动，每日使用空气波治疗仪按摩双下肢；鼓励活动股静脉穿刺侧的肢体，做绷直脚背和伸直膝部的运动，每组 15 次 (4) 定时监测患者的凝血功能及 D-二聚体水平，必要时结合 B 超检查排除血栓；如有血栓形成，应及早遵医嘱使用抗凝药物	1. 评估全面、准确 2. 放疗前护理落实到位 3. 患者知晓宣教内容 4. 上腔静脉综合征的护理措施有效
2. 放疗中评估 (1) 评估患者血象情况：评估患者是否出现骨髓抑制，根据骨髓抑制分度（WHO标准）采取相应的治疗及护理措施（第一章附表 1-13） (2) 评估呼吸系统症状：评估患者有无发热、咳嗽、咳痰、胸痛、呼吸困难；评估呼吸的频率、节律及呼吸型态是否正常 (3) 评估放射性食管损伤症状：评估患者是否出现放射性食管损伤的表现，如进食疼痛、吞咽困难、声音嘶哑等 (4) 神经系统症状：根据 MGFA（美国重症肌无力基金会）临床分型评估患者咽喉肌、颈肌、面部肌肉、四肢肌和骨骼肌无力情况，有无饮水呛咳、吞咽困难等情况，确定重症肌无力分型，密切观察病情变化（附表 2-10） (5) 评估放射性皮肤损伤症状：评估患者皮肤损伤程度、分级，根据不同分级采取相应的护理措施 (6) 有无上腔静脉综合征：同"放疗前评估"内容	1. 每周检查血常规，如患者出现骨髓抑制，根据医嘱用药并观察药物不良反应；做好骨髓抑制护理宣教，当出现Ⅳ度骨髓抑制时，遵医嘱暂停放疗，卧床休息，并密切观察患者有无感染及出血倾向 2. 改善呼吸功能：指导患者进行有效的呼吸功能锻炼。进行局部呼吸肌耐力训练，包括腹式呼吸、缩唇呼吸及辅助呼吸功能训练器等方式；其次建议增加全身运动方式，优先选择低强度的全身呼吸操的运动方式，建议隔天一次，每次 30 分钟 3. 进食疼痛、痰液增多时应进温凉流质、半流质或软食，少食多餐，饭后饮温开水冲洗食管，可遵医嘱口服 2% 利多卡因-生理盐水-地塞米松混合液，必要时遵医嘱静脉用药。观察患者有无食管穿孔情况的发生，如有进食/进水呛咳、痰中带血等症状时，及时通知主管医生并遵医嘱对症处理 4. 重症肌无力的护理 (1) 心理护理：做好健康宣教，使患者了解疾病的基本知识，加强与患者的沟通，做好耐心细致的解释工作，增强患者对疾病治疗的信心，保持良好的心理状态，积极配合治疗和护理；对于饮水呛咳及吞咽困难患者，及时与医生沟通，评估患者病情，采取针对性的措施 (2) 重症肌无力时视情况行气管插管或气管切开。备好新斯的明、阿托品、皮质激素等药物和抢救物品。掌握抗胆碱酯酶药物的给药途径及剂量，防止胆碱能危象的发生，需注意观察药物的不良反应 5. 放射性皮肤损伤的护理：参见本章第一节中的"放射性皮肤损伤护理常规" 6. 上腔静脉综合征的护理：同放疗前的"上腔静脉综合征的护理"	1. 不良反应观察及时 2. 对症护理措施实施正确

续表

评估	护理措施	质量要求
3. 放疗后评估 （1）评估放疗不良反应是否好转 （2）评估重症肌无力是否好转，做好出院后指导 （3）评估上腔静脉综合征是否好转	1. 放疗结束后，随访患者的不良反应，直至好转 2. 胸腺瘤合并重症肌无力患者出院指导 （1）指导家属为患者营造安静舒适的居家休息环境，鼓励患者积极参与日常活动，从而将注意力从疾病转移到生活中 （2）告知患者定期到医院接受检查，并按时、按量服用药物，出院后出现唾液分泌量异常、身体乏力等症状时及时联系主管医生或来院就诊 3. 上腔静脉综合征患者出院后指导：指导上腔静脉综合征未完全缓解的患者每日根据自身情况及体力，适当活动，控制水分的摄入，教会患者测量臂围的方法，如出现颜面部、上肢等部位水肿加重时，及时与主管医生联系	1. 放疗后护理措施到位 2. 患者知晓出院宣教内容 3. 患者按时复查

四、乳腺癌放射治疗护理常规

近年来，随着对乳腺癌生物学的认识，乳腺癌的治疗方式有了很大的进展，其中放射治疗是乳腺癌这一胸部实体恶性肿瘤的标准治疗手段。随着保留乳房手术的兴起，放疗在乳腺癌综合治疗中的地位被提高，在各期乳腺癌治疗中起着不可替代的作用。护理人员应根据乳腺癌患者的特点，做好放疗前评估及准备，进行保护放射野皮肤的宣教、出现放疗反应后的护理以及放疗期间的康复指导。其中，乳腺癌放疗可能引起的不良反应包括放射性皮肤损伤、放射性食管炎、放射性肺损伤、放射性心脏损伤和乳腺癌相关上肢淋巴水肿，需要护理人员进行及时的评估、观察和针对性地护理。乳腺癌放射治疗护理常规按照放疗前、放疗中、放疗后的时间顺序分别列出护理评估要点、护理措施及质量要求，见表 2 - 20。

表 2 - 20　乳腺癌放射治疗护理常规

评估	护理措施	质量要求
1. 放疗前评估 （1）评估患者对放疗相关知识的了解，帮助患者做好放疗前准备 （2）评估患者放疗的目的（包括：根治术或改良根治术后的胸壁和区域淋巴结的预防性放疗；早期乳腺癌保乳术后根治性放疗；无手术指征的局部晚期乳腺癌单纯放疗；局部复发的放疗；转移性乳腺癌的姑息性放疗），了解患者是否同期联合化疗和（或）其他抗肿瘤治疗，预判患者可能出现的并发症 （3）评估放疗方式：目前常用的放疗方式有三维适形放疗技术、调强放疗技术、螺旋断层放疗技术、立体定向放疗技术、质子放疗技术等。不同的放疗方式出现的不良反应严重程度不同，需做好评估	1. 指导患者做好放疗前的准备，具体如下 （1）向患者及家属介绍放疗的知识、治疗中可能出现的不良反应及需要配合的事项，并提供通俗易懂的放疗宣教手册 （2）妥善处理照射野内的切口，保护照射野（区域）皮肤，以免影响放疗的进行 （3）乳腺癌放疗时体位需上肢外展和上举，告知患者如何进行放疗体位的正确摆放，并督导患者进行患肢功能锻炼 （4）向患者做好放疗前的相关宣教，如沐浴、保持个人卫生，准备纯棉、宽松、柔软、低领的衣物等 2. 根据照射方式、部位进行相应的定位准备指导 （1）体位摆放：定位时尽可能选择重复性好、患者舒适而易于坚持的体位，一般为仰卧位 （2）模具使用：模具可以帮助固定患者的体位，保证每次放疗的位置一致，体模装置有真空负压袋等 3. 定位后，告知患者标记线保持清晰，不清晰时及时找医生补画。告知患者定位后、放疗前大约需等待的时间，每次放疗大约需要的时间，可能出现的并发症等，做好相应的护理及健康指导	1. 评估全面、准确 2. 放疗前护理落实到位 3. 患者知晓宣教内容

评估	护理措施	质量要求
2. 放疗中评估 （1）每天评估定位的标记线是否清晰，定位处的贴膜是否粘贴完好 （2）评估患者血象情况：评估患者是否出现骨髓抑制，根据骨髓抑制分度采取相应的治疗及护理措施（第一章附表1-13） （3）每天评估患者放射野皮肤情况	1. 如标记线不清晰时及时找医生补画，贴膜有松动时及时找医生补贴，以免影响放疗精准性 2. 定期监测血常规，根据骨髓抑制情况遵医嘱用药，注意休息，减少外出，外出时戴口罩 3. 针对患者做好保护放射野皮肤的宣教，保持清洁、干燥，避免皮肤人为损伤影响放疗进程	1. 放疗中评估全面、准确 2. 放疗皮肤护理措施实施正确
3. 放疗中不良反应的评估：如出现放射性皮肤损伤、放射性食管损伤、放射性肺损伤等，给予对症的护理措施 （1）评估有无放射性皮肤损伤：评估患者皮肤情况及自觉症状，根据RTOG急性放射损伤分级标准确定分级（附表2-1） （2）评估有无放射性食管损伤：评估患者是否出现吞咽疼痛、进食梗阻感加重、胸骨后烧灼感或不适等表现，根据RTOG急性放射性食管损伤分级标准确定分级（附表2-1） （3）评估有无放射性肺损伤：评估患者有无发热、咳嗽、胸闷、胸痛、呼吸困难的症状，肺部听诊有无干湿啰音，根据RTOG急性放射性肺损伤分级标准确定分级（附表2-1） （4）评估有无放射性心脏损伤：放射性心脏损伤是指受照射后的24小时内发生的急性反应，以及照射后6个月或更长时间后的迟发性反应。临床表现可分为心包炎、心肌纤维化或全心炎、无症状性心功能减退、心绞痛与心肌梗死、心电图异常、心脏瓣膜功能异常等类型。评估患者有无发热、胸闷、心包摩擦音等急性期表现；评估患者有无呼吸困难、干咳、颈静脉高压、肝肿大等慢性期表现 （5）评估有无乳腺癌相关上肢淋巴水肿：乳腺癌相关淋巴水肿是指由于乳腺癌手术、放疗等对淋巴结、淋巴管的破坏，导致淋巴液回流受阻所引起的组织水肿、慢性炎症和组织纤维化等一系列的病理改变。术后放疗致结缔组织增生，局部纤维化而更易出现淋巴水肿。评估患者有无上臂肿胀、酸痛、麻木、僵硬及沉重感等症状，落实淋巴水肿基础预防措施	1. 评估患者自觉症状、体征，观察放射野皮肤等，评估有无放疗后不良反应，并采取对应措施 （1）放射性皮肤损伤的护理详见本章第一节中的"放射性皮肤损伤护理常规" （2）放射性食管损伤的护理详见本章第一节中的"放射性食管损伤护理常规" （3）放射性肺损伤的护理详见本章第一节中的"放射性肺损伤护理常规" （4）放射性心包损伤的护理详见本章第一节中的"放射性心包损伤护理常规" （5）乳腺癌相关上肢淋巴水肿的护理：指导患者严格遵守淋巴水肿基础预防措施，降低淋巴水肿发生的可能性。具体如下：指导患者加强患肢的功能锻炼，经常进行向心性按摩，促进淋巴回流，注意动作轻柔，以防拉伤皮肤；避免给予患肢任何外界压力，如穿紧身衣或紧袖衣、患肢佩戴首饰、背较重的包、提重物、测量血压等；避免患肢长时间下垂。长期静态工作时，应将患肢适度抬高，以增加淋巴液的回流，睡觉时尽量避免患肢受压；避免患肢受伤及患肢的任何皮肤破损，包括各种注射、抽血、烫伤等。告诫患者一旦患肢受伤，应及时用肥皂及清水清洗干净并覆盖好，立即寻求医务人员的帮助或到淋巴水肿专科门诊就诊	1. 不良反应观察及时 2. 对症护理措施实施正确、有效
4. 放疗后评估 （1）放疗后评估患者实验室检查结果 （2）评估放疗后不良反应是否好转 （3）做好出院后宣教指导	1. 放疗后，按照计划复查。一般放疗结束后1个月第一次复查，以后每3个月复查一次，或结合患者具体病情决定复查时间 2. 放疗结束后仍要注意放射野皮肤情况，如放射野内皮肤没有破溃，可以用温水沐浴，不可用力揉搓，禁止使用强酸或强碱性洗浴用品，有脱皮时不可强行撕脱，待其自然脱落 3. 嘱患者出院后进食清淡、易消化饮食，保持健康的生活方式，适当运动，增强机体免疫力	1. 放疗后护理措施到位 2. 患者知晓出院宣教内容 3. 患者按时复查

第五节 腹部肿瘤放射治疗护理常规

一、胃癌放射治疗护理常规

胃癌是最常见的消化道恶性肿瘤。90%的胃癌为腺癌，根据组织学表现将其细分为弥漫型、肠型和混合型。通常早期无症状，少数患者表现为饱胀不适、消化不良等，上腹部疼痛最常见，同时可能伴有贫血、黑便、食欲减退等。胃癌放射治疗护理常规按照放疗前、放疗中、放疗后的时间顺序分别列出护理评估要点、护理措施及质量要求，见表2-21。

表2-21　胃癌放射治疗护理常规

评估	护理措施	质量要求
1. 放疗前评估 （1）询问患者既往史、过敏史、睡眠习惯、大小便、活动情况、体力状况、心理状况等，评估患者各种检查及检验结果是否正常，包括CEA、CA19-9、CA72-4、胸-腹-盆腔CT、肝MRI（怀疑肝转移）、胃镜、血常规及肝生化指标 （2）使用NRS-2002营养风险筛查量表进行筛查，评估是否有营养风险，必要时结合PG-SGA评估表综合评估患者营养状况 （3）放疗方式：目前常用的放疗方式有三维适形放疗技术、调强放疗技术、螺旋断层放疗技术、立体定向放疗技术、质子放疗技术等。不同的放疗方式出现的副作用严重程度不同，需做好评估 （4）放疗部位、剂量：评估原发肿瘤位置、大小，评估转移灶部位、肿瘤负荷，了解患者是否同期联合化疗和（或）其他抗肿瘤治疗，预判患者可能出现的并发症 （5）评估有无发热、腹痛、腹胀、便秘、腹泻、恶心、呕吐、便血、呕血等临床表现	1. 结合NRS-2002营养风险筛查量表进行筛查，对存在营养风险的患者制定营养支持计划，必要时可进行PG-SGA营养评定，无营养风险患者每周进行营养风险筛查 2. 做好饮食及日常生活宣教：严格戒烟、戒酒，避免被动吸烟；指导患者以流质、高能量、高蛋白、易消化吸收的食物为主，可少食多餐，控制食量，避免食用辛辣刺激、过冷或过热的食物，进食前后1小时不能饮水，进食后不能立刻躺下，以免引起食物反流进入其胃及十二指肠；对于鼻饲饮食、胃造瘘或进食困难的患者，适当加强肠外营养支持，必要时请营养科指导营养治疗；综合患者体力评分、疾病情况等，鼓励其适度运动，有助于增加食欲、促进消化、缓解恶心、呕吐；保证充足的休息，放松心情，配合放疗顺利进行 3. 对于合并基础疾病的老年患者，积极治疗基础疾病，做好相应指导，尽量减少基础疾病对放射治疗的影响 4. 向患者做好放疗宣教，进行放疗前准备，如沐浴、做好个人卫生，准备纯棉、宽松、柔软、低领、开襟衣物 5. 根据照射方式、部位进行相应的定位准备指导 （1）胃肠道准备：定位前3~4小时内避免进食，根据治疗需求可能会延长空腹时间 （2）运动管理：定位前需要进行呼吸训练，尽量保持定位时呼吸频率、幅度一致 （3）体位摆放：定位时尽可能选择重复性好、患者舒适而易于坚持的体位，一般为仰卧位 （4）模具使用：模具可以帮助固定患者的体位，保证每次放疗的位置一致，体模装置有真空负压袋等 6. 定位后，告知患者标记线保持清晰，标记线模糊时及时找医生描画，告知患者定位后、放疗前需等待的时间，每次放疗大约需要的时间，可能出现的并发症等（放射性心脏损伤、放射性肺损伤、生育问题及月经并发症不常见，特殊人群做好相应指导）	1. 评估全面、准确 2. 放疗前护理落实到位 3. 患者知晓宣教内容

评估	护理措施	质量要求
2. 放疗中评估 （1）根据骨髓抑制分度（WHO 标准）评估患者有无骨髓抑制的反应，如发热、出血等，分级采取相应的治疗及护理措施（第一章附表 1－13） （2）根据 NRS－2002 营养风险筛查量表评估患者营养风险，了解患者近期体重变化、每日进食量，查看前白蛋白、白蛋白等检查指标，结合 PG－SGA 评估表综合评估患者营养状况 （3）放射性胃肠损伤：评估患者是否出现恶心、呕吐、食欲下降、乏力等症状，后期因进食减少而体重减轻 （4）放射性皮肤损伤：根据 RTOG 急性放射损伤分级标准评估患者皮肤损伤程度、分级，根据不同分级采取相应的护理措施（附表 2－1） （5）放射性肝损伤：评估患者是否出现皮肤黄染、氨基转移酶、胆红素、碱性磷酸酶升高，腹水、肝肿大等表现 （6）放射性食管损伤：评估患者是否出现吞咽疼痛，进食梗阻感加重，胸骨后烧灼感或不适等表现	1. 每周检查血常规，如患者出现骨髓抑制，根据医嘱正确用药，观察药物不良反应，必要时经医生评估暂停放疗。护理措施参照第一章第三节"化疗药物不良反应护理常规" 2. 放疗期间患者的营养状况会发生变化，常规进行营养风险筛查评估，并根据患者 NRS－2002 营养风险筛查结果定期进行评价和调整治疗方案。指导患者保证热量摄入 25～30kcal/（kg·d）、蛋白质保证 1.2～2.0g/（kg·d），定期检测患者体重和营养以确定能量摄入情况，根据实际需求进行调整 3. 放射性胃肠损伤的护理：放疗后等待 2～3 小时后再开始进食，保持清淡、营养、易消化的饮食，必要时遵医嘱用药，可予止吐、抗炎、抑酸、口服消化道黏膜保护剂如硫糖铝等。因食欲减退导致体重减轻，营养支持以肠内、肠外相结合的方式 4. 放射性皮肤损伤：详见本章第一节"肿瘤放射治疗通用护理常规" 5. 放射性肝损伤：观察患者有无发热，遵医嘱应用保肝药物，观察用药疗效及临床症状的转归情况 6. 放射性食管损伤：详见本章第一节"肿瘤放射治疗通用护理常规"	1. 不良反应观察及时 2. 对症护理措施实施正确、有效
3. 放疗后评估 （1）放疗后对患者进行营养随访和监测 （2）评估患者实验室检查结果 （3）评估放疗不良反应是否好转 （4）评估临床症状是否好转，做好出院后指导	1. 放疗后对患者进行每 2～4 周 1 次的营养随访，继续进行营养风险筛查，持续 3 个月，或直至放疗引起的慢性不良反应、体重丢失等问题得到改善，必要时给予营养支持或家庭营养治疗。肠内营养首选口服营养，不能满足目标营养需要量时，建议行管饲。管饲首选鼻胃管或鼻肠管；如肠内营养时间需超过 4 周，建议行经皮内镜胃-空肠造瘘。对于不能实施肠内营养或肠内营养无法满足目标营养量的患者，可联合部分或全肠外营养 2. 保持良好的心态，情绪稳定，倡导健康的生活方式，适当运动，增强机体免疫力 3. 放疗结束后仍要注意放射野皮肤颜色变化情况，如果放射野内皮肤没有破溃，可以用温水沐浴，不可用力揉搓，禁止使用强酸或强碱性洗浴用品，避免使用胶布类固定物品，有脱皮时不可强行撕脱，以免造成人为皮肤损伤 4. 做好出院宣教：注意有无晚期和迟发性放疗不良反应，如出现腹泻、便血、腹痛、腹胀等症状时及时就医，出现乏力等症状及时复查血常规。 5. 居家期间进清淡、易消化饮食 6. 定期复查，一般放疗结束后 1 个月第一次复查，以后每 3 个月复查一次，或结合患者具体病情确定复查时间	1. 放疗后护理措施到位 2. 患者知晓出院宣教内容 3. 患者按时复查

二、肝胆胰肿瘤放射治疗护理常规

肝胆胰恶性肿瘤是一类发病隐匿、进展迅速、治疗效果及预后较差的消化道恶性肿瘤，包括肝癌、胆管细胞癌、胆囊癌、胰腺癌等。原发性肝癌统指起源于肝细胞和肝内胆管上皮细胞的恶性肿瘤，主要包括肝细胞癌、肝内胆管癌、混合型肝细胞癌 – 肝内胆管癌三种，典型表现包括肝区持续性隐痛、消化道症状、发热、肝大、黄疸、腹水等。胆囊癌是胆道系统最常见的恶性肿瘤，占胆道恶性肿瘤的 80% ~ 95%，患者大多没有明显症状，其临床表现与胆囊结石、胆囊炎症状相似，包括右上腹疼痛、黄疸、发热、腹部包块，伴随有呕吐、消化不良、厌食、腹胀等症状。胰腺癌恶性程度较高，进展迅速，但起病隐匿，早期症状不典型，临床就诊时大部分患者已属于中晚期，首发症状往往取决于肿瘤的部位和范围，如胰头癌早期便可出现梗阻性黄疸，而早期胰体尾部肿瘤一般无黄疸；腹部不适或腹痛是常见的首发症状，同时还会存在消瘦、乏力、黄疸等其他症状。肝胆胰肿瘤放射治疗护理常规按照放疗前、放疗中、放疗后的时间顺序分别列出护理评估要点、护理措施及质量要求，见表 2 – 22。

表 2 – 22　肝胆胰肿瘤放射治疗护理常规

评估	护理措施	质量要求
1. 放疗前评估 （1）询问患者既往史、过敏史、睡眠习惯、大小便、活动情况、体力状况、心理状况等，评估患者各种检查及检验结果是否正常，包括胸 – 腹 – 盆腔 CT、肝 MRI（特异性对比剂）、PET – CT、甲胎蛋白（AFP）、癌胚抗原（CEA）、糖类抗原 19 – 9（CA19 – 9）、糖类抗原 72 – 4（CA72 – 4）、血常规、肝生化指标等 （2）使用 NRS – 2002 营养风险筛查量表进行筛查，评估是否有营养风险，必要时结合 PG – SGA 评估表综合评估患者营养状况 （3）放疗方式：目前常用的放疗方式有三维适形放疗技术、调强放疗技术、螺旋断层放疗技术、立体定向放疗技术、质子放疗技术、重离子等粒子治疗技术等，不同的放疗方式出现的副作用严重程度不同，需做好评估 （4）放疗部位、剂量：评估原发肿瘤位置、大小，评估转移灶部位、肿瘤负荷，了解患者是否同期联合化疗和（或）其他抗肿瘤治疗，预判患者可能出现的并发症 （5）评估有无发热、腹痛、腹胀、便秘、腹泻、恶心、呕吐、乏力、腹水等临床表现	1. 结合 NRS – 2002 营养风险筛查量表进行营养风险筛查，对存在营养风险的患者制定营养支持计划，必要时可进行 PG – SGA 营养评定，无营养风险患者每周进行营养风险筛查 2. 做好饮食及生活宣教：严格戒烟、戒酒，避免被动吸烟；三餐需以优质蛋白质、高维生素、限制脂肪的饮食为主。尽量避免高动物脂肪、黏滞不易消化以及烟熏、腌制食材；不制作生冷、坚硬、辛辣、过热的饭菜。在满足口味的同时可多选择鸡鸭肉、海鲜等富含优质蛋白质的食物。进食次数以 5 ~ 6 次/日为宜，除每日三餐外，每餐间可加餐 1 次，进餐宜七分饱。按照水、清流、流食、半流食、软食、普食的顺序进食。以进食后无恶心和呕吐、无腹部不适、排便通畅为标准；保证充足的休息，放松心情，配合放疗顺利进行 3. 对于合并基础疾病的老年患者，积极治疗基础疾病，做好相应指导，尽量减少基础疾病对放射治疗的影响 4. 向患者做好放疗宣教，进行放疗前准备，如沐浴、保持个人卫生，准备纯棉、宽松、柔软、低领衣物 5. 根据照射方式、部位进行相应的定位准备指导 （1）胃肠道准备：定位前 3 ~ 4 小时内避免进食，饮造影剂 （2）运动管理：定位前需要进行呼吸训练，尽量保持定位时呼吸频率、幅度一致；定位时可采用压腹装置和四维 CT 扫描技术控制器官活动 （3）体位摆放：定位时一般选择仰卧位，根据肿瘤部位确定双手和双臂是采用自然垂于两侧还是采用双臂上举的体位	1. 评估全面、准确 2. 放疗前护理落实到位 3. 患者知晓宣教内容

评估	护理措施	质量要求
	（4）模具使用：模具可以帮助固定患者的体位，保证每次放疗的位置一致，体模装置有真空负压袋、发泡胶、热塑面膜、SBRT 体架、体膜等 6. 定位后，告知患者标记线保持清晰，标记线模糊时及时找医生描画，告知患者定位后、放疗前需等待的时间，每次放疗大约需要的时间，可能出现的并发症等 7. 疼痛护理：做好疼痛评估和记录，遵医嘱有规律地给予镇痛药物，密切观察药物的不良反应 8. 评估患者肝功能状态，并予护肝、抗病毒治疗，调节肝功能至可耐受放疗的水平；嘱患者保证充分睡眠和休息，禁酒。避免使用肝毒性药物；使用药物期间，动态监测肝功能或其他指标 9. 预防出血：监测患者凝血功能，肝癌合并肝硬化的患者应当避免剧烈咳嗽、用力排便等使腹压骤升的动作，避免外伤，避免进食干硬食物等，以免导致癌肿破裂出血或食管胃底静脉曲张破裂出血	
2. 放疗中评估 （1）评估患者有无骨髓抑制、严重程度分级及相关症状如发热、出血等 （2）根据 NRS－2002 营养风险筛查量表评估患者营养风险，了解患者近期体重变化、每日进食量，查看前白蛋白、白蛋白等检查指标，结合 PG－SGA 评估表综合评估患者营养状况 （3）放射性胃肠损伤：评估患者是否出现恶心、呕吐、食欲下降、乏力等症状，后期因进食减少而体重减轻 （4）放射性皮肤损伤：评估患者皮肤损伤程度、分级，根据不同分级采取相应的护理措施 （5）放射性肝损伤：评估患者是否出现皮肤黄染，氨基转移酶、胆红素、碱性磷酸酶升高，腹水、肝肿大等放射性肝损伤表现 （6）放射性胆道损伤：评估患者是否出现胆道梗阻及黄疸等放射性胆道损伤表现 （7）放射性肾损伤：评估患者是否出现血尿、尿痛以及肾功能不全等放射性肾损伤表现 （8）放射性肺损伤：评估患者是否出现咳嗽、咳痰、发热等放射性肺损伤的表现 （9）放射性脊髓损伤：评估患者是否出现感觉异常或沿脊柱向肢体放射的触电感加剧等表现	1. 每周检查血常规，如出现骨髓抑制，根据医嘱正确用药，观察药物不良反应，必要时经医生评估暂停放疗。护理措施参照第一章第三节"化疗药物不良反应护理常规" 2. 放疗期间患者的营养状况会发生变化，常规进行营养风险筛查评估，并根据患者 NRS－2002 营养风险筛查结果定期进行评价和调整治疗方案。指导患者保证热量摄入 25～30kcal/（kg·d）、蛋白质保证 1.2～2.0g/（kg·d），定期检测患者体重和营养以确定能量摄入情况，根据实际需求进行调整 3. 放射性胃肠损伤的护理：放疗后等待 2～3 小时后再开始进食，保持清淡、营养、易消化的饮食，必要时遵医嘱用药，可予止吐、抗炎、抑酸、口服消化道黏膜保护剂如枸橼酸铝等。因食欲减退导致体重减轻，给予肠内、肠外营养支持治疗 4. 放射性皮肤损伤的护理详见本章第一节中的"放射性皮肤损伤护理常规" 5. 放射性肝损伤：观察患者有无发热，遵医嘱应用保肝药物，观察用药疗效及临床症状的转归情况 6. 放射性胆道损伤：观察患者胆红素水平以及皮肤、巩膜黄染情况，遵医嘱应用保肝药物，必要时行支架植入、胆道扩张术、经皮肝穿刺胆道引流（percutaneous transhepatic cholangial drainage，PTCD）等对症治疗。PTCD 置入后观察引流液颜色、性质、量及是否有絮状物，保持导管通畅，预防胆系感染 7. 放射性肾损伤：给予一般支持和对症治疗，保持水、电解质及酸碱平衡，提高患者的机体免疫力。伴有贫血患者，遵医嘱用药。使用血管紧张素转换酶抑制剂和血管紧张素Ⅱ受体拮抗剂的患者注意观察血压、尿蛋白的变化 8. 放射性肺损伤的护理详见本章第一节中的"放射性肺损伤护理常规" 9. 放射性脊髓损伤：遵医嘱使用糖皮质激素地塞米松，配合维生素、神经营养药物，观察患者肢体活动能力、触电感的减退及四肢感觉的恢复情况。同时观察糖皮质激素的相关不良反应，监测患者血糖、体重的变化及是否存在出血、电解质紊乱及发热等感染症状	1. 不良反应观察及时 2. 对症护理措施实施正确、有效

评估	护理措施	质量要求
3. 放疗后评估 （1）放疗后对患者进行营养随访和监测 （2）评估患者实验室检查结果 （3）评估放疗不良反应是否好转 （4）评估临床症状是否好转，做好出院后指导	1. 放疗后每 2~4 周进行 1 次营养随访，继续进行营养风险筛查，持续 3 个月，或直至放疗引起的慢性不良反应、体重丢失等问题得到改善，必要时给予营养支持或家庭营养治疗 2. 保持良好的心态，情绪稳定，倡导健康的生活方式，适当运动，增强机体免疫力 3. 放疗结束后仍要注意放射野皮肤颜色变化情况，继续保护照射野皮肤至少 1 个月。如果放射野内皮肤没有破溃，可以用温水沐浴，但不可用力揉搓，禁止使用强酸或强碱性洗浴用品，避免使用胶布类固定物品，有脱皮时不可强行撕脱，以免造成人为皮肤损伤 4. 做好出院宣教：患者出现黄疸、腹水、消化道出血等症状时及时就医，出现乏力等症状及时复查血常规 5. 居家期间进清淡、易消化饮食 6. 定期复查，一般放疗结束后 1 个月第一次复查，以后每 3 个月复查一次，采用增强 CT 或 MRI 检查可发现肝癌早期复发转移。超过 2 年，每间隔 6 个月常规监测一次，或结合患者具体病情决定复查时间	1. 放疗后护理措施到位 2. 患者知晓出院宣教内容 3. 患者按时复查

三、大肠癌放射治疗护理常规

结直肠癌是全球第三大常见的恶性肿瘤，也是恶性肿瘤相关死亡的第二大原因。早期结直肠癌可无明显症状，病情发展到一定程度可出现排便习惯改变、大便性状改变（变细、血便、黏液便等）、腹痛或腹部不适、腹部肿块、肠梗阻等。放射治疗广泛应用于直肠癌患者：行术前放疗，可有效防止手术时癌细胞的扩散，减少局部以及盆腔种植，减小肿瘤瘤体，扩大手术适应证；行术后放疗，可消灭根治性切除术后可能残留的亚临床病灶。大肠癌放射治疗护理常规按照放疗前、放疗中、放疗后的时间顺序分别列出护理评估要点、护理措施及质量要求，见表 2 – 23。

表 2 – 23　大肠癌放射治疗护理常规

评估	护理措施	质量要求
1. 放疗前评估 （1）评估患者体格检查、血常规、血生化化验检查、大便常规及潜血等 （2）放疗方式：目前常用的放疗方式有直线加速器放疗、调强放疗、TOMO、质子放疗等。不同的放疗方式出现的副作用严重程度不同，需做好评估 （3）放疗的部位、放疗面积及放疗剂量，预判患者可能出现的并发症 （4）有无直肠刺激征：评估患者有无便意频繁、排便习惯改变、肛门下坠、里急后重、排便不尽、下腹疼痛等直肠刺激征的临床表现	1. 做好饮食及生活宣教，保证充足的休息及营养，配合放疗顺利进行 2. 做好放疗前准备，做好个人清洁，如沐浴 3. 告知患者放疗过程中可能出现的并发症及自我护理要点 4. 直肠刺激征的护理：密切观察患者病情并及时处理：每日监测患者的大便次数及粪便性状等，如果出现黏液血便时，遵医嘱使用止血药物，大量出血时做好输血的准备，必要时行内镜下、介入或手术止血治疗，密切监测患者的生命体征变化。对于腹泻的患者，保持肛周皮肤清洁、干燥，遵医嘱使用止泻药物；若脱水明显，要注意纠正水、电解质及酸碱平衡的紊乱。患者出现便秘时及时遵医嘱用药，训练定时排便的习惯，每天保持大便通畅；指导患者每天清晨饮一杯温开水，大约 300ml，以利于排便；告知患者避免做增加腹内压力的动作	1. 评估全面、准确 2. 放疗前护理落实到位 3. 患者知晓宣教内容

评估	护理措施	质量要求
2. 放疗中评估 （1）评估患者血象情况：评估患者是否出现骨髓抑制及骨髓抑制的分级/分度，根据分级/分度采取相应的治疗及护理措施，详见第一章附表1-13 （2）观察患者有无出现放射性肠道损伤的表现，如里急后重、便意频繁等，根据RTOG急性放射损伤分级标准采取相应的分级治疗及护理措施，详见附表2-1 （3）有无胃肠道反应，如恶心、呕吐、食欲减退等 （4）皮肤症状：评估患者皮肤损伤程度、分级，根据RTOG急性放射损伤分级标准采取相应的分级护理措施，详见附表2-1	1. 每周检查血常规，如患者出现骨髓抑制，根据医嘱正确用药，护理措施参照第一章第三节"化疗药物不良反应护理常规" 2. 放射性肠道损伤的护理 （1）急性损伤：对于1级的急性损伤，进行心理和饮食指导等一般性治疗；对于2~3级损伤，遵医嘱给予全身或局部药物对症治疗；4级损伤患者应遵医嘱暂停或终止放疗，并给予药物对症治疗。出现肠梗阻时遵医嘱对症处理，做好病情观察及相应宣教 （2）慢性损伤：推荐早期治疗，1~2级损伤可遵医嘱给予局部或者全身药物对症治疗，或中医中药治疗；3~4级损伤药物治疗效果不佳者可遵医嘱行内镜、多聚甲醛灌肠或手术治疗。放疗期间放松身心、合理安排作息和饮食，进食高蛋白营养饮食，避免辛辣刺激性食物、禁食烟酒和减少危险因素的刺激 3. 胃肠道反应的护理：食欲减退患者可多食用山楂等开胃食品，遵医嘱对症治疗。若恶心、呕吐应保持卧床休息，多喝温开水，少食多餐，禁食油腻荤腥食物；呕吐严重时遵医嘱使用止吐药物，当症状严重、止吐效果不佳时，应遵医嘱暂停放疗，对症治疗并密切观察和记录症状，提供相关知识宣教 4. 放射性皮肤损伤的护理详见本章第一节中的"放射性皮肤损伤护理常规"	1. 不良反应观察及时 2. 对症护理措施实施正确、有效
3. 放疗后评估 （1）评估放疗不良反应是否好转 （2）做好出院后指导	1. 放疗结束后，及时跟踪随访患者的不良反应，直至好转 2. 大肠癌患者出院指导 （1）指导患者家属在出院后为患者营造安静、舒适的休息环境，鼓励患者参与日常活动，将注意力从疾病转移到生活中，提供延续性护理 （2）告知患者定期到医院接受检查，注意有无晚期和迟发性放疗不良反应：患者出现严重便血、腹泻等症状时及时就医，出现乏力等症状及时复查血常规 （3）放疗结束后仍要关注肛周皮肤变化，保持皮肤的清洁、干燥，内裤需放置在通风处晾晒，保证皮肤处于干爽状态，注意私密衣服的干净、整洁；若肛周皮肤发生破溃，应及时就医处理，避免感染	1. 放疗后护理措施到位 2. 患者知晓出院宣教内容 3. 患者按时复查

第六节　泌尿系统肿瘤放射治疗护理常规

一、膀胱癌放射治疗护理常规

膀胱癌是泌尿外科常见的恶性肿瘤之一。膀胱尿路上皮癌约占所有膀胱恶性肿瘤的90%，根据肿瘤是否侵犯膀胱肌层可分为非肌层浸润性膀胱癌和肌层浸润性膀胱癌。临床表现以血尿、膀胱刺激征（尿频、尿急、尿痛）、盆腔疼痛为主。辅助放疗在晚期膀胱癌患者的治疗中起重要作用。膀胱癌放射治疗护理常规按照放疗前、放疗中、放疗后的时间顺序分别列出护理评估要点、护理措施及质量要求，见表2-24。

表 2-24　膀胱癌放射治疗护理常规

评估	护理措施	质量要求
1. 放疗前评估 （1）评估患者各种检查及检验结果是否正常，包括体格检查、尿常规检查、超声检查、MRI、尿脱落细胞学检查、膀胱镜 （2）放疗方式：目前常用的放疗方式有直线加速器放疗、调强放疗、TOMO、质子放疗等。不同的放疗方式出现的副作用严重程度不同，需做好评估 （3）放疗的部位、放疗面积及放疗剂量，预判患者可能出现的并发症 （4）有无膀胱刺激征（尿频、尿急、尿痛） （5）有无血尿，评估患者是否带有留置导尿管，做好管路的护理	1. 向患者做好饮食及生活宣教，保证充足的休息及营养，配合放疗顺利进行 2. 向患者做好放疗宣教，进行放疗前准备，做好个人清洁，如沐浴 3. 告知患者放疗过程中可能出现的并发症，减轻患者焦虑心情，保持情绪稳定，积极配合治疗 4. 膀胱刺激征的护理 （1）轻度膀胱刺激征患者，应注意及时卧床休息，减轻能量消耗，保持情绪稳定，避免急性应激性刺激，注意保暖，同时避免食用一些可引起尿道损伤的食物如辣椒、芥末等 （2）对于反复发作病情较重的膀胱刺激征患者，密切观察患者的病情变化，如果患者出现少尿、无尿或夜尿增多、意识丧失等情况，应立即告知医生，遵医嘱用药，密切监测生命体征变化 5. 血尿的护理：密切监测患者的生命体征，遵医嘱给予对症止血治疗。对短期内血尿量较大或重度贫血的患者，警惕血容量不足导致的休克，遵医嘱口服或静脉补液治疗，必要时输注红细胞。指导患者多饮水，保证足够的尿量。对膀胱内出现血凝块的患者，遵医嘱留置导尿管行膀胱冲洗，预防较大血凝块的产生。插入导尿管时应选择大小合适的尿管，动作轻柔，避免损伤尿道黏膜，保持引流通畅，忌牵拉、逆流；每日做好会阴部清洁及尿道口护理，避免脱管、尿潴留、感染等并发症的发生。对明确合并尿路感染的患者，应积极抗感染治疗	1. 评估全面、准确 2. 放疗前护理落实到位 3. 患者知晓宣教内容
2. 放疗中评估 （1）评估患者血象情况：评估患者是否出现骨髓抑制及骨髓抑制的分级/分度，根据分级/分度采取相应的治疗及护理措施，详见第一章附表 1-13 （2）评估有无尿频、尿急、尿痛、血尿、排尿困难等放射性膀胱损伤的表现，根据 RTOG 急性放射损伤分级标准进行分级，详见附表 2-1 （3）消化系统症状：评估患者是否出现放射性肠道损伤的表现，如大便次数增多、性状改变、里急后重、腹痛、腹泻、黏液血便等，根据 RTOG 急性放射损伤分级标准进行分级，详见附表 2-1 （4）皮肤症状：评估患者皮肤损伤程度、分级，根据 RTOG 急性放射损伤分级标准进行分级，不同分级采取相应的护理措施，详见附表 2-1	1. 每周检查血常规，如患者出现骨髓抑制，根据医嘱用药，并观察药物不良反应，做好骨髓抑制护理宣教，护理措施参照第一章第三节"化疗药物不良反应护理常规" 2. 对于尿频、尿急、尿失禁、夜尿增多的患者，遵医嘱对症治疗，观察用药后效果。对尿痛患者，可给予止痛治疗。对于≥3 级的急性放射性膀胱损伤，遵医嘱暂停或停止放疗。出现血尿时同"放疗前血尿的护理" 3. 放射性肠道损伤的护理：患者出现腹痛、大便次数增多、里急后重、黏液血便时应减少活动，便后保持肛周及会阴部皮肤清洁、干燥，每次便后用温水清洗肛门。对于 1 级的急性损伤，进行心理和饮食指导；对于 2~3 级损伤，遵医嘱给予全身或局部药物对症治疗；4 级损伤患者需要暂停放疗，遵医嘱给予药物对症治疗，出现肠梗阻或肠瘘时遵医嘱对症处理，做好病情观察及相应宣教 4. 放射性皮肤损伤的护理详见本章第一节中的"放射性皮肤损伤护理常规"	1. 不良反应观察及时 2. 对症护理措施实施正确、有效

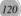

评估	护理措施	质量要求
3. 放疗后评估 （1）评估放疗不良反应是否好转 （2）评估膀胱刺激征，做好出院指导	1. 放疗结束后，及时跟踪随访患者的不良反应，直至好转 2. 膀胱癌患者出院指导 （1）为患者及家属提供正确的出院指导。指导患者家属在出院后为患者营造安静、舒适的休息环境，鼓励患者积极参与日常活动，从而将注意力从疾病转移到生活中 （2）告知患者定期到医院接受检查，并按时、按量服用药物，出院后出现膀胱刺激征、血尿等症状时及时联系主管医生或到医院就诊 （3）放疗结束后仍要注意放射野皮肤颜色变化情况，如果放射野内皮肤完好，可用温水沐浴，不可用力揉搓，禁止使用强酸或强碱性洗浴用品，有脱皮时不可强行撕脱，以免造成人为皮肤损伤	1. 放疗后护理措施到位 2. 患者知晓出院宣教内容 3. 患者按时复查

二、前列腺癌放射治疗护理常规

我国前列腺癌初诊病例以临床中晚期居多，表现为排尿困难、尿频、尿流中断、漏尿、疼痛或灼热感等表现，临床局限性病例仅为30%，导致总体预后较差。由于前列腺癌发病隐匿、进展较慢，因此，对高风险人群进行前列腺癌筛查，通过实验室检查、影像学检查、病理学检查等手段诊断早期前列腺癌，并予以规范化治疗，是改善前列腺癌患者预后的重要手段。前列腺癌放射治疗护理常规按照放疗前、放疗中、放疗后的时间顺序分别列出护理评估要点、护理措施及质量要求，见表2-25。

表2-25 前列腺癌放射治疗护理常规

评估	护理措施	质量要求
1. 放疗前评估 （1）询问患者既往史、过敏史、睡眠习惯、大小便、活动情况、体力状况、心理状况等，评估患者各种检查及检验结果是否正常，包括PET-CT、前列腺特异性抗原（PSA）、睾酮、盆腔MRI、血常规、肝功能生化等 （2）进行营养风险筛查及营养状态评估 （3）放疗方式：目前常用的放疗方式有三维适形放疗技术、调强放疗技术、螺旋断层放疗技术、立体定向放疗技术、质子放疗技术等。不同的放疗方式出现的副作用严重程度不同，需做好评估 （4）评估原发肿瘤位置、大小，评估转移灶部位、肿瘤负荷，了解患者是否同期联合化疗和（或）其他抗肿瘤治疗，预判患者可能出现的并发症	1. 结合NRS-2002营养风险筛查量表进行筛查，对存在营养风险的患者制定营养支持计划，必要时可进行PG-SGA营养评定，无营养风险患者每周进行营养风险筛查 2. 做好饮食及生活宣教，严格戒酒，减少高脂肪食物、高脂牛奶摄入，增加富含番茄红素、茶多酚的食物，多食用多脂鱼、坚果、谷类和蔬菜，保证充足的休息，放松心情，配合放疗顺利进行 3. 对于合并基础疾病的老年患者，积极治疗基础疾病，做好相应指导，尽量减少基础疾病对放射治疗的影响 4. 向患者做好放疗宣教，进行放疗前准备，如沐浴、保持个人卫生，准备纯棉、宽松、柔软、低领衣物 5. 根据照射方式、部位进行相应的定位准备指导 （1）直肠准备：前列腺位置受直肠和膀胱体积影响较大，应当尽可能保持定位固定以及每次治疗时膀胱和直肠状态的一致性。定位前固定排便习惯，了解膀胱充盈度。模拟定位可根据需要，采用仰卧位或俯卧位进行体位固定。提前1周调整饮食，少吃产气食物（如牛奶、豆制品等），可配合口服益生菌，避免腹胀、便秘等的发生。如若患者有习惯性便秘，首次就诊时及时与主管医生沟通，CT定位之前数日开始服用缓泻剂，以保持大便通畅	1. 评估全面、准确 2. 放疗前护理落实到位 3. 患者知晓宣教内容

评估	护理措施	质量要求
（5）询问尿控情况，有无发热、腹痛、腹胀、便秘、腹泻、恶心、呕吐等临床表现	（2）膀胱准备：CT定位前1小时排空直肠和膀胱，口服饮用水500~1000ml（可含肠道对比剂），待膀胱充盈后开始定位，予负压成型垫固定。治疗时，患者每次的膀胱充盈程度需要尽可能与定位时一致 （3）体位摆放：定位时尽可能选择重复性好、患者舒适而易于坚持的体位，一般采用仰卧位、双臂上举、双手交叉抱肘置于额头的体位 （4）模具使用：模具可以帮助固定患者的体位，保证每次放疗的位置一致，体模装置有真空负压袋、腹部-盆腔固定器等 6. 定位后告知患者标记线保持清晰，标记线模糊时及时找医生描画，告知患者定位后、放疗前需等待的时间，每次放疗大约需要的时间，可能出现的并发症等	
2. 放疗中评估 （1）评估患者血象情况：评估患者是否出现骨髓抑制及分级/分度，根据分级/分度采取相应的治疗及护理措施（第一章附表1-13） （2）结合NRS-2002营养风险筛查量表评分，每周对患者进行营养监测 （3）评估有无放射性胃肠损伤：评估患者是否出现恶心、呕吐、食欲下降、乏力等症状，后期因进食减少而体重减轻 （4）评估有无放射性直肠损伤、放射性膀胱损伤，临床表现见相应章节	1. 每周检查血常规，如患者出现骨髓抑制，嘱患者卧床休息，并根据医嘱用药，观察药物不良反应，必要时经医生评估暂停放疗。骨髓抑制期间护理参照第一章第三节"化疗药物不良反应护理常规" 2. 放疗期间患者的营养状况会发生变化，常规进行营养风险筛查评估，并根据患者NRS-2002营养风险筛查结果定期进行评价和调整治疗方案。指导患者保证25~30kcal/（kg·d）能量摄入，蛋白质摄入保证1.2~2.0g/（kg·d），定期监测患者体重和营养以确定能量摄入情况，根据实际需求进行调整 3. 放射性胃肠损伤的护理：放疗后等待2~3小时后再开始饮食，保持清淡、营养、易消化的饮食，必要时遵医嘱用药，可予止吐、抗炎、抑酸、口服消化道黏膜保护剂等。因食欲减退导致体重减轻，给予肠内、肠外营养支持 4. 放射性直肠损伤详见本章第一节中的"放射性肠道损伤护理常规" 5. 放射性膀胱损伤详见本章第一节中的"放射性膀胱损伤护理常规"	1. 不良反应观察及时 2. 对症护理措施实施正确、有效
3. 放疗后评估 （1）放疗后对患者进行营养随访和监测 （2）评估患者实验室检查结果 （3）评估放疗不良反应是否好转 （4）评估临床症状是否好转，做好出院后指导	1. 放疗后每2~4周进行1次营养随访，继续进行营养风险筛查，持续3个月，或直至放疗引起的慢性不良反应、体重丢失等问题得到改善，必要时给予营养支持或家庭营养治疗 2. 保持良好的心态，情绪稳定，倡导健康的生活方式，适当运动，增强机体免疫力 3. 放疗结束后仍要注意放射野皮肤颜色变化情况，如果放射野内皮肤没有破溃，可以用温水沐浴，不可用力揉搓，禁止使用强酸或强碱性洗浴用品，避免使用胶布类固定物品，有脱皮时不可强行撕脱，以免造成人为皮肤损伤 4. 做好出院宣教：患者出现血尿、贫血等症状时及时就医，定期复查血常规。注意有无晚期和迟发性放疗不良反应 5. 定期复查，一般放疗结束后1个月第一次复查，以后每3个月复查一次，或结合患者具体病情决定复查时间	1. 放疗后护理措施到位 2. 患者知晓出院宣教内容 3. 患者按时复查

三、睾丸癌放射治疗护理常规

睾丸癌是 20～40 岁男性中最常见的实体恶性肿瘤，95% 的睾丸癌是睾丸生殖细胞肿瘤，主要分为精原细胞瘤和非精原细胞瘤两类。睾丸精原细胞瘤占睾丸肿瘤的 60%～80%，临床表现为睾丸内质硬、无痛性肿块以及单侧或双侧阴囊肿胀。放射治疗在治疗睾丸恶性肿瘤中占有重要地位，放疗部位多以腹膜后淋巴结及腹股沟淋巴结为主。早期放疗能明显减少肿瘤局部复发，提高患者生存率。睾丸癌放射治疗护理常规按照放疗前、放疗中、放疗后的时间顺序分别列出护理评估要点、护理措施及质量要求，见表 2-26。

表 2-26　睾丸癌放射治疗护理常规

评估	护理措施	质量要求
1. 放疗前评估 （1）评估患者各种检查及检验结果是否正常，包括体格检查、盆腔增强 CT、甲胎蛋白（AFP）、血清人绒毛膜促性腺激素（HCG）、乳酸脱氢酶（LDH）、全血细胞计数等 （2）放疗方式：目前常用的放疗方式有直线加速器放疗、调强放疗、立体定向放疗技术、质子放疗等。不同的放疗方式出现的副作用严重程度不同，需做好评估 （3）放疗的部位、放疗面积及放疗剂量，预判患者可能出现的并发症 （4）评估会阴部位皮肤，观察睾丸有无肿胀、增大及有无疼痛症状	1. 做好饮食及生活宣教，保证充足的休息及营养，配合放疗顺利进行 2. 做好放疗宣教，进行放疗前准备，如沐浴、保持个人卫生。便后保持肛周及会阴部皮肤清洁、干燥，准备纯棉、开身的宽松衣物 3. 告知患者放疗过程中可能出现的并发症及自我护理要点，减轻患者焦虑心情，保持情绪稳定，积极配合治疗	1. 评估全面、准确 2. 放疗前护理措施落实到位 3. 患者知晓宣教内容
2. 放疗中评估 （1）评估患者血象情况：评估患者是否出现骨髓抑制及骨髓抑制的分级/分度，根据分级/分度采取相应的治疗及护理措施（第一章附表 1-13） （2）皮肤症状：评估患者腹股沟及会阴部位（尤其是腹主动脉旁和同侧髂血管-盆腔淋巴引流区）皮肤损伤程度、分级，根据 RTOG 急性放射损伤分级标准进行分级，不同分级采取相应的护理措施，见附表 2-1 （3）泌尿系统症状：评估患者是否出现放射性膀胱损伤的表现，如尿频、尿急、血尿等。留置导尿管患者评估导尿管性能，根据 RTOG 急性放射损伤分级标准进行分级，见附录 2-1 （4）消化系统症状：评估患者是否出现胃肠道反应和放射性肠道损伤的表现，如恶心、呕吐、大便次数增多、里急后重、黏液血便等，根据 RTOG 急性放射损伤分级标准进行分级，见附表 2-1	1. 每周检查血常规，如患者出现骨髓抑制，根据医嘱用药，并观察药物不良反应，骨髓抑制期间护理参照第一章第三节 "化疗药物不良反应护理常规" 2. 放射性皮肤损伤的护理详见本章第一节中的 "放射性皮肤损伤护理常规" 3. 放射性膀胱损伤的护理详见本章第一节中的 "放射性膀胱损伤护理常规" 4. 放射性直肠损伤的护理详见本章第一节中的 "放射性肠道损伤护理常规"	1. 不良反应观察及时 2. 对症护理措施实施正确、有效

评估	护理措施	质量要求
3. 放疗后评估 （1）评估放疗不良反应是否好转 （2）做好出院后指导	1. 放疗结束后，随访患者的不良反应情况，直至好转 2. 睾丸癌出院指导 （1）指导患者家属在出院后为患者营造安静、舒适的休息环境，鼓励患者积极参与日常活动，从而将注意力从疾病转移到生活中 （2）告知患者定期到医院接受检查，并按时、按量服用药物，出院后出现排尿、排便异常或身体乏力等症状时及时联系主管医生或到医院就诊 （3）放疗结束后仍要注意放射野皮肤颜色变化情况，如果放射野内皮肤完好，可用温水沐浴，不可用力揉搓，禁止使用强酸或强碱性洗浴用品，有脱皮时不可强行撕脱，以免造成人为皮肤损伤 （4）放疗后避孕半年（或遵医嘱），定期复查，一般放疗结束后1个月第一次复查，以后每3个月复查一次，或结合具体病情决定复查时间	1. 放疗后护理措施到位 2. 患者知晓出院宣教内容 3. 患者按时复查

第七节　妇科肿瘤放射治疗护理常规

　　妇科肿瘤包括宫颈癌、卵巢癌、子宫内膜癌、外阴癌及阴道癌等，临床表现有阴道流血、排液以及盆腔包块等，严重影响着女性的健康。放射治疗包括体外照射和近距离照射，在妇科肿瘤治疗中发挥着重要作用，是主要治疗手段之一。其中，体外照射包括体外全盆腔照射、（容积弧形）调强放射治疗、三维适形放疗、立体定向放射治疗或质子放疗等；近距离照射又称为腔内照射，分为一体化后装治疗、间断剂量率后装治疗、中子后装治疗等，放疗方式有放射性粒子植入、插植近距离放疗和腔内近距离放疗等。妇科肿瘤放射治疗护理常规按照放疗前、放疗中、放疗后的时间顺序分别列出护理评估要点、护理措施及质量要求，见表2-27。

表2-27　妇科肿瘤放射治疗护理常规

评估	护理措施	质量要求
1. 放疗前评估 （1）评估患者生命体征和一般情况，包括年龄、既往史、过敏史、睡眠习惯、大小便状况、活动情况、体力状况等 （2）进行营养风险筛查和营养状态评估 （3）查看患者的心电图、B超、CT、MR、PET-CT、放射性核素断层扫描（ECT）、内镜、病理等辅助检查结果 （4）查看患者的血常规、肝肾功能等血液检查结果，评估有无放疗禁忌证 （5）评估放疗计划：放疗方式（体外照射、近距离照射），放疗的部位、放疗面积及放疗剂量，预判患者可能出现的并发症；是否同期联合化疗和（或）其他抗肿瘤治疗，是否使用放射增敏剂 （6）评估患者心理-社会状况，对疾病认知程度、放射治疗方式的认识，治疗依从性、疾病负担、心理状态；家庭支持程度、经济承受能力，尤其是中青年患者对于家庭角色转变的接受度，子女照顾情况等	1. 向患者讲解放疗的方式、时间、地点、不良反应及注意事项等 2. 饮食指导：参照本章第一节中的"围放疗期营养管理常规" 3. 定位后保持标记清晰，标记线模糊时及时联系主管医生描画 4. 心理支持：介绍病房环境、主管医生及护士，主动倾听患者感受，促进患者之间交流，提供心理情感支持	1. 评估全面、准确 2. 放疗前护理落实到位 3. 患者知晓宣教内容

评估	护理措施	质量要求
2. 放疗中评估 （1）评估患者饮食，有无恶心、食欲下降等 （2）评估患者是否出现骨髓抑制及骨髓抑制的分级/分度，根据分级/分度采取相应的治疗及护理措施 （3）评估患者皮肤：是否发红、有无色素沉着、是否破损，根据放射性皮肤损伤分级采取相应的治疗及护理措施 （4）评估患者是否出现放射性阴道炎的反应，表现为充血、水肿、疼痛及阴道分泌物增多等 （5）评估患者有无放射性直肠损伤，表现为腹痛、腹泻、便血等。根据自限性特点，结合患者情况，以缓解临床症状和提高患者生活质量为主 （6）评估患者有无阴道直肠瘘、阴道膀胱瘘的表现	1. 饮食宣教：详见本章第一节"围放疗期营养管理常规" 2. 定期监测血象，如出现骨髓抑制，护理措施参照第一章第三节"化疗药物不良反应护理常规" 3. 放射性皮肤损伤的护理详见本章第一节中的"放射性皮肤损伤护理常规" 4. 预防膀胱、直肠、阴道损伤 （1）保持放疗定位、放射治疗时膀胱容量的一致性，使膀胱照射剂量在相对容差范围内 （2）每日饮水量保证2000ml以上，增加尿量以促进体内毒素排除 （3）适当进行盆底肌功能锻炼和腹肌功能锻炼，训练膀胱功能 （4）加强阴道冲洗，放疗期间每日冲洗1~2次，直至放疗结束半年以上 （5）指导患者穿着纯棉、吸水性内裤，保持外阴部清洁、干燥 （6）每次放疗前排空大便，注意预防便秘。便秘的预防及护理措施参见第八章"肿瘤症状与并发症护理常规" （7）保护皮肤，减轻粪便及尿液对皮肤的刺激 （8）遵医嘱正确用药，如柳氮磺吡啶、巴柳氮、益生菌治疗急性放射性直肠损伤；抗生素（甲硝唑、环丙沙星）和黏膜保护剂治疗慢性直肠损伤	1. 不良反应观察及时 2. 对症护理措施实施正确、有效
3. 放疗后评估 （1）患者睡眠、活动情况、体力状况、大小便情况，询问患者进食量以及体重变化，评估血常规、肝肾功能等血液检查结果 （2）观察患者生命体征，特殊临床表现 （3）评估患者不良反应情况	1. 保持良好的心态，情绪稳定，倡导健康的生活方式，适当运动，增强机体免疫力 2. 放疗结束后继续关注放疗野皮肤颜色变化情况 3. 做好出院宣教：注意有无晚期和迟发性放疗不良反应，如出现腹泻、便血、腹痛、腹胀等症状时及时就医，出现乏力等症状及时复查血常规 4. 定期复查，一般放疗结束后1个月第一次复查，以后每3个月复查一次，或结合患者具体病情确定复查时间	1. 放疗后护理措施到位 2. 患者知晓出院宣教内容 3. 患者按时复查

第八节 淋巴瘤放射治疗护理常规

淋巴瘤（Lymphoma）是起源于淋巴结或结外淋巴组织的淋巴系统恶性肿瘤，根据组织病理学不同分为霍奇金淋巴瘤（Hodgkin Lymphoma，HL）和非霍奇金淋巴瘤（Non‑Hodgkin Lymphoma，NHL）。临床表现共同点：淋巴细胞增生引起淋巴结肿大和压迫症状，侵犯器官组织引起各类系统症状。受累部位或残存部位放射治疗是不同分型的淋巴瘤在不同分期均推荐使用的治疗方案。淋巴瘤放射治疗护理常规按照放疗前、放疗中、放疗后的时间顺序分别列出护理评估要点、护理措施及质量要求，见表2-28。

表 2-28　淋巴瘤放射治疗护理常规

评估	护理措施	质量要求
1. 放疗前评估 （1）评估患者的生命体征是否正常 （2）评估患者淋巴瘤的类型、分期、位置 （3）评估患者症状：是否有盗汗、淋巴结肿大、消瘦等 （4）评估患者的实验室检查是否符合放疗要求，包括血、尿、大便常规，肝肾功能、电解质、红细胞沉降率、感染筛查等；评估患者的影像学检查结果，包括 CT、PET、MRI、心电图、超声心动图等；了解骨髓检查结果 （5）评估患者放射治疗的部位、体积、剂量及方式 （6）评估患者的信息需求 （7）评估患者的皮肤状况、营养状况以及有无基础性疾病：高血压、冠心病、糖尿病等	1. 向患者讲解放射治疗的目的、方式、相关流程及注意事项等 2. 了解患者的信息及心理需求，提供针对性的心理和信息支持，稳定患者及家属情绪，树立治疗的信心 3. 告知患者做好放疗前准备 （1）沐浴、保持个人卫生。头颈部淋巴瘤详见本章第三节中的"鼻咽癌放射治疗护理常规"的放疗前准备 （2）告知患者接受放疗需准备柔软、宽松、吸水性强的棉质内衣，保持皮肤的干燥、卫生，衣服潮湿不洁及时更换 4. 患者出现贫血、感染、高尿酸血症、心包积液等并发症时遵医嘱正确处置	1. 评估全面、准确 2. 放疗前护理落实到位 3. 患者知晓宣教内容
2. 放疗中评估 （1）评估患者的生命体征及病情变化 （2）评估血象情况：根据血象情况评估患者是否出现骨髓抑制及分级/分度，详见第一章附表 1-13 （3）评估患者是否出现放射性皮肤损伤，根据 RTOG 急性放射损伤分级标准进行分级，详见附表 2-1 （4）评估患者是否出现呼吸困难或窒息、肠穿孔、出血及肾衰竭的早期征象等症状 （5）评估患者安全状况，评估患者心理和社会支持状况	1. 放疗过程中注意观察基础体重、生命体征等情况，如发现异常及时通知医生，正确处理，做好记录 2. 定期复查血常规，如出现骨髓抑制遵医嘱用药；护理措施见第一章第三节"化疗药物不良反应护理常规" 3. 观察患者照射野部位皮肤的变化，护理措施详见本章第一节中的"放射性皮肤损伤护理常规" 4. 对头颈部恶性淋巴瘤放疗者，观察有无肿物压迫或喉头水肿引起的呼吸困难和窒息，一旦出现立即通知医生，给予吸氧，遵医嘱对症处理。加强头颈部功能锻炼 5. 对腹部、盆腔恶性淋巴瘤患者密切观察有无肠穿孔、出血及肾衰竭的早期征象，一旦出现提高警惕，及时告知医生处理。如出现急腹症或少尿、无尿表现应及时报告医生 6. 主动与患者沟通交流，了解其心理需求，及时提供心理情感支持	1. 不良反应观察及时 2. 对症护理措施实施正确、有效
3. 放疗后评估 （1）评估患者放疗不良反应是否好转 （2）评估患者有无规律服药 （3）评估患者放疗后的心理状况	1. 指导患者定期监测血常规变化，如有异常及时告知医生 2. 定期进行出院随访 3. 指导患者勤洗手、预防感染、营养均衡、按时服药，如有不适及时就医 4. 鼓励家属为患者提供心理情感支持，帮助其建立信心	1. 放疗后护理措施到位 2. 患者知晓出院宣教内容 3. 患者按时复查

第九节　骨与软组织肿瘤放射治疗护理常规

　　骨与软组织肿瘤是指发生在骨内或起源于骨各种组织成分，以及运动系统的其他结构如肌肉、结缔组织、肌腱、韧带等组织的肿瘤。常见的原发性恶性肿瘤有骨肉瘤、软骨肉瘤、尤因肉瘤、骨巨细胞瘤、脊索瘤等，全身骨与软组织均可累及。对于肿瘤生长部位特殊（如骨盆、颅底、脊柱等）且手术难以进行或手术致残率高的患者，可行姑息性手术联合术后局部放疗。对转移性骨痛、肿瘤复发、不宜手术或拒绝手术的患者可行姑息性放疗。骨与软组织肿瘤放射治疗护理常规按照放疗前、放疗中、放疗后的时间顺序分别列出护理评估要点、护理措施及质量要求，见表2-29。

表2-29　骨与软组织肿瘤放射治疗护理常规

评估	护理措施	质量要求
1. 放疗前评估 （1）评估患者年龄、疾病状态、配合程度、活动能力、饮食营养及皮肤情况 （2）评估患者各种检查及检验结果是否正常，包括体格检查、影像学检查、肿瘤标志物检查、肝肾功能、全血细胞计数等 （3）放疗方式：目前常用的放疗方式有直线加速器放疗、调强放疗、螺旋断层放射治疗、质子放疗等。不同的放疗方式出现的副作用严重程度不同，需做好评估 （4）评估放疗部位、面积、剂量，预判患者可能出现的并发症 （5）评估患者患肢血运及功能状态 （6）评估患者的安全状况，心理-社会支持状况及信息需求 （7）查看放疗知情同意书，确认患者已签署	1. 向患者做好饮食及生活宣教，保证充足的休息及营养，配合放疗顺利进行 2. 向患者讲解放疗基本知识、治疗周期、放疗定位及放疗中的配合、不良反应及注意事项等 3. 指导患者做好放疗前准备 （1）沐浴，保持个人卫生，剃除放疗部位毛发 （2）指导患者穿柔软、宽松、吸水性强的棉质内衣，保持放疗局部皮肤的干燥、卫生，潮湿不洁时及时更换 4. 做好安全指导和心理护理，消除对放疗的恐惧心理 5. 做好患者截肢或保肢术后的功能锻炼及康复指导	1. 评估全面、准确 2. 放疗前护理落实到位 3. 患者知晓宣教内容
2. 放疗中评估 （1）动态评估患者病情变化 （2）评估患者的活动、营养、大小便及睡眠状况 （3）评估放射野标记线是否清晰 （4）评估患者血象情况，是否出现骨髓抑制及分级/分度，根据分级/分度采取相应的治疗及护理措施 （5）评估患者放射野皮肤情况，根据皮肤反应确定其等级 （6）评估患者有无咳嗽、胸闷、气短，必要时行影像学检查确定有无放射性肺损伤 （7）根据病变部位不同，评估局部放疗受累器官的不良反应：如放射性直肠炎、放射性膀胱损伤、放射性口腔炎、颅脑水肿、视力下降、股骨头坏死等 （8）评估患者患肢血运及功能状态	1. 观察生命体征、一般情况及伴随症状，如有异常及时通知医生，正确处理并记录 2. 做好安全管理及活动指导，根据病患部位不同指导患者活动时勿负重，做好患者截肢或保肢术后的功能锻炼及康复指导 3. 提供饮食指导，详见本章第一节中的"围放疗期营养管理常规" 4. 保持放射野放疗标记清晰，模糊时不可自行描画，需主管医生进行描画 5. 保护放射野皮肤，避免冷敷、热敷。有痒感时避免抓挠，可轻拍止痒或遵医嘱应用相应药物 6. 每周监测血常规变化，预防感冒及交叉感染，适量饮水，加强饮食，保证充足睡眠，增强体质，减少外出，必须外出时注意增减衣物、避免磕碰等 7. 放疗不良反应的护理，放疗过程中可能会出现相应部位或附近受累器官的不良反应，具体参照相关护理常规 8. 患儿生长发育功能的保护，制定计划时注意限制长骨受照剂量及热点的落点 9. 预防股骨头缺血性坏死，制定计划时注意限制股骨头的受照剂量 10. 注意年轻患者生殖功能的保护，在放疗定位时要求睾丸、阴茎偏向健侧，尽量减少生殖器受照剂量	1. 不良反应观察及时 2. 对症护理措施实施正确、有效
3. 放疗后评估 （1）评估放疗不良反应是否好转 （2）评估对青少年生长发育的影响 （3）评估对年轻患者生殖功能的影响	1. 放疗结束后，及时跟踪患者的放疗不良反应，直至好转 2. 做好出院指导，嘱患者遵医嘱定期复查 3. 做好肢体功能锻炼及康复指导	1. 放疗后护理措施到位 2. 患者知晓出院宣教内容 3. 患者按时复查

第十节　皮肤癌放射治疗护理常规

　　皮肤癌是皮肤的上皮病变引起的恶性肿瘤，可分为皮肤黑色素瘤（Cutaneous Melanoma，CM）和非黑色素瘤皮肤癌（Non‑Melanoma Skin Cancer，NMSC）。皮肤癌在我国发病率较低，多发生于老年人群（≥65 周岁）。NMSC 是最常见的肿瘤类型，包括基底细胞癌（Basal Cell Carcinoma，BCC）和皮肤鳞状细胞癌（Cutaneous Squamous Cell Carcinoma，cSCC）两种最常见病理类型。放射治疗在皮肤癌的治疗中发挥着不可或缺的作用。皮肤癌放射治疗护理常规按照放疗前、放疗中、放疗后的时间顺序分别列出护理评估要点、护理措施及质量要求，见表 2－30。

表 2－30　皮肤癌放射治疗护理常规

评估	护理措施	质量要求
1. 放疗前评估 （1）了解患者年龄，肿瘤部位、大小、既往治疗情况、是否同期联合化疗和（或）其他抗肿瘤治疗方式 （2）评估患者放射治疗的靶区、照射面积、剂量及方式 （3）头颈部、颜面部皮肤癌患者评估是否存在口腔疾病、是否佩戴义齿，胸部皮肤癌患者评估是否安装心脏起搏器等 （4）评估患者心理‑社会状况，了解患者及主要照顾者对疾病及其治疗方式的认知程度、依从性，是否存在疾病负担、焦虑与抑郁等负性情绪 （5）了解患者家庭支持性照顾程度、家庭经济承受能力，尤其是中青年患者对于家庭角色转变的接受度，子女照顾情况等	1. 良好生活习惯：严格戒烟、戒酒，避免被动吸烟，做好个人卫生处置，准备纯棉、开身、宽松衣物 2. 血糖控制不佳的糖尿病患者，应及时进行干预，做好血糖控制，以免伤口不能愈合 3. 皮肤破溃者给予正确处理，预防感染 4. 讲解放疗目的、流程、注意事项及配合要点 5. 特殊部位皮肤癌，如眼睑、口唇、生殖器等部位放射治疗时需指导患者保护邻近正常组织，如牙龈、眼球等 6. 倾听患者主诉，提供心理支持，消除紧张、焦虑情绪	1. 评估全面、准确 2. 放疗前护理落实到位 3. 患者知晓宣教内容
2. 放疗中评估 （1）评估患者已经放疗的次数，局部肿瘤病灶范围是否缩小 （2）评估放疗期间的局部皮肤反应，有无破溃、局部皮肤干裂等 （3）评估患者放疗期间血常规的情况 （4）评估患者放疗期间的营养状态，蛋白质进食量以及体重变化情况	1. 保持标记清晰可见，如有模糊及时找医生描画 2. 做好患者生活护理，保持舒适环境：保持室内空气新鲜，定时开窗通风，室内湿度维持 40%～50%，夏季维持室内温度 23℃～28℃，冬季维持室内温度 18℃～25℃ 3. 避免暴露皮肤阳光直射或暴晒，使用遮阳工具，减少紫外线暴露。照射部位皮肤可能会出现瘙痒感，避免抓挠，可以轻拍皮肤或遵医嘱涂抹止痒药膏。避免用肥皂清洗或摩擦，不随意涂抹护肤品。选择穿着宽松衣服，避免衣物的压迫、束缚或粗糙衣物的摩擦 4. 放疗过程中，受照部位皮肤或肿瘤破溃时，每日及时换药，遵医嘱应用外用抗菌药物，防止继发感染发生，必要时使用全身抗菌药物治疗	1. 不良反应观察及时 2. 对症护理措施实施正确、有效

评估	护理措施	质量要求
3. 放疗后评估 （1）评估患者血常规情况 （2）评估患者营养状态 （3）评估患者放射野皮肤情况	1. 放疗结束后仍要注意放射野皮肤变化情况，如果放射野内皮肤没有破溃，可以用温水沐浴，但不可用力揉搓，更不能使用强酸或强碱性洗浴用品，有脱皮时不可强行撕脱，以免造成人为皮肤损伤 2. 做好出院宣教：居家进行清淡、易消化饮食。定期复查，一般放疗结束后 1 个月第一次复查，以后每 3 个月复查一次，具体结合患者的治疗方式及时返院复查	1. 放疗后护理措施到位 2. 患者知晓出院宣教内容 3. 患者按时复查

第十一节 转移性肿瘤放射治疗护理常规

一、转移性脑肿瘤放射治疗护理常规

转移性脑肿瘤是指原发于身体其他部位的恶性肿瘤转移到颅内，累及脑实质、脑脊膜、脑神经和颅内血管的转移性肿瘤，其中脑实质转移最为常见，其次为脑膜转移。70% 转移性脑肿瘤患者有神经系统症状和体征，其中头痛最常见，其次是恶心、呕吐。放射治疗是转移性脑肿瘤推荐治疗方式，患者治疗目的不同，则放疗的实施方法不同，主要的放射治疗方法有伽玛刀、射波刀、直线加速器放射治疗、质子放射治疗。转移性脑肿瘤放射治疗护理常规按照放疗前、放疗中、放疗后的时间顺序分别列出护理评估要点、护理措施及质量要求，见表 2-31。

表 2-31　转移性脑肿瘤放射治疗护理常规

评估	护理措施	质量要求
1. 放疗前评估 （1）评估患者原发肿瘤位置及治疗，放射治疗的目的、方式、剂量、靶区的位置、体积 （2）评估患者年龄、生命体征、神经功能状态（瞳孔、意识、肢体活动）、皮肤、饮食、营养状态等基本情况 （3）评估患者有无颅脑手术史，是否带脑室-腹腔分流管 （4）评估患者有无癫痫史，是否服用抗癫痫药物，有无颅内压增高、脑疝症状 （5）评估患者心理-社会支持状况	1. 向患者讲解放射治疗的目的、方式、相关流程及注意事项等 2. 根据患者步行功能活动分级（详见附表 2-11 Holden 步行功能分级），制定活动策略，做好安全宣教及相应护理 3. 对大小便失禁、部分感觉功能障碍者做好安全、大小便及皮肤护理指导及宣教 4. 对于有癫痫病史的患者重点做好安全宣教，床头备压舌板、纱布等 5. 标记线、放射野皮肤护理、饮食指导详见本章第一节中的"肿瘤放射治疗前护理常规"（表 2-1） 6. 给予患者心理护理，告知患者家属家庭、社会支持的重要性，给予患者治疗的信心和勇气，减轻患者焦虑，积极配合治疗	1. 评估全面、准确 2. 放疗前护理落实到位 3. 患者知晓宣教内容

评估	护理措施	质量要求
2. 放疗中评估 （1）评估患者是否出现头痛、恶心等症状 （2）评估患者全身情况、皮肤、肢体活动、营养状态等 （3）评估患者放疗次数及放疗不良反应 （4）评估患者血象情况，如有异常，及时与医生沟通	1. 密切观察患者意识、瞳孔、生命体征变化，如有异常及时通知医生，正确处理，并做好记录 2. 如患者诉头痛、恶心等颅内压增高症状时，遵医嘱用药，指导患者床头抬高 $15°\sim30°$，保持情绪稳定 3. 对于视力障碍、肢体功能障碍者应加强陪护，保持肢体处于功能位，长期卧床患者应加强皮肤护理，防止压力性皮肤损伤的发生 4. 患者如出现癫痫症状时，立即通知医生，遵医嘱给予镇静、降颅压等对症治疗，防止舌咬伤 5. 遵医嘱定期查血化验，密切观察患者血象变化，出现骨髓抑制时护理措施参照第一章第三节"化疗药物不良反应护理常规" 6. 放射野皮肤、脱发、标记线、饮食等护理详见本章第一节中的"肿瘤放射治疗期间护理常规"（表2-2）	1. 不良反应观察及时 2. 对症护理措施实施正确、有效
3. 放疗后评估 （1）评估患者放疗后不良反应 （2）评估患者头痛、恶心等症状及血象情况	1. 根据患者不良反应的分级，给予对症处理 2. 根据患者全身情况给予对症支持治疗 3. 提供健康教育，包括放疗间歇期饮食、活动、用药、复查等注意事项	1. 放疗后护理措施到位 2. 患者知晓出院宣教内容 3. 患者按时复查

二、转移性骨肿瘤放射治疗护理常规

恶性肿瘤骨转移是恶性肿瘤的晚期状态，常导致严重骨骼病变，包括骨疼痛、病理性骨折、脊髓压迫、高钙血症等骨相关不良事件，放射治疗主要作用是缓解骨疼痛，减少病理性骨折的发生，促进病理性骨折的愈合以及控制或稳定骨转移病灶的病情恶化。转移性骨肿瘤放射治疗护理常规按照放疗前、放疗中、放疗后的时间顺序分别列出护理评估要点、护理措施及质量要求，见2-32。

表2-32　转移性骨肿瘤放射治疗护理常规

评估	护理措施	质量要求
1. 放疗前评估 （1）评估全身情况、患者原发肿瘤部位及既往抗肿瘤治疗情况 （2）评估患者骨转移的部位，是否有疼痛、疼痛的程度及止痛药物镇痛效果等 （3）评估患者放射治疗的部位、剂量、方式、靶区面积及每次放射治疗所需的时长 （4）评估患者是否同步化疗、双膦酸盐、镇痛等治疗 （5）评估患者对放疗体位及放疗时长的耐受程度	1. 向患者讲解放射治疗的目的、方式、相关流程及注意事项等 2. 对脊椎转移致大、小便功能改变者，做好宣教及相应护理 3. 承重骨破坏较重者应告知患者减少活动，外出治疗应选择合适的辅助工具，如轮椅、平车等 4. 对于疼痛较重者，放射治疗前做好镇痛治疗及相关护理 5. 标记线、放射野皮肤护理、饮食指导详见本章第一节中的"肿瘤放射治疗前护理常规"（表2-1） 6. 髋骨、髂骨、坐骨、骶骨、耻骨等部位放疗，做好放射性直肠损伤护理，详见本章第一节中的"放射性肠道损伤护理常规"	1. 评估全面、准确 2. 放疗前护理落实到位 3. 患者知晓宣教内容

评估	护理措施	质量要求
2. 放疗中评估 （1）评估生命体征、患者病情变化并记录 （2）评估患者放疗次数及放射治疗的不良反应 （3）评估患者疼痛缓解程度 （4）评估患者肢体活动情况及其他安全因素	1. 密切观察患者病情变化、生命体征，如有异常及时通知医生，正确处理并记录 2. 遵医嘱定期查血化验，密切观察患者血象变化，如出现骨髓抑制，护理措施参照第一章第三节"化疗药物不良反应护理常规" 3. 连续评估和记录患者的疼痛情况，遵医嘱正确用药 4. 对承重骨放射治疗过程中重点关注患者活动情况，做好安全宣教，避免发生骨折等不良事件	1. 不良反应观察及时 2. 对症护理措施实施正确、有效
3. 放疗后评估 （1）评估患者放疗后不良反应 （2）综合评估患者整体状态，重点评估疼痛、营养状态及血象情况	1. 根据患者不良反应的分级，给予相应处置 2. 根据患者全身情况给予对症支持治疗 3. 提供健康教育，包括放疗间歇期饮食、活动、用药、疼痛、复查等注意事项	1. 放疗后护理措施到位 2. 患者知晓出院宣教内容 3. 患者按时复查

第二章 ◆ 肿瘤放射治疗护理常规

131

附　录

附表 2-1　RTOG 急性放射损伤分级标准

器官组织	0级	1级	2级	3级	4级
皮肤	无变化	滤泡样暗红色斑/脱发/干性脱皮/出汗减少	触痛性或鲜艳红斑，片状湿性脱皮/中度水肿	皮肤皱褶以外部位的融合湿性脱皮，可凹陷性水肿	溃疡，出血，坏死
黏膜	无变化	充血/可有轻度疼痛，无需止痛药	片状黏膜炎，或有炎性血液分泌物，或有中度疼痛，需止痛药	融合的纤维性黏膜炎，可伴重度疼痛，需麻醉剂	溃疡，出血，坏死
眼	无变化	轻度黏膜炎，有或无巩膜出血/泪液增多	轻度黏膜炎伴或不伴角膜炎，需激素和（或）抗生素治疗/干眼，需用人工泪液/虹膜炎，畏光	严重角膜炎伴角膜溃疡/视敏度或视野有客观性的减退/急性青光眼/全眼球炎	失明（同侧或对侧）
耳	无变化	轻度外耳炎伴红斑、瘙痒，继发干性脱皮，不需要药疗，听力图与治疗前比无变化	中度外耳炎（需外用药物治疗）/浆液性中耳炎/仅测试时出现听觉减退	严重外耳炎，伴溢液或湿性脱皮/有症状的听觉减退，与药物无关	耳聋
唾液腺	无变化	轻度口干/唾液稍稠/可有味觉的轻度变化如金属味。这些变化不会引起进食行为的改变，如进食时需水量的增加	轻度到完全口干/唾液变黏变稠/味觉发生明显改变	—	急性唾液腺坏死
咽和食管	无变化	轻度吞咽困难或吞咽疼痛/需麻醉性止痛药/需进流食	持续的声音嘶哑但能发声/牵涉性耳痛、咽喉痛，轻度喉水肿，无需麻醉剂/咳嗽，需镇咳药	讲话声音低微/牵涉性耳痛、咽喉痛，需麻醉剂/融合的纤维性渗出，明显的喉水肿	明显的呼吸困难、喘鸣、咯血
上消化道	无变化	厌食伴体重下降≤5%/恶心，无需止吐药/腹部不适，无需抗副交感神经药或止痛药	厌食伴体重下降≤5%/恶心和（或）呕吐，需要止吐药/腹部不适，需止痛药	厌食伴体重下降≥5%/需鼻胃管或胃肠外营养支持/恶心和（或）呕吐需插管或胃肠外支持/腹痛，用药后仍较重/呕血或黑便/腹部膨胀，腹平片示肠管扩张	肠梗阻，亚急性或急性梗阻，胃肠道出血需输血/腹痛需置管减压或肠扭转
下消化道（包括盆腔）	无变化	大便次数增多或大便习惯改变，无需用药/直肠不适，无需止痛治疗	腹泻，需要抗副交感神经药（如止吐宁）/黏液分泌增多，无需卫生垫/直肠或腹部疼痛，需止痛药	腹泻，需胃肠外支持/重度黏液或血性分泌物增多，需卫生垫/腹部膨胀，腹平片示肠管扩张	急性或亚急性肠梗阻，瘘或穿孔；胃肠道出血需输血；腹痛或里急后重或肠扭转，需置管减压
肺	无变化	轻度干咳或劳累时呼吸困难	持续咳嗽需麻醉性止咳药/稍活动即呼吸困难，但休息时无呼吸困难	重度咳嗽，对麻醉性止咳药无效，或休息时呼吸困难/临床或影像有急性放射性肺炎的证据/间断吸氧或有可能需要皮质类固醇治疗	严重呼吸功能不全/持续吸氧或辅助通气治疗

器官组织	0级	1级	2级	3级	4级
泌尿生殖道	无变化	排尿或夜尿频率为治疗前的2倍/排尿困难或尿急,无需用药	尿频伴夜尿(少于每小时1次)/排尿困难或尿急、膀胱痉挛,需局部用麻醉剂(如非那吡啶)	尿频伴尿急和夜尿,每小时1次或更频/排尿困难、盆腔痛或膀胱痉挛,需定时、频繁地予麻醉剂/肉眼血尿伴或不伴凝血块	血尿需输血/急性膀胱梗阻,但非继发于凝血块、溃疡或坏死
心脏	无变化	无症状但有客观的心电图变化证据;或心包异常,无其他心脏病证据	有症状,伴心电图改变和影像学上充血性心力衰竭的表现,或心包疾病/无需特殊治疗	充血性心力衰竭,心绞痛,心包疾病,可能需药物治疗	充血性心力衰竭,心绞痛,心包疾病,心律失常,对非手术治疗无效
中枢神经系统	无变化	功能完全正常(如能工作),有轻微的神经系统体征,无需用药	出现神经系统体征,需家庭照顾/可能需护士帮助/包括皮类固醇的用药/可能需抗癫痫药物	有神经系统体征,需住院治疗	严重的神经损害,包括瘫痪、昏迷或癫痫发作(即使用药仍每周>3次)/需住院治疗
白细胞($\times 10^9$/L)	≥4.0	3.0~4.0	2.0~3.0	1.0~2.0	<1.0
血小板($\times 10^9$/L)	≥100	75~100	50~75	25~50	<25或自发性出血
中性粒细胞($\times 10^9$/L)	≥1.9	1.5~1.9	1.0~1.5	0.5~1.0	<0.5或脓毒症
血红蛋白(g/L)	>110	110~95	95~75	75~50	

附表2-2 NRS-2002营养风险筛查量表

营养受损状况评分		疾病严重程度评分	
评分	项目	评分	项目
没有(0分)	正常营养状态	没有(0分)	正常营养需要量
轻度(1分)	3个月体重丢失>5% 最近1周进食量减少20%~50%	轻度(1分)	臀部骨折 慢性疾病伴随急性并发症 肝硬化 COPD 长期血液透析 糖尿病 肿瘤
中度(2分)	2个月体重丢失>5% BMI 18.5~20.5及一般状况差 最近1周进食量减少50%~75%	中度(2分)	腹部大手术 脑卒中 重度肺炎 血液系统的恶性肿瘤
重度(3分)	1个月体重丢失>5%(或3个月内丢失>15%) BMI<18.5及一般状况差 最近1周进食量减少75%~100%	重度(3分)	颅脑损伤 骨髓移植 ICU患者(APACHE>10分)
年龄评分:如果≥70岁者,加1分			
营养评分+疾病评分+年龄评分=总分 0~2分:无营养风险,1周后复筛 ≥3分:存在营养风险,需营养评估,制定营养治疗计划			

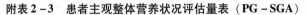

附表 2 – 3 患者主观整体营养状况评估量表（PG – SGA）

工作表 1：体重丢失的评分

评分使用 1 个月内体重数据。若无此数据则使用 6 个月内体重数据，使用以下分数积分。若过去 2 周内有体重丢失则额外增加 1 分。

1 个月内体重丢失	分数	6 个月内体重丢失
≥10%	4	≥20%
5% ~10%	3	10% ~20%
3% ~5%	2	6% ~10%
2% ~3%	1	2% ~6%
0 ~2%	0	0 ~2%

评分：

工作表 2：疾病和年龄的评分标准

分类	分数
肿瘤	1
AIDS	1
肺源性或心源性恶病质	1
压疮、开放性伤口或瘘	1
创伤	1
年龄≥65 岁	1

评分：

工作表 3：代谢应激状态的评分

应激状态	无（0）	轻度（1）	中度（2）	高度（3）
发热	无	37. 2℃ ~38. 3℃	38. 3℃ ~38. 8℃	≥38. 8℃
发热持续时间	无	<72 小时	72 小时	>72 小时
糖皮质激素用量（泼尼松/日）	无	<10mg	10 ~30mg	≥30mg

评分：

工作表 4：体格检查

项目	无消耗：0	轻度消耗：1 +	中度消耗：2 +	重度消耗：3 +
脂肪				
眼窝脂肪垫	0	1 +	2 +	3 +
肱三头肌皮褶厚度	0	1 +	2 +	3 +
肋下脂肪	0	1 +	2 +	3 +
肌肉				
颞肌	0	1 +	2 +	3 +
肩背部	0	1 +	2 +	3 +
胸腹部	0	1 +	2 +	3 +
四肢	0	1 +	2 +	3 +
体液				
踝部水肿	0	1 +	2 +	3 +
骶部水肿	0	1 +	2 +	3 +
腹水	0	1 +	2 +	3 +
总体消耗的主观评估	0	1	2	3

评分：

工作表 5：PG－SGA 整体评估分级

项目	A 级营养良好	B 级中度或可疑营养不良	C 级严重营养不良
体重	无丢失或近期增加	1 个月内丢失 5%（或 6 个月内 10%）或不稳定或不增加	1 个月内丢失 >5%（或 6 个月内 >10%）或显著不稳定或不增加
营养摄入	无不足或近期明显改善	确切的摄入减少	严重摄入不足
营养相关的症状	无或近期明显改善	存在营养相关的症状	存在营养相关的症状
功能	无不足或近期明显改善	中度功能减退或近期加重	严重功能减退或近期明显加重
体格检查	无消耗或慢性消耗在近期有临床改善	轻至中度皮下脂肪和肌肉消耗	明显营养不良体征，如严重的皮下组织消耗、水肿

评分：

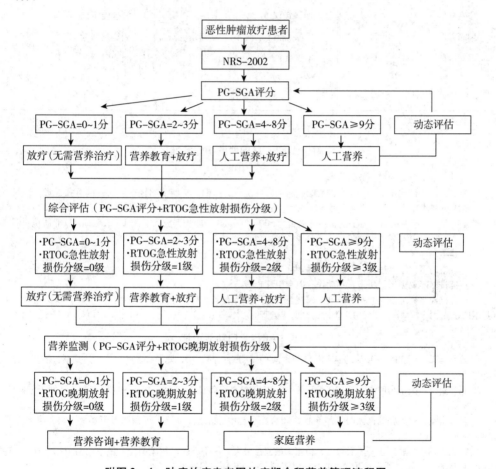

附图 2－4　肿瘤放疗患者围放疗期全程营养管理流程图

附表 2 - 5　意识状态的分级（传统方法）

意识状态	语言刺激反应	痛刺激反应	生理反应	大、小便自理	配合检查
清醒	灵敏	灵敏	正常	能	能
模糊	迟钝	不灵敏	正常	有时不能	尚能
浅昏迷	无	迟钝	正常	不能	不能
昏迷	无	无防御	减弱	不能	不能
深昏迷	无	无	无	不能	不能

附表 2 - 6　格拉斯哥昏迷评分（GCS）

睁眼反应	计分	语言反应	计分	运动反应	计分
自动睁眼	4	回答正确	5	按吩咐动作	6
呼唤睁眼	3	回答错误	4	*刺痛能定位	5
刺痛睁眼	2	吐字不清	3	*刺痛时回缩	4
不能睁眼	1	有音无语	2	*刺痛时屈曲	3
		不能发音	1	*刺痛时过伸	2
				*无动作	1

注：*指痛刺激时肢体运动反应。

附录 2 - 7　鼻咽冲洗操作标准

1. 目的：清洁鼻腔和增强放射敏感性。

2. 方法：取立位或半坐位，头稍向前倾，将装有冲洗液的鼻咽冲洗器前端轻轻插入一侧鼻孔，张口呼吸，用手轻轻挤压鼻咽冲洗器，使冲洗液缓慢流入鼻咽，由另一侧鼻孔或者口腔流出，两侧交替进行，水温 32℃ ~ 40℃，冲洗液为生理盐水或专用鼻腔冲洗剂，冲洗液量为 500 ~ 1000ml，冲洗器放入鼻腔 1 ~ 1.5cm。鼻咽冲洗每日 2 ~ 3 次。

3. 注意事项

（1）冲洗时压力不可过大，以免导致并发症。

（2）冲洗时不要说话，勿做吞咽动作，以免引起呛咳。

（3）冲洗时观察冲洗物的颜色及性质，观察并询问患者有无不适；冲洗完毕勿用力擤鼻涕，以免用力过大引起鼻咽腔出血；异常情况（出血），及时通知医生处理。

附录 2 - 8　张口功能锻炼

1. 鼓水运动：用 35℃ ~ 40℃ 的温水漱口，含漱 1 ~ 3 分钟，早、中、晚及睡前各一次，达到爽口洁牙、保护牙龈的作用。

2. 叩齿运动：上下齿叩击，然后用舌舔牙周 3 ~ 5 圈结束；每日 2 ~ 3 次，每次 100 下左右。有助于坚固牙齿，锻炼咀嚼肌。

3. 张口运动：口唇张到最大时，停 5 秒再闭合，早、中、晚各 100 次，可预防颞下颌关节纤维化导致张口困难。

4. 鼓腮运动：口唇闭合，然后鼓气，让腮部鼓起到最大，用手心轻轻按摩两腮及颞下颌关节；每日 2 ~ 3 次，每次不少于 20 下。可以预防颞下颌关节及其周围肌肉纤维化而引起的张口困难。

5. 弹舌运动：微微张口，使舌头在口腔内弹动，并发出"哒哒"的声音；每日 2 次，每次不少于 20 下，防止舌、口腔黏膜及咀嚼肌发生退化。放疗中期可能会引起口唇干裂，做此运动时应根据个人情况确定张口的幅度，对于口角干燥严重者不可过度张口或用力过猛，以免引起口角开裂，导致口腔感染。

6. 颈部牵拉运动：头前屈、后仰及头部旋转运动（中度及以上高血压、颈椎病患者慎做）；早、晚各一次，每日 10 ~ 20 分钟。可预防和治疗肩部肌肉纤维化。

附表 2 - 9　上腔静脉综合征严重程度分级标准

分级（级）	定义
0	无症状—患者无症状，影像学检查示上腔静脉阻塞，发生率 10%
1	轻度—头部或颈部水肿（血管扩张），发绀，呈多发性，发生率 25%
2	中度—头部或颈部水肿伴功能障碍（轻度吞咽困难、咳嗽，头部、下颌或眼睑运动轻度或中度受损，眼部水肿引起视力障碍），发生率 50%
3	重度—轻度或中度脑水肿（头痛、头晕），轻度/中度喉部水肿或心脏储备减少（弯腰后晕厥），发生率 10%
4	危及生命—显著的脑水肿（意识模糊、反应迟钝），显著的喉部水肿（喘鸣）或显著的血流动力学受损（无诱发因素的晕厥、低血压、肾功能不全），发生率 5%
5	致命—死亡，发生率 <1%

附表 2 - 10　MGFA（美国重症肌无力基金会）临床分型

分级（级）	定义
I	眼肌无力，可伴闭眼无力，其他肌群肌力正常
II	除眼肌外的其他肌群轻度无力，可伴有眼肌无力
IIa	主要累及四肢肌或（和）躯干肌，可有较轻的咽喉肌受累
IIb	主要累及咽喉肌或（和）呼吸肌，可有轻度或相同的四肢肌或（和）躯干肌受累
III	除眼肌外的其他肌群中度无力，可伴有任何程度的眼肌无力
IIIa	主要累及四肢肌或（和）躯干肌，可有较轻的咽喉肌受累
IIIb	主要累及咽喉肌或（和）呼吸肌，可有轻度或相同的四肢肌或（和）躯干肌受累
IV	除眼肌外的其他肌群重度无力，可伴有任何程度的眼肌无力
IVa	主要累及四肢肌或（和）躯干肌，可有较轻的咽喉肌受累
IVb	主要累及咽喉肌或（和）呼吸肌，可有轻度或相同的四肢肌或（和）躯干肌受累
V	气管插管，伴或不伴机械通气（除外术后常规使用）；仅鼻饲而不进行气管插管的病例为 IVb 级

附表 2 - 11　Holden 步行功能分级

级别及特征	表现
0 级：无功能	患者不能走，需要轮椅或两人协助才能走
I 级：需要大量支持性帮助	需要使用双拐或需要一个人连续不断的搀扶才能行走及保持平衡
II 级：需少量帮助	能行走但平衡不佳，不安全，需一人在旁给予持续或间断的接触身体的帮助或需要使用膝 - 踝 - 足矫正器、踝 - 足矫正器、单拐、手杖等以保持平衡和保证安全
III 级：需监护或言语指导	能行走，但独立行走会不够安全，需一人监护或用言语指导，但不接触身体
IV 级：平地上独立	在平地上能独立行走，但在上下斜坡、在不平的地面上行走或上下楼梯时仍有困难，需要他人帮助或监护
V 级：完全独立	在任何地方都能独立行走

参考文献

[1] 李晔雄. 肿瘤放射治疗学 [M]. 5 版. 北京：中国协和医科大学出版社，2018.

[2] 胡雁，陆箴琦. 实用肿瘤护理 [M]. 3 版. 上海：上海科技出版社，2020.

[3] 徐波，陆宇晗. 肿瘤专科护理 [M]. 北京：人民卫生出版社，2018.

[4] 范铭，冯梅，袁双虎. 放射性皮肤损伤的预防与治疗临床实践指南 [J]. 中华肿瘤防治杂志，2023，30（6）：315 – 23.

[5] 中华医学会医学美容与美学分会皮肤美容学组. 放射性皮肤损伤诊疗专家共识 [J]. 中华医学美学美容杂志，2021，27（5）：353 – 7.

[6] 王倩，李振，张萱，等. 放射性皮肤损伤预防和管理的证据总结 [J]. 护理学杂志，2020，35（1）：83 – 86.

[7] T/CNAS 15 – 2020，放化疗相关口腔黏膜炎预防及护理 [S]. 北京：中华护理学会，2021.

[8] 中国抗癌协会肿瘤护理专业委员会. 中国癌症症状管理实践指南——口腔黏膜炎 [J]. 护士进修杂志，2020，35（20）：1871 – 1878.

[9] 中华医学会放射肿瘤治疗学分会. 放射性口腔黏膜炎防治策略专家共识（2019）[J]. 中华放射肿瘤学杂志，2019，28（9）：641 – 647.

[10] 陈传本，陈晓钟，何侠，等. 头颈部肿瘤放射治疗相关急性黏膜炎的预防与治疗指南 [J]. 中华肿瘤防治杂志，2022，29（02）：79 – 91.

[11] 曹才能，陈晓钟，袁双虎. 头颈部肿瘤放射治疗相关急性黏膜炎的预防与治疗指南（2023 年更新版）[J]. 中华肿瘤防治杂志，2023，30（7）：381 – 385.

[12] 李涛，吕家华，郎锦义，等. 恶性肿瘤放射治疗患者肠内营养专家共识 [J]. 肿瘤代谢与营养电子杂志，2017，4（3）：272 – 279.

[13] 中国抗癌协会肿瘤营养专业委员会等. 肿瘤放射治疗患者营养治疗指南（2022 年）[J]. 肿瘤代谢与营养电子杂志，2023，10（2）：199 – 207.

[14] 杨从容，王军，袁双虎. 放射性食管炎的预防与治疗临床实践指南 [J]. 中华肿瘤防治杂志，2023，30（06）：324 – 332.

[15] 吕家华，李涛，谢丛华，等. 食管癌放疗患者肠内营养专家共识 [J]. 肿瘤代谢与营养电子杂志，2015，（4）：29 – 32.

[16] 官玉翠，陈洁雅，李平东，等. 慢性呼吸疾病肺康复护理专家共识 [J]. 中华护理杂志，2020，55（05）：709 – 710.

[17] 中华人民共和国生态环境部. 关于发布国家生态环境标准《放射治疗辐射安全与防护要求》的公告 [EB/OL].（2021 – 10 – 18）[2024 – 01 – 29]. https：//www. mee. gov. cn/xxgk2018/xxgk/xxgk01/202110/W020211029543309369895. pdf.

[18] GOSSELIN T，GINEX P K，BACKLER C，et al. ONS Guidelines™ for Cancer Treatment – Related Radiodermatitis [J]. Oncology Nursing Forum，2020，47（6）：654 – 670.

[19] NEKHLYUDOV L，LACCHETTI C，SIU L L. Head and Neck Cancer Survivorship Care Guideline：American Society of Clinical Oncology Clinical Practice Guideline Endorsement Summary [J]. Journal of oncology practice，2018，14（3）：167 – 171.

[20] 杨华菊，张益，彭鸥，等. 放射性心脏损伤：现状与挑战 [J]. 四川大学学报（医学版），2022，

53（06）：1127－1134.

［21］Lu LS, Wu YW, Chang JT, et al. Risk Management for Radiation－Induced Cardiovascular Disease（RICVD）：The 2022 Consensus Statement of the Taiwan Society for Therapeutic Radiology and Oncology（TASTRO）and Taiwan Society of Cardiology（TSOC）［J］. Acta Cardiologica Sinica, 2022, 38（1）：1－12.

［22］张慧, 章真, 袁双虎. 放射性直肠损伤的预防与治疗临床实践指南［J］. 中华肿瘤防治杂志, 2023, 30（05）：245－259.

［23］SPAMPINATO S, JENSEN NBK, P？TTER R, et al. Severity and Persistency of Late Gastrointestinal Morbidity in Locally Advanced Cervical Cancer：Lessons Learned From EMBRACE－I and Implications for the Future［J］. International journal of radiation oncology, 2022, 112（3）：681－693.

［24］SAEI S, SAHEBNASAGH A, GHASEMI A, et al. Efficacy of sucralfate ointment in the prevention of acute proctitis in cancer patients：A randomized controlled clinical trial［J］. Caspian journal of internal medicine, 2020, 11（4）：410－418.

［25］O'REILLY M, MELLOTTE G, RYAN B, et al. Gastrointestinal side effects of cancer treatments［J］. Therapeutic advances in chronic disease, 2020, 11：2040622320970354.

［26］王伟平, 张福泉, 袁双虎. 放射性膀胱损伤的预防与治疗临床实践指南［J］. 中华肿瘤防治杂志, 2023, 30（04）：187－193.

［27］肖书萍, 肖芳, 陈冬萍, 等. 肝细胞癌经动脉化疗栓塞治疗围术期护理策略专家共识［J］. 临床放射学杂志, 2022, 41（02）：212－216.

［28］莫伟, 向华, 阳秀春, 等. 股动脉穿刺介入术后制动时间的循证证据研究［J］. 介入放射学杂志, 2019, 28（01）：85－88.

［29］冯英璞, 霍晓冉, 张红梅, 等. 介入造影患者围手术期股动脉穿刺部位监测与管理的循证护理［J］. 介入放射学杂志, 2023, 32（03）：272－277.

［30］PASCOE C, DUNCAN C, LAMB BW, et al. Current management of radiation cystitis：a review and practical guide to clinical management［J］. BJU international, 2019, 123（4）：585－594.

［31］李艺, 彭英. 放射性脑损伤诊治中国专家共识解读［J］. 内科理论与实践, 2019, 14（05）：269－270.

［32］SACCO TL, DELIBERT SA. Management of Intracranial Pressure：Part I：Pharmacologic Interventions［J］. Dimensions of critical care nursing：DCCN, 2018, 37（3）：120－129.

［33］赵充. 头颈部肿瘤放疗者营养与支持治疗专家共识［J］. 中华放射肿瘤学杂志, 2018, 27（1）：1－6.

［34］PFISTER D, SPENCER S, ADELSTEIN D, et al. Head and Neck Cancers, Version 2. 2020, NCCN Clinical Practice Guidelines in Oncology［J］. Journal of the National Comprehensive Cancer Network：JNCCN, 2020, 18（7）：873－898.

［35］BADOUAL C. Update from the 5th Edition of the World Health Organization Classification of Head and Neck Tumors：Oropharynx and Nasopharynx［J］. Head and neck pathology. 2022, 16（1）：19－30.

［36］康敏. 中国鼻咽癌放射治疗指南（2022 版）［J］. 中华肿瘤防治杂志, 2022, 29（09）：611－622.

［37］中国临床肿瘤学会指南工作委员会. 中国临床肿瘤学会（CSCO）头颈部肿瘤诊疗指南（2023）［M］. 北京：人民卫生出版社, 2023.

［38］T/CNAS 31－2023, 鼻腔冲洗护理技术［S］. 北京：中华护理学会, 2023.

［39］王园园, 荆凤, 袁书琪, 等. 头颈部肿瘤患者放射性皮肤损伤预防及管理的最佳证据总结［J］.

护士进修杂志，2024，39（04）：401－407.

[40] 常兆洁，丁永霞，李育玲，等. 喉部分切除病人早期吞咽康复管理的最佳证据总结 [J]. 护理研究，2023，37（01）：21－27.

[41] Cancer Council Australia. Evidence－based practice guidelines for the nutritional management of adult patients with head and neck cancer [EB/OL]. [2020－12－09]（2023－12－26）. https：// wiki. cancer. org. au/aus－tralia/COSA：Head_ and_ neck_ cancer_ nutrition_ guidelines.

[42] ELAD S, CHENG KKF, LALLA RV, et al. MASCC/ISOO clinical practice guidelines for the management of mucositis secondary to cancer therapy [J]. Cancer, 2020, 126（19）：4423－4431.

[43] 王程浩，韩泳涛. 2020 年中国临床肿瘤学会《食管癌诊疗指南》解读 [J]. 肿瘤预防与治疗，2020，33（4）：285－290.

[44] 国家卫生健康委办公厅. 原发性肺癌诊疗指南（2022 年版）[J]. 协和医学杂志，2022，13（04）：549－570.

[45] 邵志敏，沈镇宙，徐兵河. 乳腺肿瘤学（第三版）[M]. 上海：复旦大学出版社，2018.

[46] 郑莹，裘佳佳，刘叶. 乳腺癌康复研究进展和实践 [M]. 上海：上海科学技术出版社，2023.

[47] 中国内分泌相关专家小组. 二甲双胍临床应用专家共识 [J]. 中华内科杂志，2023，62（6）：619－630.

[48] 国家卫生健康委办公厅. 原发性肝癌诊疗指南（2022 年版）[J]. 中华外科杂志，2022，60（4）：273－309.

[49] 中国营养学会. 中国居民膳食指南 [M]. 北京：人民卫生出版社，2022.

[50] 中华医学会放射肿瘤治疗学分会. 放疗营养规范化管理专家共识 [J]. 中华放射肿瘤学杂志，2020，29（5）：324－331.

[51] SUNG H, FERLAY J, SIEGEL RL, et al. Global cancer statistics 2020：GLOBOCAN estimates of incidence and mortality worldwide for 36 cancers in 185 countries [J]. CA：a cancer journal for clinicians, 2021, 71（3）：209－249.

[52] 中华人民共和国国家卫生健康委员会，中华医学会肿瘤学分会. 中国结直肠癌诊疗规范（2023 年版）[J]. 中华外科杂志. 2023，61（8）：617－644.

[53] 尤黎明，吴瑛. 内科护理学（第6版）[M]. 北京：人民卫生出版社，2018.

[54] 中国肿瘤医院泌尿肿瘤协作组. 中国膀胱癌保膀胱治疗多学科诊治协作共识 [J]. 中华肿瘤杂志，2022，44（3）：209－218.

[55] 中华医学会泌尿外科学分会，中国膀胱癌联盟. 肌层浸润性膀胱癌保留膀胱综合治疗专家共识 [J]. 中华泌尿外科杂志，2022，43（6）：401－406.

[56] 国家癌症中心，国家肿瘤质控中心膀胱癌质控专家委员会. 中国膀胱癌规范诊疗质量控制指标（2022 版）[J]. 中华肿瘤杂志，2022，44（10）：1003－1010.

[57] 中国肿瘤放射治疗联盟，中国抗癌协会肿瘤放射防护专业委员会，中国抗癌协会肿瘤支持治疗专业委员会. 放射性皮肤损伤的预防与治疗临床实践指南 [J]. 中华肿瘤防治杂志，2023，30（6）：315－323.

[58] 张福泉. 宫颈癌近距离腔内放疗二维治疗技术规范中国专家共识 [J]. 中华放射肿瘤学杂志，2020，29（9）：718－720.

[59] 张福泉. 宫颈癌图像引导三维近距离后装治疗中国专家共识 [J]. 中华放射肿瘤学杂志，2020，29（9）：712－717.

[60] 李梅，陈军，杨梅，等. 老年肺癌护理中国专家共识（2022 版）[J]. 中国肺癌杂志，2023，26

（3）：177－192.

［61］ MOON H. Nursing care for women with gynecologic cancer receiving radiotherapy：current updates ［J］. Korean journal of women health nursing. 2023，29（4）：257－262.

［62］ 中华医学会外科学分会结直肠外科学组，中国医师协会外科医师分会结直肠外科医师委员会，中国抗癌协会大肠癌专业委员会. 中国放射性直肠损伤多学科诊治专家共识（2021 版）［J］，中华胃肠外科杂志，2021，24（11）：937－949.

［63］ 中国医师协会生殖医学专业委员会. 淋巴瘤患者生育力保存临床实践中国专家共识 ［J］. 中华生殖与避孕杂志，2023，43（2）：113－122.

［64］ CHESON B D，FISHER R I，BARRINGTON S F，et al. Recommendations for initial evaluation，staging，and response assessment of Hodgkin and non－Hodgkin lymphoma：the Lugano classification. Journal of clinical oncology：official journal of the American Society of Clinical Oncology，2014，32（27）：3059－3068.

［65］ 中华医学会放射肿瘤治疗学分会. 放疗营养规范化管理专家共识 ［J］. 中华放射肿瘤学杂志，2020，29（5）：324－331.

［66］ 中国临床肿瘤学指南工作委员会. 中国临床肿瘤学会（CSCO）淋巴瘤诊疗指南 2023 ［M］. 北京：人民卫生出版社，2023.

［67］ 葛均波，徐永健，王辰. 内科学 ［M］. 北京：人民卫生出版社，2018.

［68］ 王辰，王建安. 内科学 ［M］. 北京：人民卫生出版社，2015.

［69］ 陈灏珠，林果为，王吉耀. 实用内科学 ［M］. 北京：人民卫生出版社，2017：1793－1808.

［70］ 中华医学会血液学分会. 中国弥漫大 B 细胞淋巴瘤诊断与治疗指南（2013 年版）［J］. 中华血液学杂志，2013，34（9）：816－819.

［71］ 石远凯，孙燕，刘彤华. 中国恶性淋巴瘤诊疗规范（2015 年版）［J］. 中华肿瘤杂志，2015，37（2）：148－158.

［72］ 王绿化，朱广迎. 肿瘤放射治疗学 ［M］.2 版. 北京：人民卫生出版社，2021.

［73］ LIKHACHEVA A，AWAN M，BARKER C A，et al. Definitive and Postoperative Radiation Therapy for Basal and Squamous Cell Cancers of the Skin：Executive Summary of an American Society for Radiation Oncology Clinical Practice Guideline ［J］. Practical radiation oncology，2020，10（1）：8－20.

［74］ BENKHALED S，VAN GESTEL D，GOMES DA SILVEIRA CAUDURO C，et al. The State of the Art of Radiotherapy for Non－melanoma Skin Cancer：A Review of the Literature ［J］. Frontiers in Medicine，2022，9：913269.

［75］ WODAJO F，COLMAN M，GETTY P. AAOS Clinical Practice Guideline Summary：Treatment of Metastatic Carcinoma and Myeloma of the Femur ［J］. The Journal of the American Academy of Orthopaedic Surgeons，2023，31（3）：e118－e129.

第三章　肿瘤分子靶向治疗护理常规

第一节　概　述

分子靶点仅在肿瘤细胞存在，是指在细胞分子水平上对肿瘤细胞的增殖、抗凋亡、迁移和转移以及血管生成等起重要作用的特定的蛋白分子、驱动基因或肿瘤生存微环境的关键调节因子。分子靶向治疗就是某些治疗药物进入体内特异性地针对靶点，从而对肿瘤细胞本身或其诱导的微环境进行干预，继而诱发肿瘤细胞特异性死亡或失去功能。由于人体正常细胞没有这些靶点，因此靶向药物不会伤害正常组织细胞，具有较强的靶向性。

一、靶向药物的作用机制

肿瘤细胞的本质是生长的失控，原因主要与细胞对增殖和凋亡的调控能力丧失有关。正常细胞的增殖与凋亡过程受到一系列信号级联反应的严格调控，这些既分散又统一的信号系统，可以协调一致地将细胞内和细胞外的信息转化为特定的效应。信息传递的起点通常为细胞外的配体与其受体胞外部分的结合，导致细胞内接头蛋白或激酶的活化，再进一步激活细胞内的信号网络系统，最终形成细胞反应。信号传递过程的特异性、适度的放大程度和持续时间，与细胞维持正常功能息息相关。肿瘤细胞往往在与细胞增殖和凋亡相关的信号传导通路中存在某些关键分子的异常，从而导致相应信号通路的结构性激活或抑制，由此成为不同类型肿瘤的癌变基础。

靶向药物是通过与传统的细胞毒性化疗药物在作用机制的比较中诞生的概念。传统的细胞毒性化疗药物通过杀伤生长活跃的细胞发挥作用，但不能准确识别肿瘤细胞，因此在杀灭肿瘤细胞的同时也会殃及正常细胞，容易产生较大的不良反应。而靶向药物是针对肿瘤特异性分子和基因开发的，通过抑制或阻断参与肿瘤发生、发展过程的靶点，实现杀灭肿瘤细胞或阻止其生长而发挥治疗作用。在众多的靶点中，与肿瘤细胞增殖密切相关的驱动基因往往是最好的靶点，比如表皮生长因子受体（epidermal growth factor receptor，EGFR）抑制剂，用于治疗 EGFR 基因突变的肺腺癌患者，获得了比传统细胞毒性药物治疗更好的疗效，且毒性反应轻微。与传统化疗药物相比，靶向药物具有特异性、个体化、疗效高和对正常组织损伤小的特点。

二、靶向药物的分类及代表药物

靶向药物按照分子结构和作用机制可以分为两大类：单克隆抗体类和小分子化合物类。

其中单克隆抗体属于生物大分子，无法穿透细胞膜，主要通过与细胞外或胞膜上的抗原结合，从而阻止信号分子和受体的结合而发挥作用。抗体类包括裸抗体和修饰抗体。裸抗体抑制肿瘤细胞增殖的主要机制包括抗体依赖的细胞毒性作用（antibody dependent cellular cytotoxicity，ADCC）、补体依赖的细胞毒性作用（complement dependent cytotoxicity，CDC）以及通过受体-配体的相互作用诱导细胞调亡等。修饰抗体可通过特异性的抗原-抗体反应，将耦联上的放射性核素、毒素、药物、酶等携带至肿瘤局部或肿瘤细胞内，起到杀伤肿瘤细胞的作用。代表药物有作用于白细胞分化抗原20（cluster of differentiation 20，CD20）分子的利妥昔单抗、作用于人类表皮生长因子受体2（human epidermal growth factor receptor-2，HER2）的曲妥珠单抗、作用于人类表皮生长因子受体1（human epidermal growth factor receptor-1，HER1）的西妥昔单抗、作用于血管内皮生长因子（vascular endothelial growth factor，VEGF）的贝伐珠单抗等。

小分子化合物类药物通常可以穿透细胞膜，作用于包膜内的单个或多个靶点，这些靶点往往是与细胞增殖或生长相关的激酶，可抑制激酶的催化过程。代表药物有作用于EGFR酪氨酸激酶的抑制剂埃克替尼、吉非替尼、厄洛替尼等，作用于ALK、ROS1、MET等酪氨酸激酶的多靶点抑制剂克唑替尼，作用于多种酪氨酸激酶抑制剂的伊马替尼，作用于RAF、VEGFR、PDGFR等酪氨酸激酶的多靶点抑制剂索拉非尼，作用于PDGFR、VEGFR、C-Kit、Ret、FMS样的酪氨酸激酶3（Fms-like tyrosine kinase，FLT-3）和集落刺激因子1受体（colony stimulating factor-1 receptor，CSF-1R）等酪氨酸激酶的多靶点抑制剂舒尼替尼等。

三、靶向药物给药途径及不良反应

靶向药物常见给药途径包括静脉给药和口服给药。常见的靶向治疗不良反应包括：皮肤反应、心血管反应、胃肠道反应、输液相关反应等。

第二节　分子靶向治疗药物给药护理常规

单克隆抗体类靶向药物通常经静脉给药，小分子化合物类靶向药物通常采用口服给药方式，护理常规详见表3-1。

表 3 – 1　靶向药物静脉给药护理常规

给药途径	评估	护理措施	质量要求
静脉给药	1. 评估患者既往靶向治疗情况，有无相关药物过敏史及药物不良反应 2. 评估患者实验室检查是否符合要求，包括血常规、尿常规、肝肾功能、心电图等 3. 评估患者的生命体征是否正常 4. 评估药物输注是否顺利、安全 5. 评估患者有无不适 6. 评估患者的信息需求	1. 向患者讲解靶向治疗用药、时间、途径、治疗周期、不良反应及注意事项等 2. 根据医嘱连接生命体征监护仪器或设备 3. 核对医嘱，检查有无药物配伍禁忌，确认给药前的预处理用药、靶向药物名称、给药途径、给药时序、输注时间及其他要求 4. 查看靶向药物的袋/瓶是否完好，药物名称、剂量、数量，药液无沉淀、浑浊、变色等，并按要求完成药物配制 5. 根据靶向药物输注要求选择正确的输液器，包括材质、孔径，是否需要避光等 6. 根据药物刺激性、治疗周期及血管条件选择外周静脉或中心静脉建立血管通路，选择合适的输液工具 7. 采用两种及以上核对方式（如扫码和询问姓名）核对患者身份信息，包括姓名和 ID 号 8. 根据靶向药物输注要求合理调整输液速度，检查各部位是否衔接紧密，确保管路通畅在位 9. 密切观察生命体征，如有异常及时通知医生，正确处理并记录 10. 患者如有胸闷、心慌、出汗、寒战、发热等不适，及时通知医生正确处理，执行《靶向药物不良反应护理常规》并记录 11. 提供连续的信息支持及健康教育，包括治疗间歇期饮食、活动、复查以及居家期间药物不良反应的识别与处理等注意事项，及时解答患者的问题	1. 患者身份识别正确 2. 静脉给药正确 3. 静脉输注工具选择正确 4. 输注顺利，按时间完成 5. 出现药物不良反应正确处理 6. 健康教育到位
口服给药	1. 评估患者既往靶向治疗情况，有无相关药物过敏史及药物不良反应 2. 评估患者生命体征及实验室检查是否符合要求，包括血常规、尿常规、肝肾功能、心电图等 3. 评估患者的信息需求 4. 评估患者口服靶向药物的依从性	1. 向患者详细讲解靶向治疗用药、用法（包括服药与进餐时间、温开水送服、可否嚼碎或击碎服用等）、用量、治疗周期、不良反应及注意事项（如漏服的处理）等 2. 采用两种及以上核对方式（如扫码和询问姓名）核对患者身份信息，包括姓名和 ID 号 3. 提供连续的信息支持及健康教育，包括居家期间饮食、活动、复查以及药物不良反应的识别与处理等，及时解答患者的问题 4. 为患者制定个体化的定期服药执行记录卡，避免发生漏服 5. 告知患者居家服药期间如出现明显的皮肤反应，头晕、心慌、恶心、呕吐、出血等不适时及时就诊 6. 定期对患者进行治疗情况随访，包括服药依从性、不良反应等	1. 患者身份识别正确 2. 口服给药正确 3. 患者知晓口服靶向药物的教育内容

第三节　分子靶向治疗药物不良反应护理常规

一、皮肤毒性反应

皮肤毒性反应是指与分子靶向治疗等抗肿瘤药物相关的，在皮肤黏膜及其附属器发生的不良反应。主要表现为皮疹、皮肤瘙痒、手足综合征、毛发异常、甲沟炎、皮肤干燥等，护理常规详见表 3 - 2。

表 3 - 2　皮肤毒性反应护理常规

主要表现	评估	护理措施	质量要求
总体原则	使用患者易接受的测量工具，如常见不良事件评价标准 5.0（Common Terminology Criteria for Adverse Events V5.0，CTCAE V5.0）（附表 3 - 1）评估皮肤毒性反应	1. 告知患者出现皮肤毒性反应相关症状时应及时告知医护人员 2. 皮肤破溃时可使用生理盐水清洗创面，可使用创面液体敷料喷涂以促进伤口愈合，可使用无菌敷料如纱布、透明膜等覆盖以减少伤口感染 3. 出现肉芽肿时可使用电灼、硝酸银棒灼烧或机械清除的方法来清除过多的肉芽组织 4. 皮肤出现感染征象，包括脓毒症和（或）发热，遵医嘱行咽拭子和血液培养，使用抗生素或抗真菌药物治疗 5. 早期识别靶向治疗皮肤不良反应，必要时遵医嘱停止药物的使用或调整剂量 6. 做好患者的心理疏导工作，告知可能出现的并发症和不良反应，提供连续的信息支持	及时评估，正确处理
皮疹和皮肤瘙痒	1. 评估有无皮疹或皮肤瘙痒的表现：脓疱性皮疹、白色或黑色粉刺头，在红斑的基础上伴皮肤瘙痒 2. 评估皮疹发生的部位、形态、范围 3. 严重程度见 CTCAE V5.0（附表 3 - 1）皮疹和皮肤瘙痒不良反应程度分级	1. 用药前告知患者可能出现皮疹症状，做好心理准备 2. 向患者讲解皮疹发生的相关因素，部分药物导致的皮疹具有光敏性，指导患者应减少紫外线照射，可使用防晒用品 3. 轻微的皮疹一般无需治疗。指导患者用药期间应避免使用导致皮肤干燥的物品，在沐浴后或睡前涂抹润肤露，使用去头屑洗发水，穿宽松的衣服以减少摩擦；避免阳光直晒，使用 SPF 30 以上的防晒霜 4. 伴有相关症状的患者遵医嘱正确用药，如瘙痒症状的患者可口服抗组胺药，或局部应用氧化锌、炉甘石止痒；伴有疼痛的患者可口服止痛药缓解疼痛；皮疹局部感染者可应用抗生素治疗 5. 指导患者及时修剪指甲，避免抓挠，预防皮肤感染或损伤	1. 患者知晓教育内容 2. 出现不良反应正确处理
手足综合征	1. 评估有无手足综合征的表现：手足的麻木感、烧灼感、红斑、肿胀，皮肤变硬、起疱、皲裂以及脱屑，具有手指或足趾弯曲部位皮肤角化的特征 2. 严重程度见 CTCAE V5.0（附表 3 - 1）手足综合征不良反应程度分级	1. 指导患者在服用分子靶向药物期间手掌和足底避免机械性损伤和摩擦，例如穿着宽松透气的鞋子、柔软的全棉手套和线袜，使用凝胶鞋垫，避免压力式剧烈运动 2. 手足避免接触高热物体或阳光直晒，应使用保湿、含有羊毛脂或尿素成分的护肤品来保护皮肤 3. 避免进食辛辣、刺激性食物	1. 患者知晓教育内容 2. 出现不良反应正确处理

145

主要表现	评估	护理措施	质量要求
毛发脱落	1. 评估有无毛发异常的表现：脱发、胡须生长缓慢、体毛变卷等 2. 严重程度见 CTCAE V5.0（附表 3－1）毛发脱落不良反应程度分级	1. 若出现胡须生长缓慢以及头发和体毛变卷、易断的情况，一般无需治疗，停药后一段时间会自然恢复，做好患者解释工作，关注心理变化 2. 及时清洁脱落的头发，保持整洁 3. 若出现眉毛或睫毛广泛生长影响生活，可进行部分剪除	1. 患者知晓教育内容 2. 出现不良反应正确处理
甲沟炎	1. 评估有无甲沟炎的表现：甲外侧肉芽组织形成并向甲内生长，伴有红斑、压痛感以及指甲外侧的隆起、开裂 2. 严重程度见 CTCAE V5.0（附表 3－1）指甲改变程度分级	1. 指导患者预防措施，如穿着宽松透气的鞋子，经常修剪指甲，保持指甲周围卫生，也可在指甲周围涂抹抗生素软膏 2. 必要时遵医嘱口服抗生素进行治疗 3. 晚期病变者出现甲沟旁肉芽肿样组织，可应用硝酸银无菌敷料湿敷	1. 患者知晓教育内容 2. 出现不良反应正确处理
皮肤干燥	1. 评估有无皮肤干燥的表现：皮肤干燥、脱屑、瘙痒、皲裂、疼痛，严重的可以有血性渗出 2. 严重程度见 CTCAE V5.0（附表 3－1）皮肤干燥不良反应程度分级	1. 指导患者避免使用肥皂，缩短淋浴时间，尽量使用温水；治疗期间可使用无味润肤－护肤霜和乳液 2. 出现皮肤干燥可涂抹凡士林 3. 指导患者减少日晒，若暴露在阳光下，应穿着防晒衣物，每隔 2 小时涂抹一次防晒霜 [防晒系数（SPF）≥30] 4. 嘱患者多食用新鲜蔬菜和水果，多饮水 5. 皮脂缺乏性湿疹患者遵医嘱局部应用皮质类固醇药物	1. 患者知晓教育内容 2. 出现不良反应正确处理

二、胃肠道毒性反应

胃肠道毒性反应是分子靶向治疗药物的常见不良反应。临床主要表现为腹泻、恶心、呕吐、食欲不振等，其中腹泻最为常见。护理常规详见表 3－3。

表 3－3　胃肠道毒性反应护理常规

表现	评估	护理措施	质量要求
腹泻	1. 评估有无腹泻表现：排便次数较前增多，粪质稀薄，或带有黏液、脓血或未消化的食物 2. 严重程度见 CTCAE V5.0（附表 3－1）腹泻程度分级	1. 给予患者健康宣教，告知预防或减轻腹泻的重要性，应避免服用容易引起或加重腹泻的食物，注意观察腹泻的次数、颜色、性质及量，监测水、电解质代谢平衡，防止脱水 2. 腹部注意保暖，避免腹部按摩、压迫等机械性刺激 3. 注意饮食卫生，饮食以清淡、少油腻、低纤维素的食物为主，避免辛辣和乳制品，适当多饮水 4. 遵医嘱给予止泻药物，洛哌丁胺是首选的止泻药物，如果用药超过 48 小时而腹泻没有改善则需要停药，可以考虑换用苯乙哌啶（地芬诺酯）；止泻的同时可以使用黏膜保护剂，如蒙脱石散等 5. 对于严重腹泻（3/4 级）的患者，应立即停用分子靶向治疗药物，并且给予静脉补液预防或治疗脱水，并密切监测电解质平衡的变化	1. 患者知晓教育内容 2. 出现不良反应正确处理

表现	评估	护理措施	质量要求
		6. 指导患者餐中及餐后 1 小时避免饮水以减缓食物通过胃肠道速度 7. 腹泻期间注意肛周皮肤的护理，用清洁软巾蘸取温水擦拭；若肛周皮肤红肿，可恰当使用皮肤保护粉或（和）皮肤保护膜、液体敷料等，隔离便液刺激，促进修复 8. 注意保护患者安全，防止出现突然眩晕、跌倒等不良事件	
恶心、呕吐	1. 评估有无恶心、呕吐、食欲减退的表现 2. 严重程度见 CTCAE V5.0（附表 3-1）恶心、呕吐分级	1. 指导患者口服靶向药物宜在进食 1 小时前或进食 2 小时后服用 2. 指导患者进高蛋白、高热量的清淡食物，少量多次进食 3. 轻至中度症状可遵医嘱使用止吐药，如甲氧氯普胺、地塞米松、苯海拉明等 4. 症状严重时遵医嘱应用 5-羟色胺受体拮抗剂（昂丹司琼、格拉司琼、托烷司琼等）治疗，脱水严重时要适当补充液体及电解质 5. 可考虑结合中医药和中医治疗技术缓解恶心、呕吐、食欲减退等胃肠不良反应	1. 患者知晓教育内容 2. 出现不良反应正确处理

三、心血管毒性反应

心血管毒性反应主要表现为高血压、慢性心力衰竭、急性心肌梗死、左心室射血分数下降和 QT 间期延长等。护理常规详见表 3-4。

表 3-4　心血管毒性反应护理常规

评估	护理措施	质量要求
1. 评估心血管毒性风险因素：高龄、高血压、既往心血管疾病和房颤病史、吸烟史、合并电解质紊乱等 2. 评估患者有无心血管毒性表现：高血压、心悸、胸闷、心动过速、心律失常等，严重时可出现呼吸困难、端坐呼吸、肺水肿等 3. 严重程度见国际指南的高血压分级（附表 3-2） 4. 评估有无水肿、水钠潴留的表现：水肿主要表现为眼眶周围水肿，水钠潴留表现为周围性或双下肢的水肿，严重时可出现胸腔积液、腹腔积液（腹水）和肺水肿	1. 使用药物前，应对患者的心功能状况进行评估，了解患者是否存在心脏疾病，在治疗期间应监测左心室功能 2. 若出现典型的心功能不全时，应遵医嘱停止治疗，并进行急救处理，床旁常规备吸氧等急救设备和药品 3. 对于血压过高的患者，在用药前应遵循个体化的原则，给予抗高血压药控制血压，同时在用药期间密切监测血压 4. 对于存在慢性心脏疾病、心动过缓及电解质紊乱的患者应慎重选择药物并定期监测心电图和电解质。避免与具有心血管毒性的化疗药物等联合使用 5. 指导患者进食低盐、低脂、清淡、易消化的食物 6. 合理休息、避免劳累，专人陪同以预防跌倒，做好安全防范措施 7. 轻微水肿可不予处理，严重水肿考虑给予利尿剂对症处理或靶向药物减量甚至停药 8. 指导患者适当运动，通过收缩局部肌肉以促进体液循环 9. 建议患者穿戴功能服装或器具，如袖套、弹力丝袜、弹力内衣和压力带	1. 准确识别风险人群，重点关注 2. 患者知晓教育内容 3. 出现不良反应正确处理

四、呼吸系统毒性反应

呼吸系统毒性反应包括急性和亚急性间质性肺炎、肺泡出血、咯血、胸膜渗出、肺栓塞和肺动脉高压等，其中间质性肺炎是靶向药物严重的毒副反应之一。护理常规详见表 3 – 5。

表 3 – 5　呼吸系统毒性反应护理常规

评估	护理措施	质量要求
评估有无间质性肺炎的表现：干咳、不同程度的呼吸困难、限制性通气障碍及弥散功能减低，伴低氧血症	1. 告知患者用药期间应定期行胸部 X 线或 CT 检查 2. 如果患者呼吸道症状加重出现间质性肺炎导致靶向药物的治疗中断时，应协助医生做好患者和家属的解释与沟通，遵医嘱停药并给予糖皮质激素治疗和对症治疗（吸氧、平喘）等 3. 治疗期间要注意保持室内的通风，每天要尽量通风 2 ~ 3 次，每次至少 30 分钟 4. 监测血氧饱和度，观察患者有无咳嗽、呼吸困难等症状 5. 指导患者进高热量、高蛋白质、高维生素饮食 6. 指导患者进行有效呼吸功能锻炼，戒烟，注意保暖，避免受凉 7. 建议患者采用慢性阻塞性肺疾病氧疗指征，接受长程氧疗，氧疗时间 >15h/d 8. 出院后指导患者有计划地进行运动和呼吸锻炼，预防继发感染	1. 患者知晓教育内容 2. 出现不良反应正确处理
评估有无肺栓塞的表现：呼吸困难、胸痛或咯血	1. 密切监测凝血功能相关指标，同时观察患者呼吸、心率、血压及血氧饱和度等变化 2. 如出现肺栓塞表现立即进行急救处理，嘱患者绝对卧床，给予高浓度吸氧 3. 放置中心静脉压导管，测量中心静脉压，控制输液入量及速度 4. 镇痛，有严重胸痛时可用吗啡皮下注射；但因吗啡有可能导致全身血管扩张而引起血容量不足加重，因此休克者应避免使用，行抗休克治疗 5. 对于伴有下肢深静脉血栓形成的患者，需抬高患肢，一般要比心脏平面高 20 ~ 30cm，不要过度屈曲下肢 6. 严禁按摩或热敷，实时观察患肢温度、颜色、肿胀程度或动脉搏动状况，定期监测双下肢周径的变化 7. 指导患者练习床上排便，保持大便通畅，必要时予以缓泻剂通便 8. 遵医嘱正确实施皮下和静脉抗凝药物治疗，口服药物患者给予用药指导 9. 关注患者心理状况，提供连续的信息支持 10. 一旦发生血栓栓塞，应永久停用抗血管内皮生长因子（VEGF）药物	1. 密切监测，及早发现 2. 出现症状正确处理

五、输注反应

输注反应主要表现为寒战、发热、可出现胸闷、呼吸困难、突发性气道梗阻、荨麻疹和低血压等。护理常规详见表 3 – 6。

表 3 - 6　输注反应护理常规

评估	护理措施	质量要求
1. 评估有无输注反应的表现 2. 严重程度见国际指南的输注相关反应分级（附表3-3）	1. 遵循标准预处理：根据药物特点，输注前30~60分钟进行预处理给药 2. 严格按照药物输注时间的要求调节输液速度，避免输注速度过快。推荐初次使用者静脉输注120分钟以上；维持剂量使用时，输注时间不少于60分钟。或根据药物说明书的要求 3. 发生轻至中度反应时，可减慢输液速度或使用抗组胺药物；若发生严重反应需立即停止输液，遵医嘱对症治疗	1. 积极预防 2. 早期发现 3. 规范处理

六、过敏反应

过敏反应主要表现为呼吸道梗阻症状和（或）低血压。护理常规详见表3-7。

表 3 - 7　过敏反应护理常规

评估	护理措施	质量要求
1. 评估患者有无过敏反应的表现 2. 严重程度见国际指南的过敏反应分级（附表3-4）	1. 给予分子靶向治疗药物前应全面评估患者的过敏史、既往输注靶向药物有无不适症状、基础生命体征情况及患者心理精神状态等 2. 用药期间严密监测生命体征，评估患者输注过程中的不适主诉及过敏反应的特征性症状 3. 病区内备有专用过敏急救箱，以备急用 4. 若发生过敏性休克时，应立即停止靶向药物输注，更换输液器，建立静脉通路，心电监护持续监测生命体征和意识状态。保持气道通畅，使患者处于仰卧位。呕吐患者使其头偏向一侧，以免发生误吸。若患者血氧饱和度低、支气管痉挛、喉痉挛或呼吸困难，应给予高流量氧气吸入，必要时行气管插管。立即使用肾上腺素、异丙嗪、糖皮质激素等抗过敏药物；若血压下降明显，给予多巴胺等升压药物，并快速补液扩容 5. 患者出现过敏症状后，遵医嘱减慢输注速度或暂停靶向治疗，给予抗过敏治疗，动态观察症状变化，进行对症处理	有效识别，及时处理

第四节　新型分子靶向治疗药物皮下制剂给药护理常规

近些年分子靶向药物的皮下制剂逐渐应用于临床，与静脉给药相比，皮下给药显示出操作简单、给药便捷、节约医疗资源等优势。以乳腺癌靶向治疗药物曲妥珠单抗/帕妥珠单抗（曲帕双靶）皮下制剂为代表的新型分子靶向治疗药物皮下制剂作为静脉给药的替代方案开拓了靶向治疗的新方向。本节以该药为例列举护理常规，见表3-8。

表3-8　靶向治疗药物皮下制剂给药护理常规

评估	护理措施	质量要求
1. 评估患者病史，包括疾病诊断及 HER2 状态、治疗周期及次数等 2. 评估患者有无呼吸困难、端坐呼吸等心功能不全的表现，与化疗同步时还需查对血常规等实验室检查结果 3. 评估药物过敏史、注射部位皮肤及皮下组织情况 4. 评估环境、操作人员资质 5. 评估患者体位、舒适度、自理能力及配合程度 6. 评估药物名称、质量、剂量、有效期、储存条件	1. 诊疗区域备有处理注射相关反应的药物和急救设备。根据药物使用说明，如需复温可将药液放在室温（不超过30℃）复温30分钟；建议药液在未开封的状态下复温，如有需要也可在保证无菌的情况下抽吸至注射器中进行复温，注射器需标明患者信息、药物名称、用药剂量与日期，并于2小时内注射应用 2. 协助患者取合适的体位，暴露注射部位，注意保护患者隐私，治疗空间以屏风或床帘等遮挡 3. 操作者取舒适、方便操作的体位，如利用可调节座椅调整坐姿 4. 抽吸药液时选用8号及以上的针头，药物注射前需更换4~5号针头，为了确保药量的精准和防止药物堵塞针头，建议在更换后、注射前排气 5. 选择正确的注射部位，采取正确的注射方式、注射速度及注射剂量，需注意：①严格无菌操作；②选择双侧大腿前外侧上1/3处进行注射，禁止在红肿、挫伤、压痛或变硬的皮肤部位注射，注射部位应有计划地轮换使用，交替进行，新的注射位点应距前一次注射位点至少2.5cm；③注射前不抽回血，操作时非主力手全程提捏皮肤，主力手进针；④注射时尽量维持穿刺角度，保持针头稳定；⑤建议注射速度≤2ml/min，曲妥珠单抗皮下注射液（5ml）注射时间为2~5分钟，曲帕双靶皮下注射液负荷剂量（15ml）注射时间为8分钟、维持剂量（10ml）注射时间为5分钟；⑥注射完毕时针头在皮下停留约10秒后再拔出，确保药液全部注射到皮下组织，拔针后无需按压，如有穿刺处出血或渗液者则以穿刺点为中心施行垂直按压3~5分钟；⑦若注射期间患者感到疼痛等不适，应减慢注射速度或者暂停注射，确保患者不适减轻后再继续；⑧若患者出现严重超敏反应，则应立即停止注射 6. 注射过程中可通过与患者交流其病情和治疗感受，也可播放舒缓的音乐以缓解患者紧张、焦虑的情绪 7. 告知患者需配合的注意事项：①注射后观察30分钟，观察不良反应；②注射当天避免剧烈运动；③如出现注射部位肿胀，可行局部热敷、按摩以促进药物吸收	1. 患者身份识别正确 2. 皮下注射给药正确 3. 患者知晓健康教育内容

附　录

附表 3 – 1　常见不良事件评价标准（CTCAE V5.0）

不良反应	分级				
	1	2	3	4	5
痤疮样皮疹	丘疹和（或）脓疱 < 10% 体表面积，伴有/不伴有瘙痒或压痛症状	丘疹和（或）脓疱覆盖 10% ~ 30% 体表面积，可能伴有/不伴有瘙痒和压痛；伴心理影响；影响工具性日常生活活动	丘疹和（或）脓疱覆盖 > 30% 体表面积，伴有中至重度症状；影响自理性日常生活活动；伴局部二重感染，需要口服抗生素治疗	危及生命；丘疹和（或）脓疱遍布全身体表，可能伴有/不伴有瘙痒和压痛；伴广泛的二重感染，需要静脉给予抗生素治疗	死亡
斑丘疹	斑丘疹覆盖 < 10% 体表面积，伴有/不伴有症状（如瘙痒、灼烧感、紧绷感）	斑丘疹覆盖 10% ~ 30% 体表面积，伴有/不伴有症状（如瘙痒、灼烧感、紧绷感）；影响工具性日常生活活动。或斑丘疹覆盖 > 30% 体表面积，伴有/不伴有轻微症状	斑丘疹和（或）脓疱覆盖 >30% 体表面积，伴有中至重度症状；影响自理性日常生活活动	—	—
皮肤瘙痒	轻度或局部；需要局部的治疗	广泛分布且间歇性发作；搔抓引起皮肤改变（如水肿、丘疹、抓痕、苔藓样变、渗出/痂皮）；需要口服药物治疗；影响工具性日常生活活动	广泛分布且持续性发作；影响自理性日常生活活动或睡眠；需要全身性糖皮质激素或免疫抑制剂治疗	—	—
手足综合征	无痛性轻微皮肤改变或皮炎（如红斑、水肿或过度角化）	痛性皮肤改变（如剥落、水疱、出血、皲裂、水肿或过度角化）；影响工具性日常生活活动	重度皮肤改变（如剥落、水疱、出血、皲裂、水肿或过度角化），伴疼痛；影响自理性日常生活活动	—	—
皮肤干燥	覆盖 < 10% 体表面积，但是不伴红斑或瘙痒	覆盖 10% ~ 30% 体表面积，伴有红斑和瘙痒；影响工具性日常生活活动	覆盖 > 30% 体表面积，伴有瘙痒；影响自理性日常生活活动	—	—
脱发	个体脱发 < 50%，远距离观察无明显区别，但近距离观察可见；需要通过改变发型来掩饰头发脱落，但尚不需要戴假发进行掩饰	个体脱发 ≥ 50%，症状明显；如果患者想要完全掩饰头发脱落，需要戴假发；伴心理影响	—	—	—

不良反应	分级				
	1	2	3	4	5
腹泻	与个体基线状态相比，大便次数增加，每天＜4次；造瘘口排出物轻度增加	与个体基线状态相比，大便次数增加，每天4~6次；造瘘口排出物中度增加。工具性日常生活活动受限	与个体基线状态相比，大便次数增加，每天≥7次；造瘘口排出物重度增加。需要住院治疗。自理性日常生活活动受限	危及生命；需要紧急治疗	死亡
恶心	食欲降低，不伴进食习惯改变	经口摄食减少，不伴明显的体重下降、脱水或营养不良	经口摄入能量和水分不足；需要鼻饲、全胃肠外营养或住院治疗	—	—
呕吐	不需要进行干预	需要门诊静脉补液进行医学干预	需要鼻饲、全胃肠外营养或住院治疗	危及生命	死亡
口腔黏膜炎	无症状或仅有轻症；不需要治疗	中度疼痛或溃疡；不影响经口进食；需要调整饮食	重度疼痛；影响经口进食	危及生命；需要紧急治疗	死亡

附表3-2 高血压分级

分级	定义	处理建议
1级	收缩压120~139mmHg或舒张压80~89mmHg	监测血压，继续靶向药物治疗，无需调整剂量
2级	收缩压140~159mmHg或舒张压90~99mmHg，如果既往在正常值范围内，相比基线血压水平发生变化，需要医学干预；反复或持续（≥24小时）症状性收缩期血压升高＞20mmHg或＞140/90mmHg，需要给予单药治疗	积极监测血压；应用单个降压药治疗；继续靶向药物治疗，一般无需调整剂量
3级	收缩压≥160mmHg或舒张压≥100mmHg；需要医学干预；需要多种药物治疗或更强化的治疗	暂停靶向药物治疗直至恢复至1~2级，后续可以考虑减量；单药控制不良的高血压，应考虑联合用药，必要时请心内科医师协助诊治
4级	危及生命（如恶性高血压，一过性或持久性神经功能缺损，高血压危象）；需要紧急治疗	立即和永久停止靶向药物治疗，请心内科医师协助诊治

附表3-3 输注相关反应分级

分级	临床表现
1级	轻微的、暂时性反应；无需中断输液；无需治疗
2级	需要治疗或中断输液，但对症治疗（抗组胺药，非甾体类抗炎药，麻醉药，输液治疗）可快速见效；预防给药＜24小时
3级	症状缓解拖延（例如：对症治疗或中断输液，不能快速见效）；症状改善后复发；住院治疗仍有后遗症
4级	危及生命；急需紧急治疗
5级	死亡

附表 3 – 4　过敏反应分级

非严重过敏反应			严重过敏反应	
1 级	2 级	3 级	4 级	5 级
1 个器官系统出现症状/体征 **皮肤表现** 注射部位以外的荨麻疹和（或）红斑和（或）发热和（或）瘙痒和（或）口唇麻刺感或痒感或血管性水肿（非喉部） **或上呼吸道表现** 鼻部症状［如打喷嚏、流涕、鼻痒和（或）鼻塞）］和（或）清喉咙（喉痒）和（或）与支气管痉挛无关的咳嗽 **或眼结膜症状** 红斑、眼痒或流泪 **或其他** 恶心 口内金属味觉	**2 个或以上器官系统出现症状/体征**	**下呼吸道表现** 轻度支气管痉挛，如咳嗽、喘息、气促，经治疗可缓解 **和（或）** **胃肠道症状** 腹部绞痛和（或）呕吐/腹泻 **其他** 子宫痉挛 **可包括 1 级中的任意症状/体征**	**下呼吸道表现** 重度支气管痉挛，如治疗无反应或加重 **和（或）** **上呼吸道表现** 伴喘鸣的喉水肿 **可包括 1 级或 3 级中的任意症状/体征**	**下或上呼吸道表现** 呼吸衰竭和（或） **心血管症状** 晕厥/低血压和（或）意识丧失（除外血管迷走性晕厥） **可包括 1 级、3 级、4 级中的任意症状/体征**

参考文献

［1］徐波，陆宇晗. 肿瘤专科护理［M］. 北京：人民卫生出版社，2018.

［2］Department of Health and Human Services，Common Terminology Criteria for Adverse Events（CTCAE）Version 5.0［EB/OL］.（2017-11-27）［2024-1-15］. https：//ctep. cancer. gov/protocolDevelopment/electronic_ applications/docs/CTCAE_ v5_ Quick_ Reference_ 5x7. pdf.

［3］胡丽莎，彭红华，米元元，等. 肿瘤靶向治疗患者皮肤不良反应预防及管理的证据总结［J］. 中华护理杂志，2022，57（9）：1061-1069.

［4］上海市医学会皮肤性病学分会，上海市医学会肿瘤靶分子专科分会. 抗肿瘤药物相关皮肤不良反应管理专家共识［J］. 中华皮肤科杂志，2023，56（10）：907-919.

［5］中国医师协会肝癌专业委员会. 肝细胞癌分子靶向药物临床应用中国专家共识（2022版）［J］. 中华医学杂志，2022，102（34）：2655-2668.

［6］KIM B H，YU S J，KANG W，et al. Expert consensus on the management of adverse events in patients receiving lenvatinib for hepatocellular carcinoma［J］. Journal of gastroenterology and hepatology，2022，37（3）：428-439.

［7］薛丽琼，郭晔，陈立波. 晚期甲状腺癌靶向药物不良反应管理专家共识（2023年版）［J］. 中国癌症杂志，2023，33（9）：879-888.

［8］中华医学会肿瘤学分会乳腺肿瘤学组，中国乳腺癌靶向治疗药物安全性管理共识专家组. 中国乳腺癌靶向治疗药物安全性管理专家共识［J］. 中国癌症杂志，2019，29（12）：993-1006.

［9］中国抗癌协会肺癌专业委员会. EGFR-TKI不良反应管理专家共识［J］. 中国肺癌杂志，2019，22（2）：57-81.

［10］SUN X Y，ROUDI R，DAI T，et al. Immune-related adverse events associated with programmed cell death protein-1 and programmed cell death ligand 1 inhibitors for non-small cell lung cancer：a PRISMA systematic review and meta-analysis［J］. BMC Cancer，2019，19（1）：558.

［11］REINISCH M，UNTCH M，MAHLBERG R，et al. Subcutaneous injection of trastuzumab into the thigh versus abdominal wall in patients with HER2-positive early breast cancer：Pharmacokinetic，safety and patients' preference - Substudy of the randomised phase III GAIN-2 study［J］. Breast（Edinburgh，Scotland），2022，66：110-117.

［12］HOMŠEK A，SPASIĆ J，NIKOLIĆ N，et al. Pharmacokinetic characterization，benefits and barriers of subcutaneous administration of monoclonal antibodies in oncology［J］. Journal of Oncology Pharmacy Practice，2023，29（2）：431-440.

第四章 肿瘤免疫治疗护理常规

第一节 概 述

肿瘤免疫治疗是通过调节机体免疫系统功能，增强抗肿瘤免疫力，以控制和杀灭肿瘤细胞的治疗。分为主动免疫和被动免疫，主动免疫作用于免疫系统本身，被动免疫作用于肿瘤细胞。

一、肿瘤免疫治疗的分类及代表药物

（一）细胞因子类免疫疗法

细胞因子是由多种免疫细胞分泌产生的天然免疫调节剂，具有调节机体免疫应答的作用。刺激性细胞因子是最早用于肿瘤免疫治疗的药物，临床应用最广泛的有干扰素 – α 和白介素 – 2。

（二）抗体类免疫疗法

1. 治疗性单克隆抗体 治疗性单克隆抗体通常属于免疫球蛋白 G 类，通过细胞介导的细胞毒性作用以及补体作用发挥治疗作用。临床常用药物为利妥昔单抗、奥法妥木单抗、阿仑单抗等。

2. 免疫抑制细胞 MDSCs 和 Treg 单克隆抗体 骨髓来源的抑制细胞（MDSCs）与调节性 T 淋巴细胞（Treg）是人体的两种主要免疫抑制细胞，能够显著抑制机体细胞免疫应答的能力，而消除 Treg 和 MDSCs 能恢复该部位的细胞免疫应答，起到治疗肿瘤的目的。临床常用药物为达利珠单抗、地尼白介素、伊匹木单抗、维罗非尼等。

3. 免疫检查点抑制剂 免疫检查点抑制剂是针对相应的免疫检查点研发的单抗类药物，其主要作用为阻断表达免疫检查点的肿瘤细胞与免疫细胞的相互作用，从而阻断肿瘤细胞对免疫细胞的抑制作用。由于免疫检查点疗法的作用对象是免疫细胞，通过增强 T 细胞的活性来增强机体免疫系统，从而达到杀灭肿瘤细胞的目的，因而不易导致肿瘤的突变和耐药现象的产生。临床研究最广泛的免疫检查点为程序性细胞死亡蛋白 – 1（PD – 1）和细胞毒性 T 淋巴细胞相关蛋白 – 4（CTLA – 4），临床常用 PD – 1 抑制剂有卡瑞利珠单抗、信迪利单抗、帕博利珠单抗等；PD – 1 配体（PD – L1）抑制剂有阿替利珠单抗、替雷利珠单抗、度伐利尤单抗等。

（三）细胞免疫疗法

1. 嵌合抗原受体 T 细胞（CAR – T）免疫疗法 CAR – T 免疫疗法通过改造自身 T

细胞以使其能更有效地识别并杀伤肿瘤细胞。其流程与原理如下：分离并收集体内 T 细胞，通过体外基因修饰，使其能够表达特异性识别肿瘤细胞的嵌合抗原受体（CAR），再将融合后的 CAR – T 细胞回输患者体内，以攻击携带肿瘤特异性抗原的肿瘤细胞。CAR – T 疗法在治疗血液系统肿瘤，特别是淋巴瘤方面具有显著疗效。

2. 嵌合抗原受体 NK 细胞（CAR – NK）免疫疗法　自然杀伤细胞（NK）作为机体先天性免疫细胞，在机体抗肿瘤过程中发挥着重要作用。嵌合抗原受体 NK 细胞通过在 NK 细胞表面嵌合肿瘤特异性抗原受体，进而使 NK 细胞靶向识别并摧毁肿瘤细胞。

（四）肿瘤疫苗免疫疗法

肿瘤疫苗可以激活机体免疫系统，进而达到杀伤肿瘤细胞的目的，主要包括树突状细胞（DC）疫苗、基因疫苗和多肽疫苗 3 大类。

（五）溶瘤病毒免疫疗法

溶瘤病毒是一类能特异性感染并杀伤肿瘤细胞的病毒，可以是自然产生的，也可以通过基因工程改造制得。常见的溶瘤病毒有用于治疗晚期鼻咽癌的腺病毒 H101、用于治疗晚期黑色素瘤的 T – vec（imlygic）等。

二、肿瘤免疫治疗相关不良反应

分为常见毒性反应和罕见毒性反应，常见毒性反应包括皮肤、胃肠道、内分泌、肺、骨关节与肌毒性、肝脏毒性；罕见毒性反应包括心脏、血液、肾、神经、眼毒性。而 CAR – T 治疗相关不良反应主要包括细胞因子释放综合征、免疫效应细胞相关性神经毒性等。根据中国临床肿瘤学会（CSCO）2023 年制定的《免疫检查点抑制剂相关的毒性管理指南》可将毒性分为 5 级：G1 为轻度毒性；G2 为中度毒性；G3 为重度毒性；G4 为危及生命的毒性；G5 为与毒性相关的死亡。

免疫治疗作为一类新型疗法已成为肿瘤治疗研究领域中的热点，在临床应用也日趋广泛，尤其是免疫检查点抑制剂和 CAR – T 细胞治疗，因此本章节内容主要介绍这两种治疗方法安全给药的护理常规及不良反应的护理。

第二节　免疫检查点抑制剂安全给药护理常规

免疫检查点抑制剂需要在 2℃ ~8℃ 的环境中避光贮藏，不可冷冻，不可振摇，避免产生泡沫。药物由冷藏库区转移到符合配送要求的冷链运输设备内，此过程应在规定的时间内完成（通常冷藏药品应在 30 分钟内完成）。运输过程中，建议使用携带主动控温系统的冷链设备。免疫检查点抑制剂安全给药护理常规按照给药前、给药中、给药后的时间顺序分别列出护理评估要点、护理措施及质量要求，详见表 4 – 1。

表 4 – 1　免疫检查点抑制剂安全给药护理常规

时间	评估	护理措施	质量要求
给药前	1. 评估药物是否按要求贮存，药品剂量、性状及有效期等 2. 评估患者既往用药史及不良反应 3. 识别特殊人群，包括自身免疫性疾病、病毒或结核菌感染、老年、接受实体器官移植或干细胞移植的患者，儿童、疫苗接种者及妊娠期女性等，目前此类人群的药物治疗循证医学证据少或结论不一，用药需谨慎 4. 评估患者生命体征是否正常 5. 评估患者的信息需求	1. 核对患者信息，向患者讲解免疫检查点抑制剂给药时间、途径、治疗周期、不良反应及注意事项等 2. 根据医嘱连接生命体征监护仪器或设备 3. 给药前药物准备 （1）核对治疗医嘱，查对药物配制浓度、溶媒选择、给药途径、用药剂量，了解药物间相互作用、给药顺序及时间 （2）现用现配，配制前提前取出药物，室温（20℃～25℃）下复温 15～30 分钟 （3）严格执行无菌操作，遵医嘱抽取所需体积的浓缩液，遵照药品说明书的要求，溶于所需给药体积的 0.9% 氯化钠溶液或 5% 葡萄糖溶液中，配制后需观察药液是否有悬浮颗粒或变色 （4）药品稀释后应立即静脉给药，如无法立即使用，可在 2℃～8℃ 的环境中最多存储 24 小时，或在室温（≤25℃）最多储存 8 小时（药品自冰箱中取出至输液完毕的时间） 4. 静脉通路及用物准备 （1）建议使用不含 PVC 及塑化剂，且过滤介质孔径为 0.2μm 的精密过滤输液器，或根据药品说明书要求选择合适的输液器 （2）根据患者治疗周期及血管条件选择外周静脉或建立中心静脉通路，选择合适的输液工具 （3）在建立静脉通路后，首先用 0.9% 氯化钠溶液进行输注，确保静脉通路畅通，然后连接专用输液器进行输注；可使用输液泵，以确保准确的剂量、恒定的速度和准确的时间 5. 为患者提供连续的信息支持，及时解答患者的问题	1. 患者身份识别正确 2. 评估全面、准确 3. 药物贮存、配制正确 4. 静脉通路及输液工具选择正确 5. 信息支持到位
给药中	1. 评估患者生命体征是否正常 2. 评估输注过程是否顺利 3. 评估是否出现不良反应	1. 再次核对患者身份信息，包括姓名和 ID 号；不少于两种核对方式，如扫码和询问姓名 2. 严格控制输注速度，可使用输液泵进行输注以确保准确的剂量与速度，首次输注时间大于 60 分钟；如耐受性良好，后续输注时间也应大于 30 分钟。做到定时巡视，保证药物在规定时间内输注结束；注意观察药液是否受到外界环境，如温度、光线等影响而发生变质 3. 输注时严禁与其他药品混合使用，不得与其他药品使用同一输液管给药，不得以静脉推注或快速静脉注射的方式给药 4. 观察静脉通路是否畅通，穿刺处有无红肿、外渗等征兆 5. 用药时需要严密观察是否出现输注反应，见附表 4－1。监测心律、血压、呼吸有无异常；有无发热、寒战、皮肤瘙痒、皮疹、喉部痉挛、呼吸困难等。关注患者主诉，以便及时发现免疫治疗相关不良反应的症状。在治疗过程中发现异常立刻暂停用药，及时汇报医生，更换生理盐水及输液器，积极配合处理；及时记录患者病情、生命体征，处理措施及效果	1. 输注顺利，按时完成 2. 出现不良反应能及时发现，正确处理

时间	评估	护理措施	质量要求
给药后		1. 剩余药液连同原包装瓶应按照各医疗机构制定的相关规定集中处置；避免药品在环境中释放，禁止将药品丢弃于废水或生活垃圾中 2. 提供健康教育，指导患者进行正确的自我监测，掌握不良反应的常见症状，当出现与基线不同的症状、体征或新发症状、体征时立即报告医生。告知患者遵医嘱正确使用治疗或预防性药物，不可自行增减或停用药物。养成良好的生活作息习惯	1. 医疗废弃物处理正确 2. 患者知晓教育内容

第三节　CAR-T细胞治疗护理常规

一、单个核细胞采集护理常规

单个核细胞采集（简称单采）主要是通过血细胞分离机从患者的全血中分离采集富含单个核细胞（Mononuclear cell，MNC）的白细胞，再将剩余部分的血液回输给患者。单采护理常规按照单采前、单采中、单采后的时间顺序分别列出护理评估要点、护理措施及质量要求，详见表4-2。

表4-2　单个核细胞采集的护理常规

时间	评估	护理措施	质量要求
单采前	1. 评估患者前序治疗的洗脱情况及患者体力状况 2. 评估患者血管情况 3. 查看患者实验室检查是否符合单采要求，包括血常规、感染筛查、生化全项、凝血功能等 4. 评估患者生命体征是否正常 5. 询问患者有无枸橼酸等过敏史 6. 评估患者饮食作息习惯 7. 了解患者对单采及注意事项的掌握情况 8. 评估患者单采前心理状况	1. 环境准备：单采前对细胞采集室进行物体表面、地面及空气消毒；保持室内温度、湿度适宜；配备完善的抢救设备及急救药品 2. 建立静脉通道 （1）单采前建立流入及流出的双侧或单侧静脉通道，单采操作者评估并选择静脉通路，以保证循环血液流速达50~60ml/min （2）穿刺部位可首选粗直且弹性良好的双侧肘正中静脉、头静脉、贵要静脉，选用16~20G穿刺针 （3）上肢静脉条件较差无法穿刺或血流速度不能满足采集需求的患者，可采用中心静脉通路如颈内静脉、锁骨下静脉或股静脉。成人可选用10~12F的中心静脉导管，儿童选用7~9F，不建议应用经外周静脉穿刺后置入的中心静脉导管（PICC） （4）为降低细菌污染的潜在风险，建议于单采当日或前一日置管，并在确认采集到足够的单个核细胞后尽快拔除中心静脉导管 3. 患者准备 （1）饮食与休息：采集前1周指导患者进食高蛋白、高维生素饮食。于采集前晚及采集当日晨起适当饮水，食用清淡、低脂饮食，禁忌空腹，避免输注脂肪乳类药品。采集前做好皮肤清洁，保证充足的睡眠 （2）单采配合相关知识宣教：告知患者单采时间为2~7小时，采集时避免采血部位活动，以保证采集效果，对于配合度低的幼儿应有家属陪伴。向患者讲解单采目的、注意事项、单采前准备及单采中不良反应等 （3）心理支持：关注患者心理状况，提供心理情感支持；根据患者对单采的顾虑提供连续的信息支持 4. 单采用物准备 （1）血细胞分离机：采集前确认性能正常，根据标准操作流程对机器进行预设，安装单采使用的分离盘及一次性采血管路套件 （2）必需物品：0.9%氯化钠溶液、枸橼酸钠-葡萄糖溶液，一次性使用穿刺针（16~20G），止血钳一把或多把	1. 消毒符合医院感染要求 2. 细胞采集静脉通道选择正确 3. 健康教育到位 4. 设备及物品处于完好的备用状态

时间	评估	护理措施	质量要求
单采中	1. 评估生命体征及心电监护是否正常并记录 2. 评估单采过程是否顺利、安全 3. 评估是否出现单采相关不良反应	1. 核对患者身份，再次向患者宣教采集过程中需要注意的问题，告知可能发生的不良反应与不适，取得患者的配合 2. 采集前嘱患者排空大、小便，协助取舒适体位，协助完成采集中的大、小便及饮水、饮食等生活需求 3. 根据医嘱连接生命体征监护仪器或设备，密切观察生命体征及心电图波形变化，如有异常及时通知医生，正确处理并记录 4. 联机 （1）血管置管确认：采集前确认患者已置管，且完好可用 （2）管路连接：完成一次性采血管路安装，并检查一次性采血管路与静脉管路各部位是否衔接紧密 （3）仪器参数设置：在血细胞分离机上选择正确的采集程序，输入患者信息及血常规指标，根据采集要求设置全血循环量、细胞收集量、血浆收集量等相关参数，进行细胞采集 5. 医护人员全程床旁监测细胞采集过程是否顺利，并密切观察患者有无口周及手脚麻木、头晕、心慌、面色苍白、心动过速、皮肤瘙痒、呼吸困难等不适。尽早识别低钙血症、低血容量反应、过敏等单采相关不良反应，详见附表4-2，如有发生及时通知医生正确处理并记录 6. 单采过程中机器如出现异常报警，辨别常见故障类型，如采血压力不足、回输压力高、漏液报警等，根据机器使用说明书进行相应故障处理 7. 为患者提供连续的信息支持，及时解答患者的问题	1. 患者身份识别正确 2. 管路连接紧密，机器运转正常 3. 出现单采相关不良反应能及时发现，正确处理 4. 出现单采故障及时处理 5. 信息支持到位
单采后		1. 细胞采集结束下机后，拔除静脉导管，穿刺局部使用无菌棉球、敷贴覆盖，压迫止血5分钟以上，血小板计数较低患者适当延长按压时间，直至不出血为止 2. 指导患者保持穿刺局部清洁、干燥，24小时内不可接触水，如出现局部肿胀可给予冰袋冷敷 3. 单采结束嘱患者平躺15~30分钟，起床时动作缓慢，进食高蛋白、高维生素以及含铁、钙丰富的饮食，加强营养摄入，禁止从事重体力劳动 4. 填写《采集记录登记表》 5. 严格按照冷链包装要求对单采产物进行包装，包装标签内容完整，包含患者身份信息、采集日期和时间、采集量以及实施采集的医疗机构名称等信息 6. 将包装好的单采产物交付物流进行冷链运输，运输过程注意温控要求，并在规定运输时间内送达生产基地	1. 穿刺点局部保护妥当 2. 健康教育到位 3. 单采产物包装完好，运输过程符合要求

二、桥接治疗护理常规

桥接治疗是指在单个核细胞采集后并于 CAR-T 细胞回输之前给予的包括化疗、放疗、靶向治疗、免疫治疗在内的抗肿瘤治疗，但不包括淋巴细胞清除化疗。其目的是在 CAR-T 细胞输注前充分控制疾病，同时尽量避免器官功能受损或产生其他不良反应而影响后续淋巴细胞清除化疗以及 CAR-T 细胞回输。如患者疾病稳定、肿瘤负荷低、CAR-T 细胞周转时间较短，则可以省略桥接治疗。

（一）注意事项

1. 可选择患者既往治疗有效的药物或未曾使用过的药物，避免使用半衰期较长的免疫治疗药物，以免影响后续 CAR－T 细胞在患者体内的扩增与存活。

2. 不宜使用过强的治疗方案，以免引起感染、出血及器官功能障碍，影响后续的淋巴细胞清除化疗及 CAR－T 细胞输注。

3. 桥接治疗须在淋巴细胞清除化疗前 7 天完成。

（二）**护理常规**

1. 桥接治疗是根据患者及其疾病特点制定的个性化方案，应根据不同方案执行相应药物的给药规范。

2. 观察和处理桥接治疗后的不良反应，应根据不同的方案所出现的不良反应给予相应的护理对策。具体可参见《化疗药物不良反应护理常规》《分子靶向治疗药物不良反应护理常规》《免疫治疗相关不良反应护理常规》《放疗相关不良反应护理常规》等。

3. 根据桥接方案提供相应的患者教育。

4. 遵医嘱进行桥接治疗后的实验室检查与影像学监测。

三、淋巴细胞清除化疗护理常规

淋巴细胞清除（简称"清淋"）化疗的目的是通过清除免疫抑制因素创造一个有利于 CAR－T 细胞增殖的免疫微环境，防止免疫排斥。清淋化疗通常选择包含环磷酰胺和氟达拉滨的 FC 方案。淋巴细胞清除化疗护理常规按照化疗前、化疗中、化疗后的时间顺序分别列出护理评估要点、护理措施及质量要求，详见表 4－3。

表 4－3　淋巴细胞清除化疗护理常规

时间	评估	护理措施	质量要求
清淋化疗前	1. 评估前序治疗的洗脱情况 2. 评估 CAR－T 细胞生产状态 3. 评估患者临床状态能否耐受淋巴细胞清除化疗，且在化疗前应排除活动性感染 4. 评估患者生命体征是否正常 5. 查看患者实验室检查结果是否满足清淋化疗条件，包括血常规、肝肾功能、心电图等 6. 评估患者的信息需求 7. 查看化疗知情同意书，确认患者已签署	1. 确认 CAR－T 细胞已经培养成功，通过质检并放行 2. 核对患者身份信息，向患者讲解清淋化疗的用药方案、治疗时间、给药途径、不良反应及注意事项等 3. 每日清淋化疗前测量患者生命体征及体重 4. 遵医嘱连接生命体征监测仪器或设备 5. 核对化疗医嘱，做给药前的用物准备及静脉通路准备，具体参照《化疗药物静脉给药护理常规》 6. 防护要求见《化疗防护护理常规》	1. 患者身份识别正确 2. 静脉给药途径选择正确 3. 静脉给药剂量正确 4. 静脉输注工具选择正确 5. 化疗防护符合要求
清淋化疗中	1. 评估生命体征，并记录 2. 评估化疗输注是否顺利、安全 3. 评估患者有无不适	1. 密切观察生命体征，如有异常及时通知医生，正确处理，并记录 2. 密切观察化疗药物输注情况，检查输注速度是否正常、各部位是否衔接紧密，确保管路通畅在位。输注方式及速度要求为氟达拉滨 iv. 30min，环磷酰胺 iv. 60min，连续 3 天 3. 遵医嘱给予水化、碱化治疗，并鼓励患者每日饮水不少于 2500ml，准确记录 24 小时出入量	1. 输注顺利，按时间完成 2. 未发生静脉炎或药物外渗 3. 出现化疗不良反应正确处理 4. 信息支持到位

时间	评估	护理措施	质量要求
		4. 患者如有恶心、呕吐、腹泻、口腔黏膜炎、出血性膀胱炎、骨髓抑制等不良反应，及时通知医生正确处理，护理执行参照《化疗药物不良反应护理常规》，并记录 5. 如出现化疗药物外渗执行《化疗药物不良反应护理常规》 6. 如出现化疗药物外溢执行《化疗药物外溢紧急处置流程》 7. 提供连续的信息支持，及时解答患者的问题	
清淋化疗后		1. 按照《化疗废弃物处理常规》正确处理化疗用物 2. 关注患者血液指标。提供清淋化疗后感染预防相关宣教，包括饮食、自我监测、手卫生、口腔清洁、皮肤清洁、探视制度等	1. 化疗废弃物处理正确 2. 患者知晓教育内容

四、CAR – T 细胞回输护理常规

CAR – T 细胞回输护理常规按照回输前、回输中、回输后的时间顺序分别列出护理评估要点、护理措施及质量要求，详见表 4 – 4。

表 4 – 4　CAR – T 细胞回输护理常规

时间	评估	护理措施	质量要求
回输前	1. 评估患者生命体征是否正常 2. 评估患者是否存在活动性感染 3. 评估患者临床状态，是否存在 CAR – T 细胞回输禁忌证，如液体超负荷或充血性心力衰竭、未控制的心律失常、需要升压药治疗的低血压等 4. 采用 ICE 评分表进行神经系统基线评估，详见附表 4 – 13 5. 评估 CAR – T 细胞运输过程温度及细胞外观是否正常 6. 评估患者 CAR – T 细胞回输前心理状态	1. 核对患者身份，向患者讲解 CAR – T 细胞回输途径、时间、不良反应及注意事项等 2. 根据医嘱连接生命体征监护仪器或设备 3. 核对医嘱，做好细胞回输前准备 （1）环境准备：以患者粒细胞的数值作为标准，尽可能选择独立、清洁的环境，有条件可选择百级层流病房或层流床 （2）静脉通路准备：做好中心静脉或外周静脉置管。避免使用带有亚微米细菌过滤器或白细胞去除过滤器的输注装置，在回输前去除静脉管路上的输液接头 （3）物品准备：床旁备心电监护、抢救设施、急救药品，与药房确认至少准备 2 次处方剂量的托珠单抗注射液 （4）患者准备：协助患者排空大、小便，床旁备好氧气，选择合适的卧位，正确连接心电监护，监测体温、心率、呼吸、血压、血氧饱和度 （5）抗过敏治疗：输注前 30 ~ 60 分钟遵医嘱给予对乙酰氨基酚衍生物和抗组胺药物，以降低输注反应风险。避免预防性使用全身性皮质类固醇激素 4. CAR – T 细胞交付 （1）物流专职人员将 CAR – T 细胞制品送达病区后，护士双人核对物流专职人员信息、细胞外包装箱外观，确认细胞、保温箱有效期 （2）双人核对 CAR – T 细胞包装袋及运输箱上的运输标签信息与输注信息单一致。核对内容包括患者姓名、ID 号，冻存细胞类别、靶点及数量等 （3）查看温度曲线，确认运输过程温度符合要求 5. CAR – T 细胞复苏：确认已做好所有输注前准备，由具有资质人员戴防冻手套取出 CAR – T 细胞，根据制造商说明书放在复苏架（室温环境下复苏 30 ~ 45 分钟）或水浴锅（水温 35℃ ~ 37℃）内进行细胞复苏。细胞复苏后，应在规定时间内快速完成输注，不可再冻存 6. 心理护理：密切观察患者心理情绪变化，提供心理情感支持	1. 患者身份识别正确 2. 环境消毒标准符合医院感染要求 3. 静脉输注工具选择正确 4. 急救物品及药品准备齐全 5. CAR – T 细胞交付与复苏过程顺利，按时完成 6. 心理情感支持到位

时间	评估	护理措施	质量要求
回输中	1. 评估患者生命体征是否正常 2. 评估复苏后的 CAR-T 细胞制剂有无异常情况 3. 评估患者是否出现输注反应	1. 核对患者：核对患者身份信息，包括姓名和 ID 号；不少于两种核对方式，如扫码和询问姓名 2. 细胞制剂核查：在患者床旁双人核对复苏后的 CAR-T 细胞信息，包括患者姓名、ID 号、细胞量、使用剂量、有效期、颜色、性状、包装是否完好、有无结晶或凝块等异常情况，确认无误后才能输注 3. 细胞输注：输注前再次确认通路装置中无滤网，导管各部件连接紧密、固定良好，全程严格按照无菌要求进行操作，根据细胞剂型不同采用不同输注方式 （1）若细胞制剂为针剂，使用匹配的注射器配合 18~20G 针头准确抽吸医嘱开具的细胞剂量，采用静脉推注方式进行输注。推注前先用 0.9%氯化钠注射液冲洗导管，然后将抽吸好药物的注射器与静脉导管紧密相连，按照医嘱要求以 0.5ml/min 的速度缓慢推注。如需使用多个注射器输注，在更换注射器时，不需要间隔 （2）若细胞制剂为袋装，则选用静脉滴注方式进行输注。选择输血器或不含过滤器的输液装置，将 0.9%氯化钠预冲后的输液装置缓慢插入细胞袋中，动作轻柔，避免刺破袋子。滴速调节先慢后快，开始 5 分钟以 15~30 滴/分的速度滴注，无不良反应后根据患者身体状况调节至适当滴速。在医嘱规定时间内完成细胞输注 4. 输注过程中严密监测患者生命体征变化，输注中如出现输液反应，根据输液反应分级做出相应的处理。详见附表 4-3	1. 患者身份识别正确 2. 细胞制剂无异常，符合输注要求 3. 细胞输注按时完成，过程顺利 4. 出现输液反应及时发现，正确处理
回输后	1. 评估患者生命体征 2. 观察患者有无不适症状 3. 监测血液指标，如血常规、血生化、凝血功能、细胞因子水平、CAR-T 细胞计数等	1. 管路处理：完成 CAR-T 细胞输注后，使用足够的 0.9%氯化钠溶液充分冲洗管路。冲洗结束后，更换输液接头，再输注其他药品 2. 记录：准确记录 CAR-T 细胞输注的量、时间、速度，有无不良反应等 3. CAR-T 细胞销毁处理：剩余的或未使用的 CAR-T 细胞需进行失活处理，可采用注射器抽取 2000mg/L 有效氯或 75%乙醇注射到冻存管或输液袋中，见到包装内细胞变色失活后弃于医疗废弃物中 4. 回输后监测 （1）遵医嘱监测患者生命体征，依据患者情况调整监测频率 （2）定期监测其他相关指标，如血常规、血生化、凝血功能、细胞因子水平（白介素-6、铁蛋白、C 反应蛋白）、CAR-T 细胞计数等，如有异常及时告知医生，对症处理 （3）观察患者情绪反应及行为表现，必要时给予有效的心理疏导 5. 不良反应观察与处理：CAR-T 细胞回输后可能出现多种不良反应，其中最常见的两种不良反应分别为细胞因子释放综合征、免疫效应细胞相关性神经毒性。患者在细胞回输后需留院观察 2~3 周，每日观察患者的症状与体征，倾听患者主诉，监测生命体征，密切观察不良反应，及时处理。具体参见《CAR-T 细胞治疗相关不良反应护理常规》	1. 符合《医疗机构生物危害品处置规程》 2. 出现 CAR-T 治疗相关不良反应能及时发现，正确处理

第四节　免疫治疗相关不良反应护理常规

一、免疫治疗相关皮肤不良反应的护理常规

皮肤毒性是最常见的不良反应，一般发生在最初治疗的 2~8 周内。皮肤不良反应的临床表现呈多样化，范围从轻微的非特异性皮疹、瘙痒、反应性皮肤毛细血管增生症、白癜风和苔藓样反应到严重的致命性皮肤病学反应；其中瘙痒和皮疹最为常见。皮肤毒性分级标准根据《中国临床肿瘤学会（Chinese Society of Clinical Oncology，CSCO）免疫检查点抑制剂相关毒性管理指南 2023 版》，参见附表 4 – 4。免疫相关性皮肤不良反应的护理常规见表 4 – 5。

表 4 – 5　免疫治疗相关皮肤不良反应护理常规

临床表现	护理措施
瘙痒和皮疹	1. 应用皮肤毒性分级标准评估皮肤反应的严重程度，记录 2. G1 或 G2 级：继续或暂停治疗，遵医嘱给予口服抗组胺药或局部外用糖皮质激素；加强皮肤护理，可使用凡士林或含有神经酰胺和脂类的保湿霜，局部冷敷或涂抹有凉爽作用的薄荷或樟脑制剂 3. G3 或 G4 级：暂停治疗，遵医嘱使用大量糖皮质激素，加强皮肤护理；对严重瘙痒者，遵医嘱使用止痒药物，必要时转诊皮肤科进行治疗 4. 保持皮肤清洁、干燥，指导患者修剪指甲，尽量避免抓挠皮肤，禁用肥皂、热水烫洗，注意保护皮肤的完整性，在头发发根涂抹保湿剂或润肤剂以减少毛囊炎的发生。避免穿着羊毛、尼龙等衣料的衣服，保持衣物清洁，避免皮肤感染 5. 严格避免阳光直晒；休息或运动时，保持周围环境温度适宜，减少出汗 6. 鼓励患者进食营养丰富的食物，以维持良好的营养状况，避免过热、过冷、辛辣、粗糙等刺激性食物，少食多餐，禁烟酒 7. 长期使用糖皮质激素时，需要注意补充钙剂和维生素 D，同时需要观察胃肠道反应 8. 加强心理护理，提供情感支持，提高治疗依从性
反应性皮肤毛细血管增生症	1. 密切观察，应用皮肤毒性分级标准评估皮肤反应的严重程度，记录 2. 及时通知主管医生，遵医嘱正确处理 3. 指导患者避免抓挠或摩擦，可用纱布保护易摩擦部位，以免出血 4. 破溃出血者可采用局部压迫止血；必要时采取激光或手术切除等局部治疗方式 5. 观察有无感染征象，如并发感染时，遵医嘱给予抗感染治疗 6. 反应性毛细血管增生症也可发生在内脏器官，做好宣教，必要时行大便隐血、内镜或影像学检查

二、免疫治疗相关胃肠毒性的护理常规

免疫治疗相关胃肠毒性是使用免疫检查点抑制剂治疗最常见的毒性之一，可发生在治疗过程中的任意时间，甚至治疗结束后数月，需要特别注意。病变多累及乙状结肠和直肠，内镜下多表现为黏膜红斑、糜烂、溃疡形成。临床表现为腹泻，还可发生腹痛、大便带血和黏液、发热等症状，严重时可出现结肠扩张、肠梗阻或肠穿孔等。胃肠毒性分级标准见附表 4 – 5。免疫治疗相关胃肠毒性的护理常规包括以下方面：

1. 应用胃肠毒性分级标准评估患者免疫治疗相关胃肠毒性反应的严重程度，记录。

2. G1级：指导患者饮食清淡，避免吃辛辣刺激、高脂油腻的食物，保证充足的营养摄入；密切观察病情变化；注意肛周皮肤的护理。

3. G2或G3级：暂停免疫检查点抑制剂治疗，饮食上注意清淡及营养均衡，保证营养摄入，必要时请营养科进行会诊；密切观察病情变化，必要时使用止泻药物；留取粪便及血液学标本送检；遵医嘱应用糖皮质激素治疗。

4. G4级：永久停用免疫检查点抑制剂治疗；遵医嘱应用大剂量糖皮质激素治疗；谨慎使用止泻药物和阿片类镇痛药物；根据肠道情况给予流食、禁食或全肠外营养等。

5. 保持环境安静、整洁、空气清新、通风良好，无异味，避免强烈的光线直射，减少各种不良刺激，如污物、药物、气味等。

6. 对于腹泻的患者应保持床单位整洁、干燥、舒适，便后以软纸轻拭肛门，及时处理分泌物，局部涂软膏保护肛周皮肤。

7. 患者出现恶心、呕吐时，指导患者侧卧或头偏向一侧，防止呕吐物误入气管，及时清理呕吐物，观察呕吐物的性质、量，并记录。

8. 了解患者的心理状态，指导患者进行放松训练，提供连续的信息支持。

三、免疫治疗相关肝脏毒性的护理常规

免疫治疗相关肝脏毒性可发生于首次使用后的任何时间，主要表现为丙氨酸氨基转移酶（ALT）和（或）天门冬氨酸氨基转移酶（AST）升高，伴或不伴有胆红素升高。一般无特征性的临床表现，有时伴发热、疲乏、食欲下降、早饱等非特异性症状，胆红素升高时可出现皮肤与巩膜黄染、浓茶色尿等。肝脏毒性分级标准见附表4-6。免疫治疗相关肝脏毒性的护理常规包括以下方面：

1. 初次用药前应全面评估患者有无基础肝脏疾病，包括病毒性肝炎、脂肪肝、酒精肝、自身免疫性肝炎等。

2. 遵医嘱指导患者治疗前减少或停用其他可能引起肝脏损伤的药物。

3. 治疗中密切观察有无肝脏毒性相关症状，监测血液学指标，如出现肝脏毒性能及时发现。

4. 应用肝脏毒性分级标准评估严重程度，记录。

5. 正确给药，做好药物治疗相关护理。

6. 指导患者避免进食可能影响肝功能的食物，如肥甘厚味之品，减少辛辣刺激的食物；胆红素增高的患者如出现皮肤瘙痒，嘱其避免抓挠。

7. 严密观察患者排泄物的颜色、量及性质，并做好记录。

8. 评估患者的信息需求，及时解答患者的问题。

四、免疫治疗相关肺毒性的护理常规

免疫治疗相关性肺炎是一种罕见但有致命威胁的严重不良事件，在PD-1/PD-L1抑制剂相关死亡事件中占35%，可能发生在治疗的任何阶段，与其他不良反应相比，

其发生时间相对较晚，联合治疗的患者发生时间较早。临床主要症状包括呼吸困难、咳嗽、发热或胸痛，偶尔会发生缺氧且会快速恶化以致呼吸衰竭。肺毒性分级标准见附表4-7。免疫治疗相关肺毒性的护理常规包括以下方面：

1. 用药前评估患者有无呼吸系统疾病，如感染、肺栓塞、进行性肺转移性肿瘤等。

2. 用药过程中密切观察患者有无肺毒性相关症状，如有发生能够及早发现。

3. 正确给药，做好药物治疗相关护理。

4. 提供非药物护理措施：保持呼吸道通畅，鼓励患者深呼吸、有效咳嗽与咳痰，若痰液黏稠不易咳出，应给予雾化吸入；观察患者的呼吸频率、幅度与节律，必要时给予氧气吸入；指导患者戒烟，注意口腔卫生，避免剧烈运动；出现呼吸困难时，可采取半卧位或端坐位、吸氧，居室内使用小风扇、保持房间空气流通。

五、免疫治疗相关内分泌毒性的护理常规

免疫治疗相关内分泌毒性包括甲状腺功能异常（甲状腺功能减退、甲状腺功能亢进和甲状腺炎等）和急性垂体炎（导致垂体功能减退，主要包括中枢性甲状腺功能减退、中枢性肾上腺功能减退和低促性腺激素引起的性腺功能减退等）。免疫治疗相关内分泌毒性时间跨度较大，通常出现症状较慢，在治疗期间患者出现无法用其他原因解释的乏力、体重增加、毛发脱落、畏寒、便秘、抑郁或其他症状，需考虑甲状腺功能减退的可能；如出现无法用其他原因解释的心悸、出汗、进食或排便次数增多和体重减轻，需考虑甲状腺功能亢进的可能；如患者出现无法解释的持续头痛和（或）视觉障碍，需要立即评估是否合并垂体炎；如出现典型的多尿、口渴、体重下降、恶心和（或）呕吐等症状，应考虑是否出现糖尿病合并酮症酸中毒。内分泌毒性分级标准见附表4-8。免疫治疗相关内分泌毒性护理常规见表4-6。

表4-6　免疫治疗相关内分泌毒性护理常规

临床表现	护理措施
甲状腺功能减退	1. 指导患者进高蛋白、高维生素、低钠、低脂饮食 2. 指导患者养成按时排便的习惯，预防便秘 3. 观察患者有无麻痹性肠梗阻的症状和体征，如肠鸣音减弱或消失，腹胀、腹痛等 4. 激素替代治疗者，指导患者不可自行减量或停药，密切观察用药后反应
甲状腺功能亢进	1. 定期监测体重 2. 指导患者进高热量、高蛋白、高维生素饮食，忌食刺激性及含碘丰富的食物 3. 注意休息，适量活动
垂体炎	1. 立即停止使用免疫检查点抑制剂至症状缓解 2. 评估是否出现视野改变 3. 监测清晨促肾上腺皮质激素和皮质醇水平
酮症酸中毒	1. 密切观察患者生命体征、血电解质等各项指标 2. 动态监测血糖变化，及时处理高血糖，同时需要关注患者是否出现低血糖症状 3. 制定个性化饮食方案，保证充足的营养支持 4. 评估患者脱水程度及心肺功能，正确调整补液速度，及时纠正水、电解质紊乱 5. 规范胰岛素治疗及胰岛素泵的使用 6. 出院前指导患者如何早期识别酮症酸中毒，一旦发生及早就医

六、免疫治疗相关心脏毒性的护理常规

免疫治疗相关心脏毒性相对少见，但有潜在死亡风险，约占所有免疫治疗相关不良反应的6.3%，但死亡率高达35%。常见心血管不良反应包括冠状动脉疾病、心力衰竭、心肌炎、心房颤动和心包疾病。心脏毒性分级标准见附表4-9。免疫治疗相关心脏毒性的护理常规包括以下方面：

1. 评估患者有无心血管相关基础疾病及引起心血管毒性反应的风险因素，识别高危人群。

2. 接受治疗前应积极控制心血管基础疾病，指导患者戒烟，避免高脂和高盐饮食，多运动。

3. 治疗中密切观察患者有无心脏毒性相关症状和体征，一旦发生能够及早发现。

4. 遵医嘱正确给予药物治疗和非药物治疗。

5. 做好用药护理和症状护理，提高患者的舒适度。

七、免疫治疗相关血液毒性的护理常规

免疫治疗相关血液毒性少见，占所有免疫治疗相关不良反应的0.6%~3.6%，但血液毒性反应严重者可危及生命。血液毒性主要表现为一系或多系血细胞减少，如免疫性血小板减少、再生障碍性贫血等，也可表现为血细胞增多，还可表现为噬血细胞综合征等。血液毒性分级标准见附表4-10。免疫治疗相关血液毒性的护理常规包括以下方面：

1. 免疫治疗相关血液毒性反应早期可能没有症状，但由于肿瘤及其并发症、其他抗肿瘤治疗均可导致血液系统指标的变化，如果出现异常应及早请血液专科会诊或进行转诊。

2. 动态监测血液学检查结果，做好风险因素识别，如基础疾病及其既往治疗，基线风险因素如造血储备、骨髓浸润、全身性炎症等。

3. 根据患者血液毒性反应类型，做好出血、感染、贫血等症状的观察及护理。

4. 需要输注血液及血液制品者，应严格执行输血相关流程和规范。

第五节　CAR-T治疗相关不良反应护理常规

一、细胞因子释放综合征（CRS）护理常规

细胞因子释放综合征（cytokine release syndrome，CRS）是由免疫治疗引起的内源性或输注的T细胞以及体内其他免疫细胞激活，并释放大量细胞因子而引发的超生理反应，症状往往呈进行性发展，起病时通常有发热，可能合并低血压、低氧血症和终

末器官功能异常。CRS 是 CAR－T 细胞治疗最常见的不良反应，通常发生在输注后 1～14 天，持续时间通常为 1～10 天，重度 CRS 可危及患者生命。其护理常规见表 4－7。

表 4－7　细胞因子释放综合征护理常规

评估	护理措施	质量要求
1. 评估患者生命体征是否正常 2. 监测患者有无疲劳、食欲减退、恶心、畏寒、头痛、呼吸困难、心动过速、肌痛、关节痛、厌食等症状与体征 3. 定期监测实验室检查，包括血常规、乳酸脱氢酶、凝血功能、动脉血气分析、炎症因子等 4. 评估患者的信息需求	1. 密切监测患者生命体征，出现异常时遵医嘱调整监测频率，必要时给予心电监护仪持续监测 2. 及时查看血常规、乳酸脱氢酶、凝血功能、动脉血气分析、炎症因子等血液学指标，如有异常及时通知医生 3. 基于患者的临床表现，参考 CRS 分级标准对患者的 CRS 严重程度进行分级，详见附表 4－11 4. 根据患者 CRS 分级提供相应护理措施 （1）CRS 1 级患者 ①对症退热，遵医嘱给予补液治疗 ②监测体温，指导患者多饮水，注意保暖，避免着凉 ③指导患者多卧床休息，适当运动 （2）CRS 2 级患者 ①监测体温，遵医嘱给予对症退热治疗 ②出现低血压且对补液无反应的患者，以及需要吸氧的患者，应给予持续心脏监护，监测生命体征变化 ③遵医嘱正确给药，例如大剂量糖皮质激素、托珠单抗等 （3）CRS 3 级患者 ①密切监测患者的血氧数值，观察有无憋气、胸闷等症状，遵医嘱正确给予氧疗 ②密切监测体温变化，遵医嘱给予对症退热治疗 ③密切监测血压，及早识别低血压，观察患者有无头痛、头晕，遵医嘱及时给予补液、升压治疗 ④遵医嘱正确给予托珠单抗、糖皮质激素等药物治疗 （4）CRS 4 级患者 ①严密关注生命体征变化，持续心电监测 ②实施正压通气相关护理 ③遵医嘱及时准备应用药物。例如托珠单抗、糖皮质激素、退热药 ④必要时转入 ICU 治疗 5. 向患者和家属讲解 CRS 常见症状及处理方式，提供连续信息和情感支持	1. 重点关注，早期预防 2. 尽早发现，正确处理，促进恢复 3. 健康教育到位

二、免疫效应细胞相关神经毒性综合征（ICANS）护理常规

免疫效应细胞相关神经毒性综合征（immune effector cell－associated neurotoxicity syndrome，ICANS）是在免疫治疗后，或继发于输注 T 细胞或内源性免疫效应细胞激活或应答所导致的中枢神经系统的病理过程和功能失调综合征，主要表现为进行性发展的失语、意识水平变化、认知功能受损、运动功能障碍、癫痫和脑水肿等。ICANS 是 CAR－T 治疗第二大常见不良反应，通常发生在 CAR－T 细胞回输后 3～6 天，持续 2～3 周症状消失。其护理常规见表 4－8。

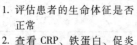

表 4 - 8　免疫效应细胞相关神经毒性综合征护理常规

评估	护理措施	质量要求
1. 评估患者的生命体征是否正常 2. 查看 CRP、铁蛋白、促炎细胞因子等血液学指标 3. 观察患者有无头痛、谵妄、认知障碍、肌震颤、共济失调、语言障碍、神经麻痹、运动障碍、感觉障碍、嗜睡、癫痫发作等 ICANS 临床表现 4. 根据患者年龄不同，分别使用 ICE 评分表和 CAPD 评分表对患者进行监测，详见附表 4 - 13、附表 4 - 14 5. 评估患者的信息需求	1. 密切监测患者生命体征，出现异常时遵医嘱调整监测频率 2. 及时查看 CRP、铁蛋白、促炎细胞因子等血液学指标，如有异常及时通知医生 3. 观察患者有无神经系统症状，进行床旁重点交接班 4. 根据 ICANS 分级标准评估严重程度，详见附表 4 - 12 5. 根据患者 ICANS 分级进行相关护理管理 （1）ICANS 1 级患者 ①每日 2 次评估 ICE/CAPD，监测生命体征，备好压舌板 ②关注患者是否有头痛、头晕等症状 ③预防误吸，提供支持性护理 （2）ICANS 2 级患者 ①密切关注生命体征及患者神志情况 ②预防误吸，提供支持性护理 ③遵医嘱及时、准确给予药物治疗 （3）ICANS 3 级、4 级患者 ①密切监测生命体征，关注患者神志情况 ②掌握癫痫发作应急预案，预防舌后坠、舌咬伤 ③预防跌倒坠床，做好管路护理 ④必要时转入 ICU 治疗 6. 向患者和家属讲解 ICANS 常见症状表现，耐心倾听患者主诉，提供心理情感支持及信息支持	1. 重点关注，早期预防 2. 患者出现 ICANS，及时上报，正确处理，促进恢复 3. 健康教育到位

附　录

附表 4-1　免疫检查点抑制剂输注反应分级及处理

分级	描述	处理方式
G1	轻度一过性反应	不必中断输液，或下调输液速度 50%
G2	较重的反应	中断输液至回复到 G 0~1；对症处理（如抗组胺药、非甾体抗炎药）；重启输注前 24 小时内预处理；输注时减慢滴速 50%
G3	延迟性反应（不必快速对症进行处理，酌情暂时停止输液）；初始处理后症状再发；需要住院治疗处理后遗症的反应	永久停用免疫检查点抑制剂；对症处理；请变态反应科等相关专科会诊
G4	威胁生命的后果	永久停用免疫检查点抑制剂；紧急处理

附表 4-2　单个核细胞采集相关不良反应预防及处理

不良反应	原因	处理	备注
手足或口周麻木、头晕、恶心、呕吐、心慌、抽搐等	低血钙	密切观察病情，及时发现，早期处理，缓慢静脉推注 10% 葡萄糖酸钙注射液	预防服用钙剂或对枸橼酸葡萄糖敏感者可同时静滴葡萄糖酸钙
穿刺局部疼痛、肿胀、淤血、青紫、静脉炎	血管条件差、操作技术不熟练、穿刺部位消毒不严格等	拔针后按压针眼处及其上方 10 分钟止血，24 小时后可热敷	熟练掌握操作技术，穿刺应准确、操作轻柔
面色苍白、头晕、恶心、血管收缩、血流缓慢、心率加快、血压下降等	低血容量综合征	避免在空腹或饥饿状态下采集；出现左述症状暂停采集，饮用糖水和进食，严重者静脉注射高渗葡萄糖扩容等	少见，但应高度重视
皮肤潮红、发痒、皮疹，呼吸困难，严重者可出现休克	抗凝剂过敏，血浆过敏	给予抗过敏治疗。常用药物有地塞米松、苯海拉明、异丙嗪、氯苯那敏、葡萄糖酸钙	预防性用药；及时发现，早期处理；暂停或停止治疗

附表 4-3　CAR-T 细胞输液反应分级及处理

分级	输液反应	处理方式
1 级	轻度：不需要系统干预	对症处理，保持正常输液速率
2 级	中度：需要口服给药治疗	停止输注，对症处理后减慢输液速率输注
3 级	重度：支气管痉挛；有需要住院治疗的临床后遗症；需要静脉治疗干预	停止输注，对症处理；症状缓解后减慢输液速率输注；如果 3 级输注反应再次发生，停止进一步的细胞输注
4 级	危及生命：需要紧急治疗	终止输注，对症处理，停止进一步的细胞输注

附表 4-4　免疫治疗相关皮肤毒性分级（CSCO 2023）

分级	描述
	斑丘疹/皮疹
G1	斑疹/丘疹区域 <10% 全身体表面积，伴或不伴有症状（例如：瘙痒、灼痛或紧绷感）
G2	斑疹/丘疹区域占 10%~30% 全身体表面积，伴或不伴有症状（例如：瘙痒、灼痛或紧绷感）；日常使用工具受限

分级	描述
G3 ~ 4	斑疹/丘疹区域 > 30% 全身体表面积，伴或不伴有症状（例如：红斑、紫癜或表皮脱落）；日常生活自理受限

瘙痒	
G1	轻微或局限
G2	强烈或广泛；间歇性；抓挠致皮肤受损（例如：水肿、丘疹、脱屑、苔藓化、渗出或结痂）；日常使用工具受限
G3	强烈或广泛；持续性；日常生活自理明显受限或影响睡眠

大疱性皮炎/Stevens – Johnson 综合征（SJS）/中毒性表皮坏死松解症（TEN）	
G1	无症状，水疱区域 < 10% 全身体表面积
G2	水疱区域占 10% ~ 30% 全身体表面积，伴疼痛；日常使用工具受限
G3	水疱覆盖 > 30% 全身体表面积；日常生活自理明显受限（SJS 或 TEN）
G4	水疱覆盖 > 30% 全身体表面积；合并水、电解质紊乱（致死性 SJS 或 TEN）

反应性皮肤毛细血管增生症	
G1	单个或多个皮肤和（或）黏膜结节，最大结节直径≤10mm，伴或不伴有局部破溃出血
G2	单个或多个皮肤和（或）黏膜结节，最大结节直径 >10mm，伴或不伴有局部破溃出血
G3	皮肤和（或）黏膜结节呈泛发性，可并发感染，严重者可能需要住院治疗

附表 4 – 5　免疫治疗相关胃肠毒性分级（CSCO 2023）

分级	描述
G1	无症状；只需临床或诊断性观察（1 级腹泻频率 < 4 次/日）
G2	腹痛；粪便有黏液或带血（2 级腹泻频率 4 ~ 6 次/日）
G3	剧烈腹痛；排便习惯改变；需要药物干预治疗；腹膜刺激征（3 级腹泻频率 > 6 次/日）
G4	症状危及生命；需要紧急干预治疗

附表 4 – 6　免疫治疗相关肝脏毒性分级（CSCO 2023）

分级	描述
G1	AST 或 ALT < 3 倍正常值上限（ULN）；总胆红素 < 1.5 倍 ULN
G2	AST 或 ALT 3 ~ 5 倍 ULN；总胆红素 1.5 ~ 3 倍 ULN
G3	AST 或 ALT 5 ~ 20 倍 ULN；总胆红素 3 ~ 10 倍 ULN
G4	AST 或 ALT > 20 倍 ULN；总胆红素 > 10 倍 ULN

附表 4 – 7　免疫治疗相关肺毒性分级（CSCO 2023）

分级	描述
G1	无症状；局限于单个肺叶或 < 25% 的肺实质
G2	出现新发症状或症状恶化，包括：呼吸短促、咳嗽、胸痛、发热和缺氧；涉及多个肺叶且达到 25% ~ 50% 的肺实质，影响日常生活，需要使用药物干预治疗
G3	严重的新发症状，累及所有肺叶或 > 50% 的肺实质，个人自理能力受限，需住院治疗
G4	危及生命的呼吸困难、急性呼吸窘迫综合征，需要气管插管等紧急干预措施

附表 4 – 8　免疫治疗相关内分泌毒性分级（CSCO 2023）

分级	描述
	甲状腺功能减退
G1	无症状：只需临床或诊断性检查；暂无需治疗
G2	有症状：需要行甲状腺激素替代疗法；日常使用工具受限
G3	严重症状：个人自理能力受限；需要住院治疗
G4	危及生命：需要紧急干预
	甲状腺功能亢进
G1	无症状：只需临床或诊断性观察；暂无需治疗
G2	有症状：需要行甲状腺激素抑制治疗；影响使用工具性日常生活活动
G3	严重症状：个人自理能力受限；需要住院治疗
G4	危及生命：需要紧急干预
	高血糖（首选空腹血糖）
G1	空腹血糖 <8.9mmol
G2	空腹血糖 8.9 ~ 13.9mmol
G3	空腹血糖 13.9 ~ 27.8mmol，需要住院治疗
G4	空腹血糖 >27.8mmol；危及生命
	其他：垂体炎、原发性肾上腺功能减退

附表 4 – 9　免疫治疗相关心脏毒性分级（CSCO 2023）

分级	描述
G1（亚临床心肌损伤）	仅有心脏损伤生物标志物升高，无心血管症状、心电图（ECG）、超声心动图（UCG）改变
G2	轻微心血管症状，伴心脏损伤生物标志物和（或）ECG 异常
G3	休息或轻微活动后症状明显，心脏损伤生物标志物明显异常，ECG 和（或）UCG 明显异常
G4	症状严重，血流动力学不稳定，危及生命，需紧急治疗

附表 4 – 10　免疫治疗相关血液毒性分级（CSCO 2023）

分级	描述
	溶血性贫血
G1	Hb 正常值下限 ~ 100g/L
G2	Hb 100 ~ 80g/L
G3	Hb <80g/L，考虑输血
G4	危及生命，需要紧急治疗
	再生障碍性贫血
G1	中性粒细胞 $\geq 0.5 \times 10^9$/L，骨髓增生程度 < 正常25%，外周血小板计数 $\geq 20 \times 10^9$/L，网织红细胞计数 $\geq 20 \times 10^9$/L
G2	骨髓增生程度 < 正常25%，中性粒细胞 $< 0.5 \times 10^9$/L，外周血小板计数 $< 20 \times 10^9$/L，网织红细胞计数 $< 20 \times 10^9$/L
G3 ~ 4	骨髓增生程度 < 正常25%，中性粒细胞 $< 0.2 \times 10^9$/L，外周血小板计数 $< 20 \times 10^9$/L，网织红细胞计数 $< 20 \times 10^9$/L

分级	描述
免疫性血小板减少症	
G1	血小板计数正常值下限 ~ $75 \times 10^9/L$
G2	血小板计数 $75 \times 10^9/L$ ~ $50 \times 10^9/L$
G3	血小板计数 $50 \times 10^9/L$ ~ $25 \times 10^9/L$
G4	血小板计数 $< 25 \times 10^9/L$
获得性血友病	
G1	凝血因子活性 5% ~ 40% 及 0.05 ~ 0.4IU/ml
G2	凝血因子活性 1% ~ 5% 及 0.01 ~ 0.05IU/ml
G3 ~ 4	凝血因子活性 < 1% 及小于 0.01IU/ml

注：附表 4－4、4－5、4－6、4－7、4－8、4－9、4－10 出自《中国临床肿瘤学会（CSCO）免疫检查点抑制剂相关毒性管理指南 2023 版》。

附表 4－11 美国移植和细胞治疗学会细胞因子释放综合征（CRS）分级标准

参数	1 级	2 级	3 级	4 级
发热	体温≥38℃	体温≥38℃	体温≥38℃	体温≥38℃
低血压	无	低血压但不需要升压药物	低血压需要升压药物联合或不联合血管加压素	低血压需要多种升压药物（除外血管加压素）
低氧血症	无	低氧血症需要低流量鼻导管吸氧	低氧血症需要高流量鼻导管、面罩，或文丘里面罩吸氧	低氧血症需要正压通气（如 CPAP、BiPAP、气管插管或机械通气）

注：CPAP：持续气道正压通气；BiPAP：双水平正压通气；CRS 分级由发生程度最严重的事件决定；低流量鼻导管吸氧≤6L/min，高流量鼻导管吸氧 >6L/min。

附表 4－12 美国移植和细胞治疗学会免疫效应细胞相关神经毒性综合征（ICANS）分级标准

项目	1 级	2 级	3 级	4 级
ICE 评分≥12 岁	7 ~ 9 分	3 ~ 6 分	0 ~ 2 分	无法评估
CAPD 评分 <12 岁	1 ~ 8 分	1 ~ 8 分	≥9 分	无法评估
*意识水平	意识正常	声音唤醒	仅触觉唤醒	强烈触觉刺激唤醒/昏迷
癫痫	不存在	不存在	可控制的癫痫发作	危及生命的不可控的癫痫发作
运动无力	不存在	不存在	不存在	深部局灶性运动无力，如偏瘫或截瘫
颅内压升高/脑水肿	不存在	不存在	局部脑水肿	弥漫性脑水肿

注：ICANS 分级由最严重的临床事件决定。例如：某位患者 ICE 评分为 2 分，但颅内压增高 ≥20mmHg（272mmH$_2$O），则 ICANS 分级为 4 级。

　*意识水平的评估，应排除有无使用镇静药物等其他原因。

附表 4－13 免疫效应细胞相关脑病（immune effector cell－associated encephalopathy，ICE）评分表

项目	内容	评分
Ⅰ 定向力（4 分）	现在是几月？	1
	现在是哪一年？	1
	我们现在在哪个城市？	1
	我们现在在哪个医院？	1

项目	内容	评分
II 语言及命名能力 （3分）	（出示手表）这个叫什么？	1
	（出示钢笔）这个叫什么？	1
	跟我重复一句话："四十四只石狮子"。	1
III 听从命令（1分）	服从简单命令的能力，如："展示出2个手指，或闭上眼睛并且伸出舌头"。	1
IV 书写能力（1分）	能够写一个标准句子，如："有家人在身边真的很幸福"。	1
V 计数能力（1分）	请您算一下100减去10，然后从所得数目里再减去10，如此一直计算下去。请您每减一次10告诉我，直到我说停止为止。	1
总分		

注：总分10分，用于成人。

附表4-14　康奈尔儿童谵妄评分表（the Cornell assessment of pediatric delirium，CAPD）

检查	总是（分）	经常（分）	有时（分）	几乎不（极少）（分）	从不（分）
是否与照护者有眼神接触	0	1	2	3	4
是否有目的性动作	0	1	2	3	4
是否能察觉周围温度的变化	0	1	2	3	4
是否烦躁不安	4	3	2	1	0
是否无法被安抚	4	3	2	1	0
是否活动过少	4	3	2	1	0
是否对互动反应过慢	4	3	2	1	0
是否能表达需求和愿望	4	3	2	1	0

注：用于<12岁儿童。

参考文献

［1］中国临床肿瘤学会指南工作委员会．中国临床肿瘤学会（CSCO）免疫检查点抑制剂临床应用指南 2023［M］．北京：人民卫生出版社，2023．

［2］中国临床肿瘤学会指南工作委员会．中国临床肿瘤学会（CSCO）免疫检查点抑制剂相关的毒性管理指南 2023［M］．北京：人民卫生出版社，2023．

［3］应志涛，林宁晶，吴梦，等．北京大学肿瘤医院嵌合抗原受体 T 细胞治疗淋巴瘤全流程管理原则［J］．白血病·淋巴瘤，2021，30（11）：674－684．

［4］T/CMBA 013－2021，医疗机构管理嵌合抗原受体 T 细胞治疗产品临床应用的规范［S］．北京：中国医药生物技术协会，2021．

［5］中国临床肿瘤学会指南工作委员会．中国临床肿瘤学会（CSCO）CAR－T 细胞治疗恶性血液病及免疫靶向治疗相关感染管理指南 2023［M］．北京：人民卫生出版社，2023．

第五章　肿瘤内分泌治疗护理常规

第一节　概　述

激素是由机体内分泌细胞产生的一类化学物质，随血液循环到全身，对特定的组织或细胞（称为靶组织或靶细胞）发挥特有的效用。一些肿瘤的发生、发展与激素失调有关，即有赖于一定的激素环境，否则难以继续自主生长，被称作激素依赖性肿瘤，包括：激素靶器官肿瘤（乳腺癌、卵巢癌等）和非激素靶器官肿瘤（神经内分泌肿瘤）。肿瘤内分泌治疗又称肿瘤激素治疗，是利用肿瘤的激素依赖性，通过调节和改变机体内分泌环境及激素水平来治疗肿瘤的方法。随着医学研究的不断深入，内分泌治疗越来越多地应用于临床，成为抗肿瘤治疗的重要手段之一。

一、肿瘤内分泌治疗的作用机制

肿瘤内分泌治疗属于全身治疗，治疗机制主要包括以下重要环节：降低体内激素水平、阻断激素与受体结合及抑制 PI3K/AKT/mTOR 信号通路。

（一）降低体内激素水平

可通过两个途径实现，一是在中枢水平抑制下丘脑调节肽的产生，致使下游激素合成和分泌减少；二是通过外周水平抑制激素的产生。

1. 中枢水平抑制激素产生

（1）通过使用促性腺激素释放激素类似物或拮抗剂来减少激素产生　促黄体生成素释放激素类似物（luteinizing hormone releasing hormone analogue，LHRHa）和促黄体生成素释放激素（luteinizing hormone releasing hormone，LHRH）拮抗剂可与促性腺激素释放激素（gonadotropin releasing hormone，GnRH）竞争性结合垂体 GnRH 受体，减少垂体促黄体生成素（luteinizing hormone，LH）和卵泡刺激素（follicule – stimulating hormone，FSH）的分泌，从而降低雌激素、孕激素和雄激素的水平，这种方法也称药物去势。LHRHa 是乳腺癌和前列腺癌内分泌治疗中最常用的一类去势药物，具有去势可逆、不良反应小的优点，代表药物有戈舍瑞林（goserelin）、亮丙瑞林（leuprolide）、曲普瑞林（triptorelin）等；LHRH 拮抗剂目前仅用于晚期前列腺癌的治疗，代表药物有阿巴瑞克（aharelix）、地盖瑞克（degarelix）、瑞卢戈利（relugolix）等。

（2）通过下丘脑 – 垂体 – 靶腺体轴负反馈调节机制减少激素的产生　在下丘脑 – 垂体 – 靶腺体轴中，下游激素水平增加，可以负反馈抑制上游激素水平，从而降低其他下游激素水平。①雌激素和雄激素：雌激素是前列腺癌内分泌治疗的常用药物，可通过负反馈抑制 GnRH 的分泌，减少雄激素的产生，达到治疗肿瘤的目的；雄激素可通过负反馈抑制 GnRH 的分泌，减少雌激素的产生，对乳腺癌有一定的治疗作用，然而由于其不良反应较大，目前在乳腺癌治疗中的应用越来越少。代表药物：己烯雌酚（diethylstilbestrol）、甲睾酮（methyltestosterone）。②孕激素：孕激素通过对 GnRH 进行阻滞来降低机体内促卵泡激素（FSH）、促黄体生成素（LH）水平，并可诱导肝 α-还原酶提升对机体内雄激素的降解速率，抑制雌激素合成。代表药物：甲地孕酮（megestrol）。③甲状腺激素：在甲状腺癌的治疗中，补充甲状腺激素可以维持机体内甲状腺激素水平，进而负反馈抑制下丘脑-垂体-甲状腺轴，降低促甲状腺激素（thyroid stimulating hormone，TSH）的释放，抑制 TSH 引起的甲状腺组织的生长，从而治疗甲状腺癌。代表药物：左甲状腺素（levothyroxine）。

2. 外周水平抑制激素产生

（1）手术去势　是指通过手术切除腺体而达到抑制腺体功能的一种内分泌治疗方法，包括双侧卵巢切除术和双侧睾丸切除术等。手术去势是目前乳腺癌和前列腺癌常用的内分泌治疗方法，能够迅速、有效降低体内雌激素、孕激素、雄激素水平，手术去势后联合其他内分泌治疗可以进一步提高疗效。

（2）放射去势　是指采用放射线破坏腺体进而抑制腺体功能的一种内分泌治疗方法。主要用于卵巢去势，虽可能使患者免于手术，但因其存在治疗时间较长、定位不准确、卵巢功能阻断不完全或造成毗邻器官放射损伤等问题，目前较少在临床应用。

（3）抑制雄激素向雌激素转化　绝经后乳腺癌患者卵巢功能已经衰退，肾上腺产生的雄烯二醇在外周组织（如卵巢、胎盘、肝脏、肌肉和脂肪组织等）中芳香化酶的作用下转变成雌酮，成为体内雌激素的主要来源。芳香化酶是芳香化过程中的关键酶。芳香化酶抑制剂（aromatase inhibitors，AI）能抑制芳香化酶活性，阻止雄激素向雌激素转化，进而降低雌激素水平来治疗乳腺癌。根据 AI 结构和作用机制不同，可分为：①甾体类芳香化酶抑制剂：与雄激素竞争性占据芳香化酶的活性位点，并以共价键形式与酶不可逆结合，引起永久性酶灭活。代表药物：依西美坦（exemestane）。②非甾体类芳香化酶抑制剂：与雄激素竞争芳香化酶活性位点，并以离子键与酶可逆性结合，从而可逆性地抑制酶活性。代表药物：来曲唑（letrozole）、阿那曲唑（anastrozole）。目前临床应用的第三代 AI 包括来曲唑、阿那曲唑和依西美坦，具有高效、低毒、使用方便等特点，是绝经后乳腺癌内分泌治疗的主要药物。

（二）阻断激素与受体结合

雌激素、孕激素和雄激素等均属于类固醇类激素（甾体激素），呈脂溶性，易穿过细胞膜进入细胞内，与胞质中的受体结合形成活性复合物后进入细胞核，通过激活 DNA 转录过程刺激肿瘤细胞增殖。因此，可通过使用受体拮抗剂阻断雌激素与雌激素受体（estrogen receptor，ER）或雄激素与雄激素受体（androgen receptor，AR）结合来有效抑制肿瘤细胞生长。常用的激素受体拮抗剂包括：

1. 选择性雌激素受体调节剂（selective estrogen receptor modulator，SERM） 通过与雌激素竞争性结合 ER 来阻断雌激素相关基因的表达，使癌细胞维持在 G1 期，减慢其分裂和生长。SERM 主要用于乳腺癌的治疗，是目前应用最为广泛的乳腺癌内分泌治疗药物。代表药物：他莫昔芬（tamoxifen）、托瑞米芬（toremifene）。

2. 选择性雌激素受体下调剂（selective estrogen receptor down-regulation，SERD） 可通过与雌激素受体结合，导致受体主要功能基团失活，同时引起雌激素受体降解及信号通路的阻断，导致雌激素、孕激素受体在细胞水平的表达急剧减少，阻止或延缓内分泌治疗的耐药性。代表药物：氟维司群（fulvestrant），是近年来发现的一类新型甾体类雌激素受体拮抗剂，无激动剂效应。

3. 雄激素受体（androgen receptor，AR）拮抗剂 与内源性雄激素竞争结合 AR 来抑制雄激素进入细胞核，阻断雄激素对前列腺癌的刺激作用。目前雄激素受体拮抗剂是前列腺癌主要治疗药物。根据化学结构的不同，可以将 AR 拮抗剂分为甾体类和非甾体类抗雄激素药物。甾体类药物具有拮抗活性较弱、口服生物利用度低、组织选择性较差等缺点，且易产生肝脏毒性并与其他类固醇受体产生交叉反应，在临床应用上受到限制，目前已较少应用，逐渐被非甾体类药物取代。非甾体类 AR 拮抗剂包括：第一代药物氟他胺（flutamide）、尼鲁米特（nilutamide）和比卡鲁胺（bicalutamide）；第二代药物恩扎卢胺（enzalutamide）、阿帕他胺（apalutamide）、达罗他胺（darolutamide）等。

（三）抑制 PI3K/AKT/mTOR 信号通路

1. 哺乳动物雷帕霉素靶蛋白（mammalian target of rapamycin，mTOR）抑制剂 mTOR 是哺乳动物雷帕霉素靶蛋白，是一种丝氨酸-苏氨酸激酶，在细胞增殖、分化、转移和存活中具有重要作用。研究发现，mTOR 是一些肿瘤发生、发展的重要靶点，mTOR 信号通路调控异常与肿瘤发生密切相关。mTOR 抑制剂通过直接且持续作用于 mTOR 靶点来抑制活化的 mTOR 及其下游蛋白质活性，干扰癌细胞的生长、分化和代谢，阻断 mTOR 通路各种生长因子异常信号的传导，从而抑制癌症的发生、发展。代表药物：依维莫司（everolimus）。

2. 周期蛋白依赖性激酶 4 和 6（cyclin-dependent kinase 4/6，CDK4/6）抑制剂 CDK4/6 抑制剂可以调控细胞周期，选择性地抑制 CDK4/6 激酶活性，阻滞细胞周期从 G1 期到 S 期的转化，从而抑制肿瘤细胞的无限增殖。同时，CDK4/6 抑制剂能够抑制雌激素受体信号通路的表达，与内分泌治疗之间存在协同增效的作用，延缓和逆转内分泌治疗的耐药性。代表药物：哌柏西利（palbociclib）、瑞博西利（ribociclib）、阿贝西利（abemaciclib）以及达尔西利（dalpiciclib）。

3. 多腺苷二磷酸核糖聚合酶（poly ADP ribose polymerase，PARP）抑制剂 DNA 分子损伤包括 DNA 双链断裂和 DNA 单链断裂两种形式。*BRCA* 基因突变可抑制 DNA 损伤后的正常修复能力，使双链断裂的 DNA 不能正常修复，而 PARP 抑制剂通过阻断 DNA 单链修复，与之形成"合成致死"效应，促进肿瘤细胞发生凋亡。代表药物：奥拉帕利（olaparib）、氟唑帕利（fluzoparib）等。

二、常用药物及不良反应

肿瘤内分泌治疗的常用药物分类、代表药物、适应证、药物不良反应等见附表 5 – 1
与附表 5 – 2。

第二节　内分泌治疗安全给药护理常规

一、内分泌治疗药物肌内注射护理常规

表 5 – 1　内分泌治疗药物肌内注射护理常规

时间	评估	护理措施	质量要求
注射前	1. 评估患者病情、自理能力和配合程度 2. 了解患者的凝血功能，有无过敏史及用药史 3. 评估注射局部皮肤，避开瘢痕、硬结、水肿部位	1. 药品避光（置于原包装中），2℃~8℃冰箱内保存，使用前取出 2. 向患者讲解操作的目的、意义及注意事项等，取得理解和配合 3. 核对医嘱和药品，查对药品剂量、浓度、性质、时间、批号、有效期、给药方法以及有无配伍禁忌，做好注射前用物准备	1. 评估全面、正确 2. 物品准备齐全
注射中	观察患者面色、意识及有无其他不适	1. 核对医嘱和患者身份信息 2. 正确选择注射部位，协助取侧卧位，注射侧大腿伸直，对侧弯曲，确保安全、舒适，注意保护隐私 3. 需长期进行肌内注射的患者，注射部位应交替更换，注意避开红肿、硬结及瘢痕部位 4. 严格执行无菌操作流程 5. 注射中患者如有异常不适立即停止注射，及时处理 6. 氟维司群每侧臀部注射 1 支，缓慢肌内注射（1~2min/5ml） 7. 若需要同时注射两种以及两种以上药物，应注意配伍禁忌 8. 如果患者因过度紧张出现断针，嘱患者制动，针头表浅者可使用止血钳取出，较深者请外科协助局部切开取针	1. 患者身份识别正确 2. 注射部位选择及注射方法正确 3. 如有异常能及时发现并正确处理
注射后	1. 评估患者有无不适 2. 评估患者信息需求	1. 注射后局部按压 3~5 分钟，凝血异常者适当延长按压时间，严密观察穿刺点有无渗血、渗液或肿痛 2. 严格执行废弃物处理操作流程，避免发生针刺伤 3. 肌内注射后应留院观察 30 分钟左右，其间避免剧烈运动 4. 指导患者注射后保持局部清洁、干燥，建议 48 小时后再洗澡，避免局部感染 5. 告知患者注射局部可能出现轻微红肿、疼痛等症状，应注意不要揉搓、抓挠注射部位，一般不需特殊处理，症状会逐渐消失；若无法缓解甚至加重，应及时就医 6. 指导患者清淡饮食，避免食用辛辣、刺激性食物，如辣椒、葱、姜；避免容易过敏的食物，如虾、蟹等	1. 按压手法和时间正确 2. 医疗垃圾分类处理正确 3. 患者知晓健康教育内容

二、内分泌治疗药物皮下注射护理常规

表 5-2　内分泌治疗药物皮下注射护理常规

时间	评估	护理措施	质量要求
注射前	1. 评估患者病情、自理能力和配合程度 2. 评估患者血小板计数及出血、凝血时间，询问有无药物过敏史 3. 评估注射部位局部皮肤，避开瘢痕、硬结、水肿部位	1. 药品储存要求：戈舍瑞林应在25℃以下密封保存；亮丙瑞林应在25℃以下密封避光保存 2. 向患者讲解注射目的、意义、配合方法及注意事项等，取得理解和配合 3. 核对医嘱和药品，查对药品剂量、浓度、性质、时间、批号、有效期、给药方法以及有无配伍禁忌，做好注射前用物准备	1. 评估全面、正确 2. 物品准备齐全
注射中	观察患者面色、意识及有无其他不适	1. 核对医嘱和患者身份信息 2. 注射中严格执行手卫生和无菌操作 3. 选择合适的注射部位：戈舍瑞林注射部位为脐下腹前壁；亮丙瑞林、醋酸曲普瑞林注射液等可选用上臂三角肌下缘、两侧腹壁、大腿前侧和外侧；注意保护患者隐私 4. 需长期进行药物注射的患者，注射部位应交替更换，避免和减少局部硬结、局部感染、出血、周围神经损伤等并发症的发生；进针时注意避开红肿、硬结及瘢痕部位 5. 注射中注意观察患者面色、意识，发现异常立即停止注射，及时处理 6. 若由于患者过度紧张出现断针，嘱患者立即制动，针头表浅者可使用止血钳取出，较深者请外科协助局部切开取针 7. 醋酸戈舍瑞林缓释植入剂注射操作要点 （1）患者仰卧位，双腿屈膝，上身略抬起 （2）注射部位为脐下腹前壁处的皮下组织（手指根部放在肚脐上方，掌心朝下时，示指到小指的覆盖范围为不易出血的部位） （3）消毒皮肤范围 >5cm×5cm，待干 （4）沿注射器上箭头向外拉除红色夹卡，避免压出药液，取下针套，不要排气 （5）一手捏起腹部皮肤及皮下组织，形成皱褶，一手持针，与皮肤呈30°~40°进针，进针后沿针管方向匀速推注药物，将针筒的活塞完全推入，注入植入剂后拔针 （6）拔针后立即用无菌干棉签按压注射部位2分钟，局部无渗血后可贴无菌敷贴，再按压3~5分钟，检查敷贴无渗血则停止按压。注射时注意确保皮下注射，避开腹壁下动脉及其分支动脉，切勿穿透血管、肌肉或腹膜。若注射戈舍瑞林时误入动脉，因动脉血流压力较大，会出现药物无法推入或可见回血的现象，严重者还可造成针头的堵塞或出现注射部位皮肤疼痛的现象。一旦发生上述情况应立即停止注射，拔出针头的同时压迫注射部位，避免出血加重 8. 醋酸亮丙瑞林、醋酸曲普瑞林注射液注射注意事项 （1）药品遮光、密闭保存，现用现配，混悬后立即使用 （2）注射部位选择：常选用上臂三角肌下缘、两侧腹壁、大腿前侧和外侧 （3）消毒皮肤范围 >5cm×5cm，待干 （4）给药前，应用附加的1ml溶媒将瓶内药物充分混悬，注意勿起泡沫 （5）给药前先将预充式注射器的注射针朝上，然后推动柱塞杆，将全部的溶媒完全推进至药物粉末中，充分混悬后使用，注意勿起泡沫 （6）垂直取下护套，推注射器内芯以排出注射器内的空气；针头与皮肤呈30°~40°，一般将针梗的1/3~1/2刺入皮下，勿全部刺入；预充式注射器规格药品应一次性使用全部药量 （7）拔针后按压时间3~5分钟，凝血功能障碍或使用抗凝药物后需要按压5~10分钟	1. 患者身份识别正确 2. 注射部位选择及注射方法正确 3. 如有异常能及时发现并正确处理

时间	评估	护理措施	质量要求
注射后	1. 评估患者有无不适 2. 评估患者信息需求	1. 一般情况下局部按压 3~5 分钟，出血、凝血异常者适当延长按压时间，特殊药物除外。严密观察穿刺点有无渗血、渗液或肿痛 2. 严格执行医疗废弃物处理操作流程，避免发生针刺伤 3. 皮下注射后应观察 30 分钟左右，其间避免剧烈运动 4. 提供健康宣教：保持注射部位清洁、干燥，建议 48 小时后再洗浴，避免影响针孔愈合，导致局部感染；注射局部可能出现轻微红肿、疼痛等症状，注意不要揉搓、抓挠，一般不需特殊处理，症状会逐渐消失，若无法缓解甚至加重，应及时就医；进清淡饮食，避免食用辛辣、刺激性食物；注意休息	1. 按压手法和时间正确 2. 医疗垃圾分类处理正确 3. 患者知晓健康教育内容

三、内分泌治疗药物口服给药护理常规

表 5-3　内分泌治疗药物口服给药护理常规

时间	评估	护理措施	质量要求
给药前	1. 评估患者病情、意识状态、自理能力、吞咽能力及配合程度 2. 评估患者信息需求	1. 向患者讲解服药目的、用法及注意事项等，取得理解和配合 2. 核对医嘱和药品，查对药品名称、剂型、有效期、给药方法以及有无配伍禁忌等	1. 评估全面、准确 2. 患者知晓健康教育内容
给药时	观察患者有无不适	1. 核对医嘱、患者信息及药物，严格执行查对制度 2. 掌握正确的给药时间和方法，药物备好后及时分发使用，给药前进行解释并给予用药指导，对易发生过敏反应的药物尤其须注意 3. 协助患者服药到口，对危重和不能自行服药的患者应予喂药 4. 患者在服药的过程中避免药物卡入支气管或者食管内，如果出现这种情况，可以刺激患者强烈的咳嗽、咳痰，让患者采取俯卧位，翻身拍背，促进患者通过咳嗽将气道内的药片排出 5. 如果是多种药物一起口服，指导患者服用药物的正确顺序，注意配伍禁忌，避免影响药物疗效	1. 患者身份核对正确 2. 给药及时、正确 3. 如有异常情况能及时发现，正确处理
给药后	评估患者的信息需求	1. 观察患者用药后反应，有无不适或其他症状 2. 为居家口服药物的患者提供用药指导：包括服药剂量、方法、时间等，建议患者设置服药提醒，避免漏服、错服、自行停药或换药；告知患者药品应整片吞服，不得压碎或破坏服用 3. 提供饮食指导 （1）治疗期间绝对禁食蜂王浆、紫河车（胎盘）、雪蛤、避孕药等明确含有雌激素的食物或药物 （2）西柚、柚子、橘子、杨桃、石榴等水果和欧芹含有呋喃香豆素，容易与他莫昔芬发生交互作用而影响药效；陈皮或陈皮茶会降低他莫昔芬的疗效。服用他莫昔芬治疗的患者不要食用这类食物 （3）多吃种类丰富的新鲜蔬果，如西兰花、花椰菜、卷心菜、大白菜、番茄、菠菜、草莓、蓝莓、苹果、猕猴桃等 （4）增加粗杂粮、菌菇类食物的摄入，多吃鸡、鸭、鸡蛋、虾等，补充优质蛋白质	患者知晓健康教育内容

第三节 内分泌治疗相关不良反应护理常规

肿瘤内分泌治疗常用药物的不良反应发生情况见附表 5 - 2。

一、潮热

通常突然发生，从集中在上胸、面部、颈部的发热感开始，迅速变为全身发热感。可持续 2 ~ 4 分钟，常伴有大汗，偶有心悸，随后可能出现畏寒、寒战和烦躁、焦虑。发作频率可从每日 1 次到每小时 1 次（不分昼夜）。潮热为内分泌治疗药物最常见的不良反应，发生率约为 80%。护理常规见表 5 - 4。

表 5 - 4 内分泌治疗不良反应潮热的护理常规

评估	护理措施	质量要求
1. 应用四分量表评估患者潮热症状的严重程度，量表见附表 5 - 3 2. 评估患者的信息需求	1. 向患者讲解潮热的原因、治疗原则及自我护理要点 2. 无症状和轻度潮热者通常不需要进行药物治疗，可给予非药物管理策略，并持续监测 3. 中度和重度潮热者遵医嘱使用性激素或其他药物治疗，指导患者正确服用药物，观察有无恶心、便秘、口干、头晕、头痛等药物不良反应，指导患者正确预防和应对药物不良反应 4. 指导患者戒烟、限酒，避免进食辛辣食物和热饮；严格控制体重，避免超重或肥胖 5. 做好温度调节：可穿分层、棉质、宽松、透气、方便穿脱的衣物；可使用电风扇或空调保持舒适室温（24℃ ~ 25℃），加强室内通风，如夜间潮热明显可尝试睡觉时枕下垫冰袋等 6. 指导患者通过正念减压、认知行为疗法、自我催眠或放松训练缓解症状，每次训练 10 ~ 15 分钟，每周至少训练 1 次；鼓励适当运动，如散步、瑜伽等	1. 症状评估准确 2. 患者知晓健康教育内容 3. 患者症状缓解

二、多汗

多汗是指在正常的环境温度和条件下，局部或全身皮肤的出汗量异常增多的现象。使用芳香化酶抑制剂及 LHRH 类似物常会出现多汗症状，发生率为 4% ~ 45%。护理常规见表 5 - 5。

表 5 - 5 内分泌治疗不良反应多汗的护理常规

评估	护理措施	质量要求
采用多汗症疾病严重程度量表（Hyperhidrosis Disease Severity Scale, HDSS）评估多汗的严重程度及其对生活质量，如睡眠、饮食、社交和心理情绪等的影响。量表见附表 5 - 4	1. 向患者讲解多汗的原因、治疗原则及自我护理要点 2. 遵医嘱给予患者药物治疗，并指导患者药物注意事项，观察和记录患者用药后不良反应 3. 记录出汗量，若大量出汗及时补液，保持水、电解质平衡 4. 指导患者多饮水，多食含钠、钾、镁、钙等的食物，不宜吃辛辣食品，尽量少饮酒或不饮酒 5. 指导患者穿着轻薄透气的棉质衣服，及时擦干汗液，更换衣物及被服，避免汗液浸渍皮肤引起不适或受凉，保持室内空气清新，温度与湿度适宜	1. 症状评估准确 2. 患者知晓健康教育内容 3. 患者症状缓解

三、骨骼肌肉相关症状

内分泌治疗过程中由于雌激素下降，会引起骨质丢失，从而引起骨密度的下降，同时雌激素下降也可能带来软骨的损伤，患者对疼痛的敏感度增加，可出现骨骼疼痛、肌痛、关节痛、骨折、骨质疏松等症状和并发症。骨密度的情况不同，骨折事件的发生风险就不同；肌肉痛发生率约为30%；关节痛的发生率约为20%。护理常规见表5-6。

表5-6　内分泌治疗不良反应骨骼肌肉相关症状护理常规

评估	护理措施	质量要求
1. 评估患者是否存在高危因素：高龄、吸烟、过量饮酒、成年期非创伤性骨折史、性腺功能减退、活动能力受损、长期暴露于糖皮质激素、低体重、绝经后状态等 2. 评估患者的疼痛部位、性质、强度、关节僵硬程度及对生活质量的影响 3. 评估患者骨丢失和骨质疏松的危险分级。骨丢失和骨质疏松的危险程度分级标准参见附表5-5	1. 向患者讲解出现骨骼肌肉症状的原因、治疗原则及自我护理要点 2. 遵医嘱按时进行骨密度检测，通常骨质疏松严重的女性每6~12个月进行一次检测，遵医嘱加用双膦酸盐药物治疗 3. 如果伴有疼痛，可在医生指导下服用镇痛药物治疗，指导患者正确用药，按时复诊 4. 指导患者戒烟、戒酒 5. 如果饮食中钙摄入不足或光照不足，指导患者进食含钙丰富的食品，如虾皮、奶制品等。可遵医嘱适当补充钙剂和维生素D 6. 指导患者每天进行至少30分钟中等强度的运动，如步行、跑步等，最好是户外活动，可增加日光照射 7. 指导患者活动注意事项，预防跌倒，避免身体猛烈撞击等	1. 症状评估准确 2. 患者知晓健康教育内容 3. 症状得到缓解 4. 未出现骨折等并发症

四、生殖系统不良反应

生殖系统相关不良反应包括阴道出血、阴道分泌物增多、阴道干燥、性欲下降、勃起功能障碍等。阴道出血是使用他莫昔芬、甲地孕酮患者的常见不良反应，发生率为2%~23%；阴道分泌物增加是SERM药物常见的不良反应，发生率为13%~55%；阴道干燥是芳香化酶抑制剂、LHRH类似物常见的不良反应，发生率为4%~5.3%；性欲下降（发生率21%~61%）、勃起功能障碍（发生率10%~18%）是雌激素类药物、LHRH类似物常见的不良反应。护理常规见表5-7。

表5-7　内分泌治疗的生殖系统不良反应护理常规

评估	护理措施	质量要求
1. 评估患者生殖系统相关不良反应的临床表现及严重程度 2. 评估症状对患者日常生活的影响	1. 向患者讲解内分泌治疗的生殖系统不良反应的原因、治疗原则及自我护理要点 2. 指导阴道分泌物增多患者每日保持会阴清洁，穿着宽松、棉质、舒适的内衣 3. 指导患者有阴道出血症状时保持会阴部清洁，预防感染，阴道大量出血应及时就医 4. 指导阴道干燥患者选择合适的阴道保湿剂，例如阴道保湿霜、阴道pH平衡凝胶、透明质酸栓剂等改善性交痛、阴道干燥相关不适症状 5. 指导患者保持适度的性生活，鼓励患者配偶共同参与性欲下降管理过程，为夫妻双方提供心理疏导、正念训练等，必要时提供心理咨询转诊等	1. 患者知晓健康教育内容 2. 患者不适症状得到缓解

五、血脂异常

高胆固醇血症是指血液中胆固醇水平升高。一般成年人空腹血清中总胆固醇大于 5.72mmol/L，甘油三酯低于 1.70mmol/L，可诊断为高胆固醇血症。来曲唑导致高胆固醇血症的发生率约为 52.3%。护理常规见表 5-8。

表 5-8　内分泌治疗不良反应血脂异常的护理常规

评估	护理措施	质量要求
1. 用药前进行血液生化基线评估：包括血总胆固醇、甘油三酯、低密度脂蛋白胆固醇、高密度脂蛋白胆固醇等；用药期间定期评估指标变化 2. 评估患者有无导致血脂异常的其他诱因，包括饮食（高热量、高脂和高糖饮食）以及不良生活方式（吸烟、过度饮酒、久坐）等因素	1. 向患者讲解出现血脂异常的原因、治疗原则及自我护理要点 2. 指导患者遵医嘱服用降脂药物治疗，避免漏服和随意增减药量 3. 服用降脂药物治疗应遵医嘱定期行血常规、血生化及腹部超声等检查，首次用药 6 周内复查血脂、肝氨基转移酶和肌酸激酶，如血脂达标且无不良反应，逐步减少为每 6~12 个月复查 1 次。血生化检测注意事项：检查前 1 日应避免摄入高脂食物和饮酒，检查前应空腹（禁食 12~14 小时） 4. 告知患者长期服用他汀类药物会增加糖尿病发病风险，可能出现肌肉痛、认知功能异常、头痛、消化不良等，教会患者识别和观察药物不良反应，出现不适症状时及时就医 5. 控制能量摄入：在满足每日必需营养和总能量的基础上，减少高胆固醇食物的摄入，如动物内脏、腌制的咸蛋黄等，建议胆固醇摄入量 <300mg/d 6. 调整饮食结构：增加富含不饱和脂肪酸食物的摄入来帮助降低胆固醇，如亚油酸、亚麻酸和花生四烯酸等。建议多吃富含膳食纤维的食物，如新鲜蔬菜与水果、各种粗粮等 7. 改变烹饪方式：建议制作食物时多选择蒸、煮、煨、炖、熬和凉拌等方式，少用油炸、油煎等多油烹饪方法，减少食品过度加工 8. 规律饮食：戒烟、限酒，日常避免过饥、过饱、偏食、嗜吃零食、暴饮暴食、吃丰盛的晚餐或夜宵等不良饮食习惯 9. 增加运动：建议坚持每周 5~7 天，每天至少 30 分钟中等强度有氧运动，如慢跑、游泳、骑行、爬山、瑜伽、羽毛球、乒乓球等。保持体重指数在合适区间（BMI：18.5~23.9kg/m^2，腰围：男性 <85cm、女性 <80cm），避免过度肥胖	1. 评估动态、连续、准确 2. 患者能按时正确服药 3. 患者知晓健康教育内容

六、注射局部不良反应

注射局部不良反应包括注射部位出血、血肿、疼痛、神经损伤、坏死、溃疡及坐骨神经损伤等。氟维司群的注射局部不良反应发生率约为 11.6%，LHRH 类似物发生率为 3%~17.9%。护理常规见表 5-9。

表 5-9　内分泌治疗药物注射局部不良反应护理常规

评估	护理措施	质量要求
1. 注射前评估注射部位皮肤情况，有无红肿、硬结、瘢痕及水肿部位	1. 选择合适注射部位，避开红肿、瘢痕、硬结、水肿处；治疗期间注意轮换注射部位，避免吸收不良而形成硬结	1. 评估准确，注射部位选择正确

评估	护理措施	质量要求
2. 评估患者的凝血功能 3. 注射后观察穿刺点有无渗血、渗液出现	2. 氟维司群注射液为深部肌内注射，宜选择臀大肌作为注射部位；醋酸戈舍瑞林缓释植入剂为皮下注射，宜选择脐下腹前壁；醋酸亮丙瑞林、醋酸曲普瑞林注射液等为皮下注射，宜选择上臂三角肌下缘，两侧腹壁、大腿前侧和外侧 3. 注射过程中严格执行无菌操作，严格执行手卫生 4. 注射时应注意"两快一慢"，即进针快、拔针快、推液慢，同时指导患者注射时采用深呼吸等方式来保持放松，减轻疼痛 5. 注射后局部按压 3 ~ 5 分钟，凝血功能异常者适当延长按压时间，严密观察穿刺点有无渗血、渗液或肿痛 6. 注射后应留院观察 30 分钟左右，其间避免剧烈运动，应保持注射部位清洁、干燥，建议 48 小时内不洗澡，避免穿刺点感染 7. 若注射局部出现轻微红肿、疼痛等症状，应注意不要揉搓、抓挠注射部位，一般不需特殊处理，症状会逐渐消失；若无法缓解甚至加重，应及时就医	2. 注射方法正确 3. 患者知晓健康教育内容

七、恶心、呕吐

恶心、呕吐是内分泌治疗药物常见的消化道反应，发生率为 5% ~ 26%。护理常规参见第一章第三节"化疗药物不良反应护理常规"及第八章"肿瘤症状与并发症护理常规"。

八、高血压

在非药物状态下，收缩压 ≥ 140mmHg 和（或）舒张压 ≥ 90mmHg 即为高血压。服用阿帕他胺的患者高血压的发生率为 18% ~ 25%，服用甲地孕酮的患者高血压的发生率为 17%。护理常规见表 5 – 10。

表 5 – 10　内分泌治疗不良反应高血压的护理常规

评估	护理措施	质量要求
1. 用药前评估患者基线血压 2. 用药期间需每日定时监测 2 次血压。高血压分级标准见第三章附表 3 – 2	1. 用药期间密切监测血压，如有血压升高能及早发现。血压高的患者应每日测量血压 2 ~ 3 次，做好记录，必要时测立、卧、坐位血压，了解血压变化规律 2. 指导居家用药期间如血压升高应及时就医，遵医嘱服用降压药，及时调整药物剂量；在血压长期控制稳定后，可按医嘱逐渐减量，但不得随意停药 3. 血压控制不稳定的患者或持续增高出现高血压危象应及时就医，并绝对卧床 4. 血压高的患者避免剧烈运动，如出现头晕、眼花、耳鸣、视物模糊等症状应警惕血压骤高，卧床休息，下床活动需有专人陪伴，避免跌倒 5. 指导患者进食低盐、低脂的清淡、易消化饮食，多食新鲜水果、蔬菜，戒烟、戒酒，限制咖啡、浓茶等的摄入 6. 鼓励患者适当体育运动，避免时间过长的剧烈运动；心率偏快的轻度高血压患者进行有氧代谢运动效果较好，如骑自行车、慢跑、做体操及打太极拳等 7. 内分泌治疗期间患者可能出现易激怒、焦虑等心理情绪反应，指导家属耐心陪伴和倾听，给予心理情感支持 8. 指导患者学习深呼吸放松疗法、渐进式肌肉放松法、冥想放松疗法等，有助于保持血压平稳	1. 血压监测动态、连续，如有异常升高能及时发现 2. 患者的高血压得到有效控制 3. 患者知晓健康教育内容

九、皮肤相关不良反应

肿瘤内分泌治疗皮肤相关不良反应包括皮疹、瘙痒、痤疮等，是他莫昔芬、LHRH类似物、依维莫司等常见的不良反应，发生率为 0.7%～28%。护理常规参见第三章"肿瘤分子靶向治疗护理常规"。

十、血液系统不良反应

肿瘤内分泌治疗的血液系统不良反应是指治疗药物导致骨髓中的血细胞前体的活性下降，常表现为中性粒细胞减少症、白细胞计数减低、血小板减少症、贫血等。严重程度评估及护理常规参见第一章第三节"化疗药物不良反应护理常规"。

十一、口腔黏膜炎

由于内分泌治疗影响上皮细胞的正常更新和代谢，引起口腔黏膜上皮组织损伤而出现炎症或溃疡性病变，表现为口腔黏膜的红斑、水肿、糜烂和溃疡等。口服依维莫司的患者口腔黏膜炎发生率为 44%～79%。口腔黏膜炎的风险评估及护理常规参见第一章第三节"化疗药物不良反应护理常规"。

十二、腹泻

主要表现为大便次数和性状的变化，在内分泌治疗中主要为抗雄激素类药物常见的不良反应，发生率为 12%～26%；CDK4/6 抑制剂也可导致腹泻，其中使用阿贝西利的患者腹泻发生率为 78.8%～90.9%。护理常规参见第一章第三节"化疗药物不良反应护理常规"。

十三、便秘

便秘是指一种（组）临床症状，表现为排便困难和（或）排便次数减少、粪便干硬。排便困难包括排便费力、排出困难、肛门－直肠堵塞感、排便不尽感、排便费时以及需手法辅助排便。排便次数减少指每周排便 <3 次。便秘为抗雄激素类药物的常见不良反应，发生率为 13%～23%。护理常规参见第八章"肿瘤症状与并发症护理常规"。

附 录

附表 5-1 肿瘤内分泌治疗常见药物分类、适应证及用法

药物分类		药品名称	用法、用量	适应证
抑制激素产生	中枢水平抑制激素产生	戈舍瑞林（Goserelin）	乳腺癌：3.6mg IH，每28天1次 前列腺癌：10.8 mg IH，每12周1次	乳腺癌、前列腺癌
		亮丙瑞林（Leuprolide）	3.75mg IH，每28天1次	前列腺癌
		曲普瑞林（Triptorelin）	0.5 mg IH qd，连续7天 维持剂量0.1 mg IH qd	前列腺癌
		阿巴瑞克（Aharelix）	100mg IM，于第1天、15天和29天（4周）及其后的每4周各1次	前列腺癌
		地盖瑞克（Degarelix）	起始剂量：分2次连续皮下注射，每次120mg 维持剂量：每28天给药1次，80mg IH	前列腺癌
	外周水平抑制激素产生	来曲唑（Letrozole）	2.5mg po qd	乳腺癌
		阿那曲唑（Anastrozole）	1mg po qd	乳腺癌
		依西美坦（Exemestane）	25mg po qd（餐后口服）	乳腺癌
阻断激素与受体结合	SERM	他莫昔芬（Tamoxifen）	10mg po bid 或 20mg po qd	乳腺癌、卵巢癌
		托瑞米芬（Toremifene）	60mg po qd	乳腺癌
	SERD	氟维司群（Fulvestrant）	500mg IM 每月1次 首次给药后2周时需再给予500mg剂量	乳腺癌
	雄激素受体拮抗剂	醋酸环丙孕酮（Cyproterone acetate，CPA）	100mg po bid/tid	前列腺癌
		氟他胺（Flutamide）	250mg po tid	前列腺癌
		尼鲁米特（Nilutamide）	300mg po qd 服用30天后150mg po qd	前列腺癌
		比卡鲁胺（Bicalutamide）	50mg po qd	前列腺癌
		恩扎卢胺（Enzalutamide）	160mg po qd	前列腺癌
		阿帕他胺（Apalutamide）	240mg po qd	前列腺癌
		达罗他胺（Darolutamide）	600mg po bid	前列腺癌

药物分类		药品名称	用法、用量	适应证
激素类	雌激素类	己烯雌酚（Diethylstilbestrol）	每日 6~10mg，3 次分服	前列腺癌、乳腺癌
	雄激素类	甲睾酮（Methyltestosterone）	25mg po，每日 1~4 次	乳腺癌
	孕激素类	甲地孕酮（Megestrol）	160mg po qd	乳腺癌、子宫内膜癌、前列腺癌、卵巢癌
	甲状腺激素类	左甲状腺素（Levothyroxine）	口服/注射	甲状腺癌
信号通路抑制剂	mTOR 抑制剂	依维莫司（Everolimus）	10mg po qd	乳腺癌
	CDK4/6 抑制剂	哌柏西利（Palbociclib）	125mg po qd 服用 3 周后停 1 周，整粒吞服，漏服不补服	乳腺癌
		瑞博西利（Ribociclib）	600mg po qd 服用 3 周后停 1 周，整片吞服，漏服不补服	乳腺癌
		阿贝西利（Abemaciclib）	150mg po bid 连续使用，整片吞服，漏服不补服	乳腺癌
		达尔西利（Dalpiciclib）	150mg po qd 空腹（服药前、后 1 小时禁食） 服用 3 周后停 1 周，整片吞服	乳腺癌
	PARP 抑制剂	奥拉帕利（Olaparib）	每次 300mg po bid 整片吞服	卵巢癌、前列腺癌
		氟唑帕利（Fluzoparib）	每次 150mg po bid 整粒吞服	卵巢癌

附表 5-2 肿瘤内分泌治疗药物常见不良反应发生情况

药品名称	常见不良反应及发生率（%）										其他不良反应
	潮热		头痛		阴道炎		性欲下降		情绪变化		男性：性功能障碍（勃起功能障碍）、下尿路症状、乳房女性化、乳房肿胀和触痛、皮疹、多汗、水肿、疼痛、注射部位反应、体重增加等
戈舍瑞林（Goserelin）	任何级别	≥3 级	任何级别	≥3 级	任何级别	≥3 级	任何级别	≥3 级	任何级别	≥3 级	女性：多汗、痤疮、抑郁、皮脂溢性皮炎、外周水肿、性交困难、失眠、乳房增大、感染、恶心、外阴阴道干燥、注射部位反应、体重增加等
	62~96	—	75	—	75	—	47.7~61	—	60	—	

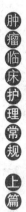

肿瘤临床护理常规 上篇

药品名称	常见不良反应及发生率（%）										其他不良反应
亮丙瑞林（Leuprolide）	潮热、盗汗		体重减轻		关节痛		背痛		便秘		头痛、失眠、皮疹、皮肤干燥、贫血、白细胞减少、血小板减少、活化部分凝血酶时间延长、心悸、血压升高、性欲下降等
	任何级别	≥3级	任何级别	≥3级	任何级别	≥3级	任何级别	≥3级	任何级别	≥3级	
	21	—	12	—	9	—	9	—	5	—	
曲普瑞林（Triptorelin）	潮热		骨骼痛		勃起功能障碍		头痛		注射部位反应		注射部位反应包括疼痛、红斑、肿胀或硬结，其他可出现疲乏、高血压、眩晕、贫血、瘙痒、失眠、恶心、呕吐等
	任何级别	≥3级	任何级别	≥3级	任何级别	≥3级	任何级别	≥3级	任何级别	≥3级	
	58.6	—	12.1	—	7.1	—	5	—	3.6	—	
阿巴瑞克（Aharelix）	潮热		乳房不适（肿大、疼痛）		睡眠障碍		注射部位疼痛		背痛		便秘、水肿、头痛、上呼吸道感染、腹泻、疲乏、恶心、尿潴留、尿路感染等
	任何级别	≥3级	任何级别	≥3级	任何级别	≥3级	任何级别	≥3级	任何级别	≥3级	
	79	—	60	—	44	—	31	—	17	—	
地盖瑞克（Degarelix）	注射部位反应		潮热		肝氨基转移酶升高		体重增加		高血压		注射部位反应包括疼痛、红斑、肿胀或硬结，其他可出现疲乏、眩晕、便秘、背痛、失眠、尿路感染、QT间期延长、勃起功能障碍
	任何级别	≥3级	任何级别	≥3级	任何级别	≥3级	任何级别	≥3级	任何级别	≥3级	
	35	<1	26	—	10	<1	9	—	6	—	
来曲唑（Letrozole）	高胆固醇血症		潮热		关节痛/关节炎		盗汗		疲乏		疲乏、恶心、水肿、头痛、头晕、多汗、骨痛、骨折、骨质疏松、阴道出血、体重增加等
	任何级别	≥3级	任何级别	≥3级		≥3级	任何级别	≥3级	任何级别	≥3级	
	52.3	0.4	19～49.7	0.1～0.8	21～48.2	1～3.9	14.5～24.2	<0.1	13～33.6	0.4～0.6	
阿那曲唑（Anastrozole）	关节痛		潮热		疲乏		疼痛		高血压		关节炎/关节痛、咽炎、抑郁、恶心和呕吐、皮疹、骨质疏松、骨折、背痛、失眠、头痛、外周水肿、咳嗽、呼吸困难、淋巴水肿、感染等
	任何级别	≥3级	任何级别	≥3级		≥3级	任何级别	≥3级	任何级别	≥3级	
	15～47.9	3.3	25～36	0.4	16.6～19	0.5	17		13		

188

药品名称	常见不良反应及发生率（%）										其他不良反应
依西美坦 （Exemestane）	潮热		关节痛		疲乏		多汗		恶心		头痛、失眠、心脏缺血事件（心绞痛、心肌梗死）、心力衰竭、食欲增加、眩晕、视力障碍、高血压、抑郁、水肿、四肢痛、背痛等
	任何级别	≥3级	任何级别	≥3级	任何级别	≥3级	任何级别	≥3级	任何级别	≥3级	
	13~33	—	15~29	—	8~22	—	4~18	—	12~18	—	
他莫昔芬 （Tamoxifen）	潮热		阴道分泌物		液体潴留		恶心		阴道出血		情绪障碍、骨痛、月经紊乱、咳嗽、水肿、疲乏、肌肉/骨骼疼痛、抑郁、腹部痉挛、厌食症、便秘、脱发、静脉血栓、皮疹、尿路感染、体重增加等
	任何级别	≥3级	任何级别	≥3级	任何级别	≥3级	任何级别	≥3级	任何级别	≥3级	
	33~80	—	13~55	—	32	—	11~26	—	10~23	—	
托瑞米芬 （Toremifene）	潮热		多汗		恶心		阴道分泌物		眩晕		水肿、呕吐、阴道出血、眼部不适（白内障、干眼）、肝毒性、QT间期延长、疲乏、皮疹、瘙痒、抑郁等
	任何级别	≥3级	任何级别	≥3级	任何级别	≥3级	任何级别	≥3级	任何级别	≥3级	
	35	—	20	—	14	—	13	—	9	—	
氟维司群 （Fulvestrant）	注射部位疼痛		恶心		骨痛		头痛		疲乏		关节痛、背痛、肢体疼痛、潮热、呕吐、厌食、无力、肌肉/骨骼疼痛、咳嗽、呼吸困难、便秘、肝酶（ALT、AST、ALP）升高等
	任何级别	≥3级	任何级别	≥3级	任何级别	≥3级	任何级别	≥3级	任何级别	≥3级	
	12	—	10	—	9	—	8	—	8	—	
氟他胺 （Flutamide）	潮热		性欲减低		疼痛		腹泻		疲乏		男性乳房女性化、乳房触痛、溢乳、便秘、背痛、恶心、呕吐、食欲增加、失眠、一过性肝功能异常、精子计数减少、勃起功能障碍等
	任何级别	≥3级	任何级别	≥3级	任何级别	≥3级	任何级别	≥3级	任何级别	≥3级	
	53~61	—	36		31	—	12~26	—	21	—	
尼鲁米特 （Nilutamide）	潮热		对黑暗适应受损		疼痛		恶心		便秘		头痛、疲乏、贫血、背痛、骨痛、肝氨基转移酶升高、失眠、抑郁、出汗、脱发、皮疹、高血压、厌食、性欲减低等
	任何级别	≥3级	任何级别	≥3级	任何级别	≥3级	任何级别	≥3级	任何级别	≥3级	
	28.4~66.5	—	12.9~56.9	—	26.8		9.8~23.9	—	7.1~19.6	—	

肿瘤临床护理常规 上篇

190

药品名称	常见不良反应及发生率（%）										其他不良反应
比卡鲁胺（Bicalutamide）	潮热		男性乳房女性化		疼痛		疲乏		便秘		疼痛（包括全身、背部、盆腔和腹部）、感染、恶心、外周水肿、呼吸困难、腹泻、血尿、夜尿、贫血、高血糖、碱性磷酸酶增加、体重增加、眩晕、感觉异常、焦虑等
	任何级别	≥3级	任何级别	≥3级	任何级别	≥3级	任何级别	≥3级	任何级别	≥3级	
	53	—	38~39	50	35	—	22		22	—	
恩扎卢胺（Enzalutamide）	疲乏		背痛		腹泻		便秘		关节痛		肌肉/骨骼疼痛、潮热、食欲下降、高血压、出血、跌倒、骨折、头痛、认知障碍、晕厥、骨关节炎、男性乳房女性化等
	任何级别	≥3级	任何级别	≥3级	任何级别	≥3级	任何级别	≥3级	任何级别	≥3级	
	32~51	1.6~9	19~29	2~5	17~22	0.3~1.1	9~23	0.2~0.3	16~21	1.1~2.5	
阿帕他胺（Apalutamide）	疲乏		皮疹		高血压		潮热		腹泻		关节痛、食欲下降、体重下降、跌倒、骨折、肌肉痉挛、味觉障碍、甲状腺功能减退、外周水肿、贫血、白细胞减少、高胆固醇血症等
	任何级别	≥3级	任何级别	≥3级	任何级别	≥3级	任何级别	≥3级	任何级别	≥3级	
	39	1.4	25~28	5.2~6	18~25	8~14	23	—	20	1.1	
达罗他胺（Darolutamide）	AST升高		中性粒细胞减少		疲乏		四肢痛		皮疹		胆红素增加、尿潴留、血尿、肺炎、缺血性心脏病等
	任何级别	≥3级	任何级别	≥3级	任何级别	≥3级	任何级别	≥3级	任何级别	≥3级	
	23	0.5	20	4	16	0.6	6	—	4	0.1	
甲地孕酮（Megestrol）	体重增加		水肿		呼吸困难		高血压		便秘		乳房疼痛、溢乳、阴道流血、月经失调、潮红、恶心、呕吐、腹泻、疲乏、疼痛、脱发、皮疹等
	任何级别	≥3级	任何级别	≥3级	任何级别	≥3级	任何级别	≥3级	任何级别	≥3级	
	81	—	7~34	—	8~21	—	17		17	—	
左甲状腺素（Levothyroxine）	与左甲状腺素治疗相关的不良反应主要是由于治疗过量引起的甲状腺功能亢进，其他包括心律失常、心肌梗死、呼吸困难、肌肉痉挛、头痛、紧张、易怒、失眠、震颤、肌肉无力、食欲增加、体重减轻、腹泻、畏热、月经不规则和皮疹等										

药品名称	常见不良反应及发生率（%）										其他不良反应
依维莫司 (Everolimus)	口腔黏膜炎		感染		皮疹		疲乏		腹泻		水肿、腹痛、恶心、发热、虚弱、咳嗽、头痛和食欲减退等
	任何级别	≥3级	任何级别	≥3级	任何级别	≥3级	任何级别	≥3级	任何级别	≥3级	
	44~79	4~9	50~58	3~10	21~59	0.5	14~45	4~6	14~50	2~9	
哌柏西利 (Palbociclib)	中性粒细胞减少		感染		白细胞减少症		疲乏		恶心		口腔黏膜炎、贫血、脱发、腹泻、血小板减少、皮疹、呕吐、食欲下降、虚弱、发热、肝氨基转移酶升高等
	任何级别	≥3级	任何级别	≥3级	任何级别	≥3级	任何级别	≥3级	任何级别	≥3级	
	80~83	66	47~60	4~7	39~53	25~31	37~41	2	34~35	<1	
瑞博西利 (Ribociclib)	白细胞减少症		中性粒细胞减少		血红蛋白减少		肝氨基转移酶升高		恶心		淋巴细胞减少、感染、肌酐升高、疲乏、血小板减少、腹泻、呕吐、头痛、便秘、脱发、咳嗽、皮疹、背痛、血清葡萄糖降低、QT间期延长等
	任何级别	≥3级	任何级别	≥3级		≥3级	任何级别	≥3级	任何级别	≥3级	
	93~95	26~36	92~93	53~63	60~84	1.8~4.3	44~55	7~14	32~52	2.4	
阿贝西利 (Abemaciclib)	腹泻		贫血		中性粒细胞减少症		恶心		感染		腹痛、疲乏、贫血、白细胞减少、食欲下降、呕吐、头痛、脱发、血小板减少、肝氨基转移酶升高、静脉血栓等
	任何级别	≥3级	任何级别	≥3级	任何级别	≥3级	任何级别	≥3级	任何级别	≥3级	
	81~90	8~20	68~84	1~2.6	37~46	19~32	30~64	0.5~4.5	31~51	4~5	
达尔西利 (Dalpiciclib)	中性粒细胞减少		白细胞减少		贫血		血小板减少		皮疹		联合氟维司群常见的不良反应：肝酶升高、恶心、淋巴细胞计数降低、肌肉/骨骼疼痛、口腔黏膜炎、乏力、血肌酐升高等
	任何级别	≥3级	任何级别	≥3级	任何级别	≥3级	任何级别	≥3级	任何级别	≥3级	
	98.3	84.3	97.2	60.1	57.7	2.1	51.4	5.2	24.1	0.7	
奥拉帕利 (Olaparib)	血红蛋白减少		恶心		疲乏		白细胞减少		呕吐		贫血、感染（鼻咽炎/上呼吸道感染/流感）、腹泻、关节痛/肌痛、味觉障碍、头痛、消化不良、食欲下降、便秘、口腔黏膜炎、平均红细胞体积增加、淋巴细胞减少、中性粒细胞绝对计数减少、血肌酐升高、血小板减少等
	任何级别	≥3级	任何级别	≥3级	任何级别	≥3级	任何级别	≥3级	任何级别	≥3级	
	82~90	8~15	64~71	2~3	63~66	8~9	58	4	35~43	2~4	

药品名称	常见不良反应及发生率（%）										其他不良反应
氟唑帕利 （Fluzoparib）	贫血		恶心		白细胞减少		血小板减少		中性粒 细胞减少		疲乏、呕吐、食欲减退、淋巴细胞减少症、腹泻、疼痛、体重减轻、发热、水肿、低蛋白血症、肾功能损害、血栓栓塞、头痛、肌肉/骨骼疼痛、肌肉痉挛、上呼吸道感染、尿路感染、嗜睡、失眠、呼吸困难、肺炎、咳嗽、血肌酐升高、ALT 升高、AST 升高等
	任何级别	≥3 级	任何级别	≥3 级	任何级别	≥3 级	任何级别	≥3 级	任何级别	≥3 级	
	62.2	27.9	59.5	0.3	57.5	11.2	45.6	14.3	40.8	11.2	

附表 5-3 评估潮热程度的四分量表

等级	潮热程度
无症状	无症状
轻度	症状不会干扰日常活动
中度	症状会轻度干扰日常活动
重度	症状非常严重以致无法进行日常活动

附表 5-4 多汗症严重程度评估量表（HDSS）

分级	回答
1	出汗不明显，不会干扰我的日常生活
2	出汗可以忍受，但有时会干扰我的日常生活
3	出汗勉强可以忍受，常常干扰我的日常生活
4	出汗无法忍受，总是干扰我的日常生活

注：评分标准分为 1~4 级，3~4 级提示多汗症严重。

附表 5-5 骨丢失和骨质疏松的危险程度分级标准

分级	骨丢失和骨质疏松的危险程度
低危	T 值 > -1.0
中危	-2.5 ≤ T 值 ≤ -1.0
高危	T 值 < -2.5

注：与同性别同年龄组人群相比，骨密度值（T 值）下降 2.5 个标准差，即可诊断为骨质疏松。

参考文献

[1] 国家癌症中心，中国药师协会肿瘤专科药师分会．乳腺癌内分泌治疗药物药学服务指南（2023版）［J］．中华肿瘤杂志，2023，45（10）：834-862.

[2] 董柏君，贺大林，李名钊，等．前列腺癌新型内分泌治疗安全共识［J］．现代泌尿外科杂志，2018，23（06）：409-417.

[3] 阮聪，李焕，翟青，等．肿瘤内分泌治疗药物的研究进展［J］．世界临床药物，2022，43（01）：80-86.

[4] GRADISHAR W J, MORAN M S, ABRAHAM J, et al. NCCN Guidelines？ Insights：Breast Cancer, Version 4. 2023［J］. Journal of the National Comprehensive Cancer Network：JNCCN, 2023, 21（6）：594-608.

[5] SLEDGE GW JR, TOI M, NEVEN P, et al. MONARCH 2：Abemaciclib in Combination With Fulvestrant in Women With HR+/HER2-Advanced Breast Cancer Who Had Progressed While Receiving Endocrine Therapy［J］. Journal of clinical oncology：official journal of the American Society of Clinical Oncology, 2017, 35（25）：2875-2884.

[6] 马晓欣，向阳，张师前，等．复发性子宫内膜癌内分泌治疗中国专家共识（2024年版）［J］．中国实用妇科与产科杂志，2024，40（01）：68-73.

[7] MACKAY H J, FREIXINOS V R, FLEMING G F. Therapeutic Targets and Opportunities in Endometrial Cancer：Update on Endocrine Therapy and Nonimmunotherapy Targeted Options［J］. American Society of Clinical Oncology educational book. American Society of Clinical Oncology. Annual Meeting, 2020, 40：1-11.

[8] 中国抗癌协会妇科肿瘤专业委员会．子宫内膜癌诊断与治疗指南（2021年版）［J］．中国癌症杂志，2021，31（6）：501-512.

[9] 薄希莹，陆霏霏，胡薇．晚期乳腺癌内分泌治疗的研究进展［J］．中国医刊，2024，59（01）：4-7.

[10] YUAN K, WANG X, DONG H J, et al. Selective inhibition of CDK4/6：a safe and effective strategy for developing anticancer drugs［J］. Acta pharmaceutica Sinica. B, 2021, 11（1）：30-54.

[11] DIÉRAS V, HARBECK N, JOY A A, et al. Palbociclib with Letrozole in Postmenopausal Women with ER（+）/HER2（-）Advanced Breast Cancer：Hematologic Safety Analysis of the Randomized PALOMA-2 Trial［J］. Oncologist, 2019, 24（12）：1514-1525.

[12] CRAWFORD E D, SCHELLHAMMER P F, MCLEOD D G, et al. Androgen Receptor Targeted Treatments of Prostate Cancer：35 Years of Progress with Antiandrogens［J］. The Journal of urology, 2018, 200（5）：956-966.

[13] RYAN C, WEFEL J S, MORGANS A K. A review of prostate cancer treatment impact on the CNS and cognitive function［J］. Prostate Cancer and Prostatic Diseases, 2020, 23（2）：207-219.

[14] 中国临床肿瘤学会指南工作委员会．卵巢癌诊疗指南（2022版）［M］．北京：人民卫生出版社，2022.

[15] 中华医学会妇科肿瘤学分会．卵巢癌PARP抑制剂临床应用指南（2022版）［J］．肿瘤综合治疗电子杂志，2022，8（03）：64-77.

[16] 中国抗癌协会乳腺癌专业委员会．中国抗癌协会乳腺癌诊治指南与规范（2021年版）［J］．中国

癌症杂志, 2021, 31 (10): 954 – 1040.

[17] 国家肿瘤质控中心乳腺癌专家委员会, 中国抗癌协会肿瘤药物临床研究专业委员会. CDK4/6 抑制剂治疗激素受体阳性人表皮生长因子受体 2 阴性乳腺癌临床应用专家共识 (2023 版) [J]. 中华肿瘤杂志, 2023, 45 (12): 1003 – 1017.

[18] 中国抗癌协会肿瘤药物临床研究专业委员会, 国家肿瘤质控中心乳腺癌专家委员会, 中国抗癌协会肿瘤病理专业委员会, 等. PI3K/AKT/mTOR 信号通路抑制剂治疗乳腺癌临床应用专家共识 [J]. 中华肿瘤杂志, 2022, 44 (07): 673 – 692.

[19] 葛睿, 王碧芸, 江泽飞, 等. 乳腺癌 CDK4/6 抑制剂相关性不良反应管理共识 [J]. 中华肿瘤杂志, 2022, 44 (12): 1296 – 1304.

[20] 佟仲生. 乳腺肿瘤内科手册 [M]. 天津: 天津科技翻译出版有限公司, 2017.

[21] 强万敏, 姜永亲. 肿瘤护理学 [M]. 天津: 天津科技翻译出版有限公司, 2016.

[22] 黄健, 张旭. 中国泌尿外科和男科疾病诊断治疗指南 [M]. 北京: 科学出版社, 2022.

第六章 肿瘤中医治疗护理常规

第一节 概 述

中医对肿瘤的认识和治疗有数千年的历史，在当前肿瘤防治中发挥着重要作用。中医认为肿瘤的发生多由正气内虚、感受邪毒、情志怫郁、饮食失调、宿有旧疾等因素导致脏腑功能失调，气血津液运行失常，产生气郁、血瘀、痰凝、湿浊、毒聚等病理变化，蕴结于脏腑，相互搏结，日久渐积而成。中医治疗肿瘤主要在于抑制肿瘤发生发展、提高机体免疫、减毒增效，逆转耐药性、重塑机体内环境四大方面。

一、中医治疗原则及适用范围

中医治疗肿瘤的原则是扶正祛邪，攻补兼施。要结合病史、病程、证候、实验室检查等进行综合分析，辨证论治，重点把握不同肿瘤及不同病程阶段，扶正与祛邪的主次先后。治疗原则及适用范围如下：

（1）中医防护治疗适用于围手术期、放化疗、靶向治疗期间的患者，干预以扶正为主，主要目的是减轻西医治疗引起的不良反应，促进机体功能恢复，改善症状，提高生活质量。

（2）中医加载治疗适用于有合并症或体力状况评分（Performance Status，PS）>2，不能耐受双药化疗而选择单药化疗的患者，干预原则以祛邪为主，扶正为辅，主要目的是提高单药化疗的疗效。

（3）中医巩固治疗适用于术后无需辅助治疗或辅助治疗已结束的无瘤患者，干预原则为正本清源，主要目的为优化内环境，防止复发，改善症状，提高生活质量。

（4）中医维持治疗适用于经西医治疗后疾病稳定的带瘤患者，干预以扶正祛邪为主，主要目的是控制肿瘤生长，延长无进展生存期（Progression – Free – Survival，PFS），提高生活质量，进而延长总生存时间（Overall Survival，OS）。

二、中医治疗肿瘤的主要方法

主要方法包括：内服中药汤剂或颗粒剂、丸、散、膏方；经静脉途径输注的中药注射剂；中医护理技术。

三、中医药治疗及中医护理技术的不良反应

中医药治疗及中医护理技术用于抗肿瘤治疗，其严重的不良反应报道较少，内服

中药可见皮疹、腹泻等不良反应；中药注射剂经静脉注射可见外周静脉炎，少见急性过敏；中医护理技术操作中少见烫伤、晕针、晕刮、晕灸等不适，以上不良反应在护理人员做好充分评估、观察、及时给予相应的处理措施即可恢复。

第二节　中医治疗护理常规

一、中药汤剂、中药颗粒剂给药护理常规

中药汤剂、中药颗粒剂给药护理常规按给药前、给药中、给药后的时间顺序分别列出护理评估、护理措施及质量要求。详见表6－1。

表6－1　中药汤剂、中药颗粒剂给药护理常规

时间	评估	护理措施	质量要求
给药前	1. 评估患者有无吞咽障碍，能否服用中药汤剂 2. 评估患者既往服用中药汤剂情况，有无过敏或其他问题 3. 评估中药汤剂温度是否适宜	1. 核对医嘱、患者、药物，向患者讲解中药汤剂、中药颗粒剂的服用时间及注意事项，一般在饭后30分钟后服药，中药和西药服药间隔一般为20～30分钟 2. 向患者讲解中药汤剂、中药颗粒剂服用的温度：理气、活血化瘀、补益功效中药宜热服；止血、清热解毒功效中药宜凉服；化疗后脾胃虚弱患者宜浓煎且温服。常用中药的功效详见附表6－1 3. 正确加热中药汤剂：用热水浸泡中药汤剂包装或直接将中药汤剂倒入杯中，用热水浸泡水杯 4. 正确溶解中药颗粒制剂：包装打开后立即冲调；用开水冲泡并快速用力搅拌，确保颗粒充分溶解	1. 患者身份识别正确 2. 患者知晓宣教内容 3. 中药汤剂温度适宜 4. 中药颗粒剂溶解充分
给药中	1. 评估患者用药是否顺利 2. 评估患者有无不适	1. 协助患者按时、按量服药 2. 提供连续的信息支持，及时解答患者的问题	1. 服药正确 2. 信息支持到位
给药后	评估患者有无不良反应	1. 提供健康教育，包括服药期饮食禁忌、中药汤剂保存方法等注意事项 2. 如患者出现恶心呕吐、腹泻等症状，及时通知医生	1. 患者知晓宣教内容 2. 出现不良反应及时发现，正确处理

二、口服中成药给药护理常规

口服中成药给药护理常规按给药前、给药中、给药后的时间顺序分别列出护理评估要点、护理措施及质量要求。详见表6－2。

表6－2　口服中成药给药护理常规

时间	评估	护理措施	质量要求
给药前	1. 评估患者意识状态和自理能力，能否服用中成药 2. 评估患者既往服药情况，有无药物过敏史	1. 核对医嘱、患者身份、药物、服药时间 2. 向患者讲解口服中成药的不良反应及注意事项等	1. 患者身份识别正确 2. 患者知晓宣教内容

时间	评估	护理措施	质量要求
给药中	1. 评估患者用药是否顺利 2. 评估患者有无不适	1. 协助患者按时、按量服药 2. 提供连续的信息支持，及时解答患者的问题	1. 服药正确 2. 信息支持到位
给药后	评估患者有无不良反应	1. 提供健康教育，包括服药期间饮食禁忌、生活起居等注意事项 2. 如患者出现恶心呕吐、腹泻等症状，及时通知医生	1. 患者知晓健康教育内容 2. 出现不良反应及时发现，正确处理

三、中药注射剂静脉给药护理常规

中药注射剂静脉给药护理常规按给药前、给药中、给药后的时间顺序分别列出护理评估要点、护理措施及质量要求。详见表 6-3。

表 6-3 中药注射剂静脉给药护理常规

时间	评估	护理措施	质量要求
给药前	1. 评估患者的生命体征是否正常 2. 评估患者既往中药注射剂用药情况，有无过敏史或严重不良反应 3. 输注含有活血类成分的中药注射剂前评估患者是否存在出血、发热等禁忌证 4. 查看患者实验室检查结果，例如肝功、肾功情况 5. 评估患者的信息需求	1. 核对医嘱、患者信息、过敏史、药物 2. 配制药物，现用现配，注意严禁与其他药物混合配制 3. 向患者讲解中药注射剂功能主治及注意事项 4. 根据药物刺激性、治疗周期及血管条件建立静脉通路	1. 患者信息核对正确 2. 药物配置正确 3. 患者知晓宣教内容 4. 输注途径选择正确
给药中	1. 评估生命体征，并记录 2. 评估中药注射剂输注滴速 3. 评估患者有无不良反应	1. 用药前、后，遵医嘱使用间隔液冲洗输液管路 2. 严格控制滴注速度，密切观察患者有无过敏反应，特别是首次用药以及每次输注的前 30 分钟内常用抗肿瘤中药注射剂输注，特殊要求见附表 6-2 3. 患者如出现头晕、呼吸困难、大汗、喉部不适等过敏反应，立即停药，通知医生，正确处置，并记录 4. 提供连续的信息支持，及时解答患者的问题	1. 输液管路冲洗正确 2. 输注方式和时间正确 3. 如有不良反应及时发现，正确处理 4. 信息支持到位
给药后	评估患者有无不适	1. 按《医疗废弃物处理常规》正确处理用物 2. 提供健康教育，包括饮食、活动、用药等注意事项	1. 医疗废弃物处理正确 2. 患者知晓健康教育内容

四、中医护理技术操作规范

（一）耳穴贴压技术

耳穴贴压技术是采用王不留行籽、莱菔子等丸状物贴压于耳廓上的穴位或反应点，通过发挥疏通经络，调整脏腑气血的作用，促进机体的阴阳平衡，达到防治疾病、改善症状目的的一种操作方法，属于耳针技术范畴。耳穴贴压技术按操作流程分别列出护理评估要点、护理措施及质量要求。详见表6-4。

表6-4　耳穴贴压技术操作规范

时间	评估	护理措施	质量要求
操作前	1. 评估患者的主要症状是否符合耳穴贴压适应证。中医护理技术干预常见症状取穴及手法详见附表6-3 2. 评估有无禁忌证，如耳廓局部炎症、冻疮、皮肤有破溃、有习惯性流产史的孕妇 3. 评估患者的既往史、过敏史及对疼痛耐受程度	1. 患者教育： （1）耳穴贴压技术的作用及操作方法 （2）耳穴贴压的局部会感觉到热、麻、胀、痛，如有其他不适、耳穴贴松动和脱落或疼痛不耐受应及时通知护士 （3）每日自行按压3~5次，每次每穴20~30秒 2. 物品准备：耳穴贴、75%乙醇、棉签、探棒、止血钳或镊子、弯盘、污物碗，必要时可携带耳穴模型	1. 患者知晓教育内容 2. 评估全面、准确 3. 操作用物准备齐全
操作中	1. 观察患者局部皮肤情况 2. 评估患者有无不适	1. 核对医嘱和患者，做好解释 2. 备齐用物，携至床旁 3. 协助患者取舒适体位，充分暴露耳部皮肤 4. 望诊患者舌质、舌苔等，诊察耳廓阳性点、敏感点，根据主症辨证取穴确定贴压穴位 5. 用75%乙醇自上而下、由内到外、从前到后消毒耳部皮肤，待干 6. 用止血钳或镊子夹住耳穴贴贴于选取穴位，再按压，使胶布粘住耳部皮肤，询问患者有无热、麻、胀、痛的感觉 7. 观察患者局部皮肤、贴压是否牢固，核对穴位，询问有无不适感 8. 对每个耳穴贴进行按压，并指导患者按压方法 常用按压手法： （1）对压法：用示指和拇指的指腹置于患者耳廓的正面和背面相对按压，由轻到重，出现热、麻、胀、痛等感觉后，保持10~30秒，再慢慢放松，每次每穴20~30秒。也可示指和拇指边压边左右移动，或做圆形移动，找到敏感点后，按上述方法按压。本法对内脏痉挛性疼痛、躯体疼痛有较好的镇痛作用 （2）直压法：用指尖垂直按压耳穴，至患者产生胀痛感，保持10~30秒，再缓慢放松，每次每穴20~30秒 （3）点压法：用指尖一压一松地按压耳穴，每次间隔0.5秒。本法以患者感到胀而略沉重刺痛为宜，用力不宜过重。一般每次每穴可按压20~30秒，具体视病情而定 9. 耳穴贴压每次选择一侧耳穴，双侧耳穴轮流使用。夏季易出汗，留置时间1~3天，冬季留置3~7天 10. 摘除耳穴贴时应用止血钳或镊子夹住胶布一角取下；观察耳部皮肤有无损伤，用75%乙醇清洁皮肤	1. 患者身份识别正确 2. 辨证取穴及穴位位置准确 3. 消毒正确 4. 按压手法正确、力度适宜
操作后	1. 评估贴压局部皮肤情况 2. 评价患者的体验	1. 操作完毕，安排舒适体位 2. 告知患者相关注意事项，如耳穴贴脱落如何更换、疼痛不能耐受或出现其他不适及时通知医护人员 3. 处置用物，洗手、记录	1. 物品处置正确 2. 患者知晓健康教育内容

（二）穴位敷贴技术

穴位敷贴技术是将药物制成一定剂型，敷贴到人体穴位，药物经皮吸收直接作用或者通过穴位刺激激发经气的间接作用，起到通经活络、清热解毒、活血化瘀、消肿止痛、行气消痞、扶正强身作用的一种操作方法。以下操作规范适用于肿瘤患者疼痛、便秘、腹胀、失眠、恶心呕吐、血压高引起的头晕头痛等症状。穴位敷贴技术按操作流程分别列出护理评估要点、护理措施及质量要求。详见表6-5。

表6-5 穴位敷贴技术操作规范

时间	评估	护理措施	质量要求
操作前	1. 评估主要症状是否符合适应证，见附表6-3 2. 评估局部有无皮肤红肿、破溃 3. 评估患者有无药物过敏史	1. 患者教育 （1）出现皮肤微红为正常现象，若出现皮肤瘙痒、丘疹、水疱等，应立即告知护士 （2）穴位敷贴时间一般为4~6小时。具体时间依病情、年龄、药物、季节调整时间 （3）若出现敷料松动或脱落及时告知护士 2. 物品准备：遵医嘱配制药物及介质、5ml注射器、医用敷贴、清洁纱布、生理盐水、无菌棉签、药匙、药碗、一次性清洁手套、污物碗、治疗盘、治疗车、免洗手消剂等，必要时备屏风	1. 患者知晓教育内容 2. 评估全面、准确 3. 操作用物准备齐全
操作中	1. 观察患者局部皮肤情况 2. 评估患者有无不适	1. 核对医嘱和患者信息评估患者贴敷处皮肤，做好解释 2. 将药物涂抹于纱布或者空白帖中央，压实抹平，携带物至床旁。根据贴敷穴位（附表6-3），协助患者取合适体位，充分暴露贴敷处，必要时用屏风遮挡，注意保暖 3. 准确取穴，用温水或者75%酒精清洁消毒贴敷部位（穴位） 4. 将药物敷贴于穴位上，做好固定。必要时可以用胶布或绷带固定，松紧度适宜	1. 患者身份识别正确 2. 患者体位合理 3. 选穴及穴位位置正确 4. 固定妥善，患者舒适
操作后	1. 评估贴压处局部皮肤情况 2. 评价患者的体验	1. 再次核对患者信息 2. 观察患者局部皮肤，询问有无不适感 3. 操作完毕后协助患者穿衣，取舒适体位 4. 贴敷4~6小时后，摘除贴敷，清洁并观察皮肤，询问患者感受，做好宣教 5. 洗手，清理用物，记录	1. 摘除时间正确

（三）经穴推拿技术

经穴推拿技术是以按法、点法、推法、叩击法等手法作用于经络腧穴，以起到减轻疼痛、调节胃肠功能、温经通络等作用的一种操作方法。以下操作规范适用于肿瘤患者的便秘、纳呆、恶心呕吐等症状。经穴推拿技术按操作顺序分别列出护理评估要点、护理措施及质量要求。详见表6-6。

表6-6 经穴推拿技术操作规范

时间	评估	护理措施	质量要求/指标
操作前	1. 评估患者的主要症状是否符合经穴推拿适应证,详见附表6-3 2. 评估既往史、是否妊娠或在月经期、对疼痛的耐受程度 3. 评估推拿部位的皮肤情况	1. 患者教育 (1) 推拿时及推拿后局部可能出现酸痛的感觉,如有不适及时告知护士 (2) 推拿前后局部注意保暖,可喝温开水 2. 物品准备:治疗巾,必要时备纱块、介质、屏风	1. 患者知晓教育内容 2. 评估全面、准确 3. 操作用物准备齐全
操作中	1. 观察患者局部皮肤情况 2. 询问患者的感受	1. 核对医嘱及患者信息,做好解释,腰腹部推拿前嘱患者排空二便 2. 调节室温,拉床帘或屏风遮挡 3. 协助患者取合理、舒适体位,充分暴露推拿部位皮肤,覆盖治疗巾(垫巾),确定腧穴部位 4. 术者站位适宜,据患者不同症状施以相应手法,选用适宜的推拿手法及强度 5. 推拿时间一般宜在饭后1~2小时进行。每个穴位施术1~2分钟,以局部穴位透热为度 6. 操作过程中询问患者的感受。若有不适,应及时调整手法或停止操作,以防发生意外	1. 患者身份识别正确 2. 操作手法正确,力度适度 3. 观察到位,皮肤完好无破损
操作后	1. 观察患者皮肤情况 2. 评估患者有无不适症状及不良反应	1. 再次核对患者信息 2. 观察患处皮肤情况,询问感受 3. 协助患者取舒适卧位,整理床单位 4. 指导患者注意保暖,可适量饮用温开水 5. 洗手,清理用物,记录	1. 用物处置正确

(四)中药冷敷技术

中药冷敷技术是将中药洗剂、散剂、酊剂冷敷于患处,通过中药透皮吸收,同时应用低于皮温的物理因子刺激机体,达到降温、止痛、止血、消肿、减轻炎性渗出目的的一种操作方法。以下操作规范适用于肿瘤患者发热、静脉炎(0~Ⅲ级)、放射性皮炎(0~Ⅱ级)及相关症状。中药冷敷技术按操作顺序分别列出护理评估要点、护理措施及质量要求。详见表6-7。

表6-7 中药冷敷技术操作规范

时间	评估	护理措施	质量要求
操作前	1. 评估病室环境,保持温度适宜 2. 评估患者的主要症状是否符合冷敷适应证	1. 患者教育 (1) 中药冷敷的作用及操作方法 (2) 根据治疗目的告知患者冷敷时间,通常为20~30分钟 (3) 局部皮肤出现不适时,及时告知护士 (4) 中药可致皮肤着色,数日后可自行消退	1. 患者知晓教育内容 2. 评估全面、准确

时间	评估	护理措施	质量要求
	3. 评估患者有无禁忌证，循环障碍、慢性炎症、化脓病灶、肢体寒凉及皮肤感觉减退、阴寒证患者不宜冷敷 4. 评估患者有无既往史、药物过敏史 5. 评估冷敷部位的皮肤情况，有无破溃	2. 物品准备 （1）治疗盘、药液容器（量杯）、测温仪、垫巾、透明敷料、清洁手套、必要时备屏风等 （2）中药汤剂（建议冰箱冷藏保存）50～200ml（根据患者局部皮肤面积确定药液量） （3）纱布敷料（8cm＊10cm）数块（根据药液量确定纱布数量） （4）将药液倒入容器（量杯）中，测试药液温度8～15℃，纱布置于容器内充分浸取药液备用	3. 操作用物准备齐全 4. 药液温度合适
操作中	1. 观察患者局部皮肤情况 2. 评估患者有无不良反应	1. 携用物至床旁，核对医嘱及患者信息，做好解释 2. 协助患者取舒适、安全体位，暴露冷敷部位，根据需求铺垫巾。注意保暖，保护患者隐私 3. 戴清洁手套取纱布挤压至不滴药液为宜，展开叠放4～6层 4. 将纱布外敷于患处或局部皮肤，外包裹透明敷料固定 5. 可使用其他降温设备保持低温，但设备不能与皮肤直接接触 6. 操作过程中观察皮肤变化，特别是冷敷部位在靠近关节、皮下脂肪少的部位，定时询问患者感受，注意观察患肢末梢血运，如发现皮肤苍白、青紫，应停止冷敷	1. 患者身份识别正确 2. 患者体位安全舒适 3. 外敷纱布厚度及湿度适宜 4. 妥善固定 5. 保持低温方式正确 6. 如有异常情况可及时发现，正确处理
操作后	评估冷敷局部皮肤情况	1. 外敷20～30分钟结束后，将纱布取下，按医疗垃圾处理 2. 清洁皮肤，观察患处皮肤情况，询问患者的感受，协助取舒适卧位 3. 提供健康教育	1. 纱布摘除及处理正确 2. 健康教育到位

（五）中药热熨敷

中药热熨敷是将中药加热后装入布袋中，在人体局部或穴位上进行推熨，利用温热之力使药性透入经络、血脉，从而起到温经通络、行气活血、散寒止痛、祛瘀消肿等作用的一种操作方法。以下所述规范适用于肿瘤患者的癌因性疲乏、疼痛、腹胀、脾胃虚寒所致的胃脘疼痛、腹冷泄泻、呕吐等症状。中药热熨敷技术按操作流程分别列出护理评估要点、护理措施及质量要求。详见表6-8。

表6-8 中药热熨敷操作规范

时间	评估	护理措施	质量要求
操作前	1. 评估病室环境，保持温、湿度适宜，夏季室温在23～25℃之间，冬季室温在26～28℃之间	1. 患者教育 （1）推熨前，告知患者先排空二便 （2）感觉局部温度过高或出现红肿、丘疹、瘙痒、水疱等情况，应及时告知护士 （3）操作时间：每次15～30分钟，每日1～2次	1. 患者知晓教育内容

时间	评估	护理措施	质量要求
	2. 评估患者的主要症状是否符合中药热熨敷的适应证，见附表6-3 3. 评估患者是否存在禁忌证，如局部有无肿瘤、皮肤破损、炎症及感觉障碍等 4. 评估既往史、药物过敏史、对热和疼痛的耐受程度，是否处于月经期或怀孕期 5. 评估热熨敷部位的皮肤情况	2. 物品准备：药物、无纺布袋（布袋）2个、量杯、白凡士林、治疗巾、一次性垫巾、测温仪2个（探针式测温仪、手持式红外线测温仪）、一次性清洁手套、计时器、喷水壶、纱布或纸巾、弹力绷带、电子称、治疗盘、治疗车、免洗手消剂、必要时备屏风、毛毯等 3. 准备药物：将药物混匀放入无纺布袋（布袋）内，应用微波炉或恒温箱将药物加热至适宜温度，以吴茱萸为例应为70～80℃，将药袋放入治疗盘内覆盖治疗巾，备用	2. 评估全面、准确 3. 操作用物准备齐全
操作中	1. 观察患者局部皮肤情况 2. 观察患者有无不适	1. 核对医嘱及患者，做好解释 2. 调节室内适宜温度 3. 检查用物，推车至床旁，关闭门窗。根据操作部位协助患者取相应舒适卧位，充分暴露推熨部位。垫一次性垫巾，需固定药袋时，在垫巾下提前放置好弹力绷带，必要时屏风遮挡患者 4. 推熨操作方法：戴手套取适量白凡士林在推熨部位均匀涂抹，将药袋再套一层无纺布袋（布袋），应用手持式红外线测温仪测量外药袋温度，以45～60℃为宜，双手握药袋四角，将药袋放到患处或相应穴位处往返推熨3～5分钟 5. 推熨操作过程中注意观察局部皮肤的颜色情况，及时询问患者对温度的感受 6. 热敷操作方法：推熨结束后，需继续进行热敷时，应用手持式红外线测温仪测量外药袋温度，以38～43℃为宜，温度不足时应进行二次加热。将药袋置于操作部位或穴位，药袋外覆盖一次性垫巾，必要时用弹力绷带固定，松紧适宜。热敷3～4分钟时应询问患者感受，适当松开弹力绷带查看皮肤情况，如出现疼痛、水疱或者烫伤应立即停止，遵医嘱给予相应处理	1. 患者身份识别正确 2. 患者体位安全舒适 3. 温度、推熨力度适宜 4. 如有异常能及时发现，正确处理
操作后	1. 评估热熨敷局部皮肤情况 2. 询问患者的感受	1. 操作完毕清洁局部皮肤，观察患处皮肤情况，询问有无不适，协助患者穿衣，注意保暖，取舒适卧位 2. 指导患者避免进食生冷食物和洗冷水澡；一般药物每5～7天更换一次，药袋每2～3天更换一次 3. 洗手，清理用物，记录	1. 患者皮肤完好 2. 健康教育到位

（六）悬灸（温灸器灸法）技术

悬灸（温灸器灸法）技术是将点燃的艾条放置于灸盒中，然后将其固定于选定的穴位或病痛部位之上，通过艾的温热性质和药力作用刺激穴位或病痛部位，起到温经散寒、扶阳固脱、消瘀散结、防治疾病作用的一种操作方法，属于艾灸技术范畴。以下所述规范适用于肿瘤患者的癌因性疲乏、化疗所致骨髓抑制、恶心呕吐、腹泻、虚寒型腹泻等症状。艾灸技术按操作流程分别列出护理评估要点、护理措施及质量要求，详见表6-9。

表6-9 悬灸（温灸器灸法）技术操作规范

时间	评估	护理措施	质量要求
操作前	1. 评估病室环境，保持温、湿度适宜 2. 评估主要症状符合艾灸适应证，见附表6-3 3. 评估有无禁忌证，如皮肤破损及炎症、大血管处不明肿块或有出血倾向、严重的感觉神经功能障碍 4. 评估既往史、药物过敏史、是否妊娠及月经期；凝血功能是否正常 5. 评估患者对温度、气味的耐受程度 6. 评估施灸部位的皮肤情况	1. 患者教育 (1) 温灸器灸法的作用及操作方法 (2) 操作过程中患者会感觉到局部温热舒适，局部皮肤可有轻微发红属于正常，如出现局部灼痛、头昏、眼花、恶心、颜面苍白、心慌出汗等晕灸现象，及时告知护士 (3) 艾灸后局部皮肤可能会出现小水疱，无需处理，可自行吸收。如水疱较大，遵医嘱处理 (4) 施灸过程中不宜随意改变体位以免烫伤 2. 物品准备：艾条、艾灸盒、固定带（根据部位选用）、尺子、治疗盘、打火机、广口瓶、清洁纱布1块、计时器、治疗车、生活垃圾桶、医疗垃圾桶、免洗手消剂，必要时准备浴巾、屏风	1. 患者理解教育内容 2. 评估全面、准确 3. 操作用物准备齐全
操作中	1. 观察患者局部皮肤情况 2. 评估患者有无不适	1. 核对医嘱及患者，做好解释 2. 备齐用物，携用物至床旁 3. 协助患者取合理、舒适、安全体位 4. 确定施灸部位或穴位，见附表6-3 5. 充分暴露施灸部位，注意保暖和保护隐私 6. 将艾条充分点燃，插入灸盒内，确定灸距为3~4cm，再次核对穴位，将灸盒放置穴位上，给予固定带固定，单个穴位记时10~20分钟	1. 患者身份识别正确 2. 患者体位合理 3. 选穴及穴位位置正确 4. 固定妥善，时间适宜
操作后	1. 评估艾灸局部皮肤情况 2. 询问患者感受	1. 再次核对患者信息 2. 观察并触摸施灸部位皮肤，询问患者感受 3. 灸毕，核对医嘱，撤出艾灸盒 4. 清洁并观察局部皮肤，如有艾灰，用纱布清洁，询问施灸后感受 5. 整理床单位，安排舒适体位，酌情开窗通风，注意保暖 6. 告知患者灸后注意保暖，2小时内勿洗澡，以免复感风寒，饮食宜清淡 7. 洗手，清理用物，记录	1. 患者感觉舒适，无烫伤发生 2. 健康教育到位

（七）刮痧技术

刮痧技术是在中医经络腧穴理论指导下，应用边缘钝滑的器具，如牛角类、砭石类等刮板或匙，蘸上刮痧油、水或润滑剂等介质，在体表一定部位反复刮动，使局部出现瘀斑，通过其疏通腠理，驱邪外出，疏通经络，调和营卫，调整脏腑功能，达到防治疾病目的的一种中医外治技术。以下所述规范适用于肿瘤患者手足麻木、头晕头痛、失眠等相关症状。刮痧技术按操作顺序分别列出护理评估要点、护理措施及质量要求，详见表6-10。

203

表 6 – 10   刮痧技术操作规范

时间	评估	护理措施	质量要求
操作前	1. 评估病室环境，保持温度适宜 2. 评估患者的主要症状是否符合刮痧适应证 3. 评估有无禁忌证，如操作部位有肿瘤包块、严重心血管疾病、肝肾功能不全、出血倾向、感染性疾病、极度虚弱、皮肤疖肿包块、皮肤过敏者；急性扭挫伤、皮肤出现肿胀破溃者；醉酒、精神分裂者、抽搐等不能配合刮痧者；孕妇的腹部、腰骶部为禁忌 4. 评估刮痧部位的皮肤情况 5. 评估患者对疼痛的耐受程度	1. 患者教育 （1）刮痧的作用、操作方法及时间 （2）局部皮肤有轻微疼痛、灼热感属正常；如有不适及时告知护士 （3）刮痧部位出现红紫色痧点或瘀斑属正常表现，数日可自行消失 （4）操作前患者排空膀胱，身着宽松衣物 2. 物品准备：治疗盘、刮痧板（砭石、水牛角、玉石等刮痧板或匙）、介质（刮痧油、清水、润肤乳、精油等）、毛巾、手纸、必要时备浴巾、屏风等	1. 患者了解教育内容 2. 评估全面正确 3. 操作用物准备齐全
操作中	1. 观察患者局部皮肤变化 2. 询问患者感受	1. 核对医嘱及患者，做好解释 2. 备齐用物，携至床旁 3. 望诊舌质、舌苔等，遵医嘱辨证取穴、经络或部位 4. 根据干预症状选择适宜材质及大小的刮痧板，检查刮痧板边缘有无缺损 5. 协助患者取合理、舒适、安全体位 6. 关闭门窗，充分暴露刮痧部位，注意保暖及保护隐私 7. 用刮痧板蘸取适量介质涂抹于刮痧部位 8. 单手握板，将刮痧板放置掌心，用拇指和示指、中指夹住刮痧板，无名指小指紧贴刮痧板边角，从三个角度固定刮痧板。刮痧时利用指力和腕力调整刮痧板角度，使刮痧板与皮肤之间夹角约为45°，以肘关节为轴心，前臂做有规律的移动 9. 刮痧顺序一般为先头面后手足，先腰背后胸腹，先上肢后下肢，先内侧后外侧。详见附表6 – 3 10. 刮痧用力均匀，由轻到重，勿往返刮拭 11. 刮痧过程中，观察病情及局部皮肤颜色变化，及时询问患者有无不适并观察皮肤，不可强求出痧 12. 每个部位一般刮20～30次，局部刮痧一般5～10分钟 13. 观察患者有无头晕、目眩、心慌、出冷汗、面色苍白、恶心欲吐，甚至神昏扑倒等晕刮现象，若有则及时停止，正确处理 14. 刮痧完毕，清洁局部皮肤，协助患者穿衣	1. 患者身份识别正确 2. 刮痧部位及穴位经络准确 3. 患者体位合理 4. 刮痧手法、顺序、力度、时长正确 5. 如有异常能及时发现，正确处理
操作后	观察患者皮肤情况	1. 协助患者饮用一杯温水，观察患者局部皮肤情况，询问感受 2. 提供宣教，刮痧后不宜即刻食用生冷食物，出痧后30分钟内不宜洗冷水澡	1. 皮肤无破损 2. 健康宣教到位

（八）中药灌肠技术

中药灌肠技术是将中药药液从肛门灌入直肠或结肠，使药液保留在肠道内，通过肠黏膜的吸收起到清热解毒、软坚散结、泄浊排毒、活血化瘀等作用的一种操作技术。以下所述规范适用于肿瘤患者的便秘、肠梗阻、腹痛、腹泻、发热、放射性肠炎、术后胃瘫综合征等症状，以及给药途径为直肠给药者。中药灌肠技术按操作流程分别列出护理评估要点、护理措施及质量要求，详见表6-11。

表6-11　中药灌肠技术操作规范

时间	评估	护理措施	质量要求
操作前	1. 评估患者主要症状是否符合中药灌肠适应证，详见附表6-3 2. 评估患者有无禁忌证：肛门、直肠及结肠术后；大便失禁；急腹症；下消化道出血；孕妇急腹症等 3. 评估患者既往史、药物过敏史 4. 评估患者的心理状况、配合程度、肛周皮肤情况	1. 患者教育 （1）中药灌肠作用及操作方法 （2）操作前排空二便 （3）局部感觉肛门及腹部胀、满、轻微疼痛属正常 （4）如有便意或不适，及时呼叫护士 （5）灌肠后体位视病情而定 （6）灌肠液保留1小时为宜，利于药物吸收 2. 物品准备　灌肠药液（100～200ml）、一次性灌肠袋、探针式测温仪、清洁纱布一块、一次性清洁手套、垫枕、垫巾、石蜡油、棉签、剪刀、治疗盘、治疗车、必要时备便盆、屏风	1. 患者知晓教育内容 2. 评估全面、正确 3. 操作用物准备齐全
操作中	1. 观察患者局部情况 2. 评估患者有无不适	1. 核对医嘱及患者，做好解释，调节室温，嘱患者排空二便 2. 将100～200ml中药袋（瓶）浸泡在温开水中15分钟左右加热至39～41℃ 3. 备齐用物，携至床旁 4. 协助患者取左侧卧位（必要时根据病情选择右侧卧位），充分暴露肛门，垫巾放于臀下，置垫枕以抬高臀部10cm 5. 灌肠：将100～200ml药液倒入灌肠袋内，用探针式测温仪测量药液温度（39～41℃），液面距离肛门不超过30cm，用石蜡油润滑肛管前端，排液，暴露肛门，插肛管时，嘱患者张口呼吸以使肛门松弛，便于肛管顺利插入，插入10～15cm缓慢滴入药液（遵医嘱调节药液滴注速度），一般药液滴注时间为15～20分钟，滴注过程中随时观察询问患者耐受情况，如有不适或便意，及时调节滴入速度，必要时终止滴入，中药灌肠药量不宜超过200ml 6. 若患者出现脉搏细速、面色苍白、出冷汗、剧烈腹痛、心慌等，应立即停止灌肠并报告医生 7. 药液滴完，夹紧肛门并拔除肛管，协助患者擦干肛门皮肤，用纱布轻柔擦拭肛门处，协助取舒适卧位。抬高臀部	1. 患者身份识别正确 2. 灌肠液加热方法正确 3. 患者体位合理 4. 药物量、温度适宜 5. 肛管放置深度合适 6. 如有异常能及时发现正确处理
操作后	1. 观察大便的量、色、性质 2. 观察肛周皮肤情况	1. 再次核对患者信息 2. 指导患者灌肠后卧床休息，暂时不要活动，灌肠液保留1小时为宜 3. 告知患者禁食辛辣、刺激性食物 4. 注意肛门局部卫生 5. 洗手，清理用物，记录	1. 健康宣教到位 2. 观察并记录正确

（九）皮内针技术

皮内针技术是以皮内针刺入并固定于腧穴部位的皮内或皮下，进行较长时间刺激以治疗疾病的技术，临床上主要包括揿针型皮内针（又称图钉型皮内针）和颗粒型皮内针（又称麦粒型皮内针）两种针具，具有作用时间长、操作方便等特点。以下规范适用于肿瘤患者的恶心呕吐、疼痛、便秘、失眠等症状。皮内针技术按操作流程分别列出护理评估要点、护理措施及质量要求，详见表 6 - 12。

表 6 - 12 皮内针技术操作规范

时间	评估	护理措施	质量要求
操作前	1. 评估患者的主要症状是否符合皮内针技术适应证 2. 评估有无禁忌证：粘胶类产品及金属过敏者；皮肤有外伤、水肿、炎症及出血倾向者 3. 评估患者的既往史、过敏史 4. 评估患者对疼痛的耐受程度	1. 患者教育 （1）皮内针技术的作用、操作方法及留置时间，留置时间一般为 24 小时 （2）不定时的刺激"埋针"部位，能够加强治疗作用 （3）局部皮肤出现不适时，及时告知护士 （4）埋针部位避免接触液体以免感染。如有脱落，及时报告护士 2. 物品准备 （1）治疗盘、75% 酒精、棉签、止血钳或镊子、弯盘、污物碗、治疗车、利器盒、生活垃圾桶、医疗垃圾桶、免洗手消剂等 （2）根据治疗方法及穴位（部位）数量准备皮内针规格及数量：体针为 0.25 * 2mm，耳针为 0.22 * 1.3mm	1. 患者知晓教育内容 2. 评估全面、正确 3. 操作用物准备齐全 4. 皮内针针具选择正确
操作中	1. 询问患者感受，观察患者局部皮肤情况 2. 评估患者是否出现头晕、目眩、面色苍白、胸闷、欲呕、甚至神昏扑倒等晕针现象	1. 核对医嘱及患者，做好解释 2. 协助患者取合理、舒适、安全体位，充分暴露埋针处局部皮肤 3. 视诊患者舌质、舌苔等，正确选取穴位，询问患者有无酸麻胀痛感觉 4. 75% 酒精棉签由内到外消毒皮肤，待干 5. 用止血钳或镊子夹住皮内针胶布，将针尖对准穴位，垂直刺入，要求圆环平整地贴在皮肤上，并用指腹按压，无刺痛即可。询问患者感受，观察皮肤情况 6. 留置 24 小时后起针，用止血钳或镊子夹住皮内针胶布对角，垂直摘除皮内针，丢入利器盒中 7. 观察局部皮肤，并用 75% 酒精棉签消毒 8. 清点核对穴位及针数，避免遗留	1. 患者身份识别正确 2. 患者体位舒适安全 3. 皮内针治疗穴位选择正确 4. 取穴位置准确 5. 埋针手法正确 6. 摘针手法正确 7. 起针数量正确无遗留
操作后	1. 评估埋针局部皮肤情况 2. 评估患者有无不适症状及不良反应	1. 留针期间，询问患者埋针处有无红肿热痛，若有以上情况，应起针或改选其他穴位重埋，可遵医嘱定时用手指按压埋针部位，加强刺激，增进疗效，告知患者不要按揉 2. 做好相关宣教，如皮内针脱落、疼痛、过敏反应、更换皮内针、洗澡等情况处理 3. 操作完毕，安排舒适体位，整理床单位，处置用物	健康教育到位

（十）穴位注射技术

穴位注射技术又称水针，是将小剂量药物注入腧穴内，通过药物和穴位的双重作用，达到治疗疾病目的的一种操作方法。以下所述规范适用于肿瘤患者恶心、呕吐、呃逆等症状。穴位注射技术按操作流程分别列出护理评估要点、护理措施及质量要求，详见表6-13。

表6-13　穴位注射技术操作规范

时间	评估	护理措施	质量要求
操作前	1. 评估患者的主要症状是否符合穴位注射适应证 2. 评估有无禁忌证：注射部位有无溃疡或损伤；对注射药物有无过敏 3. 评估既往史、药物过敏史、对疼痛的耐受程度及配合程度	1. 患者教育 （1）穴位注射技术的作用及操作方法 （2）局部感觉疼痛、酸胀属正常，如有其他不适及时通知护士 2. 物品准备：医嘱药物、2ml注射器、安尔碘、无菌棉签、污物碗、治疗盘、治疗车、免洗手消剂 3. 配制药液	1. 患者知晓教育内容 2. 评估全面、准确 3. 操作用物准备齐全
操作中	1. 观察患者局部皮肤情况 2. 评估患者有无不适	1. 核对医嘱及患者，做好解释，嘱患者排空二便 2. 备齐用物，携至床旁 3. 协助患者取舒适体位，充分暴露局部皮肤，注意保暖 4. 按医嘱辨证取足三里等穴，通过询问患者感受确定穴位的准确位置。可用一指禅点法在穴位处深压点按刺激1~2分钟 5. 常规消毒皮肤，范围大于5cm，待干 6. 再次核对医嘱，注射器排气 7. 一手绷紧皮肤，另一手持注射器，对准穴位快速刺入皮下，然后用针刺手法将针身推至一定深度，上下提插至患者有酸胀等"得气"感应后，回抽无回血，即可将药物缓慢推入 8. 观察有无晕针、弯针、折针等情况，注射完毕拔针，用无菌棉签按压针孔片刻	1. 患者身份识别正确 2. 患者体位合理 3. 穴位定位和点按手法正确 4. 注射手法正确 5. 如有异常能及时发现正确处理
操作后	1. 评估用药后患者注射部位有无出血 2. 评估用药后效果	1. 再次核对患者信息 2. 观察患者局部皮肤及用药后症状改善情况 3. 做好宣教，告知患者注射后局部可能会出现轻微的酸胀感，属于正常现象，无需处理，如有其他不适症状及时通知医护人员 4. 操作完毕，安置舒适体位，整理床单位 5. 处置用物。洗手、记录	1. 用物处理正确 2. 健康教育到位

第三节　中医治疗不良反应护理常规

一、中药汤剂、中药颗粒、中成药不良反应护理常规

（一）皮疹

皮疹是一种以皮肤隆起、红肿、甚则溃烂为特征的皮肤损害。常见引起皮疹的中

药有：当归、板蓝根、五味子、蓖麻子、地龙等。护理常规详见表 6 – 14。

表 6 – 14　皮疹护理常规

评估	护理措施	质量要求
评估患者有无相应药物过敏史	如有相应药物的过敏史应避免使用	重点关注，早期预防
观察患者有无皮肤隆起、红肿、溃烂等不良反应，评估范围及严重程度	1. 发生皮疹应及时通知医生，给予抗过敏治疗 2. 记录不良反应的表现、程度及处置后的缓解情况 3. 指导患者戒烟戒酒，禁食辛辣刺激及海鲜腥发之品；穿宽松棉质衣物，避免抓挠皮疹	1. 正确处理，缓解症状 2. 记录及时准确 3. 患者知晓教育内容

（二）消化系统反应

消化系统反应包括恶心、呕吐、腹泻等症状。恶心：以反胃和/或急需呕吐为特征的疾病。呕吐：胃内容物经口吐出的一种反射动作。腹泻：疾病特征为便次增加和/或稀便或水样便。护理常规详见表 6 – 15。

表 6 – 15　消化系统反应护理常规

评估	护理措施	质量要求
评估患者有无中药过敏史	如有已知过敏的药物成分，应避免使用	重点关注，早期预防
观察患者有无不良反应：恶心、呕吐、腹泻等不适，评估严重程度	1. 发生恶心、呕吐、腹泻时及时通知医生，遵医嘱正确治疗 2. 及时记录不良反应的表现、程度及处置后的缓解程度 3. 指导患者饮食以温热易消化半流食为主；因呕吐不能进食或服药者，可在进食或服药前先滴姜汁数滴于舌面，稍等片刻再进食，以缓解呕吐；腹泻严重时暂停进食 4. 指导患者卧床休息减少活动，指导采用放松术，如聆听舒缓的音乐、做渐进式的肌肉放松等	1. 正确处理，缓解症状 2. 记录及时准确 3. 患者知晓教育内容

二、中药注射剂不良反应护理常规

中药注射剂输注相关过敏反应是指肥大细胞释放的组胺和组胺样物质导致的急性炎症反应，引起机体超敏免疫反应。临床上表现为呼吸困难、头晕、低血压、发绀和意识丧失，严重者可能致死。护理常规详见表 6 – 16。

表 6 – 16　中药注射剂过敏反应护理常规

评估	护理措施	质量要求
输注前识别高危因素： 1. 首次输注中药注射剂的患者 2. 既往有其他药物过敏史的患者	1. 选择正确的输液途径、输注工具 2. 对于首次输注中药注射剂以及既往有药物过敏史的患者输注前 30 分钟应减慢滴注速度，床旁密切观察	重点关注，早期预防
输注中观察有无过敏初期表现：皮肤潮红、皮疹、呼吸困难、憋气	1. 定时巡视病房，密切观察患者的生命体征 2. 如用药后出现过敏反应，立即停止静脉输液，及时通知医生对症治疗 3. 如遇过敏性休克，执行相应抢救流程 4. 告知患者呼叫器正确使用方法，如有不适及时呼叫医护人员	1. 出现过敏反应能及时发现，正确处理 2. 健康教育到位

三、中医护理技术不良反应护理常规

（一）烫伤、水疱

烫伤是机体受到热力、化学、电或放射性物质等侵害，导致人体皮肤组织急性损伤的临床常见意外伤害。烫伤、水疱属于患者接受热疗技术中的一种不良反应。护理常规详见表6-17。

表6-17 烫伤、水疱护理常规

评估	护理措施	质量要求
操作前评估患者的年龄、神志、对宣教内容理解程度、配合度、感知觉、对热的敏感度、局部皮肤情况	1. 询问患者对热的耐受度 2. 根据评估内容调整热疗方式、温度、时间 3. 操作过程中，密切观察患者局部皮肤情况，询问患者感受	1. 重点关注，早期预防 2. 出现皮肤损伤能及时发现
评估烫伤的情况，包括面积、严重程度	1. 热疗过程中皮肤出现烫伤，立即停止操作、去除热源、通知医生 2. 用凉毛巾冷敷或用清洁流动的冷水冲洗15分钟 3. 如出现小水疱，遵医嘱外涂烫伤膏等，自行吸收 4. 如出现大水疱，局部消毒后，用无菌针头刺破水疱下沿，将液体排出，遵医嘱外涂烫伤膏等 5. 发生深度烧伤，请专科会诊给予治疗 6. 安抚患者，指导患者穿宽松衣物，避免摩擦	1. 正确处理，促进恢复 2. 健康宣教到位

（二）晕针

患者在接受针刺治疗过程中由于精神紧张或其他因素（如饥饿、疼痛、身体不适等）引起的短时间失去知觉和行动能力的现象。护理常规详见表6-18。

表6-18 晕针护理常规

评估	护理措施	质量要求
1. 操作前评估患者精神状态、晕针史 2. 评估患者年龄、神志、对宣教内容理解程度、配合度	1. 询问患者对疼痛的耐受度 2. 操作过程中，密切观察患者全身反应，询问患者感受	重点关注，早期预防
1. 观察患者的全身反应 2. 是否出现晕针症状	1. 患者出现头晕、目眩、面色苍白、胸闷、欲呕、甚至神昏扑倒等晕针现象时，立即停止操作并拔除皮内针 2. 平卧、保暖、给予吸氧，通知医生，对症处理。神昏时可轻拍、呼叫患者，可辅助按压或针刺人中。必要时遵医嘱进行心肺复苏等抢救	正确处理，促进恢复

（三）晕刮

患者在刮痧治疗过程中，发生头晕、目眩、心慌、胸闷气短、汗出、面色苍白、四肢发冷、恶心欲吐，甚至神昏仆倒等症状。护理常规详见表6-19。

表 6 – 19　晕刮护理常规

评估	护理措施	质量要求
操作前评估患者有无晕刮史、精神状态及配合度	1. 询问患者是否有晕刮史 2. 对患者做好操作前宣教及心理护理，避免紧张焦虑	重点关注，早期预防
操作中注意观察患者全身反应，是否出现晕刮症状	1. 刮拭时询问患者感受，密切观察患者的生命体征 2. 刮拭时出现头晕、目眩、心慌、出冷汗、面色苍白、恶心欲吐，甚至神昏扑倒等晕刮现象，立即停止刮痧 3. 协助患者取舒适体位，清醒患者可饮用温开水或糖水，注意保暖，遵医嘱对症处理 4. 神昏者可取头低脚高位，用刮痧板点按患者百会、人中、内关、足三里、涌泉穴，遵医嘱执行抢救应急预案	正确处理，促进恢复

附 录

附表 6-1　常用中药功效

功效分类	常用中药
补血益气类	人参、黄芪、红景天、熟地黄、阿胶等
理气类	陈皮、玫瑰花、佛手、枳实、枳壳等
活血化瘀类	当归、三七、郁金、山楂、川芎等
止血类	侧柏叶、艾叶、白茅根、白及、仙鹤草、紫珠等
清热解毒类	大黄、甘草、蒲公英、连翘、金银花等

附表 6-2　常用抗肿瘤中药注射剂输注特殊要求

中药注射剂	主要适应证	滴注速度要求
艾迪注射液	原发性肝癌、肺癌、直肠癌，恶性淋巴瘤、妇科恶性肿瘤等	首次用药，以 15 滴/分钟开始，30 分钟后无不良反应，调至 50 滴/分钟
康莱特注射液	不宜手术的气阴两虚、脾虚湿困型原发性非小细胞肺癌及原发性肝癌	前 10 分钟滴速为 20 滴/分钟，后持续增加，30 分钟后可控制 40~60 滴/分钟
参芪扶正注射液	用于肺脾气虚引起的神疲乏力，少气懒言，自汗眩晕；肺癌、胃癌见上述症候的辅助治疗	40~60 滴/分钟，年老体弱 40 滴/分钟
榄香烯注射液	用于神经胶质瘤和脑转移瘤的治疗，癌性腹水的辅助治疗	建议使用中心静脉导管输注
华蟾素注射液	中、晚期肿瘤	建议使用中心静脉导管输注

附表 6-3　中医护理技术干预常见症状取穴及手法

中医护理技术	主要适应证	取穴及手法
耳穴贴压	便秘	实证（肠道热结证、肠道气滞证）取大肠、直肠、便秘点、肺、交感、胆、肝等穴；虚证（脾肾阳虚、证津亏血少证、肺脾气虚证）取大肠、直肠、便秘点、消化系统皮质下、脾、胃、肾等穴
	恶心呕吐	脾、胃、神门、贲门、三焦、心、皮质下、枕等穴辨证加减
	呃逆	食管、膈、耳中、胃、神门、皮质下等穴辨证加减
	失眠	取心、皮质下、神经衰弱区、神经衰弱点、神门、枕等穴，心肾不交配肾；心脾两虚配脾；肝郁化火配肝、胆等穴
	纳差	脾、胃、交感、三焦、小肠等穴辨证加减
	腹胀	小肠、大肠、脾、胃、神门、肾上腺、交感、皮质下等穴辨证加减
	疼痛	交感、神门、皮质下、心、肾上腺、病变相应敏感点等穴辨证加减
穴位敷贴	便秘、腹胀	神阙、天枢等穴辨证加减
	失眠、血压高引起的头晕头痛	涌泉穴、太阳穴等穴辨证加减
	恶心、呕吐	内关、中脘、足三里等穴辨证加减
	疼痛	阿是穴等穴辨证加减
	咳嗽	主穴取大椎、肺俞、定喘、天突、膻中等穴辨证加减

中医护理技术	主要适应证	取穴及手法
经穴推拿	便秘	1. 实型便秘患者操作手法：患者取仰卧位，暴露腹部皮肤，点法在上脘、中脘、建里、下脘、天枢、大横穴处深压点按，每穴大约 1 分钟；用掌摩法以顺时针方向摩腹约 8 分钟，摩腹深度以推动升结肠、横结肠、降结肠为度 2. 虚型便秘患者操作手法：患者取仰卧位，暴露腹部皮肤，点法在上脘、中脘、建里、下脘、天枢、大横、关元、气海穴处深压点按，每穴大约 1 分钟；用掌摩法以顺时针方向摩腹约 8 分钟，摩腹深度以推动升结肠、横结肠、降结肠为度
	纳呆	患者取仰卧位，暴露腹部皮肤，点法在中脘、天枢穴处深压点按，每穴大约 1 分钟；患者取仰卧位或坐位，点法在内关、阳陵泉、足三里穴处点按，每穴大约 1 分钟
	恶心呕吐	患者取适宜体位，点法、按法、揉法在中脘、内关、足三里、天枢、上巨虚、胃俞、气海、关元、丰隆、阴陵泉、涌泉等处深压点按揉，每穴大约 1 分钟
中药热熨敷	胸部、肩部、腰背部疼痛	患者取坐位双臂怀抱椅背或俯卧位，在局部做上下往返推熨。推熨操作初期应保持力量轻、速度快，前 30 秒 50 ~ 60 次/分，之后速度变慢，力度适当加重，以患者能够耐受为宜，30 ~ 40 次/分
	胃脘痛、腹胀、腹泻、恶心呕吐	患者取平卧位，主要在胃脘部或全腹顺时针、逆时针交替推熨，推熨操作初期应保持力量轻、速度快，前 30 秒 50 ~ 60 次/分，之后速度变慢，力度适当加重，以患者能够耐受为宜，30 ~ 40 次/分
	癌因性疲乏	主要取足阳明胃经推熨，患者仰卧位将下肢向内旋转 45 度，双侧足尖相对，在小腿外侧胃经循行部位（外膝眼至下巨虚）上下往返推熨，推熨操作初期应保持力量轻、速度快，60 ~ 70 次/分，之后速度变慢，力度适当加重，以患者能够耐受为宜，40 ~ 50 次/分
	失眠、足部麻木	患者取仰卧位，在足底上下往返推熨，推熨操作初期应保持力量轻、速度快，前 30 秒 80 ~ 90 次/分，之后速度变慢，力度适当加重，以患者能够耐受为宜，50 ~ 60 次/分
悬灸（温灸器灸法）	癌因性疲乏	中脘、神阙、气海、关元等穴辨证加减
	恶心呕吐	双侧内关、双侧足三里等穴辨证加减
	腹泻	中脘、神阙、关元、天枢、足三里等穴辨证加减
	腹痛	中脘、天枢、气海、关元、内关、足三里、上巨虚、下巨虚等穴辨证加减
	骨髓抑制	气海、关元、血海、足三里、三阴交、肝俞、脾俞、胃俞、肾俞等穴辨证加减
刮痧	头晕头痛、失眠	太阳、印堂、百会、头维、四神聪、风池等穴辨证加减，并沿头部督脉、膀胱经、胆经循经刮拭
	手足麻木、感觉减退、疼痛、指端寒凉	手部刮拭方法：于手腕外侧（外关穴起）→手背→手指→手腕内侧（内关穴起）→大鱼际→掌心→小鱼际→手指→指缝，换对侧手部。足部刮拭同手部顺序
皮内针	疼痛	病变部位相应敏感点，如阿是穴，根据经络主治取穴辨证加减，如牙龈疼痛，取合谷
	恶心呕吐	合谷、内关、中脘、足三里等穴辨证加减
	便秘	实秘，取支沟、天枢、合谷等穴；虚秘，取双侧天枢穴、上巨虚、足三里、气海、关元等穴辨证加减
	失眠	两侧安眠穴、神门等穴辨证加减。肝火扰心，取太冲、太溪；痰火扰心，取丰隆、足三里；心胆气虚，取心俞、阳陵泉、悬钟；心脾两虚，取心俞、脾俞、血海、足三里；心肾不交，取三阴交、照海

参考文献

［1］国家中医药管理局．关于印发护理人员中医技术使用手册的通知［EB/OL］．（2015 – 12 – 28）
　　［2024 – 02 – 15］

［2］国家中医药管理局．中医医疗技术手册2013普及版汇编［EB/OL］．（2015 – 12 – 31）［2024 –
　　02 – 15］

［3］张伯礼，郭义．皮内针疗法［M］．北京：中国医药科技出版社，2018．

［4］朱瑜琪，杨坤．皮内针（埋针）疗法［M］．北京：中国中医药出版社，2020．

［5］国家中医药管理局．关于印发中风等13个病种中医护理方案（试行）的通知［EB/OL］．（2013 –
　　05 – 20）［2024 – 02 – 15］

［6］孔慧，万长秀，赵瑜．刮痧晕刮的原因分析及应对预案［J］．中西医结合心血管病电子杂志，
　　2019，7（2）：2．

［7］张素秋，孟昕．中医护理常规［M］．北京：人民军医出版社，2012．

［8］袁海宁，冯佳英，杨志玲，等．烧烫伤中医治疗及剂型的研究进展［J］．光明中医，2023，38
　　（19）：3885 – 3888．

［9］《针灸技术操作规范第 1 部分：艾灸》项目组．中华人民共和国国家标准（GB/T21709. 1 – 2008）
　　针灸技术操作规范第 1 部分：艾灸［J］．中国针灸，2010，30（06）：501 – 504．

［10］田从豁，彭冬青．中国贴敷治疗学［M］．北京：中国中医药出版社，2010．

［11］王绍霞，王红，张怀宝．肿瘤相关病症中医外治手册［M］．河南：河南科学技术出版社，2015．

［12］夏环玲，宋启京．安宁疗护症状处理［M］．天津：天津科学技术出版社，2020．

［13］徐东娥．中医适宜技术与特色护理实用手册［M］．北京：中国中医药出版社，2021．

［14］潘虹，丁劲，刘小勤．中医外治护理技术操作手册［M］．北京：人民卫生出版社，2021．

［15］李亚，李艳，刘淑丹．中医特色护理联合安宁疗护在晚期癌症患者中的应用［J］．齐鲁护理杂
　　志，2023，29（9）：91 – 93．

［16］杨丽惠，张可睿，王曼，等．中药灌肠在肿瘤相关疾病中的应用［J］．中医杂志，2018，59
　　（17）：1513 – 1516．

［17］程娜娜，纪晨晖．穴位贴敷疗法治疗慢性咳嗽的研究进展［J］．光明中医，2022，37（15）：
　　2850 – 2854．

第七章　肿瘤微创介入治疗护理常规

第一节　概　述

肿瘤微创介入治疗是在医学影像技术（即 X 线、B 超、CT 等）的引导下，利用导管、导丝、探针等器材和设备，通过血管等生理腔道或经皮穿刺途径，将物理能量、化学物质精准聚集到肿瘤部位，从而诊断和灭活肿瘤，或置入支架、引流管等器材来解决肿瘤相关疾病与并发症的一种治疗手段，具有微创、高效、安全、可重复性强、多种技术联合应用、简便易行等优势。

一、肿瘤微创介入的分类

肿瘤微创介入主要分为血管性介入治疗和非血管性介入治疗，前者包括动脉栓塞术、血管成形术等，常用的体表穿刺点有股动静脉、桡动脉、锁骨下静脉、颈内静脉等；后者包括病变穿刺活检、肿瘤消融治疗、肿瘤放射性粒子植入、局部神经阻滞、置管引流等。

二、肿瘤微创介入的临床应用

目前已证实微创介入治疗对于肺癌、肝癌（包括肝转移癌）、胃癌、食管癌、肾癌、胰及十二指肠肿瘤、宫颈癌、膀胱癌、妇科肿瘤、四肢肿瘤等多种癌症的治疗具有显著疗效。对于不能耐受手术的早期肝癌、肾癌、前列腺癌等，微创介入治疗可以达到与外科手术相似的根治性治疗效果。对于中晚期肝癌、肺癌、胰腺癌、肾癌、宫颈癌、骨转移瘤、软组织肿瘤等，微创介入治疗可以控制肿瘤，延长生存时间，提高生活质量。同时，对于不适合手术、放疗和化疗的患者或手术后复发、残留，或对于放疗、化疗后复发或不敏感的实体肿瘤，尤其对不能或不愿手术而又不能接受放疗或化疗的老年肿瘤患者，均可发挥重要的作用。

肿瘤微创介入护理是肿瘤微创介入医学的重要内容，主要包括治疗前的准备、术中配合与术后护理，对提高微创介入治疗疗效、改善患者生活质量发挥着不可替代的作用。

第二节　肿瘤血管性介入治疗护理常规

一、血管性介入治疗护理常规

血管性介入治疗是指通过导管选择性地进入肿瘤供血动脉内灌注抗癌药物（化疗

药、靶向药等）及栓塞血管物质（即栓塞剂，如碘油、载药微球等），使药物直接打击肿瘤组织（是物理上的直接将药物导入到病灶部位，而非靶向药物自我选择的直接攻击），阻断肿瘤生长所需的营养供应，实现杀伤并"饿死"肿瘤细胞。血管性介入治疗护理常规按照术前、术中、术后的时间顺序分别列出护理评估要点、护理措施及质量要求。详见表 7-1。

表 7-1　血管性介入治疗护理常规

时间	评估	护理措施	质量要求
术前	1. 患者评估：评估患者的一般情况、既往健康状况、病因、主诉，症状和体征以及伴随疾病、自理能力等 2. 术前检查评估：检查患者是否完善相关检验与检查，如血、尿、粪常规以及心电图、肺功能、CT、磁共振等 3. 疼痛评估：评估患者疼痛原因、部位、性质、强度、伴随症状及对日常生活的影响等（见第八章附表 8-1、附表 8-2） 4. 动脉评估：根据手术穿刺入路，评估动脉搏动情况，以便术前与术后进行对比观察；桡动脉入路者术前需行艾伦（Allen）试验（附录 7-1），结果阳性者方可选择该入路方式 5. 风险评估：做好各类风险评估，包括营养风险筛查量表（NRS-2002）（附表 2-2）、约翰·霍普金斯跌倒/坠床风险评估（附表 7-2）、Braden 压力性损伤风险评估（附表 7-3）、Caprini 血栓风险评估（附表 7-4）等	1. 术前准备 （1）术前饮食：术前 4 小时禁食，术前 2 小时进食 250ml 碳水化合物饮料后禁饮，询问并记录患者进食后的反应 （2）落实水化治疗，预防术中造影剂所致的急性肾损伤：嘱患者多饮水或遵医嘱予静脉水化治疗，使尿量维持在每日 2000ml 以上，同时做好水化治疗的健康宣教。必要时记录 24 小时出入液量 （3）术前用药：术前应根据患者病史，遵医嘱使用镇痛、止吐、护胃以及心脑血管等慢性病药物；必要时做好抗生素、碘过敏试验 （4）患者准备：病情允许者，手术前 1 日洗澡、剪指甲、更换清洁病员服，取下活动义齿、饰品；病情较重者，给予床上擦浴。根据医嘱选择穿刺入路，做好穿刺处清洁或剃毛等局部准备。训练床上大、小便，锻炼胸式呼吸及屏气。指导做好术中用物准备 （5）建立静脉通路，进入手术室前排空膀胱 2. 心理护理：做好术前宣教，向患者及家属介绍手术的目的、方法及术中配合要点，消除患者紧张情绪，使其更好地配合治疗 3. 手术转运交接：做好患者评估，交接并核对术中用物、药物，做好交接记录	1. 评估全面、准确 2. 术前准备充分 3. 患者如期手术治疗
术中	1. 患者评估：评估病史，了解检验、检查结果，做好患者心理及并发症风险评估 2. 安全核查：做好患者身份和手术部位、术中用药核查，核查无误后方可手术	1. 体位指导：根据穿刺入路不同，采取不同手术体位；告知患者术中制动的重要性，指导患者配合呼吸调整 2. 手术配合：术中准确传递术者所需物品，遵医嘱术中用药，做好双人核对，手术配合过程中须严格执行无菌技术操作 3. 病情观察：做好术中不良反应的观察，如造影剂过敏、动脉痉挛、迷走神经反射、消化道反应等。重视患者主诉，做好心理疏导，缓解紧张情绪。一旦发生并发症，团队配合积极处理并做好记录 4. 体温管理：应保持适宜的室温，做好术中保暖及体温监测，使患者体温不低于 36.0℃，加强供氧 5. 安全转运：评估患者呼吸道、管路情况以及转运途中可能出现的安全隐患，保持各种管路通畅，固定妥善，做好转运交接	1. 安全核查到位 2. 术中体位正确 3. 术中配合到位 4. 病情观察到位，并及时处理 5. 患者手术安全 6. 转运前评估到位

続表

时间	评估	护理措施	质量要求
术后	患者评估 （1）了解患者术中情况，评估患者的心理情况 （2）生命体征：评估患者体温、脉搏、呼吸、血压、疼痛。呼吸系统疾病患者需观察血氧饱和度 （3）穿刺点和术侧肢体：观察穿刺点有无渗血、渗液，敷料包扎（有无使用特殊敷料）情况，术中是否应用血管吻合器，做好特殊事项交班。评估术侧肢体能否平伸制动、有无弯曲，术侧足背动脉搏动情况，术侧皮肤颜色、温度、感觉、运动功能等	1. 体位与活动：根据不同穿刺部位，进行患者的卧位及活动指导 2. 营养管理：不同系统的疾病对饮食要求各不相同，进食、进水的时间也不相同。大部分介入患者为局麻手术，术后回病房即可饮水，无明显恶心、呕吐者2小时后可进食。指导患者忌辛辣、生冷食物，以高热量、高维生素、适宜优质蛋白质且清淡、易消化的温凉（10℃～37℃）低脂饮食为主，如门静脉高压症患者经颈静脉肝内门体分流术后应给予低蛋白饮食；动脉粥样硬化患者应给予低盐、低脂饮食。多食新鲜蔬菜与水果，保持大便通畅；落实水化治疗（见术前"护理措施"），保证饮水充足，以减轻对比剂及化疗药物对肾脏的损害；及时复查及了解肝、肾功能变化。自身营养状态差的患者，应予以静脉补液供给水、电解质和营养成分 3. 术后用药：遵医嘱予保肝、利尿、止吐、止痛、抑酸等治疗 4. 不良反应及并发症观察：观察患者有无发热、疼痛、恶心、呕吐等栓塞后综合征及穿刺点出血或血肿、尿潴留、上消化道出血、急性肝损伤、感染、异位栓塞等并发症发生	1. 病情观察到位 2. 术后健康教育到位 3. 预防肾损伤相关知识宣教到位 4. 并发症及时发现并处理

二、经导管动脉灌注化疗护理常规

将导管选择性或超选择性插入到肿瘤供血靶动脉后，对肿瘤病灶行灌注，术毕留置导管，妥善包扎固定动脉导管，将患者安全送返病房后开通管路，连接电子注药泵行肝动脉持续灌注化疗药物，如氟尿嘧啶（Fluorouracil，5-FU）等。提高了首过效应，使肝内的局部血药浓度维持在较高水平，称之为肝动脉置管持续灌注化疗（Hepatic Arterial Infusion Chemotherapy，HAIC）。经导管动脉灌注化疗护理常规按照术前、术中、术后的时间顺序分别列出护理评估要点、护理措施及质量要求。详见表7-2。

表7-2　经导管动脉灌注化疗护理常规

时间	评估	护理措施	质量要求
术前	执行血管性介入治疗护理常规"术前评估"	执行血管性介入治疗护理常规"术前护理"	1. 评估全面、准确 2. 术前准备充分 3. 患者如期手术治疗
术中	执行血管性介入治疗护理常规"术中评估"	执行血管性介入治疗护理常规"术中护理"	1. 安全核查到位 2. 术中体位正确 3. 术中配合到位 4. 病情观察到位，并及时处理 5. 患者手术安全 6. 转运前评估到位

时间	评估	护理措施	质量要求
术后	执行血管性介入治疗护理常规"术后评估"	1. 执行血管性介入治疗护理常规"术后护理" 2. 体位管理指导 （1）卧位指导：①经股动脉患者置管术后需严格卧床，术肢保持平伸，避免大幅度活动，卧床期间可行踝泵运动（附录7-5），床头可抬高≤30°。协助患者每2~3小时翻身1次，但应避免用力排便、剧烈咳嗽、提取重物等增加腹压的动作，防止穿刺点出血。②经桡动脉置管患者将穿刺侧前臂置于软枕上，保持静脉回流，手腕处制动，避免旋转、弯曲、持重物，指导手指操活动（附录7-6），避免出现回流障碍和肿胀、麻木感，下肢无需制动 （2）导管固定：妥善固定动脉导管，密切观察动脉导管处有无渗血、血肿，动脉鞘固定是否良好，导管内有无受压、折叠及回血情况，定时检查足背动脉搏动及手臂有无肿胀、麻木情况 3. 注药过程护理：连接动脉导管给药，区分动脉导管和动脉鞘管。严密观察微型泵或电子泵是否正常运行，发现速率不符或电子泵报警，及时查找原因，并汇报医生做相应处理；对电子泵用药患者做好交接班，并规范记录 4. 拔除动脉鞘后处理 （1）经桡动脉入路患者拔除动脉鞘和导管后，嘱其3天内避免局部再行穿刺、置管、测血压等增加肢体压力的操作，1周内勿揉搓穿刺点，并保持清洁、干燥，1个月内避免提拿重物 （2）股动脉穿刺：术毕采用绷带或压迫装置等压迫穿刺点，术侧肢体伸直，无出血风险者术后2小时后可轴线翻身。指导患者卧床期间行踝泵运动。待压迫装置解除后可在护士指导下离床，避免长时间深蹲及术肢负重。鼓励患者早期离床活动，预防深静脉血栓形成。若使用血管缝合器，术后2~4小时可下床行走 5. 不良反应观察与护理 （1）栓塞后综合征的护理 ①发热：肿瘤坏死组织吸收后1~3天可出现发热现象，及时补充液体，避免能量过度消耗，必要时遵医嘱适当应用抗生素3~5天，以预防感染 ②疼痛护理：疼痛评分1~3分，给予心理疏导；疼痛评分≥4分，遵医嘱给予药物止痛，并观察用药后不良反应及疼痛的缓解情况，做好记录 ③胃肠道反应：出现恶心、呕吐症状时，将头偏向一侧，遵医嘱用药，呕吐剧烈时应避免误吸 （2）便秘：有便意时及时排便，必要时给予缓泻剂防治便秘 6. 并发症观察与护理 （1）肝肾毒性：HAIC治疗前后需水化补液，记录尿量，促进化疗药物的排泄。遵医嘱予保肝、利尿等治疗，定期复查肝肾功能 （2）导管脱落移位：X线显影确定位置无误后仔细固定导管外露部分，导管留置期间定时评估和观察，严格交接管理 （3）导管堵塞：导管放置完成后，应立即注入肝素冲管，防止堵管。输注中严密观察，若疑似导管堵塞，协助医生用肝素液冲管 （4）静脉血栓：下肢长时间制动可能出现静脉血栓等问题，应做好评估和预防	1. 病情观察到位 2. 术后体位管理到位 3. 术后活动指导到位 4. 不良反应与并发症及时发现并处理

三、经导管动脉栓塞化疗护理常规

经导管动脉栓塞化疗（Transcatheter Arterial Chemoembolization，TACE）是指将带有

化疗药物的碘油乳剂或载药微球、补充栓塞剂（明胶海绵颗粒、空白微球、聚乙烯醇颗粒）等经肿瘤供血动脉支进行栓塞治疗。根据栓塞剂不同，可分为常规 TACE 和药物洗脱微球 TACE，后者又称载药微球 TACE。经导管动脉栓塞化疗护理常规按照术前、术中、术后的时间顺序分别列出护理评估要点、护理措施及质量要求。详见表 7 – 3。

表7 – 3　经导管动脉栓塞化疗护理常规

时间	评估	护理措施	质量要求
术前	执行血管性介入治疗护理常规"术前评估"	1. 执行血管性介入治疗护理常规"术前护理" 2. 股动脉穿刺入路患者，评估足背动脉搏动情况并做好标记，有助于术后评估穿刺侧肢体远端供血情况	1. 评估全面、准确 2. 术前准备充分 3. 患者如期手术治疗
术中	1. 患者身份核查正确 2. 评估患者生命体征，并记录 3. 核查患者手术用药、耗材正确 4. 观察患者有无身心等不适	执行血管性介入治疗护理常规"术中护理"	1. 安全核查到位 2. 术中体位和配合正确 3. 病情观察到位 4. 患者手术安全 5. 转运前评估到位
术后	1. 执行血管性介入治疗护理常规"术后评估" 2. 观察患者不良反应和并发症 （1）评估体温 （2）评估有无呕吐，呕吐物的量、性质、颜色 3. 疼痛评估（见第八章附表 8 – 1、附表 8 –2）	1. 执行血管性介入治疗护理常规"术后护理" 2. 穿刺点及术侧肢体制动管理 （1）执行血管性介入治疗护理常规"术后护理"中的"拔除动脉鞘后处理" （2）颈部动静脉穿刺：术后生命体征平稳、无不适主诉者，床头抬高 30°~ 45°。注意保持头颈中立位，避免颈部大幅度活动 （3）做腹压增高动作，如咳嗽或大、小便时，嘱患者用手按压穿刺处 3. 饮食护理：术后 2 小时进食清淡、易消化的半流质饮食，增加食物的色、香、味，宜少食多餐；2 天后可酌情进食优质蛋白质、高维生素、高碳水化合物、低脂软食，多吃新鲜绿叶蔬菜。有肝硬化基础的患者避免进食坚硬、生冷、油炸或辛辣刺激性食物 4. 不良反应观察与护理：执行血管性介入治疗护理常规"术后护理"中的"不良反应观察与护理" 5. 并发症观察与护理 （1）穿刺部位渗血、血肿：若渗血则给予重新加压包扎；较小的血肿均能够自行吸收，如血肿直径 >3 ~5cm 或穿刺局部张力增高者应给予重新加压包扎并适当延长绝对卧床时间 （2）穿刺点感染及皮肤破损：指导并协助患者正确改变体位，穿刺点压迫解除后，使用 0.5% 碘伏消毒穿刺点，指导患者勿用手随意触碰伤口，保持伤口清洁、干燥 （3）上消化道出血：术后观察患者有无呕血、黑便症状。若发生上消化道出血，及时开放口咽通道，负压吸引，预防窒息	1. 病情观察到位 2. 术后健康教育到位 3. 穿刺点及术侧肢体制动管理到位 4. 术后无急性肾损伤 5. 不良反应与并发症及时发现并处理

时间	评估	护理措施	质量要求
		（4）尿潴留：可局部按压膀胱并热敷，或予以听流水声。术后 8 小时若排尿困难，可协助患者床边站立排尿。患者经上述诱导排尿均无效后，可留置导尿 （5）异位栓塞 ①碘油肺栓塞：主要表现为不同程度的呼吸困难、咳嗽、胸痛及血氧饱和度降低 ②碘油脑栓塞：主要表现为急性脑缺血症状，临床表现为头痛、气短、呕吐、烦躁，严重时出现意识不清、四肢肌力减退等 ③脊髓损伤：主要表现为双下肢麻木伴肌力减退，感觉迟钝，大、小便失禁等 ④一旦发生，应立即给予相应处理	

四、钇-90 微球选择性内放射介入治疗护理常规

钇-90 微球选择性内放射治疗（Selective Internal Radiation Therapy，SIRT），又称为经导管动脉放射性栓塞（Transarterial Radioembolization，TARE），属于肝肿瘤局部治疗方式之一，与 TACE 方法类似，是利用介入治疗的方法，将钇-90 微球通过导管直接输送至肿瘤内部，近距离给予肿瘤细胞持续高剂量的辐射，使肿瘤的上皮细胞、基质和内皮细胞形成不可逆的损伤而引致肿瘤坏死，而不仅是依赖微栓塞导致肿瘤组织缺血、缺氧或化疗药物的杀伤作用抑制肿瘤。护理常规按照术前、术中、术后的时间顺序分别列出护理评估要点、护理措施及质量要求。详见表 7-4。

表 7-4　经导管动脉栓塞化疗护理常规

时间	评估	护理措施	质量要求
术前	1. 执行血管性介入治疗护理规"术前评估" 2. 评估患者基础疾病、专科疾病情况，了解患者及照顾者对于疾病的认知、心理情绪、应对能力及家庭经济情况等	1. 执行血管性介入治疗护理常规"术前护理" 2. 心理护理：术前介绍 SIRT 治疗目的、过程、优点与价格，树立信心，取得家属的信任与合作，做好患者的心理支持 3. 特殊准备：术前导尿，做好铅制品或丙烯酸材料类等防护用品的准备	1. 评估全面、准确 2. 术前准备充分 3. 患者如期手术治疗
术中	1. 执行血管性介入治疗护理规"术中评估" 2. 评估核素污染物品辐射安全，污染巡检仪、铅垃圾桶等准备妥善	1. 执行血管性介入治疗护理常规"术中护理" 2. 手术间及手术人员均需按要求做好防核素污染保护 3. 核对患者身份并安置体位，做好铅防护屏障安置 4. 做好核素污染垃圾处理，手术间建议使用铅制品或丙烯酸材质的垃圾桶，内置红色放射性垃圾专用垃圾袋，标明核素名称、使用时间、责任人，定点放置，24 小时内送至定点处理	1. 安全核查到位 2. 术中体位正确 3. 术中配合到位 4. 病情观察到位，并及时处理 5. 患者手术安全 6. 辐射管理到位

时间	评估	护理措施	质量要求
术后	1. 执行血管性介入治疗护理常规"术后评估" 2. 评估患者辐射防护措施与效果	1. 执行血管性介入治疗护理常规"术后护理" 2. 导尿管管理：做好导尿管管理，尿液及时倾倒，倒入卫生间后须冲洗 2 次以上 3. 辐射防护：依据辐射防护"三原则"即屏蔽防护、时间防护、距离防护，做好患者及医护人员的辐射防护 （1）嘱患者勿与其他人进行密切的接触，无需限制患者行动 （2）病室和病床做好警示标志，相应减少患者的活动范围 （3）建议患者术后 24 小时内采用坐便，便后冲刷马桶至少 2 次 （4）无需将床单、生活垃圾或服装物品作为放射性固体废物处理 （5）出院指导：1 周内与其他人保持 2 米以上距离。注意避免以下情形：①搭乘须与邻座乘客共乘 2 小时以上的交通工具；②与伴侣共枕；③与儿童或孕妇密切接触 4. 不良反应和并发症观察与护理：执行经导管动脉栓塞化疗"术后护理"的不良反应和并发症观察与护理内容	1. 病情观察到位 2. 术后健康教育到位 3. 术后辐射管理到位 4. 不良反应与并发症及时发现并处理

五、下腔静脉滤器植入术护理常规

下腔静脉滤器（Inferior Vena Cava Filter，IVCF）植入术是指在 DSA 设备下经颈静脉、股静脉或腘静脉等将永久性和可回收滤器放置于下腔静脉内，防止下腔静脉系统深静脉血栓形成的栓子脱落进入肺动脉形成肺栓塞的一种治疗方式。护理常规按照术前、术中、术后的时间顺序分别列出护理评估要点、护理措施及质量要求。详见表 7-5。

表 7-5　经导管动脉栓塞化疗护理常规

时间	评估	护理措施	质量要求
术前	1. 一般评估：执行血管性介入治疗护理常规"术前评估"。了解患者现病史和一般情况及生命体征，既往有无深静脉血栓形成（Deep Vein Thrombosis，DVT）及 IVCF 置入史、药物过敏史（碘对比剂、麻醉药物等）、传染病病史 2. 专科评估 （1）患肢评估 ①患肢及健肢周径测量（附表 7-7） ②患肢皮肤温度、颜色、感觉、运动情况 ③足背动脉搏动：感知搏动的强弱，并在搏动最强处使用油性笔标记 ④肢体疼痛评估（附表 8-1）	1. 心理护理：给予患者详细的健康教育，包括为患者讲解 IVCF 置入的目的、滤器保护的原理、手术过程、并发症及其处理方法等 2. 生活指导：患者若无禁忌，宜进食低盐、低脂、清淡易消化、高维生素、富含纤维素食物；保持大便通畅，避免用力排便、剧烈咳嗽等可能引起静脉压升高的因素。手术在局部麻醉下进行，因此术前不必强调禁食。肺动脉高压、心肾功能不全等特殊患者，遵医嘱宣教 3. 活动指导：急性期患者绝对卧床休息，非急性期可在室内适当活动	1. 评估全面、准确 2. 术前准备充分 3. 患者管理到位，情绪稳定

时间	评估	护理措施	质量要求
术前	⑤穿刺部位评估：评估穿刺部位皮肤有无红肿、疼痛、外伤、瘢痕、溃疡等 （2）重要脏器功能评估：a. 呼吸功能评估，评估患者有无头晕、心慌、胸闷、胸痛、咯血等症状，有无气喘、呼吸困难、发绀等体征。b. 心功能评估，包括当前的运动耐量，判断患者是否存在心律失常和心肌缺血。c. 肝肾功能评估：包括肝肾功能不全的症状、体征，有无复发性尿路感染、透析和移植手术史 （3）风险评估：执行血管性介入治疗护理常规"术前评估"	4. 肢体护理：评估患肢皮肤温度、颜色、感觉、运动、肿胀情况、末梢循环等，若无禁忌，抬高患肢20°～30°，保持患者处于功能位，避免剧烈翻身、热敷、按摩或膝下胭窝处垫枕，下肢肿胀的患者可给予50%硫酸镁溶液局部湿敷 5. 疼痛护理：做好疼痛评估，必要时使用非药物和药物止痛 6. 抗凝护理：口服抗凝药物护理及腹部皮下注射低分子肝素的护理，做好出血的观察与护理	
术中	执行血管性介入治疗护理常规"术中评估"	执行血管性介入治疗护理常规"术中护理"	1. 安全核查到位 2. 术中体位和配合正确 3. 病情观察到位，患者手术安全
术后	1. 执行血管性介入治疗护理常规"术后评估" 2. 评估有无呼吸困难、胸痛、咳血、烦躁不安、呼吸急促、发绀等肺栓塞症状	1. 体位与活动：IVCF置入术后6小时内绝对卧床，术肢伸直、制动，抬高患肢于高过心脏水平20～30cm，患肢可左右平移，进行踝泵运动。6小时后可进行床上活动，双下肢自由屈伸。24小时后在病情允许的情况下，尽早穿抗血栓梯度弹力袜（附录7-8）下床活动，以不疲劳为度。经颈静脉穿刺者取平卧位，头部平放或略偏向对侧，避免大幅度活动，双向活动范围均不宜超过30°；卧床休息24小时，避免诱发局部出血。留置溶栓导管/鞘管患者宜取仰卧位或低半坡卧位，避免端坐位，防止管道打折或穿刺部位渗血 2. 肢体护理：每日测量患肢小腿中部、膝及大腿中部、根部周径，并做好记录。及时了解溶栓效果 3. 饮食护理：指导进行低盐、低脂、高维生素、富含纤维素饮食；避免用力排便、剧烈咳嗽等引起静脉压升高的因素 4. 疼痛护理：评估患肢疼痛情况，有无穿刺处皮肤扩张性疼痛、腰背部疼痛、腹部疼痛等，及时对症处理 5. 抗凝、溶栓护理：围手术期常规使用低分子肝素等抗凝及尿激酶等溶栓治疗，做好抗凝剂皮下注射（附录7-9）及溶栓护理；并遵医嘱定时监测凝血功能	1. 病情观察到位 2. 术后健康教育到位 3. 并发症及时发现并处理

时间	评估	护理措施	质量要求
		6. 导管/鞘管护理：注意分辨溶栓导管及鞘管，正确使用导管标识，妥善固定。防止下肢屈曲导致导管移位，定时检查导管通畅情况；更换衣裤、交接班时，应充分考虑患者体位变动对导管的影响，避免导管成角弯曲和阻塞 7. 并发症观察和预防 （1）预防出血：在抗凝治疗时要严密观察有无全身出血倾向，如皮下出血点、鼻、牙龈出血，穿刺点和伤口渗血 （2）下腔静脉阻塞：常发生在大量血栓脱落陷入滤器时，若血栓脱落至下腔静脉滤器而阻断下腔静脉血液时，患者则由一侧下肢肿胀发展为两侧下肢肿胀。动态测量双下肢周径，做好观察和汇报，警惕患肢肿胀突然加重、对侧肢体肿胀、不明原因腹痛不适等情况发生 （3）下腔静脉滤器植入可能发生滤器移位、支架断裂、下腔静脉闭塞或血管穿孔。若出现血压下降、心率增快、面色苍白、末梢循环不良等休克表现，立即通知医生进行抢救	

六、上腔静脉支架植入术护理常规

上腔静脉（Superior Vena Cava，SVC）支架植入术（Stent Implantation，SI）是根据肿瘤生物学特征、肿瘤临床特点和对放化疗的敏感性，利用穿刺、（球囊）导管扩张形成等技术，植入金属内支架，使狭窄、闭塞的腔道扩张、再通，解决传统手术盲区的一种技术。上腔静脉支架植入术的护理常规按照术前、术中、术后的时间顺序分别列出护理评估要点、护理措施及质量要求。详见表7-6。

表7-6 上腔静脉支架植入术护理常规

时间	评估	护理措施	质量要求
术前	1. 一般评估：执行下腔静脉滤器植入术护理常规"术前评估" 2. 专科评估 （1）颜面部、颈部及双上肢皮肤水肿、淤血及破溃情况 （2）胸部浅静脉曲张症状	1. 执行血管性介入治疗护理常规"术前护理" 2. 心理护理：详细讲解有关介入治疗的一些进展和疗效，手术的目的、步骤、手术方式和可能发生的不良反应等 3. 协助患者取半卧位，予持续低流量、低浓度吸氧；术前禁食6小时、禁水2小时；指导患者改变生活方式，如戒烟、戒酒，低盐饮食 4. 输液管理：避免上肢输液，尤其是避免穿刺右上肢、颈外及锁骨下静脉；尽量选择穿刺对侧下肢输液，测量血压以穿刺对侧上肢为宜。控制输液滴速，输液总量在1500~2000ml/d。水肿严重者遵医嘱予利尿剂，记录24小时出入量 5. 指导患者每日做深呼吸及有效咳嗽训练，痰多的患者给予定时翻身拍背，并遵医嘱给予雾化吸入 6. 备齐气管切开包、人工呼吸器等应急抢救用物 7. 皮肤及黏膜护理：保持皮肤清洁，禁止使用热水袋，避免烫伤，保持口腔、会阴、肛周清洁；及时清洁眼睛分泌物，避免眼结膜感染	1. 评估全面、准确 2. 术前准备充分 3. 患者如期手术治疗 4. 患者情绪稳定

时间	评估	护理措施	质量要求
术中	执行血管性介入治疗护理常规"术中评估"	执行血管性介入治疗护理常规"术中护理"	1. 安全核查到位 2. 术中体位正确 3. 术中配合到位 4. 病情观察到位，并及时处理 5. 患者手术安全
术后	1. 执行下腔静脉滤器植入术护理常规"术后评估" 2. 评估患者的口腔、皮肤黏膜情况，有无瘀斑、瘀点	1. 体位与活动：严格卧床 12～24 小时，并指导患者右下肢伸直制动 6 小时，术毕压迫穿刺点 15～30 分钟后予以加压包扎，术侧肢体伸直，无出血风险者在术后 2 小时后可轴线翻身。指导患者卧床期间行踝泵运动。特别注意颈部不能过度屈伸，防止支架移位 2. 营养支持 （1）术后患者禁食 4 小时，禁饮 2 小时，无特殊不适开始进流质饮食，食物温度 10℃～37℃，必要时给予胃肠外营养支持 （2）给予高蛋白、高维生素、高碳水化合物、易消化的低盐、低脂饮食，遵循少量多餐、细嚼慢咽原则，避免进食生冷、坚硬、粗糙及黏性的食物 3. 体液管理：控制输液量和滴速，鼓励患者多饮水，保证尿量 2500～3000ml/24h，准确记录 24 小时出入量；必要时遵医嘱予利尿剂 4. 用药管理：指导患者使用抗凝药物，如低分子肝素、华法林、阿司匹林等，用药中注意观察有无出血的倾向，如牙龈出血、皮下瘀斑和瘀点、血尿、颅内出血等症状，注意检测有关实验室指标，如凝血酶原时间、血小板等凝血功能变化。建议每周复查 1 次血常规 5. 密切观察有无支架移位、支架继发性血栓形成、再狭窄、肺血栓栓塞、急性右心功能不全、上腔静脉破裂及心包压塞等并发症的发生 6. 加强对患者的心理护理，及时将疾病有关的临床症状消退或好转的情况告知患者，增强其战胜疾病的信心	1. 病情观察到位 2. 术后健康教育到位 3. 患者术后用药管理到位 4. 不良反应及并发症及时发现并处理

七、门静脉支架粒子条植入术护理常规

门静脉支架粒子条植入术 [Portal Vein Stenting (PVS) Combined ^{125}I Particle Implanted] 是将放射性 ^{125}I 粒子放置到门静脉癌栓内，通过持续释放 γ 射线，从而使肿瘤细胞迅速死亡，延缓癌栓进展的介入手术方式。该方式在保证肝脏血供的前提下，降低门静脉的压力，减少出血的发生率，同时具有持续近距离放射治疗抑制癌栓生长的作用，为肿瘤的后续治疗提供有效的多重保证。门静脉支架粒子条植入术护理常规按照术前、术中、术后的时间顺序分别列出护理评估要点、护理措施及质量要求。详见表 7-7。

表 7 - 7　门静脉支架粒子条植入术护理常规

时间	评估	护理措施	质量要求
术前	执行血管性介入治疗护理常规"术前评估"	1. 执行血管性介入治疗护理常规"术前护理" 2. 心理护理：向患者及家属说明治疗的目的、原理及术后的注意事项、放射线防护等，消除紧张及恐惧等不良情绪 3. 饮食指导：强调食物多样化和个性化，指导患者摄入充足的能量和蛋白质等多种营养素，避免进食粗糙、干硬、带骨刺、油炸及辛辣的食物，禁烟酒、少喝咖啡和浓茶，饮食温度正常。术前禁食 4 ~ 6 小时 4. 保持大便通畅，避免剧烈咳嗽、用力排便等，密切观察腹部体征，及时发现出血先兆 5. 建立静脉通道，治疗前半小时遵医嘱应用止血药物，备好术中用药，必要时留置导尿 6. 合理安排好陪护，避免孕妇、儿童及免疫力低下者陪伴	1. 术前评估全面 2. 术前准备充分 3. 患者如期手术治疗
术中	执行血管性介入治疗护理常规"术中评估"	1. 执行血管性介入治疗护理常规"术中护理" 2. 配合医生手术，粒子植入完毕后清点并记录植入粒子数量，并检测是否存在粒子外泄 3. 做好核素污染垃圾处理，手术间建议使用铅垃圾桶，内置红色放射性垃圾专用垃圾袋，标明核素名称、使用时间、责任人，定点放置，24 小时内送至定点处理。当发生放射性粒子外泄事故时，使用长柄器械将外泄的粒子收集到储源瓶或铅容器内，禁止直接用手操作，并联系相关单位回收	1. 安全核查到位 2. 术中体位正确 3. 术中配合到位 4. 病情观察到位，并及时处理 5. 患者手术安全 6. 辐射安全管理到位
术后	执行血管性介入治疗护理常规"术后评估"	1. 执行血管性介入治疗护理常规"术后护理" 2. 体位与活动管理：术后卧床 6 小时，12 小时后可适当下床活动，避免用力咳嗽和剧烈活动 3. 指导患者使用抗凝药物，如低分子肝素、华法林、阿司匹林，建议每周复查 1 次血象 4. 辐射防护 （1）执行钇 - 90 微球选择性内放射介入治疗护理常规"术后护理"中的"辐射防护" （2）出院后 2 个月内尽量避免与周围人群密切接触，尤其是孕妇、体质虚弱、免疫力低下人群。尽量穿戴隔离半价层为 0.25mm 的铅防护服至术后 6 个月。粒子脱落时应用汤匙捡起放入含水的密闭容器中，送到医院处理 5. 不良反应和并发症观察与护理：执行经导管动脉栓塞化疗"术后护理"的不良反应和并发症观察与护理内容 6. 粒子移位：粒子迁移至肝内肿瘤区，也可迁移至正常肝组织内，患者无不适，无需特殊处理	1. 病情观察到位 2. 术后健康教育到位 3. 辐射安全管理到位 4. 不良反应及并发症及时发现并处理

第三节　肿瘤非血管性介入治疗护理常规

一、肿瘤射频/微波消融治疗护理常规

射频消融（Radiofrequency Ablation，RFA）是在超声或 CT 引导下经皮穿刺，将射频电极放入肿瘤组织，通过射频输出使肿瘤区组织细胞离子震荡摩擦产生热量，局部

温度达 60℃～100℃，并维持一段时间，使肿瘤组织发生凝固性坏死，最终形成液化灶或纤维化组织。微波消融（Microwave Ablation，MWA）是在微波电磁场作用下，肿瘤组织内的水分子、蛋白分子等极性分子产生极高速振动，造成分子间的相互碰撞、相互摩擦，在短时间内产生高达 60℃～150℃ 高温，从而导致细胞凝固性坏死。肿瘤射频/微波消融治疗护理常规见表 7-8。

表 7-8 肿瘤射频/微波消融治疗护理常规

时间	评估	护理措施	质量要求
术前	1. 患者评估：评估患者病史、生命体征、心理状态及药物过敏史等，完善各项安全评估 2. 评估是否已完善术前相关检验与检查 3. 评估患者是否能够理解手术的相关知识和注意事项 4. 麻醉方式评估：依据患者的病情、焦虑程度、止痛药依赖程度、认知障碍程度、对手术的耐受性而选择麻醉方式 5. 专科评估：评估穿刺部位皮肤有无破损、感染等；评估病灶内及其周围有无金属物置入，如胆管内金属支架等	1. 术前准备：术前 4 小时禁食，2 小时禁饮；全麻患者常规禁食 6 小时，禁水 2 小时；胰腺肿瘤患者术前禁食 12 小时，禁饮 4 小时；加强术前营养。使用抗凝治疗或抗血小板药物者，术前停用 1 周。必要时，遵医嘱给予镇静、止痛药，并备好所需药品。根据血管条件选择合适部位建立静脉通路 2. 功能训练：指导患者屏气训练，即平静呼吸时深吸一口气，屏气 10～15 秒，然后缓慢呼出，减少呼吸运动对术中定位的影响 3. 心理支持：向患者及家属介绍手术的目的、方法及术中配合要点，消除患者紧张情绪，使其更好地配合 4. 皮肤准备：确保手术区域的皮肤清洁，预防术后感染 5. 做好手术交接	1. 术前评估全面 2. 术前准备充分 3. 健康教育到位，患者情绪稳定
术中	患者评估：评估患者病史，了解检验、检查结果，做好患者心理及并发症风险评估	1. 安全核查：核对患者身份及手术名称，各种术中用药，如麻醉药、抗生素等 2. 生命体征监测：对患者的生命体征进行实时监测，包括心率、血压、呼吸、血氧饱和度等情况 3. 手术配合：根据患者病灶部位的不同采取不同治疗体位。按照手术操作步骤，协助术者消毒、铺单、穿手术衣，向术者准确递送手术耗材、药品、物品等。术毕协助医生包扎穿刺处，确保敷料清洁、干燥，包扎松紧适宜 4. 安全转运与交接：评估患者生命体征、管道情况、转运途中可能出现的安全隐患，保持各种管路通畅，固定妥善，做好转运与交接	1. 安全核查到位 2. 术中体位正确 3. 术中配合到位
术后	1. 评估生命体征并记录。观察手术部位的情况，注意有无出血、渗出、皮下气肿等征象 2. 完成相关安全评估：使用跌倒/坠床风险评估（附表 7-2）、Braden 压力性损伤风险评估（附表 7-3）、Caprini 血栓风险评估（附表 7-4）等工具 3. 对患者的疼痛强度进行评估（见第八章附表 8-1、附表 8-2），同时评估患者疼痛原因、部位以及有无伴随症状等	1. 体位与活动：卧床 2～6 小时，生命体征平稳且无不适主诉者可在床边活动 2. 饮食护理：术后禁食 4～6 小时，无不适可给予高蛋白、高热量、高维生素的流质或半流质饮食，多吃新鲜水果和蔬菜。禁食辛辣、油腻、生冷等刺激性食物 3. 疼痛护理：严密观察疼痛的性质、部位等，评估疼痛评分。疼痛评分 1～3 分，给予舒缓护理；疼痛评分 ≥4 分，遵医嘱给予药物止痛，并观察用药后不良反应及疼痛的缓解情况，做好记录	1. 病情观察及时 2. 术后健康教育到位 3. 并发症及时发现并处理

时间	评估	护理措施	质量要求
	4. 评估患者心理变化 5. 评估患者术后注意事项和自我护理方法相关知识的掌握情况	4. 心理支持：评估患者心理变化，采用适当的心理支持，帮助患者缓解心理压力和不良情绪 5. 并发症观察与护理 （1）出血：若穿刺部位轻微渗血，无需处理，及时更换敷料，严重者予以加压包扎；若发生针道渗血或内出血，应严密观察患者意识状态、生命体征、胸腹部症状及尿量，动态监测血红蛋白变化，遵医嘱对症处理 （2）胃肠道反应：术后易出现恶心、呕吐等胃肠道反应，症状轻微者，可自行缓解；呕吐者应及时清除口腔内呕吐物，以防误吸，观察呕吐物的颜色、性状及量等，必要时遵医嘱给予止吐药物 （3）肝脓肿：根据病情放置引流管，保持引流通畅，勿使其打折，避免牵拉，防止引流管脱出；准确记录引流液的颜色、性状及量 （4）肾功能损害：观察尿液的色、质、量，保证24小时尿量大于2000ml，尿量少时予利尿剂 （5）气胸：少量气胸无需处理，密切观察病情变化；大量气胸需穿刺抽吸，必要时行胸腔闭式引流，观察患者有无气促、胸部压迫感、胸腔引流液情况，保持引流通畅。嘱患者取半卧位或高枕卧位，利于肺扩张及体位引流。观察血氧饱和度，予持续低流量吸氧，指导患者采取腹式呼吸以增加肺活量 （6）感染：术后肿瘤坏死组织吸收后1~3天可出现发热现象，应注意监测患者体温情况，及时补充液体，避免能量过度消耗，同时做好患者皮肤护理。遵医嘱预防性使用抗生素，如有高热寒战，遵医嘱对症治疗，必要时采集血培养以检测相关指标 （7）皮肤烧伤：严密观察患者穿刺处皮肤的颜色、温度，有无烧灼感及水疱形成 6. 出院指导 （1）用药指导：遵医嘱规范用药，定时、定量服药，不自行增减或停药。观察药物的疗效与副作用，一旦出现不良反应及时就医 （2）饮食指导：以高蛋白、高热量、高维生素、低脂、易消化饮食为主，少食多餐。多吃新鲜蔬菜、水果，补充维生素及矿物质，忌烟酒，避免食用生硬、粗糙、刺激性食物 （3）康复指导：防寒保暖，预防感冒；生活规律，保证充足睡眠；适度运动，适当参加社交活动；保持大便通畅，避免用力排便；保护手术区域，避免受压 （4）出院随访：根据医生出院医嘱定期复查。一般术后1个月复查局部CT/超声、血常规、肝功能、肾功能等，发现异常随时复诊	

二、肿瘤冷冻消融治疗护理常规

冷冻消融（Cryoablation）主要是氩氦冷冻消融，氩气在数十秒内可使针尖温度迅速降至 -175℃、氦气使温度升至45℃，引起肿瘤细胞内外冰晶形成、细胞膜破裂、消融区内微血管闭塞，导致肿瘤细胞缺血、坏死。肿瘤冷冻消融治疗护理常规见表7-9。

表7-9 肿瘤冷冻消融治疗护理常规

时间	评估	护理措施	质量要求
术前	见"肿瘤射频/微波消融治疗护理常规"中"术前评估"	见"肿瘤射频/微波消融治疗护理常规"中"术前护理措施"	1. 术前评估全面 2. 术前准备充分 3. 健康教育到位，患者情绪稳定
术中	1. 见"肿瘤射频/微波消融治疗护理常规"中"术中评估" 2. 评估患者治疗区皮肤有无冻伤	1. 做好"安全核查""手术配合"及"安全转运与交接"，见"肿瘤射频/微波消融治疗护理常规"中"术中护理措施" 2. 生命体征监测：密切观察患者生命体征、皮温及末梢循环情况，若出现血压下降、心率加快等冷休克表现时予保暖、补液、升压等措施 3. 保暖措施：控制手术室温度，保持在25℃左右，做好保暖工作，棉垫包裹患者双下肢及肩颈部，协助医生检查冷冻系统，观察系统完好度；术中对所输注液体与冲洗液进行加温处理，控制在37℃，使用45℃~50℃温盐水持续热敷穿刺点周围皮肤，以防冻伤	1. 安全核查到位 2. 术中体位正确 3. 术中配合到位
术后	见"肿瘤射频/微波消融治疗护理常规"中"术后评估"	1. 体位与活动：术后第一天卧床休息6~12小时，3天内不剧烈活动 2. 饮食护理：禁食4~6小时后可进食高蛋白、高热量、高维生素、易消化的流质或半流质饮食 3. "疼痛护理"及"心理支持"见"肿瘤射频/微波消融治疗护理常规"中"术后护理措施" 4. 保暖措施：加强保暖措施，冬季可在床单下放37℃恒温水毯。同时观察四肢末梢循环情况 5. 并发症观察与护理 （1）出血：若行腹部肿瘤冷冻消融治疗术，患者需予腹带加压包扎24小时；严密观察患者胸腹部症状（有无腹肌紧张及疼痛），动态监测血红蛋白变化，重视患者的主诉，及时给予止血、备血、补液等措施 （2）冻伤：若皮肤出现小水疱，无需处理；若水疱较大可用不含酒精的消毒剂清洁患处和周围皮肤，用注射器吸出其渗液，并涂抗菌药膏加以包扎。如若创面破溃，可消毒周围正常皮肤，再用无菌温盐水清洗创面，遵医嘱涂以抗菌药物后包扎，并检查创面愈合情况 （3）气胸：观察患者胸痛、咳嗽、呼吸困难的程度。次晨复查X线胸片，了解术后有无气胸，若为少量气胸，加强观察；若为大量气胸则行胸腔闭式引流 （4）胸腔积液：冷冻治疗后可出现不同程度的胸腔渗液，术后遵医嘱行X线胸片检查。渗液较少者多无症状，可不予处理，自行吸收；渗液较多者可出现气促、胸闷等症状，行胸腔闭式引流 （5）肝功能损害：注意休息，遵医嘱给予保肝药物 （6）肾功能损害：观察尿液的色、质、量，保证24小时尿量大于2000ml，尿量少时予利尿剂 6. 出院随访：见"肿瘤射频/微波消融治疗护理常规"中"术后护理措施"	1. 病情观察及时 2. 术后健康教育到位 3. 并发症及时发现并处理

三、肿瘤无水酒精消融治疗护理常规

无水酒精（乙醇）消融（Percutaneous Ethanol Injection，PEI）是在超声引导下直

接将无水酒精注入肿瘤组织内，无水酒精的渗透性将立即引起肿瘤细胞及其血管内皮细胞迅速脱水、蛋白凝固、变性坏死，肿瘤组织中和瘤周血管壁内消融继发血栓形成，完全闭塞，引起肿瘤组织缺血、坏死，纤维组织形成。肿瘤无水酒精消融治疗护理常规见表 7 - 10。

表 7 - 10   肿瘤无水酒精消融治疗护理常规

时间	评估	护理措施	质量要求
术前	见"肿瘤射频/微波消融治疗护理常规"中"术前评估"	见"肿瘤射频/微波消融治疗护理常规"中"术前护理措施"	1. 术前评估全面 2. 术前准备充分 3. 健康教育到位，患者情绪稳定
术中	见"肿瘤射频/微波消融治疗护理常规"中"术中评估"	见"肿瘤射频/微波消融治疗护理常规"中"术中护理措施"	1. 安全核查到位 2. 术中体位正确 3. 术中配合到位
术后	1. 见"肿瘤射频/微波消融治疗护理常规"中"术后评估" 2. 评估患者有无醉酒现象	1. 体位与活动：24 小时内禁止剧烈活动 2. 饮食护理：术后一般禁食 6 小时，病灶邻近胆囊、肠道者术后禁食 12～24 小时。进食由清淡饮食逐步过渡到正常饮食 3. 疼痛护理：术后 20～40 分钟为疼痛发作高峰，评估疼痛的程度、部位、性质和时间，有无腹膜刺激征。在排除出血或胆瘘的前提下，根据疼痛评分遵医嘱用药 4. 心理支持：评估患者心理变化，采用适当的心理支持，帮助患者缓解心理压力和不良情绪 5. 并发症观察与护理 （1）感染：肿瘤坏死组织吸收后 1～3 天可出现发热现象，及时补充液体，避免能量过度消耗，可遵医嘱适当应用抗生素 3～5 天，以预防感染。如有高热寒战，遵医嘱对症治疗，必要时采集血培养以检测相关指标 （2）胃肠道反应：出现恶心、呕吐症状时，遵医嘱用药，呕吐剧烈时应避免误吸 （3）肝功能损害：可出现肝功能指标一过性增高，遵医嘱护肝治疗 （4）醉酒现象：患者出现面色或全身皮肤潮红，无需做特殊处理 6. 出院随访：见"肿瘤射频/微波消融治疗护理常规"中"术后护理措施"	1. 病情观察及时 2. 术后健康教育到位 3. 并发症及时发现并处理

四、肿瘤高强度聚焦超声治疗护理常规

高强度聚焦超声（High - Intensity Focused Ultrasound，HIFU）是利用较强的超声源，通过瞬时高温效应、空化效应、机械效应杀死靶区肿瘤细胞，从而使治疗区组织变性坏死、液化吸收，肿瘤细胞发生不可逆的凝固性坏死或代谢性降低。肿瘤高强度聚焦超声治疗护理常规见表 7 - 11。

表 7-11 肿瘤高强度聚焦超声治疗护理常规

时间	评估	护理措施	质量要求
术前	见"肿瘤射频/微波消融治疗护理常规"中"术前评估"	1. 术前准备：术前 3 日禁食易产气食物，术前 8~12 小时禁食、4 小时禁饮。必要时予清洁灌肠，留置胃管、尿管。留置尿管后即刻夹闭尿管，使膀胱内充盈尿液，目的是在手术过程中调控膀胱内尿量，改善超声通道。同时根据血管条件选择合适部位建立静脉通路 2. 做好"心理支持""皮肤准备""手术交接"，见"肿瘤射频/微波消融治疗护理常规"中"术前护理措施"	1. 术前评估全面 2. 术前准备充分 3. 健康教育到位，患者情绪稳定
术中	见"肿瘤射频/微波消融治疗护理常规"中"术中评估"	1. 做好"安全核查""生命体征监测"及"安全转运与交接"，见"肿瘤射频/微波消融治疗护理常规"中"术中护理措施" 2. 手术配合：根据患者病灶部位的不同采取不同治疗体位，固定患者肢体，注意腋下、腹股沟等局部皮肤保护。手术区皮肤用 75% 酒精棉球脱脂。密切关注水囊中水温的变化，保持水温在 18℃~25℃，及时观察水槽中的水量，如出现水量不足立即补充，使其没过皮肤，以免烫伤	1. 安全核查到位 2. 术中体位正确 3. 术中配合到位
术后	1. 见"肿瘤射频/微波消融治疗护理常规"中"术后评估" 2. 评估患者治疗区皮肤有无烫伤	1. 体位与活动：术后卧床休息 12~24 小时，避免剧烈活动 2. 饮食护理：术后患者常规禁食、禁饮 4 小时后可进流质，逐渐过渡到正常饮食。胰腺癌患者术后禁食 12~24 小时，当患者腹部体征阴性、血/尿淀粉酶正常、血糖正常，可进少量流质，无不适则逐渐恢复到正常饮食 3. "疼痛护理"及"心理支持"见"肿瘤射频/微波消融治疗护理常规"中"术后护理措施" 4. 并发症观察与护理 （1）感染：术后可出现发热，体温低于 38℃，无需特殊处理，3~5 天后体温可恢复正常，如持续高热者，应物理降温或遵医嘱给予对症处理，遵医嘱使用抗生素，必要时采集血培养，检测相关指标 （2）皮肤烫伤：保持皮肤完整，切勿揉搓，穿宽松棉质衣裤。若出现皮肤发红、皮温升高，用毛巾包裹冰袋进行间歇性冰敷（每次 15~30 分钟，间歇 30 分钟再予冰敷），冰敷时间可根据皮肤颜色和温度调整，并防止冻伤；必要时涂烫伤软膏。若出现水疱，应用碘伏消毒，用无菌注射器抽吸水疱中液体，并预防继发性感染；若出现重度烫伤，应按外科处理原则进行切痂植皮 5. 出院随访：见"肿瘤射频/微波消融治疗护理常规"中"术后护理措施"	1. 病情观察及时 2. 术后健康教育到位 3. 并发症及时发现并处理

五、肿瘤纳米刀治疗护理常规

纳米刀（Nano Knife）消融即不可逆电穿孔（Irreversible Electroporation，IRE），该技术通过两电极针间高压电脉冲释放形成高场强消融区域，使消融区域覆盖的组织细胞膜上产生多个纳米级孔道，随着消融区域内电压不断升高，逐渐从可逆性孔道转变为不可逆性孔道，最终引起细胞内外环境失衡，造成细胞凋亡，从而永久性地破坏肿瘤细胞。肿瘤纳米刀治疗护理常规见附表 7 - 12。

表 7 - 12　肿瘤纳米刀治疗护理常规

时间	评估	护理措施	质量要求
术前	1. 见"肿瘤射频/微波消融治疗护理常规"中"术前评估" 2. 评估患者有无心律失常、有无放置心脏起搏器等	1. 术前准备：禁食 12 小时、禁饮 4 小时，必要时在术前一晚及术晨口服泻药，并予灌肠，保证肠道清洁。胆道梗阻、胆管或胰管梗阻者，应行胆道支架或经皮穿刺胆系引流。根据血管条件选择合适部位建立静脉通路。术前 24 小时完成麻醉访视 2. 做好"心理支持""皮肤准备""手术交接"，见"肿瘤射频/微波消融治疗护理常规"中"术前护理措施"	1. 术前评估全面 2. 术前准备充分 3. 健康教育到位，患者情绪稳定
术中	见"肿瘤射频/微波消融治疗护理常规"中"术中评估"	见"肿瘤射频/微波消融治疗护理常规"中"术中护理措施"	1. 安全核查到位 2. 术中体位正确 3. 术中配合到位
术后	1. 见"肿瘤射频/微波消融治疗护理常规"中"术后评估" 2. 评估患者意识情况	1. 体位与活动：去枕平卧 6 小时，上身制动 8 小时后可在床上翻身变换体位，根据病情逐渐过渡至床边活动 2. 饮食护理：早期麻醉苏醒的患者，嘱其禁食、禁饮。观察并记录患者有无恶心、呕吐，指导患者采取侧卧位，避免呕吐物误吸。术后胃肠道功能恢复后给予清淡流质饮食，逐步过渡至富营养、易消化、高热量、少刺激饮食，保证其营养均衡摄入。胰腺癌患者血淀粉酶正常后方可进食 3. "疼痛护理"及"心理支持"见"肿瘤射频/微波消融治疗护理常规"中"术后护理措施" 4. 并发症观察与护理 （1）出血：观察穿刺部位渗血量，有无腹痛及腹肌紧张等，发现异常及时报告医生并给予处理 （2）肝功能异常：注意休息，遵医嘱给予保肝药 （3）感染：术后肿瘤组织坏死吸收后 1～3 天可出现发热现象，应注意监测患者体温情况，及时补充液体，避免能量过度消耗，同时做好患者皮肤护理。遵医嘱预防性使用抗生素，如有高热寒战，遵医嘱对症治疗，必要时采集血培养、检测相关指标 （4）血栓：警惕患者腹痛、腹胀、坏死性肠梗阻的发生，术后遵医嘱预防性使用抗凝药物或使用医用弹力袜 5. 出院随访：见"肿瘤射频/微波消融治疗护理常规"中"术后护理措施"	1. 病情观察及时 2. 术后健康教育到位 3. 并发症及时发现并处理

六、肿瘤放射性粒子植入治疗护理常规

放射性粒子植入（Radioactive Particle Implantation，RPI）是在影像学指导下，用细针、导管、支架等方式将粒子放置在肿瘤内部或边缘，通过放射性粒子发出的持续低能量射线，对不同分裂周期的肿瘤细胞持续照射，经过足够的剂量和半衰期，直接破

坏肿瘤细胞的 DNA 单链、双链或产生自由基以杀灭肿瘤细胞。目前临床常用的放射性粒子为^{125}I 和 ^{103}Pd，分别代表着低剂量率和中剂量率照射。肿瘤放射性粒子植入治疗护理常规见附表 7 - 13。

表 7 - 13　肿瘤放射性粒子植入治疗护理常规

时间	评估	护理措施	质量要求
术前	见"肿瘤射频/微波消融治疗护理常规"中"术前评估"	1. 术前准备：术前 24 小时进易消化的流质、半流质饮食，术前 4~6 小时禁食、禁饮（胰腺肿瘤患者术前 12 小时禁食、禁饮，遵医嘱行胃肠减压；胰腺、子宫颈肿瘤患者需肠道准备）。必要时备好防护用品，如铅衣、铅裤等。根据血管条件选择合适部位建立静脉通路 2. "功能训练""心理支持""皮肤准备""做好手术交接"见"肿瘤射频/微波消融治疗护理常规"中"术前护理措施"	1. 术前评估全面 2. 术前准备充分 3. 健康教育到位，患者情绪稳定
术中	见"肿瘤射频/微波消融治疗护理常规"中"术中评估"	1. 见"肿瘤射频/微波消融治疗护理常规"中"术中护理措施" 2. 根据手术部位，协助患者摆放手术体位，3D 打印模板辅助粒子植入治疗时，注意体位固定 3. 做好植入粒子数量的记录与剩余粒子的清点	1. 安全核查到位 2. 术中体位正确 3. 术中配合到位
术后	见"肿瘤射频/微波消融治疗护理常规"中"术后评估"	1. 体位与活动：卧床 2~6 小时，生命体征平稳且无不适主诉者可逐步过渡至床边活动 2. 饮食护理：一般术后禁食 4~6 小时，无不适可给予高蛋白、高热量、高维生素的流质或半流质饮食，多吃新鲜水果和蔬菜。非开放手术的胰腺肿瘤患者，穿刺路径须避开胃肠道，72 小时内继续行胃肠减压、禁食水；72 小时后若胃肠功能恢复，饮食可从流质饮食逐渐过渡到正常饮食。若穿刺路径经过胃肠道，术后禁食水时间可适当延长至 5~7 天。禁食辛辣、油腻、生冷等刺激性食物 3. "疼痛护理"及"心理支持"见"肿瘤射频/微波消融治疗护理常规"中"术后护理措施" 4. 辐射防护：依据辐射防护"三原则"即屏蔽防护、时间防护、距离防护，做好患者及医护人员的辐射防护 （1）嘱患者勿与其他人进行密切的接触，需长时间接触患者的照护人员应与患者保持 1 米以上距离 （2）患者的病床前或病房前需要设置控制区与电离辐射警示标识 （3）护理人员近距离护理时，需穿着铅制防护用品，减少与放射源的接触时间 5. 粒子脱出：前列腺、胃肠道植入粒子源患者应使用专用便器，肺部植入粒子源患者应戴口罩，以免粒子源丢失在周围环境中。告知患者及家属切忌徒手拿取脱出的粒子，应立即通知医护人员用镊子捡起，放在特制铅罐内保存，联系核医学科做妥善处理 6. 并发症观察与护理 （1）感染：术后监测体温，体温低于 38℃者无需特殊处理，3~5 天后体温可恢复正常；如持续高热者，应物理降温或遵医嘱给予对症处理，遵医嘱使用抗生素，必要时采集血培养，检测相关指标	1. 病情观察及时 2. 术后健康教育到位 3. 并发症及时发现并处理

时间	评估	护理措施	质量要求
		（2）出血：严密观察穿刺部位敷料是否包扎完好、清洁干燥，有无渗血，观察穿刺点是否有出血或血肿；严密监测生命体征变化，出血量体小（<50ml）可自愈，无需特殊处理，出血量较大（>500ml）者则予止血并加快补液等应对措施	
		（3）血、气胸：协助患者取患侧卧位，利于止血，防止吸入性肺炎或肺不张等，嘱患者勿大笑，避免剧烈咳嗽，观察患者有无咳嗽、咳痰、发热、胸闷、呼吸困难等症状。若发生少量气胸，肺压缩程度不超过10%，嘱患者卧床休息；肺压缩超过30%，立即予氧气吸入，协助医生进行胸腔抽气术，必要时行胸腔闭式引流术。剧烈咳嗽者遵医嘱予镇咳药	
		（4）肺栓塞：出现呼吸困难、胸痛、咳嗽、咯血并伴心率加快、发绀等症状时，立即绝对卧床休息，勿深呼吸，避免剧烈活动，严密观察生命体征及呼吸情况，并通知医生处理，予低流量吸氧，建立静脉通路，同时备好急救药品和物品	
		（5）放射性肺损伤：密切观察患者的体温及呼吸、咳痰情况，遵医嘱予糖皮质激素和抗生素治疗；若干咳症状明显，遵医嘱予镇咳药，嘱患者多饮水以促进痰液排出	
		（6）放射性肝损伤：卧床休息，进食高热量、高蛋白、高维生素、低脂食物，服用助消化及保肝药物	
		7. 出院指导	
		（1）用药指导：遵医嘱规范用药，定时、定量服药，不自行增减或停药。观察药物的疗效与副作用，一旦出现不良反应及时就医	
		（2）饮食指导：以高蛋白、高热量、高维生素、低脂、易消化饮食为主，少食多餐。多吃新鲜蔬菜、水果，补充维生素及矿物质，忌烟酒，避免辛辣食物	
		（3）康复指导：充分告知患者及家属放射性粒子防护的要求和必要性。出院后仍需做好防护工作，术后2个月内尽量不与孕妇、儿童发生密切身体接触，术后240天后方可到公共场所活动。前列腺癌放射性粒子植入术患者2~3周内禁止性生活。同时注意防寒保暖，适度运动，生活规律，保证充足睡眠	
		（4）粒子脱落：一旦发现粒子脱出，应用长镊子夹起，放置于铅罐内，并妥善保存，避免造成环境污染，并及时与医院取得联系	
		（5）出院随访：根据医生出院医嘱，定期复查	

第四节　肿瘤非血管性管腔狭窄扩张成形术护理常规

一、非血管性管腔狭窄扩张成形术护理常规

非血管性管腔狭窄扩张成形术是指在医学影像引导下，使用球囊导管、支架等器材，对气管、食管、胆道、肠道、尿道以及输卵管等人体中空管腔的狭窄阻塞性病变

进行治疗。该术式利用球囊导管通过管腔引发呈放射状的扩张力而使狭窄段横向扩张，配合使用支架可防止扩张后的弹性回缩及预防肿瘤快速生长而再次发生狭窄甚至堵塞。本节主要介绍球囊扩张术护理常规，非血管性管腔狭窄扩张成形术护理常规见表7－14。常见非血管性管腔支架植入术护理常规见表7－15、表7－16、表7－17。

表7－14　非血管性管腔狭窄扩张成形术护理常规

时间	评估	护理措施	质量要求
术前	1. 患者评估：评估患者病史、生命体征、心理状态及药物过敏史等，完善各项安全评估 2. 评估是否已完善术前相关检验、检查 3. 评估患者是否能够理解手术的相关知识和注意事项	1. 术前准备 （1）食管扩张术：术前10分钟遵医嘱肌内注射山莨菪碱注射液，以减少口腔分泌物及术中迷走神经反射。遵医嘱给予镇静剂 （2）气道扩张术：需确保患者呼吸道通畅。指导患者进行深呼吸、有效咳嗽等训练，以适应术后呼吸道管理 （3）胃、十二指肠扩张术：遵医嘱术前留置胃管，操作前协助抽空胃液 （4）结肠、直肠扩张术：术前3天起宜进食流质，予清洁灌肠，每日1次；术前12小时口服硫酸镁60ml或甘露醇250ml导泻；术前6小时禁食。已有肠道梗阻症状者应立即禁食，完全性肠梗阻者及时留置胃管进行胃肠减压 （5）胆道扩张术：术前禁食4小时；术前30分钟遵医嘱予以肌注地西泮及哌替啶，镇静、止痛 （6）尿道、输卵管扩张术：遵医嘱完善各项检查，女性患者在月经结束后3～7天之内完成 2. 心理支持：向患者及家属介绍手术的目的、方法及术中配合要点，消除患者紧张情绪，使其更好地配合 3. 皮肤准备：行经皮穿刺术式者术前应进行皮肤准备，确保手术区域的皮肤清洁，预防感染 4. 做好手术交接	1. 术前评估全面 2. 术前准备充分 3. 健康教育到位，患者情绪稳定
术中	患者评估：评估患者病史，了解检验、检查结果，做好患者心理及并发症风险评估	1. 安全核查：核对患者身份及手术名称；核对各种术中用药，如麻醉药、抗生素等 2. 生命体征监测：对患者的生命体征进行实时监测，包括体温、心率、血压、呼吸、血氧饱和度等 3. 手术配合：根据需要为患者建立静脉通道。协助医生进行各种操作，以提高手术效率。严格执行无菌操作原则，降低感染风险	1. 安全核查到位 2. 术中体位正确 3. 术中配合到位
术后	1. 评估生命体征并记录。观察手术部位的情况，注意出血、渗出等征象 2. 完成相关安全评估 3. 评估术后胃肠道功能、活动功能恢复情况 4. 评估患者心理变化 5. 评估患者术后注意事项和自我护理方法相关知识的掌握情况	1. 体位与活动：根据患者的具体情况，鼓励其早期下床活动 2. 饮食护理：行胃、十二指肠、结肠、直肠扩张术者禁食、禁水24小时，无穿孔、出血等并发症可遵医嘱改流质饮食，随后视情况逐步过渡饮食。食管、气道、胆道扩张术见表7－15、表7－16、表7－17中的"饮食护理" 3. 疼痛护理：疼痛评分（NRS评分）1～3分，给予舒缓护理；疼痛评分≥4分，遵医嘱给予药物止痛，并观察用药后不良反应及疼痛缓解情况，做好记录 4. 促进康复：观察患者扩张后脏器功能恢复情况、自理能力等，及时进行康复训练与指导 5. 并发症观察：严密观察患者情况，及时发现和处理潜在并发症的风险因素 6. 出院指导：告知患者应遵医嘱按时服药。指导合理饮食、适当运动、保持良好的生活习惯并注意病情变化，如有任何疑问或不适症状，应及时与医生联系	1. 病情观察及时 2. 术后健康教育到位 3. 并发症及时发现并处理

二、食管支架植入术护理常规

食管支架植入术（Esophageal Stent Implantation）是指在内窥镜直视下、X 线透视或内窥镜联合 X 线透视引导下，通过"口腔－咽－食管"这一自然腔道，送入食管内支架输送器，释放支架的一种无创手术。食管支架植入术护理常规见表 7 - 15。

表 7 - 15　食管支架植入术护理常规

时间	评估	护理措施	质量要求
术前	1. 患者评估：评估患者病史、生命体征、心肺功能、吞咽困难级别（附表 7 - 10）、心理状态及药物过敏史等 2. 评估术前是否完善相关检查，如血化验、心电图、彩超、内镜、钡餐造影、CT 等 3. 评估患者是否能够理解手术的相关知识和注意事项	1. 术前准备：备齐术前物品及药品。确认已签署知情同意书。告知患者术前禁食 6 小时，禁水 2 小时。取出患者口腔内假牙等异物 2. 心理支持：对患者和家属耐心解释手术的目的和过程，消除患者紧张情绪，更好地配合支架植入 3. 做好手术交接	1. 术前评估全面 2. 术前准备充分 3. 健康教育到位，患者情绪稳定
术中	患者评估：评估患者病史，了解检验、检查结果，做好患者心理及并发症风险评估	1. 安全核查：核对患者身份及手术名称；核对各种术中用药，如麻醉药、抗生素等 2. 手术体位：X 线透视下取左前斜位，如果患者无法忍受该姿势，则可以采取仰卧位、头高足低位等。内窥镜直视下或内窥镜联合 X 线透视引导下则采用左侧卧位 3. 其余措施见"非血管性管腔狭窄扩张成形术护理常规"中"术中护理措施"	1. 安全核查到位 2. 术中体位正确 3. 术中配合到位 4. 术中及时发现不适并处理
术后	1. 评估生命体征和吞咽困难级别（附表 7 - 10） 2. 完成相关安全评估 3. 评估患者心理变化 4. 评估患者术后注意事项和自我护理方法相关知识的掌握情况	1. 体位与活动：食管支架植入后患者卧床休息 24 ~ 48 小时，床头抬高 15° ~ 30°，利于黏膜修复和支架与食管相融。避免剧烈呕吐、咳嗽等。根据自身情况适量活动，不做将头过度后屈、回旋及弯腰等动作 2. 饮食护理：患者植入食管支架后，无穿孔、出血等并发症，术后 4 小时可以进食温热流质饮食，24 小时后进食低纤维素饮食，并逐渐过渡到正常饮食。多饮温热水，以促进支架充分扩张，忌 4℃ 以下的冷食及含纤维素丰富的食物如韭菜、芹菜等 3. 疼痛护理：告知患者可出现轻微的胸骨后不适或咽喉部疼痛，1 ~ 3 天后可自行缓解。如出现胸骨后中、重度疼痛（NRS 评分 ≥4 分），应报告医生，及时评估病情并采取措施 4. 心理支持：评估患者心理变化，采用适当的心理支持，帮助患者缓解心理压力和不良情绪 5. 用药指导：口服药物时，药片研磨成粉末状、胶囊药物去除胶囊外壳后服用 6. 并发症观察及护理 （1）出血：观察生命体征、呕吐物及大便的性状，及早发现出血征象，如有异常及时报告医生给予止血处理	1. 病情观察及时 2. 术后健康教育到位 3. 并发症及时发现并处理

时间	评估	护理措施	质量要求
		（2）支架阻塞、移位：指导正确饮食，遵医嘱给于镇静、止吐处理，如果出现不能进食、胸痛、腹痛、吞咽困难等症状，及时复查，调整支架或重新放置支架 （3）胃食管反流：指导患者饮食定时、定量，饭后不宜立即平卧，睡前 1~2 小时内不进食，床头抬高 30°~45°；如果出现胸骨后烧灼样疼痛、反酸或口苦等症状，报告医生，给予抑酸及黏膜保护剂等药物处理 7. 出院指导：嘱患者术后 1 个月可过渡至普食，少量多餐，避免进食冷、热、硬、粗糙及黏性食物，减少支架变形、移位或堵塞的风险，进食前、后饮温开水，保持支架的温润和清洁，餐后 2 小时不宜平卧，防止反流；指导定期复查，一般术后 1 天、1 周、1 个月进行食管造影或胃镜检查，之后每间隔半年或一年复查	

三、气道支架植入术护理常规

气道支架植入术（Endotracheal Stent Implantation）是指在支气管镜等器械的操作下及 X 线监视下，依据病灶特点将不同形状、材质、张力、规格的支架送入病变段（狭窄处），支架自我延展扩张，重建呼吸通道，缓解患者呼吸困难症状的一种气道介入技术。气道支架植入术护理常规见表 7-16。

表 7-16 气道支架植入术护理常规

时间	评估	护理措施	质量要求
术前	1. 患者评估：评估患者病史、生命体征、心肺功能、心理状态及药物过敏史等 2. 术前是否完善相关检查，如血化验、心电图、肺功能、CT 等 3. 评估患者是否能够理解手术的相关知识和注意事项	1. 术前准备：备齐术前物品及药品。确认已签署知情同意书。禁食、禁水 4 小时，取出患者口腔内假牙等异物 2. 心理支持：对患者和家属耐心解释手术的目的和过程，教会患者术中正确的呼吸和咳嗽方法，减少因呼吸急促、剧烈咳嗽、过度屏气等对手术和操作过程产生不良影响，消除恐惧心理，使其能更好地配合支架植入 3. 做好手术交接	1. 术前评估全面 2. 术前准备充分 3. 健康教育到位，患者情绪稳定
术中	患者评估：评估患者病史，了解检验、检查结果，做好患者心理及并发症风险评估	1. 安全核查：核对患者身份及手术名称；核对各种术中用药，如麻醉药、抗生素等 2. 手术体位：如采用全麻患者，麻醉前采取平卧位，麻醉后协助患者头部后仰，于患者肩下垫软枕 3. 术中观察：观察是否出现窒息、出血、心搏骤停、心律失常、气道穿孔、支气管痉挛等征象，如有异常及时通知医生处理 4. 其余措施见"非血管性管腔狭窄扩张成形术护理常规"中"术中护理措施"	1. 安全核查到位 2. 术中体位正确 3. 术中配合到位 4. 术中及时发现不适并处理

时间	评估	护理措施	质量要求
术后	1. 评估生命体征并记录。观察出血、渗出等征象，有无吸入性肺炎、呛咳、窒息、呼吸困难等症状 2. 完成相关安全评估 3. 评估患者心理变化 4. 评估患者术后注意事项和自我护理方法相关知识的掌握情况	1. 体位与活动：指导患者尽量少说话，避免剧烈咳嗽，必要时遵医嘱予以镇咳、抗感染、止血、祛痰，以防支架移位。术后取患侧卧位，床头抬高>30°。卧床休息4~6小时，清醒后可在床上翻身变换体位，根据病情逐渐过渡至床边活动 2. 饮食护理：禁食、禁水2小时，麻醉效应、咳嗽和呕吐反应消失后可少量多餐，进食清淡、易消化食物 3. 疼痛护理：告知患者如出现喉咙疼痛、轻度胸痛，为术后正常反应，休息后症状可逐渐缓解。动态评估患者的疼痛情况，如疼痛加重，报告医生采取相应措施 4. 心理支持：评估患者心理变化，采用适当的心理支持，帮助患者缓解心理压力和不良情绪 5. 呼吸道管理：指导患者每日生理盐水雾化吸入湿化气道，雾化时患者需采取坐位，深呼吸，拍背叩击，协助其排出分泌物。病情允许时，鼓励患者以饮水的方式稀释呼吸道分泌物，每日饮水2000~2500ml 6. 并发症观察与护理 (1) 出血：观察出血情况，如痰中带血超过3天或出血量大于10ml，遵医嘱使用止血药物 (2) 分泌物阻塞：常见于术后1~2天，指导患者雾化吸入，排出分泌物；如果出现呼吸困难、痰多不易咳出，报告医生，给予复查支气管镜，了解支架扩张情况，清理支架内坏死组织及分泌物 (3) 支架移位或断裂：指导患者避免剧烈咳嗽，必要时给予镇咳治疗；如果出现剧烈咳嗽、呼吸困难、胸痛等症状，报告医生，复查胸部CT、支气管镜，观察支架移位、断裂情况，及时手术调整支架或取出断裂端后植入新支架 (4) 感染：保持呼吸道通畅；出现高热，报告医生，必要时经支气管镜冲洗和吸引分泌物或抗感染治疗 (5) 皮下气肿及气胸：观察患者是否出现胸部皮下肿胀、呼吸困难加重症状；发现异常及时报告医生，卧床休息、吸氧，必要时行胸膜腔穿刺或闭式引流 (6) 气道再狭窄：表现为胸闷、呼吸困难、心率加快、血压升高等，应清除呼吸道分泌物，保持气道通畅，及时返院治疗 (7) 出院指导：指导患者保证充足的营养，作息规律，促进康复；避免刺激性气体吸入，劝告戒烟；定期复查支气管镜，复查时间为出院后1周，随后可根据情况延长至1个月后再行随访	1. 病情观察及时 2. 术后健康教育到位 3. 并发症及时发现并处理

四、胆道支架植入术护理常规

胆道支架植入术（Biliary Stenting，BS）是将塑料或金属制成的管状支架置入胆道，以缓解胆道阻塞或治疗胆瘘，可用于解除良、恶性胆道梗阻，也可用于胆道晚期恶性肿瘤的姑息治疗。包括内镜下胆道支架植入术（Endoscopic Biliary Stenting，EBS）和经皮肝穿刺胆道支架植入术（Percutaneous Transhepatic Biliary Stenting，PTBS）。胆道支架植入术护理常规见表7-17。

表 7－17　胆道支架植入术护理常规

时间	评估	护理措施	质量要求
术前	1. 患者评估：评估患者病史、生命体征、营养状况、心理状态及药物过敏史等；专科评估包括患者皮肤、巩膜、大便等颜色，是否伴皮肤瘙痒，有无食欲减退、腹痛、寒战、高热等 2. 评估是否已完善术前相关检查，如血常规、肝肾功能、凝血功能及相关影像学等 3. 评估患者是否能够理解手术的相关知识和注意事项	1. 术前准备：术前禁食 6 小时，禁饮 2 小时。遵医嘱备好术中用药和物品 2. 心理支持：向患者及家属介绍胆道内支架植入术的目的、方法、注意事项，消除患者焦虑情绪，取得信任与配合 3. 皮肤护理：指导患者每天用温水擦洗皮肤，穿宽松舒适衣服，修剪指甲，瘙痒时勿抓挠，禁用碱性肥皂水、烫水擦洗皮肤 4. 皮肤准备："经皮肝穿刺胆道支架植入术"应进行皮肤准备，确保手术区域的皮肤清洁，预防感染 5. 做好手术交接	1. 术前评估全面 2. 术前准备充分 3. 健康教育到位，患者情绪稳定
术中	患者评估：评估患者病史，了解检验、检查结果，做好患者心理及并发症风险评估	1. 行"经皮肝穿刺胆道支架置入术"时，应与患者保持有效沟通，关注患者主诉及有无出现心率减慢、血压降低、打哈欠等迷走神经反射表现，必要时配合医生处理 2. 其余见"非血管性管腔狭窄扩张成形术护理常规"中"术中护理措施"	1. 安全核查到位 2. 术中体位正确 3. 术中配合到位
术后	1. 评估生命体征并记录。观察穿刺部位的情况，注意出血、渗出等征象。观察黄疸消退情况、皮肤瘙痒是否减轻，大、小便颜色的变化 2. 完成相关安全评估 3. 评估患者心理变化 4. 评估患者术后注意事项和自我护理方法相关知识的掌握情况	1. 体位与活动：术后卧床休息24 小时，建议平卧2 小时后改为半卧位休息，进食后下床活动 30 分钟以上，避免大幅度转身、弯腰、抬臂等剧烈运动 2. 饮食护理：如患者无不适，2～4 小时后即可进食，由流质饮食逐渐过渡到半流质饮食，可进食优质蛋白、高维生素、低脂的易消化饮食，少食多餐，多吃蔬菜、水果，忌浓茶、咖啡、辛辣刺激食物。 3. 疼痛护理：见"非血管性管腔狭窄扩张成形术护理常规"中术后护理的疼痛护理 4. 心理支持：评估患者心理变化，采用适当的心理支持，帮助患者缓解心理压力和不良情绪 5. 引流管护理：妥善固定并做好标识，保持引流通畅，防止引流管打折、扭曲、滑脱。引流袋应低于穿刺口 30cm，有条件宜使用抗反流引流袋，防止胆汁逆流。观察引流液颜色、量、性质并记录 6. 并发症观察及护理 （1）出血：观察患者生命体征的变化及引流液性状，有无恶心、呕血、腹痛或黑便等出血征象。如有出血及时报告医生，配合处理 （2）胆道感染：临床表现为急性胆管炎，严密观察患者的生命体征，有无寒战、高热或意识改变等情况。如有异常立即通知医生，并遵医嘱使用抗生素控制感染 （3）胰腺炎：常由于穿刺胆管过程中刺激壶腹口胰管或胆道支架覆盖胰管开口处，造成胰液的分泌排出异常而引发。术后关注患者主诉，密切观察腹部体征，有无剧烈腹痛、腹胀、恶心、呕吐、发热等情况，观察血、尿淀粉酶数值是否异常。如发生胰腺炎应禁食水，必要时行胃肠减压，遵医嘱予以补液，维持水、电解质平衡，应用生长抑素及抗生素等治疗	1. 病情观察及时 2. 术后健康教育到位 3. 并发症及时发现并处理

时间	评估	护理措施	质量要求
		7. 出院指导	
		（1）按时按需进行管路维护	
		（2）宜高热量、高维生素、低脂、优质蛋白、易消化饮食，忌辛辣、生冷和烟酒。多食新鲜蔬菜与水果，保持大便通畅	
		（3）注意休息，禁忌剧烈运动、提举重物等	
		（4）定期复查，出现高热、腹痛、黄疸加重、恶心、呕吐、皮肤瘙痒、排灰白色大便等症状，应及时就诊	

五、经皮椎体成形术护理常规

经皮椎体成形术（Percutaneous Vertebroplasty，PVP）是在影像引导和监测下，经皮穿刺到椎体病灶内，将生物材料或高分子材料如聚甲基丙烯酸甲酯等灌注剂注入到病变椎体，治疗椎体破坏性病变，提高脊柱的稳定性，缓解或消除患者疼痛，预防椎体塌陷或发展的一种非血管介入治疗方法。经皮椎体成形术护理常规见表7-18。

表7-18　经皮椎体成形术护理常规

时间	评估	护理措施	质量要求
术前	1. 患者评估：评估患者病史、生命体征、心理状态及药物过敏史等，完善各项安全评估 2. 评估是否已完善术前相关检验、检查 3. 评估患者是否能够理解手术的相关知识和注意事项	1. 术前准备 （1）胃肠道准备：术前一日可食用富含膳食纤维食物，有助于肠道蠕动；禁食牛奶、豆制品、糖类等易产气的食物。术前4小时禁食、禁饮 （2）影像学检查：在手术前进行必要的影像学检查，包括脊柱正、侧位X线平片及CT扫描等 （3）皮肤准备：术前一日指导穿刺部位皮肤的清洁以及手术部位的标记 （4）术前训练：包括呼吸功能锻炼（深呼吸、腹式呼吸）、体位训练（俯卧位）、床上大小便训练等 2. 心理支持：术前介绍手术的目的、过程、配合事项，提供必要的心理支持，确保患者术前放松，避免紧张情绪 3. 药物管理：术前了解患者精神状态及睡眠情况，必要时遵医嘱使用镇静和助睡眠药物，并观察疗效 4. 疼痛护理：倾听患者主诉，根据患者的疼痛情况，选择适宜的止痛药物，并观察疗效 5. 做好手术交接	1. 术前评估全面 2. 术前准备充分 3. 健康教育到位，患者情绪稳定
术中	患者评估：评估患者病史，了解检验、检查结果，做好患者心理及并发症风险评估	见"非血管性管腔狭窄扩张成形术护理常规"中"术中护理措施"	1. 安全核查到位 2. 术中体位正确 3. 术中配合到位
术后	1. 评估生命体征并记录。观察手术部位的情况，注意出血、渗出等征象 2. 完成相关安全评估	1. 体位与活动：遵医嘱术后活动。术后第1个小时应仰卧，可做直腿抬高活动。术后第2个小时可翻身侧睡。术后第3个小时可协助逐渐在床上坐起。术后24小时佩戴腰围或支具于床边活动。术后3~5天起，指导患者逐步进行腰背肌锻炼。康复阶段应循序渐进，避免大幅度的腰部转体活动和弯腰活动，避免长时行走或携带重物；活动过程中应避免跌倒，创建安全的环境；体位过渡上应逐渐摇高床头，适应一段时间后再使患者端坐，将双下肢移动床旁、双脚踩地，最后到独立行走。减少久坐久站，下床活动时选择防滑适合的平底鞋，并使用支具和关节保护器等保护工具	1. 病情观察及时 2. 术后健康教育到位 3. 并发症及时发现并处理

238

时间	评估	护理措施	质量要求
术后	3. 术后不良反应评估 （1）有无恶心、呕吐，若有，则评估呕吐物的量、颜色、性质 （2）有无尿潴留 4. 评估患者心理变化 5. 评估患者术后注意事项和自我护理方法相关知识的掌握情况	2. 饮食护理：术后进食高热量、高蛋白、易消化食物，同时应补充钙剂 3. 疼痛护理：采取有效的疼痛管理措施，缓解患者的疼痛不适感。定期评估患者的疼痛情况，以便及时调整治疗方案 4. 心理支持：帮助患者树立积极康复的信心，观察患者的不良情绪 5. 用药护理：遵医嘱指导患者服用治疗骨质疏松的相关药物，比如降钙素、双膦酸盐等。同时实施预防性抗凝措施，如使用抗血栓袜、进行床边抬腿运动等，并根据医嘱使用抗凝药物 6. 并发症观察及护理 （1）感染：术后体温超过38℃提示可能存在椎体感染。密切观察患者的生命体征和病情变化、手术部位是否有异常的红肿、渗液或感染征象；根据感染情况遵医嘱使用合适的抗生素；保持手术部位清洁、干燥，定期更换敷料；增强营养，促进伤口愈合 （2）出血：监测生命体征的变化；卧床休息，减少活动；观察伤口渗血情况及血压变化，警惕有无术后出血；如有出血立即用干净的纱布或绷带对出血部位进行适当的局部压迫止血；出血量较大，应及时输液补液；遵医嘱及时使用止血药物 （3）神经或血管损伤：脊神经损伤可能会导致相应支配区疼痛或麻木，硬膜外血肿压迫脊髓可导致截瘫。保持适当的体位，避免进一步压迫或损伤神经或血管；使用止痛药，缓解疼痛；观察患者双下肢肌力、感觉、神经反射等情况 （4）肺栓塞和气胸：密切观察监测生命体征变化及有无胸闷、心悸、咳嗽、呼吸困难、头晕等症状，必要时进行肺部听诊；出现症状立即吸氧；卧床休息，减少活动；气胸的患者进行胸膜腔引流；肺栓塞的患者进行抗凝治疗；遵医嘱使用止痛药缓解胸痛症状 7. 出院指导：指导患者出院后4周内需要正确佩戴腰围等相应部位的辅助固定器。向患者强调定期随访的重要性，提高其随访的依从性。根据医生的建议和患者的具体情况制定复查和居家康复计划。在复查过程中，应注意观察患者的状况和影像学及实验室检查结果的变化情况。如有异常情况或患者有不适症状，应及时就诊	

六、经皮穿刺引流术护理常规

经皮穿刺引流术（Percutaneous Puncture Drainage Technique，PPDT）即在影像设备的引导下，利用穿刺针和引流导管等器材，对人体管道、体腔或器官组织内的病理性积液、血肿、脓肿或胆汁、胰液、尿液等体液潴留进行穿刺抽吸、引流，达到减压和治疗的目的。肿瘤患者相关经皮穿刺引流术主要包括：心包穿刺引流术、胸腔穿刺引流术、腹腔穿刺引流术、肾盂穿刺引流术以及胆道穿刺引流术等。经皮穿刺引流术护理常规见表7-19。

表 7 – 19　经皮穿刺引流术护理常规

时间	评估	护理措施	质量要求
术前	1. 患者评估：评估患者病史、生命体征、心理状态及药物过敏史等，完善各项安全评估 2. 评估是否已完善术前相关检验、检查 3. 评估患者是否能够理解手术的相关知识和注意事项	1. 术前准备：备齐术前物品及药品。确认患者已签署知情同意书，穿着适合操作的衣物。操作环境清洁、光线充足，保护患者隐私，符合操作要求 2. 心理支持：向患者及家属介绍手术的目的、方法及术中配合要点，指导患者做好稳定呼吸及屏气训练，消除患者紧张情绪，使其更好地配合 3. 皮肤准备：术前确保穿刺区域的皮肤清洁，预防感染 4. 做好手术交接	1. 术前评估全面 2. 术前准备充分 3. 健康教育到位，患者情绪稳定
术中	患者评估：评估患者病史，了解检验、检查结果，做好患者心理及并发症风险评估	1. 体位及配合 （1）心包穿刺引流：协助患者取坐位或半卧位。指导患者在穿刺过程中勿深呼吸或咳嗽 （2）胸腔穿刺引流：根据体表定位，协助患者取坐位、半卧位、侧卧位或卧位等。指导患者在穿刺过程中勿咳嗽、转动身体 （3）腹腔穿刺引流：根据患者病情及需要，协助取正确且舒适体位，如坐位、半坐位、仰卧位或侧卧位等 （4）肾盂穿刺引流：协助患者取俯卧位或侧卧位。指导患者呼吸调适和屏气 （5）胆道穿刺引流：根据患者病情及术者需要，协助取舒适体位。指导患者呼吸调适，必要时屏气 2. 其余措施见"非血管性管腔狭窄扩张成形术护理常规"中"术中护理措施"	1. 安全核查到位 2. 术中体位正确 3. 术中配合到位
术后	1. 评估生命体征并记录。观察穿刺部位的情况，注意出血、渗出等征象。密切观察患者置管后病情变化 （1）心包穿刺引流：是否出现呼吸急促、胸闷及心前区疼痛等 （2）胸腔穿刺引流：是否出现气促、胸痛、头晕、心悸、面色苍白、呼吸音减弱、血压下降、皮下气肿等 （3）腹腔穿刺引流：是否出现腹痛、头晕、心悸、恶心、气促、脉速、面色苍白、血压下降等，监测腹围变化 （4）肾盂穿刺引流：是否出现血压、脉搏、心率、尿液等异常，穿刺处有无渗血、有无腰痛等不适 （5）胆道穿刺引流：是否出现发热、畏寒、恶心、呕吐、腹胀、腹痛等症状。观察黄疸消退情况、皮肤瘙痒是否减轻以及大、小便颜色的变化	1. 体位与活动 （1）心包穿刺引流：建议卧床休息 4～8 小时，取平卧位或半卧位 （2）胸腔穿刺引流：建议卧床休息 2 小时，取平卧位或半卧位 （3）腹腔穿刺引流：建议卧床休息 1～2 小时，取平卧位或侧卧位，穿刺部位向上，防止腹水外溢。如有腹水外溢，及时更换敷料，第二日逐渐恢复正常活动，避免剧烈运动 （4）肾盂穿刺引流：建议卧床休息 24～48 小时后可进行一般日常活动，仰卧位为主，辅以健侧卧位，尽量少取患侧卧位，术后 1 个月勿剧烈活动，离床活动时间视引流液颜色而定 （5）胆道穿刺引流：建议卧床休息 12～24 小时，病情允许即可过渡至床边活动	1. 病情观察及时 2. 术后健康教育到位 3. 并发症及时发现并处理

时间	评估	护理措施	质量要求
	2. 完成相关安全评估 3. 评估患者心理变化 4. 评估患者术后注意事项和自我护理方法相关知识的掌握情况	2. 饮食护理：加强营养，宜高热量、高维生素、高蛋白饮食（肝硬化腹水除外）；肾盂穿刺引流术患者多饮水，每日饮水 2000～3000ml；胆道穿刺引流术后禁饮、禁食 2 小时，无恶心、呕吐等不适可进食半流质饮食，次日患者可进食优质蛋白、高维生素、低脂、易消化饮食，少量多餐，忌辛辣、生冷和烟酒 引流管护理：妥善固定并做好标识，避免管路扭曲打折或脱出，保持引流通畅；观察并记录引流液的颜色、量和性状；更换引流袋或敷料时要严格无菌操作，引流袋应低于引流口，卧床时将引流袋挂于床沿，不可放于地上，防止引流液逆流，预防感染；引流速度不宜过快，经常挤压引流管，防止引流管的堵塞 （1）心包穿刺引流：首次放液不要超过 100～300ml，以后每次不超过 300～500ml （2）胸腔穿刺引流：首次放液不要超过 700ml，以后每次不超过 1000ml，指导患者练习深呼吸和有效咳嗽，促进肺复张 （3）腹腔穿刺引流：首次放液一般不要超过 1000ml，以后每次放液不超过 3000ml，大量放液后需使用多头腹带束紧，以防腹压骤降→内脏血管扩张→血压下降甚至休克 （4）肾盂穿刺引流：术后 1～3 天，引流液颜色逐渐转清。若短时间内引流出大量鲜红色的血液，抑或引流量过少、腰部胀痛等应该立即报告医生处理 （5）胆道穿刺引流：对于外引流或内引流的患者，根据临床症状体征和胆红素改善情况，术后 3～7 天开始可遵医嘱试行夹闭 PTBD 管，夹管时间从用餐前 30 分钟开始至餐后 2 小时。如无不适，逐渐延长每次夹管时间，直至全天夹管。完全夹管后 1～2 周，经造影确认支架膨胀良好者可考虑拔管 4. 并发症观察及护理 （1）心包穿刺引流：并发症有心包压塞、出血、气胸、冠状动脉损伤、心律失常、感染等。密切观察病情变化，如果出现气促、胸闷、心悸、血压下降、大汗淋漓、休克、高热等症状应卧床休息，给予吸氧，停止引流，立即报告医生并配合处理 （2）胸腔穿刺引流：并发症有气胸、血胸、复张性肺水肿、导管移位、感染等。密切观察病情变化，如果出现呼吸困难、引流液呈鲜红色、咳泡沫样痰、引流不畅、高热等应立即吸氧，报告医生并配合处理 （3）腹腔穿刺引流：并发症有肝性脑病、电解质紊乱、出血、感染、休克等。密切观察病情变化，如果出现意识改变、引流液颜色转红、高热、血压下降等，应立即停止引流，卧床休息，报告医生并配合处理 （4）肾盂穿刺引流：并发症有出血、肾周血肿、感染等，如果出现后腰部疼痛、高热、寒战、血尿、脓尿等应卧床休息，报告医生并配合处理。必要时给予抗感染治疗 （5）胆道穿刺引流：并发症有出血、胆道感染、胆汁性腹膜炎、气胸或胰腺炎等。观察引流后病情变化，预防性给予抗生素治疗。如果出现面色苍白、血压下降、剧烈腹痛、腹胀、腹膜刺激征、胸痛、咳嗽、呼吸困难等应立即采取舒适卧位并吸氧，及时报告医生并配合处理 5. 出院指导：如拔管后有发热、胸闷、腹痛、气促、呼吸困难，或者伤口处出现"红、肿、热、痛"等感染征象，应立即就医。带管出院者应根据引流管类型进行相应出院指导	

七、经皮穿刺活检术护理常规

经皮穿刺活检术（Percutaneous Needle Biopsy，PNB）是通过皮肤使用针刺入体内，获取组织或细胞的样本进行病理学检查，以协助诊断疾病。经皮穿刺活检术护理常规见表7-20。

表7-20　经皮穿刺活检术护理常规

时间	评估	护理措施	质量要求
术前	1. 患者评估：评估患者病史、生命体征、心理状态及药物过敏史等，完善各项安全评估 2. 评估是否已完善术前相关检验、检查 3. 评估患者是否能够理解手术的相关知识和注意事项	1. 术前准备 （1）缓解患者及家属焦虑、恐惧情绪，取得信任与配合。指导患者做好稳定呼吸及屏气训练 （2）全麻患者术前禁食、禁水4～6小时，局麻术前不宜饱餐 2. "心理支持"与"皮肤准备"见"非血管性管腔狭窄扩张成形术护理常规"中"术前护理措施" 3. 做好手术交接	1. 术前评估全面 2. 术前准备充分 3. 健康教育到位，患者情绪稳定
术中	患者评估：评估患者病史，了解检验、检查结果，做好患者心理及并发症风险评估	1. 见"非血管性管腔狭窄扩张成形术护理常规"中"术中护理措施" 2. 核对患者及病灶基本信息无误后送检	1. 安全核查到位 2. 术中体位正确 3. 术中配合到位
术后	1. 评估生命体征并记录。观察穿刺部位的情况，注意出血、渗出等征象 2. 完成相关安全评估 3. 评估患者心理变化 4. 评估患者术后注意事项和自我护理方法相关知识的掌握情况	1. 体位与活动：活检术后1天内卧床休息，避免剧烈运动 2. 饮食护理：局麻患者术后无特殊不适，建议少量多餐；全麻术后完全清醒、无呛咳者可进食水；需禁食者，遵医嘱执行 3. 疼痛护理：活检术后均有不同程度的局部疼痛，评估患者疼痛性质、部位、持续时间、程度，必要时遵医嘱酌情使用止痛药 4. 心理支持：关注患者的情绪变化，采用适当的心理护理措施，帮助患者缓解心理压力和不良情绪 5. 并发症观察与护理 （1）出血：术后密切观察患者意识、生命体征及穿刺处是否有出血和引流液颜色、量的变化。如患者出现面色苍白、血压下降、脉搏细速、心率加快，应及时报告医生 （2）胆道感染：遵医嘱预防性给予抗生素治疗，保持引流通畅，对于夹闭的内、外引流管，一旦发生胆管炎应立即打开，如有感染症状者禁行引流管冲洗 （3）胰腺炎及胆汁性腹膜炎：如出现急性腹痛、腹胀、腹膜刺激征等表现及时通知医生处理，急查血、尿淀粉酶，同时指导患者禁食、禁饮 （4）气胸：观察穿刺侧胸部体征，如患者出现胸痛、咳嗽、呼吸困难时立即采取舒适卧位并吸氧，及时通知医生，备好胸膜腔闭式引流用物及抢救药品，配合医生进行处理 6. 出院指导 （1）指导患者注意休息，逐渐恢复活动，如肝穿刺术后1周内避免剧烈运动 （2）合理膳食，加强营养，禁忌烟酒，保持稳定情绪 （3）按医嘱服药，定期复诊	1. 病情观察及时 2. 术后健康教育到位 3. 并发症及时发现并处理

附　录

附录7-1　艾伦（Allen）试验

Allen 试验方法步骤：①术者用双手同时按压桡动脉和尺动脉；②嘱患者反复用力握拳和张开手指5~7次至手掌变白；③松开对尺动脉的压迫，继续保持压迫桡动脉，观察手掌变化。若手掌颜色在10秒之内迅速变红或恢复正常，表明尺动脉和桡动脉之间存在良好的侧支循环，即 Allen 试验阳性，可以经桡动脉进行介入治疗，一旦桡动脉出现闭塞也不会发生缺血；相反，若10秒后手掌仍为苍白，Allen 试验阴性，这表明手掌侧支循环不良，不应该选择桡动脉行介入治疗。

附表7-2　约翰·霍普金斯跌倒/坠床风险评估

第一部分：可以根据患者情况直接进行跌倒危险的分类	
低风险	患者昏迷或完全瘫痪
高风险	住院前6个月内有 >1 次跌倒史
	住院期间有跌倒史

第二部分：如果患者情况不符合量表第一部分的任何条目，则进入第二部分的评定			
条目	内容	分值	得分
年龄（单选）	60~69 岁	1	
	70~79 岁	2	
	≥80 岁	3	
大、小便排泄（单选）	失禁	2	
	紧急和频繁的排泄	2	
	紧急和频繁的失禁	4	
患者携带管道数（单选）	1 根	1	
	2 根	2	
	3 根及 3 根以上	3	
活动能力（多选）	患者移动/转运或行走时需要辅助或监管	2	
	步态不稳	2	
	视觉或听觉障碍而影响活动	2	
认知能力（多选）	定向力障碍	1	
	烦躁	2	
	认知限制或障碍	4	
跌倒史（单选）	最近6个月有1次不明原因的跌倒经历	5	
高危药品：如镇痛药（患者自控镇痛 PCA 和阿片类药物）、抗惊厥药、降压/利尿剂、催眠药、泻药、镇静剂和精神类药数量（单选）	1 个高危药物	3	
	2 个及以上	5	
	24 小时内有镇静史	7	
第二部分得分范围为 0~35 分，共 3 个等级：<6 分为低度风险，6~13 分为中度风险，>13 分为高度风险			

附表 7 - 3　Braden 压力性损伤风险评估

评分内容	评估计分标准				评分
	1 分	2 分	3 分	4 分	
感知能力	完全受限	大部分受限	轻度受限	无损害	
潮湿程度	持续潮湿	常常潮湿	偶尔潮湿	罕见潮湿	
活动能力	卧床	坐椅子	偶尔步行	经常步行	
移动能力	完全受限	非常受限	轻微受限	不受限	
营养摄取能力	非常差	可能不足	充足	丰富	
摩擦力和剪切力	存在问题	潜在问题	不存在问题	—	

轻度危险：15 ~ 16 分；中度危险 13 ~ 14 分；高度危险 ≤12 分

附表 7 - 4　Caprini 血栓风险评估

1 分	2 分	3 分	5 分
年龄 41 ~ 60 岁	年龄 61 ~ 74 岁	年龄 ≥75 岁	脑卒中（<1 个月）
小手术	关节镜手术	VTE 病史	择期关节置换术
体质指数 >25kg/m²	大型开放手术（>45 分钟）	VTE 家族史	髋部、骨盆或下肢骨折
下肢肿胀	腹腔镜手术（>45 分钟）	凝血因子 *V Leiden* 突变	急性脊髓损伤（<1 个月）
静脉曲张	恶性肿瘤	凝血酶原 *G20210A* 突变	
妊娠或产后	卧床 >72 小时	狼疮抗凝物阳性	
有不明原因的或者习惯性流产史	石膏固定	抗心磷脂抗体阳性	
口服避孕药或激素替代疗法	中心静脉通路	血清同型半胱氨酸升高	
感染中毒症（<1 个月）		肝素诱导的血小板减少症	
严重肺病，包括肺炎（<1 个月）		其他先天性或获得性血栓形成倾向	
肺功能异常			
急性心肌梗死			
充血性心力衰竭（<1 个月）			
炎症性肠病史			
卧床患者			

注：该量表将每个危险因素根据危险程度的不同赋予"1~5"不同的分数，最后根据得到的累积分数将患者的 VTE 发生风险分为低危（0~1 分）、中危（2 分）、高危（3~4 分）、极高危（≥5 分）4 个等级；不同的风险等级推荐不同的 VTE 预防措施，包括预防措施的类型及持续时间等。

附录 7 - 5　踝泵运动操作规范

1. 踝泵运动适用于下肢静脉血栓的预防和治疗，特别是对于长时间卧床或者手术后的患者，可以促进下肢血液循环，预防静脉血栓形成。

2. 患者取平卧位，将下肢伸直，脚尖向上。

3. 缓慢屈伸踝关节，以感觉到肌肉的收缩和关节的活动为度，避免过度用力。

4. 每次屈伸持续 5 ~ 10 秒，然后放松 5 ~ 10 秒，重复进行。

5. 每天进行 2 ~ 3 次，每次 20 ~ 30 分钟。

6. 操作时需要注意安全，避免过度用力或者过度屈伸。

7. 对于长时间卧床或者手术后的患者，可以在床上进行训练，避免长时间保持同一姿势。

附录 7 - 6　手指操操作规范

1. 目的：手指操为了减轻患者术后术侧肢体疼痛、肿胀、麻木等不适，预防血栓形成。
2. 第一步，爬：术侧手放于平床，手指向前或向后爬行。
3. 第二步，握：五指伸展，掌心向上，握拳。
4. 第三步，碰：拇指依次与示指、中指、环指、小指触碰。
5. 第四步，弹：拇指分别依次按住剩余四指指尖，然后弹开。
6. 第五步，压：五指伸展，健侧拇指分别按压术侧各手指。
7. 第六步，数：五指伸展，依次弯曲进行数数。

附表 7 - 7　肢体周径测量方法

对象	出现肢体肿胀、疼痛、活动受限等可疑 DVT 的患者，以及确诊 DVT 的患者
频次	每天测量肢体周径，并与健侧肢体对比
终点	血栓消失/症状缓解/出院
部位	上臂—肘窝处向上 10cm 小腿—髌骨下缘 10cm 大腿—髌骨上缘 15cm
临床意义	双侧周径差大于 3cm
观察	观察患侧肢体皮肤温度、颜色、疼痛、肿胀情况

附录 7 - 8　抗血栓梯度弹力袜使用规范

1. 医生根据患者的血栓风险评估得分结合患者实际情况开具医嘱。
2. 选择合适的型号：膝长型测量患者小腿最大周径，腿长型测量小腿最大周径 + 大腿根部周径，根据小腿周径选择合适的型号；大腿周径≥64cm 者，建议选择膝长型。
3. 穿着抗血栓梯度压力带时确保足跟位于压力带的足跟处，避免过度牵拉。膝长型位于膝关节下方；腿长型位于大腿根部，且三角缓冲带位于大腿内侧，保证平整无皱褶，避免局部皮肤压伤。
4. 建议术后 3 个月内持续使用。
5. 观察在使用过程中有无腿部疼痛、肿胀等不适，如有不适及时通知医生。
6. 禁忌证：充血性心力衰竭，肺水肿或下肢严重水肿；急性下肢 DVT、血栓性静脉炎或肺栓塞；下肢局部情况异常（如皮炎、坏疽、近期接受皮肤移植手术）、下肢血管严重动脉硬化或其他缺血性血管病变及下肢严重畸形等。

附录 7 - 9　抗凝剂皮下注射操作规范

1. 预灌针剂使用原装注射器。
2. 冻干粉针剂采用 1ml 注射器，使用 8 号或 10 号针头配制药液，注射前替换原针头。
3. 预留 0.1ml 空气，气泡在上（如注射半量，预先排出多余药液）。
4. 选择注射部位，消毒皮肤，拇指与示指相距 5 ~ 6cm 提捏起腹壁皮肤使之形成一凸起皱褶。
5. 右手执笔式持注射器，针尖朝下，快速、垂直进针 2/3。
6. 不抽回血，右手拇指按压活塞，缓慢、匀速推注药液 10 秒。
7. 药液推注完毕，针头停留 10 秒，快速拔针不按压。
8. 如果局部出血、渗液，需按压 3 ~ 5 分钟，以皮肤下陷 1cm 为度。皮下注射深度应根据患者的个体差异决定，患者腹部系皮带、裤带区域不予注射。

附表 7 - 10　Stooler 吞咽困难分级法

分级	描述
0 级	吞咽正常，无症状，能进各种食物
1 级	偶尔发生吞咽困难，能进软质食物
2 级	能进半流质饮食
3 级	仅能进流质饮食
4 级	完全不能进食，唾液或水也不能咽下

参考文献

[1] 樊代明，强万敏，覃惠英，等．整合护理－中国肿瘤整合诊治技术指南（CACA）［M］．天津：天津科学技术出版社，2023．

[2] 王晓燕，王雪梅，徐阳，等．介入治疗护理学［M］．南京：东南大学出版社，2023．

[3] 中国抗癌协会肿瘤介入学专业委员会．经桡动脉入路外周介入中国专家共识［J］．介入放射学杂志，2023，32（3）：205－214．

[4] 国家肿瘤微创治疗产业技术创新战略联盟护理专业委员会，中国抗癌协会肿瘤介入学专业委员会．肝动脉灌注化疗持续动脉给药及管路护理专家共识［J］．介入放射学杂志，2023，32（6）：519－526．

[5] 中国临床肿瘤学会核医学专家委员会，北京市核医学质量控制和改进中心．钇－90（90Y）微球选择性内放射治疗原发性和转移性肝癌的中国专家共识［J］．中华肝脏病杂志，2021，29（7）：648－658．

[6] 中国静脉介入联盟，中国医师协会介入医师分会外周血管介入专业委员会，国际血管联盟中国分部护理专业委员会．下腔静脉滤器置入术及取出术护理规范专家共识［J］．中华现代护理杂志，2021，27（35）：4761－4769．

[7] 中国静脉介入联盟，中国医师协会介入医师分会外周血管介入专业委员会．下肢深静脉血栓形成介入治疗护理规范专家共识［J］．介入放射学杂志，2020，29（6）：531－540．

[8] 中国医师协会介入医师分会，中华医学会放射学分会介入专业委员会，中国静脉介入联盟．下腔静脉滤器置入术和取出术规范的专家共识（第2版）［J］．中华医学杂志，2020，100（27）：2092－2101．

[9] CALDERARO D, BICHUETTE L D, MACIEL P C, et al. Update of the Brazilian Society of Cardiology's Perioperative Cardiovascular Assessment Guideline：Focus on Managing Patients with Percutaneous Coronary Intervention － 2022［J］. Arquivos brasileiros de cardiologia, 2022, 118（2）：536－547.

[10] 中华医学会放射学分会放射护理专业委员会放射诊断护理学组．影像科碘对比剂输注安全专家共识［J］．介入放射学杂志，2018，27（8）：707－712．

[11] 中国医师协会疼痛科医师分会，中华医学会疼痛学分会，国家疼痛专业医疗质量控制中心，等．癌症相关性疼痛评估中国专家共识（2023版）［J］．中国疼痛医学杂志，2023，29（12）：881－886．

[12] 陆爱玲，石彩静，黄桂香，等．534例呼吸系统疾病患者艾伦试验结果分析［J］．中华护理杂志，2009，44（2）：150－152．

[13] 高星，欧阳松，严玉英．营养风险筛查评分简表2002在肺结核合并糖尿病患者中的营养风险筛查、评估作用及其在后续护理中的指导意义［J］．中国当代医药，2019，26（35）：45－48．

[14] 章梅云，冯志仙，邵凤玲，等．约翰霍普金斯跌倒风险评估量表应用于住院患者的信效度分析［J］．护理与康复，2015，14（03）：203－206，210．

[15] 童琍琍，赵梅．国内压疮评估量表的应用进展［J］．护理管理杂志，2019，19（04）：275－279．

[16] 施惠芳，周佳．Caprini评估表在卒中老年患者深静脉血栓预防护理中的应用［J］．护理学报，2017，24（04）：59－61．

[17] CRONIN M, DENGLER N, KRAUSS E S, et al. Completion of the Updated Caprini Risk Assessment Model（2013 Version）［J］. Clinical and applied thrombosis/hemostasis：official journal of the Interna-

tional Academy of Clinical and Applied Thrombosis/Hemostasis, 2019, 25：1076029619838052.

［18］许永华，杨利霞．聚焦超声消融手术治疗子宫良性疾病［M］．上海：上海科学技术出版社，2021.

［19］王建荣，罗莎莉．肿瘤疾病护理指南［M］．北京：人民军医出版社，2013.

［20］李麟苏，徐阳，林汉英．介入护理学［M］．北京：人民卫生出版社，2015.

［21］李国宏．介入护理指南［M］．南京：江苏凤凰科学技术出版社，2019.

［22］莫伟，秦月兰，王雪梅．介入护理学：案例版［M］．北京：科学出版社，2023.

［23］刘海平．氩氦刀冷冻消融治疗肺癌患者围术期护理效果［J］．慢性病学杂志，2020，21（10）：1597－1598，1601.

［24］T/CNAS01－2019，成人癌性疼痛护理［S］．北京：中华护理学会，2019.

［25］T/CNAS18－2020，成人住院患者跌倒风险评估及预防［S］．北京：中华护理学会，2021.

［26］中国医院协会介入医学中心分会．食管癌支架置入临床应用专家共识［J］．中华介入放射学电子杂志，2020，8（4）：291－296.

［27］王洁．临床肿瘤规范化诊疗实践与进展——肺癌分册［M］．北京：人民卫生出版社，2022.

［28］王洪武，金发光，张楠．气道内金属支架临床应用中国专家共识［J］．中华肺部疾病杂志（电子版），2021，14（01）：5－10.

［29］中国抗癌协会肿瘤微创治疗专业委员会护理分会，中国医师协会介入医师分会介入围手术专业委员会，中华医学会放射学分会第十五届放射护理工作组．经皮肝穿刺胆道引流术管路护理专家共识［J］．中华现代护理杂志，2020，26（36）：4997－5003.

［30］中国医院协会介入医学中心分会．食管癌支架置入临床应用专家共识［J］．中华介入放射学电子杂志，2020，8（4）：291－296.

［31］刘钊．国家临床执业及助理医师资格考试实践技能操作指南［M］．北京：北京航空航天大学出版社，2022.

第八章 肿瘤症状与并发症护理常规

第一节 疼 痛

一、概述

疼痛是指与实际或潜在的组织损伤有关的令人不愉快的感觉和情感体验，或与此相似的经历，包括感觉、情感、认知和社会维度的痛苦体验。癌痛即癌性疼痛，指由恶性肿瘤疾病或治疗引起的疼痛，是癌症患者最常见的症状之一，若得不到控制将严重影响患者的生活质量。基础痛指在前一周中疼痛持续时间每天≥12 小时，或不应用镇痛药就会出现的疼痛。爆发痛指在基础痛控制相对稳定和充分的前提下，自发或有触发因素引起的短暂剧烈疼痛。

二、护理常规

疼痛全程护理包括筛查、评估、给药护理、非药物干预、患者教育、疼痛随访等环节，护士应在各个环节发挥作用。

（一）住院期间疼痛护理常规

通过筛查识别出存在疼痛的患者，之后应进行疼痛评估。疼痛评估应遵循"常规、量化、全面、动态"的原则，评估疼痛应以患者的主诉为依据，不以患者面容表情的变化、生命体征的改变以及医护人员的主观感知判断癌症患者的疼痛强度。护士应教会患者使用疼痛评估工具并正确评估疼痛强度。住院期间疼痛护理常规见表 8-1。

表 8-1　住院期间疼痛护理常规

筛查与评估	护理措施	质量要求
疼痛筛查 1. 每一次接诊患者时进行疼痛筛查，找出癌痛患者和预期可能发生疼痛的患者 2. 对存在疼痛的患者进行全面评估，对预期可能发生疼痛的患者给予恰当的预防措施	1. 接诊时询问患者有无与日常的头痛和牙痛不一样的疼痛，如无痛则体温单中接诊对应时间点记录"0" 2. 如果有疼痛（包括疼痛控制稳定的患者），则记录过去 24 小时的基础疼痛强度	早发现，早干预
全面疼痛评估 1. 评估时机 （1）初次进行疼痛治疗前 （2）病情变化引起疼痛部位、性质等发生变化时 （3）病情平稳的癌症疼痛患者每 2 周进行一次	1. 在患者入院 8 小时内完成首次疼痛全面评估，并记录 2. 教会患者使用疼痛强度评估工具，如数字疼痛评估量表（Numeric Rating Scale，NRS）（附图 8-1） 3. 根据入院评估的结果为患者提供癌痛治疗相关信息支持和指导	1. 评估及时、准确 2. 正确实施药物及非药物干预措施 3. 及时评价镇痛效果及药物不良反应

筛查与评估	护理措施	质量要求
2. 评估内容 （1）疼痛一般情况：疼痛部位、疼痛强度、疼痛性质、疼痛持续时间、使疼痛加重和缓解的因素、疼痛对患者生活质量的影响、有无药物滥用史、心理‐社会文化 （2）疼痛对患者功能活动及心理情绪的影响 （3）患者对疼痛治疗的认知、态度和依从性 （4）患者的社会家庭支持系统 3. 评估工具（多维度疼痛评估工具） （1）简明疼痛评估量表（Brief Pain Inventory，BPI）用于评估患者的疼痛部位、强度、持续时间、对生活质量的影响等（附表8‐1） （2）简化麦吉尔疼痛问卷‐2（Short‐form of McGill Pain Questionnaire‐Version 2，SF‐MPQ‐2）用于评估患者的疼痛性质（附表8‐2）	4. 与团队充分沟通，了解患者的疼痛治疗方案 5. 遵医嘱实施镇痛药物治疗，给予正确的用药指导，常用镇痛药物护理要点见附表8‐3 6. 治疗过程中密切观察镇痛药物不良反应，常用药物不良反应护理要点见附表8‐4，药物不良反应给予处置后及时评价效果，并记录 7. 正确实施疼痛非药物干预措施，如冷、热湿敷，经皮电刺激，冥想、放松训练等	
治疗过程中的疼痛强度评估 1. 评估时机：药物剂量调整时，基础痛>3分时连续每日常规评估，疼痛加重需要处置时及处置后 2. 评估内容：疼痛强度 3. 评估工具（单维度疼痛评估工具） （1）数字疼痛评估量表（NRS）（附图8‐1） （2）儿童和老人可能更容易理解的面部表情疼痛评估量表（Faces Pain Scale‐revised，FPS‐R）（附图8‐2）	1. 连续评估疼痛强度，每日2pm评估患者过去24小时的基础疼痛强度，记录在疼痛记录单（体温单下方）2pm对应时间点上 2. 对于突然加重的疼痛，应将处置前后的疼痛强度记录在疼痛记录单（体温单下方）对应时间点上 3. 当疼痛控制稳定，连续3天内基础疼痛强度NRS评分不超过3分时，可停止疼痛记录，再次出现3分以上疼痛强度时应重新进行常规评估和记录	1. 评估及时、准确 2. 记录连续、准确
存在言语沟通或认知障碍患者的疼痛评估 1. 评估原则：尽可能得到患者的主诉，无法获取主诉时再使用客观疼痛评估工具 2. 评估内容：与疼痛相关的客观行为表现 3. 评估工具 （1）行为疼痛量表（Behavioral Pain Scale，BPS）（附表8‐5） （2）重症监护疼痛观察工具（Critical Care Pain Observation Tool，CPOT）（附表8‐6）	1. 连续评估患者的疼痛情况，并记录 2. 正确实施镇痛治疗 3. 及时评价镇痛效果 4. 密切观察及正确处理镇痛药物不良反应	1. 评估及时、准确 2. 干预措施到位 3. 及时评价疼痛缓解情况
疼痛治疗相关信息需求评估 评估内容：患者在癌痛治疗中的依从性、患者对疼痛治疗相关知识的了解情况、对疼痛及其治疗有无顾虑和担忧、疼痛治疗相关信息需求等。也可使用特异性测评工具如患者疼痛问卷（Patient Pain Questionnaire，PPQ）、疼痛障碍问卷（Barriers Questionnaire‐revised，BQ‐R）等	为患者提供疼痛教育： 1. 灌输无需忍痛的理念 2. 教会患者正确使用疼痛评估工具，及时准确汇报自己的疼痛 3. 指导患者正确服药：包括药物的用途、服药时间、服药注意事项，药物不良反应、预防措施及自我护理要点 4. 基于评估结果给予针对性的健康教育，消除担忧和顾虑，提高治疗依从性 5. 提供出院后注意事项，包括阿片类药物应妥善保管、疼痛就医信息、取药方式及流程 6. 告知患者居家期间若出现以下情况，应及时与医务人员联系：取药或服药过程中出现任何问题、新出现的疼痛、疼痛发生变化、现有药物不能缓解疼痛，未缓解的镇痛药物不良反应等	使用合适的工具评估患者的癌痛，纠正相关知识缺乏及信念障碍，并根据评估结果给予针对性指导

（二）出院后延续疼痛护理常规

表 8 – 2　出院后延续疼痛护理常规

评估	护理措施	质量要求
延续护理评估 1. 评估时机：随访间隔根据患者的疼痛和用药情况合理安排，对初次用药和疼痛控制不稳定的患者，应于出院 3 天内进行第一次随访，随着疼痛缓解或平稳，可适当延长随访间隔，可每 1~2 周进行一次随访 2. 评估内容：随访内容主要包括患者当前疼痛及缓解情况、服用镇痛药情况、药物不良反应等，如果疼痛控制不良需进行全面评估，以确定是否存在镇痛不足、服药时间和方法不正确、带药不足、药物不良反应不能耐受等问题	1. 疼痛患者出院时，与患者和家属共同制定随访计划。随访方式包括：提供疼痛咨询电话，安排定期到门诊随访，或由医护人员通过电话、视频、上门等方式提供主动随访 2. 如果疼痛患者出院后由疼痛门诊统一随访，需要有从病区到疼痛门诊的转介流程，以保证患者信息及随访支持系统的连续性 3. 随访间隔根据患者的疼痛和用药情况合理安排：对初次用药和疼痛控制不稳定的患者，应于出院 3 天内进行第一次随访，随着疼痛缓解或平稳，可适当延长随访间隔，可每 1~2 周进行一次随访 4. 疼痛随访人员应相对固定，需经过专业培训，具备癌性疼痛管理经验 5. 基于评估结果确定患者是否存在镇痛不足、服药时间和方法不正确、带药不足、药物不良反应不能耐受等问题，根据具体情况给予相应指导或安排就诊 6. 规范记录随访内容，记录应连续，每一次随访结束根据具体情况预定下一次随访时间，如终止随访应写明原因 7. 建议患者记录疼痛日记，记录居家期间的疼痛变化、服药情况以及药物不良反应的程度，以便接受随访时向医护人员提供准确的信息 8. 在门诊随访中，医护人员可使用药物计数的方法评估患者的服药依从性 9. 对于出现药物不恰当使用或有滥用药物高危因素的患者，可适当减少处方量，同时增加门诊随访的频次	1. 随访按时、及时 2. 疼痛随访能发现和解决问题 3. 随访记录连续、完整

第二节　疲　乏

一、概述

　　癌因性疲乏（cancer – related fatigue，CRF）指与癌症或癌症治疗相关的令人痛苦的、持续的、主观的身体、情绪和（或）认知上的疲劳或疲惫感，且与最近的活动不相称，并伴有功能障碍。与健康人经历的疲劳比较，CRF 更严重也更痛苦，而且不太可能通过休息得到缓解。

二、护理常规

表 8 – 3　疲乏的护理常规

筛查与评估	护理措施	质量要求
筛查：正确使用筛查工具进行 CRF 筛查	1. 对肿瘤患者进行疲乏常规筛查，包括初次就诊、治疗前后及治疗期间 2. 使用与患者年龄相适应的工具进行 CRF 筛查：5~6 岁的患儿采用儿童简化疲乏量表，使用"不累"或"累"来筛查，"不累"表示轻度疲乏，"累"表示中度疲乏；7~12 岁的患儿采用 1~5 分量表（1：无疲乏，5：最疲乏），1~2 分表示轻度疲乏，3 分表示中度疲乏，4~5 分表示重度疲乏；年龄 >12 岁的患者采用 0~10 分量表（0：无疲乏，10：能想象到的最为严重的疲乏程度），0~3 分表示轻度疲乏，4~6 分表示中度疲乏，7~10 分表示重度疲乏 3. 对无或轻度 CRF 的患者，给予患者及其家属关于疲乏管理策略的健康教育，并定期进行筛查和评估；对中至重度 CRF 患者，需进行全面评估	早期发现疲乏症状，早期干预

筛查与评估	护理措施	质量要求
评估 1. 病史和体格检查：肿瘤诊断、分期，肿瘤病情复发或进展；抗肿瘤治疗方案、合并用药（药物不良反应、药物相关作用和滥用情况），各器官系统功能情况；疲乏的一般情况，包括开始时间、变化模式、持续时间、随时间的变化、诱发/缓解因素和对日常生活的影响 2. 可能导致或加重 CRF 的因素，包括疼痛、贫血、感染、情绪困扰（焦虑或抑郁）、体能下降、睡眠问题（失眠症、嗜睡症、阻塞性睡眠呼吸暂停低通气综合征、不宁腿综合征和昼夜节律紊乱：睡眠 - 觉醒障碍）、营养问题（营养不良或营养失衡、维生素缺乏、体质量/营养摄入变化和电解质紊乱）和器官功能紊乱等 3. 对接受免疫治疗的患者，特别关注内分泌功能失调（如潮热、甲状腺功能减退、性腺功能减退和肾上腺功能不全） 4. 头颈部肿瘤患者以及淋巴瘤或乳腺癌放疗后的患者也容易出现甲状腺功能减退相关的疲乏 5. 患者的社会支持情况、经济状况和获取支持资源的能力	根据患者的疲乏程度及影响因素，制定有针对性的护理计划 1. 药物相关护理措施 （1）对于使用中枢神经兴奋剂/精神刺激剂哌甲酯的患者，用药前需对患者病情进行充分评估，用药过程中观察患者是否出现头痛、恶心、便秘等不良反应，并警惕药物滥用的风险 （2）对于使用皮质类固醇治疗的患者应严密观察药物不良反应，包括胃肠道不适、皮肤外观改变、骨骼肌肉异常、血糖及血脂代谢紊乱等 2. 非药物护理措施 （1）按摩或针灸疗法：针灸和穴位按摩（包括红外线激光灸和经皮穴位刺激）对 CRF 的恢复可能具有帮助作用 （2）社会 - 心理干预：认知行为疗法、放松疗法、社会支持、催眠和生物反馈、支持性表达疗法（如面对面或在线支持小组、咨询和写日记）等社会 - 心理干预措施可为癌症患者提供必要的信息支持，降低患者心理困扰，提高应对能力 （3）营养咨询：若在评估过程中发现患者存在畏食、腹泻、恶心和呕吐等因素导致的营养不足问题，指导患者多选择水果、蔬菜、全谷物和含有大量 ω-3 多不饱和脂肪酸的高纤维素和低脂肪饮食，同时建议营养咨询或转介给营养师进行营养会诊 （4）睡眠疗法：指导患者"困了就睡"，每晚大致在同一时间上床并保持每天固定的起床时间；避免长时间午睡，并限制在床上的总时间；避免午后摄入咖啡因，建立一个有利于睡眠的环境（如黑暗、安静和舒适） （5）白光疗法：可通过刺激下丘脑视交叉上核来调节昼夜节律；将患者暴露在 1250~10000 勒克斯的荧光灯下，每天早晨 30~90 分钟，可以协助改善 CRF 症状 3. 健康教育 （1）讲解治疗相关的疲乏未必是疾病进展的信号，缓解患者及其家属的焦虑情绪 （2）鼓励患者制定锻炼计划，自我监测疲乏程度；鼓励参加体育活动，包括心血管耐力（步行、慢跑或游泳）和对抗性运动。锻炼计划应根据患者的年龄、性别、癌症类型和身体健康水平进行个性化设计，从低强度和低持续时间开始，循序渐进，并随着患者病情的变化而不断调整 （3）主动向医务人员报告自己的用药清单，以排查导致疲乏的药物并进行相应的调整 （4）指导患者节省能量的方法，如优先安排重要的事情，减少不必要的活动；同时使用省力的方法和工具，如穿浴袍而不是用毛巾擦干身体、使用助行器等	减轻症状，提高生活质量

第三节 发 热

一、概述

人体正常体温为 $37℃±1℃$，发热是指在致热源作用下或各种原因引起体温调节中枢功能紊乱，使机体产热增多、散热减少，体温升高超出正常范围。

二、护理常规

表 8 - 4　发热的护理常规

评估	护理措施	质量要求
1. 规律监测患者体温变化，注意发热热型、程度及经过等 2. 若患者出现畏寒、寒战等表现，与医生沟通是否需留取血标本进行培养 3. 观察全身情况，结合患者发热特征及病史判断其发热原因，常见发热原因及特征见附表 8 - 7 4. 遵医嘱给予物理降温或药物降温后 30～60 分钟复测体温，并做好记录和交班 5. 注意水、电解质平衡：了解血常规、血细胞比容、血清电解质等变化，在患者大量出汗、食欲不佳及呕吐时，应密切观察有无脱水现象 6. 观察末梢循环情况：高热且四肢末梢厥冷、发绀等提示病情加重 7. 并发症观察：注意有无抽搐、休克等情况的发生	1. 物理降温：包括采用冷毛巾、冰袋、化学制冷袋等局部冷疗，以及使用温水、乙醇擦浴的全身冷疗两种方法（凝血功能差者不宜乙醇擦浴） 2. 药物降温：遵医嘱正确用药，使用时需注意药物剂量，尤其是对于年老体弱及有心血管疾病者，如用药后出现大汗淋漓、血压下降等表现，及时通知医师采取相应措施，防止患者由于出汗过多而致虚脱或休克 3. 休息与活动：高热患者需卧床休息，减少能量消耗；低热者可酌情减少活动，适当休息；有谵妄、意识障碍的患者应加床挡，防止坠床；保持室内温度与湿度适宜，空气新鲜，定时开窗通风 4. 补充营养和水分：提供富含维生素、高热量、营养丰富、易消化的食物，鼓励患者多饮水，以每日 3000ml 为宜，从而补充高热消耗的大量水分，并促进毒素和代谢产物的排出 5. 口腔和皮肤护理：每日酌情口腔护理 2～3 次，晨起、进食前后漱口；注意皮肤清洁卫生，穿棉质内衣，保持干燥，对于长期高热者应防止压疮、肺炎等并发症出现 6. 抗感染治疗：对感染性发热的患者，遵医嘱正确应用抗生素	1. 及时评估和记录体温变化 2. 准确评估患者发热原因 3. 标本采集正确 4. 正确实施干预措施 5. 及时评价治疗效果

第四节　恶心、呕吐

一、概述

　　恶心常是呕吐的前驱症状，是一种反胃的感觉和（或）伴有呕吐的冲动，可伴有迷走神经兴奋的表现，如皮肤苍白、出汗、血压下降或心动过缓等；呕吐是指胃内容物逆流出口腔的一种反射性动作。恶心、呕吐对肿瘤患者的生理、心理、社会及精神都会产生明显的负面影响，从而降低患者的生活质量；严重的恶心、呕吐可能造成代谢紊乱、营养失调、体重减轻，同时增加患者对治疗的恐惧，甚至延误或终止抗肿瘤治疗。引起肿瘤患者恶心、呕吐的因素有很多，主要包括的疾病因素如胃肠道梗阻/排空延迟、便秘、胃肠道刺激、颅内压升高等，代谢因素如高钙血症、低钠血症等，治疗因素如化疗、阿片类药物、放疗等，心理因素如恐惧等。在所有导致肿瘤患者发生恶心、呕吐的因素中，化疗是最为常见的因素。

二、护理常规

　　实施各项抗肿瘤治疗前需评估引起恶心、呕吐的相关因素，给予个体化的预防性止吐药物。对于发生恶心、呕吐的患者，应明确病因，积极、合理地进行治疗与护理（表 8 - 5）。

评估	护理措施	质量要求
1. 评估各项治疗中可能引起恶心、呕吐的相关因素 （1）抗肿瘤药物：见第一章第三节"化疗药物不良反应护理常规" （2）放疗：全身放疗具有高致吐风险，上腹部放疗具有中致吐风险 （3）手术：女性、使用阿片类镇痛药、无吸烟史、有术后恶心/呕吐史或晕动病史是发生术后恶心、呕吐的主要危险因素 2. 发生恶心、呕吐患者的评估要点 （1）评估患者病史，包括既往病史（高血压、消化性溃疡病、消化道梗阻、肝胆系统疾病、肾疾病、糖尿病、电解质紊乱、合并用药等）、转移部位、前期治疗及用药方案等，明确恶心、呕吐发生原因 （2）评估恶心与呕吐发生的时间、频率、程度、诱因、症状持续时间、呕吐的方式与特点，以及呕吐的量、颜色、性质、气味、有无混合物（如胆汁、血液、粪便等） （3）评估呕吐的伴随症状，如有无头痛、意识障碍、眩晕、胸痛、腹痛等，呕吐前是否伴有恶心 （4）评估生命体征，如呼吸是否深大、呼吸频次、呼出气体的气味、精神及神志状态，有无脱水征、黄疸、脑膜刺激征、体重变化 （5）评估腹部体征，听诊肠鸣音是否正常，询问是否有便秘、腹胀、肠梗阻或肠蠕动过快等症状 （6）评估患者呕吐与饮食的关系 （7）对大量呕吐的患者注意观察其有无并发症如水与电解质紊乱、酸碱平衡失调 （8）评估恶心、呕吐对患者的情感、认知、社会功能带来的影响，有无因恶心、呕吐引起的情绪反应及表现 3. 评估止吐用药的效果和不良反应	1. 用药护理 （1）给药护理：各项抗肿瘤治疗，尤其是化疗所致的恶心、呕吐重在预防，护士应了解抗肿瘤药物的致吐风险、指南推荐的分级止吐用药方案、常用药物的药理特性及给药方法等，保证按计划准确给药，有效预防恶心呕吐的发生，见第一章第三节"化疗药物不良反应护理常规" （2）观察止吐药物不良反应：了解各种止吐药物的不良反应，如便秘、头痛、血糖升高等，在用药过程中做好预防、观察及处理 （3）做好引发恶心、呕吐的疾病和治疗相关护理，如纠正电解质、肠梗阻的护理等 2. 治疗环境：营造愉悦的环境，在病房内选择播放柔和、旋律慢、频率低或患者喜欢的轻音乐，鼓励患者阅读、看电视或从事感兴趣的活动等，可转移患者的注意力，稳定情绪；病床之间应以隔帘遮挡，以免相互影响；呕吐后用温水漱口，保持口腔清洁；尽量避免污物、气味等不良刺激，以防产生不良的条件反射；尽量避免在嗅觉和视觉上让患者感到不适的东西 3. 饮食护理 （1）询问患者以往的饮食结构和习惯，评估患者的营养状态，制定合理的营养支持计划 （2）对于不存在进食障碍且营养状况良好的患者，消除其进食顾虑，鼓励主动进食；根据患者个人饮食喜好，注意饮食色、香、味合理搭配，适当进食清淡、易消化、高热量、高蛋白、富含维生素的食物；少量多餐，食物不可气味过重、辛辣、油腻、过热或过冷 （3）指导患者保持口腔卫生，促进食欲 （4）化疗前2小时内避免进食，进食前后1小时内不宜多饮水，餐后避免立即躺下 （5）为预防呕吐，在餐前可以吃一些饼干以及烤面包等柔软、干燥的食物，保护胃肠黏膜，避免胃肠道刺激 （6）如恶心、呕吐频繁，可暂停进食，考虑采取肠内营养和肠外营养支持，缓解后逐渐缓慢进流食或半流食 4. 观察恶心、呕吐相关并发症：记录每日液体出入量，准确留取血样，严密监测症状、体征，监测血电解质变化，及时发现电解质失衡、脱水等，根据需求调整补液的速度和量。对于可能发生呕吐的患者，尤其是老年人和虚弱患者，嘱其呕吐时头偏向一侧或坐起，以免发生吸入性肺炎；同时观察患者有无呼吸频率加快、心动过速、发热、咳嗽、咳痰等症状和体征，如出现异常，及时发现并通知医生予以治疗 5. 心理与社会支持：耐心倾听患者的感受和需求，帮助他们调整情绪和心态，使其身心放松，降低迷走神经的兴奋性，从而抑制大脑呕吐中枢对化疗药物的敏感性，增加机体对恶心、呕吐的耐受力 6. 健康教育：患者治疗全过程，包括入院时、住院期间、出院前及出院后随访都要给予科学、合理的宣教，涵盖饮食指导、用药指导、放松疗法等多方面，同时根据患者及家属的信息需求、文化水平等因素，采取多种形式提供具体的、有针对性和实用性的教育	1. 评估全面、准确，了解引起恶心、呕吐的原因 2. 正确实施药物和非药物治疗措施 3. 及时发现恶心、呕吐相关并发症，并给予正确处理 4. 患者知晓教育内容

第五节 呼吸困难

一、概述

呼吸困难是指患者主观上感觉到的不同强度、不同性质的呼吸不适，该症状是由生理、心理、社会和环境等多种因素共同作用的结果，也可能引起进一步的生理和行为改变。呼吸困难是晚期肿瘤患者经常出现的症状之一，不仅导致患者活动能力下降、生活质量降低、心理和认知状态的改变，也给照顾者带来严重困扰。护士应对呼吸困难患者进行全面评估，明确导致呼吸困难的因素是否可逆。如果存在可逆性病因，则首先应采取疾病特异性的干预措施，同时考虑通过系统性干预措施缓解症状；如病因不可逆，则采取系统性干预措施对症支持。

二、护理常规

表8-6 呼吸困难护理常规

评估	护理措施	质量要求
1. 评估病因 （1）询问病史：详细询问患者的病史，包括基础疾病、起病缓急、体位与劳力、伴发症状、心理状态等 （2）体格检查：包括呼吸频率、节律、深度、血氧饱和度、呼吸肌运动，有无鼻翼扇动、胸部异常体征等 （3）辅助检查：血液检查、胸部X线和CT检查、支气管镜及胸腔镜检查、超声检查、肺功能检查、肺动脉造影CT检查等 2. 评估呼吸困难的强度：呼吸困难作为患者的主观感受，评估原则应以患者的主诉为依据，可采用呼吸困难数字评分法（Numerical Rating Scale, NRS）（附图8-3）或修订版Borg评分法（Modified Borg Scale, MBS）（附表8-8）评估患者呼吸困难的强度；如果患者存在认知障碍或处于镇静/无意识状态而无法自我报告呼吸困难的程度时，其主要照顾者可作为资料收集的来源，也可以采用呼吸困难观察量表（Respiratory Distress Observation Scale, RDOS）（附表8-9） 3. 评估呼吸困难对患者日常活动或生活质量的影响：可采用修订版医学研究委员会（Modified Medical Research Council, mMRC）呼吸困难量表（附表8-10）	1. 保持病室环境安静、清洁、舒适，空气流通，温度与湿度适宜；合并哮喘的患者，避免室内湿度过高和可能的过敏原（如尘螨、刺激性气体、花粉等） 2. 协助患者选择舒适的卧位，例如对于胸腔积液、心包积液、慢性心肺疾病患者可抬高床头，半卧位/端坐位或半躺在床上或舒适的椅子上，使用枕头、靠背架或床边桌等支撑物，避免紧身衣服或过厚盖被，增加患者舒适感 3. 根据呼吸困难的强度合理安排休息和活动量，把日常所需物品放置在患者可伸手够到的地方，可为患者提供手杖等协助日常活动。如果病情许可，有计划增加活动量，如室内走动、散步、室外活动等，逐步提高活动耐力。指导患者进食高蛋白、高营养、易消化、少刺激饮食，每次进餐不宜过多 4. 保持呼吸道通畅，如患者伴有咳嗽、咳痰，遵医嘱给予雾化治疗，协助患者叩背，指导患者采用深呼吸、有效咳痰的方法，必要时给予机械吸痰 5. 吸氧患者遵医嘱调节吸氧流量，注意加强气道湿化，告知患者及家属用氧期间不要随意调节氧流量，并保证用氧安全 6. 针对呼吸困难发生的病因，积极配合医生给予相应的处理措施，如患者接受胸腔置管引流、胸腔注药、全身化疗等，采取相应护理措施，详见本章第十四节"体腔积液"护理常规、第一章第二节中的"化疗药物腔内给药护理常规"	1. 采用合适的工具及时、全面地评估 2. 及时、准确实施适宜的干预措施，并动态评估呼吸困难缓解效果及药物不良反应

评估	护理措施	质量要求
4. 评估呼吸困难患者有无疲乏、失眠、注意力不集中、紧张、焦虑、烦躁不安、恐惧、孤独、抑郁等负性情绪 5. 动态评估采取的各项干预措施的效果及不良反应	7. 教会患者和家属采用非药物治疗措施，如调整体位、节省体力、使用风扇、听音乐、看电视、听他人朗读、治疗性抚触等 8. 关注患者和家属的情绪反应，适时陪伴和安慰患者，积极与患者及家属分析发生呼吸困难的原因，向患者和家属详细讲解各种治疗方案的过程和护理要点，减轻患者焦虑和恐惧情绪；并鼓励患者适时表达自己的内心感受，随时表达身体的不适和痛苦；如患者存在心理问题，可请心理科或康复科医生会诊	3. 患者及家属知晓并能采用适宜的非药物治疗措施

第六节 吞咽困难

一、概述

吞咽困难，也称吞咽障碍（dysphagia）为临床较为常见的症状，多种疾病均可涉及。一般认为，吞咽困难是由于下颌、双唇、舌、软腭、咽喉、食管括约肌或食管功能受损所致的进食障碍。临床表现为对液体或固体食物的摄取、吞咽发生障碍，或吞咽时发生呛咳、哽咽，严重者可发生吸入性肺炎、脱水、营养不良等并发症。吞咽困难在临床比较常见，但不易识别，且病因复杂，护士应通过获取主诉及病史、开展体格检查、使用成熟的筛查/评估工具等方法识别吞咽困难的发生并评估其严重程度，积极治疗病因，指导患者进行康复锻炼，并结合药物治疗、并发症的预防等措施，全面改善患者的吞咽困难，防止并发症的发生。

二、护理常规

表 8-7　吞咽困难的护理常规

评估	护理措施	质量要求
1. 评估患者的饮食习惯、食欲及饮食状况、疾病诊断及分期、既往接受的治疗、当前正在进行的治疗、治疗并发症、意识状态、生命体征、患者认知水平等一般情况，了解患者有无发热、脱水、呼吸异常等情况 2. 评估吞咽功能：常用的评估方法包括直接观察法、吞咽功能的床旁检查、吞咽障碍的功能性检查 3 种，每种方法又包含多种评估工具——直接观察法不需任何工具和量表，简易易行；吞咽功能的床旁检查不需特殊仪器在床旁便可完成；吞咽障碍的功能性检查可帮助明确吞咽障碍的发生机制、定位导致吞咽障碍的原因、评估吞咽相关解剖结构和黏膜的完整性。每种评估方法的具体实施要点见附表 8-11、附表 8-12、附表 8-13	1. 成立吞咽困难康复团队，成员至少包括临床医师、护士、语言治疗师和营养师，明确各成员在不同阶段的职责和任务，根据患者的实际情况制定目标，开展循序渐进的康复训练 2. 积极开展康复训练，这是重建和改善患者吞咽功能的常用措施，可帮助恢复患者经口进食的能力，主要包括基础训练和摄食训练；基础训练是针对与摄食-吞咽活动有关的器官进行训练，是患者进行摄食训练之前的准备；摄食训练以安全管理和口腔卫生为基础，适用于不受刺激也能处于清醒意识状态、全身状态稳定、能产生吞咽反射、少量误吸亦能通过随意咳嗽咳出的患者，是一种综合性的训练方法，一般安排在饭前，每日 3 次，每次 20 分钟，训练时先清洁口腔。康复训练的具体实施方法及注意事项见附表 8-14	1. 全面评估，早期识别，早期干预 2. 及时制定和调整康复计划

评估	护理措施	质量要求
3. 评估引起患者发生吞咽困难的原因 （1）疾病因素：是最主要因素，出现吞咽障碍较多见的肿瘤有脑肿瘤、头颈部肿瘤、食管癌等 （2）药物因素：如抗精神病药物、抗组胺药物等可能影响吞咽的整个过程 （3）人群因素：婴幼儿和老年人是较为特殊的群体，因为他们的生理结构特殊而容易出现吞咽困难 （4）异物及心理因素等 4. 评估患者是否出现吸入性肺炎、营养不良和脱水等并发症 5. 评估患者和家属参与治疗的意愿、患者对康复指导的耐受性和依从性 6. 使用吞咽功能的评估工具评估治疗的有效性 7. 关注吞咽困难对患者生活质量造成的影响	3. 指导患者采取辅助性的吞咽措施，帮助提高吞咽的安全性和有效性，具体实施方法及注意事项见附表8-15 4. 用药护理：吞咽障碍患者在吞服片剂、胶囊等药物时存在困难，在允许的情况下，可遵医嘱改变药物的剂型、给药途径及给药方法，在不改变药物药动学或效能的情况下将药物研碎或放在米粥、冰激凌等半流食中以便于吞咽 5. 吞咽困难可导致患者出现吸入性肺炎、营养不良、脱水等并发症，需及时观察、预防和处理 （1）吸入性肺炎：根据患者的吞咽功能进行合适的吞咽训练、给予合理的膳食，防止吸入性肺炎；误吸是吸入性肺炎的重要危险因素，若患者出现湿性啰音或嘶哑发音、自主咳嗽减弱、喉功能降低、意识水平下降，提示有发生误吸的风险，此时应警惕肺炎的发生；若出现肺炎应立即清理异物，进行雾化、抗炎等治疗 （2）营养不良、脱水：早期、定期对吞咽困难患者进行营养不良筛查，明确患者是否存在营养不良风险，侧重评估吞咽障碍对营养状况的影响；根据营养状态的评估结果，给予针对性的营养支持，如果不能经口满足营养需求，应考虑在发病后1周尽早开始管饲饮食（鼻饲管或胃造瘘），不但可以改善患者营养和脱水状况，还可以通过此途径给药，防止误吸 6. 开展以家庭为中心的健康教育，告知患者及家属吞咽困难发生的原因、需要进行的具体训练方法、注意事项、可能出现的并发症等，提高其对于康复训练的依从性，尊重患者意愿，提供全方位支持	3. 正确实施康复训练，及时评价有效性和安全性 4. 积极预防和处理吞咽困难所致并发症 5. 与患者和家属保持沟通，提高治疗依从性

第七节　便　秘

一、概述

便秘指患者出现排便次数减少、粪便干硬和（或）排便困难，其中排便次数减少指每周排便少于 3 次。慢性便秘的病程至少为 6 个月。便秘在肿瘤患者中较为常见，影响其生活质量；严重便秘可继发粪便嵌塞，甚至出现肠梗阻，从而增加患者的痛苦，延误抗肿瘤治疗。便秘通常可防可治，护士应能够识别便秘的高风险人群，积极采取措施预防便秘；对于发生便秘的患者应进行全面评估，提供基于证据的干预措施，以改善症状，防止进一步并发症的发生。

二、护理常规

表 8-8　便秘的护理常规

评估	护理措施	质量要求
1. 评估患者的饮食结构，食物中膳食纤维是否摄入不足，饮水量是否不足；评估患者有无卧床时间长、活动量明显减少的情况；评估患者有无因为检查、治疗、环境改变、便器使用不当、应用缓泻剂和（或）灌肠过度或不当等导致排便习惯改变的情况 2. 可应用中文版便秘风险评估量表（Constipation Risk Assessment Scale - Chinese Version，CRAS - C）（附表 8-16）评估患者的便秘风险，包括生活习惯相关因素、排便器具或环境改变、增加便秘风险的疾病与药物等 3. 评估便秘患者的病史和便秘的程度，详见附表 8-17 4. 连续评估患者的肠道功能	1. 增加膳食纤维摄入、多饮水、适当运动以及建立良好的排便习惯，是预防便秘的重要措施。推荐每日摄入膳食纤维 25~35g，每日至少饮水 2~3L；指导久病卧床、运动量少的患者在病情允许的前提下适当增加活动；指导患者建立良好的排便习惯，如在晨起或餐后 2 小时内尝试排便，排便时集中注意力，减少外界因素的干扰 2. 应用评估工具筛查患者的便秘风险，有针对性地给予预防措施。通用预防措施主要包括合理饮食、适当活动、规律排便习惯、如厕设施舒适、缓泻剂使用、健康教育等方面的内容；同时，应对特殊人群给予个性化预防 （1）对使用阿片类药物的患者应使用缓泻剂预防便秘 （2）老年肿瘤患者便秘预防主要聚焦于如厕设施的可及性、营养支持、规律排便时间等方面，包括提供私密的厕所排便，而不是在床边（或床上），只有在患者行动不便时才应使用床旁便椅，只有在患者严格卧床休息时才应使用便盆，应尽可能提供私密和舒适的排便环境；采用"正确"的如厕姿势（即半蹲式、膝部高于臀部，略微前倾）可促进排便，建议使用脚凳帮助排便；在患者身体状况允许的情况下，尽量鼓励和协助其活动，即便是由床到椅的移动也是有意义的 3. 对于已经出现便秘的患者应使用缓泻剂来治疗便秘，指导患者遵医嘱正确使用缓泻剂，熟悉各类缓泻剂的药物作用机制、起效时间、药物不良反应及服药注意事项等。例如膨胀性泻药（容积性泻药）为植物性的半合成纤维素，适用于不能用力排便及食物中缺乏纤维素的慢性便秘，对于饮水受限和极度虚弱的终末期患者慎用；刺激性泻药应避免长期大剂量服用；盐类泻药（硫酸镁）起效快，适用于急性便秘，但使用不当可引起电解质紊乱，慎用于老年人和心、肾功能衰退者；不被吸收的糖类（乳果糖）适用于慢性便秘，易耐药，可与刺激性泻药联合治疗难治性便秘；如果存在粪便嵌塞，则需要灌肠或使用直肠栓剂；阿片类药物引起的便秘在常规使用缓泻剂预防仍无效后可以考虑使用甲基纳曲酮 4. 其他个体化护理措施 （1）进食差、高热、严重的恶心与呕吐可能导致水和电解质紊乱，如果没有特殊禁忌，可饮用电解质饮料 （2）为长期卧床的患者提供隐秘的排便环境和合适的便器 （3）有痔疮、肛裂、盆底病变的患者，排便时可用植物油润滑肛周，便后温水坐浴，局部涂抹治疗痔疮的软膏 （4）大量腹水、卧床时间长导致的肠蠕动减慢引起的便秘，可空腹喝橄榄油，每次 20~40ml，服用后协助患者适当走动效果更好	1. 评估患者便秘风险，识别高危人群 2. 预防措施宣教到位 3. 便秘患者规范用药

第八节 焦 虑

一、概述

焦虑是恶性肿瘤患者常见的精神障碍，在癌症的各个阶段如诊断时、治疗过程中、复发进展时、终末期等均可能出现，导致患者的医疗决策效率降低、癌症治疗受干扰、生活质量下降等。因此护士应掌握癌症患者焦虑的评估、治疗、护理等知识，帮助患者顺利接受抗癌治疗、提高生活质量。

二、护理常规

表 8 - 9　焦虑的护理常规

评估	护理措施	质量要求
1. 评估患者焦虑的时机：最初癌症诊断时、初次入院、癌症治疗过程中、复发转移等病情变化时，以及患者开始出现焦虑症状时 2. 评估患者的基本情况，包括性别、年龄、文化程度、癌症诊断及分期、病史、用药史、已经使用过的治疗方案及当前治疗方案、目前疾病发展阶段、家庭经济状况、社会支持情况等 3. 识别、评估患者焦虑的临床表现：心理症状包括过于警惕、情绪不稳、入睡困难、易哭泣、脾气暴躁等；躯体症状包括无病因出现心血管系统、消化系统、泌尿系统等异常情况，如心悸、食欲减退、尿频、坐立不安等 4. 使用成熟的量表进一步评估患者的焦虑表现及严重程度，包括医院焦虑抑郁量表（Hospital Anxiety and Depression Scale, HADS）（附表 8 - 18）、广泛性焦虑自评量表（General Anxiety Disorder - 7, GAD - 7）（附表 8 - 19）、汉密尔顿焦虑量表（Hamilton Anxiety Scale, HAMA）（附表 8 - 20） 5. 评估引起患者焦虑的病因或相关因素 （1）神经内分泌肿瘤、小细胞肺癌、甲状腺癌等更易引起焦虑 （2）癌症的诊断、病情变化、治疗不良反应、经济压力等 （3）某些药物可引起不同程度的焦虑，如干扰素、皮质类固醇激素、某些止吐药（如异丙嗪和甲氧氯普胺）、抗精神病药（如氟哌啶醇、氯丙嗪、利培酮）、精神兴奋药（如哌甲酯）、免疫抑制剂（如环孢素）、支气管扩张剂（如沙丁胺醇气雾剂） （4）突然停用大剂量酒精、麻醉性镇痛剂、镇静催眠剂等	1. 提供舒适的就医环境，保持病房环境安静，尽量减少噪音，保护患者隐私 2. 协助患者了解疾病及治疗相关知识，应用恰当的沟通技巧告知病情，消除患者因对自己病情不了解而引发的焦虑 3. 积极缓解患者由疾病及治疗等引发的躯体症状，如疼痛、恶心、呕吐、吞咽困难等 4. 健康指导：指导患者合理的饮食、活动，戒烟、戒酒，转移患者注意力，放松身心，建议行瑜伽、太极拳、八段锦等静功 5. 心理护理：关注患者的不适主诉及需求，保持同理心，耐心倾听患者的感受并给予回应，建议患者采取听音乐、写日记、向亲友诉说等方式应对负性情绪 6. 提供家属及社会支持：指导家属提供有效的情感支持，主动关心患者，对患者的情绪反应给予理解、关心和支持，指导患者参加社交活动、培养兴趣爱好、做力所能及的工作，提高价值感 7. 识别有自杀倾向、自杀想法甚至有自杀行为的患者，提供心理精神辅导，必要时请心理精神专业人员给予干预	在恰当的评估时机使用合适的评估工具评估患者的焦虑症状、严重程度、病因，并给予全面的护理措施

评估	护理措施	质量要求
1. 评估患者目前的用药和治疗，判断抗焦虑药物与当前其他治疗是否冲突，保证治疗安全 2. 使用合适的评估工具评估抗焦虑治疗的效果 3. 评估抗焦虑药物的不良反应	1. 遵医嘱合理使用药物，严格遵循给药方式及流程，协助患者用药，向患者讲解抗焦虑治疗所需时间较长，给予用药指导，嘱其坚持服药，提高患者服药依从性（癌症患者常用抗焦虑药物见附表8－21） 2. 根据患者症状变化，遵医嘱缓慢增、减药物，积极预防药物依赖及戒断症状，尤其关注有物质依赖史者 3. 指导患者使用冥想、正念、音乐疗法、认知行为疗法等非药物治疗措施，必要时请心理精神专业人员进行治疗	恰当应用抗焦虑药物治疗及非药物干预措施，评估干预有效性与药物不良反应，及时处理

第九节　失　眠

一、概述

　　失眠是指患者对睡眠时间和（或）质量不满足，并持续相当长一段时间，影响其日间社会功能的一种主观体验。失眠可表现为入睡困难（入睡时间超过30分钟），睡眠维持障碍（多梦、易醒、整夜觉醒次数≥2次、觉醒持续时间延长），早醒（比往常早醒2个小时以上和日间瞌睡增多），睡眠质量下降，睡眠后不能恢复精力以及总睡眠时间减少（通常少于6小时）。恶性肿瘤患者在病程的各个阶段都伴随着不同程度的睡眠障碍，严重干扰患者日常生活。护士应全面评估失眠的表现及严重程度、引起失眠的危险因素，提供药物干预和非药物干预等措施，以有效改善症状。

二、护理常规

表8－10　失眠的护理常规

评估	护理措施	质量要求
1. 评估患者的基本情况，包括性别、年龄、诊断、目前接受的治疗、有无失眠史及失眠家族史、家庭情况及人际关系、经济状况等 2. 评估失眠相关病史，包括失眠的发生时间，睡眠时长，临床表现（入睡困难、早醒、醒后难入睡、睡眠浅等） 3. 使用匹兹堡睡眠质量指数量表（Pittsburg Sleep Quality Index, PSQI）（附表8－22）、失眠严重程度指数量表（Insomnia Severity Index, ISI）（附表8－23）等成熟的患者自评工具全面评估睡眠状况；也可联合其他专业人员使用多导睡眠监测、体动记录仪等方法进行客观的睡眠监测	1. 营造舒适的睡眠环境：减少噪声，保证夜间病房光线柔和，病室保持适宜的温度和湿度，提供柔软、舒适、整洁的床铺，尊重患者的生活习惯，协助患者制订良好的作息时间；合理安排治疗与护理操作，减少夜间对患者的打扰，避免各种可能让患者感到不安全的因素 2. 积极控制躯体症状：倾听患者的不适主诉，协助医生查找原因，恰当应用药物和非药物治疗积极控制躯体症状，提高舒适度	1. 评估全面 2. 准确识别引起症状的风险因素 3. 正确实施护理措施

评估	护理措施	质量要求
4. 评估引起癌症患者失眠的常见因素 （1）易感因素：包括女性、年龄＜50岁、既往失眠史、失眠的家族史、焦虑或抑郁等精神障碍等 （2）诱发因素：包括手术、住院、放疗、化疗、疼痛、谵妄、内分泌治疗等；另外，某些药物如咖啡因、茶碱、抗胆碱药、抗高血压药、皮质类固醇激素和抗肿瘤药等也可引起失眠，一些镇静催眠药的突然撤药也会引起反跳性失眠 （3）维持因素：包括不良的睡眠行为如卧床时间过多、不良的睡眠习惯、昼夜节律紊乱等，患者对睡眠的一些错误认识和观念，如对睡眠抱有不切实际的期待，不能正确看待自己的睡眠问题等	3. 提供心理情绪辅导，改善患者的心理状况：态度温和，向新入院患者讲解病房的陪护、探视及作息制度，减少患者对环境的陌生感；指导家属多陪伴，同理患者的情绪反应，减轻心理压力 4. 及时提供各种诊疗相关信息支持，减轻患者因疾病不确定感引发的焦虑和失眠	
1. 充分评估患者的躯体状况，为调整药物剂量提供基础 2. 评估患者目前的用药和治疗，判断治疗失眠的药物与当前其他治疗是否冲突，保证治疗安全 3. 监测治疗失眠的药物不良反应，夜间加强巡视，观察患者生命体征，重点关注肝、肾功能及肺功能受损的患者（常用治疗失眠药物的用法及不良反应见附表8-24） 4. 失眠治疗周期通常较长，监测患者药物治疗及非药物治疗的依从性 5. 使用PSQI、ISI等工具评估失眠的治疗效果	1. 癌症患者失眠治疗的原则是在病因治疗和非药物治疗措施的基础上酌情给予相应的助眠药物治疗 2. 常用助眠药物包括苯二氮䓬类受体激动剂（包括非苯二氮䓬类药物和苯二氮䓬类药物）、褪黑素受体激动剂、具有催眠作用的抗抑郁药物等，护士应掌握常用药物的服药时间、方法、药物不良反应及注意事项，指导正确服药（附表8-24） 3. 根据患者症状变化，遵医嘱缓慢增、减药物，积极预防半衰期短的药物导致的戒断综合征 4. 应用非药物疗法促进患者睡眠，具体实施方法见附表8-25 5. 向患者讲解治疗失眠的药物疗法及非药物疗法所需周期通常较长，讲解治疗过程中的注意事项，提高患者治疗依从性	1. 早期发现药物不良反应，及时沟通，正确处理 2. 健康宣教到位，患者有良好的治疗依从性

第十节　恶性肠梗阻

一、概述

肠梗阻指肠腔狭窄或堵塞，肠内容物通过受阻，根据严重程度可以分为部分肠梗阻和完全肠梗阻，可单发也可多发，多发于晚期卵巢癌、胃癌及结直肠癌患者中。引起肠梗阻的原因通常分为两大类，其中良性病因包括：肠粘连，放疗后肠道狭窄，粪便嵌塞，进食不当；严重恶心、呕吐、腹泻或其他原因引起电解质紊乱（如低钾血症）、腹内疝等。恶性病因包括：由肿瘤播散引起，以小肠梗阻多见；由原发肿瘤占位或压迫造成，以结肠梗阻多见。肠梗阻不仅给患者带来恶心、腹痛、腹胀等不适，还可能导致抗肿瘤治疗延迟。积极采取护理措施，可以预防部分肠梗阻的发生，减轻相关症状，提高患者的舒适度。

二、护理常规

表 8 - 11　恶性肠梗阻的护理常规

评估	护理措施	质量要求
评估高危因素，识别高危人群。包括患者有原发肿瘤的肠腔内占位、肠壁浸润，肿瘤播散造成肠系膜或网膜肿物或粘连，腹内疝，放疗后肠道狭窄、粘连等；晚期恶性肿瘤患者中，高龄、虚弱、长期卧床、合并腹水、低钾血症、腹腔感染，以及肠道术后早期、化疗期间、腹腔化疗后、服用阿片类药物或止泻治疗的患者均为高危人群	对于非癌性因素所诱发或促进发展的肠梗阻，应提前采取预防措施，防止其发生： 1. 对进食差、恶心、呕吐、腹泻的患者应密切监测电解质变化，及时纠正低钾血症 2. 对服用阿片类药物的患者，应指导其按时服用缓泻剂预防便秘 3. 对卧床、合并腹水、肠道肿瘤及局部复发的患者，指导其合理饮食，适当运动，预防便秘，如果出现排便次数减少、粪便干结或排便困难的情况及早处理，见本章第七节"便秘"护理常规 4. 肠道手术后早期给予正确饮食指导，逐渐恢复至正常饮食，避免早期进食高脂、油腻、干硬食物，避免暴饮暴食	早期识别，积极预防，避免或延缓部分肠梗阻的发生
评估出现肠梗阻的症状及严重程度	1. 密切观察病情变化，连续评估相关症状，肠梗阻常见的症状包括恶心、呕吐、腹痛、腹胀、肠鸣音改变，可出现便秘、腹泻或排气、排便停止 2. 应注意症状出现的时间和程度与梗阻的部位及程度有关，不完全肠梗阻通常症状不典型，大部分仅出现肛门排气、排便减少，但如果处理不及时，可能进展到完全肠梗阻。不同部位梗阻其症状特征也有所不同，近端肠管阻阻（高位肠梗阻）呕吐物通常为胆汁性或呈水样的、量大、无异味或气味较轻；早期可出现疼痛，脐周部位呈短暂间歇性绞痛。远端肠管梗阻（低位肠梗阻）通常呕吐物为微粒的、少量、恶臭，亦可无呕吐；腹痛通常为晚期症状，呈局限性、部位深、间隔较长的绞痛 3. 腹泻患者服用止泻药物期间应密切监测肠鸣音变化，一旦出现肠鸣音明显减弱或腹胀，应警惕麻痹性肠梗阻的发生；如患者出现便秘或粪便嵌塞，应及时发现并处理，避免因粪便嵌塞继发肠梗阻	早发现、早诊断、早治疗
评估患者的病情变化及治疗、护理干预后效果	1. 胃肠减压护理：出现肠梗阻后应指导患者禁食水，近端肠管梗阻（高位肠梗阻）可出现急性胃潴留，应用药物控制恶心、呕吐仍不缓解者应留置鼻胃管进行引流；留置胃管期间指导患者正确刷牙或漱口，对于自理受限的患者，应协助其清洁口腔，提高舒适度，预防口腔并发症；妥善固定鼻胃管，防止管路脱出，按时冲洗保持管路引流通畅；连续观察并记录引流液的颜色、性状及量，有异常及时通知医生 2. 灌肠护理：远端肠管梗阻（低位肠梗阻），可选用 0.1% ~ 0.2% 肥皂水、温盐水灌肠，注意灌肠的温度和速度，也可使用甘油灌肠剂，连续观察患者恶心、呕吐、腹痛、腹胀等症状及治疗后缓解情况 3. 用药护理：恶性肠梗阻的常用治疗药物包括止吐药、镇痛药、生长抑素等，做好药物治疗相关护理及健康教育。例如甲氧氯普胺（胃复安）适用于梗阻早期和不完全肠梗阻，不推荐用于完全性机械性肠梗阻。镇痛药物首选阿片类药物，对于肠梗阻患者，吗啡可经皮下、静脉、自控止痛泵（patient - controlled analgesia，PCA）给药，也可经直肠或经皮给药。抗胆碱药物可作为单纯使用阿片类药物控制不良的腹部	1. 病情观察及时，记录准确 2. 正确安全给药 3. 正确实施各项护理措施 4. 如有并发症能及早发现并处理

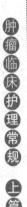

评估	护理措施	质量要求
	绞痛的辅助用药。生长抑素可有效控制肠梗阻带来的恶心、呕吐症状，如在梗阻早期使用奥曲肽可抑制恶性肠梗阻的分泌→扩张→运动的恶性循环而逆转恶性肠梗阻进程；长效醋酸奥曲肽可每个月用药 1 次，推荐用于短效奥曲肽治疗有效且预期生存期超过 1 个月的患者。护士应掌握药物的储存要求、注射方法，正确给药	
	4. 舒适护理：晚期不可逆的恶性肠梗阻患者，以提高患者的舒适度为护理目标，做好口腔护理，提供冰块吸吮，按需给予少量流食；遵医嘱补液，存在脱水症状的患者，每日补液量 1～1.5L，常用液体为 5% 葡萄糖溶液或 0.9% 氯化钠溶液。向患者和家属解释过多补液可引起肠腔分泌液体过多，加重呕吐	
	5. 心理支持：了解患者恶性肠梗阻的原因及预后，与患者及家属进行有效沟通，帮助他们面对和接受当前的疾病状况，主动参与治疗、护理计划，积极控制症状，提高生活质量	
	6. 密切监测生命体征，如患者出现血压下降、心率加快、反应迟钝、末梢循环差、出冷汗等，应警惕恶性肠梗阻穿孔引起感染中毒性休克	

第十一节　恶性伤口

一、概述

恶性伤口也称癌性伤口，是由于原发肿瘤浸润或肿瘤转移到皮肤后导致的皮肤损伤，表现为皮内癌性结节或从皮肤表面外生的癌性结节、皮肤表面开放性溃疡或腔洞。癌性伤口的护理主要针对伤口相关症状（包括气味、渗液、疼痛、出血、瘙痒）提供护理措施，护理常规如下（表 8-12）。需要注意的是癌性伤口由肿瘤本身所致，部分患者同时接受抗肿瘤治疗，因此护士还需关注抗肿瘤治疗的不良反应，化疗相关护理见第一章"肿瘤化疗护理常规"。

二、护理常规

表 8-12　恶性伤口的护理常规

评估	护理措施	质量要求
气味评估：使用 Grocott 伤口气味评估法评估伤口气味（附表 8-26）	1. 取无菌换药盘（内含：镊子、剪刀等）和常温生理盐水进行清洗或清创，移除伤口床中的坏死组织，减少伤口气味 2. 选用银离子填塞或覆盖创面，或用甲硝唑注射液湿敷等措施，以预防或控制伤口感染、减少臭味 3. 开窗通风，保持患者衣服和床单等清洁，减少臭味 4. 在室内放置除臭剂如活性炭、香薰蜡烛和精油、煮咖啡后残留的咖啡渣等，以降低室内空气中的臭味 5. 指导患者淋浴，清洗伤口时水不要过热且水压要小，淋浴后立即进行伤口换药	气味减轻

评估	护理措施	质量要求
渗液评估：使用 Mulder 渗液量分级法评估患者伤口渗液量（附表 8-27）	1. 伤口少量渗液时，可选用水胶体敷料、超薄泡沫敷料等维持伤口湿润，或选用水凝胶类敷料增加伤口湿度，防止伤口过干而影响愈合 2. 伤口中等量至大量渗液时，可使用高吸水性的敷料吸收渗液，如藻酸盐敷料、泡沫敷料、亲水纤维敷料等，也可选用棉垫或纱布等传统敷料，防止渗液浸渍周围皮肤 3. 对于大量渗液的瘘管可采用造口袋或伤口引流袋进行渗液收集	渗液减少
疼痛评估 1. 首次或病情变化时应用简明疼痛评估量表（BPI）（附表 8-1）全面评估患者的疼痛情况 2. 每日常规应用数字疼痛评估量表（NRS）（附图 8-1）评估患者的疼痛强度	1. 常规疼痛护理详见本章第一节"疼痛"护理常规 2. 更换敷料时，操作应轻柔，先用生理盐水湿润或浸泡内层敷料，再移除敷料，以减少敷料粘连伤口引发的疼痛 3. 根据患者伤口具体情况选用黏性适宜的敷料，避免敷料黏性过大而在移除时引起疼痛 4. 维持伤口湿润环境以保护裸露的神经末梢，减少伤口因真皮暴露产生疼痛	疼痛有效缓解
出血评估：评估患者的凝血功能、化疗后血小板计数及伤口出血情况	1. 如凝血功能异常或血小板减低，需减少换药频率，并在医生指导下进行伤口换药 2. 若敷料粘连伤口，应使用生理盐水充分浸湿敷料后再移除，以减少出血 3. 易出血创面尽量选用冲洗的方式进行清洁，避免反复擦拭伤口引起出血 4. 当伤口有少量出血时，可采用干棉球或藻酸盐敷料进行局部按压止血 5. 当大量出血时，立即使用若干干棉球或多层藻酸盐敷料压迫止血 10~15 分钟，再使用多层纱布加压包扎止血	出血减少
瘙痒评估：评估伤口周围皮肤瘙痒严重程度	1. 指导患者应用能够保持皮肤水分充足的敷料，如水凝胶类 2. 指导患者保持衣服和被褥清洁、干燥，以缓解环境因素引起的瘙痒（如湿疹） 3. 指导患者修剪指甲，勿抓挠皮肤 4. 必要时转诊至专科医生使用经皮神经电刺激疗法，缓解皮肤瘙痒	瘙痒减轻
评估信息需求	为患者和家属提供以下健康教育： 1. 按照伤口治疗师制定的换药方案、频率等原则及相关注意事项进行换药 2. 禁止使用手纸、毛巾等未经消毒、灭菌的物品覆盖伤口 3. 遇到伤口突然出血量增加、大量出血或者伴有活动性出血的情况，立即就医 4. 根据伤口渗液量的变化调整换药频率或应用敷料，可在专业人员指导下适当调整换药方案 5. 伤口疼痛明显较前加重或突发疼痛时，应立即到医院就诊 6. 居家期间若体温升高，应立即到医院就诊 7. 居家护理时留取伤口换药照片，如有需要可到护理门诊咨询或按照伤口治疗师要求按时复诊	患者信息需求得到满足

第十二节　淋巴水肿

一、概述

　　淋巴水肿是由于淋巴循环障碍导致淋巴液在组织间隙滞留所引起组织水肿、慢性炎症、组织纤维化及脂肪沉积等一系列的病理改变，是一种慢性、进行性发展且目前尚不能根治的疾病。

二、护理常规

表 8 – 13　淋巴水肿的护理常规

评估	护理措施	质量要求
1. 通过以下方式评估是否为肿瘤相关淋巴水肿： （1）询问患者既往有无乳腺癌、卵巢癌、子宫内膜癌、直肠癌、前列腺癌等病史 （2）了解患者的治疗情况，例如是否接受过紫杉类药物化疗及其他可能引起水肿的药物、有无接受过放射治疗等 （3）查看患者的患肢静脉血管 B 超检查结果，排除静脉血栓引起的水肿	1. 判断为非肿瘤相关淋巴水肿，则针对可能的病因行进一步检查和规范治疗 2. 判断存在肿瘤相关淋巴水肿，进一步评估其严重程度及影响因素 3. 如有患肢静脉血栓形成，根据医嘱进行规范抗凝治疗，暂不能行淋巴水肿治疗	通过筛查早期发现肿瘤相关淋巴水肿
2. 评估淋巴水肿高风险人群 （1）患者既往病史如乳腺癌、卵巢癌、子宫内膜癌、直肠癌、前列腺癌等，接受过紫杉类药物化疗、放疗等治疗，但目前患肢无疼痛、麻木、沉重、紧缩、乏力等不适症状，周径测量无异常变化，可视为淋巴水肿高风险患者 （2）评估有无淋巴水肿的诱发因素：如患肢提重物，患肢剧烈运动，常在患肢测血压、进行有创操作，患肢经常做重复性工作，经常坐飞机长途飞行，肥胖等	1. 指导患者做好生活护理，参照美国国家淋巴水肿网站（National Lymphedema Network，NLN）提出的 18 条降低淋巴水肿危险的指导原则进行（附表 8 – 29） 2. 指导患者做好自我监测，观察患肢有无肿胀、疼痛、麻木、发红、发热和皮肤破损等异常变化，如有及时就诊 3. 教会患者进行水肿围度监测，居家期间定期监测，及早发现患肢周径变化	降低淋巴水肿的发生率
3. 评估淋巴水肿的严重程度 （1）评估患者自觉症状：询问患者水肿肢体有无疼痛、麻木、沉重、紧缩、乏力等不适 （2）评估患肢皮肤情况：按压水肿部位，评估有无可凹陷性水肿；观察水肿部位皮肤是否增厚、毛孔有无增大、毛发有无改变	1. 淋巴水肿 0 级患者的护理：0 级也称为亚临床期水肿或潜伏期水肿，主要表现为患肢周径测量无明显水肿，但患者长期出现患肢沉重紧缩感。指导患者： （1）做好生活护理，参照美国国家淋巴水肿网站提出的 18 条降低淋巴水肿危险的指导原则进行（附表 8 – 29） （2）将患者转诊至淋巴水肿专科门诊学习手法淋巴引流，指导每日进行居家手法淋巴引流操作 （3）每 3 个月定期至淋巴水肿专科门诊随访，出现异常及时随诊	分级管理，正确应对，减轻淋巴水肿症状，提高生活质量

评估	护理措施	质量要求
（3）评估患肢围度变化：用卷尺测量肢体周径 （4）综合上述评估结果，临床护理人员可根据 2013 版国际淋巴协会的淋巴水肿分级标准（附表 8 - 28）初步评估水肿严重程度	2. 对于淋巴水肿 Ⅰ～Ⅲ级的患者，应将其转诊至淋巴水肿专科门诊进行压力治疗和康复锻炼。对于正在接受淋巴水肿治疗的患者需要进行如下观察和指导： （1）告知患者每日用温度适宜的清水或使用 pH 中性/弱酸性洗护用品清洗水肿肢体，注意皱褶处皮肤的清洁，清洗完毕后用软毛巾轻柔地擦干；若水肿部位有皮疹、创面等，应优先进行处理 （2）指导患者选择淋巴水肿专用护肤产品或刺激性小的护肤品涂抹以保持皮肤适宜的湿度 （3）询问患者佩戴压力器具后是否有头晕、心慌、疼痛、受压肢体麻木、瘙痒等不适 （4）检查患者肢体末端循环情况，若出现皮肤青紫、皮温降低，应及时取下压力器具，前往淋巴水肿专科门诊调整佩戴压力 （5）观察患者解除压力器具后，水肿肢体皮肤有无发红、皮疹、破损等 （6）建议日间或光线充足时运动，餐后应间隔半小时以上再开始运动；每日进行分次运动，每次运动 15～20 分钟，运动间歇期进行充分休息、补充水分；强度以患者不感到疲劳为宜；若运动前或运动中有身体不适，应立即取消运动计划 （7）指导压力器具的维护和保养：应遵循使用产品的说明书进行保养	分级管理，正确应对，减轻淋巴水肿症状，提高生活质量

第十三节 深静脉血栓

一、概述

深静脉血栓（deep venous thrombosis，DVT）是指由于血液在深静脉内不正常地凝结，阻塞管腔引起的静脉回流障碍性疾病，多见于大手术或严重创伤后、长期卧床、肢体制动、肿瘤等患者。DVT 与肺栓塞统称为静脉血栓栓塞症（venous thromboembolism，VTE）。

二、护理常规

表 8 - 14　深静脉血栓的护理常规

评估	护理措施	质量要求
1. VTE 高危人群的评估（参见第七章附表 7 - 4 Caprini 血栓风险评估）	1. 指导患者改善生活方式，如戒烟、戒酒，控制血糖及血脂，多饮水，避免脱水；长期卧床患者勤翻身，被动活动等 2. 告知患者术后早期下床活动、功能锻炼；指导深呼吸及咳嗽，改变胸腔压力以促进血液循环 3. 规范静脉穿刺技术，避免不必要的深静脉穿刺及下肢静脉输液，尽早拔除不必要的静脉导管 4. 指导患者进行踝泵运动，正确使用抗血栓梯度压力带；给予气压式血液循环驱动（已发生下肢 DVT 时禁用，血栓清除后可以使用）等进行物理/机械预防 5. 指导患者遵医嘱正确使用抗凝药物预防，如普通肝素、低分子肝素，Ⅹa 因子抑制剂如阿哌沙班和利伐沙班，维生素 K 拮抗剂如华法林等	降低深静脉血栓发生率

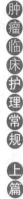

评估	护理措施	质量要求
2. 发生 DVT 患者的评估 （1）急性下肢 DVT 患者的评估 ①评估有无患肢突然肿胀、疼痛等 ②查体：患肢有无凹陷性水肿、软组织张力增高、皮肤温度增高，在小腿后侧和（或）大腿内侧、股三角区及患侧腘窝有无压痛 ③观察发病 1~2 周后，患肢有无浅静脉显露或扩张；血栓位于小腿肌肉静脉丛时，Homans 征和 Neuhof 征是否呈阳性 （2）严重下肢 DVT（如股青肿）患者的评估 ①评估患者有无全身反应，如休克、下肢坏死、体温升高等 ②评估下肢有无肿胀、皮肤发亮呈青紫色、疼痛剧烈、皮温低伴有水疱、股三角区明显压痛、浅表静脉怒张、足背/胫前后动脉搏动消失等临床表现 ③多普勒超声检查：患肢深静脉多普勒血流音消失	1. 每日评估下肢肿胀程度及皮肤温度、色泽及足背动脉搏动，测量患肢周径并记录（参见第七章附表7-7肢体周径测量方法） 2. 观察有无肺栓塞的表现：呼吸困难、咳嗽、咯血、胸痛、休克、晕厥等 3. 指导患者活动：肌间静脉血栓脱落风险较小，可在监测血氧饱和度的情况下早期循序渐进活动；膝部以上的股静脉血栓，以及伴随低氧症状的肺段栓塞应谨慎活动，以免血栓脱落引发致死性肺栓塞 4. 抬高患肢，避免用力排便 5. 饮食指导：低脂、高蛋白、高维生素、易消化饮食 6. 监测体温变化 7. 指导患者遵医嘱用药，观察用药后反应：出血是抗凝药物及溶栓药物常见的不良反应，观察患者有无出血征象；并告知患者自我识别早期出血征象，包括牙龈出血、便血、鼻出血、皮肤瘀斑等 　（1）轻微出血，通常表现为穿刺点的渗血或皮下淤血斑，一般不需特殊治疗 　（2）严重出血，发生于颅内、腹膜后、胃肠或泌尿系统的出血，应停用溶栓药物，必要时需输血或外科干预治疗 　（3）监测凝血功能、过敏反应、肝功能、血小板计数等 8. 手术取栓治疗患者的护理 　（1）饮食指导：清淡饮食，低盐、低脂饮食 　（2）活动指导：抬高患肢，术后卧床休息24小时，病情允许即可下床活动 　（3）生活护理：避免长时间久坐或久站，穿宽松衣物，控制体重，避免下肢受伤 9. 深静脉血栓时，禁忌按摩肢体，以免导致血栓脱落，引发肺栓塞 10. 心理护理，提高患者依从性 11. 血栓清除后指导患者规范使用弹力袜和气压式血液循环驱动治疗仪，预防再次发生血栓（附录7-8、附表8-30）	降低血栓脱落风险，避免肺栓塞

第十四节　体腔积液

一、概述

　　体腔积液是由于各种原因导致体腔内液体异常增多，是晚期肿瘤常见的并发症之一。肿瘤侵犯胸膜、腹膜和心包，可分别产生恶性胸腔积液、恶性腹腔积液和恶性心包积液。其中恶性胸腔积液和心包积液均好发于肺癌、乳腺癌、恶性淋巴瘤、白血病等，而恶性腹腔积液多见于消化道肿瘤、肝脏肿瘤、胰腺肿瘤、泌尿系统肿瘤、妇科肿瘤等。胸腔积液患者可出现呼吸困难、干咳、与呼吸相关的胸痛等；腹腔积液患者可出现腹胀、下肢水肿、疲乏、便秘等；恶性心包积液患者可出现呼吸困难、心前区疼痛等，严重情况下可导致急性心包压塞，属于肿瘤急症。对于体腔积液，最重要的治疗手段是穿刺置管行积液引流以及腔内给药，从而控制积液的产生，缓解患者相关症状。

二、护理常规

表 8 – 15　体腔积液的护理常规

评估	护理措施	质量要求
1. 评估患者体腔积液相关症状的严重程度及其对日常生活的影响 2. 评估患者生命体征，包括呼吸频率和节律、神志、血压、尿量等。当患者出现心包压塞的征象，包括呼吸困难（呼吸表浅而急促）、胸部闷痛不适、面色苍白、大汗淋漓、发绀、心动过速、低血压、奇脉、吸气相收缩压下降大于 10mmHg、外周静脉搏动明显，应立即通知医生给予紧急处理 3. 穿刺置管前评估患者配合程度；置管过程中评估患者意识、面色、血压、脉搏、呼吸的变化。带管期间评估管路固定情况，穿刺处周围皮肤，患者体重变化，有无不适主诉以及引流液的量、颜色、性质 4. 评估患者对带管期间以及引流过程中相关注意事项的掌握情况	1. 基础护理：患者因呼吸困难往往采取半坐卧位或端坐卧位，被动体位使患者活动受限，易发生压疮，应评估压疮风险，采取合适的防护措施，预防压疮的发生。常规保持床单位及皮肤干燥、清洁，衣物清洁、柔软，可使用气垫按摩床，受压骨隆突处以防压疮敷料保护；有下肢水肿者可将肢体抬高 30°以利于静脉回流；端坐卧位患者可提供支撑以趴伏休息，从而减少体力消耗，同时加床挡保护以避免发生坠床 2. 呼吸困难参见本章第五节"呼吸困难"护理常规 3. 穿刺置管的护理 （1）置管前健康教育：向患者及家属介绍置管的操作过程、目的以及该项治疗对于缓解症状的意义，消除恐惧情绪，提高穿刺成功率；说明置管过程中的体位要求、配合方法，如有不适，应及时举手示意，待医生停止穿刺动作后再说话或咳嗽，避免造成脏器损伤；腹腔穿刺前需排尿，以免误伤膀胱；向患者说明操作过程中可能出现的不适症状及应对方法 （2）置管前护理：全面评估患者病情，包括患者的生命体征、临床表现、情绪状态以及积液的量，患者需从生理及心理两方面为穿刺治疗做好准备；完善血常规、凝血功能、感染筛查等检验项目；对咳嗽、喘憋患者给予镇咳、平喘治疗，呼吸困难患者给予吸氧，监测患者血氧饱和度等血气分析指标变化，确保患者保持相对静息状态并可配合完成治疗；提前准备穿刺置管所需物品、药品以及必要的急救设备 （3）置管中护理：为患者摆好体位，充分暴露穿刺部位皮肤，注意保暖及隐私保护；根据病情给予吸氧、心电监护，密切观察生命体征变化，有任何异常情况如在胸腔穿刺置管过程中，患者出现心慌、大汗、血压下降，考虑胸膜刺激征，应立即停止穿刺，置患者于平卧位，配合医生处置；配合医生严格执行查对及无菌操作，穿刺成功后穿刺点覆盖透明贴膜，管路上粘贴标识，标明置管日期、置入深度及操作者，协助外接引流袋，妥善固定，并在引流时使引流袋低于穿刺点以避免造成逆行感染 （4）置管后护理：操作结束后协助患者卧床休息，观察生命体征以及有无疼痛、穿刺相关并发症，如患者有不适主诉，及时通知医生对症处理；观察穿刺点有无红肿、疼痛等炎性反应以及渗血、渗液、皮下气肿等，常规每 7 日更换一次透明敷料，如有渗液、松脱随时更换；每次由导管抽取积液或注入药物时均需严格执行无菌技术操作原则；妥善固定管路，将导管固定于方便观察的位置，防止牵拉；经常更换管路粘贴的位置，避免由于管路固定不当导致医疗器械相关压疮；每班次护理人员检查导管置入深度及各部位衔接是否紧密，以防脱管；如果遇积液引流不畅，指导患者变换体位，或协助医生调整管路位置。根据患者自身感受调节引流速度，腹腔积液引流第一次引流量不超过 1000ml，以后每次引流量最多不超过 3000ml；胸腔积液引流第一次引流量控制在 800～1000ml，以后每日间断引流量控制在 1000～1500ml 以内，对于体弱或不能耐受的患者则应控制在 500～800ml 以内，避免复张性肺水肿的发生；心包腔积液引流第一次抽液量不要超过 100～200ml，再次抽液可增加至 300～500ml，抽液速度宜慢，避免因抽液过快或过多引起大量血液回心而发生肺水肿 （5）置管后健康教育：告知患者翻身、活动时避免管路扭曲、受压、打折造成引流不畅，禁止淋浴，清洁皮肤可使用温水毛巾擦拭，睡眠时避免管路及局部皮肤受压，更换衣物及行动时需谨慎，避免牵拉造成脱管等 4. 体腔内注药见第一章第二节中的"化疗药物腔内给药护理常规"	1. 管路固定妥善，标识清晰，不发生管路滑脱等护理不良事件 2. 及时发现穿刺置管及积液引流相关并发症 3. 患者可配合穿刺置管，知晓带管期间注意事项及自我护理要点

第十五节　上腔静脉综合征

一、概述

上腔静脉综合征（superior vena cava syndrome，SVCS）是一组由不同病因引起的上腔静脉完全或不完全阻塞，导致血液回流受阻的临床征象。肿瘤患者合并 SVCS 多由肿瘤压迫或直接侵犯上腔静脉而致其回流受阻所引起，出现面、颈、上肢及胸部水肿、淤血，进一步导致缺血、缺氧甚至颅内压增高而危及生命，故属于肿瘤急症之一，常需紧急处理。

二、护理常规

表 8 – 16　上腔静脉综合征的护理常规

评估	护理措施	质量要求
1. 评估患者疾病因素：恶性肿瘤引起者占 80%，其中肺癌最常见，其他恶性肿瘤还包括淋巴瘤、胸腺瘤、恶性纤维组织细胞瘤、精原细胞瘤、各种转移性肿瘤、上腔静脉平滑肌肉瘤和上皮样血管内皮瘤等。良性疾病发生上腔静脉综合征的约占 20%，包括非特异性纵隔炎、纵隔淋巴结结核、放疗后纵隔炎、胸骨后甲状腺肿、甲状腺瘤 2. 评估其他相关因素：由于心血管介入技术的广泛应用，由其引起的上腔静脉综合征也迅速增多。其中以植入心内起搏器最常见，其次为深静脉置管、心导管术后上腔静脉内血栓形成等	1. 基础护理 （1）上腔静脉综合征患者右肱动脉压力增高，右上肢血压随之增高，因此宜采用左上肢测量血压，必要时测量双上肢血压进行对照 （2）记录 24 小时出入量，尤其是应用利尿剂的患者。每日测量空腹体重及上臂围、颈围，颜面部以双眼睑睁开的程度为准 （3）保持病房整洁，空气清新，保持床单位干燥、清洁，卧位舒适，协助生活护理。SVCS 患者易合并呼吸道和肺部感染，应告知患者戒烟，指导做深呼吸及有效咳嗽、咳痰的锻炼；减少探视，预防感染 2. 呼吸困难的护理 （1）观察患者皮肤发绀、胸闷、喘憋等缺氧表现，监测血氧饱和度，及时调节氧流量 （2）宜采取半坐卧位，白天抬高床头 45°，夜间抬高床头 30°，以利于头颈、上肢血液回流，膈肌下降，胸腔容积扩大，增大肺通气量，减轻呼吸困难 （3）喘憋、咳嗽、痰液黏稠不易咳出者，指导有效咳嗽、咳痰，鼓励患者多饮水，协助叩背排痰，给予平喘、镇咳、雾化吸入及化痰治疗，必要时可吸痰，防止窒息 （4）如有感染征象，协助留取痰液标本做细菌培养，遵医嘱行抗炎治疗 （5）其他参见本章第五节"呼吸困难"护理常规 3. 静脉治疗的护理 （1）严格限制输液总量，严格控制输液速度，一般不超过 40 滴/分，避免因输液量过多、输注速度过快而进一步加重颅内高压及脑水肿症状、心肺功能负担及上肢肿胀 （2）SVCS 患者宜选用下肢浅静脉或股静脉置管输液，下肢常用的浅静脉主要有足背静脉和大隐静脉的起始段，首选外踝前静脉 （3）由于下肢静脉瓣较多，血流缓慢，输液时应将下肢抬高 20°~30°，同时输液结束后指导患者做肌 – 关节泵动作，尤其是踝关节，其动作是伸直下肢、绷直脚尖，然后将脚尖用力向上勾，反复上述动作，可进一步增加下肢静脉回流，降低静脉炎及血栓风险 （4）SVCS 伴有双下肢静脉血栓的情况下则需选择左上肢静脉输液 （5）股静脉置管患者应严格无菌操作，保持置管部位皮肤清洁、干燥，管路妥善固定，告知患者翻身、活动、穿脱衣物时勿使管路牵拉打折，治疗结束后应尽早拔除股静脉置管，避免感染及血栓形成	1. 各项治疗措施执行准确、及时 2. 积极采取有效的护理措施帮助患者应对疼痛、咳嗽、呼吸困难等症状

评估	护理措施	质量要求
3. 评估症状严重程度：静脉回流障碍表现包括头颈部肿胀及皮肤发绀、颈静脉怒张、颈胸部浅静脉曲张等；压迫症状包括气管、食管及喉返神经受压导致的咳嗽、胸闷、呼吸困难、进食不畅、声音嘶哑及Horner综合征；颅内静脉压升高导致不同程度的头部胀痛、头晕、耳鸣、视物模糊，严重时出现晕厥、抽搐，急性重症SVCS患者可由于脑缺氧、脑水肿、急性喉头水肿、呼吸衰竭或颅内静脉破裂而死亡。上述症状于低头、弯腰或者平卧时加重，晨起时症状最严重，站立与活动后可有不同程度的减轻 4. 评估各项治疗的副作用	4. 接受化疗的SVCS患者的护理参见第一章"肿瘤化疗护理常规" 5. 皮肤、黏膜护理：由于SVCS患者局部皮肤水肿、缺血、缺氧，呼吸困难致活动受限，加之放疗、化疗以及皮质类固醇激素等治疗因素，使皮肤、黏膜脆弱，易发生压疮和感染，应做好预防及护理措施 （1）保持皮肤清洁，禁止使用热水袋，避免烫伤 （2）保持口腔、会阴、肛周清洁 （3）及时清洁眼睛分泌物，避免眼结膜感染，对已发生结膜感染的患者遵医嘱外用药物治疗 （4）勿抓挠放疗照射野皮肤，避免皮肤破损 （5）用清水沾洗清洁皮肤，避免使用化学性清洁剂，嘱患者保持照射野标记清晰；放射性皮肤反应，如红斑、干性皮炎或湿性皮炎等，遵医嘱治疗并评价效果。被动体位的患者，根据病情评估压疮风险，采取针对性预防措施 6. 夜间护理 （1）夜间大脑皮质对呼吸中枢的调节功能下降、咳嗽/咳痰反射减弱，易造成呼吸道分泌物排出困难、体内缺氧及二氧化碳潴留，进一步加重病情，因此夜间应加强病情观察 （2）对于意识不清的患者，慎防坠床等意外发生 （3）应用利尿剂导致尿频的患者，指导其体位变换宜缓慢，避免跌倒发生 （4）SVCS患者咳嗽剧烈时由于心输出量减少，造成脑供血不足，易发生晕厥，向患者及家属提前做好安全宣教，慎防意外发生 7. 疼痛护理：遵循疼痛评估与护理规范，全面评估患者疼痛部位、强度、性质、加重或缓解因素，指导其正确服药，注意预防和观察药物不良反应；按时给予降颅压及止痛、镇静治疗，出现爆发痛与药物不良反应及时通知医生处理。其他参见本章第一节"疼痛"护理常规 8. 饮食指导：指导患者饮食多样化、少食多餐，避免油腻和辛辣刺激性食物，进高营养、高热量、高维生素、清淡易消化、富含纤维素的低盐饮食，避免加重水肿	3. 及时发现各项治疗副作用并正确处理 4. 患者及家属知晓安全、输液、皮肤、饮食等方面的自我护理要点

第十六节　高钙血症

一、概述

当骨骼中动员出的钙水平超出了肾脏排泄的阈值而导致血清钙 >2.75mmol/L，称为高钙血症。最常见引起高钙血症的原因是肿瘤细胞局灶性溶骨性活动和恶性肿瘤所致体液改变，好发于乳腺癌、多发性骨髓瘤、非小细胞肺癌、结肠癌、前列腺癌、小细胞肺癌等患者中。高钙血症起病早期比较隐匿，容易被漏诊或误诊，相关症状与血钙浓度及其上升速度有关，且具有个体差异。全身症状如脱水、体重减轻、厌食、瘙痒、烦渴、骨痛增加；胃肠道症状出现早，如恶心、呕吐、腹痛，晚期可发生顽固性便秘和肠梗阻；神经-肌肉症状如疲乏、嗜睡、肌无力、反射减退、癫痫发作，进而出现反应迟钝甚至昏迷；精神症状如焦虑、沮丧、定向障碍、幻觉、睡眠紊乱；心血管系统表现如 $Q-T$ 间期缩短、$P-R$ 间期延长、心率减慢、心律失常；肾脏表现如多尿、多饮、肾功能不全。

二、护理常规

表 8 – 17 高钙血症的护理常规

评估	护理措施	质量要求
1. 评估患者疾病状况、病程、有无精神疾病、年龄以及是否合并使用镇静剂或麻醉药 2. 评估患者血液学检查结果，包括血钙及其他电解质、磷酸盐、尿素氮、肌酐、甲状旁腺激素及相关蛋白水平 3. 评估患者生命体征及病情变化，监测血压、呼吸、心率及心律的改变 4. 评估患者的体重，有无水肿、多尿及烦渴，准确记录24小时出入量 5. 评估患者胃肠道症状，有无厌食、恶心、呕吐、消化性溃疡，是否合并便秘甚至肠梗阻 6. 评估患者的神经 – 肌肉症状，包括有无乏力、嗜睡、失眠、肌力减退、反应迟钝、癫痫发作、幻觉、意识不清，甚至昏迷 7. 评估患者疼痛部位、强度、性质，以及有无爆发痛，做好疼痛护理 8. 评估患者水化利尿治疗期间心肺功能情况，尤其是年老体弱患者，避免补液过多或输注速度过快导致左心衰竭和肺水肿	1. 用药护理 (1) 水化利尿：水化治疗可以快速补充血容量，改善肾血流，增加尿量，促进钙排泄。遵医嘱快速输液，对于年老体弱或心肾功能不全患者应适当调整补液速度，以免诱发心衰、肺水肿；监测电解质变化，避免血容量过多引起电解质紊乱。观察患者尿量，正确使用利尿剂，保持尿量在 100ml/h 以上，有助于阻止肾对钙的重吸收作用。应用利尿剂后应加强安全防护，避免患者频繁排尿发生跌倒 (2) 双膦酸盐：遵医嘱正确给药，掌握正确的输注时间和途径，同时注意患者水化情况，使每日尿量不少于 2000ml。输注过程中监测血清钙、磷、镁等指标，如出现血钙降低、低血压、周围神经感觉异常等情况，应慎防低钙性抽搐，及时补钙治疗。观察患者有无头昏、肌肉酸痛、发热等流感样症状及胃肠道反应。如体温未超过 38.5℃，给予物理降温，嘱卧床休息、保暖、多饮水；体温超过 38.5℃，遵医嘱应用退热药物 2. 症状管理 (1) 出现胃肠道症状如恶心、呕吐等，遵医嘱给予止吐剂；便秘者可口服缓泻剂或灌肠，指导患者多饮水，进富含纤维素的饮食，保持排便通畅 (2) 出现神经 – 肌肉症状，合理使用防护措施，包括床挡、约束带、牙垫、开口器等，避免意外伤害 (3) 出现疼痛执行本章第一节"疼痛"护理常规 (4) 钙沉积于组织器官，如沉积于皮肤造成皮肤瘙痒，应指导患者切勿抓挠皮肤，穿棉质衣物，外涂炉甘石等皮肤止痒剂；沉积于眼结膜、角膜等造成各种眼部刺激症状，指导患者切勿反复揉眼，应清洁眼内分泌物，遵医嘱外用滴眼液治疗 3. 安全防护：高钙血症患者常出现乏力、心律失常、意识不清甚至昏迷症状，应指导患者卧床休息，避免频繁或剧烈活动导致跌伤、严重心律失常，甚至心搏骤停等意外发生。卧床期间，加强基础护理，保持床单位清洁、干燥，指导患者勤翻身以更换卧位，预防压疮及坠积性肺炎。如出现意识不清、躁动，应给予床挡保护，安排专人陪护；必要时经家属知情同意的情况下可使用肢体保护性约束，但需加强巡视与病情观察，避免约束对患者造成伤害 4. 饮食指导：给予高营养、高维生素、易消化的低钙饮食。注意叮嘱患者不可自行补充钙剂，并减少摄入富含钙质的食物如奶制品；必要时可以请营养师会诊，为患者制定合理均衡的膳食补充计划。另外，指导患者忌食生冷、油腻及辛辣刺激性食物，注意饮食卫生；鼓励多摄取富含纤维素的食物，多饮水，预防便秘 5. 运动指导：中至重度高钙血症且伴有症状的患者应卧床休息，慎防重度高钙血症患者因活动而增加心脏搏动的风险。在病情允许的条件下，应鼓励并协助患者适当活动及功能锻炼，如小范围床边活动，以防止骨骼的废用性破坏，同时预防卧床使钙进一步动员而加重高钙血症。向患者及家属讲解活动的重要性及注意事项，活动强度及范围应根据患者可耐受的程度循序渐进，活动过程中护士应加强病情观察 6. 预防病理性骨折：指导肿瘤骨转移患者佩戴颈托、腰托等支具，注意调整支具松紧适当，内衬柔软衣物，避免直接接触皮肤造成损伤。为卧床患者翻身时提前告知，取得其配合，动作轻柔；截瘫患者应使用硬板床，避免拍背，翻身时至少三人配合采用轴线翻身法，避免身体扭转而加重疼痛甚至发生骨折	1. 准确给药，及时发现药物相关不良反应 2. 及时发现心律失常、心脏骤停等紧急情况，并给予正确处理 3. 正确评估及处理患者相关症状 4. 保证患者安全，避免发生跌倒等意外事件 5. 患者及家属知晓饮食及运动相关注意事项

评估	护理措施	质量要求
	7. 心理护理：高钙血症作为严重的肿瘤代谢急症，症状会不同程度地表现在神经系统、胃肠道、心血管、肾、骨骼和肌肉，使患者面临疼痛。心理层面的哀伤、焦虑、恐惧、绝望等负性情绪都会随之出现，甚至丧失配合治疗的信心。作为护士应抱有同情心，遇到患者烦躁或宣泄时应耐心倾听；主动讲解疾病知识，通过规范的操作及丰富的理论知识，增加患者信任感，促进其配合治疗 8. 终末期护理：恶性肿瘤相关高钙血症的死亡风险较高，对高钙血症的治疗可以减轻疼痛和其他症状，改善生活质量，减少住院时间。但是当高钙血症不能被逆转，患者处于终末期时，应及时与患者及家属沟通照护目标；姑息治疗团队可为患者及家属提供身体、心理、社会、精神的全方位照护，减轻他们的痛苦	

第十七节 脊髓压迫

一、概述

脊髓压迫是指脊椎或椎管内占位性病变引起的脊髓、脊神经根及脊髓的供血血管受压，造成脊髓功能障碍的综合征。多数患者首发症状为中央背部疼痛，可在出现神经系统损伤前数天或数月出现，用力或改变体位等任何引起神经根受牵拉的情况均可诱发或加重疼痛。感觉障碍表现为躯体束带感、肢体麻木、烧灼或针刺感，同时可伴有相应神经根支配的肌力下降或肌肉萎缩；当脊髓完全受压后，会出现感觉消失等神经功能障碍。脊髓压迫是肿瘤晚期患者常见的中枢神经系统急症，特点是起病急、病程短、发展迅速，如得不到及时诊治，常发生不可逆的神经损害，如截瘫、肌无力、感觉丧失、排尿/排便困难，严重影响患者的生活质量。在患者早期出现一些临床表现时，应及时发现并给予早期治疗，从而恢复或保留神经功能、缓解疼痛以及维持和重建脊柱的稳定性。

二、护理常规

表8-18 脊髓压迫患者的护理常规

评估	护理措施	质量要求
1. 评估患者既往病史，脊髓压迫发生的时间，受累脊髓平面表现出的神经受损症状，是否存在呼吸异常、血气胸、肢体麻木、尿潴留、尿/便失禁、便秘等	1. 根据骨转移部位，指导患者正确佩戴颈托、腰托，轴线翻身、轴线转身，避免负重，告知患者不良的活动或姿势可能导致被侵犯的椎体骨折而发生脊髓损伤 2. 疼痛患者护理执行本章第一节"疼痛"护理常规 3. 用药护理：遵医嘱正确给药，预防、观察药物不良反应，大剂量应用皮质类固醇激素时应注意有无消化道出血的倾向，观察粪便颜色，必要时做粪便隐血试验	1. 给予疼痛患者合适的药物、非药物干预措施，并及时评价镇痛效果及药物不良反应

评估	护理措施	质量要求
2. 评估患者疼痛部位、持续时间、强度及性质 3. 评估患者的脊神经反射及脊髓受压征象，每隔2~4小时要检查患者四肢的肌力、肌张力、痛觉、温觉、触觉的情况 4. 评估患者脊髓休克的表现：当脊髓与高位中枢离断时，脊髓暂时丧失反射活动的能力而进入无反应状态，横断面以下节段脊髓支配的骨骼肌紧张性降低甚或消失；外周血管扩张、血压下降、发汗反射消失、膀胱内尿充盈、直肠内粪积聚，表明躯体及内脏反射减退甚或消失 5. 评估患者自理能力、活动情况、心理状况等 6. 动态评估各项治疗措施的效果 7. 评估患者用药副作用	4. 排尿障碍患者的护理 (1) 间歇性导尿：急性期推荐采用无菌间歇导尿，恢复期用清洁间歇导尿替代无菌间歇导尿，开始间歇导尿次数为每天4~6次，根据排尿恢复情况调整导尿次数及时间；当膀胱功能趋于稳定，自行排尿后残余尿量少于100ml或为膀胱容积20%~30%以下时，可停止导尿 (2) 膀胱训练：膀胱如长时间不充盈会引起挛缩，容量缩小；长时间过度膨胀，又会导致膀胱松弛无力，两者均不利于膀胱功能的恢复。因此在间断导尿时要鼓励患者锻炼自行排尿，可用 Crede 手法（用单手由外向内、由轻到重，均匀按摩患者下腹，待膀胱收缩后，一手抵住膀胱底部并向下方持续压迫膀胱；开始排尿后，将左手置于右手背上继续加压排尿，力求排尽，用力稍大，方向朝向会阴部）或叩击下腹部等方法协助排尿。还可用激发排尿技术，如轻轻叩击耻骨上区、刺激肛门诱发膀胱反射性收缩、听流水声、热敷下腹部等辅助措施 (3) 留置导尿的患者要每日进行会阴擦洗及膀胱冲洗，严格无菌操作，每周做尿常规及中段尿培养，每2~4周常规更换尿管 5. 排便障碍患者的护理：对于骶骨 S_2 节段以下损伤的患者，不存在脊髓反射性肠蠕动，易发生粪便嵌塞；同时也不存在肛门外括约肌张力，容易发生便失禁，应注意肛周皮肤清洁；对于骶骨 S_2 节段以上损伤的患者，常可利用残留的骶段脊髓反射协助排便。如存在排便困难，则需要： (1) 嘱患者保证每日饮水量在1500ml以上，进食富含膳食纤维的食物 (2) 利用胃－结肠反射促进排便，即进食后20分钟去排便 (3) 腹部按摩：腹部涂适量按摩油，以脐为中心，用手掌的大鱼际从右下腹到左下腹绕脐按摩。患者进餐至少30分钟后，取仰卧位，两腿屈曲并放松腹部，将双手重叠放置在右下腹部，并沿着结肠的走向反复地按摩腹部；按摩时的力度要适中，以腹部下陷1~2cm为宜；每天按摩1次，每次按摩10~15分钟 (4) 机械刺激直肠促进排便：戴润滑手套，轻转动手指刺激肛门及直肠，每间隔5分钟重复一次，直到排便 (5) 手工排便：戴润滑手套，将一个手指插入肛门内，将粪便取出 (6) 遵医嘱灌肠：可用温盐水、肥皂水、开塞露、甘油灌肠剂等 6. 预防肺部并发症 (1) 保持室内适宜的温度与湿度，鼓励患者多饮水 (2) 遵医嘱给予患者化痰药物及抗生素治疗 (3) 体位引流：规律地翻身及变换体位 (4) 辅助咳嗽：将手掌放在患者剑突下，在患者咳嗽时用一个向内、向上的动作对患者腹部加压助咳 (5) 呼吸锻炼：先从缓慢的、放松的腹式呼吸开始，逐渐过渡到对膈肌进行抗阻训练；同时训练残存的胸锁乳突肌、斜方肌补偿胸式呼吸 (6) 增加胸壁运动：通过深呼吸锻炼、助咳、被动的手法牵引和关节运动法、间歇正压通气等，可以维持或改善胸壁的运动幅度 (7) 胸部物理治疗：用一定的手法振动和叩击患者胸背部，通过振动和叩击将分泌物从小的支气管内移动到大的支气管内被咳出体外 (8) 不能自行咳痰者行气管内吸痰。对颈段脊髓损伤者，必要时行气管切开辅助呼吸 (9) 预防压疮：在不影响神经功能和发生病理性骨折的前提下，应鼓励患者定时翻身，通常建议至少每2小时一次；根据压疮风险评估情况，危险部位骨隆突处可以泡沫敷料保护，应用气垫按摩床，有条件者可使用特制的翻身床 7. 指导患者进行功能锻炼 (1) 保持肢体功能位，防止关节挛缩或畸形	2. 及时发现相关并发症并给予正确处理

肿瘤临床护理常规 上篇

评估	护理措施	质量要求
	（2）按摩瘫痪肢体，加强被动锻炼，防止肌萎缩 （3）训练单个肌肉的动作，降低痉挛状态，减轻由于不活动、肌肉紧张或肩关节半脱位等所致疼痛 （4）指导或协助患者做关节活动度运动，即关节活动时可达到的最大弧度，可帮助患者预防可能出现的关节僵硬，训练患者的协调性 8. 做好心理护理，及时疏导患者及家属的焦虑、恐惧情绪，必要时请心理医生会诊，以便早期诊断和早期干预	

第十八节 病理性骨折

一、概述

病理性骨折是指因局部病变或全身性疾病导致骨强度减低，在没有外力或在轻微外力作用下所发生的骨折，常见于骨肿瘤及肿瘤骨转移患者，因为此类患者骨质破坏而很容易发生病理性骨折。

二、护理常规

表 8-19　病理性骨折的护理常规

评估	护理措施	质量要求
1. 病理性骨折的高危人群评估 （1）肿瘤或肿瘤骨转移的患者是发生病理性骨折的高危人群 （2）病理性骨折上肢多发于锁骨、肱骨；下肢多发于股骨、胫骨；脊柱常发生于腰椎段	肿瘤相关病理性骨折重在预防，主要措施在于减少可能造成骨折的非疾病因素，主要措施如下： 1. 日常活动保持正确体位，避免长时间固定同一姿势，如久站或久坐，减少身体同一部位长时间负重 2. 长期卧床的患者，会加重骨质脱钙或软化，应在病情允许的前提下适当增加活动，加强肢体功能锻炼 3. 避免提重物，减少腰椎及骨骼关节负重 4. 变换体位，如坐起、下蹲、翻身、转身、弯腰等时应缓慢 5. 避免剧烈运动和冲撞 6. 居家穿防滑平底鞋，卫生间和水池旁地面应配有防滑垫、扶手，预防跌倒 7. 病变侵犯关节引起疼痛时，不宜进行局部按摩、挤压、热敷、理疗等 8. 肿瘤侵犯脊柱者，应睡硬板床，翻身采用"轴式翻身"，即翻身时沿身体纵轴翻过，保持头、肩、腰、臀部成一直线，且速度慢、动作轻，避免用力拖拉、推拽、扭动等动作 9. 建议佩戴固定器具以减轻病灶部位负重。如肿瘤侵犯颈椎者应佩戴颈托；对于肿瘤侵犯腰椎者，坐位、直立或行走时应佩戴腰托，以减轻腰椎的受压	通过干预高危人群日常活动，预防病理性骨折的发生

评估	护理措施	质量要求
2. 病理性骨折患者相关症状评估 （1）休克：大型骨折、大出血、软组织严重损伤或者合并其他脏器的复合损伤或剧烈疼痛等，均会引起休克 （2）肿胀与瘀斑：由于骨髓－骨膜及周围的软组织损伤、出血而出现肿胀及皮下瘀斑 （3）疼痛：病理性骨折会引起骨折处疼痛和一些直接或者间接的压痛。疼痛通常是局域性的，定位明确，与功能障碍有关，疼痛的出现可能早于影像学表现 （4）身体功能障碍：因机体内部的支架作用丧失而表现出功能部分或完全丧失 （5）发热：一般情况下，病理性骨折体温正常，血肿吸收时可有低热，但是如果合并感染者就会出现高热	1. 休克护理 （1）观察患者神志情况：如出现烦躁不安、焦虑、皮肤苍白、出冷汗，进而出现表情淡漠、反应迟钝、血压下降、呼吸浅快等症状，以及顽固性低血压、广泛出血以及少尿、呼吸困难等临床表现，应及时通知医生，配合医生做好抢救工作 （2）开放静脉通路，以便快速补充血容量及用药 （3）在保证患者安全的前提下，取休克体位，下肢抬高15°～20°，头及胸部抬高20°～30° （4）注意保暖，可以适当增加室温和被盖 2. 疼痛护理详见本章第一节"疼痛"护理常规 3. 肿胀与瘀斑、身体功能障碍护理 （1）如肢体突发剧烈疼痛伴活动功能受限，应避免随意搬动患者，以免出现二次伤害。如果肢体肿胀明显，需要去除衣服的时候，可以用剪刀把衣服剪开，防止过多移动患者，导致肢体疼痛、肿胀症状加重 （2）可对患者的骨折处进行简单固定，及时就医。转运时应平稳，避免骨折断端再次伤害到内脏 （3）对于病理性骨折导致长期卧床的患者，受压部位皮肤应加强护理，保持皮肤清洁、干燥，可用泡沫敷料进行减压处理，以预防压力性损伤 4. 发热护理：可行冰袋物理降温，或遵医嘱使用退热药物治疗。及时补充水分，保持室内空气流通。密切监测体温变化，如体温持续升高，建议进一步诊疗	快速识别病理性骨折的发生，正确应对相应症状，避免进一步伤害
3. 评估治疗情况 （1）外科治疗：早期手术治疗潜在的或已经发生的病理性骨折、解除脊髓与神经根压迫，可缓解疼痛，重建骨连续性及脊柱、骨盆等重要结构的稳定性，为后续治疗创造条件 （2）放射治疗：放疗可用于早期脊髓压迫症、药物无法缓解的严重骨痛，并用于预防病理性骨折 （3）全身系统药物治疗：在接受全身抗肿瘤治疗的同时，应用双膦酸盐制剂可改善骨代谢异常，抑制骨转移；地舒单抗可抑制破骨细胞形成和活化，进一步抑制骨吸收，增加骨密度	1. 外科术后护理 （1）认知干预：在进行骨折手术前向患者介绍骨折后肢体疼痛和肿胀的原因及对策 （2）环境干预：为患者提供良好的住院环境，保证光线柔和、湿度适宜，空气清新，通风良好 （3）疼痛干预：骨折术后轻度疼痛为正常现象，但严重疼痛会对患肢康复产生影响（详见本章第一节"疼痛"护理常规） （4）肿胀干预：遵医嘱进行主动关节屈伸活动，减轻关节疼痛及肿胀，同时可进行下肢按摩，预防深静脉血栓形成 2. 放射治疗相关护理 （1）放射野皮肤的护理。放射范围之内的皮肤，可能会出现红、肿、热及微痒等反应，或出现干性脱屑，部分患者发展为湿性脱屑。护理要点：避免用肥皂清洗或摩擦；轻微的痒感，避免抓挠，减少对皮肤的刺激及损伤，以专用药膏涂抹即可；避免过度的日光照射；避免衣物的压迫、束缚或粗糙衣物的摩擦；治疗部位如有伤口未愈合，应经医生检查后，再决定是否继续治疗；若有严重的湿性脱屑反应，视情况停止治疗1～2周或给予药膏涂抹 （2）骨髓抑制的护理。脊髓照射后容易发生骨髓抑制，根据骨髓抑制的具体表现采取相应的护理措施：①白细胞减少，注意口腔、会阴及皮肤清洁卫生；保持室内空气新鲜，经常通风，室内温度、湿度适宜；避免去公共场所，以减少感染机会，如必须外出应戴口罩；按医嘱使用升白细胞药物，定期复查血常规；不宜食用生、冷及有刺激性食物；床单位紫外线照射30分钟/次，2次/天。②血小板减少，穿柔软、棉质内衣裤，忌用刺激性强的肥皂洗澡；使用电动剃须刀，避免损伤皮肤；刷牙时用	积极治疗病理性骨折，提高患者生活质量

评估	护理措施	质量要求
	软质毛刷，避免牙龈出血；避免进食粗糙、坚硬食物；避免磕碰；密切观察身体是否有出血点、牙龈出血等，注意查看皮肤有无瘀点、瘀斑；观察血常规、生化指标；能口服的药物尽量避免注射，如必须注射时，应用棉球按压穿刺点至出血停止；用碘甘油涂抹局部，防止口鼻黏膜干裂引起出血 3. 药物治疗相关护理 （1）唑来膦酸常见不良反应有发热、乏力、寒战、骨骼酸痛、肌痛等流感样症状，同时可能伴有肾功能损害及恶心、呕吐。发热一般为短暂性高热，可使用退热药物，监测药物不良反应；如有持续高热应遵医嘱进行对症处理，如进行物理降温等。其他不良反应可遵医嘱对症处理 （2）双膦酸盐相关性颌骨坏死为严重不良反应。其临床表现为死骨暴露、流脓、软组织肿胀及疼痛等。患者应保持良好的口腔卫生环境，饭后刷牙或漱口，时刻注意口腔病变如不明原因的牙痛、牙松动及牙龈变化等。如出现不适，应及时就医。同时避免进行口腔有创操作，预防颌骨坏死的发生 （3）在使用地舒单抗治疗过程中容易出现低钙血症，皮下注射地舒单抗前及治疗过程中应监测血清钙、肌酐、磷、镁浓度水平，如有异常及时补充或纠正	

附　录

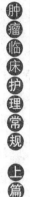

附表 8－1　简明疼痛评估量表（BPI）

1. 大多数人一生中都有过疼痛经历（如轻微头痛、扭伤后痛、牙痛）。除这些常见的疼痛外，现在您是否还感到有其他类型的疼痛？
　①是　　②否

2. 请您在下图中标出您的疼痛部位，并在疼痛最剧烈的部位以"×"标出。

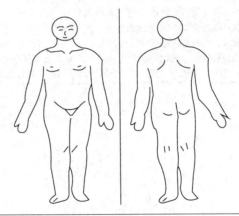

3. 请选择下面的一个数字，以表示过去 24 小时内您疼痛最剧烈的程度。
　（不痛）0　1　2　3　4　5　6　7　8　9　10（最剧烈）

4. 请选择下面的一个数字，以表示过去 24 小时内您疼痛最轻微的程度。
　（不痛）0　1　2　3　4　5　6　7　8　9　10（最剧烈）

5. 请选择下面的一个数字，以表示过去 24 小时内您大部分时间的疼痛程度。
　（不痛）0　1　2　3　4　5　6　7　8　9　10（最剧烈）

6. 请选择下面的一个数字，以表示您目前的疼痛程度。
　（不痛）0　1　2　3　4　5　6　7　8　9　10（最剧烈）

7. 您希望接受何种药物或治疗以控制您的疼痛？

8. 在过去 24 小时内，由于药物或治疗作用，您的疼痛缓解了多少？请选择下面一个百分数，以表示疼痛缓解的程度。
　（无缓解）0　10%　20%　30%　40%　50%　60%　70%　80%　90%　100%（完全缓解）

9. 请选择下面的一个数字，以表示过去 24 小时内疼痛对您的影响。

（1）对日常生活的影响。
　　（无影响）0　1　2　3　4　5　6　7　8　9　10（完全影响）

（2）对情绪的影响。
　　（无影响）0　1　2　3　4　5　6　7　8　9　10（完全影响）

（3）对行走能力的影响。
　　（无影响）0　1　2　3　4　5　6　7　8　9　10（完全影响）

（4）对日常工作的影响（包括外出工作和家务劳动）。
　　（无影响）0　1　2　3　4　5　6　7　8　9　10（完全影响）

（5）对与他人关系的影响。

（无影响）0　1　2　3　4　5　6　7　8　9　10（完全影响）

（6）对睡眠的影响。

（无影响）0　1　2　3　4　5　6　7　8　9　10（完全影响）

（7）对生活兴趣的影响。

（无影响）0　1　2　3　4　5　6　7　8　9　10（完全影响）

附表8－2　简化麦吉尔疼痛问卷－2（SF－MPQ－2）

1. 疼痛评级指数评估（Pain Rating Index，PRI）

疼痛的性质	疼痛的程度			
	无（0分）	轻（1分）	中（2分）	重（3分）
感觉项				
跳痛				
刺痛				
刀割痛				
锐痛				
痉挛、牵涉痛				
绞痛				
热灼痛				
持续固定痛				
胀痛				
触痛				
撕裂痛				
情感项				
软弱无力				
厌烦				
害怕				
受罪、惩罚感				

2. 视觉模拟评分（VAS）

VAS	无痛（0分）0mm　　　　　　　　　　　100mm　剧痛（10分）

3. 现时疼痛强度评分（PPI）

无痛	轻度痛	中度痛	重度痛	剧烈痛	极度疼痛
0分	1分	2分	3分	4分	5分

总分：

附表 8-3 常用镇痛药物护理要点

非甾体抗炎药物

给药途径	注意事项
口服给药	1. 宜饭后服用，指导患者不应空腹用药 2. 不宜同时应用两种或两种以上非甾体抗炎药
静脉给药	静脉注射给药时应缓慢注射
经皮肤给药	1. 应根据疼痛部位大小涂抹药物，并轻轻摩擦，不宜长期大面积使用 2. 药物应涂抹于完整皮肤，避开破损皮肤或伤口
经直肠给药	1. 宜睡前给药 2. 用药前应指导患者排便，取侧卧位，膝部弯曲，放松肛门 3. 栓剂应缓慢推进，栓剂尾端距肛门口 2~5cm 为宜，栓剂塞入肛门后应嘱患者保持侧卧位 15 分钟，用药后 12 小时内不宜排便

阿片类药物

给药途径	注意事项
口服给药	1. 对于慢性癌痛患者，给予控/缓释制剂，维持有效的血药浓度，从而控制持续疼痛；缓释阿片类药物应整片（粒）服用，禁掰开、碾碎或咀嚼 2. 患者出现爆发痛时，按需给予即释制剂，从而快速控制疼痛，即释药物口服给药 60 分钟后评价镇痛效果
皮下注射	1. 注射时应避开瘢痕、硬结、水肿部位，计划性更换注射部位 2. 消瘦患者可捏起皮肤，进针角度适当减小 3. 皮下注射用药 30 分钟后评价镇痛效果
静脉给药	1. 依据药物镇痛效果及不良反应，遵医嘱控制给药速度 2. 观察患者意识状态、呼吸及瞳孔变化，有无思睡、嗜睡、呼吸浅慢、瞳孔缩小等过度镇静表现 3. 静脉给药 15 分钟后应评价镇痛效果
经皮肤给药	1. 部位选择：选择躯体平坦、干燥、体毛少、易于粘贴、不易松脱的部位，如前胸、后背、上臂和大腿内侧 2. 粘贴步骤：粘贴前用清水清洁皮肤，不使用肥皂或酒精擦拭；待皮肤干燥后打开密封袋，取出贴剂，先撕下保护膜，不要接触粘贴面，将贴剂平整地贴于皮肤上 3. 用手掌按压 30 秒，保证边缘紧贴皮肤 4. 每 72 小时更换贴剂，更换时应重新选择部位 5. 贴剂局部不可直接接触热源，持续高热患者可考虑缩短贴剂更换间隔 6. 储库型芬太尼透皮贴剂禁止剪切使用，骨架型芬太尼透皮贴剂可以剪切使用 7. 用后的贴剂需将粘贴面对折放回药袋处理
PCA 泵给药	1. 应保持 PCA 泵装置处于正常使用状态，妥善固定，管路连接紧密且通畅 2. 应每日评估穿刺点有无红、肿、热、痛、渗液、硬结等表现 3. 应指导患者 PCA 泵的使用方法及按压间隔时间 4. 应观察 PCA 泵的按压次数、镇痛效果及药物不良反应

附表 8－4　常用药物不良反应护理要点

非甾体抗炎药物

不良反应	预防及处理
胃肠道毒性	1. 监测高危人群：年龄 >60 岁，既往有消化道出血、溃疡病史，酗酒史，长期使用大剂量非甾体抗炎药、每日口服保护心脑血管剂量的阿司匹林者，应提醒医生谨慎用药 2. 指导患者不宜空腹服用 3. 用药期间应观察有无消化道出血及胃肠道不适症状，如便血、恶心、胀气、疼痛
肝肾毒性	1. 监测高危人群：年龄 >60 岁、高血压、糖尿病、体液失衡、应用加重肝肾毒性的化疗方案者，应提醒医生谨慎用药 2. 用药期间注意监测肝肾功能
心脏毒性	1. 监测高危人群：年龄 >60 岁、高血压、心血管疾病史者，应通知医生谨慎用药 2. 用药期间应观察有无血压升高、心悸等症状 3. 应用环氧化酶 –2 抑制剂者，应遵医嘱定期监测血压、心电图、左心室射血分数等，如出现心悸、胸闷等，应告知医生
血液学毒性	1. 监测高危人群：长期应用抗凝药物、出凝血功能障碍者，应提醒医生谨慎用药 2. 用药期间注意监测血小板计数、出凝血功能等
神经毒性	1. 指导患者用药后如出现头痛、头晕、眩晕等症状，应及时报告医护人员 2. 出现神经系统症状者，应卧床休息，预防跌倒、坠床等

阿片类药物

不良反应	预防及处理
便秘	1. 常规便秘护理详见本章第七节"便秘"护理常规 2. 需特别注意的是为患者开具阿片类药物的同时应开具缓泻剂预防便秘，缓泻剂通常首选渗透性或刺激性缓泻剂
恶心、呕吐	1. 常规恶心、呕吐护理详见本章第四节"恶心、呕吐"护理常规 2. 初次用药数天内或既往有阿片类药物诱发恶心、呕吐者宜遵医嘱预防性使用止吐药物 3. 症状持续 1 周以上，应再次评估，排除放化疗、脑转移、肠梗阻等其他因素导致的恶心、呕吐，遵医嘱减少阿片类药物剂量、更换药物或改变用药途径
镇静	1. 监测高危人群，包括：初次用药、药物剂量大幅度增加、联合应用镇静剂、老年或合并重要脏器功能障碍者 2. 评估患者的镇静程度、意识状态、呼吸及瞳孔变化，出现镇静加重或思睡、嗜睡等意识改变时，应及时通知医生 3. 出现呼吸抑制症状时，包括对躯体刺激无反应、呼吸频率小于 8 次/分及针尖样瞳孔时，应立即遵医嘱停用阿片类药物及镇静药物，并给予纳洛酮等解救处理
尿潴留	1. 监测高危人群：蛛网膜下腔阻滞麻醉术后、前列腺增生症、联合应用镇静剂、老年患者等 2. 指导患者及时排尿，避免膀胱过度充盈，可采取诱导排尿、热敷会阴部或按摩膀胱区 3. 出现尿潴留者，应遵医嘱导尿，留置导尿管患者应执行留置导尿管护理常规
谵妄	1. 监测患者意识状态、认知及精神行为的改变，及早发现患者谵妄征象 2. 应排除感染、高钙血症、中枢神经系统疾病或使用精神药物等原因引起的谵妄 3. 出现谵妄者应遵医嘱给予减量或停药，同时采取积极措施保证患者的安全 4. 保持环境安静，避免强光及噪音刺激 5. 向主要照顾者提供谵妄预防相关知识，及时报告患者谵妄症状
瘙痒	1. 保持皮肤清洁，可用清水或无刺激性洗剂清洁皮肤 2. 指导患者穿着质地柔软的纯棉内衣，皮肤干燥患者可涂抹无刺激性润肤剂 3. 将患者指甲剪短，睡眠时可戴上手套，避免不自主抓伤皮肤 4. 评估有无皮肤改变，排除过敏或其他药物引发的瘙痒，应依据瘙痒情况遵医嘱用药处理

附表 8 - 5　行为疼痛量表（BPS）

观察指标	描述	评分
面部表情	表情放松	1
	部分紧绷（如皱眉）	2
	完全紧绷（如眼睛紧闭）	3
	面部扭曲	4
上肢活动	没有活动	1
	部分弯曲	2
	完全弯曲且手指弯曲	3
	持续回缩	4
呼吸机的顺应性	耐受呼吸机	1
	咳嗽但耐受	2
	人机对抗	3
	无法控制通气	4

总分：

附表 8 - 6　重症监护疼痛观察工具（CPOT）

观察指标	描述		评分
面部表情	观察不到肌肉紧张	放松、中性的表情	0
	表现出皱眉头、眉毛下垂、眼窝紧缩、轻微的面肌收缩或其他改变（如在伤害性操作过程中出现眯眼或流泪）	表情紧张	1
	出现上述所有面部运动并有眼睑紧闭（可以表现出张口或紧咬气管插管）	脸部扭曲、表情痛苦	2
身体活动	根本不动（不一定是没有疼痛）或正常体位（运动不指向疼痛位点或不是为了保护性目的而活动）	没有活动或正常体位	0
	缓慢、小心地活动，触摸或者摩擦痛处，通过活动获取别人注意	防卫活动	1
	拔管，试图坐起，肢体乱动/翻滚，不听指令，攻击医护人员，试图爬离病床	躁动不安	3
呼吸机的顺应性（插管患者）	无报警，通气顺畅	耐受呼吸机或活动	0
	咳嗽，可触发报警但自动停止报警	咳嗽但耐受	1
	不同步：人机对抗，报警经常被触发	人机对抗	2
发声（拔除气管插管患者）	正常音调交谈或不出声	正常音调交谈或不发声	0
	叹息，呻吟	叹息，呻吟	1
	喊叫，哭泣	喊叫，哭泣	2
肌肉紧张度	被动运动时无抵抗	放松	0
	被动运动时有抵抗	紧张，僵硬	1
	强烈抵抗，导致不能完成被动运动	非常紧张或僵硬	2

总分：

附表 8 – 7　肿瘤患者常见发热原因及特征

热型	发热原因	体温特征	伴随症状或体征
肿瘤热	肿瘤细胞产生的内源性致热源或肿瘤细胞坏死释放肿瘤坏死因子引起的发热	多数患者体温在 38.5℃以下	一般不伴寒战、畏寒等症状
感染性发热	病原体感染引起的发热	以高热、超高热为主	常伴有畏寒、寒战、心动过速，严重者可出现低血压甚至休克，血培养常呈阳性
药源性发热	使用药物直接或间接引起的发热，易致发热的药物有中草药类、酶类及生物化学药、抗结核药等	给药后即刻至数天均可能出现发热，热型及发热程度无明显特征	—

附表 8 – 8　修订版 Borg 评分法（MBS）

呼吸困难强度		休息时	活动时
数字评分	文字描述评分		
0	无	☐	☐
0.5	极轻微（刚能察觉到）	☐	☐
1	非常轻微	☐	☐
2	轻微	☐	☐
3	中等程度	☐	☐
4	比较严重	☐	☐
5	严重	☐	☐
6	5~7 分之间	☐	☐
7	非常严重	☐	☐
8	7~9 分之间	☐	☐
9	非常非常严重（几乎最严重）	☐	☐
10	能够想象的最严重	☐	☐

附表 8 – 9　呼吸困难观察量表（RDOS）

项目	0 分	1 分	2 分
心率（次/分）	<90	90~109	≥110
呼吸频率（次/分）	≤18	19~30	>30
躁动：无目的的活动	没有	偶尔，轻微的活动	频繁的活动
反常呼吸：吸气时腹部向内移动	没有	—	有
辅助肌的使用：吸气时锁骨抬高	没有	轻微抬高	明显抬高
呼气末发出哼声：喉鸣音	没有	—	有
鼻翼扇动：鼻孔不自觉的变化	没有	—	有
恐惧的表情	没有	—	眼睛睁得大大的，面部肌肉紧张，眉头紧锁，嘴巴张开，牙齿并拢

附表 8 – 10　修订版医学研究委员会（mMRC）呼吸困难量表

级别	呼吸困难描述
0	仅在剧烈活动时有呼吸困难
1	当快走或上缓坡时有气短
2	由于呼吸困难，在平地上比同龄人走得慢，或者以自己平时的速度在平地上走路时需要停下来喘口气
3	在平地上步行 100 米或几分钟后需要停下来喘口气
4	因为明显的呼吸困难而不能离开居室或者当穿脱衣服时即感到喘不过气

附表 8 – 11　常用的吞咽功能评估方法和工具

名称	实施要点及注意事项
直接观察法	
直接观察法	评估患者的吞咽功能：直接观察患者进食、饮水或服药时的情况，评估有无咀嚼无效、口腔或咽部有食物残留、误吸、分泌物管理困难或梗阻等问题；仔细观察患者口部开合、口唇闭锁、舌部运动情况，注意有无流涎，能否完成软腭上抬、吞咽反射、呕吐反射，注意牙齿状态、口腔内卫生状况、构音、发声，并检查口腔内知觉和味觉的状况等
吞咽功能的床旁检查	
反复唾液吞咽试验	患者取坐位，检查者将手指放在患者的喉结及舌骨处，观察在 30 秒内患者吞咽的次数和幅度，高龄患者在 30 秒内完成 3 次即可；对于因意识障碍或认知障碍不能听从指令的患者，这种吞咽试验执行起来有一定的困难，这时可在口腔和咽部做冷按摩，观察吞咽情况和吞咽启动所需的时间
饮水试验	如果患者喝下两三茶匙水没有问题，让患者"像平常一样"喝 30ml 温水，然后观察和记录饮水时间、有无呛咳、饮水状况等——在 5 秒内将水一次性喝完，无呛咳，属正常；饮水时间超过 5 秒或分 2 次喝完，均无呛咳者属于可疑；需分 >2 次喝完或难以全部喝完，出现呛咳者属于异常。饮水试验不但可以观察患者的饮水情况，而且可作为能否进行吞咽造影检查的筛选标准
标准化床旁吞咽功能检查法	可作为简单筛查吞咽困难的方法，也可作为能否进行吞咽造影检查的筛选标准，包括 3 个检查步骤，详见附表 8 – 12
吞咽障碍 7 级评定法	将吞咽障碍分 7 级，从 7 至 1 提示吞咽障碍程度递增 7 级，属于正常范围，没有摄食、吞咽问题，不需要康复治疗 6 级，有轻度问题，咀嚼能力不充分，有必要制成软食并调整食物大小，吞咽训练不是必需的 5 级，口腔问题，主要是准备期和口腔期的中度或重度障碍，无误咽，适宜进行吞咽训练 4 级，机会误咽，一般方法摄食吞咽有误咽，经过调整姿势等可防止误咽，需要就医并进行吞咽训练 3 级，水的误咽，使用误咽防止方法无效，故需选择食物，为保证水分的摄入可采取经口、经管并用的方法，必要时做胃造瘘，应接受康复训练 2 级，食物误咽，改变食物的形态没有效果，为保证水分、营养摄入应做胃造瘘，同时积极进行康复训练 1 级，唾液误咽，有唾液即可引起误咽，应做长期营养管理，吞咽训练困难
吞咽障碍的功能性检查	
吞咽 X 线荧光透视检查	该检查能在透视下观察钡剂由口腔到食管的整个过程，并通过从侧位及前后位成像对吞咽的不同阶段进行评估，可较准确地了解有无误咽的发生，是诊断吞咽障碍、确定口咽功能紊乱机制的"金标准"，但对判断患者的进食疲劳情况和定量分析咽部收缩力的情况有一定的局限性 进行吞咽造影的患者应处于清醒状态，能配合医生指令，维持一定时间坐、立位并耐受较好 其评分标准见附表 8 – 13

名称	实施要点及注意事项
吞咽光纤内镜检查	该检查使用光纤内镜经过口腔或鼻腔能够直观地观察吞咽过程中的解剖结构、咽部活动性和感觉功能状况
食管、胃、十二指肠镜检查	识别黏膜和解剖结构的异常，确认有无食管狭窄、肿瘤或出血等
食管测压	通过压力测量食管肌肉收缩的强度和方式，也能测量食管括约肌的压力，帮助区别导致吞咽困难的原因是食管动力问题还是食管下括约肌功能失调
pH 探针	将一根细小管子经鼻放入食管，管子末端有 pH 感应器，可以测量食管的酸度，收集相关数据，将结果与正常的食管酸度进行对比，这是诊断胃食管反流的金标准

附表 8 – 12　标准化床旁吞咽功能评价量表（Standardized Bedside Swallowing Assessment，SSA）

第一步　初步评价

意识水平	1 = 清醒 2 = 嗜睡，经呼唤可清醒并做出言语应答 3 = 呼唤有反应，但闭目不语 4 = 仅对疼痛刺激有反应
头部和躯干部控制	1 = 能正常维持坐位平衡 2 = 能维持坐位平衡但不能持久 3 = 不能维持坐位平衡，但能部分控制头部平衡 4 = 不能控制头部平衡
唇控制（唇闭合） 呼吸方式 声音强弱（发 [a] 或 [i] 音） 咽反射 自主咳嗽 **合计**	1 = 正常　2 = 异常 1 = 正常　2 = 异常 1 = 正常　2 = 减弱　3 = 消失 1 = 正常　2 = 减弱　3 = 消失 1 = 正常　2 = 减弱　3 = 消失 _____分

第二步　饮 1 匙水（量约 5ml），重复 3 次
附注：如果该步骤的 3 次吞咽中有 2 次正常或 3 次完全正常，则进行下面的第三步

口角流水 吞咽时有喉部运动 吞咽时有反复的喉部运动 咳嗽 哽噎 声音质量 **合计**	1 = 没有/1 次　2 = >1 次 1 = 有　2 = 没有 1 = 没有/1 次　2 = >1 次 1 = 没有/1 次　2 = >1 次 1 = 有　2 = 没有 1 = 正常　2 = 改变　3 = 消失 _____分

第三步　饮一杯水（量约 60ml）

能够全部饮完 咳嗽 哽噎 声音质量 **合计**	1 = 是　2 = 否 1 = 没有/1 次　2 = >1 次 1 = 无　2 = 有 1 = 正常　2 = 改变　3 = 消失 _____分

附表 8－13　基于吞咽 X 线荧光透视检查的吞咽困难程度分级

分期	评分	程度
口腔期	0	不能把口腔内食物送入咽喉，从口唇流出，或者仅能依靠重力作用送入咽部
	1	不能形成食团，只能使食物形成零碎状流入咽部
	2	不能一次把食物完全送入咽喉，一次吞咽动作后，有部分食物残留在口腔内
	3	一次吞咽就可把食物送入咽喉
咽喉期	0	不能引发喉上抬与软腭弓上抬→闭合，吞咽反射不充分
	1	在会厌谷和梨状隐窝存有多量的残渣
	2	少量存留残渣，且反复几次吞咽可把残渣全部咽入咽喉下
	3	一次吞咽就可把食物送入食管
食管期	0	大部分误咽，但无呛咳
	1	大部分误咽，但有呛咳
	2	少部分误咽，无呛咳
	3	少量误咽，有呛咳
	4	无误咽

附表 8－14　吞咽困难的康复训练

要点	具体内容
基础训练	
口腔周围肌肉的运动训练	嘱患者进行口唇闭锁、下颌开合、舌部运动等，运动时要颈部放松
冷刺激法与空吞咽训练	寒冷刺激能有效地强化吞咽反射，反复训练可使之易于诱发吞咽反射，而且吞咽有力 使用冰冻的棉棒蘸少许水，轻轻刺激腭、舌根及咽后壁，然后嘱患者做空吞咽动作
屏气－发声运动	此运动不仅可以改善声门的闭锁功能、强化软腭的肌力，而且有助于去除残留在咽部的食物 患者坐在椅子上，双手支撑椅面做推压运动→屏气，此时声门紧闭；然后突然松手→声门大开→呼气→发声
咳嗽训练	患者由于肌力和体力下降、声带麻痹，咳嗽会变得无力。咳嗽训练有强化咳嗽、促进喉部闭锁的效果
摄食训练	
采用安全的吞咽体位	目的是减轻患者疲劳，辅助吞咽过程，减少误吸的发生 体位视病情而定，能坐起的患者取躯干垂直、头部正中、颈部轻度向前的屈曲位，这种体位可以最大程度地保护气道；对不能坐起的患者，一般让患者取躯干抬高 30° 仰卧位，头部前屈并转向咽部麻痹的一侧，重力的作用能引导食物接触咽部健侧，提高食物通过咽部的有效性 颈部前屈也是预防误吸的一种方法，能减少食团通过咽部的时间
选择适宜的食物形态	食物的形态应根据患者吞咽障碍的程度及康复阶段做出调整，同时兼顾营养的需要，对所需食物进行加工 原则是先易后难，选择适宜吞咽障碍患者的食物，特征为柔软且密度均一，有适当的黏性、不易松散，通过咽部及食管时容易变形而不易在黏膜上残留。禁食刺激性食物
合适的一口量	即最适于吞咽的每次摄食入口量，正常人约为 20ml 对患者进行摄食训练时，如果一口量过多，会从口中漏出或引起咽部残留导致误吸，过少则难以诱发吞咽反射，一般先以少量（3～4ml）开始，然后逐渐增加
指导患者去除咽部残留	当吞咽无力时食团常常不能被一次咽下而残留在口腔和咽部，去除残留的方法如下 空吞咽与交互吞咽：每次进食吞咽后，反复做几次空吞咽，使食团全部咽下，然后再进食；亦可每次进食吞咽后，饮极少量的水（1～2ml），这样既有利于诱发吞咽反射，又能达到去除咽部残留食物的目的，称为"交互吞咽" 侧方吞咽：咽部两侧的"梨状隐窝"是最容易残留食物的地方，让患者转动或倾斜颈部使同侧的梨状隐窝变窄，挤出残留食物；同时，另一侧的隐窝变浅，咽部产生高效的蠕动式运动，从而有效去除残留食物 点头样吞咽：会厌谷是另一处容易残留食物的部位，当颈部后仰，会厌谷变得狭小，残留食物可被挤出；接着颈部前屈（点头）同时吞咽，便可去除残留食物

附表 8-15　吞咽困难的辅助性吞咽措施

要点	具体内容
指导患者调整吞咽时的姿势	常用的方式是颈部前屈的姿势，这种姿势可以增加食团的压力，限制吞咽过程中喉的开放，降低咽部渗入和误吸的风险 其他的姿势包括头后仰、头向健侧倾斜、头转向患侧、头倾斜的同时颈部前屈等，由于吞咽困难发生的机制不同，这些措施可以单独使用，也可以联合使用
指导患者进行食物改进	食物改进是指改变食物或液体的结构、性状或黏稠度，如有的患者在进食稀液体时会出现误吸，但进食黏稠的液体则不会 慢性疾病消耗导致衰弱的患者可以选择软食，即将食物切成小片状，或用肉汁、汤汁浸润食物 咀嚼功能障碍的患者，可以将食物磨碎、切碎，稍微咀嚼就能形成食团 对于咀嚼功能明显下降及食管狭窄的患者可以采用匀浆膳，加入酸奶或土豆泥使之均匀光滑，不需要咀嚼就可咽下
增加患者的感官意识	增加患者感官意识的技能包括用勺子给患者喂食时增加向下的压力，给患者提供酸的、冷的、需要咀嚼的食团，或大容量的食团，这些技巧在降低患者误吸风险的同时可诱发快速的喉部反射
指导患者进行口腔护理	重症患者评估口腔黏膜的状态，及时吸痰，保持口唇和口腔黏膜的湿润 为患者提供食物、液体或药物之前用手电仔细检查和评估口腔的状况 使用面罩加湿，给予连续性的口腔护理有助于稀释分泌物，湿化口咽黏膜，最大程度地增进患者的舒适
帮助吞咽障碍患者选择经口进食的方式	避免患者用餐时受到干扰 增强患者的感官意识 提供易于喂养的用具 采用最佳的进食姿势，如在患者进食、饮水或服药时让患者尽量坐直，防止身体下滑、避免头歪向一侧 合理安排进餐的次数 少量多餐，进食高热量的食物等

附表 8-16　中文版便秘风险评估量表（CRAS-C）

圈出表格中所有的危险因素		增加便秘风险的状况	
性别：		（依据医疗记录、病史和血液检查的结果评估下列情况）	
男	1	**生理状况**	
女	2	代谢紊乱：	
活动能力：		低钾血症/尿毒症/铅中毒	2
可独立活动	0	盆腔状况：	
需要助行器/他人帮助	1	子宫切除/卵巢肿瘤/子宫脱垂/怀孕	3
限制于床/椅	2	神经-肌肉疾病	
脊髓损伤或脊髓压迫	3	帕金森病/多发性硬化症/系统性硬化症/先天性巨	
纤维素摄入：		结肠症/脑血管外/脊柱裂/风湿性关节炎/脑肿瘤	3
>500g 水果或蔬菜/天	0	内分泌紊乱：	
200~500g 水果或蔬菜/天	1	糖尿病/甲状腺功能减退/垂体功能减退/高钙血症	3
<200g 水果或蔬菜/天	2	结直肠/腹部疾病：	
是否每天食用全谷物食品：		肠易激综合征/克罗恩病/憩室炎/溃疡性结肠炎/	
是	0	结直肠肿瘤/肛门直肠狭窄/肛门直肠裂/肛门直肠脱垂/	
否	2	痔疮/疝气	3
液体摄入：		**心理状况**	
>2000ml/d	0	精神疾病：	
1000~2000ml/d	1	抑郁症/神经性厌食症/神经性贪食症	2
<1000ml/d	2	学习障碍或痴呆症	
		（有证据证明患者缺乏对语言或情景的理解）	2
第一部分得分：		**第三部分得分：**	

增加便秘风险的药物
（患者目前是否规律使用以下药物）

止吐药	2
钙通道阻滞剂	2
铁剂	2
止痛药	
阿片类药物	5
非阿片类止痛药	3
抗惊厥药	2
抗抑郁药	2
抗帕金森药	2
解痉药（抗胆碱药物）	2
细胞毒性化疗	
细胞毒性药物	3
长春花生物碱制剂	5

仅住院患者：
患者有因为使用医院的卫生间而产生排便困难的情况吗？

| 无 | 0 |
| 有 | 2 |

需要便椅/便盆的患者：
患者有不习惯或不愿意使用便椅/便盆的问题吗？

| 无/需要但未使用 | 0 |
| 有 | 2 |

第二部分得分：☐

第四部分得分：☐

总分：☐

附表 8-17　便秘患者病史评估表

常用问题	注意事项
末次排便的时间是	
最后一次大便的性状是什么样子的	不成形还是成形？细条的或是扁片状的或是小硬球
排便费力吗	
排便疼痛吗	
最后一次大便以后自觉肠道运动的特点是什么	
现在的排便频率是多少	
你是否觉得想排便，但是排不出来	提示大便干硬或是直肠梗阻
是否自觉大部分时间没有便意	提示结肠无力
是否有用力排便之后大便向外堵在肛门口的情况	提示痔疮
大便中是否有血液或者黏液	提示肿瘤阻塞，或痔疮，或两者兼有

附表 8-18　医院焦虑抑郁量表（HADS）

1. 我感到紧张（或痛苦）
①几乎所有时候　　②大多数时候　　③有时　　④根本没有

2. 我对以往感兴趣的事情还是有兴趣
①肯定一样　　②不像以前那样多　　③只有一点儿　　④基本上没有了

3. 我感到有点害怕，好像预感到有什么可怕事情要发生
①非常肯定和十分严重　　②是有，但并不太严重　　③有一点，但并不使我苦恼　　④根本没有

4. 我能够哈哈大笑，并看到事物好的一面
①我经常这样　　②现在已经不大这样了　　③现在肯定是不太多了　　④根本没有

5. 我的心中充满烦恼
①大多数时间　　②常常如此　　③时时，但并不经常　　④偶然如此

6. 我感到愉快
①根本没有　　②并不经常　　③有时　　④大多数

7. 我能够安闲而轻松地坐着
①肯定　　②经常　　③并不经常　　④根本没有

8. 我对自己的仪容（打扮自己）失去兴趣
①肯定　　②并不像我以往应该做到的那样关心　　③我可能不是非常关心　　④我仍像以往一样关心

9. 我有点坐立不安，好像感到非要活动不可
①确实非常多　　②是不少　　③并不很多　　④根本没有

10. 我对一切都是乐观地向前看
①差不多是这样做的　　②并不完全是这样做的　　③很少这样做　　④几乎从来不这样做

11. 我会突然出现恐慌感
①确实很经常　　②时常　　③并非经常　　④根本没有

12. 我好像感到情绪在渐渐低落
①几乎所有的时间　　②很经常　　③有时　　④根本没有

13. 我感到有点害怕，好像某个内脏器官变坏了
①根本没有　　②有时　　③很经常　　④非常经常

14. 我能欣赏一本好书或一项好的广播或电视节目
①常常　　②有时　　③并非经常　　④很少

附表 8-19　广泛性焦虑自评量表（GAD-7）

	完全不会	好几天	超过一周	几乎每天
1. 感觉紧张，焦虑或急切	0	1	2	3
2. 不能够停止或控制担忧	0	1	2	3
3. 对各种各样的事情担忧过多	0	1	2	3
4. 很难放松下来	0	1	2	3
5. 由于不安而无法静坐	0	1	2	3
6. 变得容易烦恼或急躁	0	1	2	3
7. 感到似乎将有可怕的事情发生而害怕	0	1	2	3

附表 8-20　汉密尔顿焦虑量表（HAMA）

评定的五个等级：0—无症状　　1—轻度　　2—中度　　3—重度　　4—极重度

条目	症状表现	得分
1. 焦虑心境	担心、担忧，感到有最坏的事将要发生，容易激惹	
2. 紧张	紧张感、易疲劳、不能放松、情绪反应、易哭、颤抖、感到不安	
3. 害怕	害怕黑暗、陌生人、一人独处、动物、乘车或旅行及人多的场合	
4. 失眠	难以入睡、易醒、睡得不深、多梦、夜惊、醒后感疲倦	
5. 认知功能	或称记忆、注意障碍，注意力不能集中，记忆力差	
6. 抑郁心境	丧失兴趣、对以往爱好缺乏快感、抑郁、早醒、昼重夜轻	
7. 躯体性焦虑（肌肉系统）	肌肉系统：肌肉酸痛、活动不灵活、肌肉抽动、肢体抽动、牙齿打颤、声音发抖	

条目	症状表现	得分
8. 躯体性焦虑（感觉系统）	感觉系统：视物模糊、发冷发热、软弱无力感、浑身刺痛	
9. 心血管系统	心动过速、心悸、胸痛、血管跳动感、昏倒感、心搏脱漏感	
10. 呼吸系统症状	胸闷、窒息感、叹息、呼吸困难	
11. 胃肠道症状	吞咽困难、嗳气、消化不良（进食后腹痛、腹胀、恶心、胃部饱胀感）、肠动感、肠鸣亢进、腹泻、体重减轻、便秘	
12. 泌尿生殖系统症状	尿意频数、尿急、停经、性冷淡、勃起功能障碍	
13. 自主神经系统症状	口干、潮红、苍白、易出汗、起"鸡皮疙瘩"、紧张型头痛、毛发竖起	
14. 会谈时行为表现	一般表现：紧张、不能松弛、忐忑不安、咬手指、紧紧握拳、摸弄衣袖、面肌抽动、不宁顿足、手发抖、皱眉、表情僵硬、肌张力高、叹气样呼吸、面色苍白 生理表现：吞咽、呃逆、安静时心率快且呼吸快（20 次/分以上）、腱反射亢进、震颤、瞳孔放大、眼睑跳动、易出汗、眼球突出	

附表 8 – 21　癌症患者常用抗焦虑药物

药物	剂量范围	药理作用与副作用	
苯二氮䓬类			
劳拉西泮	0.25 ~ 2.0mg，PO，q 4 ~ 12h	无代谢方面副作用，可用于肝肿瘤或转移瘤，减轻恶心和呕吐	有肺功能损害以及合并使用中枢神经系统抑制剂的患者可能出现呼吸抑制；与其他药物合用可能增加镇静作用，危重症患者慎用；对癌症进展期或有中枢神经系统损害的患者应谨慎用药，可增加患者发生谵妄的危险性；长期应用可产生依赖，包括精神依赖和躯体依赖，骤然停药可引起戒断症状
阿普唑仑	0.25 ~ 1.0 mg，PO，q 6 ~ 24h	快速起效，快速耐受	
奥沙西泮	7.5 ~ 15mg，PO，q 8 ~ 24h	无代谢方面副作用	
地西泮	2 ~ 10mg，PO/IM，q 6 ~ 24h	对慢性持续焦虑有效	
氯硝西泮	0.5 ~ 2.0mg，PO/IM，q 6 ~ 24h	对慢性持续焦虑、发作性焦虑或冲动行为有效	
抗抑郁药			
帕罗西汀	20 ~ 40mg/d，PO	治疗惊恐障碍，镇静作用较强	恶心、镇静作用较强
艾司西酞普兰	10 ~ 20mg/d，PO	治疗惊恐障碍、社交焦虑障碍	恶心、疲乏
文拉法辛	75 ~ 225mg/d，PO	治疗广泛性焦虑障碍	恶心
曲唑酮	50 ~ 100 mg/d，PO	治疗伴有抑郁症状的焦虑障碍	头晕、恶心
抗精神病药			
奥氮平	2.5 ~ 10mg/d，PO	镇静作用较强	嗜睡、体重增加
喹硫平	25 ~ 50mg/d，PO	镇静作用较强	头晕、嗜睡、服药早期有体位性低血压

注：PO，口服；IM，肌内注射。

附表 8 – 22 匹兹堡睡眠质量指数量表（PSQI）

指导语：下面一些问题是关于您最近 1 个月的睡眠情况，请选择或填写最符合您近 1 个月实际情况的答案

近 1 个月，晚上上床睡觉的时间通常是_____点钟

近 1 个月，从上床到入睡通常需要_____分钟

近 1 个月，通常早上_____点起床

近 1 个月，每夜通常实际睡眠_____小时（不等于卧床时间）

对下列问题请选择 1 个最适合您的答案

近 1 个月，因下列情况影响睡眠而烦恼：
➤入睡困难（30 分钟内不能入睡）　（1）无　（2）<1 次/周　（3）1～2 次/周　（4）≥3 次/周
➤夜间易醒或早醒　（1）无　（2）<1 次/周　（3）1～2 次/周　（4）≥3 次/周
➤夜间去厕所　（1）无　（2）<1 次/周　（3）1～2 次/周　（4）≥3 次/周
➤呼吸不畅　（1）无　（2）<1 次/周　（3）1～2 次/周　（4）≥3 次/周
➤咳嗽或鼾声高　（1）无　（2）<1 次/周　（3）1～2 次/周　（4）≥3 次/周
➤感觉冷　（1）无　（2）<1 次/周　（3）1～2 次/周　（4）≥3 次/周
➤感觉热　（1）无　（2）<1 次/周　（3）1～2 次/周　（4）≥3 次/周
➤做噩梦　（1）无　（2）<1 次/周　（3）1～2 次/周　（4）≥3 次/周
➤疼痛不适　（1）无　（2）<1 次/周　（3）1～2 次/周　（4）≥3 次/周
➤其他影响睡眠的事情　（1）无　（2）<1 次/周　（3）1～2 次/周　（4）≥3 次/周
　如有，请具体说明：

近 1 个月，总的来说，您认为自己的睡眠质量　（1）很好　（2）较好　（3）较差　（4）很差

近 1 个月，您需用药物催眠的情况　（1）无　（2）1 次/周　（3）1～2 次/周　（4）≥3 次/周

近 1 个月，您常感到困倦吗　（1）无　（2）<1 次/周　（3）1～2 次/周　（4）≥3 次/周

近 1 个月，您做事情的精力不足吗　（1）无　（2）偶尔有　（3）有时有　（4）经常

附表 8 – 23 失眠严重程度指数量表（ISI）

1. 描述你当前（或最近 2 周）入睡困难的严重程度
无（0）　轻度（1）　中度（2）　重度（3）　极重度（4）

2. 描述你当前（或最近 2 周）维持睡眠所产生困难的严重程度
无（0）　轻度（1）　中度（2）　重度（3）　极重度（4）

3. 描述你当前（或最近 2 周）早醒的严重程度
无（0）　轻度（1）　中度（2）　重度（3）　极重度（4）

4. 对你当前睡眠模式的满意度
很满意（0）　满意（1）　一般（2）　不满意（3）　很不满意（4）

5. 你认为你的睡眠问题在多大程度上干扰了日间功能
（如导致日间疲劳，影响处理工作和日常事务的能力、注意力、记忆力、情绪等）
没有干扰（0）　轻微（1）　有些（2）　较多（3）　很多干扰（4）

6. 与其他人相比，你的失眠问题对生活质量有多大程度的影响或损害
没有（0）　一点（1）　有些（2）　较多（3）　很多（4）

7. 你对自己当前的睡眠问题有多大程度的焦虑和痛苦
没有（0）　一点（1）　有些（2）　较多（3）　很多（4）

附表 8 – 24　常用治疗失眠药物的用法及不良反应

药物	用法 （每日剂量）	不良反应
苯二氮䓬类受体激动剂—非苯二氮䓬类药物		
唑吡坦	5～10mg 睡前口服	可能出现头痛、头晕、嗜睡、健忘、做噩梦、早醒、胃肠道反应、疲劳等不良反应 严重呼吸功能不全、睡眠呼吸暂停综合征、严重或急慢性肝功能不全、肌无力者禁用
佐匹克隆	3.75～7.5mg 睡前口服	可能出现嗜睡、口苦、口干、肌无力、遗忘、醉态、易激惹、头痛、乏力等不良反应 长期服药后突然停药会出现戒断症状 呼吸功能不全、重症肌无力、重症睡眠呼吸暂停综合征的患者禁用
右佐匹克隆	1～3mg 睡前口服	可能出现头痛、嗜睡、味觉异常等不良反应 失代偿的呼吸功能不全、重症肌无力、重症睡眠呼吸暂停综合征患者禁用
苯二氮䓬类受体激动剂—苯二氮䓬类药物		
阿普唑仑	0.4～0.8mg 睡前口服	可能出现镇静、困倦、肌无力、共济失调、眩晕、头痛、精神紊乱等不良反应 长期使用可能出现依赖或戒断症状，尤其是既往有药物依赖史的患者 慎用于急性酒精中毒、肝肾功能损害、重症肌无力、急性或易于发生的闭角型青光眼发作、严重慢性阻塞性肺疾病等患者
艾司唑仑	1～2mg 睡前口服	
劳拉西泮	0.5～1mg 睡前口服	
地西泮	5～10mg 睡前口服	
氯硝西泮	1～2mg 睡前口服	
抗抑郁药及褪黑素受体激动剂		
米氮平	15～30mg 睡前口服	可能出现食欲亢进及体重增加、镇静、嗜睡等不良反应 糖尿病、急性闭角型青光眼、排尿困难者应用时需注意
曲唑酮	25～50mg 睡前口服	可能出现嗜睡、疲乏、头晕、紧张、震颤、口干、便秘等不良反应 肝功能严重受损、严重的心脏疾病或心律失常者、意识障碍者禁用
阿米替林	12.5～25mg 睡前口服	可能出现视力减退、精神紊乱、心律失常、肌肉震颤、尿潴留等不良反应 严重心脏病或近期有急性心肌梗死发作史、癫痫、青光眼、尿潴留、甲亢、肝功能损害者禁用
阿戈美拉汀	25～50mg 睡前口服	可能出现恶心、头晕等不良反应 乙肝或丙肝病毒携带者/患者，肝功能损害者禁用
具有镇静作用的抗精神病药		
喹硫平	12.5～50mg 睡前口服	可能出现头晕、困倦、口干、便秘、心动过速等不良反应
奥氮平	2.5～5mg 睡前口服	可能出现食欲亢进，体重增加，血糖、血脂升高等不良反应 已知有闭角型青光眼危险的患者禁用

附表 8 - 25　治疗失眠的非药物疗法

名称	实施方法
认知行为治疗	是失眠心理行为治疗的核心，指南推荐所有成年慢性失眠患者均应接受针对失眠的认知行为治疗 包括多个治疗部分，侧重于改变患者对睡眠的错误认识和态度，通常连续治疗 6 周以上 基本内容包括：保持合理的睡眠期望，保持自然入睡，不要强行要求自己入睡，不要过分关注睡眠，培养对失眠影响的耐受性
松弛疗法	主要包括想象性放松、冥想放松、渐进性肌肉放松、腹式呼吸训练、自我暗示法 初期应在专业人员指导下进行，在整洁、安静的环境中，每天坚持练习 2~3 次，2~4 周可见效，通常连续治疗 6 周以上
刺激控制疗法	是一套改善睡眠环境与睡眠倾向（睡意）之间相互作用的行为干预措施 具体要求是：只有在有睡意时才上床；如果卧床 20 分钟仍不能入睡，应起床离开卧室，等有睡意时再返回卧室睡觉；不要在床上做与睡眠无关的活动，如进食、看电视、思考复杂问题等；不论睡眠时间长短，都要保持规律的起床时间；白天避免小睡
睡眠限制疗法	通过缩短卧床清醒时间，增加入睡的驱动能力以提高睡眠效率 具体内容为：减少卧床时间以使其和实际睡眠时间相符，并且在 1 周的睡眠效率（睡眠时间占卧床时间的比例）超过 85% 的情况下才可增加 15~20 分钟的卧床时间；当睡眠效率低于 80% 时则减少 15~20 分钟的卧床时间，睡眠效率在 80%~85% 之间则保持卧床时间不变

附表 8 - 26　Grocott 伤口气味评估法

对恶性伤口气味的描述分为 6 个等级	
0 级	一入房间/病房/诊室即可闻到
1 级	与患者相隔一个手臂距离即可闻到
2 级	与患者相隔少于一个手臂距离才能闻到
3 级	接近患者手臂才可闻到
4 级	只有患者自己才可闻到
5 级	没有气味

附表 8 - 27　Mulder 渗液量分级法

分级	描述
无渗出	指 24 小时更换的纱布不潮湿，看上去是干燥的
少量渗出	指 24 小时渗出量少于 5ml，每天更换纱布不超过 1 块
中等渗出	指 24 小时渗出量在 5~10ml，每天至少需要 1 块纱布，但不超过 3 块
大量渗出	指 24 小时渗出量超过 10ml，每天需要 3 块或更多纱布

注：进行伤口渗液量评估时要注意伤口本身使用敷料的吸收性。

附表 8 - 28　淋巴水肿分级标准（国际淋巴协会标准 2013 版）

分级	描述
0 级（亚临床期）	无明显水肿，长期患肢沉重紧缩感
Ⅰ级	加压时呈可凹陷性水肿，抬高时消退
Ⅱ级	硬实，无凹陷性水肿，皮肤增厚改变，毛发丧失，指甲改变
Ⅲ级	呈象皮肿，皮肤极度增厚，伴巨大皱褶

附表 8 – 29　美国国家淋巴水肿网站（NLN）关于降低淋巴水肿危险的指导原则

1. 重视上肢或胸部水肿轻微的加重，及时报告上肢的水肿

2. 不在患肢抽血和注射，随身佩戴淋巴水肿的提示或标志

3. 避免在患肢测量血压，如果双侧上肢均有淋巴水肿，应在下肢测量血压

4. 保持患肢皮肤清洁、干燥，注意皮肤皱褶处和手指间隙

5. 避免做增加患肢阻力的剧烈和重复运动，如用力擦洗或推拉动作

6. 不提过重的物体，用健侧肢体挎包

7. 不佩戴过紧的项链或弹力手镯

8. 淋浴和洗碗盘时，避免水温变化过大，避免蒸桑拿或热水浴，夏天外出应使用防晒产品

9. 避免患肢皮肤损伤，如割伤、灼伤、运动伤、昆虫咬伤、抓伤等

10. 做家务或种花草时戴手套

11. 修剪指甲时避免任何损伤

12. 避免患肢过分疲劳，当肢体感到疼痛时要及时休息，抬高肢体

13. 淋巴水肿的患者坐飞机时戴弹力袖套，远距离飞行时还要加用弹力绷带，增加液体摄入

14. 佩戴重量适宜的假乳或合适的、没有钢托的乳罩

15. 使用电动剃须刀剃去腋毛

16. 每 4 ~ 6 个月治疗医师检查一次弹力袖套，如果袖套过松，可能是上肢周径变小或袖套破旧造成

17. 出现任何感染症状，如皮疹、瘙痒、发红、疼痛、皮温增高或发热时，要及时报告医生

18. 保持理想的体重，进低盐、高蛋白、易消化的饮食，避免吸烟和饮酒

附表 8 – 30　气压式血液循环驱动治疗仪使用规范

1. 根据医生医嘱予患者使用气压式血液循环驱动治疗仪

2. 查看病历，评估患者，保证患者无使用禁忌证，同时评估患者的精神状态及配合程度

3. 向患者讲解使用气压式血液循环驱动治疗仪的意义，取得患者的配合

4. 携仪器放置患者床旁，佩戴充气压力带，注意当下肢有引流管路时应妥善固定；充气压力带避免直接与皮肤接触，以免发生不适

5. 连接电源，打开开关，调节充气量大小，以患者可承受为宜，并计时，告知患者不可随意调节充气量旋钮及电源开关

6. 观察患者皮肤是否有红肿及血液循环障碍现象发生，同时观察仪器是否漏气，保证使用的有效性

7. 治疗结束后关闭开关、拔除电源线、放出剩余气体，及时收回仪器

8. 禁忌证：严重下肢动脉硬化性缺血、下肢静脉结扎术、充血性心力衰竭、肺水肿、下肢深静脉血栓、血栓性静脉炎、下肢局部严重病变、下肢大范围围水肿、皮炎、皮肤破溃、近期行下肢皮肤移植手术后、下肢严重畸形等

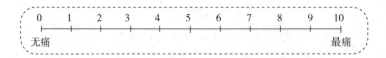

附图 8 – 1　数字疼痛评估量表（NRS）

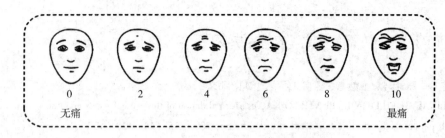

附图 8 - 2　面部表情疼痛评估量表（FPS - R）

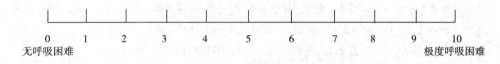

0　1　2　3　4　5　6　7　8　9　10

无呼吸困难　　　　　　　　　　　　　　　极度呼吸困难

附图 8 - 3　呼吸困难数字评分法（NRS）

参考文献

［1］陆宇晗，陈钒．肿瘤姑息护理实践指导［M］．北京：北京大学医学出版社，2017.

［2］GÉLINAS C, FILLION L, PUNTILLO KA, et a1. Validation of the critical – care pain observation tool in adult patients ［J］. American journal of critical care, 2006, 15（4）：420 – 427.

［3］PAYEN J F, BRU O, BOSSON J L, et al. Assessing pain in critically ill sedated patients by using a behavioral pain scale ［J］. Critical care medicine, 2001, 29（12）：2258 – 2263.

［4］北京护理学会肿瘤专业委员会，北京市疼痛治疗质量控制和改进中心．北京市癌症疼痛护理专家共识（2018 版）［J］．中国疼痛医学杂志，2018，24（9）：641 – 648.

［5］T/CNAS 01 – 2019，成人癌性疼痛护理［S］．北京：中华护理学会，2019.

［6］生金，潘宏铭．2023 年第 2 版 NCCN 癌因性疲乏诊治指南述评［J］．实用肿瘤杂志，2023，38（5）：416 – 420.

［7］中华医学会肿瘤学分会肿瘤支持康复治疗学组．中国癌症相关性疲乏临床实践诊疗指南（2021 年版）［J］．中国癌症杂志，2021，31（9）：852 – 872.

［8］田利，李惠玲，陶敏，等．《成人癌因性疲乏临床护理指南》的构建研究［J］．护理研究：上旬版，2017，31（5）：1564 – 1568.

［9］徐波，陆宇晗．肿瘤专科护理［M］．北京：人民卫生出版社，2018.

［10］姜文奇，巴一，冯继锋，等．肿瘤药物治疗相关恶心呕吐防治中国专家共识（2019 年版）［J］．中国医学前沿杂志（电子版），2019，11（11）：16 – 26.

［11］中国临床肿瘤学会．抗肿瘤治疗相关恶心呕吐预防和治疗指南［M］．北京：人民卫生出版社，2019.

［12］陆宇晗，张红．肿瘤科护士一本通［M］．北京：中国医药科技出版社，2018.

［13］KLOKE M, CHERNY N；ESMO GUIDELINES COMMITTEE. Treatment of dyspnoea in advanced cancer patients：ESMO Clinical Practice Guidelines ［J］. Annals of oncology, 2015, 26（Suppl 5）：169 – 173.

［14］JOHNSON M J, CLOSE L, GILLON S C, et al. Use of the modified Borg scale and numerical rating scale to measure chronic breathlessness：a pooled data analysis ［J］. The European respiratory journal, 2016, 47（6）：1861 – 1864.

［15］CAMPBELL M L, TEMPLIN T, WALCH J. A Respiratory Distress Observation Scale for patients unable to self – report dyspnea ［J］. Journal of palliative medicine, 2010, 13（3）：285 – 290.

［16］MA X X, LU Q, LU Y H, et al. Validation of the Constipation Risk Assessment Scale（CRAS）in Chinese cancer patients ［J］. European journal of oncology nursing, 2021, 50：101895.

［17］乔瓦尼巴蒂斯塔·泽佩泰拉（Giovambattista Zeppetella），著．宁晓红，译．临床实践中的缓和医疗［M］．北京：中国协和医科大学出版社，2017.

［18］中国抗癌协会肿瘤心理学专业委员会．中国肿瘤心理临床实践指南［M］．北京：人民卫生出版社，2020.

［19］BIRD C. Managing malignant fungating wounds ［J］. Professional nurse, 2000, 15（4）：253 – 256.

［20］LO S F, HAYTER M, HU WY, et al. Symptom burden and quality of life in patients with malignant wounds ［J］. Journal of advanced nursing, 2012, 68（6）：1312 – 1321.

［21］GROCOTT P, GETHIN G, PROBST S. Malignant wound management in advanced illness：new insights ［J］. Current opinion in supportive and palliative care, 2013, 7（1）：101 – 105.

［22］DA COSTA SANTOS C M, DE MATTOS PIMENTA C A, NOBRE M R. A systematic review of topical treatments to control the odor of malignant fungating wounds ［J］. Journal of pain and symptom management, 2010, 39（6）：1065 –1076.

［23］约阿希姆·恩斯特·楚特（Joachim Ernst Zuther），史蒂夫·诺顿（Steve Norton），著. 张路，宋坪，高铸烨，许斌，译. 淋巴水肿管理 ［M］. 北京：科学技术出版社，2020.

［24］强万敏. 整合护理 ［M］. 天津：天津科学技术出版，2023.

［25］National Lymphedema Network. Signs and Symptoms of Lymphedema ［EB/OL］. ［2024 –3 –10］ https：//lymphnet. org/stages – of – lymphedema.

［26］National Lymphedema Network. Risk Reduction Practices ［EB/OL］. ［2024 –3 –10］ https：//lymphnet. org/risk – reduction – practices.

［27］中华医学会外科学分会血管外科学组. 深静脉血栓形成的诊断和治疗指南（第三版）［J］. 中华血管外科杂志，2017，2（4）：201 –208.

［28］张至，刘旭峰，谷雪芳，等. 老年人血栓性疾病的防治——依据《中国血栓性疾病防治指南（2018 年）》的临床指导 ［J］. 中国临床保健杂志，2019，22（3）：311 –315.

［29］刘蕾，马壮.《医院内静脉血栓栓塞症防治质量评价与管理指南（2022 版)》解读 ［J］. 西部医学，2023，35（9）：1249 –1251.

［30］中国抗癌协会骨肿瘤和骨转移瘤专业委员会. 多发性骨髓瘤骨病外科治疗专家共识（2022 版）［J］. 中国肿瘤临床，2022，49（13）：649 –659.

［31］江泽飞，陈佳艺，牛晓辉，等. 乳腺癌骨转移和骨相关疾病临床诊疗专家共识（2014 版）［J］. 中华医学杂志，2015，95（4）：241 –247.

［32］西班牙医学肿瘤学会（SEOM）实体肿瘤骨转移临床指南（2016）［J］. 中国骨科临床与基础研究杂志，2017，9（1）：50 –61.

第九章　肿瘤患者生命末期护理常规

第一节　概　述

一、概念

本章提到的生命末期是指由于各种疾病或损伤造成人体主要器官生理功能趋于衰竭，各种征象显示生命活动即将终结，死亡已不可避免，是生命活动的最后阶段，通常指生命的最后几天或几小时。

二、识别患者进入濒死期

通常临终患者出现以下表现提示生命进入最后几天：极度疲乏；食物和液体摄入明显减少；吞咽困难；手足发凉、末梢循环差；出现临终感知觉，如看见已逝的亲友、看见明亮的光、看见天使或者妖魔鬼怪、说着奇怪的话语等。

濒死者出现以下表现提示死亡已经临近：昏睡、意识模糊、躁动/谵妄；鼻尖和耳廓苍白；下颌式呼吸增多；额头放松、颈部过伸；肢端发凉；口唇和指甲发绀或出现斑片状阴影；心动过速、心动过缓、低血压；气道分泌物过多，喉鸣；舌后坠、镜面舌；男性睾丸回缩；皮肤湿冷；潮式呼吸（呼吸逐渐减弱以至停止和呼吸逐渐增强交替出现，周而复始）。

排除潜在的可逆性病因，以上状况通过医疗干预措施改善不佳，则可判定患者进入生命的最后几天或几小时。

三、肿瘤患者生命末期的护理目标

当肿瘤患者进入生命末期，医疗护理的重点应围绕生命末期患者及家属的特殊需求提供全方位的支持性照护，目标是使患者在生命末期过得舒适、安详，从而富有尊严的离世，同时家属也能得到专业的支持。

第二节　生命末期患者护理常规

当患者进入生命的最后几天或几小时，保持患者的身体、心理、社会及精神上的舒适是医疗和护理的核心任务。护理常规包括舒适护理、症状管理和心理-社会-精神支持三部分，参见表9-1。

表 9 – 1   生命末期患者护理常规

类别	评估	干预措施	质量要求
舒适护理	1. 评估患者的自理能力,是否存在因疾病或治疗导致不能自理或部分自理缺陷 2. 评估患者对舒适照护的需求,包括清洁、温度与湿度、体位等	卧床患者至少每日晨起、睡前清洁面部;每周在床上洗头一次,如有发热、出汗等可增加频次;至少每周修剪指甲一次 1. 头发清洁 (1) 用物准备:卧床洗头槽(可充气、可排水)、接水桶、冲洗壶、一次性手套、垃圾袋、39℃~41℃的温水、吹风机;洗发水、梳子、毛巾(患者自备) (2) 清洗过程动作轻柔,避免用力抓挠;如果患者头部有伤口、肿瘤或是放疗后,不可用含化学成分的洗发水,可用中性肥皂 (3) 洗发之后用吹风机吹干头发以免着凉,同时注意避免烫伤 2. 全身擦浴 (1) 按照基础护理床上擦浴操作流程 (2) 注意室温保持在22℃~26℃,关窗,床帘遮挡保护隐私;水温适宜,毛巾柔软,洗浴用品尊重患者的习惯;动作连贯迅速,注意保暖;沐浴后涂抹保湿乳液 3. 床上翻身,操作前评估患者情况:有无肿瘤的骨转移、有无脊柱异常弯曲、身体有无伤口、皮肤有无瘀斑或破溃、血小板计数是否过低、身上有哪些管路等。如有上述情况,应注意保护好伤口和管路,平行小心移动患者并协助其翻身。具体措施如下 (1) 意识清醒不能自行移动者根据患者的需要协助翻身或上下床,昏迷患者至少每2小时翻身一次 (2) 翻身摆位前先告知患者,以免受到惊吓,尤其是意识模糊或浅昏迷的患者,其听觉仍存在 (3) 护士站在床的一侧,将对侧床挡拉起,放置枕头;将枕头移至患者颈肩下,借助移动枕头把患者头颈和肩部移至近侧;双手置于患者腰部将其身体移动至近侧;双手支托患者的双腿将其下肢移至近侧,确认身体呈一直线,弯曲翻身侧膝盖以配合翻身动作;一手扶患者肩膀,一手扶其髋部,协助患者翻身 (4) 注意在患者身体的悬空处放置小枕头或长条毛巾,给予枕头或抱枕抱在胸前,在患者背部放置枕头以支撑颈部、腰部,放置枕头在床尾支撑脚部;膝盖、腘窝、足跟及足踝等处可放置软垫;卧床患者的肢体处于功能位置,同时维持皮肤完整,避免产生压力性损伤 4. 上下床移动,操作前评估同"床上翻身"。具体措施如下 (1) 借助移动枕头和双手(同床上翻身)或借助床单将患者移至护士站立侧,摇高床头至90°,同时为避免患者身体下滑,膝关节下放置枕头;为避免突然下床时头晕,摇高床头后可停留30秒 (2) 将下床要使用的轮椅与床头呈45°摆放,并固定好;一手扶患者肩膀而使患者靠在自己的身上,另一手扶患者腘窝将患者移至床缘坐起,为防止体位性低血压,让患者倚靠稍作休息 (3) 将右腿放置于患者双腿之间,右膝顶住床缘,身体下蹲,呈弓箭步姿势,双手环绕扣住患者背部,平行将患者移至轮椅上 (4) 上床时在床头放一把结实的椅子,与床头呈45°角度,护士的双侧膝盖夹住患者双膝,右手扶住患者腰部,左手放在患者腘窝处,抱住患者,顺势往椅子上坐的一刹那将患者平移至病床上,过程中手不要离开患者,防止患者因虚弱而向后翻倒	1. 患者的头发、面部、身体、手足等清洁无异味 2. 体位舒适、安全 3. 皮肤无破溃

类别	评估	干预措施	质量要求
		（5）上下床移动患者的过程中要保证患者的舒适，不要牵强扭曲患者关节或肢体，以免造成患者受伤或加重原本的伤害 5. 手足护理 （1）用物准备：防水塑料袋，去角质凝胶，一盆50℃左右的热水，毛巾，护肤乳液或精油 （2）如患者手足干裂，应使用去角质凝胶去除患者手/足的老旧角质，使用温水毛巾将附着在患者手/足的角质皮屑擦拭干净；将患者的手/足泡入热水中，约10分钟后使用毛巾擦干患者手/足的水，涂上保湿护肤乳液或精油。为预防血栓可支托患者手肘关节（下肢关节）进行按摩或被动运动 （3）手足皮肤有肿瘤、伤口、皮肤溃疡、血小板计数过低者禁止做手足按摩	
症状管理	1. 评估症状发生的风险因素 2. 评估症状严重程度	生命末期患者如出现第八章所述症状与并发症，则参见相应章节护理常规。其他症状护理常规如下： 1. 恶病质 （1）恶病质是一个多因素的综合征，多数恶性肿瘤患者死亡前会出现恶病质。主要表现为：食欲不振、体重下降和骨骼肌丧失，伴有疲劳、功能障碍、治疗相关毒副反应增加、生活质量差和生存率降低 （2）应充分评估终末期肿瘤患者的客观情况（如食物摄入不足、体重下降、肌肉减少和代谢紊乱、分解代谢活跃等）和主观状态（如厌食、早饱、味觉改变、慢性恶心、痛苦、疲乏和注意力不集中等） （3）遵医嘱正确给药，密切观察药物不良反应 （4）密切观察病情，包括体重、代谢状态、精神状态、自理能力、记录药物使用情况及不良反应 （5）鼓励患者经口进食；做好口腔清洁，预防口腔黏膜炎 （6）做好皮肤护理，预防压力性损伤 （7）指导患者床上活动，如不能自主活动，可给予被动肢体活动 2. 疼痛 （1）通用护理常规见第八章"肿瘤症状与并发症护理常规"第一节"疼痛"护理常规 （2）当生命末期患者出现意识模糊或沟通障碍时，评估疼痛的方法如下： ①尽可能获得患者的主诉 ②寻找引起疼痛的潜在原因或其他病因 ③观察患者，提示其疼痛存在的行为 ④获得主要照顾者关于疼痛和行为改变的汇报 ⑤尝试用镇痛试验缓解因疼痛引起的行为改变 （3）镇痛药物治疗相关护理 ①了解患者的肾功能及药物安全性。对于疼痛患者，肾小球滤过率 eGFR >45ml/min，吗啡是一线镇痛药物；当 eGFR 30～45ml/min，应谨慎使用吗啡；当 eGFR 15～30ml/min，慎重使用羟考酮；当肾功能衰竭 eGFR <30ml/min 时芬太尼是安全的一线镇痛药物 ②正确给药。能口服的患者，按时给予长效阿片类药物；出现爆发痛者以短效阿片类药物处理，解救剂量为过去24小时总量的20%；经口服或经皮下给药（等效剂量转换比例3∶1）；如果过去24小时基础疼痛强度 NRS >3 分或（和）必要时（长期备用）（PRN）给药>2次，则考虑增加长效镇痛药物剂量，相应调整 PRN 解救剂量 ③正确使用透皮贴剂。芬太尼透皮贴剂用于阿片类药物耐受且疼痛控制平稳的患者，同时开具 PRN 医嘱处理爆发痛（使用芬太尼透皮贴剂的患者处理爆发痛所需短效芬太尼的用量，相当于经皮给药的每小时剂量；如果使用吗啡，应进行等效剂量转换——肠外途径 0.1mg 芬太尼 =10mg 吗啡，即如果患者正在使用 50mcg/h 芬太尼透皮贴剂，则处理爆发痛应使用 50mcg 芬太尼或 5mg 吗啡）	1. 症状评估全面、准确 2. 症状干预措施有效落实 3. 及时评价症状缓解情况 4. 患者症状得到有效控制

类别	评估	干预措施	质量要求

④在焦虑导致疼痛加重的情况下，增加苯二氮䓬类药物可能会有效

（4）患者和家属教育

①告知患者家属镇痛治疗的目的是为了让患者保持舒适，不应因为担心成瘾或药物副作用而拒绝或要求减少患者的镇痛药物剂量

②告知临终患者及其家属止痛药物起效的时间：静脉给药15分钟，皮下给药30分钟，口服给药60分钟，经皮给药6~8小时

③向家属讲解维持阿片类药物血药浓度以持续镇痛的重要性以及爆发痛的概念和治疗原则，以确保家属理解和安心

④向家属讲解疼痛常常包含心理、文化、精神和情感方面的成分，如对疼痛的感知会因为焦虑和害怕而被强化，因此家属的陪伴和抚慰非常重要

⑤对于濒死期的患者，进行性意识丧失和呼吸的变化是死亡过程的表现，而不是阿片类药物过量的结果。阿片类药物耐受的患者极少发生呼吸抑制

⑥密切监测排便情况，除外腹泻、肠梗阻等禁忌，应按时给予缓泻剂预防便秘

3. 躁动和谵妄

（1）评估引起患者躁动和谵妄的风险因素，包括高龄、认知障碍、病重、抑郁、存在视觉或听觉障碍等大脑功能性损伤等，识别高危人群

（2）评估是否存在引起生命末期患者躁动和谵妄的可逆性因素，如阿片类药物过量、感染、尿潴留、粪便嵌塞、疼痛等，应及时消除病因，可预防和缓解症状

（3）鼓励家属陪伴和抚慰，在患者清醒的时候进行有效沟通，了解患者的躁动和谵妄是否来自未了的心愿和未尽事宜。指导家属通过倾听、陪伴、沟通、承诺、协助患者完成心愿、释怀亲人离开等，让患者安心，从而缓解躁动和谵妄

（4）评估患者躁动和谵妄的表现，如意识混乱、注意力不集中及认知障碍等，及早发现，重点关注。通常分为活动过少型（突然出现没有反应的状态）；活动过多型（急性躁动、睡眠－觉醒周期的紊乱、焦虑、不安、呻吟、幻觉、错觉、妄想等）；介于两者之间的混合型

（5）遵医嘱正确给药，密切观察药物不良反应，及时评价症状缓解情况

（6）允许专人陪护，房间物品摆放简洁有序，加床挡，确保患者的安全

（7）保持环境安静，减少噪音；治疗与护理操作尽可能集中进行，减少对患者的打扰；病室白天光线要充足，夜间灯光要柔和；鼓励家属与患者交流，减少白天睡眠时间

4. 呼吸困难和临终喉鸣

（1）呼吸困难的护理常规见第八章第五节

（2）向患者和家属讲解临终喉鸣的原因。死亡过程中肌肉力量的丧失和气道有效清除功能的下降，以及功能性上皮纤毛无法将分泌物向下推动，导致口咽分泌物淤积，出现临终喉鸣

（3）遵医嘱正确给药，包括格隆溴铵、东莨菪碱或1%阿托品滴眼液等可以减少呼吸系统分泌物的产生，观察症状缓解程度

（4）用药前清洁口腔分泌物，用药后做好口腔护理，保持口腔湿润，缓解口腔干燥的症状

（5）尝试给患者变换体位

（6）此时吸痰通常无效，但如果可以让家属得到安慰也可以进行

（7）向家属解释此时患者已失去意识，通常不会感到痛苦，让家属安心

质量要求：

1. 评估全面、准确

2. 干预措施有效实施

3. 患者能够面对当下，获得心灵上的平静

类别	评估	干预措施	质量要求
		（8）鼓励家属陪伴，播放轻柔的音乐等使患者尽可能放松 （9）评估补液情况，如果补液无益可考虑停止外周补液 5. 皮肤变色或出现斑点 （1）评估患者的皮肤状况，因为生命末期循环衰竭，患者的鼻、耳、手、脚可能会发凉，有时候可能出现变色或斑点 （2）给患者盖上轻薄柔软的被服或毛毯保暖，忌厚重的盖被 （3）向家属讲解皮肤色斑形成是死亡进程的表现，减轻家属的焦虑情绪 6. 大、小便失禁 （1）预防失禁性皮炎的措施 ①评估患者有无大、小便失禁的情况，如能明确失禁病因可遵医嘱对因治疗 ②临近死亡的患者括约肌松弛通常会导致尿便失禁，应采取措施中断失禁的尿液或粪便与皮肤的接触，预防失禁性皮炎。对尿失禁的患者可使用收集尿液的产品（外接尿套或避孕套），或根据情况留置尿管；对便失禁的患者如果是水样便，可外接引流管、造口袋粘贴在肛门处 ③注意观察患者局部情况，一旦有尿液或粪便接触皮肤，立即清除，清洗干净后，局部使用皮肤保护膜 ④外出或坐在椅子上时，使用成人吸水性能好的纸尿裤，及时更换 （2）护理措施 ①评估失禁性皮炎的发生部位，重点关注会阴或生殖器周围、肛周皮肤、臀部、两侧腹股沟皱褶、大腿内侧 ②评估出现失禁性皮炎的皮肤表现，如皮肤红斑、水疱甚至大疱、丘疹，皮温高，刺痛、瘙痒、烧灼感，异常分泌物 ③评估失禁性皮炎严重程度及对生活质量的影响（附表9-1） ④每天早晚或每次便失禁后清洗局部皮肤，力度温和，尽量减少摩擦，选择温和、pH接近皮肤的清洗液（或含有清洗液的一次性湿巾），也可用柔软的一次性无纺布清洗后用柔软的干毛巾蘸干或者用弱风速的吹风机吹干 ⑤失禁性皮炎程度处于0级和1级时，可以局部清洗干净后，蘸干（吹干），喷上皮肤保护膜。当患者年龄较大、营养不足、皮肤状况差，或者是失禁性皮炎处于2级时可以局部清洗干净、蘸干（吹干），涂上皮肤保护粉，喷上皮肤保护膜；经过30秒后，再次喷上皮肤保护膜。当失禁性皮炎合并感染时，在使用保护粉和膜的基础上，遵医嘱口服抗生素治疗	
心理-社会-精神支持	1. 评估患者对病情、当前治疗、护理计划及目标的了解程度 2. 评估患者的心理情绪反应 3. 评估患者可用的家庭社会支持资源 4. 评估对患者有意义的人或事，期望和心愿等	1. 恰当应用沟通技巧告知患者病情，以及当前的治疗、护理目标和计划 2. 根据患者的信息需求，提供连续的信息支持，减少患者的疾病不确定感 3. 根据患者的需要制定现实可行的护理计划，鼓励患者参与，尽可能维持其独立自主性，减少无助和挫折感 4. 倾听患者的主诉，提供机会并鼓励其表达心理精神痛苦、顾虑或担忧 5. 提供富有同情心的支持性陪伴，认同他们的情感体验，恰当应用沟通技巧引导患者面对疾病状况，尽可能调动资源，协助其完成心愿 6. 引导患者回顾人生，通过叙事疗法、意义疗法等帮助患者重新构建生活或面对疾病的意义，制定现实可及的目标，让有限的生命阶段过得充实、圆满 7. 鼓励家属和患者沟通，提供心理情感支持，共同面对困境	

肿瘤临床护理常规 上篇

300

第三节 生命末期患者主要照顾者护理常规

肿瘤患者进入生命最后几天，主要照顾者（家属）感受到即将失去亲人的预期性悲伤尤其严重，此时护士应及时提供心理情感支持以减轻其失落和悲伤；当患者进入生命最后几天，家属常常不知道如何参与照顾而手足无措，护士应提供专业指导让家属参与到亲人的照顾并进行有效沟通以减少遗憾；失去亲人以后家属感受着强烈的居丧期的悲伤，护士应提供延续护理支持，帮助他们顺利度过悲伤期，投入新的生活。对生命末期患者主要照顾者护理常规见表9-2。

表9-2 生命末期患者主要照顾者护理常规

不同阶段	护理常规	质量要求
患者离世前	1. 了解对患者最重要的家属，确定患者病情恶化的时候需要联系的家属 2. 评估家属的信息需求，向家属讲解患者当前的病情、治疗目标、护理计划，及时提供信息支持，解答疑问 3. 允许家属参与患者的治疗、护理计划的讨论和决策 4. 如果家属愿意，应允许和指导家属参与亲人的生活照顾 5. 陪伴、倾听，了解家属的感受、顾虑、担忧等，提供心理情感支持，认同他们的付出和期望 6. 鼓励家属与患者坦诚沟通病情、预后及死亡准备，了解并尽可能满足亲人的心愿 7. 鼓励家属和患者互相表达情感，完成道爱、道谢、道歉、道别，减少遗憾 8. 评估可能发生复杂性哀伤的高风险人群，包括缺乏社会支持、健康状况差、心智不成熟、患者突然死亡、对患者过分依赖、缺乏应对失落的经验、同时遭遇有其他生活危机等，为高风险人群制定居丧期随访计划 9. 提醒家属通知需要到场的亲朋前来与患者告别 10. 指导家属为患者离世提前做好准备，包括了解患者未了的心愿、嘱托、离世时的穿戴，对身后事的安排如房产、存款以及丧事、仪式、墓地的选择等事宜 11. 如果家属和患者选择居家安宁，应提供书面居家安宁照护指导，包括生命末期患者临近死亡可能出现的症状以及居家护理要点等，详见附表9-2	1. 护士知晓病情恶化时的家庭联系人 2. 家属知晓疾病状况和治疗计划 3. 家属能与患者坦诚沟通，表达情感 4. 为患者即将离世做好了准备
患者离世后（医院）	1. 记录并告知家属，患者的离世时间 2. 允许和鼓励家属向逝者告别，参与遗体护理，尊重家庭的文化、信仰、传统和仪式。帮助居丧者接受"逝者已逝"的事实，留出时间和空间让他们表达对亲人的爱和尊敬 3. 理解家属丧亲以后的急性悲伤表现，提供座椅和隐私空间充分表达情感，允许家属充分表达悲伤，不必要求他们"坚强"；面对居丧者所表达的情感，不做对错、好坏的评价 4. 关注家属的健康状况，避免因急性悲伤出现意外 5. 协助家属通知太平间完成遗体的转运和存放 6. 告知家属办理出院及开具死亡证明的流程 7. 解答家属关于殡丧事宜办理的相关问题	1. 遗体料理尊重家庭的文化 2. 家属的急性悲伤情绪得到理解和同理 3. 家属知晓宣教内容

不同阶段	护理常规	质量要求
患者离世后（居家）	1. 鼓励居丧者参加逝者的葬礼或举办其他悼念仪式表达哀伤，通过特定仪式缓解痛苦 2. 调动家庭社会资源，为居丧者提供心理情感支持 3. 医护人员、社工及志愿者在逝者离去 1 个月、6 个月、1 周年时可上门访视或者以打电话、发短信或发放慰问卡片等形式为居丧者提供随访支持 4. 可通过个体辅导、在线支持、家庭哀悼、团体哀悼等形式提供居丧辅导。主要内容为：评估悲伤的程度，鼓励居丧者表达情感和感受，恰当应用沟通技巧陪伴、倾听、鼓励居丧者表达悲伤，引导他们毫无保留地宣泄内心的痛苦，可以与他们一起回忆与逝者生前共同经历的事情，通过询问和引导，让居丧者将自责和内疚表达出来，帮助他们排除因悲伤而产生的非理性的、不符合现实的认识和想法 5. 教会居丧者应对悲伤的技巧，详见附表 9 - 3 6. 识别居丧者有无延迟性哀伤障碍，例如与逝者相见的渴望在过去 1 个月里每天都会经历，或达到痛苦和破坏性的程度，有较严重的睡眠障碍，甚至有自杀倾向等；以及附表 9 - 4 所列 9 种症状中 ≥5 种并持续至少 6 个月。如居丧者出现延迟性哀伤障碍，建议将其转诊到医疗机构或心理康复机构寻求专业支持	1. 居丧期家属知晓缓解悲伤的技巧 2. 随访支持到位 3. 出现延迟性哀伤障碍或复杂性哀伤能够及时识别，必要时转诊接受专业干预

肿瘤临床护理常规 上篇

附　录

附表 9–1　失禁性皮炎的严重程度分级

分级	描述
0 级	皮肤完好，与身体其他部位皮肤比较无差别
1 级	皮肤完好，但有轻度发红或不适
2 级（中度）	皮肤发红，皮肤剥脱，有大、小水疱或小范围皮肤受损，伴有疼痛或其他不适
2 级（重度）	皮肤暗红或呈深红色，有大面积皮肤剥脱受损、水疱或渗出

附表 9–2　居家安宁照护指导内容

症状	常见表现	居家护理要点
睡眠时间增多	进入濒死期，患者极度疲乏，大部分时间卧床不起，处于昏睡状态，反应迟钝，难以叫醒	记住患者一直可以听到你的声音，当他/她看上去很清醒的时候，试着和他/她说话
食物和液体吞咽困难	患者不想吃东西、不想喝水，进食水后不能下咽或经口溢出	患者消化功能减弱，如果不想吃东西不要勉强；提供用冰水或水果汁浸过的海绵棒或口咽拭子，让他/她的口唇保持湿润
皮肤出现变色或斑点	生命末期循环衰竭，患者鼻、耳、手、脚可能会发凉，有时候皮肤出现变色或斑点	用轻薄的被子或毛毯盖住手脚保暖
意识模糊	患者对时间、地点出现错误，或认不出熟悉的人；有的患者在昏迷中出现短暂的清醒，说很多话或吃东西等	陪在患者身边，拉住患者的手，耐心倾听，并平静地与他/她说话，使之安心；每次称呼的时候都说出他/她是谁；灯光柔和，减少噪音
躁动、谵妄、呼吸型态改变、临终喉鸣	详见第八章"肿瘤症状与并发症护理常规"	

附表 9–3　应对悲伤的技巧

1. 鼓励居丧者说出内心的悲伤，多和朋友聊聊天，说出心中的思念和感受

2. 鼓励居丧者走出家门，散步、运动、旅游等都会对他/她有所帮助

3. 可以种一株花或一棵树纪念他/她

4. 如果居丧者喜欢宠物，可以养一只陪伴他/她

5. 如果探访墓地能让居丧者好受一些，就去做，想待多久就待多久

6. 鼓励居丧者整理物品，翻看照片，允许他/她哭泣

7. 也允许他/她大笑，跟过去一样，这并不影响对逝者的思念

8. 鼓励居丧者写下对他/她的思念、想法和感受，每天至少完成一件事

9. 提前规划特殊的日子，如生日、周年纪念日、假期等，提前想一想怎么度过，做的事情要和以前有所不同，这是承认生活已发生变化的一种方式，但同时也允许自己在那一天想起他/她

10. 鼓励居丧者加入互助小组，与有相似经历的人在一起互相分享、鼓励和支持

11. 鼓励居丧者健康饮食，按时作息，每天喝足量的水，减少酒精、咖啡和糖的摄入

附表 9－4　延迟性哀伤障碍（复杂性哀伤）的常见表现

1. 难以继续前行或重新参与生活

2. 麻木和渴望脱离现实

3. 对死亡的极度痛苦或愤怒

4. 感觉生活是空虚的

5. 如果没有逝者，未来就没有任何意义的感觉

6. 难以接受死亡

7. 对失去亲人感到震惊、茫然

8. 避免提及逝去的亲人；自失去亲人后，难以信任他人

9. 社会退缩的行为

参考文献

［1］陆宇晗．肿瘤患者居家护理一本通［M］．北京：北京大学医学出版社，2021．

［2］威廉·沃登（J. William Worden），著．王建平，译．哀伤咨询与哀伤治疗［M］．北京：机械工业出版社，2022．

［3］陆宇晗，陈钒．姑息护理实践指导［M］．北京：北京大学医学出版社，2017．

［4］邦尼·弗里曼（Bonnie Freeman），著．陆宇晗，译．生命终期的温暖照护："以人为本"富有同情心的临终护理［M］．北京：北京大学医学出版社，2019．

［5］乔瓦尼巴蒂斯塔·泽佩泰拉（Giovambattista Zeppetella），著．宁晓红，译．临床实践中的缓和医疗［M］．北京：中国协和医科大学出版社，2017．

［6］赵可式．照护基本功［M］．中国台湾：华杏出版股份有限公司，2015．

下 篇

第一章　肿瘤外科治疗护理常规

第一节　手术前护理常规

在进行肿瘤手术前，对患者的病情需进行全面且细致的评估。不仅包括对肿瘤本身的关注，还应深入了解患者的全身健康状况，综合评估与手术相关的风险因素。同时，肿瘤患者的心理状况也不容忽视，这有助于准确评估其对手术的耐受性。对于术前发现的任何问题，应及时进行干预和纠正，以确保术中和术后的风险最小化。

一、护理评估

（一）健康评估

1. 一般健康状况　如体重、营养状况、生活习惯等。

2. 现病史　肿瘤相关症状和病程。

3. 既往史　以往患有的所有疾病、过敏反应、外伤或手术经历等。

4. 用药史　目前和以往使用的所有药物及其反应。

5. 生理史　如女性患者的月经及婚育史。

6. 家族病史　家族中是否有类似肿瘤或其他遗传性疾病的情况。

（二）身体评估

1. 主要器官及系统功能状况　综合评估患者的心血管、呼吸、泌尿、神经和血液系统的功能状况以及整体营养状态，重点关注可能增加手术风险的因素。

2. 辅助检查结果分析　分析实验室检查（如血、尿、大便常规及血生化检查）的结果，以及心电图、X 线、超声、CT 和 MRI 等影像学检查结果，内镜检查报告及其他特殊检查，以全面了解患者的健康状况。

3. 肿瘤特征　肿瘤的范围、性质，邻近淋巴结的情况，对周围脏器的侵袭程度以及肿瘤对各器官功能的影响。

4. 疼痛　评估是否存在疼痛，其部位、性质、强度以及对生活质量的影响等。

5. 手术耐受力　根据患者的全身健康状况、重要器官的功能状态以及疾病对全身的影响，评估其手术耐受力。

（三）心理评估

围手术期的肿瘤患者面临多重心理压力，包括由于肿瘤诊断和手术结果的不确定性所带来的恐惧、手术过程中麻醉的风险和外貌可能的改变，以及术后的疼痛、因癌症确诊而对未来预后的担忧，还有来自家庭和社会的压力等。目前，国内外普遍采用抑郁、焦虑、症状、生活质量等自评量表来进行肿瘤患者的心理评估，旨在通过提供个性化的心理干预和细致的人文关怀，帮助患者和家属在心理上更好地面对手术和后续综合治疗过程。

二、护理措施

（一）心理支持

1. 建立良好的护患关系，了解患者的病情及需要，以恰当的言语和口吻对患者进行适度的解释，使其能以积极的心态配合手术和术后治疗。

2. 术前应针对不同患者，采用卡片、手册、多媒体、展板等形式介绍术前、术后等诊疗事项，以缓解患者焦虑、恐惧情绪，使患者及其家属了解并配合。对于紧张情绪不能有效缓解的患者，可指导其进行冥想放松训练、意念引导训练、替代疗法等积极的行为干预，从而做好手术前的心理调适。必要时请心理专科会诊。

（二）一般护理

1. 戒烟、戒酒

（1）戒烟　指导吸烟者术前至少戒烟 2 周，以减少呼吸道分泌物并预防窒息风险。

（2）戒酒　术前戒酒可降低并发症风险，指导患者至少戒酒 4 周，以改善血小板功能和缩短出、凝血时间。

2. 胃肠道准备　对大多数患者而言，推荐术前禁饮 2 小时、禁食 6 小时。有胃排空延迟、胃肠蠕动异常、糖尿病或需进行急诊手术的患者除外。

3. 营养支持

（1）营养风险筛查　由于疾病消耗和心理压力，肿瘤患者常会出现不同程度的营养不良。术前应采用营养风险筛查 2002（NRS 2002）评估患者的营养风险。对于 NRS 2002 评分 ≥3 分的患者，需制定全面的营养诊疗计划，包括营养评定、营养干预和监测。

（2）术前营养支持　对于 6 个月内体重下降超过 10%、NRS 2002 评分 ≥5 分、体质指数（body mass index，BMI）低于 18.5 且一般状态差、血清白蛋白低于 30g/L 的患者应提供营养支持。首选经消化道途径，包括口服和肠内营养支持。当患者无法通过消化道满足营养需求时，可采用静脉营养。术前营养支持的时间通常为 7～10 天；但对于存在严重营养问题的患者，可能需要更长时间的营养支持，以改善营养状况并降低术后并发症的发生率。

4. 预防性抗血栓治疗　恶性肿瘤、化疗、复杂且时间较长的手术（手术时间超过 3 小时），以及长时间卧床的患者都属于静脉血栓栓塞症（venous thromboembolism，VTE）的高危人群。为了有效地评估和预防 VTE，可以采取以下措施。

（1）VTE 风险评估　使用 VTE 风险评估量表、血栓弹力图、D - 二聚体检测、下肢血管超声检查等方法来评估 VTE 的风险，并辅助诊断。

（2）术前预防措施　虽然机械性预防措施（如肢体锻炼、间歇性压力梯度仪等）可以作为药物预防的辅助手段，但不能作为唯一的预防措施。

（3）药物和机械性预防的联合使用　对于高危患者来说，药物（如使用低分子量肝素或其他抗凝药物）和机械性预防措施的联合应用可以更有效地预防血栓的形成。

（三）预康复护理

预康复是针对拟行择期手术患者的一系列术前干预措施，目的是通过改善患者的生理和心理状态，提高其对手术应激的反应能力。预康复的主要内容包括以下几个方面。

1. 纠正贫血　由于贫血可能导致住院时间延长、增加急性肾损伤发生率、提高病死率及再入院率，因此建议常规进行贫血相关检查、评估并及时干预。

2. 预防性镇痛　根据手术类型，术前进行预防性镇痛可以缓解术后疼痛、降低术后谵妄风险、减少术后镇痛药物剂量。术前用药包括非甾体抗炎药（非选择性环氧化酶抑制剂）、选择性环氧化酶−2抑制剂等。

3. 衰弱评估　衰弱是指生理储备下降导致的抗应激能力减退的状态。术前进行衰弱评估及有效干预可以降低术后病死率，建议使用临床衰弱量表（clinical frailty scale，CFS）进行评估。

4. 术前锻炼　围手术期体力活动减少是导致术后不良预后的独立危险因素。建议进行术前活动耐量评估，并制定锻炼计划以提高功能储备。术前肺康复能减少术后肺部并发症，包括深呼吸运动、有效咳嗽、主动呼吸循环技术等。

5. 认知功能评估　围手术期认知功能受损，尤其在老年患者中，可增加术后并发症和病死率风险。重点评估的因素包括谵妄、痴呆和抑郁，建议术前使用简易智力状态评估量表（Mini−mental State Examination，MMSE）和蒙特利尔认知评估量表（Montreal Cognitive Assessment，MoCA）进行评估。

6. 术前炎症控制　术前使用类固醇类药物可以缓解术后疼痛，减轻炎症反应和早期疲劳。在安全的前提下，可进行肾上腺皮质激素预防性抗炎治疗。

7. 术前心理干预　恶性肿瘤患者术前常存在焦虑或抑郁症状，可采用医院焦虑抑郁量表（Hospital Anxiety and Depression Scale，HADS）评估患者的心理状况，并进行有效干预。

（四）术日晨护理

1. 评估体温和生理状态　如果患者体温升高或女性患者月经来潮，需要考虑延迟手术。

2. 排尿指导　在进入手术室前，指导患者排尽尿液。对于预计手术时间较长（超过4小时）或接受下腹部/盆腔手术的患者，需留置导尿管。

3. 术前用药　根据医嘱给予患者术前用药。

4. 去除化妆品和贵重物品　拭去指甲油、口红等化妆品，取下活动性义齿、眼镜、发夹、手表、首饰等贵重物品。

5. 准备病历和影像资料 备好手术所需的病历、影像学资料（如 X 线、CT 等）和特殊用药或物品，随患者带入手术室。

6. 患者交接 与手术室接诊人员仔细核对患者身份、手术标记、手术部位及名称，确保信息准确无误。

7. 麻醉床和设备准备 根据手术类型和麻醉方式，准备好麻醉床并备齐床旁必需物品，如负压吸引装置、输液架、心电监护仪、吸氧装置等。

第二节 手术后护理常规

肿瘤手术后的患者护理不仅涉及到复杂的生理恢复过程，如伤口愈合、疼痛管理和防止感染，还包括心理和情感支持，以及对患者进行术后恢复和日常活动能力的恢复指导。专业的护理团队通过精准评估和个性化护理计划，旨在最大程度地减少术后并发症，加速恢复过程，同时支持患者在心理和情感上的适应，从而确保他们能够以最佳状态重新融入日常生活。

一、护理评估

1. 生命体征监测 按麻醉和手术方式定期监测心率、血压、呼吸频率和体温。

2. 切口评估 观察切口的愈合情况，包括切口的颜色、边缘、大小以及是否存在红肿、渗液、出血或感染征象。检查有无脱线、裂开或感染的表现，如红、肿、热、痛或异味。

3. 引流评估 评估引流液的颜色、性质、量和气味，检查引流管的位置和通畅性，确保没有发生移位、扭曲或堵塞。

4. 疼痛评估 评估患者的疼痛部位、性质、强度、持续时间及其对患者的影响。根据评估目的选择合适的疼痛工具（详见上篇 第七章 附录）。

5. 气道评估 监测患者的呼吸功能，包括呼吸频率、深度以及是否有呼吸困难或气促等症状。使用听诊器定期肺部听诊，并持续观察患者的氧饱和度。

6. 液体和电解质平衡监测 密切监测患者的液体摄入量和排出量，定期监测患者电解质水平。

7. 营养评估 评估患者的体重变化、BMI、肌肉量、食欲情况以及任何营养缺乏的症状（如蛋白质或维生素缺乏）。可通过 NRS 2002、主观全面评定（subjective global assessment，SGA）或营养不良诊断标准（Global Leadership Initiative on Malnutrition，GLIM）来确定患者的营养风险等级。

8. 活动能力评估 评估患者在床上进行基本移动和日常生活活动的能力，如翻身、坐起、平衡等。评估患者站立和行走的能力，包括平衡、步态和耐力。

9. 心理状态评估　询问和观察患者的情绪状态，注意其情绪波动、情感表达和整体心态。可使用标准化的心理测试和量表，如心理痛苦温度计（Distress Thermometer，DT）、HADS 等量表来评估患者是否出现焦虑、抑郁或其他情绪困扰的情况。

10. 排泄功能评估　记录排便的频率、性状和颜色，注意是否有便秘的征象，如排便次数的减少或大便的干硬；同时，还需评估是否存在腹泻、排便失禁或其他异常情况。

11. 药物反应和副作用评估　术后使用镇痛药、抗生素、抗凝血药、抗恶心药和激素药物等，需密切关注患者对药物的反应和任何不良事件。同时，关注不同药物之间可能发生的相互作用，这可能增加副作用风险或影响药物疗效。

二、护理措施

（一）生命体征监测

1. 关注生命体征的波动和规律性，如心率和血压的波动，以及呼吸的规律性和深浅程度。体温的持续升高可能是感染的征兆，需要特别关注。

2. 记录所有观测到的数据并与手术前的基线值进行比较。

3. 警惕生命体征的异常数据或显著变化，及时通报给医疗团队，采取适当的干预措施。

（二）切口护理

记录切口的颜色、边缘状态、大小以及周围组织的反应，一旦发现异常症状，及时报告医生，根据需要调整伤口护理策略、使用抗生素或其他药物治疗。

（三）引流管护理

1. 定期检查引流管的位置，确保其未发生移位或扭曲，以便有效排出液体并预防积液和感染。

2. 准确记录引流液的颜色、性质和量，注意观察感染或其他并发症的征象。

3. 保持引流管和周围皮肤清洁干燥，定期清洁引流管出口处的皮肤，并使用无菌技术更换敷料。

4. 如有感染征象，应及时通知医生并进行处理。

（四）疼痛管理

1. 镇痛方案制定　根据疼痛评估的结果调整镇痛药物的种类、剂量和给药频率。密切关注镇痛治疗可能引起的副作用，如呼吸抑制、便秘或药物依赖等，以确保患者的安全和舒适。

2. 多模式镇痛方案　在肿瘤手术后的镇痛管理中，多模式镇痛方案结合了不同的药物和技术，以达到以下几个关键目标。

（1）有效控制术后活动时疼痛　目标是将患者活动时疼痛评分维持在 <3 分的水平，确保术后舒适活动。

（2）降低镇痛相关不良反应　通过采用多种镇痛方法减少对单一药物的依赖，减少药物相关副作用。

（3）促进术后早期肠功能恢复　适当的镇痛管理有助于减少肠道应激反应，加快肠道功能恢复。

（4）有助于术后早期下床活动　有效的镇痛提高患者舒适度，促进早期活动，降低术后跌倒风险。

3. 特定手术的镇痛管理　对于不同类型的手术，镇痛管理方案也有所不同。

（1）开放手术　推荐使用连续中胸段硬膜外患者自控镇痛（patient controlled epidural analgesia，PCEA）联合非甾体抗炎药（non - steroidal anti - inflammatory drugs，NSAIDs）来控制切口疼痛。实施 PCEA 时需注意低血压、硬膜外血肿和尿潴留等并发症。

（2）腹腔镜手术　局麻药切口浸润或连续浸润镇痛、外周神经阻滞联合低剂量阿片类药物的患者自控静脉镇痛（patient controlled intravenous analgesia，PCIA）和 NSAIDs 可作为有效的镇痛方案。

4. 注意事项　在使用 NSAIDs 时，应考虑患者的年龄、术前并存疾病、手术类型及术前肾功能，评估潜在的并发症风险。对于使用激动 μ 受体的阿片类药物，应注意可能引起的肠麻痹；而激动 κ 受体的阿片类药物在缓解内脏疼痛的同时，其引起的肠麻痹和术后恶心、呕吐等不良反应较轻。

（五）气道管理

1. 定期听诊肺部呼吸音　注意肺部呼吸音的任何异常，比如湿啰音或哮鸣音，这些可能是肺部积液或气道狭窄的征象。

2. 鼓励患者进行深呼吸和有效咳嗽练习　有助于患者清理气道，预防术后常见的肺部并发症，如肺不张和肺部感染。对于高危患者，如长期卧床或有慢性肺疾病史的患者，应使用激励性肺扩张器以提高其肺功能。

3. 持续观察氧饱和度　根据需要提供氧疗。

（六）液体和电解质平衡

1. 精确记录患者的液体摄入和排出量　包括口服和静脉输液以及尿液、呕吐物、引流液和汗水等。

2. 定期检测体内电解质水平　以便及时发现钠、钾、钙和镁等电解质的不平衡，并据此调整输液和电解质补充方案。特别关注电解质紊乱的征象，如恶心、呕吐、腹泻或心律不齐等。

（七）饮食护理

1. 摄入充足的能量和蛋白质　促进伤口愈合和恢复身体功能，如给予瘦肉、鱼类、蛋类和豆制品等高蛋白食物。

2. 术后初期，给予易于消化的食物，如汤类、糊状食物和果汁等流质或半流质饮食，以减轻消化系统的负担。

3. 对于无法通过正常饮食摄取足够营养的患者，可采用肠内营养或静脉营养补充。

4. 择期腹部手术后，口服进食与饮水可促进早期肠道功能恢复。术后患者应尽早根据自身耐受能力恢复正常饮食。当食物摄入量低于正常的 60% 时，应考虑口服要素营养制剂补充。

5. 出院后，患者可以继续通过口服补充来维持适当的营养水平。

（八）早期活动管理

1. 鼓励患者在医护人员的指导和支持下，尽早开始活动和参与康复训练，以促进其早期恢复。

2. 术后苏醒后，尽量采取半卧位，或在床上进行适量活动。

3. 术后第 1 天起，可尝试下床活动，鼓励与帮助患者进行渐进性的关节活动，并设定日常活动目标，逐渐增加活动强度。

4. 根据患者活动能力的评估结果，制定个性化的康复方案，包括床上活动练习、平衡训练、行走训练及其他物理治疗手段。

（九）心理护理

建立安全和支持性的交流环境，确保患者能够自由地表达自己的感受和担忧。根据心理评估的结果，为患者提供进一步的心理支持或治疗，必要时提供心理专科会诊。

（十）排泄护理

1. 细致记录和监测患者排便状况，及时识别并处理任何异常情况。

2. 记录排便的频率、性状和颜色，评估患者的肠道功能和整体健康状况。如黑色或带血的大便可能表明消化道出血，而浅色大便可能暗示胆道问题。

3. 注意患者是否出现便秘或腹泻等异常情况。

（十一）药物反应和副作用护理

1. 密切观察和记录患者对镇痛药、抗生素以及其他辅助用药的反应，并定期评估患者的疼痛水平，以便适时调整药物剂量和类型。

2. 注意药物可能引起的各种副作用，如呼吸抑制、消化不良或过敏反应等，以确保患者的安全和舒适。

3. 在多药联用的情况下，警惕药物相互作用。

第三节 外科术后常见并发症护理常规

一、术后出血护理常规

术后出血是肿瘤外科术后常见的并发症，可以发生在手术切口、空腔脏器及体腔内。肿瘤手术后的出血现象可能发生在手术即刻或术后数小时至数天。有效的护理评估和相应的护理措施对于预防和控制术后出血十分重要。

（一）**临床表现**

局部表现为伤口区域肿胀、疼痛加剧、红色或暗红色渗液、血肿形成。全身表现为面色苍白、皮肤湿冷、出汗、心率加快、血压下降、乏力、头晕、昏迷等休克表现。失血性休克不同时期的临床表现要点见表 1-1。

表 1-1　失血性休克不同时期的临床表现要点

分期	程度	失血量	神志	生命体征		周围循环				尿量
				脉搏	血压	口渴	皮肤黏膜色泽	体表温度	体表血管	
休克代偿期	轻度	<20%（800ml 以下）	神志清楚，烦躁不安，痛苦表情，精神紧张	≤100 次/分	收缩压正常或稍升高，舒张压增高，脉压缩小	口渴	开始苍白	正常或发凉	正常，无塌陷	正常或减少
休克失代偿期	中度	20%～40%（800～1600ml）	神志尚清楚，表情淡漠	100～120 次/分	收缩压 90～70mmHg，脉压缩小	很口渴	苍白	发冷	表浅静脉塌陷，毛细血管充盈迟缓	尿少
	重度	>40%（1600ml 以上）	意识模糊，甚至昏迷	频速而细弱，或摸不清	收缩压70mmHg以下或测不到	非常口渴，但可能无主诉	显著苍白，肢端青紫	厥冷（肢端更明显）	表浅静脉塌陷，毛细血管充盈非常迟缓	尿少或无尿

（二）**辅助检查**

1. 超声检查和穿刺　超声可用于腹腔积液和积血的定位和定量，并可协助进行腹腔定位穿刺引流。诊断性腹腔穿刺：对于诊断不明者，穿刺点通常选在左侧或右侧的髂前上棘和脐连线中外 1/3，女性患者也可以选择经阴道后穹窿穿刺，如穿刺抽出不凝血可以断定有腹腔内脏器出血。

2. 内镜检查　消化道出血时，可判断出血的部位和性质。

3. 实验室检查　红细胞、血红蛋白和血细胞比容连续测定有助于判断是否失血以及出血量。

4. 选择性动脉造影　对于不能明确出血部位的病变，选择性动脉造影可以协助诊断，同时亦可进行介入性栓塞止血。

（三）**护理评估**

1. 术中情况　了解手术麻醉的类型，手术过程是否顺利，评估手术创伤的程度，同时记录术中出血、输血、补液量和引流管的情况。

2. 身体评估

（1）一般情况　评估患者的意识、生命体征、尿量和皮肤温度、湿度。

（2）出入量　评估术后 24 小时的出入量，包括患者的尿量、各种引流量以及术后补液的种类和数量。

（3）出血量　定期检查伤口和引流量，观察出血情况。根据患者的表现和阳性体征来估算出血量（表1-2）。在出血严重的情况下，休克指数可用于预测患者的出血量及休克的严重程度，计算公式：休克指数=脉率/收缩压，正常范围为0.5~0.8（表1-3）。

表1-2　出血量预测评估表

表现	出血量
隐血试验阳性	出血量>5ml
黑便	出血量>50ml
呕血	出血量>250ml
头晕、心悸、乏力	出血量>400ml
急性周围循环衰竭	短时间内出血量>1000ml

表1-3　休克指数与失血量、休克程度的关系

休克指数（SI）	预计失血量（%）	休克程度
≥1.0	20~30	血容量减少（轻度休克）
≥1.5	30~50	中度休克
≥2.0	50~70	重度休克

（4）引流管　检查引流管的种类、数量、位置和作用，确保引流通畅，观察引流液的颜色、性质和量。

（5）营养状态　评估患者的营养状态，包括每日摄入营养素的种类、数量和途径，并了解术后体重的变化情况。

（6）辅助检查　关注患者检验与检查的结果。

3. 心理－社会状况　评估患者和家属对疾病的认知水平、心理承受程度、异常情绪和心理反应等。

（四）护理措施

1. 生命体征监测　密切监测生命体征，及时发现异常并采取措施。

2. 体位管理　出现休克时将患者放置于中凹卧位，即头部和躯干抬高20°~30°、下肢抬高15°~20°，使膈肌下移，促进肺扩张，有利于呼吸。同时，增加肢体回心血量，也有助于改善重要器官的血液供应。

3. 切口护理　密切观察手术切口敷料情况。如果切口敷料出现明显渗血，可怀疑为手术切口出血，应当立即检查切口，明确出血情况和原因，并向医生报告。

4. 引流管护理　注意观察引流液的颜色、性质和量。

（1）当引流液量>100ml/h，且连续2小时的引流液呈鲜红色、有凝血块，同时患者出现烦躁不安、血压下降、脉搏增快、尿少等血容量不足的表现时，应考虑有活动性出血。

（2）对于未放置引流管的情况，可通过密切的临床观察评估患者是否存在低血容量性休克的早期表现。当出血量较大时，可加快输液速度，根据医嘱进行输血，扩充血容量，并做好手术止血的准备，同时密切观察患者的生命体征。

5. 液体管理 根据出血量和生命体征，给予输液或输血治疗。必要时，监测中心静脉压（central venous pressure，CVP），合理补充液体（表 1 - 4）。CVP 正常值为 5 ~ 12mH$_2$O。CVP < 5cmH$_2$O，提示血容量不足；CVP > 15cmH$_2$O，表示心功能不全或肺循环阻力增高；CVP > 20cmH$_2$O 时，提示存在充血性心力衰竭。

表 1 - 4 中心静脉压、血压与补液的关系

中心静脉压	血压	原因	处理原则
低	低	血容量严重不足	充分补液
低	正常	血容量不足	适当补液
高	低	心肺功能不全或血容量相对过多	给强心药，纠正酸中毒，舒张血管
高	正常	容量血管过度收缩	舒张血管
正常	低	心功能不全或血容量不足	补液试验*

* 补液试验：取等渗盐水 250ml，于 5 ~ 10min 内经静脉滴注，若血压升高而 CVP 不变，提示血容量不足；若血压不变而 CVP 升高 3 ~ 5cmH$_2$O（0.29 ~ 0.49kPa），提示心功能不全

6. 营养支持 术后能够经口进食的患者应鼓励其尽早开始进食，并提供易消化且富有营养的饮食。在消化道功能恢复之前，可通过肠外途径提供所需能量和营养物质，以促进创伤修复；也可通过管饲提供肠内营养，促进胃肠功能的恢复。

7. 实验室指标的观察及护理 遵医嘱及时提取血液标本进行血象检查，如发现异常应立即向医生报告。腹部手术后可能会出现腹腔内出血，早期临床表现可能不明显，因此需要临床密切观察，必要时进行腹腔穿刺以明确诊断。

8. 心理支持 给予患者充分的关心和支持，帮助患者建立战胜病痛的信心。

二、术后感染护理常规

术后感染是指手术后身体出现感染，主要包括切口感染、肺部感染、腹腔脏器感染、泌尿系统感染等。

（一）临床表现

术后常见感染部位及临床表现（表 1 - 5）。

表 1 - 5 术后感染分类

感染部位	常见原因	临床表现
切口感染	术后留有无效腔、血肿、异物或局部组织供血不畅，同时合并贫血、糖尿病、营养不良或肥胖等	切口局部出现红、肿、热、压痛或波动感等症状，同时伴有或不伴有体温升高、脉率加快
肺部感染	术后呼吸运动受限，呼吸分泌物积聚，呼吸道排出不畅	初期表现为发热，呼吸频率和心率加快。肺部叩诊发现局限性湿啰音，呼吸音减弱。继发感染时，体温升高

感染部位	常见原因	临床表现
腹腔脓肿和腹膜炎	消化道穿孔、损伤或坏死等对腹腔造成的直接污染	发热、转移性右下腹痛、麦氏点压痛、Murphy 征阳性、停止排气与排便、腹膜刺激征（腹部压痛、反跳痛及肌紧张）等
泌尿系统感染	尿潴留、多次导尿、长期留置尿管等	主要表现为尿道（口）疼痛的单纯尿道感染

（二）辅助检查

1. 实验室检查　细菌感染时，血常规、生化常规、C 反应蛋白等结果可提示感染；可见白细胞计数和中性粒细胞增高，并有核左移现象。

2. X 线　可检测胸腹部或骨关节病变，如肺部感染、胸腔积液或积脓等。

3. 细菌培养　从切口组织或渗出液中培养出病原体。

4. 腹腔－盆腔超声　可定位感染灶，定位后的腹腔脓肿可以在超声引导下进行穿刺置管引流，必要时还需要进行开腹引流。

5. CT　是腹腔脏器感染影像学诊断的金标准，灵敏度和特异度高于超声。

6. 尿常规　尿沉渣镜检白细胞 >5 个/HP（即白细胞尿），对尿路感染诊断意义较大。

（三）护理评估

1. 健康史

（1）患病及治疗经过　询问是否有过敏史、上呼吸道感染史以及慢性阻塞性肺疾病、贫血或糖尿病等慢性基础疾病史；是否吸烟以及吸烟量；是否长期使用激素、免疫抑制剂等药物。

（2）目前病情　观察患者目前存在的主要症状，如寒战、高热、咳嗽、咳痰和胸痛等。

2. 身体评估

（1）全身状态　检查患者是否存在异常的生命体征，例如呼吸频率加快和不规律、血压下降、体温升高或降低等；检查是否有咳嗽、咳痰以及痰的颜色、性质和量等。

（2）切口情况　观察切口类型，并注意是否存在红、肿、热、痛或脓性分泌物。

（3）胸部　叩诊有无浊音；听诊可否闻及肺泡呼吸音减弱或消失、异常支气管呼吸音、胸膜摩擦音以及干、湿啰音等。

（4）腹部　患者是否存在转移性右下腹痛、麦氏点压痛、Murphy 征阳性、停止排气与排便，腹部压痛、反跳痛及肌紧张等。

（5）辅助检查　评估是否存在白细胞计数升高、中性粒细胞比值增高、红细胞计数或血细胞比容降低的情况；是否存在低蛋白血症；脓液细菌培养结果；胸部 B 超和X 线检查结果是否异常。

3. 心理－社会状况　评估患者和家属对疾病的认知水平、心理承受程度、异常情绪和心理反应等。

（四）护理措施

1. 术前准备 术前应彻底清洁手术切口及周围皮肤。对于腹部手术，还需清洁脐部。

2. 切口护理 观察和护理切口时要注意是否有出血或渗液。如果确定切口感染，应尽早进行局部处理并使用有效抗生素。对于化脓性切口，需拆掉部分缝线，充分打开切口，清洁后放置凡士林油纱条（布）引流脓液，并定期更换敷料，以促进第二阶段愈合。若需要进行第二阶段的缝合，应进行术前准备工作。术后应严格遵守无菌技术操作原则和换药流程，保持切口敷料的清洁和干燥，避免污染。

3. 环境要求 保持病室温度在18℃～22℃之间，湿度为50%～60%。确保病床单位的整洁和干燥，及时更换、清洗和消毒床单，保持清洁和卫生。

4. 体位管理 协助患者取半卧位，并根据病情指导患者早期术后下床活动。

5. 负压引流的护理 对于装有负压吸引管的患者切口，需注意保持适宜的负压和确保引流管的通畅，以避免深部积血和细菌滋生。在给患者翻身、拍背或更换敷料时，务必注意固定好引流管，以免引流液逆流导致感染。

6. 气道管理 术后卧床期间，鼓励患者每小时进行5～10次深呼吸，并协助其翻身、清除痰液以及进行雾化吸入治疗，同时需注意口腔护理。教会患者正确保护伤口和有效咳嗽以及咳痰的方法。为了保护手术切口并减轻由于咳嗽震动引起的疼痛，可以通过双手按住季肋部或切口两侧的方式限制咳嗽时胸腔或腹部的活动幅度。患者可以进行几次短暂的轻微咳嗽后，深吸气并用力咳出痰液，并进行间断地深呼吸。

7. 营养支持 加强营养，鼓励摄入易消化的食物，特别是蛋白质含量高、富含维生素和膳食纤维的食物。确保每日液体摄入量维持在2000～3000ml。

8. 泌尿系统感染的处理 发生泌尿系统感染时，应对尿液进行碱化处理，保证足够的尿量，保持排尿通畅。全身使用抗生素的同时可通过局部理疗、热敷以及口服止痛药等方法来缓解膀胱颈痉挛，减轻疼痛。在导尿管留置期间，护理人员在每班次倾倒尿液时都应观察尿液颜色、尿量，以及与导尿管相关的尿路感染症状和体征。一旦发现尿液颜色异常或尿量异常，患者体温超过38.0℃，出现尿急，耻骨上有压痛，或肋脊角有疼痛或压痛等情况，应及时向医生报告。

三、术后肺炎护理常规

术后肺炎是指外科手术患者在术后30天内新发的肺炎。术后肺炎的发生与多种因素有关，其中包括肺部未能充分扩张、异物被吸入以及分泌物积聚过多。除此之外，腹腔感染和需要长期机械通气支持的患者也被认为是高风险群体。

（一）临床表现

1. 发热和寒战 可出现发热，体温可超过38℃，并伴有寒战。

2. 呼吸困难 呼吸频率增加，感到呼吸短促，尤其是在活动时更为明显。

3. 咳嗽、咳痰 开始时可能是干咳，随后可能会咳出痰液。痰液如为黄色或绿色，表明有感染发生。

4. 胸痛 当肺炎影响到胸膜时，深呼吸、咳嗽时患者可能会感到胸部疼痛。

5. 疲劳和乏力 感染和发热通常会使患者感到疲倦和虚弱。

6. 呼吸音改变 听诊时，肺部可有异常呼吸音，如湿啰音或其他异常声音。

7. 氧合不良 严重的术后肺炎可能导致患者氧合不良，表现为唇部和指（趾）甲床发绀。

（二）辅助检查

1. 实验室检查 细菌性肺炎可见血白细胞计数和中性粒细胞增高，并有核左移，或细胞内见中毒颗粒；年老体弱、酗酒、免疫功能低下者白细胞计数可不增高，但中性粒细胞比例仍高；病毒性肺炎和其他类型肺炎，白细胞计数可无明显变化。C反应蛋白一般会有不同程度的升高。降钙素原对于细菌性肺炎有一定参考价值，正常值 < 0.1ng/ml。

2. 胸部 X 线或 CT 对肺炎发病部位、病程轻重及病原均可提供重要线索。如呈肺叶、肺段分布的片状浸润影，高度提示为细菌性肺炎；呈斑片状或条索状非均匀片状阴影，密度不均匀，沿支气管分布，则多见于细菌或病毒引起的支气管肺炎；空洞性浸润，常见于葡萄球菌或真菌感染。

（三）护理评估

1. 健康史 询问是否有吸烟或被动吸烟史、吸烟的时间和数量。是否有传染病病史，如肺结核等；是否有其他伴随疾病，如慢性支气管炎、慢性阻塞性肺疾病、糖尿病等。

2. 身体评估

（1）一般状况 确定患者目前主要症状，包括是否发热、咳嗽和咳痰，并评估痰液的颜色、性质和量。同时评估患者的营养状态，包括是否存在贫血和低蛋白血症等问题。

（2）肺部听诊 可否闻及肺泡呼吸音减弱或消失、异常支气管呼吸音、胸膜摩擦音以及干、湿啰音等。

（3）辅助检查 了解有无痰液细胞学或细菌学检查、胸部 X 线、胸部 CT 等的异常发现。

3. 心理－社会状况 评估患者和家属对疾病的认知水平、心理承受程度、异常情绪和心理反应等。

（四）护理措施

1. 术前护理 术前至少 2 个月禁烟，术前 1 周开始积极治疗急性和慢性呼吸道感染。

2. 围手术期管理 至少术前 2 周开始进行围手术期呼吸功能锻炼，如有效咳嗽训练、腹式呼吸训练、肺扩张训练、使用呼吸康复设备如呼吸训练器，以及呼吸肌力量训练。

3. 体位与活动管理 无特殊情况下抬高床头 30°~45°，患者不耐受或者进行治疗、护理操作需要时可平躺。无禁忌时自术后第 2 天开始，可以坐到床边的椅子上或扶床行走。

4. 气道管理 帮助患者缓解咳嗽，排出黏痰。遵医嘱给予口服祛痰剂或进行雾化吸入。如果痰液无法排出，给予吸痰或协助医生在支气管镜直视下吸出黏稠痰液。对于重症或昏迷的患者，可以考虑行气管切开术。

5. 营养支持 鼓励患者清淡饮食，禁食情况下优先考虑肠内营养，保持良好的营养状况。

6. 抗感染治疗 患者合并肺部感染时，可适当应用抗生素。

四、术后切口愈合不良护理常规

切口愈合不良是指手术后伤口未按正常生理过程逐渐愈合，包括血肿、积血、血凝块、血清肿和伤口裂开，可能引发多种不良情况。

（一）临床表现

1. 血肿、积血和血凝块 可导致切口处的不适感、肿胀、边缘隆起和变色。

2. 血清肿 是指伤口周围血清样液体积聚过多，通常不是血液或脓液，可导致伤口愈合延迟，并增加感染的风险。

3. 伤口裂开 用力后伤口发生疼痛并有血性渗出，甚至可能听到切口崩裂的声音。伤口裂开可以分为完全性裂开和部分性裂开两类。完全性裂开涉及所有层次的组织，伴有内脏脱出；部分性裂开则是皮肤缝合完好，但是皮下各层次都裂开，没有内脏外露。

（二）辅助检查

1. 血液检查 可评估患者的免疫状态和检测感染。常见的指标包括白细胞计数、C反应蛋白水平和其他炎症标志物。

2. 细菌培养 考虑伤口感染，可通过采集伤口分泌物或组织样本进行培养，以确认病原体的种类，指导合理的抗生素治疗。

3. 影像学检查 可用于评估切口的解剖结构，检测血肿、积液、深层组织损伤等。常用的影像学检查包括超声、CT、MRI 等。

4. 血管造影 在某些情况下，可能需要血管造影来评估伤口周围的血液供应情况，尤其是对于存在血液循环问题的患者。

5. 组织活检 如果有可疑的组织改变或异常，医生可能会建议进行组织活检，以确认是否存在病理性变化。

6. MRI 对于深层组织损伤或神经结构的问题，MRI 可以提供更为详细的图像。

7. 测量血供及氧分压 通过测量伤口周围的血液供应和氧分压，可以评估组织的营养状况和愈合的可能性。

（三）护理评估

1. 健康史

（1）一般情况 患者的年龄、性别、肥胖情况、吸烟和饮酒史、营养状况以及是否存在其他伴随症状，如低蛋白血症、糖尿病、自身免疫性疾病史等。

（2）手术情况 了解手术时长、手术切口复杂情况、切口长度等。

2. 身体评估

（1）全身状态 是否存在异常的生命体征。

（2）切口情况 评估伤口是否存在血肿、积血、凝血块；有无血清肿及伤口裂开等。评估切口类型，观察切口渗出情况，有无红、肿、热、痛或脓性分泌物。询问患者是否有伤口处的疼痛，以及疼痛的性质和强度。

（3）辅助检查 需要行体格检查，了解切口的状况；并根据需要安排实验室检测，如血常规检查和细菌培养，以确定是否存在感染和炎症。

3. 心理 – 社会状况 评估患者和家属对疾病的认知水平、心理承受程度、异常情绪和心理反应等。

（四）护理措施

1. 术前准备 术前应该彻底清洁手术切口部位和周围皮肤，对于腹部手术，还需要清理脐内污垢。

2. 无菌操作 术后严格遵守无菌技术操作原则及换药流程，保持切口敷料清洁干燥，无污染。

3. 环境要求 保持床单的清洁和干燥，要及时更换和清洗被褥，并进行消毒。

4. 病情观察 观察患者体温的变化，血糖的情况以及营养状况。

5. 切口的观察及护理 注意观察切口红、肿、热、痛及渗血、渗液等异常情况，及时向医生报告。在病情允许的情况下，指导患者咳嗽时平卧，以减轻咳嗽导致横膈突然下降和腹内压力骤增等情况的程度。可适当进行腹部加压包扎。根据医生及伤口专科护士的建议，定期更换敷料。

6. 负压引流的护理 对于使用切口负压吸引管的患者，需要注意保持适当的负压并维持引流管的通畅，以避免深部积血并防止细菌繁殖。在翻身、叩背或更换敷料时，应注意固定好引流管，以防止引流液逆流和感染发生。

7. 术后活动的管理 根据病情，指导下床活动，促进肠蠕动，早日排气。

8. 营养支持 指导患者摄入足够的蛋白质、维生素和矿物质，以促进组织修复。

9. 用药护理 遵医嘱正确用药且注意观察患者用药后的疗效和不良反应。

五、术后吻合口瘘护理常规

吻合口瘘是术后较为严重的并发症之一。临床根据其发生时间将吻合口瘘分为早期、中期、晚期三类：早期吻合口瘘发生在术后 3 天以内，中期吻合口瘘即发生在术后 3~14 天期间，晚期吻合口瘘即术后 14 天以上发生。

（一）临床表现

患者出现呼吸困难、疼痛、胸腔/腹腔积液和全身中毒症状，如高热、寒战甚至休克等。

（二）辅助检查

1. CT 提供全面的影像信息，对于评估吻合口瘘的位置、大小和形态等方面有很好的敏感性。

2. 造影

（1）上消化道造影 主要用于食管吻合口瘘的检查，可以观察吞咽过程中的食物通过吻合口时的情况。

（2）CT 联合直肠水溶性造影剂 用于直肠吻合口瘘的检查，通过 CT 联合水溶性造影剂，可以清晰显示吻合口及周围结构。

3. 内镜检查 内镜检查是一种直接观察吻合口的方法，可以明确瘘口的位置和范围，有助于详细评估病变程度。

4. 指诊 主要用于直肠吻合口瘘的检查，通过肛门指诊可以触及到瘘口，帮助确定瘘口位置。

5. 实验室检查 用以评估患者的全身状况、感染情况和炎症程度。如血常规、C 反应蛋白、血生化指标、电解质、凝血功能、感染和炎症标志物检查等。

（三）护理评估

1. 健康史

（1）一般情况 患者的年龄、性别、BMI、吸烟和饮酒史、营养状况、术前肿瘤治疗情况以及药物使用情况；是否存在其他伴随症状，如低蛋白血症、糖尿病等。

（2）手术的情况 了解手术方式、手术部位、术中出血量等。

2. 身体评估

（1）全身症状 严密观察患者的生命体征，如心率、心律、血压、呼吸、血氧饱和度，特别要注意体温和血糖的变化。同时观察患者是否有呼吸困难、胸痛、胸腔积液和全身中毒症状等。

（2）引流管情况 评估引流管是否通畅，引流液与瘘出液的颜色、性质和量等。

（3）辅助检查 了解食管钡餐造影、内镜及超声内镜检查、CT 等结果，以判断瘘口的位置。关注实验室检查结果，如血常规检查和 C 反应蛋白，以确定是否存在感染和炎症。

3. 心理－社会状况 评估患者和家属对疾病的认知水平、心理承受程度、异常情绪和心理反应等。

（四）护理措施

1. 严密观察生命体征，包括心率、心律、血压、呼吸、血氧饱和度，以及全身中毒症状的存在。如果出现休克症状，立即进行积极的抗休克治疗，并做好再次手术的准备工作。

2. 抬高床头 30°~45°，指导患者进行有效咳嗽、排痰及呼吸功能锻炼。

3. 引流管护理

（1）胃肠减压护理　妥善固定胃管，保持通畅，防止脱出，严密观察引流液的颜色、性质、量和气味并准确记录。保持负压球 −5kPa ~ −7kPa（负压球压至 1/2 ~ 2/3），确保胃肠系统的正常减压功能。

（2）胸腔闭式引流护理　保持胸腔闭式引流在位、通畅，观察并记录液的量、颜色、性质。

（3）瘘口引流管护理　协助医生放置瘘口引流管并妥善固定，保持负压持续有效，观察引流液的量、颜色、性质并做好记录。

4. 胃、肠瘘的护理　对于胃、肠瘘的护理，关注患者腹痛情况，予禁食，同时提供必要的肠外营养支持，以减轻对胃肠系统的负担。

5. 阴道瘘的护理　观察会阴部皮肤状况，监测瘘出物的颜色、性质及量，并提供适当的会阴部皮肤护理，以防止感染和其他皮肤问题的发生。

6. 抗感染治疗　密切监测体温变化，根据感染的类型、严重程度、细菌培养和药敏结果，选择合适的抗生素。定期监测患者的白细胞计数、C反应蛋白水平等感染指标，以评估感染的状况和治疗的效果。

7. 营养支持　良好的营养状况可以促进伤口愈合、提高免疫力、减少感染的风险，同时帮助患者更好地应对手术后的机体恢复过程。予肠内营养或静脉营养治疗，根据患者病情输血浆、红细胞、白蛋白等。

8. 气道管理　定期监测患者的呼吸频率、潮气量、呼吸深度以及氧饱和度等情况，注意呼吸急促、困难或异常呼吸音等症状。确保患者气道畅通，及时清除分泌物，以防止呼吸道阻塞。

9. 液体管理　监测患者的液体入量和出量，关注电解质平衡，监测钠、钾、氯等关键电解质的浓度，并根据实际情况调整液体配方，确保电解质平衡。

10. 心理护理　帮助患者和家属正确认识吻合口瘘，树立战胜疾病的信心，使之配合治疗及护理。

六、术后深静脉血栓护理常规

深静脉血栓形成（deep venous thrombosis，DVT）是指血液在深静脉内不正常的凝固而阻塞管腔，从而导致静脉回流障碍。全身主干静脉均可发病，尤其多见于下肢。急性期，当血栓脱离静脉壁，游走到肺脏，阻塞肺部血管，可形成严重而致命的肺栓塞。DVT多发生于外科手术、创伤、长期卧床、下肢制动、家族史以及晚期恶性肿瘤等患者。DVT可分为急性期（发病时间≤14天）、亚急性期（发病时间15~30天）和慢性期（发病时间 > 30 天）三期。

（一）临床表现

急性下肢 DVT 主要表现为患肢的突发肿胀、疼痛、水肿、肌张力增高、皮肤温度增高，小腿后侧和（或）大腿内侧、股三角区及患侧腘窝有压痛。血栓位于小腿肌肉静脉丛时 Homans 征阳性（患肢伸直、足被动背屈时，引起小腿后侧肌群疼痛）、Neu-hof 征阳性（压迫小腿后侧肌群，引起局部疼痛）。

严重下肢 DVT 患者可出现股青肿和股白肿，是下肢 DVT 中最严重的情况。临床表现为下肢极度肿胀、剧痛，皮肤发亮呈青紫色、皮温低伴有水疱，足背动脉搏动消失，全身反应强烈，体温升高。如不及时处理，可发生休克和静脉性坏疽。

（二）辅助检查

1. 彩色多普勒超声检查 敏感性、准确性均较高，临床应用广泛，是 DVT 诊断的首选方法，适用于筛查和监测。

2. CT 静脉成像 主要用于下肢主干静脉或下腔静脉血栓的诊断，准确性高。

3. 静脉造影 顺行静脉造影是目前诊断下肢 DVT 的金标准，可有效判断有无血栓及其部位、范围、形成时间和侧支循环情况。但静脉造影是侵入性的检查手段，对肾功能不全和有对比剂过敏反应的患者存在局限性。

4. 实验室检查

（1）D - 二聚体检查 D - 二聚体是纤维蛋白溶解产物，其水平升高可能提示血栓的存在。虽然 D - 二聚体水平的升高可提示 DVT 发生，但它不是确诊 DVT 的特异性检查，其他情况（如感染、炎症、手术等）也可能导致 D - 二聚体水平升高。

（2）凝血功能检查 包括凝血酶原时间（PT）、活化部分凝血活酶时间（APTT）等。

（三）护理评估

1. 健康史

（1）自身情况 询问患者年龄、肥胖程度、吸烟史、肿瘤史、手术史、骨折史，是否患有糖尿病、高血压、高胆固醇血症，是否有感染、外伤史，是否长期服用抗凝药物，是否有 VTE 病史，评估是否有血液高凝状态。外科患者采用 Caprini 评估表筛查高危患者。

（2）手术情况 了解手术目的、手术部位、手术时长等。

2. 身体评估

（1）术中情况 评估患者麻醉过程、手术方式，术中是否出血、输血，以及组织病理学的良、恶性结果等。

（2）身体状况 评估患者生命体征的同时，观察患肢远端皮肤的温度、颜色和血管搏动情况。评估是否发生出血、感染、血管栓塞、移植血管闭塞、吻合口假性动脉瘤等并发症。

（3）活动及疼痛　评估患者术后早期下床活动的能力和时长，疼痛的部位、程度、性质、持续时间以及缓解和加重的因素。

（4）辅助检查　了解术后止血/凝血状态、D-二聚体水平及影像学检查结果，包括动脉闭塞部位、范围、性质、程度，以及是否建立侧支循环。

3. 心理-社会状况　评估患者有无焦虑、抑郁等不良心理状况，以及患者的家庭和社会支持情况。

（四）护理措施

1. 预防原则　深静脉血栓早期预防是关键，包括基础预防、机械预防和药物预防。

（1）基础预防　无禁忌的情况下，应抬高卧床患者的下肢，使下肢高于心脏平面20~30cm，避免膝下放置硬枕和过度屈髋。指导和协助卧床患者进行下肢的主动和被动运动，包括踝泵运动和股四头肌功能锻炼。根据病情恢复情况指导患者尽早下床活动。在满足治疗需求的前提下，应尽量选择外径最小、创伤最小的输液装置，规范置入和维护各类静脉内导管。尽量避免对下肢（尤其是患肢）进行静脉穿刺。在病情允许的情况下，指导患者每日饮水1500~2500ml。在手术过程中应辅助患者采取适当体位，做好术中体温保护。指导患者戒烟、限酒，保持膳食均衡，控制体重、血糖和血脂，避免长时间久坐。

（2）机械预防　①间歇充气加压装置和足底加压泵的使用：注意将充气管保持在腿套外表面。观察病情的变化，如肢体疼痛、皮肤颜色变化、皮肤温度下降、足背动脉搏动减弱或消失，以及气喘、呼吸困难、胸闷、晕厥等症状出现时，应立即停止使用。指导患者切勿自行移除腿套或随意调节装置；不要过度翻身和活动，在翻身时注意保护连接管，避免扭曲、折叠或使管路受到压力；如果出现腿部疼痛或麻木、气喘、呼吸困难等症状，立即告知医护人员。②抗血栓压力袜的使用：如果出现皮肤过敏或损伤等症状，应立即脱下抗血栓压力袜并进行相应处理；如出现下肢肿胀、疼痛，皮肤温度降低、足背动脉搏动减弱或消失等情况，应立即脱下抗血栓压力袜，评估下肢血液循环情况，测量腿围，根据医嘱确定是否需要再次使用或更换不同尺寸的抗血栓压力袜。如果抗血栓压力袜在踝部、膝部或大腿根部（股部）等部位有皱褶，应及时抚平，保持平整；如果抗血栓压力袜有磨损或破损，应及时更换。指导患者出现肢体疼痛、瘙痒、麻木或发凉等症状时，应立即告知医护人员。使用膝长型抗血栓压力袜时，不应将其过度上拉。宜在白天和夜间均穿戴抗血栓压力袜，直到活动量恢复到疾病前的水平。

（3）药物预防　对于DVT高风险患者，根据出血风险评估结果使用抗凝药物，建议首选低分子量肝素抗凝，或使用维生素K拮抗剂或新型口服抗凝药物。对于已存在出血或出血风险高的患者，建议先采用机械预防，直到出血停止或出血风险降低，然后再考虑使用药物预防。对于高度怀疑患有DVT者，如果没有禁忌证，在等待检查结果期间，可以先进行抗凝治疗，然后根据确诊结果决定是否继续抗凝治疗。对于肾功能不全的患者，建议使用普通肝素或凝血因子Ⅹa抑制剂。

2. 常规护理 对于高度怀疑或确诊DVT的患者，应密切监护患者的呼吸、心率、血压、静脉压、心电图和动脉血气变化。患者应保持卧床休息，维持大便顺畅，避免用力排便，以防止深静脉血栓脱落。必要时可以适当使用镇静药、止痛药、镇咳药等对症治疗。

3. 观察病情 密切观察患肢疼痛的部位、持续时间、性质和程度，皮温、皮肤颜色、动脉搏动和肢体感觉，并每日进行测量、记录和比较。

4. 活动管理 鼓励患者术后早期下床活动，卧床期间进行肢体的主动和被动运动，按摩下肢的比目鱼肌和腓肠肌，促进血液循环。术后穿抗血栓压力袜以促进下肢静脉回流。对于血液处于高凝状态的患者，可以预防性口服小剂量阿司匹林。

5. 疼痛护理 急性期绝对卧床休息，患肢宜高于心脏平面20～30cm，可以促进静脉回流并降低静脉压力，减轻疼痛和水肿。

6. 肿胀护理 卧床休息，抬高患肢，使用制动器，禁止按摩。每天测量并记录患肢在不同平面上的周径，并与健肢相应平面的周径进行比较，以判断治疗效果。如果患肢明显肿胀、皮肤苍白或呈暗紫色、皮肤温度降低、足背动脉搏动消失，应立即通知医生进行紧急处理。

7. 饮食护理 指导患者采用低脂高纤维饮食，多喝水。切勿用力排便或屏气，按医嘱使用开塞露或缓泻剂。适当进行床上活动，并以顺时针环形按摩腹部。

8. 用药护理 按医嘱及时、正确地给予抗凝药物，并监测治疗效果及不良反应。应注意观察患者是否存在创口渗血或血肿，观察牙龈、消化道或泌尿系统出血等情况，监测凝血功能变化，如发现异常立即通知医生。除停药外，可使用鱼精蛋白对抗肝素，维生素K_1对抗华法林，使用6-氨基己酸、纤维蛋白原制剂或输新鲜血对抗抗凝治疗引起的出血。

9. 心理护理 患者常因患肢肿胀、疼痛，不能下床活动以及治疗时间长而担心预后，容易产生焦虑和悲观心理。在护理过程中，应注意观察患者情绪变化，建立良好的护患关系，向患者介绍下肢深静脉血栓的病因、治疗方案、预后和注意事项。

七、术后压力性损伤护理常规

压力性损伤是由于压力或压力联合剪切力引起皮肤和（或）软组织的局部损伤，通常位于骨隆突部位或与医疗器械相接触部位。引起压力性损伤发生的原因包括移动和活动受限、感觉障碍、局部受压等。

（一）临床表现

现行指南所采用的分类系统分为：Ⅰ期压力性损伤、Ⅱ期压力性损伤、Ⅲ期压力性损伤、Ⅳ期压力性损伤、不可分期压力性损伤和可疑深部组织损伤（表1-6）。

表 1-6　压力性损伤的分期

分期	表现
Ⅰ期	皮肤完整，皮肤发红；指压发红皮肤，移开手指后皮肤不变白
Ⅱ期	部分皮层破损，深度通常小于 2mm，可为完整/破损的浆液性水疱，无腐肉、焦痂与瘀血；需与其他类型伤口区分（皮肤撕脱伤、失禁性皮炎、擦伤）
Ⅲ期	全层皮肤缺失，可见皮下脂肪、肉芽组织，无肌肉、肌腱、骨骼外露，可能存在腐肉，但腐肉不掩盖组织缺失深度，可有窦道潜行
Ⅳ期	全层皮肤和组织缺失，筋膜、肌肉、肌腱、韧带、软骨或骨骼外露，可有腐肉，腐肉不掩盖组织缺失深度，可有窦道潜行
不可分期	全层皮肤和组织缺失，由于被腐肉/焦痂完全掩盖，不能确认组织缺失的程度。清除腐肉或焦痂后，可判断处于Ⅲ期还是Ⅳ期
可疑深部组织损伤	皮肤完整或破损，局部区域呈紫色或栗色（与Ⅰ期局部为红斑区别），表皮分离后呈现深色的伤口床，或者存在充血性水疱（与Ⅱ期浆液性水疱区别）

（二）护理评估

1. 健康史

（1）自身情况　评估患者的年龄、BMI、肢体活动、营养状况，皮肤受压的情况，有无糖尿病病史等。

（2）手术情况　了解患者的手术时长、术中体温、术中出血量及术中压力 - 剪切力改变。

2. 身体评估

（1）生命体征与意识　对患者的呼吸、血压、脉搏、体温和意识情况进行评估。

（2）排尿和排便　了解是否有尿潴留或充盈性尿失禁，是否有便秘或腹泻，是否有大便失禁。

（3）皮肤组织损伤　检查是否有皮肤组织破损，肤色和皮温是否有改变，是否有活动性出血或其他复合型损伤的征象。

（4）神经系统功能　评估躯体痛觉、温度觉、触觉及其本体位置感的丧失程度和范围。评估患者感觉障碍的受限程度。

（5）活动能力　评估患者有无移动和活动受限。

（6）医疗器械使用情况　评估医疗器械使用指征，大小、松紧是否适宜；如符合停用指征，尽快建议医生停用。

（7）营养状况　营养筛查以评估患者有无营养不良风险。

3. 心理 - 社会状况　评估患者有无焦虑、抑郁等不良心理状况，评价患者对压力性损伤的了解程度，以及患者的家庭和社会支持情况。

（三）护理措施

1. 选择合适的压力性损伤风险筛查工具　使用不同的风险筛查工具对不同年龄段的患者进行评估，以便更准确地判定其压力性损伤风险。年龄 >28 天且年龄 <18 周岁，可选择 Braden - Q 压力性损伤评估量表；年龄≥18 周岁，宜选择 Braden 压力性损

伤评估量表。

2. 判定压力性损伤风险等级 根据评分确定患者的压力性损伤风险等级，以便采取相应的预防措施。

3. 减轻压力 活动受限或长期卧床的患者可使用减压床垫或气垫床，采取局部减压措施，定期更换姿势，以避免加重或出现新的压力性损伤。当病情和治疗允许时，床头抬高应低于30°。适当调整医疗器械的放置位置，以避免医疗器械相关的压力性损伤和黏膜压力性损伤。

4. 皮肤护理 保持皮肤清洁干燥，衣物和床上用品保持清洁干燥，无皱褶。对于失禁患者，应及时清洁局部皮肤和肛周，并可涂抹皮肤保护剂。对于高风险人群的凸出区域，可使用半透明敷料或水胶体敷料进行保护，但对于皮肤脆弱者慎用。受压部位可预防性地使用敷料，如泡沫敷料或水胶体敷料，并每2～3天更换1次。对于可反复粘贴的泡沫敷料，应每天观察1次受压部位的皮肤情况。

5. 伤口护理 采用湿性愈合理念处理伤口，并根据压力性损伤的分期和伤口情况选择合适的清创方法和敷料。必要时，请伤口－造口专科护士会诊。

6. 饮食护理 根据病情给予平衡饮食，增加蛋白质、维生素和微量元素的摄入量。必要时可以进行静脉营养支持，以确保充足的营养。

7. 心理护理 安慰患者，解释治疗的目的，取得配合，以缓解其紧张情绪。

第四节 肿瘤外科康复护理常规

一、肿瘤外科加速康复护理常规

肿瘤外科加速康复围绕肿瘤手术患者术前、术中及术后实施综合性管理策略，通过标准化的临床路径减少患者的术后不适，缩短住院时间，并加快恢复过程。侧重于多学科团队合作，涵盖营养支持、疼痛管理、早期活动、减少术中液体和药物使用的精细化管理等多个方面。

（一）**术前评估**

1. 病史采集 记录患者的医疗病史，包括以往的手术、麻醉经历以及药物使用情况。

2. 营养状况筛查 使用标准化工具对患者进行营养风险筛查，及时发现并解决任何营养不良的问题。

3. 心肺功能评估 通过相关检查评估患者的心肺功能，确保其能够承受手术带来的压力。

4. 基础疾病管理 对有基础疾病的患者，需进行全面评估并通过相关科室会诊进行针对性处理，以降低手术和麻醉的风险。

5. 麻醉风险评估 根据美国麻醉医生协会的标准对患者进行风险分级，评估患者的整体麻醉风险。

6. 围手术期心脏风险评估 使用改良心脏风险指数（revised cardiac risk index，RCRI）等工具评价围手术期严重心脏并发症的风险，确保心脏问题患者得到干预。

7. 心理状态评估 了解患者的心理状况，必要时提供心理支持和干预。

（二）术前护理

1. 术前健康教育 在手术前向患者及其家属提供围手术期个性化教育材料，如卡片、手册和多媒体材料，详细介绍麻醉、手术流程以及围手术期管理；采取各种方式，缓解患者的焦虑和恐惧情绪，为其提供心理上的支持和安慰。强调术后早期进食和早期活动的重要性，鼓励患者积极参与自我康复过程。术前至少戒烟、戒酒4周。

2. 预康复 是针对拟行择期手术患者的一系列术前干预措施，目的是通过改善患者的生理和心理状态，提高其对手术应激的反应能力。"预康复护理"详见本章第一节。

3. 预防性抗血栓治疗 恶性肿瘤、化疗、复杂手术和长时间卧床患者为VTE高风险群体。在排除出血风险后，从术前开始可给予普通肝素或低分子量肝素的预防性治疗，结合机械预防措施，对于某些高风险患者推荐继续使用低分子量肝素至术后4周。

4. 术前禁食、禁饮 术前2小时内允许摄入清流质饮料，术前6小时内允许进食淀粉类固体食物。

5. 术前肠道准备 不推荐对所有腹部手术患者进行常规的机械性肠道准备，因为这可能引起脱水和电解质失衡，尤其是老年患者。但在某些情况下，如需要术中结肠镜检查或存在严重便秘时，可选择性进行肠道准备。

6. 术前麻醉用药 不建议常规使用长效镇静和阿片类药物，以避免延迟术后苏醒。在必要时，可谨慎使用短效镇静药物。

（三）术中护理

1. 术中体温管理 建议常规监测患者的体温，直到术后。维持患者核心体温不低于36℃，可以采用多种设备和方法以达到该目标，如加温垫、加压空气加热装置（暖风机）、循环水加温系统以及输血－输液加温装置等。

2. 术中输液管理 在缺乏目标导向液体监测的条件时，腹腔镜手术建议维持液体用量为 1～2ml/（kg·h）、开腹手术为 3～5ml/（kg·h），并结合尿量、术中出血量和血流动力学参数等进行适当调整。

3. 术中血糖 术中实施有效抗应激管理，监测并调控血糖浓度不超过8.33mmol/L。

4. 术中导管管理

（1）鼻胃管留置 择期腹部手术的患者，不常规留置鼻胃管减压，这有助于降低术后肺不张及肺炎的发生率。

（2）腹腔引流 择期腹部手术的患者，不推荐术后预防性留置腹腔引流管。预防性留置腹腔引流管并不会降低吻合口瘘及其他并发症的发生率或减轻其严重程度。

（3）导尿管留置　导尿管应在手术后24小时拔除。

（四）术后护理

1. 术后疼痛管理　术后疼痛管理的目标是有效的动态疼痛控制（疼痛评分＜3分）、降低镇痛相关不良反应发生率、促进肠功能恢复和术后早期下床活动。

2. 术后恶心与呕吐（postoperative nausea and vomiting，PONV）的防治

（1）风险因素筛查　PONV的风险因素包括女性性别、年龄较小、晕动病或PONV病史、非吸烟者、特定手术方式、吸入麻醉、麻醉时间超过1小时、术后使用阿片类药物等。

（2）药物干预　建议采用2种以上的止吐药联合预防PONV，以增加预防效果。一线药物是5-HT_3受体拮抗剂，可以与小剂量地塞米松联合使用；二线药物包括NK-1受体拮抗剂、抗多巴胺能药物、抗组胺药物、抗胆碱能药物等。

（3）非药物干预　可考虑非药物干预措施，如针灸和补液，从而降低PONV的风险。

3. 术后饮食护理　术后患者应根据自身的耐受能力，尽可能早地恢复正常饮食。当患者通过口服的食物量低于正常摄入量的60%时，需要增加营养补给。同时，对患者及家属进行术后营养管理的指导十分重要，需强调早期进食和高质量营养摄入的必要性，并提供关于选择合适食物及营养补充品的建议。

4. 术后贫血管理　患者血液管理（patient blood management，PBM）是一组旨在减少异体血输注所导致的死亡率和医疗费用，同时缩短住院时间并促进患者康复的基于循证医学的管理措施。PBM主要聚焦于纠正贫血、优化止血和最大限度减少失血。针对PBM的建议如下。

（1）对所有接受大型手术的患者（出血量＞500ml或手术时间＞3小时）、术前贫血和术中发生中至重度出血的患者，在术后进行贫血筛查。

（2）接受大型手术的患者在术后1～3天内复查血常规，以筛查是否出现术后贫血。

（3）术中大量失血的患者应根据术后血铁浓度接受静脉补铁治疗。

（4）如果上述PBM措施未能阻止术后贫血且病情进一步恶化，需要按照严格的指标进行输血治疗，维持血红蛋白浓度＞70 g/L。

（5）建立PBM专家小组，对围手术期患者进行评估与诊疗，以保证PBM措施的有效实施和监测。

5. 术后活动管理

（1）术后早期活动　建议患者在术后清醒后即尝试半卧位或在床上进行适量活动，不必强制平卧6小时，这有助于促进血液循环，减少术后并发症如深静脉血栓形成。

术后第1天开始下床活动有利于加速恢复，减少肺部并发症和促进肠功能恢复。

（2）建立活动目标　为患者设定每日活动目标，并鼓励其逐日增加活动量。

（3）监测和调整　应监测患者的活动能力和恢复情况，根据其反应和恢复速度调整活动计划。必要时，请物理治疗师协助并指导患者进行安全有效的活动。

6. 围手术期液体管理　围手术期应注意维持患者的血容量和组织灌注，避免因低血容量引起的器官功能损害，同时防止过量输液导致的组织水肿。晶体液能补充生理需求并维持电解质水平，但扩容效果较差；胶体液扩容效果强，但可能会有不良反应如过敏反应、凝血功能受损和肾损伤。应根据手术类型和患者状况选择合适的液体种类和比例，如复杂大型手术推荐使用晶体液/胶体液3∶1比例输注。

7. 出院基本标准　应涵盖患者的整体健康状况和自我管理能力，确保其在离开医院后能够安全地继续恢复。

（1）饮食能力　患者能够独立进食和饮水，显示基本的自理能力已恢复。

（2）疼痛管理　患者能够通过口服药物有效控制疼痛，减少对静脉给药的依赖。

（3）伤口愈合　手术切口良好愈合，无感染征象，表明伤口管理得当。

（4）器官功能　重要器官功能恢复正常，无异常指标，说明身体各系统稳定运作。

（5）准备出院　患者认为自己已准备好出院，知晓出院后的护理指导。

8. 随访与健康教育

（1）建立再入院通道　为患者提供明确的再入院途径，确保患者在需要时能够迅速获得必要的医疗服务，提升医疗质量。

（2）电话随访与指导　在患者出院后的24~48小时内进行电话随访，提供必要的健康指导，解答患者的疑问，确保患者的康复进程顺利进行。

（3）门诊回访　在术后7~10天内，患者应前往门诊进行1次面对面的回访，以便医护人员更详细地了解患者的康复状态和遇到的健康问题。

（4）临床随访　至少持续30天，确保患者在康复过程中得到持续的关注和支持。

二、上肢功能康复护理常规

上肢功能康复专注于帮助那些因为肿瘤本身或治疗过程（如手术、放疗）而致使上肢功能受影响的患者，目标是通过一系列策略和治疗方法，恢复患者的上肢活动能力和生活质量。

（一）上肢功能障碍的临床表现

1. 疼痛　与术后神经受损或肌肉和骨骼结构的改变有关。

2. 肢体无力或疲劳　肿瘤或其治疗可能影响肌肉功能，造成力量下降。

3. 活动受限　关节、肌肉或神经受累导致关节活动范围减小。

4. 肿胀或水肿　淋巴系统受损或静脉回流受阻导致手臂或手部肿胀。

5. 感觉异常　如麻木、刺痛，可能是由于神经受压或受损。

6. 功能障碍　上述任何症状都可能导致患者日常生活功能受限，如抓握、提拿物品或进行精细动作变得困难。

（二）辅助检查

1. X 线　评估骨骼结构，查找骨折、肿瘤或其他骨骼问题。

2. CT　提供详细的身体内部图像，更深入地评估骨骼、肌肉和软组织的状况。

3. MRI　用于详细观察软组织，包括肌肉、肌腱、韧带和神经。

4. 超声　评估软组织结构，包括肌肉、肌腱和淋巴结。

5. 肌电图和神经传导速度　评估神经和肌肉功能，确定功能障碍是否由神经损害引起。

（三）护理评估

1. 总体评估　了解患者的发病情况、健康史、个人史、疼痛情况以及肢体运动范围等。

2. 肌力评估

（1）徒手肌力评定　让患者对抗重力或外力来执行特定的动作，如举起手臂或握紧拳头。肌力通常按照 0~5 级的标准等级进行评分，0 级表示无肌肉活动，5 级表示正常肌肉力量。详见肌力分级标准（表 1-7）。

表 1-7　肌力分级标准

分级	评定标准	分级	评定标准
0	完全瘫痪，肌肉无收缩	3	肢体能抵抗重力活动，但不能克服外加阻力
1	肌肉可收缩，但不能产生动作	4	肢体能做对抗阻力动作（轻度肌力减弱），但不完全
2	肌体可在床面上移动（重度肌力减弱），但不能抵抗自身重力	5	正常肌力

（2）手动肌力测试　为准确判断患者的肌肉力量，评估者手动施加压力，患者则尽量抵抗这种压力。

（3）仪器辅助测试　使用特定的设备，如肌力计，从而更精确地测量肌肉力量。这些设备可以提供具体的力量读数，有助于量化肌肉功能的改善或退化。

（4）功能性测试　评估肌肉力量如何影响日常活动，比如拿东西、开门或进行更复杂的任务。

3. 功能状态评估　功能状态评估是医疗和康复领域的一个重要环节，有助于确定患者需要哪些类型的帮助或干预，以及患者可在多大程度上独立生活，通常涉及评估患者在进行日常生活活动时的能力和独立性。评估方法包括直接观察、自我报告问卷以及与患者家属或护理人员的访谈。

（1）穿衣　评估患者选择衣物、穿脱衣物的能力。

（2）吃饭　评估患者自己用餐的能力，比如使用餐具和咀嚼、吞咽食物。

（3）个人卫生　包括洗澡、刷牙、梳理头发、剃须等活动的自我管理能力。

4. 感觉功能评估　通常包括对上肢的触觉、温度感知和痛觉等感觉功能的测试。

5. 心理状态评估　评估患者的情绪状态、焦虑程度、抑郁症状对康复的影响，为患者提供适当的心理支持和治疗，以改善整体康复进程。

（四）护理措施

1. 安全管理　指导患者进行适当的上肢活动和锻炼，以保持肌肉和关节的功能。对于糖尿病患者或有深静脉血栓风险的患者，进行相应的风险管理。对于肌力差的患者，应采取相应措施，预防意外损伤。

2. 肩关节活动　为了降低和避免手术后的上肢功能障碍，应鼓励患者尽早开始进行患侧上肢的功能训练，并逐步扩大肩部活动的幅度，包含手臂抬高和旋转等动作，尽可能地恢复肩关节活动范围。为患者制定康复计划，进行包括肌肉力量训练、灵活性训练和耐力训练在内的针对性锻炼方案。

（1）术后24小时内　进行手指和腕部活动，包括伸展手指、握拳、屈腕等动作。

（2）术后第1~3天　进行上肢肌肉的等长收缩，以促进血液和淋巴液的回流。可通过健侧上肢或他人的帮助，进行患侧上肢的屈肘、伸臂等训练，并逐步增加肩关节的小幅度前屈（<30°）和后伸（<15°）运动。

（3）术后第4~7天　切口引流管移除后，鼓励患者使用患侧手进行日常活动，如洗脸、刷牙、进食等，并进行患侧手触摸对侧肩部及同侧耳朵的练习。

（4）术后第1~2周　开始进行以肩部为中心的前后摆臂运动。约10天后，皮瓣与胸壁的黏附已较为牢固，可以进行患侧上肢的抬高动作（如将手臂屈曲，手掌置于对侧肩部，抬起手臂至肘关节与肩同高），以及手指爬墙和梳头等训练。训练计划应根据患者的实际状况随时进行调整，一般每天3~4次，每次20~30分钟为宜；应循序渐进，逐渐增加训练内容。术后7天内不推荐上举，10天内避免肩关节外展；同时，应避免使用患侧肢体支撑身体，以免影响皮瓣的愈合。

三、运动康复护理常规

运动康复是术后恢复的一个重要组成部分，目的是帮助患者减缓肿瘤生长速度、降低肿瘤转移和复发风险而改善预后、提高抗肿瘤治疗的疗效、改善相关症状和化疗药物副作用、提高生活质量。在运动治疗实施前，需要进行风险评估和运动测试，制定个体化运动处方，并进行动态监测和调整。

（一）辅助检查

1. 血液检查　评估患者的血细胞计数、肝肾功能、电解质平衡和其他相关的生化指标，以确保患者的身体健康状态，为运动康复提供基础数据。

2. 心电图　评估患者的心脏功能并排除心脏疾病，特别是对于那些有心脏病病史或接受过可能影响心脏功能相关治疗的患者，以确保他们在运动康复过程中的心脏安全。

3. 胸部 X 线或 CT 评估患者的肺部状况，检查是否存在感染、肿瘤或其他异常情况，以确保患者的呼吸系统功能健康，为运动康复提供安全性。

4. 骨密度扫描 对于有骨质疏松症风险的患者，进行骨密度扫描的目的是评估骨骼健康，特别是对于接受过内分泌治疗如长期使用皮质类固醇激素药物的患者，以确保他们的骨骼系统在运动康复中不受损害。

（二）护理评估

1. 病史采集 了解患者的整体健康状况，包括主诉、既往史、家族史、社会生活史、目前用药、肿瘤类型、治疗历史，以及任何其他相关的健康状况。

2. 疼痛评估 评估疼痛的位置、性质和强度，以及本病症如何影响日常活动和功能。

3. 运动风险评估 是一个系统性的过程，用于识别、分析和评价潜在风险的程度及其可能导致的后果，主要包括以下内容。

（1）体力活动水平评估 是评价个体日常体力活动强度、频率和持续时间的过程，可帮助医生和康复治疗师制定个性化的运动计划，以提高患者的生活质量和治疗效果。因此需要评估患者确诊前后的体力活动水平、运动障碍程度、运动损伤史、病史和家族病史。

（2）常规医学评估 包括心率、血压、心电图、血脂、血糖等指标的检测。对于已经诊断的心血管疾病、代谢性疾病或肾脏疾病患者，在开始运动测试前需要完善进一步的医学检查。

（3）神经、肌肉、骨骼评估 目的是确定治疗是否导致周围神经损伤或肌肉－骨骼系统的继发性病变。

（4）激素治疗影响评估 主要针对接受激素治疗的患者，如乳腺癌和前列腺癌的患者，激素治疗可能会对骨密度和骨骼健康产生负面影响，增加骨折风险。

（5）骨转移病例评估 对于有骨转移的患者，在开始运动之前需要确定安全的运动方式、强度和频率。骨转移可能导致骨质脆弱，增加骨折风险。

4. 运动能力测试评估 用来评价个人在日常生活活动中的运动能力和安全性的测试，涉及多个不同的测试，用以全面衡量患者的运动技能、平衡与协调性、力量和耐力。运动能力测试包括以下方法（表 1-8）。

表 1-8 运动能力测试方法

简易体能状况量表（Simple Physical Fitness Assessment Scale）
6 分组步行试验（Six - Minute Walk Test）
握力试验（Grip Strength Test）
日常步速评估法（Walking Speed Test）
坐位体前屈试验（Sit - and - Reach Test）
起立行走试验（Timed Up and Go Test）

（三）术前护理

1. 体力锻炼 包括有氧运动（如散步、骑自行车、游泳）和抗阻运动（如举重或使用弹力带）以增强患者的心肺功能和肌肉力量。建议每周进行 3~5 次中等强度有氧运动，每次维持运动时长 ≥30 分钟。中等强度运动即运动过程中需维持 65%~75% 的最大心率或主观体力感觉评分波动在 13~15 分。推荐抗阻运动每周不少于 2 次（每次训练之间需间隔 24~48 小时），推荐阻力强度为 60%~80% 的 1 次最大重复次数（1 repetition maximum，1-RM），应根据患者耐受程度逐渐递增负荷重量。

2. 柔韧性训练 包括瑜伽、伸展运动或平衡训练，以提高身体柔韧性、协调性和稳定性，可帮助减轻运动后的肌肉酸痛和改善关节活动范围。每个牵伸动作重复 2~4 次，累计不超过 60 秒，每周至少进行 2~3 天，鼓励每天规律训练。

3. 定期监测和沟通 在术前期间定期监测患者运动康复的进展，并与医疗团队进行沟通，及时调整康复计划以满足患者的需求。

（四）术后护理

1. 早期活动和康复体操 逐渐增加步行距离的早期康复措施有助于患者适应身体的变化，提高身体的代谢水平，并可有效促进术后康复。步行训练不仅能够改善循环系统的功能，预防静脉血栓形成，还能减轻腹部手术后的不适感。在上述过程中，同时设计符合患者康复状况的康复体操，包括基础的伸展动作、呼吸练习和轻度的强度训练，逐渐提高患者的运动能力。

2. 体力锻炼 开始轻度的抗阻运动有助于逐渐增加肌肉的耐力和力量，促进康复过程。通过渐进性的力量训练，患者能够适应身体的变化，提高手术部位及周围肌肉群的功能，减缓肌肉的萎缩，并最终提升整体身体的功能水平。建议每周累积至少150~300 分钟的中等强度有氧运动，或 75~150 分钟较大强度的有氧运动，每周至少 2天进行抗阻运动，在进行有氧运动和抗阻运动时，结合柔韧性运动。

3. 柔韧性和伸展训练 通过包括伸展、扭转和屈伸等活动有助于患者恢复关节的活动范围，改善肌肉的弹性，减少术后可能出现的僵硬感，提高关节的灵活性。

4. 安全护理

（1）预防跌倒和受伤风险 确保运动区域地面干燥、清洁并无障碍，有助于减少跌倒风险。

（2）适当的空间 保证有足够的空间进行各种运动，避免因空间限制而导致的受伤。

（3）辅助设备的使用 根据患者的需要提供手杖、助行器等辅助设备，以增加运动时的稳定性和安全性。

（4）专业监督 特别是在进行新的或较高强度的运动时，确保有专业人员在场监督，可以及时提供指导和援助。在练习时如果出现以下情况，如心电图显示心肌缺血、心律失常、中至重度心绞痛或发生头晕、胸闷、气短、共济失调等，应该由医生检查并排除危险后再恢复运动。

（5）逐步增加强度 根据患者的适应能力逐步增加运动的强度和复杂性，避免突然增加运动负荷导致的风险。

5. 健康教育 向肿瘤患者及其家属说明运动的重要性和正确的锻炼方法非常关键，不仅包括如何进行恰当的热身活动，还包括掌握有效的放松技巧，以此来提升锻炼的效果并降低受伤的可能性。

6. 心理护理 医护人员应表现出同情和理解，通过倾听和支持来帮助患者处理术后可能出现的不良情绪如焦虑、抑郁或恐惧。向患者提供关于手术后康复过程和预期结果的详细信息，可以帮助患者减少对于不确定性预后的恐惧，增强他们对治疗过程的控制感。激励患者积极参与康复计划的制定与实施，强调运动康复在提高生活质量和加速恢复过程中的重要性。

7. 定期随访 进行定期的康复随访，与患者和医疗团队保持紧密沟通，及时解决康复过程中的问题、调整康复计划，并及时提供建议和支持。

四、心理－社会康复护理常规

肿瘤外科患者的心理－社会康复是一个多方面的过程，目的在于帮助患者适应生理、心理和社会生活中由于肿瘤和其治疗所带来的变化，涉及多学科团队合作，包括医生、护士、心理医生、社会工作者等。

（一）护理评估

1. 病史采集 了解患者的整体健康状况，包括主诉、既往史、家族史、社会生活史、目前用药、肿瘤类型、治疗历史，以及任何其他相关的健康状况。

2. 心理状态评估 关注患者情绪变化的频率和强度，评估患者是否表现出持续的悲伤、绝望、兴趣丧失或过度担忧等负面情感症状。具体了解患者对疾病、治疗或未来可能的担忧和恐惧。

3. 社会支持评估

（1）评估家庭关系 评估家庭内的沟通模式、支持系统和整体家庭功能，包括家庭成员之间的交流方式、情感支持的程度以及家庭成员如何共同应对肿瘤带来的挑战。此外，还需了解家庭内部是否存在冲突或紧张关系，以及这些因素如何影响患者的康复和心理健康。

（2）评估社会网络 评估患者的社会网络，包括患者的社交活动、是否有可靠的社交支持网络以及患者如何与社区中的不同团体和组织互动。

4. 经济状况 评估患者是否有足够的财务资源来应对治疗费用、是否需要经济援助、是否有疾病和治疗所带来的经济困难。根据需要提供相关支持，如财务咨询、援助计划或社会服务的介入。

（二）护理措施

1. 提供信息和教育

（1）准备易于理解的书面资料，如健康宣教小册子、信息单页或在线资源，介绍疾病的基本知识、各种治疗方案、可能出现的药物副作用以及相应的应对策略。

（2）根据每位患者的具体情况，如疾病的不同阶段、治疗计划以及患者的个人偏好和需求调整所提供的信息。

（3）将复杂的医学术语翻译成患者能够正确理解的通俗语言，确保患者及家属能完全理解这些术语的含义和重要性。

（4）详细讨论各种治疗选择及其利弊，帮助患者和家属做出知情决定。

（5）坦诚透明地讨论治疗结果的可能性，包括最佳和最差情况，以帮助患者合理设定期望。随着治疗的进展和疾病状况的变化，定期更新信息，并提供现行的治疗指南和前沿的研究进展。

（6）指导患者和家属如何获取其他资源，例如支持小组、专业咨询、患者教育课程和在线论坛。护士应鼓励患者和家属提问，并耐心回答他们的疑问，确保他们在决策过程中感到舒适和自信。考虑到患者的文化背景和语言能力，必要时应使用翻译服务或协同文化调解者。

（7）定期评估患者和家属对信息的理解程度，必要时需重复解释或采用不同的教育方法。

2. 有效沟通

（1）倾听技巧是沟通的基础，应关注患者的言语和非言语信息，如面部表情和肢体语言，以便更深入地理解患者的担忧和需求。展现同理心，理解并关心患者的感受和经历，有助于相互建立信任关系。

（2）应使用清晰、简洁的语言来解释医疗情况，尽量避免使用复杂的医学术语，以便患者能够更容易地理解。鼓励开放式对话，如以"您有什么担忧吗？"或"您对治疗有什么期望吗？"的提问方式来促使患者表达自己的感受和需求。

（3）对患者的感受给予积极的反馈，并促进团队成员间的沟通，确保患者心理康复的连贯性和有效性。

3. 提供情感支持和心理护理 通过倾听患者的担忧和感受，理解他们的情绪状态和情感需求。同情和理解的态度有助于建立信任关系，让患者感受到被重视和理解。还应恰当应用非言语沟通技巧，如面部表情和肢体语言，以传达关怀和支持。针对患者的恐惧、焦虑或抑郁等情绪反应，可给予安抚和鼓励，提供放松技巧，引导正向思考，必要时可请专业人员会诊。

4. 协助处理实际问题 协助患者处理与肿瘤治疗相关的实际问题，如帮助患者应对疼痛管理、药物副作用以及日常生活活动的调整等多个方面。

5. 提供资源和转介服务

（1）心理咨询平台 可以让患者与心理健康专家交流，处理与肿瘤诊断、治疗相关的情感和心理问题。

（2）支持小组　为患者提供与其他类似患者之间的交流机会。在这些小组中，相似的经历促使患者可以分享自己的经验、感受和策略，从而获得情感上的支持和实用的建议。这种互助的环境有助于患者感到不是孤单一人在面对疾病。

6. 促进家庭参与

（1）为家庭成员提供教育　帮助家庭成员了解患者的病情、治疗方案以及护理需求，此类健康教育不仅包括医学信息，还应包括如何在家中为患者提供日常护理的实用指导。

（2）支持家庭成员的情感需求　提供情感支持、心理咨询和支持小组等服务，可以帮助家庭成员处理自己的情感，并更好地支持患者。鼓励家庭成员参与到护理决策中也很重要，让家庭成员参与讨论，听取他们的意见和担忧，可以帮助制定更符合患者和家庭需求的治疗和护理计划。

第二章 头颈部肿瘤手术护理常规

第一节 甲状腺癌手术护理常规

一、概述

甲状腺由左、右两侧叶和峡部构成，侧叶位于喉和气管两侧，可随吞咽而上下移动。甲状腺是人体内最大的内分泌腺，对调节人体的新陈代谢，维持机体各个系统、器官和组织的正常功能具有重要作用。甲状腺侧叶的背面有甲状旁腺，产生的甲状旁腺素具有调节钙、磷代谢的重要功能。

甲状腺癌的发病率具有地区差异，且女性多于男性。病因尚未明确，一般认为与多种因素有关，包括放射线、遗传易感性、基因改变、女性激素、饮食因素和甲状腺良性疾病等，而放射性接触是目前唯一被循证医学证明的甲状腺致癌因素。甲状腺癌常见的病理类型包括乳头状癌、滤泡状腺癌、髓样癌和未分化癌，其中乳头状癌和滤泡状腺癌合称为分化型甲状腺癌，90%左右的甲状腺癌为乳头状癌。

甲状腺癌的治疗包括手术治疗和非手术治疗。除了未分化癌外，甲状腺癌的治疗以外科手术为主；非手术治疗包括内分泌治疗、^{131}I治疗、放射治疗、化学治疗和靶向药物治疗等。其5年生存率已提高至84.3%，规范的诊疗和术后随访是提高生存率和降低患者复发率的关键。

（一）**临床表现**

1. 甲状腺肿物或结节 为常见症状，早期可发现甲状腺内有质硬结节，病初可随吞咽上下移动。

2. 局部侵犯和压迫症状 肿瘤增大可压迫气管，使气管移位，并有不同程度的呼吸障碍症状；侵犯气管时可产生呼吸困难或咯血；压迫或浸润食管可引起吞咽障碍；侵犯喉返神经可出现声音嘶哑。

3. 颈淋巴结肿大 当肿瘤发生淋巴结转移时，常可在颈部扪及肿大淋巴结。

（二）**辅助检查**

1. 血清学检查 主要包括甲状腺功能检查、血清降钙素等。甲状腺癌患者的甲状腺功能绝大多数是正常的。甲状腺肿物如伴有血清降钙素水平升高，应高度怀疑甲状腺髓样癌；有甲状腺髓样癌家族史或多发性内分泌肿瘤家族史者，应检测血清降钙素，以明确是否患有甲状腺髓样癌。

2. 超声 彩超是评价甲状腺肿物大小和数目较为敏感的方法，可了解肿物及肿大淋巴结内的血流情况。恶性结节的超声学特点包括微钙化、实性结节的低回声、边缘不规则、包膜不完整、内部回声不均匀、纵向生长和结节内血流丰富。

3. 核素扫描 如临床检查、超声和 CT 检查等均认为是实性肿物，核素扫描为凉结节或冷结节，应考虑为癌的可能。

4. X 线 包括气管正侧位片、食管吞钡和胸片等。气管正侧位片能显示甲状腺肿瘤内钙化灶、气管受压移位或变窄的情况及椎前软组织影，也可显示肿物下缘向胸骨后及纵隔延伸的情况；食管吞钡可了解食管是否受压、侵犯；胸片可了解纵隔及双肺情况。

4. CT 可显示肿物的位置与数目、有无钙化、内部结构情况、边界是否规则等，对甲状腺肿物的定位诊断很有帮助。甲状腺癌在 CT 上表现为不规则或分叶状的软组织肿物影，大多密度不均、边界不清，可伴有钙化，增强后呈不规则强化。CT 检查对病变较大的甲状腺癌的显示较佳，但对于较小病变的定位诊断相对较难。

5. 细针穿刺检查 是目前甲状腺结节术前定性诊断最常用的方法，其优点是安全、方便、价廉和准确性较高。目前一般采用超声引导下行细针穿刺细胞学检查，对伴有颈淋巴结肿大的病例，还可行穿刺洗脱液的甲状腺球蛋白或降钙素检测。

（三）手术治疗

近年来，甲状腺癌的外科手术治疗向精细化、微创化、无出血化和注重功能保全等方向发展，手术路径包括传统开放性手术和把切口隐藏在胸部、腋窝、口腔或耳后的腔镜手术。根据原发灶的大小、病理类型、侵犯范围、有无转移及转移范围来决定手术方式。

1. 原发灶的手术治疗

（1）一侧腺叶加峡部切除术 当肿瘤局限于一侧腺体、未向腺体外侵犯、直径不超过 4cm 的病变可行一侧腺叶加峡部切除术。

（2）全/近全甲状腺切除术 适应证包括：①原发肿瘤最大直径 >4cm；②多发癌灶，尤其是双侧癌灶；③不良的病理亚型；④预计术后需行 ^{131}I 治疗者；⑤伴有腺体外侵犯者；⑥伴有颈淋巴结转移者；⑦已有远处转移者。

（3）残余甲状腺组织切除术 对术后病理证实为甲状腺癌的患者，再次手术切除残存腺叶及肿大淋巴结。

（4）甲状腺癌扩大切除术 指将甲状腺癌和受侵犯的组织或器官（如喉、气管、食管和喉返神经等）一并切除的术式。

2. 区域淋巴结的手术治疗 甲状腺癌的区域淋巴结转移包括颈部和上纵隔的淋巴结转移，对于临床颈淋巴结阳性的病例，应行治疗性颈淋巴结清扫术；对于有上纵隔淋巴结转移的病例，可采用经颈纵隔镜辅助或行胸骨劈开上纵隔淋巴结清扫术。

二、护理评估

1. 常规术前评估 了解患者性别、年龄、发病情况、健康史、个人史等，评估患者与家属对疾病的知晓度、对治疗的依从性以及家庭支持与经济等情况。

2. 专科护理评估

（1）评估患者是否存在甲状腺肿瘤相关的症状，如甲亢症状、气道受压而致呼吸困难的情况以及有无声音嘶哑、吞咽障碍等。

（2）评估患者及家属的心理状况，如年轻女性患者担心术后瘢痕问题、终生内分泌治疗及其对生育状况的影响等，需给予早期的心理干预，提高患者接受治疗的信心。

三、护理措施

（一）术前护理

1. 术前常规护理 按全麻手术要求做好术前准备。

2. 关注检验与检查结果 如甲状腺功能、降钙素、甲状旁腺素、尿碘、胸片、电子喉镜、彩超、CT 等结果。

3. 体位训练 术前指导患者做头后仰位训练：取平卧位，肩下垫一枕头，头后仰以尽量暴露颈部，每日 3~4 次，每次 20~30 分钟。

4. 皮肤准备 行侧颈淋巴结清扫术的患者，需剃除同侧耳后两横指范围内的毛发。

5. 健康教育及心理护理 合并甲亢的患者施行手术后极易诱发甲状腺危象，必须规范治疗后待甲状腺功能正常才能手术。年轻女性患者对术后颈部瘢痕、声音嘶哑、生育状况等问题顾虑重重，要做好健康教育和心理护理。

（二）术后护理

1. 按全麻术后护理 常规监测生命体征，予低流量吸氧，密切观察病情。

2. 体位管理 术后清醒的患者可取舒适卧位或坐位，坐位无头晕、恶心、呕吐、乏力等不适的患者可不限制活动，早期下床活动有利于患者的快速康复，但下床活动前必须行跌倒风险评估和健康教育，以确保患者安全。

3. 呼吸道护理 保持呼吸道通畅，注意有无舌根后坠、喉头水肿等情况，如有舌根后坠可间歇唤醒患者，嘱其侧卧位或使用鼻咽/口咽通气管；喉头水肿可遵医嘱使用激素治疗。摇高床头可促进患者呼吸，有利于咳嗽排痰；有喉返神经损伤者床边备气管切开包并准备好吸痰用物。

4. 伤口及引流管护理 观察伤口渗血、渗液情况及是否有肿胀。引流管使用高举平台法固定牢靠，避免意外脱管；保持引流通畅，注意引流液的颜色和量，引流液多于 150ml 或每小时多于 50ml 且颜色鲜红视为存在活动性出血，须及时报告医生处理；术后 48 小时引流液 <30ml/d，可拔除引流管。

5. 饮食护理 无食管侵犯的甲状腺手术患者，术后尽早经口进食以促进身体恢复，提高患者满意度。术后患者清醒即可咀嚼口香糖清新口气，2 小时后无恶心、呕吐等不适可以尝试饮水，术后 4 小时进食半流质饮食，术后第 1 天可给予普食。饮水呛咳的患者需行洼田饮水试验并转介吞咽专科护士行吞咽障碍评定和干预。

6. 术后并发症的观察与护理

（1）出血　多发生在术后 24 小时内，严重者可迅速形成颈部血肿，有压迫气管引起窒息的风险。对于引流通畅、出血速度慢、颈部肿胀较轻且无明显不适者，可局部加压并给予止血药物治疗，同时密切观察患者伤口、引流及呼吸情况。若颈部血肿进行性增大，压迫感明显，应立即手术探查；若患者出现呼吸困难，应配合医生在床旁敞开切口，清除气管周围血凝块，缓解气道压迫；若患者感到呼吸窘迫，立即配合医生行床旁气管切开，待呼吸困难缓解后转至手术室进一步处理。

（2）甲状旁腺功能低下　多发生在术后 12～36 小时，主要症状为手足麻木、"爪形手"、手足抽搐，因手术时误伤甲状旁腺所致。治疗方法主要包括补充钙剂、维生素 D 治疗和甲状旁腺激素替代治疗。甲状腺全切术后预防性补钙可有效预防低钙血症的发生，可口服钙剂和骨化三醇（活性维生素 D 制剂），并指导患者低磷、高钙饮食。当患者出现低血钙症状时，应予 10% 葡萄糖酸钙稀释液静脉滴注，可快速纠正低钙血症并缓解不适。大剂量补钙可能出现便秘、腹胀、恶心等副作用，应予以关注及对症处理。

（3）喉返神经损伤　声带麻痹是甲状腺术后常见并发症之一，主要是手术损伤喉返神经所致。单侧损伤表现为声音嘶哑；双侧损伤可引起气道梗阻，需行气管切开解决呼吸问题，严重影响患者生活质量甚至危及生命。术后声音嘶哑大多数可在数周内恢复，术后 4～6 周可进行声音评估，声音异常者宜行喉镜检查，了解声带活动情况并进行声音康复训练等治疗。

（4）喉上神经损伤　喉上神经外支损伤，可使环甲肌瘫痪，多引起声带松弛、声调降低。若损伤内支，患者失去喉部的反射性咳嗽反应，容易引发误咽、呛咳，指导患者采用抬头进食、低头吞咽的姿势以缓解呛咳，如果误吸趋势明显，禁止服用液体，遵医嘱进食成型软食或半流质饮食；同时进行空吞咽训练，一般术后 2 周可恢复正常吞咽。

（5）甲状腺危象　多发生于术后 12～36 小时。主要症状为高热、脉快而弱（＞120 次/分）、烦躁、大汗、谵妄甚至昏迷，常伴有呕吐、水泻。如处理不当会危及生命。一旦发现，马上报告医生，并给予降温、吸氧，配合医生给患者口服抗甲状腺药物和 β 受体拮抗剂，对症治疗并记录病情。

（6）乳糜漏/淋巴漏的护理　详见本章第六节"颈淋巴结清扫手术护理常规"。

7. 术后切口管理　术后切口一般于 7 天左右愈合，患者拆除敷料后即可淋浴，10 天左右可使用油性物质涂抹切口以去除免缝凝胶。术后避免剧烈运动，注意切口区域防晒以利于减少切口的色素沉着，还可通过使用祛疤产品、放射疗法和激光疗法来预防严重瘢痕的形成。

8. 术后颈肩部功能锻炼　术后早期进行适当的颈肩部功能锻炼可减轻颈肩部不适症状，减少伤口粘连和颈肩综合征的发生。

9. 服药护理 分化型甲状腺癌患者术后需服用甲状腺素,其注意事项有以下几点:

(1) 术后第 1 天起早晨空腹一次性服用。

(2) 服药 1 个月后复查甲状腺功能,根据结果按医嘱调整用量。

(3) 一般要坚持长期服用,以减少复发和转移。

(4) 注意观察服药的不良反应,如出现心跳过快、面色潮红、易感饥饿,则可能出现甲亢;若出现疲倦、行动迟缓、嗜睡、记忆力明显下降,则可能出现甲减,均应及时到医院就诊。

10. 随诊与复查 遵医嘱定时回院复查甲状腺功能、甲状旁腺激素和颈部彩超。妊娠期应每个月监测甲状腺功能,以确保合适的甲状腺功能以维持正常的生理需求,保障胎儿的健康发育。

第二节 喉癌手术护理常规

一、概述

喉是呼吸的通道,又是发音的器官,位于颈椎前正中第 4 ~ 5 颈椎水平,在解剖上分为声门上区、声门区和声门下区。

喉癌的发病率在城市高于农村、重工业城市高于轻工业城市,常见于 50 ~ 69 岁人群,男性明显高于女性。病因尚未明确,一般认为与多种因素有关,包括吸烟、饮酒、HPV 感染、性激素代谢紊乱等,而吸烟与喉癌的发病关系最为密切。

90% 以上的喉癌为鳞状细胞癌,其次为原位癌、腺癌、肉瘤和未分化癌。其治疗以手术和放射治疗为主,在根治喉癌的同时,力争保留或重建患者的发音功能,提高患者的生存质量。

(一) 临床表现

喉癌的主要临床表现为声音嘶哑、咽喉部异物感、咳嗽和血痰、呼吸困难、颈部肿块等。上述表现因肿瘤的部位和病期的不同而异。

1. 声门上区癌 早期可无症状或仅有咽部异物感。随着病情的发展,可出现咽痛且于吞咽时加重,妨碍进食,并放射到同侧耳内。肿瘤增大并发生溃烂,引起咳嗽和血痰。肿瘤向下侵犯累及声门时出现声音嘶哑,晚期患者有吞咽障碍、呼吸困难等症状。

2. 声门区癌 约占喉癌的 60%,早期出现声音嘶哑,呈进行性加重。由于声门区是喉腔最狭窄的部位,故声门区癌增长到一定体积时会引起喉鸣和吸入性呼吸困难,晚期患者会出现咽痛、血痰等症状。

3. 声门下区癌 早期症状不明显,当肿瘤增大、溃烂时会出现咳嗽、血痰等。肿瘤侵犯声带时伴有声音嘶哑,肿瘤堵塞气道时会出现呼吸困难。呼吸困难是指患者主观感到空气不足、呼吸费力,客观表现为呼吸运动用力,严重时可出现张口呼吸、鼻翼扇动、端坐呼吸甚至发绀，呼吸辅助肌参与呼吸运动，并且可有呼吸频率、深度、节律的改变。可分为吸气性呼吸困难、呼气性呼吸困难、混合型呼吸困难。

（二）辅助检查

1. 喉镜检查

（1）间接喉镜检查　是最常用、最基本的检查方法。镜下发现肿瘤时，可钳取活体组织送病理学检查，或涂片送细胞学检查。

（2）电子喉镜检查　可窥清间接喉镜难以看清的部位；可录像、拍照作为资料保存；可钳取组织行病理学检查，是喉癌的常规检查项目。

2. 喉正侧位 X 线平片　可观察肿瘤的部位、范围，呼吸道情况，甲状软骨有无破坏及椎前软组织阴影有无增厚等。

3. CT 和 MRI　喉 CT 扫描能较好地提示肿物存在，探查肿物的边缘、部位，侵犯范围、软组织或软骨以及淋巴结是否受累等情况，有利于提高临床 TNM 分期的准确性。喉 MRI 的优点是对软组织的分辨率比 CT 高。

4. 病理学检查　是喉癌的定性诊断检查，包括脱落细胞学检查和活体组织检查。

（三）手术治疗

手术是治疗喉癌的主要手段，喉全切除术后患者完全失声并改变了正常呼吸通道，鉴于对生理功能和生活质量的追求，近年来更倾向于保喉治疗。根据原发灶的大小、病理类型、侵犯范围、有无转移及转移范围来决定手术方式。

1. 支撑喉镜下 CO_2 激光喉部分切除术　适应证为局部早期（T_1、T_2 病变）喉癌，其优点是创伤少、并发症发生率低，喉功能保全好，疗效可靠。

2. 喉部分切除术　主要包括垂直半喉切除术、水平半喉切除术，是将喉内肿瘤和部分正常喉组织切除，以达到根治肿瘤和尽可能多地保留喉功能的目的。

3. 喉全切除术　切除范围一般包括全喉及附着的喉外肌，根据病变侵犯范围还可能切除舌根、下咽黏膜、甲状腺、颈段食管或气管等。适应证包括晚期声门上区和声门区喉癌、声门下区喉癌、放疗或喉部分切除术后复发者、放疗不敏感的腺癌等。

4. 喉癌颈淋巴结的清扫　可触及颈淋巴结转移的患者应行颈淋巴结清扫术；未触及肿大淋巴结的声门上区喉癌患者，术中行 Ⅱ 区淋巴结冰冻检查，如阳性即行颈淋巴结清扫术。

5. 喉全切除术后的发音重建　通过小手术在气管和食管间安装人工声瓣，使喉全切除术后的患者呼气时能将气管的气体向食管推送，配合口部和舌部的动作就能发出不同的字音。人工声瓣需每 6～12 个月更换，且有脱落为气道异物的风险，国内患者更多选择电子喉或"食管语"复声。

二、护理评估

（一）常规术前评估

了解患者性别、年龄、发病情况、健康史、个人史等，评估患者与家属对疾病的知晓度、对治疗的依从性以及家庭支持与经济等情况。

（二）专科护理评估

1. 评估患者是否存在喉部肿瘤相关的症状及其程度，如声音嘶哑、气道受压导致呼吸困难的情况、吞咽困难和咳血痰等。喉部肿瘤一般引起吸气性呼吸困难，可分为4度，其对应的护理常规如下。

（1）Ⅰ度　安静时无呼吸困难，活动时出现；由喉部炎症引起者可使用激素加抗生素，配合雾化吸入等对症处理。

（2）Ⅱ度　安静时有轻度呼吸困难，活动时加重，但不影响睡眠和进食，无明显缺氧；应严密观察病情变化，吸氧、雾化吸入、按医嘱用药、床边备气管切开包，嘱全天候24小时留陪人并减少患者活动。

（3）Ⅲ度　明显吸气性呼吸困难，喉鸣音重，三凹征（胸骨上窝、锁骨上窝、肋间隙）明显，缺氧和烦躁不安，不能入睡；应急诊行气管切开，待呼吸困难缓解后，再根据病因进一步治疗。

（4）Ⅳ度　呼吸极度困难，严重缺氧和二氧化碳增多、口唇苍白或发绀、血压下降、二便失禁、脉细弱，进而昏迷、心力衰竭，直至死亡。应床边紧急行环甲膜穿刺或气管切开，待呼吸困难缓解后再寻找病因进一步治疗。

2. 评估患者及家属的心理状况　拟行喉全切除术的患者由于将面临术后失音、呼吸通道改变并终生佩戴喉筒的重大变化，心理问题往往比较严重，需给予早期的心理干预，提高患者接受治疗的信心。

三、护理措施

（一）术前护理

1. 术前常规护理　按全麻手术要求做好术前准备。

2. 关注检查结果　如电子喉镜、活检病理、胸片、CT等结果。

3. 气道管理　有吸烟者劝导戒烟，提前训练深呼吸动作及有效咳痰。有呼吸困难者，应给予半坐卧位，加强巡视，嘱减少活动，必要时吸氧。Ⅱ度以上呼吸困难者可考虑先行气管切开术。

4. 口腔清洁　加强口腔卫生，术前用漱口液漱口，积极治疗牙疾，必要时洁牙。

5. 饮食指导　进食呛咳者应取坐位或半坐位进食，以固体软食为宜。进食困难时可给予静脉营养，必要时请营养科会诊，增强身体营养储备，为术后恢复奠定基础。

6. 体位训练　术前指导患者做头后仰位训练：取平卧位，肩下垫一枕头，头后仰以尽量暴露颈部，每天3~4次，每次20~30分钟。

7. 皮肤准备　行侧颈淋巴结清扫术的患者，需剃除同侧耳后两横指范围内的毛发。

8. 健康教育及心理护理　由于手术部位的特殊性，手术可能引发患者外貌及呼吸道的改变，甚至影响发音功能，造成日后生活不便，患者心理压力大。医护人员应详细介绍手术治疗后可能出现的情况，让患者及家属有充足的心理准备。耐心解释手术的必要性和术后的康复过程，以消除他们的顾虑，配合治疗。正确判断患者的心理承受能力，共同讨论术后语言沟通的代替方法，并让家属为患者准备好写字板。

（二）术后护理

1. 按全麻术后护理 常规监测生命体征，予低流量吸氧，密切观察病情。

2. 体位和活动管理 术后清醒的患者可取舒适卧位或坐位，坐位无头晕、恶心、呕吐、乏力等不适的患者可不限制活动，早期下床活动有利于患者的快速康复，但下床活动前必须行跌倒风险评估和健康教育，以确保患者安全。

3. 伤口及引流管护理 观察伤口渗血、渗液情况及是否有肿胀。引流管使用高举平台法固定牢靠，避免意外脱管；保持引流通畅，注意引流液的颜色和量，引流液多于150ml或每小时多于50ml且颜色鲜红视为存在活动性出血，须及时报告医生处理；术后引流液<20ml/d，可拔除引流管。

4. 气道管理 保持呼吸道通畅，注意有无舌根后坠、喉头水肿等情况，未行气管造瘘者按医嘱床边备气管切开包。有气管造瘘者在造瘘口处吸氧，切勿将被子盖住造瘘口，以免造成呼吸困难甚至窒息；床旁负压吸引装置处于备用状态，必要时予负压吸痰，并做好气管切开手术的护理（详见本章第七节"气管切开手术护理常规"）。

5. 营养管理 经吞咽功能评估可经口进食者，术后第1天起流质或半流质饮食。留置胃管者术后第1天起由营养师根据患者情况逐量给予肠内营养液鼻饲饮食。鼻饲期间做好胃管的护理，拔胃管前先予吞咽功能评定，有吞咽功能障碍者先行吞咽功能训练，待吞咽功能恢复后方可拔除胃管。喉全切除术后胃管脱出者只能在喉镜可视下重置胃管，不可盲插以免发生咽瘘。

6. 口腔护理 鼻饲期间，口腔自洁功能减弱，需加强口腔清洁，防止感染。

7. 术后并发症的观察与护理

（1）喉部分切除术　①切口出血：加强巡视，观察伤口引流液的颜色和性状、痰液的颜色，如有异常，及时通知医生处理。②皮下气肿：如发生皮下气肿，可拆除1~2根缝线，促进气体排出。③气管套脱出：检查气管套是否脱出，可用棉花丝放在套管口，棉花丝未随呼吸摆动，说明套管脱出，应立即通知医生重新置管。④伤口感染：观察患者的体温变化，伤口周围是否红肿。严格无菌操作，按医嘱正确使用抗生素。

（2）喉全切除术　①咽瘘：观察伤口是否红肿、敷料渗液是否增多、唾液是否有渗漏、局部疼痛是否加重、进食时是否剧烈呛咳等现象。发生咽瘘时，禁止经口进食，予鼻饲饮食，加强营养；及时更换伤口敷料；正确使用抗感染药物。②气管造瘘口狭窄：是喉全切除术后晚期并发症，由于皮肤与气管黏膜接合不良、气管软骨缺损、造瘘口处发炎和瘢痕收缩等引起。建议术后佩戴喉套（筒）至少2年，已形成狭窄者可将狭窄处切除，重新修复。

（三）康复护理

1. 合理调配饮食 根据个人吞咽功能恢复情况，均衡合理调配食物，防止误咽。多摄入新鲜蔬菜汁、水果汁，防止便秘。

2. 保持口腔清洁 喉癌手术后或放疗后，喉部的自洁功能减弱，易发生局部感染，保持口腔和喉部清洁，餐前、餐后漱口，以减少局部感染。

3. 预防造瘘口狭窄 喉全切除术后患者，造瘘口是永久性的，瘢痕体质者尽可能延长戴管时间，建议 2 年以上，以预防造瘘口狭窄。

4. 语言康复 指导喉全切除术后患者学习一些简单的手语，用手势或写字方式表达自己的意愿，可自行购买电子喉或学习食管发音，有条件的家庭可选择发音重建术，以解决术后发音的问题。

（1）电子喉 将电子喉摆放于颈侧、下巴或脸颊，说话时按动开关钮，利用电池去震动电子喉的鼓膜来作为发声的源动力，配合不同口形和舌部动作来发出不同的字音。电子喉很难做到声调的变化，难以分辨爆破音和非爆破音、鼻音跟非鼻音，这是由于电子喉鼓膜的震动无法区分这些特征，故发音低沉且机械化。

（2）食管发音 即"食管语"，其主要是利用吸引法或吞咽法将空气引进食管上端，作为震动假声门的原动力。当进入食管的空气被排出时，咽喉与食管连接处的肌肉（又称假声门）会被震动，从而发出声音。再配合不同的口腔动作，就可以发出不同的字音。初学者需要不断练习，去领悟运气和发声技巧，并持之以恒才能达到理想的发音效果。

（3）声瓣发声 人工声瓣是一个内置的辅助发声仪器，需通过发音重建术将声瓣放置于气管与食管间的小孔处，它的活门是单向性的，只许空气从气管向食管方向推进。类似食管发音法，但气流来源不同。声瓣发声者能利用肺部的空气，所以无需使用吸入法或吞咽法吸纳所需空气，声瓣发声者更容易掌握食管发音的技巧。患者由颈部气管造瘘口吸入空气后，呼气时用手指遮盖气管造瘘口，让呼出的气流打开声瓣的活门，进入食管上端，在呼气同时运用口部和舌部的动作发出不同的字音。声瓣发声的音调适中，有高低起伏与抑扬顿挫，声音自然且清晰。但人工声瓣需每 6 ~ 12 个月更换，对患者来说需承受身体和经济的双重负担。

（四）出院健康教育

（1）出院前教会患者及家属清洗气管套的方法，并详细告知发生意外时的处理要则。塑料材质的套管，不能用热水浸泡，以免变形。喉全切除术后患者，造瘘口是永久性的，在造瘘口愈合良好的情况下（一般至少 6 个月后）可尝试白天不戴套管，晚上睡前戴上；既可减少白天戴套管的不便，又可防止气管造瘘口狭窄。同时告知需要观察呼吸的情况、有无切口及气管内出血情况；日常生活中注意防止异物吸入气管及预防气管套脱出等。

（2）日常生活的注意事项：禁止游泳，洗澡时防止泡沫及脏水进入气管造瘘口，引起吸入性肺炎，指导正确的淋浴方法。由于呼吸改道，嗅觉也会受到影响。

（3）注意保暖，风沙扬尘天气及流行病多发期间避免外出，尽量少去人群集中的地方如商场、超市等；教导其可用双层纱布自制或购买气管造瘘口保护罩，以在外出时保护造瘘口及修饰之用，防止异物进入气管。

（4）复查与随诊：出院后3个月进行第一次的复查；恢复良好的患者，每3个月复查一次，持续3年；以后每6个月复查一次；5年后每年一次。复查内容包括CT或MRI、颈部彩超、胸部X线摄片以及骨ECT等，如出现声音嘶哑或其他症状，及时到医院检查。

第三节　舌癌手术护理常规

一、概述

舌位于口腔底，由横纹肌和表面的黏膜组成，是口腔内的重要器官，参与咀嚼、吞咽、语言和味觉等生理功能。

男性舌癌多于女性，在盛行咀嚼槟榔的地区发病率高。其他病因包括嗜烟酒、不良的口腔卫生（龋齿等）、机械性损伤（如不合适的牙托或义齿、残缺的牙嵴等长期与舌体摩擦）、放射性损伤（鼻咽癌放疗后处于照射野的舌体是第二原发癌的高发部位）和人乳头瘤病毒（HPV）感染等。

舌癌好发于舌侧缘的中部1/3处（占比超过77%），舌腹和舌背次之，舌尖最少。98%以上的舌癌为鳞状细胞癌，腺癌、淋巴上皮癌及未分化癌比较少见，易发生颈淋巴结转移。早期舌癌主张手术切除，中晚期舌癌则趋向化疗、手术和放疗的综合治疗，在根治肿瘤的基础上兼顾口腔颌面部的外观和功能，提高患者的生存质量。

（一）临床表现

（1）舌部肿块，继而出现溃疡灶。

（2）疼痛，因肿块侵犯或感染性坏死引起，可伴有放射性耳痛。

（3）舌活动受限，表现为言语不清、吞咽障碍、流涎，晚期病灶可出现舌固定、张口困难。

（4）颈淋巴结肿大，30%～40%的舌癌患者初诊时已有区域淋巴结转移。

（5）机体营养障碍，消瘦。

（二）辅助检查

1. 病理活检　对可疑肿物采用细针吸取细胞学检查或钳取、切取组织活检来确诊。

2. 影像学检查

（1）B超　可用来明确颈部淋巴结的情况。

（2）X线　使用较少，曲面断层片可以用来评估下颌骨受侵犯的情况。胸部平片可以作为肺转移筛查的首选，如果怀疑肺转移需要加拍肺 CT。

（3）CT　头颈部增强 CT 可用来评估肿瘤的范围及其与重要结构的毗邻关系，是口腔癌临床分期、治疗设计、预后预测和复查随诊常用的影像学检查方法。增强 CT 对颈部淋巴结转移的敏感性和特异性较强。

（4）MRI　在观察软组织病变时有独特的优势，可以补充 CT 成像的信息，更好地评估舌肌纤维之间的浸润情况。但其对骨组织不能显影，当病变侵犯骨组织时需要加摄 CT 观察变化。

（5）PET‑CT　对于晚期舌癌患者，PET‑CT 可以用来评估病灶范围、远处转移及同时发生第二原发癌的状况。对于怀疑肿瘤残存或复发时，推荐使用 PET‑CT。

（三）手术治疗

舌癌的治疗原则是在根治癌症的基础上，尽可能保护口腔颌面部功能和美观。早期舌癌主张手术切除，中晚期舌癌则趋向手术、化疗和放疗的综合治疗。颈部淋巴结转移灶对放疗不敏感，故以外科治疗为主。

1. 常用的舌癌切除术

（1）部分舌切除术　适用于直径不超过 2cm 且无颈部转移的表浅病灶。

（2）半侧舌体切除术　适用于舌癌已累及肌层，但病变范围不超过中线和"V"形沟且未达口底者。

（3）全舌切除术　适用于肿瘤已过中线、累及 2/3 以上舌体、舌根，舌活动度差，全舌切除后仍有较大机会根治者。

（4）舌癌联合根治术　适用于直径大于 2cm 但未达中线、不超过"V"形沟的舌癌；肿瘤侵犯下颌骨，颈部淋巴结转移灶为 $N_{1\sim2}$ 或可疑者。手术切除范围包括舌大部分、下颌骨部分切除和患侧颈淋巴结清扫。

2. 修复重建术　舌癌的手术治疗经常需要切除舌体、口底、舌的肌肉甚至颌骨及牙齿，难免会影响口腔功能，必要时需对缺损创面进行修复重建术。皮瓣移植修复是临床上主要的重建方式，常选用股前外侧皮瓣、前臂皮瓣和胸大肌肌皮瓣，当出现骨缺损时可选用腓骨皮瓣。在重建口腔软组织和骨组织的基础上进一步恢复缺失的牙齿，可使患者获得更好的术后功能（详见本章第五节"皮瓣移植手术护理常规"）。

3. 颈淋巴结转移癌的处理　舌癌的颈淋巴结转移率高，且对放疗不敏感，常需行同侧颈淋巴结清扫术。而 T_2 及 T_2 以上舌癌的颈淋巴结隐匿转移概率超过 40%，使临床未触及肿大淋巴结，因此也可行颈淋巴结的预防性清扫。

二、护理评估

（1）评估患者的口腔卫生习惯、饮食习惯。

（2）可用 NRS 2002 营养风险评估表、吞咽障碍筛查表、疼痛评估单等评估患者营养、进食、疼痛、出血等状况。

（3）评估患者及家属的心理变化、对疾病的认知情况和对治疗的依从性。

（4）评估社会支持和家庭经济情况。

三、护理措施

（一）术前护理

1. 心理护理　向患者及家属说明手术治疗将导致口腔功能和外貌的改变情况，用成功案例现身说法，树立患者战胜疾病的信心，积极配合治疗。

2. 口腔护理

（1）保持口腔清洁，术前1日洁牙。口腔有炎症等疾病者给予相应治疗、吸烟者劝其戒烟、术前3日给予漱口液每天3~4次含漱，张口困难者可用注射器注入漱口液以冲洗口腔，黏膜溃疡者遵医嘱涂敷相应药物。

（2）肿瘤坏死有恶臭者给予1%过氧化氢含漱。

（3）舌剧烈疼痛者可给予0.25%普鲁卡因于进餐前含漱。

3. 营养支持　鼓励患者经口进食，如因疼痛不愿进食，可给予止痛治疗。进食困难时可给予静脉营养，必要时请营养科会诊，以增强身体素质，为术后恢复奠定基础。

4. 按外科手术前常规准备　计划行皮瓣修复者，予供皮区备皮，禁止供皮区创伤性检查或治疗，嘱患者保持供皮区皮肤完整无损。

5. 语言沟通障碍的护理

（1）教会患者简单的手语，可通过文字表达感受和需求。

（2）对于不能读写的患者采用图片进行交流。

（3）术后由于舌切除或气管切开，部分患者可能出现言语不清，可在术前教会患者固定的手势表达基本生活需求，或用书面形式进行交流，也可制作图片让患者选择想要表达的内容。

（二）术后护理

1. 按全麻术后护理　常规监测生命体征，遵医嘱予低流量吸氧，密切观察病情。全麻未完全清醒的患者采取平卧位，头偏向一侧；意识清醒，生命体征平稳后采取半卧位，以减轻缝线处张力，并有利于手术部位渗血的引流，防止颌面部及颈部水肿，有利于呼吸道及口腔分泌物的排出，以防误咽、误吸。

2. 呼吸道护理

（1）保持呼吸道通畅，注意有无舌根后坠、喉头水肿等情况。

（2）清醒后无恶心、呕吐的情况下予床头摇高30°，嘱患者轻轻咳出痰液，必要时予负压吸痰。有气管造瘘者，吸痰顺序为气管套、鼻腔、口腔。

（3）未行气管造瘘者按医嘱床边备气管切开包；有气管造瘘者做好气管切开的护理。

3. 气管切开护理　详见本章第七节"气管切开手术护理常规"。

4. 术后伤口和引流管的护理

（1）注意观察切口渗血情况、引流液的颜色和量。一般 12 小时内引流量不超过 150ml，若其量超过 150ml 或短时间内引流液过快、过多，引流液呈鲜红色且有血凝块存在，应考虑活动性出血可能；若无引流液流出或流出甚少且面颈部肿胀明显，可能为引流管阻塞、折叠或放置位置不佳，应立即报告医生，及时处理。若引流液为乳白色，考虑为乳糜漏，应报告医生采取局部加压包扎；按医嘱给予低热量、低脂肪饮食；必要时禁食，予行肠外营养，关注电解质情况；严重者可考虑重新打开术区，缝合胸导管。

（2）术后 48 小时引流液 <30ml/d，可拔除引流管；术后 7~8 天，伤口无特殊情况，可予以拆线。注意有无并发症如口底瘘、腮腺瘘、胸导管损伤等的发生。

5. 营养支持　术后营养护理应重视营养不良、营养风险指征的识别，依据患者年龄、病情及身体营养状况控制实际入量，逐步过渡至普食，保证营养平衡。

（1）术后第 1 天评估患者伤口及吞咽功能，无需留置胃管者指导流质或半流质饮食。

（2）术后因伤口无法进食者，予留置鼻胃管鼻饲饮食。①鼻胃管可采用开叉鼻贴联合工型脸贴妥善固定。②鼻饲前先彻底吸痰，协助患者取半卧位，鼻饲后 1 小时尽量不吸痰；如鼻饲后短时间内患者口咽分泌物较多则需要吸痰，吸痰管不能插入过深，避免刺激引起患者呛咳、呕吐，减少反流和误吸的发生。③肠内营养少量多餐，每次鼻饲量不超过 200ml，间隔时间不少于 2 小时，在鼻饲时和鼻饲后 30~60 分钟内嘱患者保持半坐位或坐位。卧床制动患者鼻饲量应循序渐进，以较低流速开始进行肠内营养，以患者无不适为度，逐渐增加鼻饲量，营养支持期间应持续监测胃残余量和肠耐受能力。患者一旦出现恶心、呕吐症状，立即将胃管连接负压瓶为其吸出胃内容物，预防反流和误吸，可遵医嘱应用止吐药物。

（3）术后 3~5 天后待伤口稳定，再次予吞咽功能评估，无吞咽功能障碍且无发生伤口渗漏者可拔除鼻胃管，改经口进食，以流质和半流质饮食为主，进食时取半卧位或抬高床头 30°~40°，进食不可过快、过急，防止胃内容物或食物反流误咽，引起吸入性肺炎，注意进食后及时清洁口腔。

6. 口腔清洁　予以一般口腔护理及口腔冲洗。口腔护理时应首先判断患者是否存在误吸风险，无法配合进行口腔冲洗患者应给予口腔擦拭清洁。操作过程中需密切观察患者反应，动作应轻柔。口腔护理方式及漱口液的选择可根据患者病情严重程度、唾液 pH 及手术特点合理选择，为患者制定个性化的口腔护理方案。

（1）意识清醒、合作的患者可用 1% 过氧化氢或生理盐水，每天清洗 2~4 次；5 天后病情允许可自行用漱口液含漱或使用口腔冲洗器冲洗，每天 4~6 次。

（2）如切口附着有血痂、痰痂等，冲洗前应用生理盐水棉球（必要时用 1% 过氧化氢棉球）清除。

7. 皮瓣移植术后的观察及护理 详见本章第五节"皮瓣移植手术护理常规"。

8. 康复指导 住院期间向患者及家属做好术后康复的重要性宣教，学会舌功能、颈肩部功能锻炼的系统动作，根据自身情况循序渐进、持之以恒进行康复训练。

（1）舌功能锻炼 指导患者（半舌切除术后 2～3 天、皮瓣修复术后 7 天且皮瓣稳定的情况下）进行以下锻炼。①舌体运动：伸舌、缩舌、左右摆舌至嘴角、触碰上下唇、左右摆舌触碰口颊等，每次 10 分钟，每天 3 次。②吞咽功能训练：空吞咽训练 - 呼吸训练 - 强化训练为 1 组，每组 10 分钟，每天 4～5 组。③语音练习：先根据汉语声母/韵母表练习再到字词、短句、会话训练，每次 20～30 分钟，每天 1～2 次。

（2）颈肩部功能锻炼 嘱患者伤口愈合后进行颈肩部功能锻炼，动作根据自己情况循序渐进，每天 3 次，每次 3 组，每个动作 10 次为 1 组，坚持 1～3 个月。动作要领：颈部运动（左顾右盼，侧耳倾听，思前想后）；肩部运动（耸肩，爬墙运动，伸展运动）。

（三）出院指导

包括伤口、用药、饮食、日常活动、修复体使用等指导。出现呼吸困难，伤口出血、裂开、肿胀，体温超过 38℃或其他任何异常症状，应立即就诊。术后按要求定期复查。

第四节　鼻咽癌手术护理常规

一、概述

鼻咽癌是指发生于鼻咽腔顶部和侧壁的恶性上皮肿瘤，具有高度侵袭性特征。在我国，鼻咽癌的发病也有明显的地域差异，呈"南高北低"趋势。男女发病率之比为（2.4～2.8）：1，40～59 岁为高发年龄段。

鼻咽癌的病因尚不确定，目前认为是一种多基因遗传病。它往往涉及多个基因之间或基因与环境之间的交互作用。目前较为肯定的致病因素为 EB 病毒感染、化学致癌因素或环境因素、遗传因素等。

鼻咽癌大多对放射治疗具有中度敏感性，放射治疗是鼻咽癌的首选治疗方法。但是对较高分化癌、病程较晚以及放疗后复发的病例，手术切除和化学药物治疗亦属于不可缺少的手段。近年来，肿瘤多学科诊疗模式得到广泛应用，放射治疗科、肿瘤内科、外科（头颈外科、耳鼻喉科）、放射诊断科、病理科等多科室有计划、合理地共同制定个体化综合治疗方案，有助于提高鼻咽癌的治疗效果和患者生存质量。

（一）临床表现

1. 回吸性血涕 患者晨起第一口痰带血。是由于鼻咽癌病灶位于鼻咽顶后壁者用力向后吸鼻腔或鼻咽部分泌物时，肿瘤表面小血管破裂导致。

2. 耳部症状　肿瘤浸润压迫咽鼓管导致鼓室内负压，引起分泌性中耳炎，导致耳鸣、听力下降。

3. 鼻塞　肿瘤生长浸润至后鼻孔导致机械性堵塞，引发鼻塞。

4. 头痛　肿瘤生长浸润至颅底导致顽固性头痛。

5. 颈部淋巴结肿大　鼻咽癌有较高的颈部淋巴结转移率，部分患者以颈部淋巴结肿大为首发症状。

6. 脑神经损害症状　鼻咽癌生长浸润而压迫脑神经，可出现面部麻木、眼球外展受限、上睑下垂、张口受限、伸舌偏斜、软腭麻痹、反呛、声音嘶哑等神经症状。

7. 皮肌炎　是一种严重的结缔组织疾病，出现皮肤红斑、脱屑，并发肌无力、肌肉疼痛和压痛等。

8. 远处转移　晚期鼻咽癌患者可出现骨、肺、肝等部位转移。其中骨转移以脊柱、肋骨、骨盆转移等多见，压迫导致疼痛症状。

9. 恶病质　晚期患者可出现恶病质，全身器官功能衰竭而死亡。

（二）辅助检查

1. 前鼻镜检查　少数患者可发现肿瘤侵入后鼻孔。

2. 鼻咽镜检查

（1）间接鼻咽镜　是简便、直接的方法，可观察到鼻咽部肿瘤。

（2）（电子）鼻咽纤维镜　可全面、直观、清楚地观察鼻咽部肿瘤情况，并可进行图像采集，同时采集肿瘤组织行病理活组织检查，是检查鼻咽部最有效的工具。

3. EB 病毒血清学检查　有 EB 病毒感染的患者血清中可检测出 EB 病毒抗原及抗体升高，部分患者 EB 病毒 DNA 拷贝数明显升高。

4. 影像学检查

（1）CT　有较高的分辨率，可显示鼻咽部表层结构的改变，并可显示鼻咽癌向周围结构及咽旁间隙的浸润情况，对颅底骨质及其向颅内侵犯情况显示也较清晰、准确。

（2）MRI　对软组织分辨率比 CT 高，可确定肿瘤的部位、范围及其对邻近组织的侵犯情况，并可较好地鉴别放疗后的组织纤维化和肿瘤复发。是目前鼻咽癌首选的影像学检查。

（3）PET－CT　对于中晚期鼻咽癌，尤其是颈部淋巴结较大或伴有锁骨上淋巴结肿大的患者，可直接行全身 PET－CT 以明确是否存在远处转移。

（三）手术治疗

鼻咽癌并不首选手术治疗，但对于局部放疗失败或放疗后复发及颈部淋巴结放疗后残留或者复发者，手术切除是鼻咽癌放疗后未获控制或复发的补救手段。鼻咽癌放疗后复发的外科解救方案如下。

（1）由于放疗对组织损伤较大，临床上对复发患者二程及多程放疗较为谨慎。首次放疗失败后行解救手术是最后的时机。

（2）鼻咽癌宜根据病变不同部位和范围选用不同术式，以尽可能小的手术创伤，获取最大限度的肿瘤根除。

（3）根据目前临床治疗指南，建议颈部淋巴结在放疗结束后 3 个月内如不消退，应手术治疗。

（4）解救手术后，根据肿瘤发展状况及患者身体情况决定是否再次放疗。

（5）鼻咽癌放疗后并发症的手术治疗：鼻咽癌放疗后并发的鼻腔粘连、后鼻孔闭锁、分泌性中耳炎、放射性鼻窦炎、放射性骨坏死、放射性皮肤溃疡、放射性继发癌等都可以通过手术治疗而改善生活质量。

二、护理评估

1. 常规术前评估　了解患者籍贯、性别、年龄、发病情况、健康史、个人史等，评估患者的饮食生活习惯、口腔卫生习惯。评估患者及家属对疾病的知晓度、对治疗的依从性以及家庭支持与经济等情况。

2. 专科护理评估

（1）评估患者是否存在鼻咽癌相关的症状，如鼻腔分泌物、肿物压迫导致呼吸困难的情况、疼痛等。

（2）评估患者及家属的心理状况：年轻患者担心疾病预后问题、是否影响生育状况等，需给予早期的心理干预，提高患者接受治疗的信心。

三、护理措施

（一）术前护理

1. 术前常规护理　按全麻手术要求做好术前准备。

2. 口腔及呼吸道准备　有吸烟、饮酒者劝禁烟酒；治牙；加强口腔清洁，术前以漱口液漱口；提前训练深呼吸及有效咳痰。

3. 做好皮肤准备　剪鼻毛和剃胡须，术前晚做好个人卫生，修剪指甲。

4. 饮食指导　术前指导患者进食高蛋白、高热量、低脂肪、易消化的软食，多食维生素含量较丰富的蔬菜、水果，以增强身体素质，为术后恢复奠定基础。

5. 健康教育及心理护理　充分与患者、家属进行沟通，解释手术的目的，以取得患者和家属的配合。医护人员应详细介绍手术治疗后可能出现的情况，让患者及家属有充足的心理准备接受现实。同时提供心理支持和安慰，以减轻患者的紧张和恐惧。

（二）术后护理

1. 按全麻术后护理　常规监测生命体征，予低流量吸氧，密切观察病情。观察鼻腔分泌物的量、性质及有无出血情况，并做好止血等急救准备工作，床旁准备好吸引器等物品。嘱患者避免剧烈咳嗽、打喷嚏等可能导致出血的行为。

2. 体位与活动　术后清醒的患者可取舒适卧位或坐位，坐位无头晕、恶心、呕吐、乏力等不适的患者可不限制活动。早期下床活动有利于患者的快速康复，但下床活动前必须行跌倒风险评估和健康教育，以确保患者安全。

3. 气道管理 保持呼吸道通畅，全麻未完全清醒的患者采取平卧位，头偏向一侧。清醒后无恶心、呕吐的情况下予床头摇高 30°，嘱其轻轻咳出痰液，必要时予负压吸痰，有利于呼吸道及口腔分泌物的排出，以防误咽、误吸。术后第 1 天遵医嘱予氧气雾化吸入，指导患者有效咳嗽，拍背排痰。未行气管造瘘者按医嘱床边备气管切开包；有气管造瘘者做好气管切开的护理，详见本章第七节"气管切开手术护理常规"。

4. 鼻腔伤口护理 遵医嘱使用滴鼻剂滴鼻，术后给予抗炎治疗。注意观察鼻腔纱条及纱球的填塞及固定，避免纱条脱出或纱球脱落引致出血或窒息。术后第 5~7 天开始分次拔除鼻腔内的碘仿纱条，每次拔除一部分，若有出血需暂停操作，必要时再填塞。纱条完全拔除后观察 1 天，无出血再拔除鼻孔栓塞物。术后第 1 天可用软毛牙刷刷牙，保持口腔清洁，预防感染。刷牙时注意力度，不能过度用力，掌握正确的刷牙方法。每次进食后，予漱口液或温盐水漱口，每班次的护理人员均须注意检查患者口腔卫生情况。

5. 疼痛管理 术后由于碘仿纱条填塞鼻腔可能会出现疼痛，注意倾听患者主诉，了解是否有疼痛，并评估疼痛的部位、性质、持续时间、发生规律、伴随症状等，适当予以安慰，减轻疼痛刺激。预防不适当的姿势和行为造成特定部位的疼痛。同时告知患者及家属，疼痛存在是必然的，但会逐渐缓解。必要时，按医嘱适当应用镇痛药，注意观察并记录用药后结果。向患者及家属普及疼痛知识，提高患者对疼痛的认识和自我管理能力。

6. 饮食指导 鼓励患者进食，保证机体营养摄入。以高热量、高蛋白、高维生素、高纤维素的流质、半流质为宜，少量多餐，必要时按医嘱给予输液、输水解蛋白或补充全血，以提高机体抵抗力，促进伤口愈合。

7. 鼻咽部大出血抢救的护理配合

（1）用物准备 吸痰装置、吸痰用物、开口器、金属压舌板、电插板、舌钳、后鼻孔填塞包、后鼻孔塞子、无菌手套、无菌剪刀、凡士林纱、中方纱、聚光灯/头灯，必要时备额镜、鼻咽镜、鼻内窥镜。

（2）护理配合操作步骤

①发现患者出现鼻咽大出血，立即呼叫其他护士支援，并立即通知医生。

②嘱患者头偏向一侧，嘱其切勿将血液吞下，防止呼吸道堵塞，造成窒息。

③立即准备急救用物，安抚患者，及时吸净患者口腔、鼻腔等部位积血，了解出血部位，协助医生对患者进行前、后鼻孔填塞止血。必要时通知头颈外科医生行气管切开术。

④予心电监护及吸氧，建立静脉通道、配血，急查血常规、血生化项目，按医嘱使用止血药。

⑤做好转运准备，联系相关科室，如手术室或重症监护室（ICU）。

⑥记录患者情况及抢救过程。

（3）注意事项　鼻咽部大出血的抢救关键是止血，保持呼吸道通畅，保证循环血容量。抢救过程中保证以上三个环节的有效运作是抢救成功的必备条件。在整个抢救过程均须密切观察患者神志、面色、生命体征，并及时向医生报告。清醒的患者注意心理护理，与患者沟通，以取得配合。部分患者大出血前有共同的临床表现，即为持续性小量出血，或出现面色苍白、头痛、烦躁不安等症状；此类患者出现上述症状时应当引起重视，及时发现问题，充分做好抢救准备。

第五节　皮瓣移植手术护理常规

一、概述

皮瓣是指由皮肤及其皮下脂肪层组成，具有完整血管网的组织块。皮瓣与邻近或深部组织相连的部分称为蒂，蒂部含有为整个皮瓣提供血液供应的动脉以及回流静脉。在修复组织缺损时，可转移邻近缺损区的皮瓣来修复缺损，而皮瓣的蒂留在原位；也可在远离缺损区的部位连同蒂部血管一起切取皮瓣，移到缺损区后将蒂部血管与受区的血管进行吻合，从而恢复皮瓣血供。前一种形式称为皮瓣移位，后一种形式称为皮瓣移植。

（一）皮瓣类型

（1）按皮瓣形状分为扁平皮瓣、管状皮瓣、袋状皮瓣。

（2）按皮瓣供区、受区的位置关系分为邻近皮瓣和远位皮瓣。

（3）按皮瓣血供来源分为随意皮瓣和轴型皮瓣。

（4）按皮瓣组织成分分为单纯皮瓣、筋膜皮瓣、肌皮瓣、骨皮瓣和骨肌皮瓣。

（5）按皮瓣切取方式分为单蒂皮瓣、双蒂皮瓣、岛状皮瓣、延迟皮瓣、预构皮瓣和预扩张皮瓣。

（6）按皮瓣转移方式分为局部转移皮瓣和远位转移皮瓣（带蒂移位和吻合血管游离移植）。

（二）适应证

（1）修复全层皮肤的缺损。

（2）覆盖骨骼、肌腱以及主要神经、血管的裸露部分。

（3）修复足底、指端等承受压力的摩擦面。

（4）器官再造，如舌、耳。

（5）洞穿性缺损的修复，如面颊部、上腭等。

（6）增强局部血运，改善营养状态，如放射性溃疡、压疮等。

二、护理评估

1. 全身情况 评估患者肿瘤相关的症状、体征及既往史，有无合并高血压、糖尿病等基础疾病；评估患者进食及营养状况，是否存在体重下降、贫血等；评估患者有无吸烟史，戒烟时长。

2. 供皮区皮肤状况 评估患者供皮区血运状况，有无破损、瘢痕增生等。

3. 受皮区皮肤状况 评估患者受皮区清洁状况，有无破溃出血、感染等。

4. 心理及社会状况 评估患者的心理状态、对疾病的知晓度、对治疗的依从性以及家庭支持与经济的情况。

三、护理措施

（一）术前护理

1. 心理护理 皮瓣移植术虽然效果佳，但是其手术要求高、风险大，一旦失败将造成新的皮肤及软组织（供皮区）的畸形和缺损。而术后又常需姿势固定，给患者造成痛苦和生活不便。因此，术前心理护理尤为重要，做好充分解释工作，使患者了解手术方案，认识手术的优点及可能出现的并发症，说明术后姿势固定所引起的不适，并指导患者模拟练习术后姿势，以提高适应能力和在床上的生活习惯，减少术后的痛苦和情绪波动。

2. 皮肤准备 供皮区做好标记，避免注射，预防破损。优先选择非功能手臂血运好、颜色正常、质地柔软、无瘢痕、无硬结的皮肤。术前 1 天剃掉供皮区皮肤毛发，注意勿剃伤局部皮肤。清除受皮区的分泌物，使创面保持相对清洁。

3. 营养支持 应用 NRS 2002 进行营养风险筛查，根据评估结果给予营养支持。鼓励吞咽功能正常的患者进食高热量、高蛋白、富含维生素的食物；吞咽功能异常者，指导通过改变食物性状（改为半流质或流质）以主动增加营养物质的摄入，必要时增加口服肠内营养制剂补充营养；对于进食量少或不能进食且营养状况较差者，按医嘱予静脉营养支持治疗，以纠正全身营养状况及水、电解质代谢平衡，提高手术耐受性。

4. 术前戒烟、戒酒 因烟草中尼古丁等物质可引起血管痉挛，导致血管危象的发生，嘱患者应提前 1 周开始戒烟，并向患者解释戒烟的目的，以取得合作。

（二）术后护理

1. 护理标准 按头颈部肿瘤全麻术后护理常规护理。

2. 病房环境准备 为避免感染，为皮瓣成活创造条件，对病室进行紫外线消毒。控制室内温度，使温度恒定在 25℃ ~ 28℃，温度过高，患者不适；温度过低，局部血管痉挛，影响血运。

3. 体位护理 术后体位的安置是保证皮瓣的血供和静脉回流，促进皮瓣成活的重要措施之一。头颈部皮瓣修复术后一般采取平卧位、头部制动，予专用的固定垫保持头部偏患侧15°左右，或根据手术部位适当调整，确保维持功能位又利于静脉回流，减少局部组织水肿，防止吻合口或者蒂部的血管因活动而牵拉或扭曲。向患者解释体位固定的重要性，使其密切配合治疗，及时纠正不正确姿势。

4. 皮瓣血运观察 术后应严密观察皮瓣血运，可通过局部皮温、皮肤颜色、肿胀程度、毛细血管充盈反应等指标，耐心细致地全面观察，综合判断，及早发现问题，以求早期处理。

（1）温度 注意与邻近正常组织相比较。一般移植皮瓣温度与健侧皮温相差 $0.5℃ \sim 2℃$，皮温应保持在 $33℃ \sim 35℃$。若比正常皮温降低超过 $2℃$，提示将发生血液循环障碍；如皮温突然增高超过正常范围，且局部有刺痛感觉或疼痛持续加重，提示有感染可能。

（2）颜色 主要观察移植组织肤色是否红润或出现苍白、红紫。因人体各部位肤色不一样，观察时注意要与供皮区皮肤相比较。若皮肤颜色变浅或苍白，提示动脉血供不足，有栓塞或痉挛；相反，颜色大片或整片变深应考虑静脉血回流受阻，随着血栓加重，继而变为红紫甚或黑紫。

（3）毛细血管充盈反应 用棉签压迫皮瓣皮肤，使皮肤颜色变白后移去棉签，皮肤颜色即转为红色。这段时间为毛细血管充盈时间，正常为 $1 \sim 2$ 秒；如果毛细血管充盈缓慢或消失，则可能是血液循环中断，应立即引起注意。

（4）肿胀程度 术后皮瓣均有水肿过程，$3 \sim 4$ 天后静脉逐渐恢复，皮瓣静脉回流即可迅速改善而消肿。根据肿胀程度可出现皮纹增多、皮纹消失甚至水疱。动脉血供不足时，皮瓣塌陷，皮纹增多；静脉回流受阻时，皮纹消失，张力增大，表面光亮，有水疱或皮纹出血。如动静脉同时栓塞时，肿胀程度反而不发生变化。

（5）针刺试验 可用细针头刺入皮瓣内 $5mm$，拔出后轻轻挤压周围组织，若有鲜红血液溢出，说明皮瓣血运正常；若反复针刺后仍不见血液溢出，说明可能存在动脉危象；若暗红色血液溢出，说明静脉血流受阻。发现上述情况应及时通知医生处理，以免肌皮瓣坏死。

5. 维持有效血循环 血容量不足可引起心搏量减少、周围血管收缩，从而影响皮瓣血供，威胁再植组织存活。故术后应密切观察生命体征及全身情况，补足血容量。同时遵医嘱予抗痉挛、抗血栓等治疗，注意观察药物疗效及副作用。

6. 疼痛护理 疼痛可使机体释放 5 - 羟色胺（5 - HT），5 - HT 有强烈缩血管作用，不及时处理可致血管痉挛或血栓形成，故术后应及时给予止痛治疗。妥善安置体位，避免不当活动损伤皮瓣引起疼痛；妥善固定各管道，避免因管道牵拉引起的疼痛；术后所有治疗与护理操作轻柔，如注射、输液、换药、拔引流管等，尽量减轻疼痛。

7. 引流管护理 为防止皮瓣下血肿形成，术后常放置引流条或负压引流管，妥善固定，保持引流管通畅和持续有效吸引（压力 $< 20kPa$），防止堵塞、扭曲、引流不畅。引流负压过大，可压迫静脉而影响回流；负压过小，则可因积血或积液压迫而加重静

脉回流障碍；两种情况均将影响皮瓣的成活。定期观察有无渗液，以及引流液颜色、量、性质，做好记录。

8. 预防压力性损伤 术后由于体位的限制，患者发生压力性损伤的风险高。指导患者翻身技巧，每 2 小时翻身 1 次，使用气垫床或水垫减少局部压力，加强皮肤清洁卫生。每班次护理人员注意观察患者皮肤状况，及时发现并处理压力性损伤，以免造成更大伤害。

9. 预防深静脉血栓形成 病情稳定及情况允许下把患者的下肢抬高一些，尽早指导患者进行床上功能锻炼，如踝泵运动，可以使肌肉收缩，促进血液回流。也可以采用医用弹力袜，被动地使下肢血液回流，防止血液淤滞，造成深静脉血栓形成。对于血液高凝状态的患者，遵医嘱使用抗凝药物进行预防。

10. 预防伤口感染 早期及时合理应用抗生素，严格无菌技术操作，维持敷料清洁干燥，保持引流管引流通畅，防止皮瓣空隙处积血而影响皮瓣成活。给予营养支持，予高蛋白、高热量、高维生素饮食，增强机体抵抗力以利组织修复。同时加强基础护理，预防压力性损伤发生，病室每日进行空气消毒，定时开窗通风。

第六节　颈淋巴结清扫手术护理常规

一、概述

颈淋巴结清扫术是头颈部恶性肿瘤外科治疗原则的核心内容，是治疗和预防头颈部恶性肿瘤患者颈部淋巴结转移的首要手段。颈淋巴结清扫术自提出以来已经有 100 多年的历史，在我国的发展历史也长达 80 余年之久（1943 年完成首例颈淋巴结根治术）。随着医疗技术的提高和医疗模式的转变，其在手术方式及理念等方面也发生了重大的改变。颈淋巴结清扫术发展至今，其手术范围、适应证、手术操作及命名几经变化，已经基本规范。

1. 颈淋巴结分区 《浅表器官超声检查指南》建议采用美国癌症联合会（AJCC）Ⅶ区分区法（表 2-1 和图 2-1），目前学术界广泛采用这种方法。

表 2-1　AJCC 颈淋巴结分区

Ⅰ区	包括 Ⅰ A 区颏下淋巴结和 Ⅰ B 区颌下淋巴结
Ⅱ区	颈内静脉淋巴结上组，以颈内静脉后缘为界分为 Ⅱ A 区和 Ⅱ B 区
Ⅲ区	颈内静脉淋巴结中组
Ⅳ区	颈内静脉淋巴结下组
Ⅴ区	颈后三角区淋巴结，以肩胛舌骨肌下腹为界分为 Ⅴ A 区和 Ⅴ B 区
Ⅵ区	内脏周围淋巴结，或称颈前区淋巴结
Ⅶ区	上纵隔淋巴结

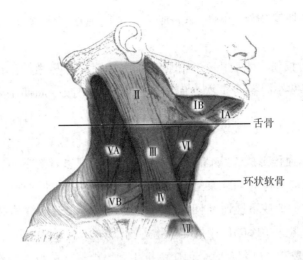

图 2 - 1　AJCC 颈淋巴结分区

2. 原发部位与转移区域的关系　见表 2 - 2。

表 2 - 2　原发部位与转移区域的关系

原发部位	常见转移区域
口腔	Ⅰ、Ⅱ、Ⅲ
咽、喉部	Ⅱ、Ⅲ、Ⅳ
腮腺	耳前淋巴结、腮腺内及周边淋巴结、Ⅱ、Ⅲ
下颌下腺、舌下腺	Ⅰ、Ⅱ、Ⅲ
甲状腺	Ⅱ、Ⅲ、Ⅳ、Ⅵ、Ⅶ

（一）临床表现

一般不产生明显的自觉症状，往往无意间或体检时发现一侧或双侧颈部进行性增大肿块，初期多为单发，肿块较小，中等硬度，活动稍差或固定；之后肿块数目增多且相互融合。肿块压迫气管、食管和神经可引起相应的症状和体征，如疼痛、声音嘶哑、吞咽困难等；少数侵犯其表面皮肤，会引起表面破溃出血。

（二）辅助检查

1. 超声　是检查颈部淋巴结敏感性、特异性比较高的影像学检查，价格合适，是临床常用的检查方法。多数颈部淋巴结肿大都可通过超声进一步明确，考虑淋巴结肿大具体的原因是反应性增生，还是炎症或肿瘤。

2. CT　检查颈部淋巴结可对淋巴结具体位置分区进行判定，通过 CT 检查不仅可以判断淋巴结的具体位置，也可比较明确、清晰地观察淋巴结相对周围组织的比例关系。

3. 病理学检查　如果淋巴结怀疑有问题，也可以通过超声引导下的穿刺诊断进行病理学检查，如细胞学或组织学的病理学检查，明确淋巴结肿大的具体原因，比如肿瘤或炎症。

（三）颈淋巴结清扫术分类

1. 择区性颈清扫术 根据原发部位，对引流至附近的区域性淋巴结进行清扫。

2. 改良根治性颈清扫术

（1）Ⅰ型 切除Ⅰ~Ⅴ区淋巴结、下颌下腺、颈内静脉、胸锁乳突肌。

（2）Ⅱ型 切除Ⅰ~Ⅴ区淋巴结、下颌下腺、颈内静脉。

（3）Ⅲ型 切除Ⅰ~Ⅴ区淋巴结、下颌下腺。

3. 根治性颈清扫术 切除Ⅰ~Ⅴ区淋巴结、胸锁乳突肌、颈内静脉、副神经，但是不切除枕下淋巴结、腮腺周围淋巴结、颊肌淋巴结、咽后淋巴结。

4. 扩大根治性颈清扫术 除了根治性颈清扫范围，还清扫颈部其他相邻脏器，如迷走神经、颈总动脉、上纵隔淋巴结等。

二、护理评估

1. 术前常规评估 了解患者性别、年龄、发病情况、健康史、个人史等，评估患者及家属对疾病的知晓度、对治疗的依从性以及家庭支持与经济等情况。

2. 专科护理评估

（1）评估患者是否存在原发肿瘤相关的症状及体征，如声音嘶哑、呼吸困难、吞咽困难、血痰等。

（2）评估患者及家属的心理状况，由于根治性颈淋巴结清扫的患者可能面临着大脑供血不足的情况，严重者可能导致肩颈功能障碍的重大变化甚至成为植物人，所以心理问题往往比较严重，需给予早期的心理干预，熟练掌握术后的肩颈功能锻炼，提高患者接受治疗的信心。

三、护理措施

（一）术前护理

1. 心理护理 多与患者沟通，帮助患者建立信心，颈清扫术后可能引起肩颈功能障碍、肩下垂等，会影响形象和造成生活不便，特别是年轻女性对术后颈部瘢痕、声音嘶哑等顾虑重，可对其进行相关健康教育。

2. 体位训练 术前需做拉伸颈部的训练，以适应手术体位。患者取平卧位，肩下垫一枕头，脖子尽量拉长，头转向左侧后再转向右侧，交替进行，每天3~4次，每次20~30分钟，根据自身情况适当调整时间。训练床上、大小便。

3. 术前备皮 剃光手术同侧发际线上3指宽的头发，以保证手术范围，预防感染。

4. 护理标准 按全麻常规做好术前准备及术前禁饮、禁食。

（二）术后护理

1. 按全麻术后护理 常规监测生命体征，手术当日遵医嘱予低流量吸氧，密切观察生命体征变化。

2. 病情观察

（1）术后出血 多发生于术后 12~48 小时，注意观察伤口有无肿胀及引流液情况，保持引流管通畅。颈前少量积血可压迫气管引起呼吸困难，应立即拆开缝线，清除手术切口内血肿。遇呼吸困难严重者，立即通知医生做好床边气管切开准备。侧颈伤口肿胀需密切观察病情，保持引流管通畅，确定为活动性出血，做好再次送手术室施行手术止血的准备。

（2）伤口及引流观察 观察伤口及颈部敷料渗血、渗液情况，伤口及面部有无肿胀，引流管是否通畅；注意引流液的颜色和量，观察是否有乳糜漏、淋巴漏，如有需要及时报告医生，根据情况局部加压包扎；术后如果 24 小时的引流液 <30ml，可拔除引流管。

（3）乳糜漏/淋巴漏的观察及护理 乳糜漏是颈淋巴结清扫术后的严重并发症，发病率为 1%~3%。胸导管或淋巴管主要分支破损是引起乳糜液溢出的主要原因。来自于肠道的淋巴液呈"牛奶样"外观，因此称为"乳糜漏"。其他淋巴液颜色淡黄、清亮透明。处理方法如下。

①医生予以局部加压包扎，考验医生的技巧。包扎要点是压迫位置准确，常用 1~2 块纱布块做成直径 3~5cm 的松软纱布团，置于锁骨上窝静脉角体表投影处，外用弹力绷带加压包扎。需重视患者主诉，注意关注呼吸情况。

②持续负压吸引和引流管的有效管理：乳糜漏发生后，颈部引流可接闭式引流瓶或中心负压持续吸引，负压吸引的压力可设置在 -20kPa~-30kPa。持续负压吸引可防止积液、缩小死腔、预防感染，利于肉芽组织生长，促进漏口愈合。持续负压吸引应注意，乳糜漏的漏口一般位于颈内静脉周围，持续强力负压吸引可能导致血管破裂，要及时监测并调整负压压力。使用高举平台法固定，每班次护理人员观察并记录引流液的颜色、性质、量，保持引流通畅。告知患者在翻身或下床活动时应留意管道，避免受压或滑脱。

③饮食与电解质管理：目的是减少乳糜液的产生，并防止水、电解质代谢失衡。当出现乳糜漏时应予低脂饮食或无脂饮食，必要时可禁食并结合肠外营养。乳糜漏肠内营养干预方案是：给予患者高热量、高蛋白、无脂或低脂饮食，可选用鸡胸肉、鸡蛋白等蛋白质含量高但脂肪含量极少的食物。乳糜漏恢复期的患者饮食按要求从清流质→流质→半流质→软食逐渐过渡。研究数据发现：中链脂肪酸（median chain triglyceride，MCT）肠内营养优于全胃肠外营养（total parenteral nutrition，TPN）。MCT 经由小肠吸收后直接进入门静脉途径代谢，不参与乳糜微粒的形成，对胃肠淋巴液的产生影响不大，是乳糜漏患者理想的能量来源。多种食物如椰子油、棕榈仁油、全脂牛奶、黄油和奶酪中均含有 MCT。肠内、肠外营养各有利弊，互相取长补短。MCT 不是人体的必需脂肪酸，患者还应摄入一些长链脂肪酸以满足机体需求。密切跟进患者主诉及检验结果，特别是电解质情况，避免因引流液过多或禁食而造成的电解质失衡。

当患者发生电解质紊乱时，可遵医嘱予口服补液盐或静脉补液。

④体位管理：淋巴管内为负压，身体运动会推动乳糜流动，对于发生乳糜漏的患者，取半坐卧位，床头抬高30°~40°有利于引流，适当限制活动。

⑤非手术治疗方法无效时可考虑外科干预：乳糜漏手术探查的指征尚未达成一致意见，一般出现以下情况时可行手术治疗：a. 最高引流量持续 >1000ml/d 经非手术治疗引流量未见明显减少，尤其引流量持续 >2000ml/d 的乳糜漏，非手术治疗效果差，应及时手术治疗。b. 顽固性低流量（<1000ml/d）乳糜漏非手术治疗效果欠佳。c. 出现严重营养不良和水、电解质紊乱。d. 皮瓣坏死或出血等其他严重并发症。

（4）神经受损情况及程度观察　副神经损伤会引起肩下垂；舌下神经损伤会影响舌部的活动；喉上神经、喉返神经是迷走神经分支，损伤会出现饮食呛咳、声音嘶哑。若术后患者出现以上情况，应予以相应的功能康复指导。

（5）颜面部水肿的观察及护理　术后由于淋巴管及静脉中断，使头部的血液、淋巴液回流受阻，造成颈部和颜面部水肿，术后 3~5 天为水肿高峰期，嘱摇高床头呈半坐卧位，严密观察患者的呼吸、水肿情况，必要时备床边气管切开包。

3. 呼吸道护理　保持呼吸道通畅，观察有无舌根后坠、喉头水肿等情况，有喉返神经损伤、呼吸困难者备床边气管切开包并备好吸痰用物。

4. 活动管理　术后头部可正常活动，不要做与伤口相反方向的张力运动，以免过度牵拉导致伤口裂开。切除颈静脉、颈动脉或有血管吻合的患者必须保持大便通畅，避免便秘及剧烈咳嗽引起的高腹压；切勿过度牵拉伤口，以免引起大出血。

5. 饮食护理　清醒后无恶心、呕吐的情况下，可根据患者需求摇高床头，可嚼口香糖清新口气，返回病房 6 小时后如无不适可少量多次饮水、进食半流质饮食。术后第 1 天可进食普食。如留置胃管者予鼻饲流质饮食。如有淋巴漏/乳糜漏的患者按医嘱予低脂清淡饮食，严重者禁食。

6. 术后康复管理

（1）颈肩部功能锻炼：住院期间向患者及家属做好术后康复的重要性宣教，学会颈肩部功能锻炼的系统动作，必要时建立随访，跟进患者出院后的功能锻炼及康复情况。一般手术患者术后 24 小时即可开始肩颈功能锻炼，根治性颈清扫及扩大根治性颈清扫患者应遵循医嘱确定锻炼时间及强度。运动时充分感受自己的身心状态，动作幅度由小到大，锻炼时间逐渐延长，缓慢运动，避免受伤。颈肩部运动处方详见表 2-3。推荐 8 周前每个动作重复 8~10 次/组，每次 3 组，每天 2 次；8 周后每天 4 次。

表 2-3　颈肩部运动处方

时间	运动指导
术后 24 小时~1 周	术后 24 小时：前臂握拳、屈伸腕、屈伸肘
	术后第 2 天：颈部前屈、左右屈曲、左右旋转
	术后第 3 天：患侧手摸同侧耳及对侧肩
	术后第 4 天：患侧手摸颈后及对侧耳

时间	运动指导
术后 2~4 周	颈部前屈、左右屈曲、左右旋转；耸肩；肩胛骨内收；前后旋肩；手指爬墙；肩关节前屈后深、内收外展
术后 5~8 周	颈部前屈、左右屈曲、左右旋转；墙壁俯卧撑；抗阻肩外展；站立侧举
术后 9~12 周	重复"术后 5~8 周"动作，增加频率

（2）理疗：应用低频脉冲电流刺激神经－肌肉使其收缩，以恢复其运动功能，促进静脉、淋巴回流，改善组织血液循环和营养。

（3）手术切口可使用减少瘢痕增生的药膏或贴剂，以减少瘢痕增生。

第七节　气管切开手术护理常规

一、概述

气管切开术（tracheotomy）也称经皮气管切开术，是一种经皮切开颈段气管以放入气管切开套管以建立人工气道的创伤性操作，其主要目的是维持气道通畅、连接呼吸机和进行气道内操作等。气管切开术是头颈部肿瘤患者出现喉梗阻时保证上呼吸道通畅的常见治疗方案之一，也是头颈部术后防治伤口出血、窒息的预防性治疗方式之一。

在特殊情况下，气管切开术仍然是部分患者开放气道的唯一选择，也是抢救危急重症患者最有效的急救方法之一，如能及时、快速地配合医生行气管切开，不但可以抢救患者的生命，而且可以为各临床专科的治疗赢得宝贵时间，尤其为患者各生命脏器功能的恢复创造条件。

（一）**适应证**

1. 上气道阻塞　任何原因引起的上气道阻塞，包括气管上段的严重狭窄，尤其是病因不能快速解除的严重阻塞，如喉头水肿、咽喉部肿瘤、声带病变、声门下气道狭窄、特别严重的睡眠呼吸暂停综合征等。

2. 气道保护　严重颅脑病变、重症肌无力、重症肺炎等原因导致下呼吸道分泌物潴留；不能纠正的反复误吸状态，如鼻咽癌放疗、化疗后，舌体、喉部分切除术后等；某些口腔、鼻咽、颌面、咽喉部大手术前预防性气管切开。

3. 长时间机械通气　撤除呼吸机（简称"撤机"）时间延迟，特别是首次自主呼吸试验（spontaneous breathing trial，SBT）后 7 天仍不能撤机的经气管插管机械通气患者应考虑气管切开。

（二）**禁忌证**

没有绝对禁忌证，但有相对禁忌证，与该手术的获益及风险评估密切相关。例如严重的出血倾向、全身情况严重衰竭、严重的感染、气管畸形或管腔狭窄、颈前肿物等。

（三）气管切开套管的种类和型号选择

1. 根据患者的手术需求来选择气管切开套管种类

（1）常规气管切开套管 这是最常见的气管切开套管类型，具有 1 组内、外管——内管可拆卸，外管留在切口处。根据材质可分为带气囊硅胶气管套、普通塑料气管套、金属气管套。需要机械通气或辅助通气、有出血或误吸风险的患者必须选择带气囊硅胶气管套，以确保呼吸道通畅和气密封闭通气。

（2）双气囊气管切开套管 与普通套管相比，双气囊套管有 2 个气囊，一个位于气管内，另一个位于食管口，以防止误吸和呕吐物进入气道，适用于需要较高安全性要求的患者。

（3）不可塞气管切开套管 这种套管通常具有 1 个特殊的开口设计，可以在套管内侧形成 1 个小孔，以便气体通过套管侧孔从气管内进入，适用于需要经气管内喷射药物或辅助通气的患者。

2. 根据患者的气管直径等个体因素选择气管切开套管型号

（1）患者年龄和体型 不同年龄段和体型的患者可能需要不同尺寸的套管。一般来说，成人通常需要较大尺寸的套管，而儿童则需要较小的尺寸。

（2）气道直径和结构 患者的气道直径和结构会影响套管的选择。通过气道镜检查或放置套管试验来评估患者的气道情况，并选择合适的套管尺寸。气管套管的型号可参考表 2-4。

（3）患者舒适度和耐受性 某些患者可能对套管有特殊的舒适度或耐受性需求，可选择柔软材料或特殊形状的套管。

表 2-4 气管套管的型号参考

气管套管外径	气管套管内径	气管套管外径	气管套管内径
成年男性：15～17mm	不小于 8mm	5 岁：8.5～9.5mm	4～5mm
成年女性：12～14mm	不小于 6mm	3 岁：8～9mm	4mm
12 岁：10～11mm	5～7mm	1 岁：7～8mm	3～4mm
7 岁：9～10mm	5mm		

（四）床边紧急气管切开的护理配合

1. 用物准备 气管切开包、简易缝合包、无菌手套、气管套管、三叶气管撑、Y型纱布、中方纱、安尔碘、棉签、5ml 注射器、利多卡因 1 支、角针、圆针、缝线、手术刀片、聚光灯/头灯、吸氧及吸痰装置等。

2. 操作步骤

（1）立即取下床头板，提供充足的空间方便医生抢救操作；患者取去枕平卧位，有误吸的患者将头偏向一侧以利清除口腔分泌物。

（2）协助开包，局部麻醉；连接心电监护仪，并将血压设置为每 5～10 分钟测量一次，密切观察患者生命体征，吸痰及吸氧装置处于备用状态。采用聚光灯或头灯给予充分照明。

（3）由医生切开气管，放置气管套管后，及时用吸痰管吸除气管切口的出血和气道内分泌物，再吸除口鼻分泌物。

（4）气管套用编带固定，松紧度以能够放置1指为宜，用Y型纱布垫于伤口与气管套间。

（5）给予吸氧或按需要连接呼吸机辅助通气。

3. 注意事项　操作过程中，密切观察患者神志、面色、生命体征，必要时给予高流量氧气连接呼吸球囊辅助给氧；清醒的患者注意保持沟通与交流，以取得配合。

二、护理措施

（一）术前护理

1. 术前常规护理　按全麻或局麻手术要求做好术前准备。

2. 跟进检查结果　如凝血功能、传染病免疫标志物等结果。

3. 术前备物　根据医嘱，准备合适的气管套管及其他用物。

4. 皮肤准备　常规剃胡须，如病情危急则立即送手术室或床边手术。

5. 健康教育及心理护理　与患者及家属进行充分沟通，解释手术的目的，以取得患者和家属的配合，减轻患者的紧张和恐惧。术后会暂时失语，告知家属准备写字板以便患者的术后交流。

（二）术后护理

1. 将患者置于安静、清洁、空气新鲜的病室内，室温保持在18℃～22℃，湿度保持在50%～60%，床旁吸痰吸引装置处于备用状态。

2. 按全麻或局麻术后的护理常规监测生命体征，特别是监测患者的呼吸频率、深度和节律，观察是否有呼吸困难、气促或缺氧等症状。予低流量吸氧，密切观察病情。检查气管切开切口周围的皮肤情况，观察是否有红肿、渗液、出血、皮下气肿等征象。

3. 保持呼吸道通畅

（1）检查气管切开套管的通畅性，并观察是否有气道分泌物堆积。评估患者痰液情况及咳痰能力。带气囊气管套患者定期检查气囊充盈情况，检查方法可用触摸法或气囊表测压法，确保气囊能有效防止误吸；同时，观察是否有气囊破裂或漏气的情况。指导患者及家属有效咳嗽、拍背排痰，必要时给予吸痰。

（2）注意气管造瘘口周围有无皮下气肿，存在皮下气肿且必要时可拆除皮肤缝线1～2针以便于排气。保持切口的清洁和干燥，预防感染。

（3）气道湿化是气管切开患者气道管理的重要内容，注意气道湿化方法、湿化液的选择，并根据湿化效果调整湿化方案和频率。

①气道湿化方法：气道湿化方式的选择应根据病情、活动度、呼吸道功能以及痰液的颜色、性状和量等因素综合考虑，护士要密切观察患者的病情变化，及时调整护理措施，以确保患者的气道湿度和舒适度。a. 高流量、加温、加湿氧疗：通过高流量

呼吸湿化氧疗仪为患者持续提供可调控的吸氧浓度（21%～100%）、温度（31℃～37℃）和湿度（100%相对湿度）的高流量（8～80L/min）氧气吸入治疗方式。该方法用于有自主呼吸的患者，通过提供高流量、精确氧浓度以及加温、湿化的空氧混合气体，为患者进行有效的呼吸治疗。需要注意的是该仪器仅适用于带气囊气管套的患者，湿化液为灭菌注射用水。b. 雾化吸入：是将药液以气雾状喷出，由呼吸道吸入的方法，可用氧气雾化吸入或超声雾化吸入。该方法主要用于治疗呼吸道疾病、抗炎消肿、稀释痰液、帮助祛痰、解除支气管痉挛。c. 热湿交换器（人工鼻）：通过拦截呼出气体中的热量和水分，在一定程度上能对吸入气体进行加温和湿化，以减少呼吸道失水和失热，但痰液较多的患者不推荐使用。d. 空气加湿：利用加湿器来湿化空气，可同时采用拖地、洒水等方式经常湿润地面，维持室内温度20℃～22℃、相对湿度60%～70%。空气加湿器长期不换水易引起细菌滋生，诱发呼吸道疾病，因此需定期清洗加湿器，每天更换纯净水。e. 气道内给药：分为间歇给药法和持续给药法。现行指南不推荐常规使用气道内滴药进行气道湿化，因为滴药微粒直径大以致无法进入细支气管，湿化效果差，反而造成气管壁上细菌移位，增加肺炎发生率。

②气道湿化液的选择见表2－5。

表2－5　气道湿化液的选择

湿化液	优点、缺点	临床应用
生理盐水	等渗弱酸性，对水肿的气道壁有一定的脱水收敛作用。但进入气道内水分很快蒸发，盐分沉积在肺泡及支气管成高渗状态，引起支气管－肺水肿，不利于气体交换	适用于痰液较稀薄的患者，避免单独使用
0.45%氯化钠	低弱酸性，吸入后，在气道内浓缩接近生理盐水，对气道无刺激，不增加气道阻力。保持了呼吸道纤毛运动活跃，不易引起痰痂、痰栓	适用于痰液黏稠、量多的患者
灭菌注射用水	低渗液体，对痰液的稀释能力较强，但若长期过度湿化，可阻碍气体与呼吸膜的接触导致氧分压降低	适用于痰液黏稠、气道失水多及高热、脱水患者。治疗仪湿化液
1.25%碳酸氢钠溶液	其碱性具有皂化功能，使痰痂软化、痰液变稀薄，其湿化效果明显优于生理盐水，还可抑制真菌生长。用量大时可导致碱中毒，加重肺水肿	1.25%碳酸氢钠适用于痰血痂以及深部积痰的患者
联合用药	生理盐水＋氨溴索/布地奈德/糜蛋白酶等	痰液黏稠、气道炎症

③气道湿化效果评价及痰液分度

a. 湿化满意（Ⅱ度痰液）：临床表现为痰液稀薄，能顺利吸引出或咳出；气管套内无痰栓；听诊气道内无干啰音或大量痰鸣音。

b. 湿化过度（Ⅰ度痰液）：临床表现为痰液过度稀薄，需不断吸引；听诊气道内痰鸣音多；患者频繁咳嗽、烦躁不安，可出现发绀、血氧饱和度下降等改变。

c. 湿化不足（Ⅲ度痰液）：临床表现为痰液黏稠，不易吸引出或咳出；气管套内可形成痰痂；听诊气道内干啰音多；可出现吸气性呼吸困难，烦躁、发绀，血氧饱和度下降。

4. 气管切开护理

（1）每班次护理人员查看患者套管是否固定牢靠，系带的松紧度以能放入1个手指而无不适为佳。观察患者呼吸节律、气管套周围渗液、皮下气肿等情况。

（2）用生理盐水清洁气管套及气管造瘘口，用安多福消毒液（碘伏）或酒精消毒造瘘口周围皮肤，每天至少 2 次。气管内套使用 5.5g/L 的邻苯二甲醛浸泡≥5 分钟，或 3% 过氧化氢浸泡≥15 分钟，或 75% 乙醇浸泡≥30 分钟；消毒液每天更换 1 次。

（3）气管套管更换的护理：确认需要更换气管套管的种类及型号，备好换管所需物品，润滑新的气管套管备用。协助患者取适当体位，经气管套管和口腔充分气道吸引，清理呼吸道分泌物。配合医生更换气管套管时，应同时观察患者呼吸、面色及病情变化。气管套管更换后，应检查套管是否在气道内，套管固定是否正确及患者呼吸情况等，并做好记录。

5. 疼痛评估　询问患者有无疼痛或不适感，并做好疼痛评分记录。根据医嘱给予合适的镇痛措施，以确保患者的舒适度。

6. 营养管理　经吞咽功能评估可经口进食者，术后第 1 天起给予流质或半流质饮食。留置胃管者予调整胃管深度并妥善固定，术后第 1 天起由营养师根据患者情况逐量给予肠内营养液鼻饲饮食。鼻饲期间做好胃管的护理，注意保持胃管的通畅，控制鼻饲液的温度、量并观察患者的胃肠道反应。运用《营养风险评估单》评估患者的营养状况，观察患者的饮食摄入量和体重变化。根据病情需要给予静脉营养补充，为患者的营养管理保驾护航。

7. 术后并发症的观察与护理　气管切开术术后早期并发症包括出血、空气等栓子栓塞、气胸、纵隔气肿等；术后晚期并发症包括气管肉芽肿形成、套管急性堵塞、气管 - 无名动脉瘘、气管 - 食管瘘、声门下狭窄等。上述并发症较为少见，但是严重时均可致死亡，因此在实施护理时须密切观察患者的病情变化，及时采取相应的措施，确保患者的安全与康复。

8. 康复训练　根据患者病情，对患者进行康复指导，包括呼吸肌肉锻炼、吞咽训练、言语治疗等，促进患者的术后康复。

（三）气管套管拔管的护理

1. 拔管前评估与准备

（1）应评估患者的意识状况、自主呼吸、咳嗽反射、吞咽反射、清理呼吸道的能力，痰液颜色、性状和量，有无肺部感染等。

（2）拔管前宜连续堵管 24~48 小时，观察并记录堵管期间患者活动、睡眠、进食时的呼吸情况。

2. 拔管后的观察与护理

（1）观察患者呼吸、咳痰、吞咽反射及进食等情况。观察气管造瘘口胶布或张力性敷料是否固定牢靠，伤口是否对合良好。敷料周围分泌物擦拭干净即可，无需更换敷料以防延缓伤口愈合。

（2）备好床旁紧急气管切开用物，吸痰吸引装置处于备用状态，以便不时之需。

第三章　胸部肿瘤手术护理常规

第一节　肺癌手术护理常规

一、概述

肺是人体呼吸系统中最重要的器官，位于胸腔，左右各一。左肺体积较小，有上、下 2 个肺叶；右肺体积较大，由上、中、下 3 个肺叶组成。气管在第 7 胸椎水平处分为左、右主支气管，又继续分出许多更小的支气管，将肺细分为左、右共 18 个单独的解剖单位，即支气管肺段。

肺癌是指源于支气管黏膜上皮或肺泡上皮的恶性肿瘤。发病率在 44 岁之前处于较低水平，45 岁之后快速上升。病因尚不明确，吸烟被视为肺癌的重要风险因素，其他风险因素包括环境污染、职业接触（石棉、氡、铍、镉、硅、煤烟和煤烟尘暴露）、遗传因素、既往慢性肺部疾病等。

2021 年世界卫生组织（WHO）修订肺癌的病理分型标准，按细胞类型将肺癌分为 8 种，即鳞状细胞癌、腺癌、鳞腺癌、神经内分泌肿瘤、大细胞癌、肉瘤样癌、其他上皮源性肿瘤和转移性肿瘤。临床中从病理及治疗角度，肺癌大致可以分为小细胞肺癌和非小细胞肺癌。非小细胞肺癌主要包括腺癌、鳞状细胞癌、大细胞癌，其中腺癌发病率上升明显，目前已成为最常见的类型。临床上常根据患者的机体情况、肿瘤的病理组织学分型、侵及范围和发展趋势采用多学科综合治疗。非小细胞肺癌患者以手术治疗为主，辅以化学治疗和放射治疗。小细胞肺癌除早期患者适合手术治疗，其他以化学治疗和放射治疗为主。

（一）临床表现

早期肺癌（特别是周围型肺癌）往往无明显症状，多在行胸部 X 线或 CT 检查时发现。随着肿瘤的进展，可出现不同的症状，其临床表现与癌肿的部位、大小、是否压迫和侵犯邻近器官以及有无转移等密切相关。

1. 原发肿瘤表现

（1）咳嗽、咳痰　早期为刺激性干咳或少量黏液痰，抗炎治疗无效。当肿瘤增大阻塞支气管时，痰液引流受影响，可继发肺部感染，痰量增多甚至有脓性痰。

（2）痰中带血或咯血　多为痰中带血点、血丝或间断少量咯血；癌肿侵犯大血管可引起大咯血，但较少见。

（3）胸痛　肿瘤侵犯胸膜、胸壁、神经 - 肌肉或骨组织时，胸部可出现不规则隐

369

痛或钝痛。

（4）喘鸣、胸闷、气急　呼吸气流通过受压或部分阻塞形成的气管狭窄处可引起喘鸣，对不明原因反复出现局部喘鸣者尤应警惕。肿瘤进展可导致阻塞性肺炎、肺不张、胸腔积液，胸闷、气促等症状不断加重。

（5）体重下降、乏力、发热　肿瘤可引起消耗增加、食欲减退等情况，导致乏力伴体重下降。发热以间断中、低热较多见，合并感染时可有高热。

2. 非转移性全身症状　由于肺癌所产生的某些特殊活性物质（包括激素、抗原、酶等），少数患者可出现一种或多种肺外症状，常可出现在其他症状之前，并且可随肿瘤的消长而消退或出现，如杵状指、骨关节痛、骨膜增生等骨关节病综合征以及库欣综合征（Cushing syndrome，CS）、重症肌无力等。

3. 肿瘤压迫或侵犯邻近组织、器官表现

（1）压迫或侵犯喉返神经　可引起声带麻痹、声音嘶哑。

（2）压迫或侵犯膈神经　可引起同侧膈肌麻痹。

（3）压迫上腔静脉　可引起上腔静脉压迫综合征，表现为上腔静脉回流受阻，出现头痛、颜面部浮肿、颈胸部静脉怒张、皮下组织水肿；上腔静脉压升高，可出现头痛、头晕或晕厥。

（4）侵犯胸膜及胸壁　临床表现因有无胸腔积液以及胸腔积液的多少而异，常见的症状有呼吸困难、咳嗽、胸闷与胸痛等，亦可完全无任何症状。

（5）侵犯纵隔、压迫食管　可出现吞咽困难和支气管 - 食管瘘。

4. 肿瘤远处转移表现

（1）淋巴结　引起转移处淋巴结肿大，多质地较硬，可融合成团，常不伴有压痛。

（2）脑　头痛最为常见，可出现呕吐、视觉障碍、性格改变、眩晕、颅内压增高等。

（3）骨　局部压痛最为常见。疼痛通常是逐渐开始的，起初多表现为肌肉拉伤痛，随病情发展可引致更严重的疼痛。

（4）肝　可出现肝区疼痛、食欲不振、体重下降、疲劳、腹胀、黄疸等。

（5）肾上腺　可出现原发性肾上腺皮质功能减退症，表现为食欲缺乏、腹泻、皮肤色素增加等。

（6）其他　转移至全身多个部位导致不同表现。

（二）辅助检查

1. 影像学检查

（1）X 线　是胸部基本检查方法，通常包括胸部正、侧位片。

（2）胸部 CT　CT 可有效检出早期周围型肺癌，明确病变所在的部位和累及范围。尤其是低剂量 CT 可显著提高肺癌的检出率并降低肺癌相关死亡率，具有较高的灵敏度和特异度，是目前肺癌筛查、诊断、分期、疗效评价和治疗后随诊中最重要且最常见的影像学检查手段。

（3）MRI 胸部 MRI 不常用，可选择性用于以下情况：判断胸壁或纵隔受侵情况、显示肺上沟瘤与臂丛神经及血管的关系、长径 >8mm 疑难实性肺结节的鉴别诊断。

（4）PET－CT 是肺癌诊断、分期与再分期、手术评估、放疗靶区勾画、疗效和预后评估的最佳方法之一。

（5）超声 常用于检查腹部脏器及浅表部位淋巴结有无转移。

（6）骨扫描 是判断肺癌骨转移的常规检查，是筛查骨转移的首选方式。

2. 血清学实验室检查 目前推荐常用的原发性肺癌标志物有癌胚抗原、神经元特异性烯醇化酶、细胞角蛋白 19 片段抗原、胃泌素释放肽前体、鳞状上皮细胞癌抗原等。肿瘤标志物联合检测可提高其在临床应用中的灵敏度和特异度。

3. 获取肺癌细胞学或组织学病理检查技术

（1）痰液细胞学检查 是诊断中央型肺癌最简单、方便的无创诊断方法之一，但有一定的假阳性和假阴性可能，且分型较为困难。

（2）支气管镜检查 是肺癌的主要诊断工具之一。

（3）其他 胸腔穿刺术、浅表淋巴结和皮下转移病灶活组织检查、经胸壁肺穿刺术、经气管镜针吸活检术和超声支气管镜引导下经支气管针吸活检术等均可帮助明确病理诊断。

（三）手术治疗

外科手术治疗是早期非小细胞肺癌的首选治疗方式，完整彻底切除是保证手术根治性、分期准确性、加强局控和长期生存的关键。

1. 肺楔形切除术 指局部切除术，是切除肺组织最少的方法。肺楔形切除只切除肿瘤和肿瘤所在的一部分肺组织，保留其余大部分肺组织。

2. 肺段切除术 指解剖性地切除单个肺段，有时也会切除相邻的两个肺段。

3. 肺叶切除术 指切除肿瘤所在的整个肺叶。电视辅助胸腔镜肺叶切除术和机器人肺叶切除术已成为许多治疗中心的常规术式，主要用于早期非小细胞肺癌的切除。

4. 袖式肺叶切除术 指切除部分主支气管连同受累的肺叶支气管和相关肺组织。适用于肺癌、支气管类癌、其他支气管肿瘤等情况。

5. 全肺切除术 指一侧肺的解剖性切除。用于治疗肿瘤较大的中央型肺癌；也用于治疗同侧不同肺叶的同时性肺重复癌、肺癌跨叶侵犯，以及肺门部肿大淋巴结与支气管、血管紧密粘连者。

二、护理评估

1. 常规术前评估 了解患者性别、年龄、发病情况、健康史、个人史等，评估患者及家属对疾病的知晓度、对治疗的依从性以及家庭支持与经济等情况。

2. 专科护理评估

（1）评估患者是否出现刺激性干咳，痰中带血、血痰、间断少量咳血；有无呼吸困难、发绀、杵状指（趾）；有无肿瘤压迫、侵犯邻近组织引起与受累组织相关征象，如持续性剧烈胸痛等。

（2）评估患者营养情况：患者营养不良发生率高，应该常规进行营养风险筛查和营养评估。肺癌患者营养风险筛查推荐采用 NRS 2002 量表，推荐采用患者主观整体营养评估（Patient – Generated Subjective Global Assessment，PG – SGA）量表。

（3）评估患者心理 – 社会状况：针对患者对于疾病认知、情绪、睡眠等情况进行评估，了解患者对手术有何顾虑和思想负担；了解家属及朋友对患者的关心、支持程度。

三、护理措施

（一）术前护理

1. 术前常规护理 按全麻手术要求做好术前准备。

2. 跟进检验与检查结果 如 CT、支气管镜、心电图、肺功能、凝血功能检查等结果。

3. 呼吸道准备

（1）戒烟 指导患者戒烟 2 周以上。吸烟会刺激肺、气管及支气管，使气管、支气管分泌物增加，妨碍纤毛的运动和清洁功能，导致肺部感染。

（2）训练指导 指导患者练习腹式呼吸、缩唇呼吸、有效咳嗽，学会使用呼吸训练器等方法。

（3）维持呼吸道通畅 遵医嘱雾化吸入，必要时经支气管镜吸出分泌物。注意观察痰液的量、颜色、黏稠度及气味；遵医嘱给予支气管扩张剂、祛痰剂等药物，以改善呼吸状况。

（4）遵医嘱应用抗生素控制呼吸道感染。

4. 胃肠道准备 嘱患者术前 1 日正常饮食，避免油腻饮食。遵医嘱禁食、禁水。对于便秘或术前 1 日无大便的患者，遵医嘱给予开塞露或甘油灌肠剂协助通便，预防术后腹胀。

5. 皮肤准备 若毛发影响手术操作，手术前应予剃除。手术区皮肤准备范围包括切口周围至少 15cm 的区域。上自锁骨上及肩上、下至脐水平，包括患侧上臂和腋下，胸背均超中线 5cm 以上。术前 1 日下午或晚上，嘱患者沐浴，清洁皮肤。

6. 营养支持 对于肠内营养可达到正常营养需要量的肺癌患者，不推荐常规进行肠外营养治疗。当患者无法通过肠内营养获得足够的营养需要时，则应选择补充性肠外营养或全肠外营养。

7. 健康教育及心理护理 患者手术前难免有紧张、恐惧等情绪，医护人员应给予鼓励与关怀，耐心解释手术的必要性及可能取得的效果，使患者以积极的心态配合手术和术后治疗与护理。

（二）术后护理

1. 按全麻术后护理 常规监测生命体征，予低流量吸氧，密切观察病情。

2. 体位和活动管理

（1）体位 患者全麻未清醒前取平卧位，头偏向一侧，以避免呕吐物、分泌物吸入导致误吸或窒息。患者神志清醒、血压平稳后应抬高床头30°，以利呼吸及胸腔闭式引流。术后第1日起，肺楔形切除、肺段切除及肺叶切除术后患者，避免手术侧卧位，尽量取坐位、半坐卧位或不完全健侧卧位，以促进患侧肺组织复张。全肺切除术后患者避免过度侧卧，可采取1/4患侧卧位，以预防纵隔移位导致呼吸、循环功能障碍。

（2）早期活动 根据患者病情及耐受程度，鼓励患者早期活动，但下床活动前必须行跌倒风险评估和健康教育，以确保患者安全。活动过程中需注意妥善固定各引流管路，避免牵拉。需严密观察患者病情变化，出现头晕、气促、心动过速、心悸和大汗等症状时，应立即停止活动。

3. 气道管理

（1）氧气吸入 常规给予鼻导管吸氧2~4L/min，根据血气分析结果调整给氧浓度，注意观察患者呼吸的频率、幅度、节律。术后带气管插管返回病房者，严密观察气管插管位置和深度，防止滑出造成通气量不足。

（2）稀释痰液 遵医嘱采用氧气雾化吸入治疗，以达到稀释痰液、解除支气管痉挛、抗感染的目的。

（3）维持呼吸道通畅 指导和鼓励患者进行腹式呼吸、缩唇呼吸、有效咳嗽，协助患者有效排痰。

①腹式呼吸与有效咳嗽：鼓励并协助患者进行深呼吸及有效咳嗽。患者采用卧、坐、立位，一手放于胸前、一手放于腹部，胸部尽量保持不动，嘱患者闭口经鼻吸气，同时抵抗手的压力将腹部鼓起，然后缩唇像吹口哨样缓慢呼气4~6秒。病情允许情况下，嘱患者做3~5次深呼吸，深吸气后屏气3~5秒，再用力咳嗽将痰液咳出。护士在协助其咳嗽时需站在患者术侧，双手紧托切口部位以固定其胸部切口，以减轻震动引起的疼痛。固定时手掌张开，手指并拢。患者咳嗽时，护士的头转向患者身后或戴面屏，以避免患者咳嗽飞沫喷溅。

②叩击排痰：传统的术后辅助排痰的方法为叩击法。一般为协助患者取半坐卧位或侧卧位，操作者手指并拢弯曲成杯状，利用腕部力量，避开胸部切口，从肺下叶部开始，自下而上、由边缘向中央有节律地叩拍患者背部。叩击部位不可在肋骨以下、脊柱或乳房上，以避免软组织损伤。机械辅助排痰装置代替传统的人工胸部叩击、震颤和体位引流，可将长期滞留于肺部或较深层积液经多方位震动、挤压并定向引流，使痰液有效排出体外。

③纤维支气管镜吸痰：各种辅助咳痰方法均无效时，可由医生利用纤维支气管镜在直视状态下清除支气管内痰液，减少呼吸道感染。护士在协助医生进行纤维支气管

镜吸痰时，需观察患者心率/心律、血氧饱和度变化，同时注意安抚患者。

④气管插管吸痰：上述方法都不能有效排痰时，患者出现因咳痰不畅造成严重低氧血症、心律失常甚至呼吸衰竭时，可行气管插管吸痰。

4. 管路护理 术日，患者自手术室返病室，病房护士应与手术室人员做好交接工作，了解各引流管路的名称、目的，粘贴管路标识，妥善固定管路。详见本章第四节"胸腔闭式引流护理常规"。

5. 胸部切口护理

（1）观察胸部切口敷料是否清洁干燥，出现渗血、渗液需通知医生给予换药处理。

（2）协助患者咳嗽时，护士需站在患者术侧，保护胸部切口，以减轻疼痛。

（3）胸腔闭式引流管拔除后，需观察切口处有无红肿、渗液，指导患者不可长时间使切口受压。

6. 疼痛护理 可采用数字疼痛评分法或根据患者的表情、体位及主诉综合评估患者的疼痛程度，遵医嘱给予镇痛措施。为患者提供舒适体位，咳痰时协助患者保护切口，减少切口张力带来的疼痛，创造安静、舒适、通风的病室环境，保证患者获得有效的活动与休息。

7. 维持体液平衡 术后详细记录24小时出入量，遵医嘱进行静脉输液时需控制输液总量和速度，防止心脏前负荷过重导致急性肺水肿。全肺切除术后应控制液体摄入量，补液量控制在2000ml内，速度宜慢，以20～30滴/分为宜。

8. 营养护理 全麻清醒后4～6小时无恶心、呕吐的患者，可少量饮水。术后第1日可吃一些清淡易消化的流质或半流质食物。在刚开始进食时，机体消化能力有所下降，要少食多餐；待胃肠功能恢复后应正常饮食，进食高蛋白、高热量、富含纤维素的食物。术后还应鼓励患者多饮水，以促进麻醉药代谢，稀释痰液。

9. 皮肤护理 关注患者口腔黏膜、骶尾部、耳后皮肤，做好会阴护理。保持床单位干净整洁，皮肤清洁无汗液。需对患者进行压力性损伤风险因素评估，根据结果采取相应护理措施。

10. 心理护理 给予患者同情与理解，熟悉患者的心理变化，秉持同理心进入患者内心深处与其进行沟通，取得患者信任和好感。帮助患者获得家属和朋友的社会支持，尽可能满足其心理和生理需求，必要时由医院提供心理咨询辅导。

11. 术后并发症的观察与护理

（1）胸腔内出血 若引流量持续2小时超过4ml/（kg·h）且呈血性，同时患者出现烦躁不安、血压下降、脉搏增快、口唇/眼睑/甲床苍白、皮肤湿冷，应高度警惕胸腔内存在活动性出血。需密切观察患者生命体征、切口敷料渗血情况，关注胸腔引流液的颜色、性状和量。警惕活动性出血发生，及时与医生进行沟通。遵医嘱输血、补液并给予止血药物。保持胸腔闭式引流管通畅。必要时做开胸手术探查止血准备。

（2）肺不张　临床表现为发热、胸闷、气短，心电监护显示心率加快、血氧饱和度降低；肺部听诊可有管状呼吸音；血气分析显示低氧血症、高碳酸血症。

鼓励患者进行深呼吸、有效咳嗽、雾化吸入等是清除呼吸道分泌物和解除呼吸道阻塞的首选方法，特别是对轻度肺不张者效果最佳。对重度肺不张者，如呼吸道内有大量分泌物潴留并造成呼吸道梗阻的患者，可行纤维支气管镜吸痰。

（3）心律失常　多发生在术后 4 天内，与缺氧、出血、疼痛、水、电解质及酸碱失衡有关，患者术前合并糖尿病、心血管疾病者术后更易并发心律失常，可出现窦性心动过速、房颤、室性期前收缩等心律失常表现。术后遵医嘱予心电监护，密切观察生命体征变化。如有异常立即通知医生，遵医嘱应用抗心律失常的药物。严格掌握药物剂量与浓度、给药方法，观察用药后的疗效和不良反应。

（4）乳糜胸　乳糜胸常发生在术后 2～7 天或患者开始进食后。表现为胸腔引流量增加，开始为淡红色浆液性，之后出现乳糜样液体，引流量每天 400～1250ml。患者出现心悸、气短、心率增快（>100 次/分）、呼吸增快（>30 次/分）。积液多时患者可出现呼吸困难，晚期有消瘦、乏力、口渴等症状。乳糜胸的总体治疗原则为先采取保守治疗，效果不好时再进行手术治疗以结扎胸导管。保守治疗期间应严密观察引流液的颜色、性质及量；鼓励患者活动，促进肺复张；遵医嘱禁食、禁饮或给予低脂饮食，必要时遵医嘱给予肠外营养支持治疗。

（5）支气管胸膜瘘　患者常出现刺激性咳嗽、发热、呼吸短促、胸闷等症状，尤其会随体位变化出现刺激性的剧烈咳嗽。早期痰量多，呈陈旧血性、有腥味，性质类似胸腔积液；以后则逐渐呈果酱色。应及时为患者行胸腔闭式引流术，保持引流通畅，排出脓液，控制感染。嘱患者取患侧卧位，以防止漏出液流向健侧。遵医嘱给予有效抗生素，积极控制感染。加强营养，改善全身状况，促进瘘口愈合。

（6）肺栓塞　临床表现为突然发生不明原因的血氧饱和度下降、呼吸困难、咳嗽、胸痛和咳血，并伴有脑缺氧症状，多数患者是在下床活动或大便后出现。

护理上将肺栓塞的预防工作前置于术前更加具有现实意义。护士应于术前告知患者及家属术后活动预防深静脉血栓的必要性，指导患者掌握床上、床旁活动原则与方法，强调术后切勿用力排便，对于高危患者应遵医嘱预防性给予抗凝药物。

12. 安全护理　术后或病情发生变化时，及时对患者进行评估，并做好严密的保护措施（如设专人看守、加床栏），防止跌倒和坠床；同时加强管路固定，预防非计划性拔管、坠床、自伤等情况的发生。

13. 随诊与健康教育　保持良好的营养状况，每日保证充分的休息与活动，出院后半年内不得从事重体力活动。定期返院复查，建议术后患者前 3 年每 3～6 个月随访 1 次。若出现伤口疼痛、剧烈咳嗽及咳血等症状或有进行性倦怠、乏力等情况，应及时就近就医。

第二节 食管癌手术护理常规

一、概述

食管是承接咽喉至胃的肌性管道，主要功能是运输经口的食物、液体和唾液，同时防止胃内容物反流。上端在第6颈椎下缘平面与咽相连，下端穿过膈肌于第11胸椎左侧与胃的贲门口相连，全长约25cm，依其行程可分为颈部、胸部和腹部三段。食管全程有三处较狭窄：第一个狭窄位于食管和咽的连接处，距中切牙约15cm；第二个狭窄位于食管与左支气管交叉处，距中切牙约25cm；第三个狭窄为穿经膈肌处。这些狭窄处异物容易滞留，也是肿瘤好发部位。

食管癌是指从下咽到食管–胃结合部之间食管上皮来源的癌，是一种常见的上消化道恶性肿瘤。中国是食管癌高发地区，有明显的地域差异，高发区主要集中在太行山脉附近区域（河南、河北、山西、山东等），以及安徽、江苏苏北、四川南充、广东汕头、福建闽南等地区。男性发病率高于女性，农村人口发病率高于城市人口。发病年龄多在40岁以上，以60~64岁年龄组发病率最高。已知其发病与饮食生活习惯密切相关，包括嗜好烫食、热茶、饮酒、吸烟等，此外还包括食品霉变、炭烤或烟熏制备方式，饮用水、土壤成分或环境中的微生物菌群等因素。

参照2019版WHO消化系统肿瘤分类，常见病理组织学类型包括鳞状细胞癌、腺癌、鳞腺癌、神经内分泌肿瘤等，我国食管癌主要的组织学类型以鳞状细胞癌为主。近些年来，以手术为主的多学科治疗模式逐渐成为诊疗新趋势，包括术前新辅助与术后辅助诊疗，涉及化疗、放化疗与免疫治疗等，但外科手术治疗仍是食管癌的主要根治性手段。

（一）临床表现

1. 临床症状 典型临床表现为进行性吞咽困难，进食后哽噎感、异物感、烧灼感、停滞感或饱胀感等，伴或不伴有胸骨后疼痛、反酸、胃灼热、嗳气。开始为进普通饮食困难，随后逐渐恶化为仅可进半流质饮食或流质饮食，可伴或不伴有进食后随即出现食糜或黏液反流、咳黄脓痰、发热、胸闷、喘憋、呕吐、呕血、排黑便、胸背部疼痛、声音嘶哑或饮水呛咳等。由于进食困难导致营养摄入不足风险升高，累积数月后可出现消瘦、乏力、倦怠、体力减弱等情况。

2. 相关体征 早期食管癌通常无明显特异性体征。中晚期阶段可能出现颈部或锁骨上区淋巴结肿大，提示有淋巴结转移的可能；黄疸、触诊肝肿大或肝区压痛等，提示有肝转移的可能；胸廓呼吸运动受限、呼吸浅快、肋间隙丰满、气管向健侧移位、患侧语音震颤减弱或消失等，提示有恶性胸水的可能；腹壁紧张度增加、腹式呼吸运动减弱、叩诊移动性浊音等，提示有恶性腹水、腹膜转移的可能；近期体重明显减轻、皮褶厚度变薄、舟状腹等，提示有营养不良或恶病质的可能。

（二）辅助检查

1. 内镜学检查

（1）食管普通光镜检查　食管癌临床诊断的必要检查项目之一，兼顾食管癌原发病灶大体分型与活检病理学确诊。

（2）食管色素内镜检查　常用染剂包括碘液、甲苯胺蓝等。通过喷洒色素对比癌灶与正常黏膜，从而显示上皮不典型增生或多原发早癌区域，提高肿瘤分期准确性。

（3）食管超声内镜检查　内镜下超声技术有助于显示食管癌原发病灶侵及层次，可以判断肿瘤侵犯深度、食管周围组织及结构有无受累，以及局部淋巴结转移情况。

（4）气管镜检查　当病变在胸上段或颈段时，建议行支气管镜检查，以观察气管、支气管有无受侵。

2. 影像学检查

（1）CT　推荐胸段食管癌 CT 扫描常规，包含颈、胸、腹部区域；食管 - 胃交界部癌 CT 扫描根据病情可纳入盆腔区域。

（2）PET - CT　用于辅助诊断、治疗前/后分期、疗效评估，辅助重要临床决策。

（3）上消化道造影　用于评估食管原发肿瘤情况，其对于食管癌的位置和长度判断较直观。

（4）MRI　对于 CT 无法判别食管癌原发灶与周围气管及支气管膜部、主动脉外膜临界关系时，MRI 可提供有价值的补充信息。

（三）手术治疗

外科治疗方案应在将食管癌疾病情况（包括食管癌累及部位与临床分期）、患者合并症、手术者习惯等因素综合考虑的前提下谨慎制定。

1. 手术入路选择　对胸段食管癌推荐经右胸入路手术。对上纵隔无淋巴结转移的胸中下段食管癌，也可选择经左胸入路等手术。

2. 可选择的手术方式　可选择传统开放式或胸腔镜辅助或机器人辅助下的 McKeown 食管癌切除术（经右胸游离食管＋经上腹游离胃＋颈部吻合术），Ivor - Lewis 食管癌切除术（经上腹游离胃＋经右胸游离食管＋胸内吻合术），Sweet 食管癌切除术（经左胸游离食管＋经膈肌游离胃＋胸内或颈部吻合术），左胸腹联合切口＋颈部或胸部吻合＋联合胸、腹二野或颈、胸、腹三野淋巴结清扫术。

3. 可选用的代食管器官　最常用的代食管器官可选择胃、结肠及空肠。

二、护理评估

1. 常规术前评估　了解患者性别、年龄、发病情况、健康史、个人史等，评估患者及家属对疾病的知晓度、对治疗的依从性以及家庭支持与经济等情况。

2. 专科护理评估

（1）评估患者是否出现进食时哽噎、异物感以及胸骨后疼痛；有无进行性吞咽困难并逐渐加重；有无肿瘤压迫、侵犯邻近器官或组织引起与受累组织相关征象，如饮水呛咳、声音嘶哑、呃逆、呼吸困难、食管－气管瘘、体重减轻等。

（2）评估患者营养情况：食管癌是营养不良发生风险最高的恶性肿瘤，推荐对所有确诊患者常规进行营养风险筛查及营养评估。推荐采用 NRS 2002 进行筛查，对于≥ 3 分的患者，结合临床制定营养支持计划；推荐使用 PG－SGA 量表进行综合营养评估，对营养不良的患者进行营养支持治疗。

（3）评估患者心理－社会状况：评估患者的认况、情绪、睡眠等情况，了解患者对手术有何顾虑和思想负担；了解家属及朋友对患者的关心、支持程度。

三、护理措施

（一）术前护理

1. 术前常规护理 按全麻手术要求做好术前准备。

2. 跟进检验与检查结果 如内镜学检查、心电图、CT、凝血功能等结果。

3. 呼吸道准备 指导患者戒烟 2 周以上。指导患者进行腹式呼吸、缩唇呼吸、有效咳嗽，学会使用呼吸训练器等方法。

4. 皮肤准备 若毛发影响手术操作，手术前应遵医嘱予剃除。手术区皮肤准备范围包括切口周围至少 15cm 的区域。术前 1 日下午或晚上，嘱患者沐浴，清洁皮肤。

5. 胃肠道准备

（1）嘱患者术前 1 日进清淡、易消化饮食，避免油腻，避免食用芹菜、韭菜等富含膳食纤维的食物。术前 1 日晚遵医嘱进行肠道准备。

（2）对于有明显食管梗阻的患者，遵医嘱置胃管，以温盐水或3%～5%碳酸氢钠溶液冲洗食管，以减轻局部感染和水肿，有利于术后吻合口的愈合。

（3）拟行结肠或空肠代食管手术者，遵医嘱可在术前 2～5 日开始给予无渣、流质饮食，同时口服肠道不吸收的抗生素以减少肠道细菌。遵医嘱术前晚给予清洁灌肠，观察大便的次数及性状，达到排出液至清水为止。

6. 营养治疗 对存在营养风险或营养不良者应进行营养干预。营养治疗遵循五阶梯治疗原则，首先选择营养教育，然后依次向上选择口服营养补充、全肠内营养、部分肠外营养、全肠外营养。当下一阶梯不能满足 60% 目标能量需求 3～5 天时，应该选择上一阶梯（图 3－1）。

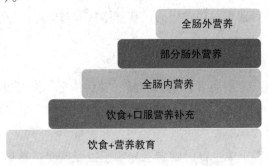

图 3－1 营养治疗的五阶梯治疗原则

7. 口腔卫生 指导患者正确刷牙。若口腔内有异味或溃疡者，可遵医嘱选用复方氯己定含漱液等含漱。若有龋齿或上呼吸道感染应先予治疗，以免手术后并发肺部感染等合并症。

8. 健康教育及心理护理 患者手术前难免有紧张、恐惧等情绪，医护人员应给予鼓励与关怀，耐心解释手术的必要性及可能取得的效果，使患者以积极的心态配合手术和术后治疗与护理。

（二）术后护理

1. 按全麻术后护理 常规监测生命体征，予低流量吸氧，密切观察病情。

2. 体位和活动管理

（1）**体位** 术日，患者返病房后给予垫枕、抬高床头30°，以避免反流导致误吸。术后第1日起，患者可采取半卧位，夜间睡眠宜抬高床头30°；进食时宜采取端坐位，以利呼吸及引流，减少反流、误吸和吸入性肺炎的发生。

（2）**早期活动** 根据患者病情及耐受程度，鼓励患者早期活动，但下床活动前必须行跌倒风险评估和健康教育，以确保患者安全。活动过程中需注意各引流管路妥善固定，避免牵拉。需严密观察患者病情变化，出现头晕、气促、心动过速、心悸和大汗等症状时，应立即停止活动。

3. 气道管理

（1）**氧气吸入** 常规给予鼻导管吸氧2~4L/min，护士应注意监测患者血氧饱和度，保持其在90%以上。注意观察患者呼吸的频率、幅度、节律及血氧饱和度情况。术后带气管插管返回病房者，严密观察气管插管位置和深度，防止滑出造成通气量不足。

（2）**稀释痰液** 遵医嘱采用氧气雾化吸入治疗，以达到稀释痰液、解除支气管痉挛、抗感染的目的。

（3）**维持呼吸道通畅** 鼓励并协助患者进行深呼吸及有效咳嗽，协助患者有效排痰、促进肺复张。必要时行纤维支气管镜吸痰或气管插管吸痰。

4. 管路护理

（1）**胸腔闭式引流管** 详见本章第四节"胸腔闭式引流护理常规"。

（2）**胃肠减压管** 胃肠减压管留置的目的是减轻胸胃扩张导致的切缘缺血、吻合口张力增加以及对肺的压迫。护士需观察胃肠减压管是否通畅，观察胃液的量、颜色、性质是否正常。定期用少量生理盐水冲洗并回抽，避免管腔堵塞。妥善固定胃肠减压管，采用固定带无张力粘贴固定，避免发生鼻黏膜压力性损伤。必要时增加固定装置，以防患者管路滑脱。胃肠减压管脱出后应通知医生并密切观察病情，不应盲目插入，以免损伤吻合口，造成吻合口瘘。

（3）**肠内营养管** 常见肠内营养管有鼻胃管、鼻肠管以及胃-空肠造瘘管，患者翻身、床上活动时防止压迫、折叠、扭曲、拉扯喂养管。妥善固定喂养管，经鼻留置的营养管，应妥善固定于鼻翼及面颊部；经造瘘途径留置的营养管，宜采用缝线固定于腹壁，必要时可给予附加固定装置无张力粘贴固定。

（4）颈部引流管　颈部引流管用以引流颈部切口处渗血、渗液。护士需将管路妥善固定，避免患者翻身、坐起等活动时牵拉引流管路，同时需避免管路折叠受压。指导患者日常咳嗽时保护颈部切口，降低切口处张力。观察引流液颜色、性质及量，如果引流血性液量多者需警惕活动性出血，及时通知医生给予相应处理。

5. 营养支持

（1）肠内营养支持

①口服营养补充：以增加口服营养摄入为目的，将能够提供多种宏量营养素和微量营养素的营养液体、半固体或粉剂的制剂加入饮品和食物中经口使用。一般情况下，消化道正常或具有部分消化道功能患者如果普通饮食无法满足入量需求时，优先选择口服营养剂。对于术后患者因经口摄入受限或不足的情况应采取管饲。

②管饲

a. 输注方式：重症患者和大手术后的患者实施完全肠内营养，建议使用营养输注泵连续输注。病情稳定、耐受良好且接受长期肠内营养的患者，建议使用间歇输注法，以恢复正常的饮食节律。若出现不耐受，建议暂停或降低输注速度至原先耐受的水平后，再逐渐增加输注速度，或将间歇输注改为连续输注。

b. 安置合适体位：无特殊禁忌时，进行肠内营养时抬高床头 30°~45°，取半卧位，可以减少误吸和吸入性肺炎的发生。肠内营养结束后宜保持半卧位 30 ~60 分钟。

c. 输注环节：输注时宜循序渐进，开始时采用低浓度、低剂量、低速度，根据个体耐受情况逐渐增加。输注时保持营养液温度接近体温为宜。输注前后、特殊注药前后、连续饲食时建议至少每隔 4 小时以 20 ~30ml 温水脉冲式冲洗导管，以减少堵管和药物腐蚀管壁的风险。

d. 防止营养液污染：营养液应现配现用，配制过程中应避免污染；配制的肠内营养制剂常温保存不宜超过 4 小时；暂不用时宜置于 4℃冰箱保存，不宜超过 24 小时。

e. 加强观察：应每 4 ~6 小时评估患者肠内营养耐受性情况，注意有无腹痛、腹胀、腹泻、恶心等胃肠道不耐受情况。若患者出现上述不适，应查明原因，针对性采取措施，如减慢速度、降低浓度或遵医嘱用药。若患者突然出现呛咳、呼吸急促或咳出类似营养液的痰液时，立即停止营养灌注，鼓励和刺激患者咳嗽以清除气管内容物，必要时经鼻导管或气管镜清除误吸物。

f. 口腔护理：每日评估口腔情况，定期口腔护理。

g. 健康教育：应告知患者及家属肠内营养的重要性和必要性；指导携带喂养管出院的患者及家属掌握居家喂养和自我护理的方法。

（2）肠外营养支持

①营养制剂：肠外营养输注时，应将各种营养物质按一定比例和规定程序混合于

一个输液袋（即为"全营养混合液"）后输注，推荐使用工业化多腔袋（包括三腔袋和双腔袋），也可使用医院配制的"全营养混合液"。避免单瓶、多瓶平行或序贯串输等形式输注。已配置的营养液需有明确标签，内容包括病区、床号、姓名、住院号、总容量、成分、建议输注时间和有效期等。

②输注途径：临床上选择肠外营养途径时，需考虑营养液渗透压、预计输注时间长短、既往静脉置管史、拟穿刺部位血管条件、患者凝血功能等因素。如经外周静脉输注，建议营养液葡萄糖浓度≤10%、蛋白质浓度<5%或全营养混合液渗透浓度<900mOsm/L，预期使用肠外营养时间≤10天应选择上肢外周静脉（留置针、中长导管）输注。如经中心静脉输注，肠外营养输注时间超过10天和（或）输注高渗透浓度（≥900mOsm/L）全营养混合液的患者推荐；输注途径包括锁骨下静脉、颈内静脉、股静脉和经外周静脉穿刺中心静脉置管。

③输注过程：合理安排输液顺序和控制输液速度。根据患者24小时出入量合理补液，维持水、电解质、酸碱平衡。对于已有脱水者，先补充部分平衡盐溶液；已有电解质紊乱者，先予纠正。根据患者营养需求和治疗情况确定输注速度，持续输注速度建议保持在40~150ml/h。输注药物前宜通过回抽血液的方式确定导管在静脉管腔内。

④输注装置：肠外营养实施过程中，应严格无菌技术操作，选择合适材质的导管，控制感染发生。肠内营养输液装置至少每24小时更换一次，或每次使用新肠外营养器时更换。单独输注静脉脂肪乳剂时，每隔12小时或根据产品说明更换输液装置和输液袋。

⑤定期评估、监测：至少应每日评估穿刺点周围皮肤有无红斑、肿胀、感染等；敷料是否完整、潮湿、污染；导管有无损伤、脱出、移位等，按需对比测量双臂围。定期监测血糖水平、电解质、肝肾功能等血生化指标变化，预防并症的发生。

⑥健康教育：应向患者及家属说明肠外营养的目的、意义和实施方法，取得患者及家属的配合。指导患者和家属做好管路保护，避免翻身时管路受压、扭曲及脱落。告知患者及家属合理输注营养液及控制输注速度的重要性，不能自行调节速度。当患者胃肠功能恢复或允许摄食情况下，鼓励患者进食或行肠内营养。

6. 疼痛护理　可使用疼痛数字评分法或根据患者的表情、体位及主诉评估患者的疼痛程度，遵医嘱给予镇痛措施。为患者提供舒适体位，妥善固定管路，防止牵拉引起的疼痛。创造安静、舒适、通风的病室环境，保证患者获得有效的活动与休息。

7. 切口护理　观察切口敷料是否清洁干燥，如出现渗血、渗液需通知医生给予处理。指导患者咳嗽时保护颈部切口，减轻切口局部张力。嘱患者不可频繁或大幅度转动颈部。

8. 皮肤护理　关注患者口腔与鼻腔黏膜、骶尾部、耳后皮肤，做好会阴护理。经鼻留置的导管常引起患者鼻咽部不适，宜采用细软材质的导管，可采用油膏涂拭鼻腔黏膜起到润滑作用。更换固定胃管的鼻贴时，要遵循"无张力"原则，防止鼻黏膜发生压力性损伤。经造瘘途径留置营养管的患者，注意保持造瘘口周围皮肤干燥、清洁，防止造瘘口周围皮肤损伤。需对患者进行压力性损伤风险因素评估，根据结果采取相应护理措施。

9. 心理护理　给予患者理解与共情，了解患者的心理变化，及时与患者进行沟通。帮助患者获得家属和朋友的社会支持，尽可能满足其心理和生理需求。必要时由医院提供心理咨询辅导。

10. 术后并发症的识别及护理

（1）出血　若引流量持续 2 小时超过 4ml/（kg·h）且呈血性，同时患者出现烦躁不安、血压下降、脉搏增快、口唇/眼睑/甲床苍白、皮肤湿冷，应高度警惕活动性出血。密切观察患者生命体征、切口敷料渗血情况。保持引流管路通畅，关注引流液的颜色、性状和量。警惕活动性出血发生，及时配合医生给予护理措施。遵医嘱输血、补液，给予止血药物。

（2）吻合口瘘　患者出现高热、胸闷、胸痛、呼吸困难等全身中毒症状。护理上积极预防感染、营养不良、低蛋白血症等症状的发生。保持引流管路通畅。遵医嘱给予肠内或肠外营养支持，准确记录出入量。严密观察生命体征，如出现上述全身中毒症状立即通知医生配合进一步治疗。

（3）乳糜胸　乳糜胸常发生在术后 2~7 天，少数患者可在 2~3 周后出现。表现为胸腔引流量增加，开始为淡红色浆液性，之后出现乳糜样液体，引流量每天 400~1250ml。患者出现心悸、气短、心率增快（>100 次/分）、呼吸增快（>30 次/分）。积液多时患者可出现呼吸困难，晚期有消瘦、乏力、口渴等症状。乳糜胸的总体治疗原则为先采取保守治疗，效果不佳时再进行手术结扎胸导管。保守治疗期间应严密观察引流液的颜色、性质及量；鼓励患者活动，促进肺复张；遵医嘱禁食、禁饮或给予低脂饮食，必要时遵医嘱给予肠外营养支持治疗。

11. 安全护理　术后或病情发生变化时，及时对患者进行评估，并做好严密的保护措施（如设专人看守、加床栏），防止坠床、跌倒；同时加强管路保护，预防非计划性拔管、坠床、自伤等情况的发生。

12. 随诊与健康教育　食管癌患者出院后仍需要定期进行营养风险评估，持续存在营养不良者推荐营养支持。定期返院复查，建议术后 2 年内每 3 个月复查 1 次。若出现伤口疼痛、高热及吞咽困难等症状，应及时就近就医。

第三节　纵隔肿瘤手术护理常规

一、概述

纵隔是位于两侧胸膜腔之间的器官、组织、结构的总称，上界为胸廓入口，下界为膈，包括胸腺、甲状腺、甲状旁腺、淋巴结、神经、血管、胸导管、气管和食管。纵隔可以分为前、中、后三个部分。

前纵隔前界为胸骨的后面，后界为心包、主动脉及头臂静脉；前纵隔常见肿瘤包括胸腺瘤、淋巴瘤、甲状腺肿瘤、内分泌肿瘤、畸胎瘤、生殖细胞肿瘤、良性胸腺病变。中纵隔位于前、后纵隔之间，容纳心脏及出入心的大血管，如升主动脉、肺动脉干、上腔静脉根部、肺动脉及其分支、左/右肺静脉、奇静脉末端及心包、心包膈动脉、膈神经和淋巴结等；中纵隔常见肿瘤包括支气管囊肿、食管囊肿、心包囊肿。后纵隔前界是心包，后界是后胸壁；后纵隔常见肿瘤包括神经源性肿瘤等。纵隔肿瘤涵盖多种良、恶性肿瘤"多样性"决定了其临床诊治、护理的复杂性，需要根据患者情况采取针对性的护理措施。

（一）**临床表现**

部分病例可无明显临床症状，体积较大的肿瘤因其压迫或入侵纵隔内的重要脏器而产生相应的临床症状，如压迫气管可引起气促、干咳；压迫食管可引起吞咽困难；压迫上腔静脉导致面部、颈部及上胸部水肿与静脉怒张；压迫神经可有膈肌麻痹、声音嘶哑、肋间神经痛及交感神经受压征象。1/3 胸腺瘤患者常伴发重症肌无力，表现出对称性或非对称性上睑下垂和（或）双眼复视、眼睑闭合无力、鼻唇沟变浅、构音障碍、吞咽困难等症状。

（二）**辅助检查**

1. 影像学检查

（1）胸部 CT　是纵隔肿瘤最重要的影像学评估工具，既能显示出病变的基本形态，也有助于对疾病进行分期。

（2）MRI　可通过形态、边界、脂肪组织、囊实性等方面来提示病灶性质与来源。

（3）PET－CT　可用于纵隔肿瘤患者的全身评估。

（4）其他检查　对于一些特定的纵隔肿瘤，可能还需要额外的影像学检查。在评估纵隔甲状腺肿瘤是否有活性甲状腺组织时，可以行放射性碘闪烁扫描；疑似有纵隔甲状旁腺腺瘤，可行^{99m}锝等放射性同位素扫描；对于患有纵隔生殖细胞肿瘤的男性患者，应完善睾丸超声检查等。

2. 血清学实验室检查　对疑似特定肿瘤类型的纵隔肿瘤患者，常规推荐行肿瘤标志物等针对性血液检验。根据临床情况，如果疑似甲状腺毒症、甲状腺类癌等应行皮质醇检测；如果高度怀疑非精原细胞性生殖细胞肿瘤，应行甲胎蛋白和人绒毛膜促性腺激素检测；当疑似重症肌无力时，有必要行针对乙酰胆碱受体、肌肉特异性酪氨酸激酶和低密度脂蛋白受体相关蛋白 4 等的抗体检测。

3. 病理组织学活检　诊断性组织活检可选用的手段包括经皮穿刺活检、经支气管针吸活检、纵隔镜检查、纵隔切开术或胸腔镜手术。

（三）**手术治疗**

1. 胸骨后甲状腺肿　常见的手术入路主要包括经颈部低位领形切口入路、经颈部低位领形切口+正中胸骨切开的颈胸联合入路，以及经胸腔入路。针对不同病例在手术中采用合适的入路，尽可能彻底切除胸骨后甲状腺组织，防止术后复发。

2. 胸腺上皮肿瘤（胸腺瘤和胸腺癌） 根治性胸腺切除术的手术界限明确如下：两侧至膈神经，下方至膈肌，上方至胸腺韧带，上角延伸至颈部高处，深至胸骨舌骨肌。有时需要切除纵隔胸膜、心包、邻近肺组织、无名静脉（头臂静脉）或单侧膈神经。对于合并重症肌无力的患者，必须采取额外的术前措施。

3. 纵隔神经源性肿瘤 可选择的手术入路包括后外侧切口开胸手术及电视辅助胸腔镜手术（VATS）。VATS特别适合较小的后纵隔神经源性肿瘤，但不适用于巨大的纵隔神经源性肿瘤。恶性纵隔神经源性肿瘤几乎不可能完全切除，5年生存率低。手术前常采用放疗联合化疗来减小肿瘤的大小，或在手术后针对切缘行辅助治疗。

4. 纵隔囊肿 纵隔囊肿包括支气管源性囊肿、心包囊肿、食管囊肿。由于大多数心包囊肿患者没有症状，治疗通常以保守观察为主；其他囊肿首选手术切除。

二、护理评估

1. 常规术前评估 了解患者性别、年龄、发病情况、健康史、个人史等，评估患者及家属对疾病的知晓度、对治疗的依从性以及家庭支持与经济等情况。

2. 专科护理评估

（1）由于纵隔肿瘤的多样性，有针对性地对患者进行主要器官及系统功能状况评估，包括循环系统、呼吸系统、神经系统、消化系统、内分泌系统等。胸腺瘤患者应评估患者是否存在重症肌无力体征和症状。

（2）评估患者营养情况：围手术期患者建议常规进行营养风险筛查和营养评估，营养风险筛查推荐采用NRS 2002量表，营养评估推荐采用PG-SGA量表。

（3）评估患者心理-社会状况：针对患者对于疾病认知、情绪、睡眠等情况进行评估，了解患者对手术有何顾虑和思想负担；了解家属及朋友对患者的关心、支持程度。

三、护理措施

（一）术前护理

1. 术前常规护理 按全麻手术要求做好术前准备。

2. 跟进检验与检查结果 如CT、支气管镜、心电图、肺功能、凝血功能等检查结果。

3. 呼吸道准备

（1）戒烟 指导患者戒烟2周以上。吸烟会刺激肺、气管及支气管，使气管、支气管分泌物增加，妨碍纤毛的运动和清洁功能，导致肺部感染。

（2）训练指导 指导患者练习腹式呼吸、缩唇呼吸、有效咳嗽，学会使用呼吸训练器等方法。

（3）维持呼吸道通畅 遵医嘱雾化吸入，必要时经支气管镜吸出分泌物。注意观察痰液的量、颜色、黏稠度及气味；遵医嘱给予支气管扩张剂、祛痰剂等药物，以改善呼吸状况。

（4）遵医嘱应用抗生素控制呼吸道感染。

4. 胃肠道准备 嘱患者术前 1 日正常饮食，避免油腻饮食，遵医嘱禁食、禁水。对于便秘或术前 1 日无大便的患者，遵医嘱给予开塞露或甘油灌肠剂协助通便，预防术后腹胀。

5. 皮肤准备 若毛发影响手术操作，手术前应予剃除。手术区皮肤准备范围包括切口周围至少 15cm 的区域。术前 1 日下午或晚上，嘱患者沐浴，清洁皮肤。

6. 营养支持 对于肠内营养可达到正常营养需要量的患者，不推荐常规进行肠外营养治疗。加强饮食指导，鼓励摄入营养丰富、易消化的食物。当患者无法通过肠内营养获得足够的营养需要时，遵医嘱进行补充性肠外营养或全肠外营养。

7. 健康教育及心理护理 患者手术前难免有紧张、恐惧等情绪，医护人员应给予鼓励与关怀，耐心解释手术的必要性及可能取得的效果，使患者以积极的心态配合手术和术后治疗与护理。

（二）术后护理

1. 按全麻术后护理 常规监测生命体征，予低流量吸氧，密切观察病情。

2. 体位和活动管理 患者全麻未清醒前取平卧位，头偏向一侧，以避免呕吐物、分泌物吸入导致误吸或窒息。患者神志清醒、血压平稳后应抬高床头30°，以利呼吸及引流。术后清醒的患者可取舒适卧位或坐位，早期下床活动有利于患者的快速康复，但下床活动前必须行跌倒风险评估和健康教育，以确保患者安全。活动过程中需妥善固定引流管路，避免牵拉；需严密观察患者病情变化，出现头晕、气促、心动过速、心悸和大汗等症状时，应立即停止活动。

3. 气道管理 同本章第一节"肺癌手术护理常规"。

4. 管路护理 术日，患者自手术室返病室，病房护士应与手术室人员做好交接工作，了解各引流管路的名称、目的，粘贴管路标识，妥善固定管路。详见本章第四节"胸腔闭式引流护理常规"。

5. 切口护理

（1）观察切口敷料是否清洁干燥，出现渗血、渗液需通知医生给予换药处理。

（2）协助患者咳嗽时，护士需站在患者术侧，保护其胸部切口，以减轻疼痛。

（3）胸腔闭式引流管拔除后，护士需观察切口处有无红肿、渗液，指导患者不可长时间使切口受压。

6. 疼痛护理 可采用数字疼痛评分法或根据患者的表情、体位及主诉综合判断患者的疼痛程度，遵医嘱给予镇痛措施。为患者提供舒适体位，咳痰时为患者保护切口，减少切口张力带来的疼痛，创造安静、舒适、通风的病室环境，保证有效的活动与休息。

7. 营养护理 全麻清醒后 4~6 小时无恶心、呕吐的患者，可少量饮水。术后第 1 日遵医嘱给予清淡易消化的流食、半流食。患者在刚开始进食时，因机体消化能力有所下降，要少食多餐；待胃肠功能恢复后可予正常饮食，吃高蛋白、高热量、富含纤维素的食物。术后还应多饮水，促进麻醉药代谢，稀释痰液，预防血栓发生。

8. 皮肤护理 关注患者口腔黏膜、骶尾部、耳后皮肤，做好会阴护理。保持床单位干净整洁、皮肤清洁无汗。护士需对患者进行压力性损伤风险因素评估，根据结果采取相应护理措施。

9. 心理护理 给予患者同情与理解，熟悉患者的心理变化，秉持同理心进入患者内心深处与其进行沟通，取得患者信任和好感。帮助患者获得家属和朋友的社会支持，尽可能满足其心理和生理需求。必要时由医院提供心理咨询辅导。

10. 术后并发症的观察与护理

（1）胸腔内出血 若引流量持续 2 小时超过 4ml/（kg·h）且呈血性，同时患者烦躁不安、血压下降、口唇/甲床/眼睑苍白、皮肤湿冷，应高度警惕胸腔内存在活动性出血。需密切观察患者生命体征、切口敷料渗血情况，关注胸腔引流液的颜色、性状和量。警惕活动性出血发生，及时与医生进行沟通。遵医嘱输血、补液，给予止血药物。保持胸腔闭式引流管通畅，必要时做开胸探查手术止血准备。

（2）重症肌无力 全身骨骼肌均可受累，症状呈"晨轻暮重"，活动后加重、休息后可减轻。眼外肌最易受累，表现为对称性或非对称性上睑下垂和（或）双眼复视；面肌受累可致眼睑闭合无力、鼓腮漏气、鼻唇沟变浅、苦笑或呈肌病面容；咀嚼肌受累可致咀嚼困难；咽喉肌受累可出现构音障碍、吞咽困难、饮水呛咳及声音嘶哑等；呼吸肌无力可致呼吸困难。护理要点：①严密观察患者神志、瞳孔及生命体征变化，遵医嘱予持续低流量吸氧。②指导患者有效咳嗽、咳痰，必要时予体位引流或吸痰护理，维持呼吸道通畅。③严密观察患者的服药情况，防止漏服药或不按时用药，用药后应观察该药物的不良反应。④避免让患者单独进餐，食物以易咀嚼的软食、半流质或流质为宜，避免呛咳。⑤重症患者卧床休息，每 1~2 小时协助翻身以变换体位，保持全身皮肤完整；指导协助患者正确摆放体位，保持各关节处于功能位。⑥术后肌无力危象多发生于 24~72 小时，呼吸肌无力致通气不足、不能维持换气功能，患者表现为烦躁不安、呼吸困难、气道分泌物增多、肢体末梢发绀、大汗淋漓，应及时给予气管插管＋呼吸机辅助呼吸，同时遵医嘱给予抗胆碱酯酶药物。⑦抗胆碱酯酶药物服用过量可能会导致胆碱能危象，临床表现为呕吐、腹痛、腹泻、瞳孔缩小、多汗、气管分泌物增多、心率减慢、痉挛和紧缩感等；一旦发现应立刻停止应用抗胆碱酯酶药物，协助医生进行抢救。⑧必要时在床旁备置抢救用物，包括心电监护、负压吸引装置、床旁呼吸机、急救药物等。

（3）心律失常　多发生在术后 4 天内，与缺氧、出血、疼痛以及水、电解质、酸碱失衡有关，如患者术前合并糖尿病及心血管疾病则术后更易并发心律失常，可出现窦性心动过速、房颤、室性期前收缩等心律失常表现。术后遵医嘱予心电监护，密切观察生命体征变化。如有异常立即通知医生，遵医嘱应用抗心律失常的药物。严格掌握药物剂量与浓度、给药方法，观察用药后的疗效和不良反应。

11. 安全护理　术后或病情发生变化时，及时对患者进行评估，并做好严密的保护措施如设专人看守、加床栏，防止坠床、跌倒；同时加强管路保护，预防非计划性拔管、坠床、自伤等情况的发生。

12. 随诊与健康教育　术后患者遵医嘱定时回院复查，复查项目根据疾病类型不同而进行调整，主要包括 CT、MRI、实验室检查等。

第四节　胸腔闭式引流护理常规

一、概述

胸腔闭式引流是将胸腔引流管一端经胸壁置入胸膜腔、另一端连接胸腔引流装置，借助气压差或重力引流胸膜腔内积气、积液，达到重建胸膜腔内负压，保持纵隔的正常位置，促进肺组织复张的技术。

1. 置管方法与位置　通常在手术室置管，紧急情况下可在急诊室或患者床旁置管。需根据临床诊断和胸部 X 线检查结果决定置管位置。

（1）积气　由于积气多向上聚集，多在前胸壁锁骨中线第 2 肋间隙插管引流。

（2）积液　多在腋中线与腋后线间第 6~7 肋间隙插管引流。

（3）脓胸　通常选择脓液积聚的最低位置进行置管。

2. 胸腔闭式引流装置　胸腔引流装置是一种由连接管、一次性引流瓶或闭式引流袋等组成，与胸腔引流管相连，排出胸膜腔内积气和（或）积液，并阻止空气和（或）液体进入胸膜腔内的装置。临床中多用一次性胸腔引流装置，分为水封式和干封式。

水封式引流装置具有水封腔，防止大气与胸腔相通，目前有单腔式、双腔式和三腔式。干封式引流装置具有单向阀，患者呼气时排出胸腔内气体和（或）液体，吸气时单向阀通路关闭，保持胸腔负压状态。数字化胸腔引流装置是一种具备引流、胸腔负压监测、漏气监测、数据分析等功能的干封阀式便携胸腔引流装置。

3. 置管准备与配合

（1）置管前应评估患者的年龄、病情、过敏史（如对乳胶、麻醉药物等的过敏反应）、凝血功能、意识状态、合作程度。

（2）应根据医嘱准备置管用物和药物，协助医生置管。

（3）应按照产品说明书正确安装胸腔引流装置，保持装置密闭和通畅。

二、病情观察及护理

（一）一般护理

1. 按照护理级别定时观察患者的生命体征、血氧饱和度，观察呼吸节律、频率、幅度。

2. 妥善固定引流管路并保持通畅，防止引流管受压、扭曲和堵塞。每日检查置管部位有无渗血或渗液、皮肤过敏以及伤口敷料有无松脱、污染等。

3. 水封式引流装置始终保持直立，并放置低于患者胸壁引流口平面 $60 \sim 100cm$。

4. 随时检查引流装置处于密闭状态。水封式引流装置长管没入水中 $3 \sim 4cm$，双腔、三腔水封式引流装置需根据产品说明书在水封瓶内加入灭菌纯化水或无菌生理盐水。干封式胸腔引流装置应按照产品说明书检查干封阀功能，数字化胸腔引流装置遵医嘱调节初始压力。

5. 密切观察引流液的颜色、性状、量并准确记录。发生异常情况，应及时通知医生处理。引流装置中出现大量鲜红血液，引流量持续 2 小时超过 $4ml/（kg \cdot h）$，警惕胸腔内活动性出血；引流物出现乳糜样液体，引流量 $>200ml/d$，警惕乳糜胸；引流物呈黑色，警惕真菌感染、胰胸膜瘘；引流物呈绿色或棕色、高黏稠度，有酸味，警惕出现食管胸膜瘘。

6. 密切观察水封瓶内水柱波动情况，以判断引流管是否通畅。水柱波动的幅度反映胸内无效腔的大小及胸腔内负压的情况，一般水柱上下波动的范围为 $4 \sim 6cm$。若水柱波动幅度过大，提示可能出现肺不张；若水柱无波动，提示引流管不通畅或肺完全复张。

7. 应根据病情需要，鼓励患者咳嗽、深呼吸、变换体位和早期活动。

（二）意外事件处理

应保持管路密闭、通畅，避免牵拉、打折、盘曲、受压。发生下列情况时应及时处理。

1. 引流管堵塞时，应查找堵塞原因，协助医生挤压或用无菌生理盐水冲洗管路，不能疏通时应配合医生拔除或更换引流管。

2. 引流管脱出时，应嘱患者屏气，切勿剧烈咳嗽。立即用无菌敷料覆盖切口，并用胶带将敷料的三边封好，剩下一边提供单向阀功能，以保证胸膜腔内的气体逸出。

3. 引流装置连接处断开时，应立即在患者近心端夹闭或反折引流管，消毒接口后重新连接引流装置以恢复引流，必要时更换引流装置。

（三）健康教育

应告知患者及照护者胸腔闭式引流的目的及带管过程中的注意事项。病情允许情况下，鼓励和指导患者进行咳嗽、深呼吸及早期活动。

（四）胸腔闭式引流持续负压吸引的护理

肺切除术后不建议常规进行负压吸引，但出现积气、积液需要负压吸引时，应协助医生进行处理。应遵医嘱调节负压吸引压力，初始吸引压力宜调节在 $-10 \sim -20cmH_2O$，之后根据患者情况缓慢调整。负压吸引时应密切观察患者有无胸闷、气短、发绀、血性引流液增多等情况，每日判断患者气管是否居中，听诊双肺呼吸音是否对称。当不再需要进行负压吸引时，应及时将负压与引流装置断开。

（五）全肺切除术后的护理

全肺切除术后患者一般遵医嘱予全夹闭或半夹闭胸腔引流管，保证术后患侧胸膜腔内有一定的引流液，保持双侧胸腔内压力平衡，并定时开放引流。每日判断患者气管是否居中，气管明显向健侧移位者，在排除肺不张后，应遵医嘱缓慢放出适量的气体或液体，每次放液量宜少于100ml，速度宜慢，以免快速多量放液引起纵隔移位、心脏骤停。

三、引流装置更换与拔管

（一）更换时机与要点

1. 应遵循产品说明书要求的频次更换引流装置。

2. 当引流装置无菌密闭状态被打破（如连接处断开、装置损坏等）时，应立即更换。

（二）更换流程

1. 更换前

（1）核对医嘱与患者信息，告知患者操作目的及过程，取得患者配合。

（2）评估 ①患者生命体征、血氧饱和度、疼痛及配合程度。②评估伤口敷料情况。③评估引流装置的固定情况、密闭性和通畅性。④评估引流液的颜色、性状、量以及气体逸出情况。

（3）准备 ①护士着装整洁、洗手、戴口罩。②准备一次性使用胸腔引流装置（水封式引流装置需根据产品说明书在水封腔内加入灭菌纯化水或无菌生理盐水，检查装置密闭和通畅，处于备用状态）、胸腔引流管标识、胶带、清洁手套、无菌治疗巾、碘伏、棉签、夹管工具。③环境安静整洁、宽敞明亮、室温适宜。

2. 更换过程

（1）患者取半卧位。如有外部负压吸引装置，应先将负压吸引系统与引流装置断开。

（2）铺无菌治疗巾于引流管和连接管下方。

（3）双向夹闭引流管，持续时间宜少于60秒。

（4）戴清洁手套，分离引流管与连接管。消毒引流管口后，连接新的引流装置。

（5）恢复引流，粘贴标识，妥善固定及放置。

（6）如需进行负压吸引，将外部吸引装置与引流装置连接并恢复吸引至指定水平。

3. 更换后

（1）标记更换日期、时间及责任人，记录引流液的颜色、性状、量等。

（2）终末处理。

更换数字化胸腔引流装置时，应先夹闭卡子，将引流系统设置为待机状态，戴清洁手套更换引流装置，解除待机状态，封闭已使用的引流装置并弃之。松开开关恢复引流，检查是否正常运行。

（三）**拔管护理**

1. 拔管前可用冰袋冷敷置管部位 15～20 分钟，以减轻疼痛或遵医嘱使用镇痛药物。

2. 拔管后宜指导患者取健侧卧位。

3. 应观察患者的生命体征，观察患者有无胸闷、胸痛、呼吸困难、皮下气肿等情况。

4. 应告知患者及照护者拔管后避免剧烈运动、提举重物等。

第四章　腹部肿瘤手术护理常规

第一节　胃癌手术护理常规

一、概述

胃癌是指原发于胃的上皮源性恶性肿瘤。胃癌的确切病因尚不明确，但是遗传、年龄、性别、胃部慢性疾病、幽门螺杆菌感染、不良生活习惯、烟草、酒精、环境中的土壤和水源等众多因素都可增加患病风险。近年来随着胃癌早诊筛查的重视和普及，早期胃癌的确诊比例逐年增高，治愈率也随之提升。

（一）临床表现

1. 症状　早期胃癌患者常无特异的症状，随着病情的进展可出现类似胃炎、溃疡病的症状，如上腹饱胀不适或隐痛，以饭后为重；食欲减退、嗳气、反酸等。进展期胃癌除上述症状外，常出现下列症状。

（1）体重减轻、贫血、乏力。

（2）胃部疼痛　如疼痛持续加重且向腰背放射，则提示可能存在胰腺和腹腔神经丛受侵。胃癌一旦穿孔，可出现剧烈腹痛的胃穿孔症状。

（3）恶心、呕吐　常为肿瘤引起梗阻或胃功能紊乱所致。贲门部癌可出现进行性加重的吞咽困难及反流症状，胃窦部癌引起幽门梗阻时可呕吐宿食。

（4）出血和黑便　肿瘤侵犯血管，可引起消化道出血。小量出血时仅有大便潜血阳性，当出血量较大时可表现为黑便及呕血。

（5）其他症状　如腹泻（患者因胃酸缺乏、胃排空加快）、转移灶相关症状等。晚期患者可出现严重消瘦、贫血、水肿、发热、黄疸和恶病质。

2. 体征　一般胃癌尤其是早期胃癌，常无明显的体征，进展期甚至晚期胃癌患者可出现下列体征。

（1）上腹部深压痛　有时伴有轻度抵抗感，常是体检可获得的唯一体征。

（2）腹部肿块　位于幽门窦或胃体的进展期胃癌，有时可扪及上腹部肿块。

（3）胃肠梗阻表现　幽门梗阻时可有胃型及振水音，小肠或系膜转移使肠腔狭窄可导致部分或完全性肠梗阻。

（4）腹水征　腹膜转移时可出现血性腹水。

其他体征包括锁骨上淋巴结肿大、腹水征、下腹部-盆腔包块、脐部肿物、直肠前窝种植结节、肠梗阻表现，均为提示胃癌晚期的重要体征。

（二）辅助检查

1. 血清学检查 肿瘤标志物的联合检测可动态观察肿瘤发展及临床疗效评价和患者的预后。建议常规推荐 CA724、CEA 和 CA199。部分患者可进一步检测 AFP 和 CA125，CA125 对于腹膜转移、AFP 对于特殊病理类型的胃癌均有一定的诊断和预后价值。

2. X 线气钡双重对比造影 定位诊断优于常规 CT 或 MRI，用于指导手术方式及胃切除范围的选择。

3. 超声 通常作为胃癌患者的常规影像学检查。充盈胃腔之后 B 超可显示病变部位胃壁层次结构，判断病灶浸润深度。彩色多普勒血流成像可观察病灶内血供；超声双重造影可在观察病灶形态特征的基础上探查病灶及周围组织的微循环灌注特点。此外，还可发现下腹部 – 盆腔重要器官、淋巴结以及颈部、锁骨上淋巴结有无转移。在超声引导下肝脏、淋巴结穿刺活检有助于肿瘤的诊断及分期。

4. CT 一般不推荐使用 CT 作为胃癌初诊的首选诊断方法，但在胃癌分期诊断中推荐为首选临床分期手段，特别推荐胸腹盆腔联合大范围扫描。

5. MRI 增强 MRI 是胃癌发生肝转移的首选或重要补充检查，有助于诊断和确定转移病灶数目、部位。

6. PET – CT 可辅助胃癌分期，但不做常规推荐。如 CT 怀疑有远处转移可应用 PET – CT 评估患者全身情况。

7. 胃镜检查 内镜及内镜下活检是目前诊断胃癌的金标准。胃镜检查是确诊胃癌的必要手段，可确定肿瘤位置，获得组织标本以行病理检查。目前临床应用较广泛的包括放大内镜和超声内镜。放大内镜用于鉴别胃黏膜病变的良、恶性，判断恶性病变的边界和范围；超声内镜用于评估胃癌侵犯范围及淋巴结情况。

（三）**手术治疗**

手术治疗是胃癌唯一能取得根治的方法，其常见手术治疗方式包括根治性切除手术、姑息性切除术、短路手术、内镜下切除术等。

1. 根治性切除手术 将原发病灶、有转移的淋巴结以及局部被浸润的脏器整块切除，切缘无癌细胞残存。分为远端胃大部切除术、近端胃大部切除术、全胃切除术。

（1）远端胃大部切除术 切除远端胃及周围淋巴结，适用于胃体部远端、胃窦部及十二指肠球部的胃癌。

（2）近端胃大部切除术 切除近端胃及周围淋巴结，适用于胃体部近端、贲门周围的胃癌。

（3）全胃切除术 切除整个胃及周围淋巴结，适用于弥漫性胃癌以及侵犯胃体部、胃底部或贲门周围的癌。

2. 姑息性切除术 因癌肿侵犯周围脏器或有远处转移，不能完全切除者，可选择胃癌姑息性切除术，适用于患者一般情况能够耐受手术、原发病灶能够切除者。目的是能够有效解除胃癌的相关症状，如贲门或幽门梗阻、癌灶出血或穿孔等。术后辅助放化疗可延长部分患者的生存期。

3. 短路手术　适用于胃癌病灶不能切除，但伴有幽门梗阻的患者，为解除梗阻、恢复胃肠内营养而行胃空肠吻合术。短路手术以解除梗阻症状为主要目的。

4. 内镜下切除术　对于早期胃癌，病变范围较小，无明显溃疡，组织分化好的患者可行内镜下切除。

二、护理评估

1. 常规术前评估　了解患者性别、年龄、发病情况、健康史、个人史、既往史、用药史、饮食与烟酒嗜好等。评估患者及家属对疾病的知晓度、对治疗的依从性以及家庭支持与经济情况等。用药史重点了解是否有使用皮质类固醇药物及非甾体抗炎药。饮食习惯是否喜好熏烤、腌制食品。对于既往有"慢性胃病"者应了解与胃癌相关的疾病相关内容，如胃溃疡、慢性萎缩性胃炎、胃息肉及胃部手术史等可能诱发肿瘤的"癌前病变"。

2. 专科护理评估　评估患者是否存在胃癌相关的上消化道症状。

（1）早期　如上腹饱胀、隐痛、反酸、嗳气、食欲不振等。

（2）后期　如出现上腹疼痛，应评估疼痛的性质、程度、发作规律、与饮食的关系等特点。如出现溃疡或梗阻症状，应密切观察恶心、呕吐的发生情况，特别是呕吐物的特点，同时观察粪便的颜色和量，判断是否出血和梗阻的程度等。

（3）晚期　应观察全身情况，包括是否出现消瘦、乏力、贫血和恶病质。对于可能出现的远处器官转移症状亦应密切观察，及时发现。

三、护理措施

（一）术前护理

1. 术前常规护理　按腹部全麻手术要求做好术前准备。

2. 跟进检验与检查结果　如大便隐血试验、胃酸分析结果，特别是 X 线钡餐检查和胃镜检查的结果等。

3. 改善营养状况　给予高蛋白、高热量、高维生素、少渣的软食、半流质或流质。对营养不良（NRS 2002 评分≥3 分）、低蛋白血症及贫血者，术前静脉补充白蛋白及输血，必要时给予全胃肠外营养（TPN），维持体液平衡，纠正电解质紊乱。

4. 皮肤准备　常规胃癌手术无需备皮，只需清洁脐孔，保持皮肤清洁。特殊情况如患者的汗毛和腋毛旺盛，备皮范围为：上平乳头连线，下至耻骨联合，两侧到腋后线，清洁脐孔。贲门癌根治术在手术中可能经胸部入路操作，拟行此术式的患者术前皮肤准备除按上述备皮范围外，另加剃净左侧腋毛。

5. 幽门梗阻者护理　术前 3 日每日用温生理盐水 1000ml 洗胃，清除胃内容物，减轻胃黏膜水肿。严重幽门梗阻者术前 1 ~ 3 日进行持续胃肠减压及根据医嘱用生理盐水洗胃，使胃体积缩小，利于手术及术后恢复。

（二）术后护理

1. 按腹部外科全麻术后护理 常规监测生命体征，予低流量吸氧，密切观察病情。

2. 体位和活动管理 全麻清醒前取去枕平卧位，头偏向一侧。生命体征平稳后每 2 小时翻身变换体位，次日晨起采用半卧位，以利呼吸和腹腔引流。除年老体弱或病情较重者，术后第 1 天可坐起并在床上轻微活动，第 2 天协助患者下床并进行床边活动，第 3 天可在病房内活动，活动量应根据个体差异而定。

3. 持续胃肠减压及胃管护理 胃管保持通畅、妥善固定，注意有无脱落或其侧孔吸住胃壁。胃管堵塞时可在医生指导下予生理盐水冲洗胃管，少量、低负压，每次不超过 20ml，量出为入，逐渐冲洗直至通畅，并配合适度抽吸以免引起吻合口出血。严密观察并记录胃液颜色、性质及量，如有鲜红色血性液体流出应及时报告医生。胃管滑出后严密观察病情并及时通知医生，不应盲目再插入，以免戳穿吻合口，造成吻合口瘘。

4. 腹腔引流管护理 妥善固定，注意观察有无扭曲、挤压、脱落等现象。严密观察并详细记录引流液颜色、性质及量。一般 24 小时引流液量在 200ml 左右，为浅红色液体。如手术当日短时间内鲜红血样液体流出，量达 300 ~ 500ml 且呈进行性增多，同时患者出现脉速、血压下降、面色苍白，应考虑有出血倾向，及时报告医生。

5. 营养支持的护理

（1）肠外营养支持 需及时输液补充患者所需的水、电解质和营养素，必要时输注血清白蛋白或全血。

（2）早期肠内营养支持 喂养管应妥善固定，保持通畅，每次输注营养液前、后用生理盐水或温开水 20 ~ 30ml 冲管，输液过程中每 4 小时冲管 1 次。控制输入营养液的温度、浓度和速度，温度以接近体温为宜，保证适宜浓度。观察有无恶心、呕吐、腹痛、腹胀、腹泻和水、电解质代谢紊乱等并发症。

（3）饮食护理 肠蠕动恢复后拔除胃管，拔胃管后当日可少量饮水或米汤。术后第 1 天，如患者无腹胀不适，可少量饮水，之后可按照流质、半流质、普食的顺序逐渐恢复正常饮食。全胃切除术后，肠管代胃容量较小，开始全流质饮食时宜少量、清淡。每次饮食后需观察有无腹部不适。

6. 开放手术并发症的观察与护理

（1）术后出血 包括胃或腹腔内出血。应严密观察患者的生命体征，包括血压、脉搏、心率、呼吸、神志和体温的变化。护理上予以禁食和胃肠减压。观察胃管引流液的量和颜色，如术后短期内从胃管引流出大量鲜红色血液且持续不止，应警惕术后出血，需及时报告医生处理。加强腹腔引流的观察，记录腹腔引流液的量、颜色和性质。一旦发生术后胃出血，遵医嘱予止血药物和输血治疗等，必要时积极完善术前准备，并做好相应的术后护理。

（2）腹腔内感染　术后数日腹腔引流液浑浊且有异味，伴有腹痛和体温下降后又上升，应疑为腹腔内感染。护理上需保持腹腔引流通畅，妥善固定，确保有效负压。观察和记录引流液的量、颜色和性质。严格无菌操作，每日更换引流袋。可疑腹腔内感染应及时通知医生，配合处理。

（3）吻合口瘘或残端破裂　术后数日腹腔引流量仍不减、伴有黄绿色胆汁或呈脓性、带臭味，伴腹痛，同时体温再次上升，应警惕发生吻合口瘘或残端破裂的可能。预防措施上应维持有效胃肠减压，妥善固定。观察引流液的颜色、性质和量。正常胃液的颜色呈无色透明，混有胆汁时为黄绿色或草绿色。加强观察患者的生命体征和腹腔引流情况。一般情况下，患者术后体温应逐日趋于正常，腹腔引流液逐日减少和变清。如发生吻合口瘘，应及时清洁瘘口周围皮肤并保持干燥；漏出液量多且估计短期内瘘难以愈合者，遵医嘱给予输液纠正水、电解质和酸碱失衡，或肠内、外营养支持以促进愈合。继发感染患者，根据医嘱合理应用抗菌药物。

（4）消化道梗阻　包括输入段梗阻、吻合口梗阻和输出段梗阻三类，共同症状是大量呕吐。①输入段梗阻可分为急性完全性输入段梗阻和慢性不完全性输入段梗阻。a. 急性完全性输入段梗阻的典型症状为上腹部突发性剧烈疼痛，频繁呕吐，不含胆汁，呕吐量少；上腹偏右有压痛，甚至扪及包块，血清淀粉酶升高，有时出现黄疸，可有休克症状；应紧急手术治疗。b. 慢性不完全性输入段梗阻表现为进食后 15～30 分钟左右，上腹突感胀痛或绞窄，一阵恶心后，大量喷射状呕吐胆汁，而不含食物，呕吐后症状消失；具备上述典型症状者，亦称"输入段综合征"；不全梗阻者，如在数周或数月内不能缓解，需手术治疗。②吻合口梗阻表现为进食后上腹饱胀、呕吐，呕吐物为食物，不含胆汁；X 线吞钡检查可见钡剂完全停留在胃内；须再次手术解除梗阻。③输出段梗阻表现为上腹饱胀、呕吐食物和胆汁；X 线钡餐检查可确认梗阻部位；如不能自行缓解，应立即手术加以解除。

（5）倾倒综合征　①早期倾倒综合征主要指导患者通过饮食加以调整，包括少食多餐，避免过甜、过咸、过浓的流质饮食；宜进低碳水化合物、高蛋白饮食；进餐时限制饮水或喝汤；进餐后平卧 10～20 分钟。②晚期倾倒综合征出现症状时可通过稍进饮食，尤其是糖类饮食缓解。饮食中减少碳水化合物含量、增加蛋白质比例，少量多餐可防止其发生。③碱性反流性胃炎症状轻者，可指导患者正确服用胃黏膜保护剂、促胃动力药及胆汁酸螯合药物考来烯胺（消胆胺）；症状严重者需完善术前准备。④营养相关问题：指导患者在接受药物治疗的同时，加强饮食调节，食用高蛋白、低脂食物，补充铁剂与足量维生素。

（6）低血糖综合征　多发生在进食后 2～4 小时，表现为心慌、无力、眩晕、出汗、手颤、嗜睡，也可导致虚脱。多因食物过快进入空肠，葡萄糖过快地被吸收，血糖呈一时性增高，刺激胰腺分泌过多的胰岛素而发生反应性低血糖所致。出现症状时稍进饮食，尤其是糖类即可缓解。少食多餐可防止其发生。

（7）胃瘫　多出现腹胀和呕吐，一般在术后数日拔除胃管进食或由流质改为半流质时出现，呕吐呈溢出性，呕吐物为食物及含有或不含有胆汁的液体。应维持有效的胃肠减压，应用恢复胃动力的药物和营养支持。肠外营养支持建议持续维持至患者可耐受半量以上肠内营养或正常进食后才逐渐停用。如患者超过 2 周仍未恢复，可经置鼻饲营养管于空肠输出段进行肠内营养。协助患者下地活动，减少肺部感染等并发症。

（8）反流性食管炎　常有反胃、反酸、烧心、胸骨后灼热感和疼痛等症状。遵医嘱予抑酸剂治疗，如奥美拉唑、泮托拉唑等药物。指导患者保持餐后直立，避免负重和穿紧身衣。睡眠时抬高床头 10 ~ 15cm 或用楔状海绵垫肩背。

7. 腹腔镜术后并发症的观察与护理

（1）二氧化碳气腹易引起高碳酸血症、皮下气肿、气体栓塞等，应密切观察患者有无呼吸变浅/变快、胸闷、憋气、胸腹部皮肤肿胀、肩背部酸痛等症状，予间断吸氧，取半卧位等处理。少量皮下气肿可自行吸收，出现大量皮下气肿时可做小切口驱除。

（2）手术时穿刺不慎易致腹内空腔脏器或实质性脏器损伤、腹膜后大血管损伤以及穿刺孔疝所导致的戳孔疝。术后患者出现胸部不适、呼吸困难，应怀疑损伤膈肌。空腔脏器损伤多表现为腹膜炎症状。若引流出的胆汁伴有脓性分泌物或伴有肠液，同时伴有腹胀、疼痛及高热症状，则应高度怀疑有十二指肠损伤。

（3）因二氧化碳的刺激引起背部疼痛，一般 3 ~ 5 天可自行消退。

第二节　肝癌手术护理常规

一、概述

原发性肝癌（primary liver cancer，PLC），简称肝癌，为起源于肝细胞和肝内胆管上皮细胞的恶性肿瘤，是常见的恶性肿瘤之一。肝癌的"癌前病变"一般为长期慢性肝病，主要是肝硬化。

肝癌最常见的危险因素是乙型肝炎病毒（HBV）或丙型肝炎病毒（HCV）感染，其他因素包括吸烟、肥胖、糖尿病及致癌物（如黄曲霉素等）。此外，非酒精性脂质性肝炎也是较常见的危险因素，长期酗酒导致的酒精性肝硬化是西方国家终末期肝病（包括肝癌）的首位"癌前病变"。原发性肝癌根据病理学类型可分为肝细胞癌、肝内胆管癌及其混合型肝细胞癌 – 胆管癌三种类型，其中肝细胞癌的比例高达 75% ~ 85%，本节中的"肝癌"即指肝细胞癌。

（一）临床表现

1. 症状　肝癌发病隐匿，早期无典型症状，少数患者可有腹胀、腹痛、乏力和食欲不振等慢性肝病相关症状，可伴有体重减轻、贫血、黄疸、腹水、水肿、消化道出血、肝性脑病等症状。肝癌破裂出血可出现剧烈腹痛，晚期还可出现严重的上述症状及恶病质；若已发生远处转移，则有受累器官的相关症状。

2. 体征　早期通常没有明显的阳性体征，但中晚期可能伴有黄疸、肝脏增大、门脉高压等体征。

3. 侵犯和转移

（1）局部侵犯　肝癌局部可侵犯胆管系统、门静脉、肝静脉、肝动脉，甚至可侵犯毗邻的胃、胰腺、胆囊、结肠肝曲，部分肝癌甚至向后腹膜浸润并侵犯右侧肾上腺。

（2）区域淋巴结转移　最主要的淋巴转移途径为肝内深浅淋巴结→肝门淋巴结→门－腔静脉间隙淋巴结→腹腔动脉旁淋巴结→腹主动脉旁淋巴结，常表现为多组、跳跃式淋巴结转移。其中以肝门淋巴结最为多见，其次为胰周淋巴结和主动脉旁淋巴结，纵隔及锁骨上淋巴结转移在临床较少见。

（3）远处转移　肺部是肝癌常见的远处转移器官，肝癌也可出现骨、肾上腺、颅内等部位转移。

4. 常见并发症　肝癌破裂出血是肝癌潜在的致死性并发症。同时，上消化道出血、肝功能不全、腹水、肝性脑病、黄疸均为肝癌的常见并发症。

（二）辅助检查

1. 血清学检查

（1）实验室常规检查　包括血常规、尿常规、粪常规、肝肾功能、凝血功能、肝炎病毒免疫学指标等检查。乙肝患者应增加乙肝病毒脱氧核糖核酸（HBV-DNA）检查，丙肝患者应增加丙肝病毒核糖核酸（HCV-RNA）检查。

（2）血液肿瘤标志物检测　目前，"肝癌三联检"是早期诊断肝癌常用的血清标志物组合。①血清 AFP：作为肝癌诊断和疗效评价的重要参考指标在临床上广泛使用，其值若≥400μg/L，在排除妊娠、慢性或活动性肝病及消化道肿瘤后则高度提示肝癌；若 AFP 值仅轻微上升，需通过影像学检查、动态观察肝功能指标改变等方法，才能更准确地识别出肝癌。②血清甲胎蛋白异质体 3（AFP-L3）：为肝癌细胞特有，对肝癌具有极高的特异度，在肝癌恶性程度评估、治疗效果及预后判定等方面有着重要的意义。③异常凝血酶原（PIVKA-Ⅱ，DCP）：对 AFP 阴性的肝细胞癌患者早期筛查有一定作用，二者对诊断肝癌具有互补性。

2. 超声　超声检查是临床上最常用的肝脏影像学检查方法。B 超可早期、敏感地检出肝内占位性病变，可鉴别囊性或实质性，初步判断良性或恶性。彩色多普勒血流成像技术可协助检测肝脏和腹腔内的其他器官，评估是否存在转移灶、血管和胆管有否受到侵害，评估病灶的血液供应情况。超声造影检查可实时动态观察肝肿瘤血流灌注的变化，鉴别诊断不同性质的肝脏肿瘤，术中应用可敏感检出隐匿性的小病灶、实时引导局部治疗，术后评估肝癌局部治疗的疗效等。

3. CT 增强 CT 检查可有效、准确地评估肿瘤的范围、周围浸润情况、腹腔淋巴结是否合并转移。还可用于评估肝肿瘤的局部治疗的有效性。通过观察经导管肝动脉化疗栓塞（TACE）后的碘油沉积情况，更好地评估治疗的疗效。

4. MRI 多参数 MRI 为肝癌临床筛检、诊断、分期和疗效评价的优选影像技术，可更准确地识别并确定小型肝癌。

5. 数字减影血管造影 为微创性检查，多采用经选择性或超选择性肝动脉进行。常用于肝癌局部治疗或肝癌自发破裂出血的治疗等。可显示肝肿瘤血管及肝肿瘤染色，明确显示肝肿瘤数目、大小及其血供情况。

6. PET–CT 可协助准确地识别和诊断癌症及转移病灶，显示解剖结构发生变化后或者提示解剖结构复杂部位的复发转移，指导放射治疗生物靶区的勾画，确定穿刺活检部位，评价恶性肿瘤的预后。

7. 病理学检查 肝脏病灶穿刺活检可明确病灶性质及肝癌分子生物学分型，以明确肝病病因，指导治疗，判断预后。

（三）手术治疗

肝癌的治疗需要多学科参与，包括外科治疗、消融治疗、经肝动脉化疗栓塞治疗、肝动脉灌注化疗等多种治疗方法。其中外科治疗是肝癌患者获得长期生存的重要手段，包括肝切除术和肝移植术。

1. 肝切除术

（1）基本原则

1）完全清除肿瘤，确保切缘没有残余肿瘤。

2）尽可能地保留足够体积且有功能的肝脏，保证术后肝脏功能代偿。

（2）适应证

1）肝脏储备功能良好的 CNLC Ⅰa 期、Ⅰb 期和Ⅱa 期肝癌是手术切除的首选适应证。

2）对于 CNLC Ⅱb 期肝癌患者，如果肿瘤局限在同一段或同侧半肝者，或可同时行术中射频消融处理的切除范围外病灶。

3）对于 CNLC Ⅲa 期肝癌患者，如有下列情况也可考虑手术切除：①合并门静脉主干或分支癌栓者，若肿瘤局限于半肝，门静脉分支癌栓是手术适应证，可考虑手术切除肿瘤并经门静脉取栓。②合并胆管癌栓且伴有梗阻性黄疸，肝内病灶亦可切除者。③伴有肝门部淋巴结转移者，切除肿瘤的同时行淋巴结清扫或术后外放疗。④周围脏器受侵犯，可一并切除者。

2. 肝移植术 适用于肝功能失代偿、不适合手术切除及局部消融的早期肝癌患者。推荐采用 UCSF 标准，即单个肿瘤直径≤6.5cm；肿瘤数目≤3 个，其中最大肿瘤直径≤4.5cm，且肿瘤直径总和≤8cm；无大血管侵犯。

二、护理评估

(一) 常规术前评估

了解患者性别、年龄、发病情况、健康史、个人史、既往史、饮食等。评估患者及家属对疾病的知晓度、对治疗的依从性以及家庭支持与经济情况等。重点评估患者是否居住于肝癌高发区，了解患者有无进食含黄曲霉菌的食品，有无亚硝胺类致癌物质的接触史等。家族成员中有无肝癌或其他肿瘤病史。有无肝炎、肝硬化既往疾病史。

(二) 专科护理评估

1. 腹部情况

(1) 视诊　腹部有无膨隆，腹围是否异常，有无腹部静脉曲张。

(2) 触诊　判断肝脏有无肿大，肝区有无压痛。

(3) 问诊　是否存在持续性隐痛、刺痛或胀痛，有无右肩背部牵涉痛。

2. 全身情况

(1) 病史及用药情况　患者相关病史及高危既往史，尤其是合并高血压、糖尿病的患者血压、血糖控制情况及用药情况。

(2) 全身症状　评估患者有无食欲减退、全身乏力、消瘦、腹胀等全身和消化系统症状。

(3) 营养风险　营养风险筛查与肝切除术的顺利施行密切相关。使用营养风险筛查 (NRS 2002) 评分表对肝癌患者进行术前营养风险筛查，得分≥3 分提示存在营养风险。

三、护理措施

(一) 术前护理

1. 术前常规护理　协助患者完善各项检查，根据病情协助医生行吲哚菁绿 (Indocyanine Green，ICG) 排泄试验。按照腹部全麻手术要求做好术前准备。

2. 跟进检验与检查结果　如血清学结果、肝功能、CT、B 超等。

3. 病情观察　部分患者在术前常出现严重的并发症如肝癌破裂出血、黄疸等，应密切观察病情，告知患者避免剧烈咳嗽、用力排便等致腹内压骤增动作，发现问题及时报告医生。

4. 营养支持　存在营养风险的患者，一般首选肠内营养支持，术前给予高蛋白、高热量、高维生素饮食，少量多餐。对无法经口进食或进食量少者，可考虑使用全胃肠外的静脉营养法。合并糖尿病的患者应采用皮下或静脉注射胰岛素维持血糖稳定。

(二) 术后护理

1. 按腹部外科全麻术后护理　常规监测生命体征，予低流量吸氧，密切观察病情。注意观察体温、神志的改变和肝功能的变化，全身皮肤黏膜有无出血点、有无发绀及黄疸等情况，警惕肝性脑病的发生。

2. 体位和活动管理　术后清醒的患者可取舒适卧位或坐位，坐位无头晕、恶心、呕吐、乏力等不适的患者可不限制活动，早期下床活动有利于快速康复，但下床活动前必须行跌倒风险评估和健康教育，以确保患者安全。

3. 切口及引流管护理　观察手术切口有无渗血、渗液，保持切口敷料清洁和干燥。指导患者咳嗽排痰时，用手或枕头轻轻按压切口位置腹部两侧，以减少切口牵拉疼痛或腹压增高导致切口裂开。管道固定妥善，保持通畅，观察并记录引流液颜色、性状及量。当腹腔引流液胆红素水平低于 3mg/dl、引流量小于 500ml/d，排出物无肉眼出血或感染征象，一般术后第 3 天可拔除引流管。

4. 饮食护理　术后尽早恢复经口进食。一般术后麻醉清醒 8 小时后可适量饮水，术后 24 小时可进流质饮食，术后 48～72 小时改为半流质饮食。待肛门排气、胃肠道功能恢复后给予半流质，逐渐恢复正常饮食。宜少量多餐，摄入量根据胃肠耐受量逐渐增加，避免食用过于坚韧或有刺激性的食品，进食后嘱患者适当活动或取坐位 30 分钟，注意观察有无腹痛、腹胀。

5. 皮肤护理　做好皮肤护理，预防压疮的发生。有黄疸者，术后继续使用维生素 K_1；全身皮肤瘙痒者局部忌抓挠，忌用烫水、肥皂水擦洗，防止皮肤出血及感染。

6. 术后并发症观察及护理

（1）出血　多发生于术后 24 小时内。护理上严密观察生命体征的变化。观察腹腔内出血情况、伤口渗血情况、尿量、腹胀等情况。观察引流液的色、质、量。如每小时引流量超过 200ml 或 8 小时超过 400ml，应高度警惕有活动性出血存在的可能。一旦有出血征象时，应加快输液或输血速度并及时报告医生，妥善处理。

（2）肝性脑病　密切观察神志、表情、性格变化以及扑翼样震颤等肝昏迷先兆表现。观察鼻、牙龈、胃肠等有无出血倾向。予以禁食或限制饮食，给予高碳水化合物、低蛋白、低脂肪、低盐、富含维生素的流质或半流质饮食，忌吃粗糙过硬食物。肝功能不全（昏迷期）或血氨升高时，限制蛋白质摄入在每日 30g 左右。保持大便通畅，按医嘱指导患者服用乳果糖，予生理盐水或弱酸性溶液灌肠。若有呕血及便血时，及时通知医生予对症处理。禁止应用安眠药和镇静药物。应用精氨酸时，滴速不宜过快，不宜与碱性溶液配伍使用。对躁动不安的患者，应用约束带、床栏等保护性措施，以免坠床。

（3）肝功能衰竭　为肝叶切除术后常见且最严重的并发症，是导致患者死亡的主要原因。分为急性和慢性两型，急性型一般在术后立即出现，表现为体温升高、脉搏和呼吸加快，伴有烦躁不安、昏睡甚至昏迷等症状。慢性型多发生在术后数日至数周内，表现为烦躁不安、谵妄、昏睡、腹水增多、黄疸加深、消化道出血、水与电解质代谢紊乱、少尿甚至无尿，最终因肝衰竭和肾衰竭而致死亡。

（4）胆瘘　为肝切除术后常见的并发症。应观察腹腔引流液的性质，术后早期可有少量胆汁自肝断面渗出，随着创面愈合应逐渐减少。保持引流管通畅，使漏出胆汁充分引流到体外，记录引流液量及性质。观察有无剧烈腹痛、发热、引流液增多呈墨绿色或金黄色等胆汁漏、胆汁性腹膜炎症状。如发生胆汁漏，应按医嘱使用抗生素、生长抑素对症治疗。做好引流管护理。观察伤口有无胆汁渗出，做好伤口周围皮肤护理，必要时转介造口－伤口专科会诊处理。

（5）膈下脓肿 为肝叶切除术后的严重并发症。术后1周，持续高热不退，上腹部或季肋部疼痛，同时患者出现全身中毒症状，或伴有呃逆、黄疸、右上腹及右下胸部压痛等应考虑有膈下脓肿的存在。应密切观察体温及脉搏的变化，注意腹部状况，术后第2天起予半卧位，保持引流管通畅。如发生膈下脓肿，可于B超引导下穿刺引流置管。按医嘱进行引流液培养；使用抗生素对症治疗；加强营养支持。

（6）胸腔积液 为肝癌术后常见并发症，多见于右肝癌切除术后或膈肌修补术后的反应性胸水。如胸腔积液量少，无明显症状，一般无需处理。如量多，引起呼吸困难、发热时，可在B超引导下穿刺抽液或置管引流。引流腹水期间，做好引流管的护理，保持引流管有效固定，观察引流液的颜色、性质和量。

（7）感染 术后常见感染部位为肺部和腹腔。术后肺部感染重在预防，可术前加强肺功能锻炼，术后早期有效咳嗽、咳痰，做深呼吸运动，降低肺部并发症的发生风险。术后密切观察患者有无发热、腹痛、白细胞计数升高等情况，保持腹腔引流管通畅，合理、正确地预防性使用抗生素。

第三节　胆囊癌手术护理常规

一、概述

胆囊癌是起源于胆囊黏膜上皮的恶性肿瘤，是最常见的胆道系统恶性肿瘤。由于早期缺乏明显的临床表现，一旦发现多属中晚期或进展期，预后差，5年生存率低于5%，平均生存期仅6个月。

临床数据及实验研究证明，胆囊结石、胆囊相关慢性炎症、胆囊息肉和先天性胆道异常等属于胆囊癌的病因，可能的患病危险因素包括年龄和性别、地理和文化、肥胖和糖尿病、基因突变和遗传、吸烟及化学暴露等。

依据肿瘤起源于胆囊的解剖部位不同，分为胆囊底部、体部、颈部和胆囊管等部位的胆囊癌，其中以胆囊底部、颈部的发病更为多见。

（一）临床表现

早期无特异性症状，常表现为已有的胆石症、肝病或胃病的临床特点，容易被忽视。临床表现多为腹痛、恶心、呕吐、黄疸和体重减轻等。临床上可将其症候群归为以下5大类。

1. 急性胆囊炎症状　多为胆囊颈部肿瘤或结石嵌顿引起急性胆囊炎或胆囊积脓。少数病例可出现短暂的右上腹部疼痛、肩背部放射性疼痛、恶心、呕吐、发热和心悸病史。

2. 慢性胆囊炎症状　多表现为长期右上腹痛等慢性胆囊炎或胆囊结石症状。

3. Mirizzi 综合征（Mirizzi syndrome）症状　可伴有右上腹疼痛、上腹胀满不适、复发性胆管炎、梗阻性黄疸、肝功能异常、胰腺炎、右上腹可扪及肿块等表现。

4. 梗阻性黄疸　以黄疸为主要症状。黄疸的出现提示肿瘤已侵犯胆管或同时伴有胆总管结石。可伴有体重减轻、全身情况差、右上腹痛等表现。

5. 其他症状　肝大、消瘦、腹水、贫血都可能是胆囊癌的晚期征象。

（二）辅助检查

1. 血清学检查

（1）一般检查　包括血常规、尿常规、大便常规、肝肾功能、凝血功能、病毒指标等检查。结果可反映出患者病程的早晚、肿瘤的部位和胆道梗阻程度。如肿瘤侵犯肝脏但未出现胆道梗阻，可见 ALT、AST、ALP 等检验指标增高。如肿瘤侵犯肝外胆管出现胆道梗阻，可见胆汁酸、总胆红素、直接胆红素水平显著增高，尿液尿胆红素阳性，大便呈白陶土样。

（2）肿瘤标志物　至今尚未发现胆囊癌的特异性肿瘤标志物，故肿瘤标志物检测只能作为诊断参考。通常使用 CA199 和 CEA，可用于有关预后、总体生存率、对化疗的反应及术后复发的评估和预测。

2. 超声　超声检查是首选的影像学检查手段，高分辨率的超声检查可检测出早期和进展期胆囊癌。

3. CT　CT 检查可准确定位并检测胆囊及胆道系统。增强 CT 扫描，可更清楚发现肿瘤强化，显示胆囊壁的浸润深度以及与周围脏器的毗邻关系，评估病灶的可切除性，对早期胆囊癌的诊断具有重要意义。

4. PET－CT　PET－CT 检查对胆囊癌的敏感性高，可发现早期病变并检出直径≤1.0cm 的转移淋巴结和病灶，对恶性肿瘤的分析、诊断和疗效评估具有重要作用。对于怀疑淋巴和远处转移的患者，PET－CT 可作为评价指标。

5. MRI　将 MRI 结合磁共振血管造影和磁共振胰胆管造影作为胆囊癌术前检查的有效诊断方法，可用于检测血管侵犯、胆道受侵、肝脏受侵和淋巴结的转移等。

6. 内镜检查

（1）内镜下逆行胰胆管造影　适用于鉴别肝总管/胆总管的占位病变或采集胆汁行细胞学检查。

（2）超声内镜　可显示胆囊壁的三层结构，弥补常规超声的不足，对微小病变确诊和良、恶性鉴别诊断价值高。

7. 经皮肝穿刺胆管造影 对已出现梗阻性黄疸者可显示阻塞部位，用于除外其他胆道病变。

8. 病理学检查 胆囊癌的最终诊断依赖于组织病理学检查。通过病理学检查可确定病理学分型、组织学类型、局部浸润深度、邻近脏器侵犯程度、门静脉和肝动脉受累情况、淋巴结及远处转移等。

（三）手术治疗

目前，根治性手术仍然是唯一能够治愈胆囊癌的方法。虽然近年来辅助化疗的重视程度越来越高，但其疗效仍然不确定。胆囊癌的常见手术方式取决于癌症的分期和严重程度。各手术方式的目的均为争取达到 R0 切除（完整切除肿瘤及侵犯区域切缘阴性）。

1. 单纯胆囊切除术 适用于特别早期的胆囊癌，即肿瘤局限于黏膜处的胆囊癌。此情况下，仅通过切除胆囊即可完整切除肿瘤。

2. 胆囊切除＋肝部分切除术 对胆囊癌细胞侵犯到胆囊肌层甚至胆囊浆膜层并伴有淋巴结转移的情况，除切除胆囊，还需要切除部分肝脏组织，以确保肿瘤被完全切除。肝脏切缘距离胆囊需 ≥2cm，并可能需要对肿大的淋巴结进行清扫。

3. 右半肝切除术 当胆囊癌侵犯右侧肝组织时，局部切除胆囊可能达不到治疗肿瘤的目的，此时需扩大切除范围，右半肝切除是比较常用的手段。部分患者肿瘤若侵犯右半结肠，还需要行侵犯结肠切除、远端结肠封闭、近端结肠造瘘。

4. 姑息性手术 对于已失去根治性手术机会的晚期胆囊癌患者，治疗目的在于切除主要病灶、胆道引流、消化道转流等。姑息性切除范围通常为胆囊切除、胆囊肝床部分肝切除以及部分淋巴结清除。

此外，还有胆管空肠吻合术，主要用于胆囊癌晚期，肿瘤细胞在腹腔及肝内广泛侵犯，没有手术切除机会的情况下，以姑息性解除胆道梗阻。

二、护理评估

1. 常规术前评估 了解患者性别、年龄、发病情况、健康史、个人史等，评估患者及家属对疾病的知晓度、对治疗的依从性以及家庭支持与经济等情况。

2. 专科护理评估 评估局部是否存在右上腹疼痛及诱因、部位、性质及有无放射痛；是否伴有黄疸、发热、寒战等全身表现。

三、护理措施

（一）术前护理

1. 术前常规护理 协助患者完善各项检查，按照腹部全麻手术要求做好术前准备。做碘过敏试验。梗阻性黄疸的患者在术前肌注维生素 K 3 天。根据需要应用地西泮或哌替啶，禁用吗啡（可使胆道内压增加）。

2. 跟进检查与检验结果 如血常规、出凝血功能、B 超、CT 等影像学检查情况。

（二）术后护理

1. 按腹部外科全麻术后护理 常规监测生命体征，予低流量吸氧，密切观察病情。其余同本章第二节"肝癌手术护理常规"。

2. T 管护理 姑息性手术通常术后留置胆道引流管。

（1）加强观察 术后注意观察胆汁颜色、性质、量，大、小便颜色以及有无发热和严重腹痛。早期因手术创伤及麻醉影响，胆汁引流常较少，随后可逐渐增多。若胆汁引流大于每日 1000ml 且性状稀薄，黄疸不退时，常提示肝功能损害严重。此时要积极进行护肝治疗，预防肝昏迷的发生，同时补充维生素 K，预防出血。关注患者生命体征和腹部体征的变化，如有发热、腹痛、反射性腹肌紧张，提示有继发腹部感染或胆汁渗漏可能，应立即与医生联系。

（2）妥善固定 保持通畅，严格无菌操作，患者活动时引流袋位置须低于腹部切口高度，防止胆汁反流而致逆行感染。

（3）皮肤保护 注意保护造漏口周围皮肤，如胆汁侵蚀可以用造口保护粉联合液体保护膜保护，如无改善可转介造口 – 伤口专科处理。

（4）拔管时机 一般 T 管放置 2～3 周。如体温正常、黄疸消退，术后第 14 天行 T 管造影发现无结石残留，连续夹管 1 周后，无腹部不适等体征，可考虑拔管。

3. 并发症的观察和护理

（1）出血 观察伤口有无渗血和引流液的颜色、性质、量并记录。注意观察患者有无腹痛等体征变化。患者术后出现口渴、脉速、血容量不足时，及时通知医生，根据医嘱予输血、药物支持治疗。

（2）胆汁漏（胆瘘） 一般发生在术后前 3 天。观察术后有无明显的腹痛、腹胀，腹部有无肌紧张，引流管中是否有胆汁样液体流出等。如果出现上述症状，考虑出现胆汁漏（胆瘘），及时向医生报告。

（3）腹腔积液、腹部感染 术后影像学检查可以确定腹腔中是否存在感染性病变（脓性渗出或脓肿等）。术后保持腹腔引流管通畅，一旦确定腹腔积液或感染，协助医生留取腹腔积液行细菌学检查。加强全身营养，按照医嘱输注血液或血浆、白蛋白，必要时予静脉高营养支持。

（4）切口感染 表现为患者体温再次从正常升高，切口肿胀、疼痛，遵医嘱予留取分泌物和体液行细菌培养和药敏试验，必要时转介造口 – 伤口专科。

（5）肝衰竭 术前出现黄疸的患者，为预防肝衰竭，术后常规予患者吸氧，使用护肝药物和补充白蛋白，观察患者精神、意识状态及有无性格、行为改变等肝衰竭先兆。

第四节　胰腺癌手术护理常规

一、概述

胰腺癌是一种起病隐匿、进展速度极快且治疗疗效和预后均极差的常见消化系统恶性肿瘤，多发于胰头部。导致胰腺癌的直接病因尚不明确。在胰腺癌的致病因素中，吸烟是唯一公认的危险因素。饮酒、糖尿病、慢性胰腺炎、遗传原因以及长期的职业和环境暴露，都可能成为胰腺癌发病的高危因素。

（一）临床表现

1. 症状　胰腺癌恶性程度较高，进展迅速，但起病隐匿，早期症状不典型，临床就诊时大部分患者已属于中晚期。首发症状取决于肿瘤的部位和范围，如胰头癌早期即可出现梗阻性黄疸。而早期胰体尾部肿瘤一般无黄疸。

（1）腹部不适或腹痛　为常见的首发症状。多数胰腺癌患者仅表现为上腹部不适或隐痛、钝痛和胀痛等，如存在胰液出口的梗阻，进食后可出现上述不适或疼痛加重。中晚期肿瘤侵及腹腔神经丛可出现持续性剧烈腹痛。

（2）消瘦和乏力　80%～90%胰腺癌患者在疾病初期即有消瘦、乏力、体重减轻。

（3）消化道症状　当肿瘤阻塞胆总管下端和胰腺导管时，胆汁和胰液不能进入十二指肠，常出现消化不良症状。而胰腺外分泌功能损害可能导致腹泻。晚期胰腺癌侵及十二指肠，可导致消化道梗阻或出血。

（4）黄疸　与胆道出口梗阻有关，是胰头癌最主要的临床表现，可伴有皮肤瘙痒、浓茶色尿和白陶土样便。

（5）其他症状　部分患者可伴有持续或间歇低热，且一般无胆道感染。部分患者还可出现血糖异常。

2. 体征　胰腺癌早期无明显体征，随着疾病进展，可出现肝脏肿大、胆囊肿大、腹部肿块等体征。

（1）肝脏肿大　为胆汁淤积或肝脏转移的结果，肝脏质硬而大多无痛，表面光滑或呈结节感。

（2）胆囊肿大　部分患者可触及囊性、无压痛、光滑且可推动的胆囊，称为 Courvoisier 征（胆总管渐进性阻塞征），是壶腹周围癌的特征。

（3）腹部肿块　晚期可触及腹部肿块，多位于上腹部，位置深在，呈结节感，质地硬，不活动。

（二）辅助检查

1. 血清学检查

（1）血清生化检查　早期无特异性血生化改变，肿瘤累及肝脏、阻塞胆管时可引起相应的生化指标改变，如 ALT、AST、胆汁酸、胆红素等升高。肿瘤晚期，伴随恶病质，可出现电解质紊乱以及低蛋白血症。空腹或餐后血糖增高，或葡萄糖耐量异常。血、尿液淀粉酶一过性地增高。

（2）血液肿瘤标志物检查　诊断胰腺癌最常用的肿瘤标志物为 CA199、CA125、CA242、CA50 和 CEA 等。其中 CA199 是胰腺癌中应用价值最高的肿瘤标志物，用于胰腺癌的辅助诊断、疗效评估和复发监测；在排除胆道梗阻和胆系感染后 CA199 > 37U/ml 可作为阳性指标，具有诊断意义。

2. 超声　可较好地显示胰腺内部结构，观察胆道有无梗阻及梗阻部位。彩色多普勒超声可以帮助判断肿瘤对周围大血管有无压迫、侵犯等。实时超声造影技术可以揭示肿瘤的血流动力学改变，帮助鉴别和诊断不同性质的肿瘤。

3. CT　是目前诊断胰腺癌最常用的手段，可清晰显示病灶的大小、位置、形态、功能及其与周围结构的关系，可指导术前肿瘤的可切除性及新辅助化疗的效果评价。增强扫描可显示胰腺肿物的大小、部位、形态、内部结构及其与周围结构的关系，并判断有无肝转移及显示肿大淋巴结。

4. MRI　常规上腹部平扫及增强扫描，用于显示胰腺肿瘤、胰腺旁淋巴结和肝脏有无转移。监测胰腺癌并可预测胰腺癌的复发，探查血管受侵袭情况，也可评估胰腺肿瘤的侵袭性以作为生存预测的指标。

5. PET－CT　可显示肿瘤的代谢活性和代谢负荷，区分肿瘤的良、恶性。

6. 超声内镜　在内镜技术的基础上结合超声成像，提高了胰腺癌诊断的敏感度和特异度。特别是超声内镜引导下细针穿刺活检（EUS－FNA）的方法，是目前对胰腺癌定位和定性诊断中最准确的方法。

7. 内镜逆行胰胆管造影　主要依靠胰管的改变及胆总管的形态变化对胰腺癌做出诊断，可发现胰管狭窄、梗阻或充盈缺损等异常表现。对胰腺癌特殊的征象，如双管征、软藤征有特异性诊断价值。

8. 病理学检查　组织病理学和（或）细胞学检查是诊断胰腺癌的"金标准"，可确定胰腺癌诊断。

（三）手术治疗

胰腺癌的治疗方法包括手术治疗、放射治疗、化学治疗、介入治疗等。手术切除是胰腺癌获得最佳治愈时机并长期生存的唯一有效方法。外科手术应尽力实施根治性切除（R0），手术方式如下。

（1）胰十二指肠切除术（Whipple 手术）　适用于肿瘤位于胰头、胰颈部患者。手术切除范围包括远端胃的 1/3~1/2、胆总管全段和胆囊、胰头切缘在肠系膜上静脉左侧（距肿瘤至少 3cm）、十二指肠全部、近段 15cm 的空肠；充分切除胰腺前方的筋膜和胰腺后方的软组织；钩突部与局部淋巴液回流区域的组织、区域内的神经丛、大血管周围的疏松结缔组织等。

（2）远侧胰腺切除术　适用于胰体尾癌患者。切除范围包括胰腺体尾部＋脾及脾动静脉＋淋巴清扫，可包括左侧肾筋膜及部分结肠系膜，但不包括结肠切除。

（3）全胰切除术　肿瘤较大，范围涉及胰头部、颈部、体部时可行全胰切除术。切除范围包括胰头部、颈部及体尾部＋十二指肠及第一段空肠＋胆囊及胆总管＋脾及脾动静脉＋淋巴清扫，可包括胃窦及幽门，还可包括肾筋膜及部分结肠系膜，但不包括结肠切除。

（4）其他术式　若手术探查时发现肿瘤无法切除，应给予活检，取得病理学诊断证据。对暂未出现十二指肠梗阻的患者，建议进行预防性胃空肠吻合术。有十二指肠梗阻的患者，如预期生存期≥3 个月，应行胃空肠吻合术。肿瘤无法切除且有胆道梗阻或预期会出现胆道梗阻的患者，建议进行胆总管/肝总管空肠吻合术。

（四）围手术期治疗

术前减黄的主要目的为缓解胆道梗阻、减轻胆管炎等症状，改善肝脏功能，纠正凝血异常，降低手术死亡率。但不推荐术前常规行胆道引流。减黄可通过经鼻胆管引流或经皮肝穿刺胆道引流完成。一般于减黄处置 2 周以后，胆红素下降至初始数值的一半以下、肝功能恢复、体温与血象正常时可施行手术。

二、护理评估

1. 常规术前评估　了解患者性别、年龄、发病情况、健康史、个人史、既往史、饮食等。评估患者及家属对疾病的知晓度、对治疗的依从性以及家庭支持与经济情况等。

2. 专科护理评估　评估患者是否存在梗阻性黄疸、腹痛、腹胀等症状。

三、护理措施

（一）术前护理

1. 术前常规护理　协助患者完善各项检查，按照腹部全麻手术要求做好术前准备。

2. 跟进检验与检查结果　如血常规、肝肾功能、B 超、CT 等结果。

3. 皮肤护理　每日用温水擦浴 1～2 次，出现瘙痒时可用手拍打，切忌用手抓挠。瘙痒部位尽量不用肥皂等清洁剂清洁。瘙痒难忍影响睡眠者，按医嘱予以镇静催眠药物。

4. 营养支持　给予高碳水化合物、高蛋白质、多维生素、低脂肪膳食。纠正脱水、低蛋白血症和贫血。保持水、电解质平衡，必要时补液。严重黄疸者术中静脉补充维生素 K，以改善凝血机制。静脉补充血浆白蛋白以改善低蛋白血症。

胰腺癌患者长期食欲不佳，严重者不能进食，予全肠外营养支持。

（二）术后护理

1. 按腹部外科全麻术后护理　常规监测生命体征，予低流量吸氧，密切观察病情。

2. 体位和活动管理 全麻或硬膜外麻醉清醒后生命体征平稳应采用半卧位。术后6小时内指导患者在床上被动或自主活动四肢，以防止深静脉血栓。保留脾脏的胰腺手术在术后早期避免频繁及剧烈的翻身运动，翻身体位及频率可参照医嘱；翻身时宜采取左侧卧位，禁右侧卧位，防止脾脏蒂扭转致脾脏缺血性坏死的发生。

3. 管道的观察及护理 各类引流管装置呈密闭状态，遵守无菌原则，保持引流管通畅，妥善固定，连接无菌引流袋（球），定期更换。严密观察引流液颜色、性质及量，准确记录。一般腹腔引流管24小时引流液在200ml左右，为血浆样浅红色渗出液。如手术当日短时间内伴有鲜红血样液体流出，量达300~500ml，且患者伴有脉速、血压下降、面色苍白，应考虑有出血倾向，需及时报告医生。一般术后患者1~2日恢复排气后可拔除胃管，2周左右可拔除腹腔引流管。

4. 饮食指导 术后禁食，静脉补液补充营养，胃管拔除后，逐渐过渡至口服流质、半流质、软食。少食产气食物，忌生、冷、硬和刺激性食物，少量多餐。

5. 营养支持

（1）全胃肠外营养护理 保持补液速度恒定，有条件尽可能给予输液泵。含高糖补液，严格控制补液滴速，遵医嘱给予40滴/分。

（2）肠内营养护理 全胰腺切除术或胰腺手术累及胃的患者术后需使用肠内营养。术后3天先用生理盐水经塑管或空肠营养管内注入，无不适反应后至术后第5天，选择瑞能或能全力稀释后使用，一般术后第8天停肠内营养，改用口服流质。使用肠内营养需注意下列问题。①避免营养管堵塞：每4小时使用≥30ml的温开水脉冲式冲管一次。灌注大量固体物质之前须彻底碾磨和溶化，注意与进食药品的配伍禁忌，每次使用时和药品进入前必须使用10~30ml的温开水冲管，以减少堵管的药液腐蚀管壁。②避免误吸：抬高床头≥30°，肠内营养输注过程中避免患者平卧。③胃胀气和腹泻的处理：开始使用肠内营养建议采用极低浓度营养液缓慢输注，输液速度大约为25ml/h；6小时后根据患者耐受性可每次增加35ml/h，一般掌握在70~150ml/h。

6. 并发症的观察和护理

（1）术后出血 包括腹腔内出血和消化道出血，应密切观察生命体征，术后24小时保持心电监护，注意监测心率、血压、尿量和神志的变化，监测中心静脉压；一旦患者术后出现口渴、脉速、血容量不足时，及时通知医生。保持各引流管通畅，观察引流液的色、质、量并记录，记录24小时出入量。

（2）胰瘘 常于术后1周左右发生，表现为突发剧烈腹痛、持续腹胀、发热、腹腔引流量增加或伤口流出清亮液体，腹腔引流液淀粉酶超过血清淀粉酶高值的3倍，经影像学检查证实有胰液外漏，可诊断为胰瘘。处理措施包括：①予禁食，持续负压引流，保持引流装置有效。②遵医嘱予奥曲肽0.1mg皮下注射（每日3次）或生长抑素6mg+0.9%氯化钠注射液60ml微量泵静推（维持24小时）。③全胃肠外营养支持，改善负氮平衡，减少胰液分泌。④予氧化锌软膏保护周围皮肤，避免胰液刺激。⑤控制感染，术后的胰瘘多有感染存在，遵医嘱正确使用抗生素。

（3）胆瘘　一般在术后5~10天发生。表现为发热、右上腹痛、腹肌紧张及腹膜刺激征；T管引流量突然减少，腹腔引流管或腹壁伤口溢出胆汁样液体。护理上应保持T管引流通畅，做好观察和记录，观察是否有腹膜刺激征。予以腹腔引流，加强支持治疗，同时做好手术准备。

（4）胃肠吻合口瘘　多发生于术后3~7天，表现为体温升高，上腹部疼痛和腹膜刺激征，胃管引流量突然减少而腹膜腔引流管的引流量突然增加。应密切观察患者腹部体征，保持胃肠减压通畅。

（5）感染　①肺部感染：鼓励患者深呼吸，予雾化吸入，协助正确排痰，定时翻身拍背和鼓励早期活动。②切口感染：密切观察切口有无红、肿、热、痛，切口敷料有无渗血、渗液，体温、脉搏、白细胞计数是否在正常范围。③腹腔内感染：手术3天后出现畏寒、高热、腹胀、肠麻痹等，持续24~48小时以上，实验室检查显示白细胞计数明显升高、低蛋白血症和贫血，影像学检查可见腹腔内液体积聚，基本可诊断为腹腔内感染；穿刺抽出液为脓性或液体中查出细菌可确定诊断。护理上保持腹腔引流管通畅，注意引流液的颜色、性质、量，防止胆瘘和胰瘘发生，予氧化锌软膏保护周围皮肤。如有胆瘘和胰瘘时，予持续腹腔双套管冲洗，遵医嘱配制冲洗液，保持无菌、固定和通畅，出入量平衡。

（6）血糖异常　①术后常规根据医嘱每4~6小时监测血糖1次。根据监测的血糖值，遵医嘱给予皮下注射胰岛素。②在禁食期间主要予静脉营养治疗，使用含糖补液时其葡萄糖与胰岛素的比例为（3~4）：1，使用肠内营养时控制血糖在8.4~11.2mmol/L。③全胰切除患者术后需使用0.9%氯化钠注射液60ml+普通胰岛素60U微量泵维持。每2小时测血糖1次，根据血糖调整胰岛素用量，直到稳定后减少至每4小时测1次，之后改为每6小时测1次。④胰岛素治疗过程中随时观察患者病情变化，若患者出现胸闷、大汗淋漓、心率加快等表现，提示可能出现低血糖反应。应立即予测血糖，若低于正常值，遵医嘱予以50%葡萄糖20ml静脉注射并降低每小时胰岛素的用量，同时继续观察患者低血糖症状是否缓解。

（7）脾切除术后并发症　①腹腔内出血：密切观察患者生命体征及伤口敷料渗液情况，引流液的颜色、性质及量的变化，注意有无腹痛、压痛、反跳痛及肌紧张等体征。一旦发现异常情况如术后24小时内引流颜色鲜红，引流量大于150ml/h，或出现皮肤湿冷、脉搏细速、血压下降、尿量减少等，提示腹腔内出血及并发低血容量性休克，立即通知医生进行处理。予加快静脉补液速度，遵医嘱予止血药、输血及血浆等。经上述处理，出血症状未见改善，做好手术准备。②静脉血栓：脾切除术后，血小板异常升高，血液处于高凝状态，易发生血栓。血栓多见于下肢静脉、脾静脉及门静脉系统。护理上应密切观察患者有无高热、腹痛、腹水、血便、黄疸、下肢肿胀、血循环不良等症状，鼓励患者早期活动。③脾热：30%的脾切除患者会出现脾热，脾热一般在午后出现，波动在38℃～39℃之间，全身中毒症状较轻，持续1～2周。应密切观察脾切除术后患者的体温，观察有无发热以及发热的持续时间，及时予物理及药物降温，补充水和电解质，以维持其代谢平衡。

（8）血管置换术后并发症　①吻合口出血：术后患者的引流液呈鲜红色，每小时100ml，持续超过2小时，需遵医嘱止血，必要时紧急手术。②门静脉血栓：患者常有腹胀、腹痛等腹部体征的发生，可出现腹水、肝功能异常，予抗凝治疗，必要时行手术治疗。

（9）腹腔镜手术并发症　①疼痛：术后常会出现切口轻微疼痛，可予心理安慰以消除其焦虑，切口疼痛剧烈者可遵医嘱积极对症处理。②皮下气肿：术后常可在胸腹部、阴囊发生皮下气肿，经吸氧1～3天后二氧化碳会自行吸收，症状自行缓解。③高碳酸血症：术后密切观察呼吸情况，低流量吸氧时可提高氧分压，以促进二氧化碳排出，必要时应根据血气分析检查结果指导临床处理。④肩背部不适：可能与残留的二氧化碳气体积聚膈下刺激膈神经导致肩背酸痛有关。嘱患者采取膝胸卧位，促使二氧化碳气体在此体位上升至盆腔，减轻对膈神经的刺激，减缓疼痛。

第五节　结肠癌手术护理常规

一、概述

结肠癌是大肠癌的一种，指回盲部至乙状结肠–直肠交界处之间的癌。发病率随着年龄增长而上升。目前尽管结肠癌的病因虽未完全明确，但其相关因素逐渐被认识，如过多的动物脂肪及动物蛋白饮食而缺乏新鲜蔬菜及纤维素食品、缺乏适度的体力活动等。家族性肠息肉病已被公认为癌前期疾病，结肠腺瘤、溃疡性结肠炎以及结肠血吸虫病肉芽肿与结肠癌的发生亦有密切关系。

（一）临床表现

1. 不同病程阶段的临床表现

（1）早期症状　早期可有腹胀、不适、消化不良样症状；而后出现排便习惯的改变，如便次增多、腹泻或便秘，便前腹痛等。继而发生黏液便或黏液脓性血便。

（2）中毒症状　由于肿瘤溃烂出血和毒素吸收，常可导致患者出现贫血、低热、乏力、消瘦、浮肿等表现，其中尤以贫血、消瘦多见。

（3）肠梗阻表现　表现为不全性或完全性低位肠梗阻症状，如腹胀、腹痛（胀痛或绞痛）、便秘或便闭。体检可见腹隆隆、肠型、局部有压痛，并可闻及亢进的肠鸣音。

（4）腹部包块　为肿瘤本身或与网膜、周围组织浸润粘连的肿块，质硬，形状不规则，有的可随肠管蠕动有一定的活动度；晚期时肿瘤浸润严重，腹部包块可固定。

（5）晚期表现　可有黄疸、腹水、浮肿等肝转移征象，还可有直肠前窝肿块、锁骨上淋巴结肿大等肿瘤远处扩散转移的表现及恶病质。

2. 不同部位的临床表现　整个结肠以横结肠中部为界，分为右半结肠和左半结肠两个部分，此两部分肿瘤的临床表现各有其特点。

（1）右半结肠癌　右半结肠肠腔粗大，肠内粪便为液状，这段肠管的肿瘤多为溃疡型或突向肠腔的菜花状癌，很少出现环状狭窄，故不常发生梗阻。但肿瘤常破溃出血，继发感染，伴有毒素吸收，因此其临床上可有腹痛不适、大便改变、腹部包块、贫血、消瘦或恶病质表现。

①腹痛不适　约75%的患者有腹部不适或隐痛，初为间歇性，后转为持续性，常位于右下腹部，与慢性阑尾炎发作相似。

②大便改变　早期粪便稀薄，有脓血，排便次数增多，与肿瘤溃疡形成有关。待肿瘤体积增大，影响粪便通过，可交替出现腹泻与便秘。如出血量小，出血随着结肠的蠕动与粪便充分混合，不易被肉眼观察，但粪便隐血试验常为阳性。

③腹部包块　就诊时半数以上患者可发现腹部包块。可能是肿瘤本身，也可能是肠外浸润和粘连所形成的肿块。前者形态较规则，轮廓清楚；后者形态不甚规则。肿块一般质地较硬，一旦继发感染时活动度受限，且有压痛。

④贫血和恶病质　约30%的患者因肿瘤破溃持续出血而出现贫血，并有体重减轻、四肢无力，甚至全身恶病质现象。

（2）左半结肠癌　左半结肠肠腔较细，肠内粪便由于水分被吸收而变得干硬。左半结肠癌多数为浸润型，常引起环状狭窄，故临床表现主要为急、慢性肠梗阻。肿块体积较小，很少破溃出血，又无毒素吸收，故罕见贫血、消瘦、恶病质等现象，也不易扪及肿块。

①腹部绞痛　是肿瘤伴发肠梗阻的主要表现，肠梗阻可表现为突发，临床表现为腹部绞痛，伴腹胀、肠蠕动亢进、便秘和排气受阻。慢性梗阻时则表现为腹胀不适、阵发性腹痛、肠鸣音亢进、便秘、粪便带血和黏液，部分性肠梗阻有时持续数月才转变成完全性肠梗阻。

②排便困难　半数患者有此症状，随着病程的进展，便秘情况逐渐严重。如肿瘤位置较低，还可伴有排便不畅和里急后重感。

③粪便带血或黏液　左半结肠中的粪便渐趋成形，血液和黏液不与粪便相混合，约25%患者的粪便中经肉眼观察可见鲜血和黏液。

（二）**辅助检查**

1. 直肠指诊　患者伴有便血、直肠刺激症状、大便变形等症状均应行直肠指诊检查以排除直肠种植转移。

2. 肿瘤标志物　CEA（血清癌胚抗原）测定对评估癌肿患者预后和复发有一定的帮助，阳性率可达60%，特异性不高。可帮助了解腹部肿块、淋巴结肿大及肝内有无转移。

3. 内镜检查 乙状结肠镜或纤维结肠镜检查是诊断结肠癌最安全、有效的检查方法。纤维结肠镜检查可直接观察病灶，同时采取活体组织做病理诊断。

4. X 线钡剂灌肠或气钡双重对比造影检查 气钡双重对比造影 X 线摄片检查是诊断结肠癌常用而有效的方法，可提供结肠癌病变部位、大小、形态及类型等相关信息。结肠癌的钡灌肠表现与癌的大体形态有关，主要表现为病变区结肠袋消失、充盈缺损、管腔狭窄、黏膜紊乱及破坏、溃疡形成、肠壁僵硬，病变多局限，与正常肠管分界清楚。

5. B 超和 CT 腹部 B 超检查对判断肝脏是否转移有一定价值。腹腔－盆腔增强 CT 检查对于了解肝内有无转移、腹主动脉旁淋巴结是否肿大、肿瘤对周围结构或器官有无浸润具有重要意义，以判断手术切除的可能性和危险性。

6. 粪便隐血检查 可作为普查的初筛手段，阳性者应完善进一步检查，以及时发现早期病变。

（三）手术治疗

外科手术切除是唯一有望治愈结肠癌的治疗方式。目前结肠癌外科治疗的发展主要集中于微创和个体化治疗。Ⅰ期、Ⅱ期和部分Ⅲ期结肠癌患者的肿瘤可通过腹腔镜手术进行切除。常用术式包括以下几种类型。

1. 右半结肠癌根治术 适用于盲肠、升结肠、结肠肝曲癌、靠近肝曲的横结肠癌以及阑尾腺癌。切除范围包括长度约为 15cm 回肠尾、盲肠、升结肠、横结肠右半部及大网膜等部位。

2. 横结肠癌根治术 适用于横结肠中部的肿瘤。手术切除范围包括横结肠、部分升结肠和降结肠，同时进行淋巴结清扫。

3. 左半结肠癌根治术 适用于降结肠癌、结肠脾曲癌、靠近脾曲的横结肠癌。切除范围包括左侧结肠、部分降结肠和直肠，同时进行淋巴结清扫。

4. 乙状结肠癌根治术 适用于乙状结肠癌。

二、护理评估

1. 常规术前评估 了解患者性别、年龄、发病情况、健康史、个人史、既往史、家族史、饮食等。评估患者及家属对疾病的知晓度、对治疗的依从性以及家庭支持与经济情况等。重点评估既往是否罹患结肠慢性炎性疾病、结肠腺瘤以及手术治疗史。评估有无家族性结肠息肉史，家族中有无患大肠癌或其他恶性肿瘤者。

2. 专科护理评估

（1）症状：评估患者有无排便习惯及粪便性状的改变，如腹泻、便秘、大便带血、便中黏液和脓液的情况。

（2）体征：触诊查看有无肠梗阻的表现，以及腹部有无肿块，肿块大小、活动度及压痛程度。听诊有无高调肠鸣音。

（3）评估患者有无贫血、乏力、体重减轻等全身情况。

三、护理措施

（一）术前护理

1. 术前常规护理 协助患者完善各项检查，按照腹部全麻手术要求做好术前准备。

2. 跟进检验与检查结果 如肝肾功能，血、尿、粪常规，凝血功能，心电图，胸部 X 线、B 超、CT 结果。

3. 肠道准备 包括控制饮食和清洁肠道两个部分。

（1）控制饮食 术前 2 天进半流质饮食，术前 1 天进流质饮食。

（2）清洁肠道 术前 1 天上午 10 时口服 1000ml 泻药，排泄正常者下午 4 时再口服 2000ml 泻药（如复方聚乙二醇电解质散，分时段口服，可减少因短时间内口服大剂量泻药而引起的肠道应激反应）。年老体弱、心肾等脏器功能障碍以及肠梗阻者不宜选用此法。不完全性肠梗阻患者术前 1 天晚上可行清洁灌肠，但完全性肠梗阻患者一般不行肠道准备。

4. 营养支持 必要时，根据医嘱给予少量多次输血或白蛋白等，以纠正贫血和低蛋白血症。若患者出现明显脱水及急性肠梗阻，尽早纠正体内水、电解质代谢紊乱及酸碱失衡，优化患者营养状态，以提高其对手术的耐受性。

（二）术后护理

1. 按腹部外科全麻术后护理 常规监测生命体征，予低流量吸氧，密切观察病情。

2. 体位和活动管理 术后平卧 6 小时，生命体征平稳后改半卧位。指导患者卧床期间进行功能锻炼如翻身、抬臀、四肢伸屈和踝泵运动等。指导患者缩唇呼吸，可从每次 3~5 分钟，每天 3 次做起，逐步延长时间。术后第 1 天协助患者下床活动。

3. 切口观察及护理 观察切口有无渗血、渗液，保持伤口敷料的清洁干燥，有渗血、渗液时需及时更换敷料。指导患者咳嗽、咳痰时用手按压伤口两边以减少伤口张力，从而减轻伤口疼痛。

4. 管道观察及护理 保持各引流管通畅，避免扭曲、受压、折叠。每天更换负压引流瓶或引流袋，注意无菌操作，密切观察各引流液颜色、性质、量的变化并做好记录。术后早期引流液过少，提示引流不畅。若引流液在短期内增加迅速伴颜色鲜红，须高度警惕有活动性出血的可能。妥善固定，严防滑脱。注意管道固定中的"高举平台固定"原则，防止因管道固定不规范而引起的牵拉和压疮。

5. 胃肠道症状的护理

（1）恶心、呕吐 多因麻醉反应以及吗啡等强镇痛剂引起，麻醉剂或药物作用消失后可停止，属生理反应。出现恶心时尽量深呼吸，如呕吐时头偏向一侧，以防呕吐物误吸入气管引起呛咳或窒息。部分患者对胃管刺激较为敏感，也可引起恶心、呕吐。

可准备鲜柠檬或清凉油以对症缓解，必要时按医嘱予止吐药。

（2）腹胀　一般发生在手术后 24～72 小时内，待肠蠕动恢复，腹胀可减轻。严重腹胀时，可影响患者切口愈合，限制呼吸运动，影响下肢静脉回流。可采用留置胃管用作胃肠减压、肛管排气、热敷、鼓励术后早期活动等措施。

6. 饮食护理　术后当天患者意识清醒后可每 6 小时饮水 20ml。根据患者肠道功能恢复情况实施分阶段饮食推进计划，逐步由清流质饮食过渡到流质饮食、半流质饮食和普通饮食。

（1）术后第 1 天　予清流质 50ml/q 4h，嚼口香糖 2 粒/tid. 。

（2）术后第 2 天　流质饮食 50ml/次，5～6 次/天；嚼口香糖 2 粒/tid. 。

（3）术后第 3 天　流质/半流质饮食 100ml/次，5～6 次/天；嚼口香糖 2 粒/tid. 。

（4）术后第 4～6 天　半流质饮食，100～150ml/次，5～6 次/天。逐渐过渡。

（5）术后第 10 天左右　一般可进食普通饮食。

7. 并发症的观察与护理

（1）吻合口出血　发生于术后早期，通常在 48h 内出现。临床表现为术后反复排鲜红或暗红色血便，有凝血块流出，出血量 50～300ml/d，可伴有直肠刺激症状。遵医嘱使用止血药物、输血、监测血象变化等措施。保守治疗无效者，及时手术。

（2）吻合口瘘　多发生在术后 5～14 天，原因是结直肠或结肠肛管吻合处出现肠壁的不完整，导致肠内与肠外组织相通。临床表现为肠吻合后出现高热、腹胀、会阴部坠胀感、外周血白细胞计数升高，盆腔引流出粪液、气体或浑浊脓液，阴道流出粪便和气体可诊断为吻合口瘘。护理上遵医嘱予双腔引流管冲洗加负压引流。冲洗液清亮后可每 2～3 天退管 2～3cm，多数吻合口瘘经有效处理 2～4 周后瘘口可愈合。对保守治疗未能奏效时，应及早手术治疗。

（3）肠梗阻　临床表现为腹胀、腹痛、恶心、呕吐、无排气与排便。腹部 X 线平片显示局部有小肠扩张、阶梯状气液平面。护理上给予禁食及持续性胃肠减压。及时纠正水与电解质的代谢紊乱。遵医嘱予生长抑素，抑制胃肠液体的分泌，减少胃肠道的压力。若出现体温升高、腹痛、腹胀加剧、腹部固定性压痛、剧烈呕吐、肠鸣音消失以及肠绞窄、肠坏死、腹膜炎的征象，做好手术准备。

（4）气腹相关并发症　①皮下、腹膜后气肿：多发生在老年患者，与术中气腹压力过高、手术时间过长、腹腔镜穿刺器（Trocar）使用时反复穿刺及穿刺层次不当等有关。预防措施是患者术中应适当降低气腹压力，缩短手术时间和减少穿刺锥的不合理使用。②高碳酸血症或心肺功能异常：术中气腹建立上抬了患者的膈肌而限制其运动，增高胸腔的压力，降低肺的顺应性，减少功能残气量和潮气量，从而导致血流和通气的比例失调；此外，腹内压升高可影响患者的血流动力学，而肺功能受限导致 $PaCO_2$ 升高从而导致高碳酸血症。

（5）穿刺并发的血管和胃肠道损伤　建立气腹或 Trocar 穿刺入腹腔时，可能损伤腹腔内血管及肠管。一旦发现损伤，应及时从腹腔镜手术转为开放性手术，及时缝合、修补损伤血管或肠管。

第六节 直肠癌手术护理常规

一、概述

直肠癌是一种较为常见的肠道恶性肿瘤，指直肠齿状线以上直肠和乙状结肠交界部的肿块，肿块表面高低不平，质地坚硬，由黏膜和黏膜下层发生，生长迅速，容易转移，术后容易复发。

直肠癌的病因目前尚不清楚，已知与环境因素、生活习惯、饮食方式有明显关系。直肠癌治疗方法多，综合治疗效果好。常见的治疗方法是外科手术、放射治疗、化学治疗、生物治疗、中医中药治疗等。

（一）临床表现

1. 直肠刺激症状 排便习惯改变甚至有血便、脓血便，便前肛门有下坠感、里急后重、排便不尽感，晚期有下腹疼痛。

2. 肠腔狭窄症状 大便逐渐变细，晚期则有排便困难、消瘦，甚至肠梗阻、恶病质。

3. 肿瘤破溃感染症状 大便表面带血或黏液，甚至脓血便。

4. 其他 可出现结肠-膀胱瘘、结肠-尿道瘘而引起的相应症状，肿瘤穿孔可引起急性腹膜炎。

（二）辅助检查

1. 直肠指诊 我国80%以上的直肠癌行直肠指诊可发现。患者伴有便血、直肠刺激症状、大便变形等症状均应行直肠指诊检查以排除直肠恶性病灶。检查时了解肿瘤的位置（距肛缘距离、在直肠的位置）、大小、形态、质地，肿块占肠腔的周径及与邻近器官关系（活动度），肠腔狭窄程度，盆底有无结节，指套有无血染。

2. 肿瘤标志物 CEA测定对评估癌肿患者预后和复发有一定的帮助，阳性率可达60%，特异性不高。可帮助了解腹部肿块性质、有无淋巴结肿大及肝内转移。

3. 内镜检查 可清晰地观察全段大肠腔内情况，并在直视下钳取可疑病变进行病理学检查。

4. 钡剂灌肠X线检查 为一种常见的非侵入性肠道检查。利用钡剂灌入直肠及结肠以增强肠道X线成像效果。可对肿瘤准确定位，了解肿瘤局部情况，有助于发现多灶性原发癌，对于确定手术方案较为重要。

5. B超 腹部B型超声扫描可判断肝脏有无转移。直肠腔内超声可清晰显示肠壁5层结构和周围组织、器官及淋巴情况，了解直肠癌的壁内浸润深度、毗邻脏器的受累程度。

6. CT　可了解肝内有无转移，腹主动脉旁淋巴结是否肿大，癌肿对周围结构或器官有无浸润，以判断手术切除的可能性和危险性。

7. 大便隐血　可作为普查的初筛手段，对阳性者进一步检查，可帮助及时发现早期病变。

（三）手术治疗

根据肿瘤生长部位和病理分期采取不同的术式。

1. 根治性手术

（1）腹会阴联合切除术（Miles 术）　经腹行直肠肛管完全切除及永久性乙状结肠单腔造口术，适用于肛管癌、癌灶下缘距肛缘 5cm 及以下的进展期直肠癌。

（2）直肠低位前切除术（Dixon 术）　主要适用于肿瘤下缘距肛缘 5cm 以上的癌肿。直肠肿瘤切除，保留肛门功能。

（3）Hartmann 手术　姑息性手术适用于上段直肠癌已有盆腔扩散转移，不宜行低位前切除者。

（4）经肛门内镜下微创手术（TEM 术）　适用于距离肛门 6~20cm 的腺瘤以及早期直肠癌，保留直肠肛门的生理储便 – 排便的功能和术后性功能。

2. 姑息性手术　由于肿瘤侵犯周围器官或远处转移，不能将全部肉眼所见的肿瘤切除，只能将主要病灶切除，以利于化疗等其他治疗和改善症状。

3. 减状性手术　病灶无法切除，为解除肠梗阻或出血等症状而实施的手术。如短路（捷径）手术、肠造口术等可以解除肠梗阻。

二、护理评估

1. 常规术前评估

（1）了解患者性别、年龄、发病情况、健康史、个人史、既往史、饮食等。评估患者及家属对疾病的知晓度、对治疗的依从性以及家庭支持与经济情况等。

（2）重点评估既往是否患过结肠慢性炎性疾病、结肠腺瘤，以及手术治疗史。有无家族性结肠息肉病史，家族中有无患大肠癌或其他恶性肿瘤者。

2. 专科护理评估

（1）症状　评估患者有无排便习惯改变、（脓）血便，便前肛门有下坠感、里急后重、排便不尽感，是否出现大便逐渐变细、大便表面带血或黏液甚至脓血便等症状及其严重程度。是否伴有尿频、尿急、血尿、骶尾部剧烈持续疼痛、肝区疼痛等器官侵犯、转移的症状。

（2）体征　评估腹部肿块、直肠指诊（指检）和便血等情况。排便频繁患者需评估肛周皮肤是否完整，有无发红、破损。

（3）全身情况　评估患者有无贫血、乏力、体重减轻等表现。

三、护理措施

（一）术前护理

1. 术前常规护理　协助患者完善各项检查，按照腹部全麻手术要求做好术前准备。

2. 跟进检验与检查结果　如肝肾功能，血、尿、粪常规，凝血功能，心电图，X线胸片、B超和CT等。

3. 肠道准备　同本章第五节"结肠癌手术护理常规"。

4. 营养支持　根据医嘱给予少量多次输血或白蛋白等，以纠正贫血和低蛋白血症。若患者出现明显脱水及急性肠梗阻，应及早纠正体内水、电解质及酸碱失衡，优化患者营养状态，以提高其对手术的耐受性。

5. 皮肤准备　不同手术方式，手术野皮肤准备范围不同（表4-1）。

表4-1　直肠癌常见手术方式备皮范围

手术方式	备皮范围	沐浴注意事项	洁脐
Miles 术	腹部皮肤上至乳头平线，两侧至腋中线，下到耻骨联合处平面及肛周体毛。男性剃胡须。注意避免皮肤刮伤	按日常沐浴方式，造口定位标识位置避免	先滴入石蜡油软化污垢，再用75%乙醇清洁
Dixon 术			
Hartmann 术	腹部皮肤上至双乳头平线，下到耻骨联合处平面。男性剃胡须。注意避免损伤皮肤		
TEM 术	剃净会阴部、肛周体毛	按日常沐浴方式	不需准备

6. 健康教育及心理护理　加强交流，帮助患者和家属正确认识疾病。解释手术的重要性和必要性。需要行造口手术的患者可通过观看图片资料、宣教手册、造口用品实物等方法向患者介绍肠造口手术的方式、部位、功能及护理等相关知识。有条件者，可进行造口康复者探访，通过患者之间的交流，增强对手术及术后造口生活的信心。

7. 术前造口定位　对于拟行乙状结肠造口、回肠造口、空肠造口等造口手术的患者应进行术前肠造口的定位，以降低术后造口并发症的发生率（详见本章第九节"肠造口护理常规"）。

（二）术后护理

1. 按腹部外科全麻术后护理　常规监测生命体征，予低流量吸氧，密切观察病情。

2. 体位和活动管理　术后平卧6小时，生命体征平稳后改半卧位。活动方案同本章第五节"结肠癌手术护理常规"。

3. 切口的观察及护理　观察切口有无渗血、渗液，保持敷料清洁干燥，渗血、渗液时要及时更换。指导患者咳嗽、咳痰时注意保护伤口，用手按压伤口两边以减少伤口张力，从而减轻疼痛。指导 Miles 术患者正确喷涂创面修复抗菌敷料于会阴伤口处。指导患者平躺时切勿张开双侧大腿，以免过度牵拉影响会阴部伤口的愈合。

4. 管道的观察及护理　保持各引流管通畅，避免扭曲、受压、折叠。每天更换负压引流瓶或引流袋，注意无菌操作。密切观察各引流液颜色、性质、量的变化并做好记录。术后早期引流液过少，提示引流不畅；若引流液在短期内增加迅速并伴颜色鲜红，要高度警惕有活动性出血的可能。妥善固定各引流管，严防管道的滑脱。

5. 胃肠道症状护理　同本章第五节"结肠癌手术护理常规"。

6. 饮食护理　同本章第五节"结肠癌手术护理常规"。

7. 疼痛护理　同本章第五节"结肠癌手术护理常规"。

8. 并发症的观察与护理

（1）吻合口漏　早期发生于手术后 3～5 天，晚期发生于手术后 7～10 天。临床表现为术后体温正常后突然升高，或原有低热升高到 39℃；下腹部及会阴部疼痛、肛门坠胀感、腹痛、肛门停止排便与排气；骶尾部引流管引流量无减少趋势，颜色由淡红色转为浑浊脓性，或伴有恶臭及粪便物，或有气体溢出。护理上叮嘱患者第 1 次排便不要用力，预防吻合口漏的发生。密切观察临床症状和体征的变化，做好交接班。遵医嘱行保守治疗（禁食、盆腔负压引流冲洗）。随时做好手术的准备。

（2）吻合口瘘　多发生在术后 5～14 天，原因是结直肠或结肠肛管吻合处出现肠壁的不完整，导致肠内与肠外组织相通。临床表现为术后出现高热、腹胀、会阴部坠胀感，外周血白细胞计数升高，盆腔引流出粪液、气体或浑浊脓液，阴道流出粪便和气体可诊断为吻合口瘘。护理上遵医嘱予以双腔引流管冲洗加负压引流。冲洗液清亮后可每 2～3 天退管 2～3cm，多数吻合口瘘经有效处理 2～4 周后瘘口可愈合。对保守治疗未能有效时，应及早手术治疗。

（3）术后出血　患者经肛门排血便或从造口远端排出血便，引流管有鲜红血性液体流出，警惕吻合口出血或盆腔出血。如出血量少，配合医生进行保守治疗。严密观察患者血压的变化、出血的量，做好交接班。如出血量大，难以控制时，协助医生在内镜直视下进行电灼止血或缝扎止血。

（4）肠梗阻　术后早期的肠梗阻和肠麻痹临床症状往往不明显，患者可出现明显的腹胀。若肠道排气短暂恢复后再次消失，高度提示机械性肠梗阻。立位腹部 X 线平片可以观察到典型的肠道积气和气液平面。护理上应严密观察患者腹痛、腹胀、呕吐、肛门/造口排气、排便以及肠鸣音恢复情况。

（5）急性尿潴留　为直肠癌手术后的常见并发症，多发生在术后 2～3 天，表现为患者下床活动，拔除尿管后出现的排尿困难。直肠癌的位置越低，保肛手术后发生排尿功能障碍的可能性越大，即 Miles 手术发生率高。拔除尿管后，指导患者排尿时应尽量放松心情，如无禁忌可坐在床沿或站起来排尿。另外还可采用热敷、听流动水声、按摩膀胱等方法；如仍不能排尿，则需要重新放置尿管，可予膀胱治疗仪或超声导入仪理疗进行配合治疗。

（6）直肠阴道瘘　直肠阴道瘘是女性直肠癌患者术后严重并发症之一。临床表现可见阴道排粪性液体。护理上应严密观察阴道漏出液的颜色、性质和量，有无感染症状；增加会阴部清洁次数，做好局部皮肤的清洁及保护。直肠阴道瘘非手术治疗包括局部冲洗、脓肿引流、抗感染治疗及控制大便。手术治疗主要行结肠造口或回肠造口术。

（三）造口护理

详见本章第九节"肠造口护理常规"。

第七节　肛管癌手术护理常规

一、概述

肛管癌指肿瘤的中心位于齿状线 2cm 以下至肛门开口的肿瘤，较直肠癌少见。通常发生在中年，在下消化道肿瘤中占 4%，占肛门直肠癌的 3.9%。女性病例稍高于男性。在肛管癌中，75%～80% 的患者是鳞状细胞癌，约 15% 为腺癌。

肛管癌真正病因尚未明确，但有研究表明是多因素作用下多基因失控所致，长期慢性刺激如肛瘘、尖锐湿疣和免疫性疾患与肛管癌发生相关。

（一）临床表现

1. 肛门部刺激症状　早期肛管癌可无症状，至溃疡形成后可出现局部疼痛。疼痛常是肛管癌的主要特征，疼痛呈持续性，便后加重。另常有肛门不适、异物感、瘙痒等。累及肛门括约肌时可出现便意频繁、里急后重、排便困难、大便失禁，伴有粪条变细、变窄。粪中有黏液及脓血等，开始有少量便血，随病情发展而逐渐加重。

2. 体征　以肛门部肿块表现为主。早期肛管部出现小的硬结，逐渐长大后表面溃烂，形成溃疡，边缘隆起并向外翻转，呈紫红色，有颗粒结节，底部不平整，呈灰白色，质地较硬，有触痛。部分可扪及腹股沟区或肛周肿大淋巴结。

3. 晚期消耗性衰竭及转移症状　晚期患者有消瘦、贫血、乏力等恶病质表现。若转移至肝脏、肺及侵犯前列腺、膀胱、阴道后壁、子宫颈等周围组织和器官时，可出现相应症状。

（二）辅助检查

1. 直肠指诊　对疑似肛管癌者必须常规直肠指诊，常可扪及肿块，早期呈疣状，可活动；若形成溃疡，可有压痛。对女性予三合诊检查以明确有无阴道受侵及妇科疾病。

2. 血清学检查　血常规、生化常规、HPV、HIV 检测等。人类乳头瘤病毒（HPV）的感染是肛管癌最重要的发病因素。患者的免疫功能与肛管癌有明显的相关性，艾滋病（AIDS）患者的肛管癌发病率明显增加。

3. 腔内超声　肛管内超声检查推荐作为早期肛管癌的常规检查项目，与盆腔 MRI 联合确定术前分期，判定是否可行局部扩大切除手术。超声检查还可用于临床怀疑肝转移时；对影像学检查不能确诊的肝脏可疑病灶，可行超声引导下穿刺获取病理诊断。

4. 钡剂灌肠 X 线检查 利用钡剂灌入直肠及结肠以增强肠道 X 线成像效果。对肿瘤准确定位，了解肿瘤局部情况，有助于发现多灶性原发癌，对于确定手术方案较为重要。

5. CT 肛管癌患者治疗前推荐行胸、腹及盆腔增强 CT 检查，排除远处转移。胸、腹及盆腔增强 CT 评价标准同结直肠癌。当临床、超声或 CT 不能确诊肝转移灶，或肝转移灶数目影响治疗决策时，推荐增强 MRI。

6. MRI 推荐 MRI 作为肛管癌的常规检查项目。通过 MRI 检查可评价肿瘤大小、位置；与肛缘、齿状线关系；与肛门内外括约肌、肛提肌及邻近器官（如阴道、尿道、前列腺等）的关系；区域淋巴结及髂血管区、腹股沟区、腹膜后淋巴结转移情况。

7. PET – CT 不推荐为常规检查，对病情复杂、常规检查不能确诊或分期时，可推荐使用。

8. 病理学检查 病理学活检是诊断肛管鳞状细胞癌的金标准，也可作为治疗的依据。细针穿刺活检可用于证实肿大淋巴结是否转移。对女性可行宫颈脱落细胞学检查，与宫颈癌鉴别。

（三）手术治疗

肛管癌的治疗根据其病理类型、生长部位、侵犯范围、癌细胞的分化和恶性程度以及是否有淋巴转移采用不同的治疗方法。手术是综合治疗的一部分，在确保切除癌组织的同时，保留足够的肛门肌肉，以便保持排便功能。根据癌症病灶扩散情况和患者的整体情况，手术可以选择肛门切除、会阴切除或骶尾切除等。

1. 腹会阴联合切除术（Miles 手术） 主要用于肛管癌或肛门周围癌侵犯肛管时。切除术应包括肛门周围广泛的皮肤（不少于 3cm），（女性患者常需切除）肛门内外括约肌、坐骨直肠窝脂肪组织、肛提肌和盆底腹膜下的所有淋巴引流区域以及阴道后壁。

2. 局部切除术 此种手术适用于肛门或肛管皮肤癌变范围不大，基本上不延及肛门内，深度未侵及括约肌，病理检查证明细胞分化较高的病变。

二、护理评估

1. 常规术前评估 了解患者性别、年龄、发病情况、健康史、个人史、既往史、饮食等。评估患者及家属对疾病的知晓度、对治疗的依从性以及家庭支持与经济情况等。既往史、疾病史和家族史重点评估既往肛门疣、女性宫颈癌、女性外阴癌或阴道癌、男性阴茎癌以及性传播疾病史、器官移植史。有无 HPV 病史、多个性伴侣和肛交经历等。用药史需问诊有无长期使用免疫抑制剂或糖皮质激素等。

2. 专科护理评估

（1）症状 评估是否有持续性疼痛、便后加重，少量便血且逐渐加重，大便习惯改变，排便次数增多，有排便不尽感。女性患者还需评估有无阴道排液、分泌物增多、出血等阴道受累表现。

（2）**体征** 评估肛周肿块、直肠指诊和便血等情况。评估肛周皮肤是否破溃、疼痛。

（3）**全身情况** 评估患者有无贫血、乏力、体重减轻等表现。若转移至肝、肺及侵犯前列腺、膀胱、阴道后壁、宫颈等周围组织或器官时，应评估相应症状。

三、护理措施

（一）术前护理

1. 术前常规护理 协助患者完善各项检查，按照腹部全麻手术要求做好术前准备。

2. 跟进检验与检查结果 如肝肾功能，血、尿、粪常规，凝血功能，心电图，X线胸片、B超和CT等。

3. 肠道准备 同本章第六节"直肠癌手术护理常规"。

4. 营养支持 同本章第六节"直肠癌手术护理常规"。

5. 皮肤准备 重点对肛门周围皮肤进行清洁和准备。备皮范围上至耻骨联合，两侧至坐骨结节，下至双侧大腿上 1/3 内侧和腹股沟区域（包括会阴部和肛门部）。肛周如有皮肤破损、湿疹、炎症等，应先进行治疗，待愈合后再进行备皮。备皮时特别注意清洁肛门及周围皮肤，可用温水或生理盐水擦拭，擦拭时要动作轻柔地擦拭皮肤表面，避免使用肥皂或酒精等刺激性物品。

6. 心理护理 同本章第六节"直肠癌手术护理常规"。

7. 造口术前护理 同本章第九节"肠造口护理常规"。

（二）术后护理

1. 按腹部外科全麻术后护理 常规监测生命体征，予低流量吸氧，密切观察病情。

2. 疼痛护理 手术后因括约肌痉挛，或肛管内敷料填塞过多而加剧伤口疼痛。术后 1～2 日内应适当给予镇痛药，必要时放松肛管内填塞敷料。

3. 饮食和排便 术后 3 天内给予流食，后改少渣饮食。48 小时内服阿片酊以减少肠蠕动，有控制排便的作用；避免术后 3 日内排大便，有利于手术切口愈合。3 日后便秘者，口服乳果糖等药物通便，但禁忌灌肠。

4. 伤口的观察和护理 注意观察伤口有无红、肿、热、痛，及时向医生报告异常情况。术后取仰卧位时，臀部垫气圈，以防伤口受压。排便后伤口被粪便污染应及时更换敷料。

5. 引流管的观察和护理 注意观察患者引流液的颜色、性质和量，若引流管持续引出鲜红色液体≥100ml/h 或 24 小时≥300ml，同时出现心慌、气促、烦躁等症状及生命体征改变时，提示有活动性出血，应及时通知医生处理。

6. 并发症的观察及护理 观察患者有无排便困难、大便变细或肛门失禁现象。为防止肛门狭窄，术后 5～10 日内可用示指扩肛，每日 1 次。观察患者有无肛门皮肤瘙痒、疼痛或出血等症状。嘱其卧床休息，肛门局部予热水坐浴，以减轻疼痛。急性炎症期，嘱患者每次排便后用清水冲洗干净；再用 1 : 5000 高锰酸钾溶液温水坐浴，每次 20 分钟，2 次/日。

7. 造口护理 详见本章第九节"肠造口护理常规"。

第八节 腹膜后肿瘤手术护理常规

一、概述

原发性腹膜后肿瘤系指发生在腹膜后间隙的各种软组织肿瘤，但不包括腹膜后脏器如胰腺、肾脏、肾上腺等实质性器官和大血管的肿瘤。腹膜后肿瘤占恶性肿瘤的 0.5% 以下，软组织肿瘤中 10% ~ 20% 起源于腹膜后。原发性腹膜后肿瘤按组织来源、恶性程度进行分类，见表 4 - 2。

表 4 - 2 原发性腹膜后肿瘤分类

组织来源	良性	恶性
脂肪组织	脂肪瘤	脂肪肉瘤
平滑肌	平滑肌瘤	平滑肌肉瘤
结缔组织	纤维瘤	纤维肉瘤
横纹肌	横纹肌瘤	横纹肌肉瘤
淋巴管	淋巴瘤	淋巴肉瘤、网状细胞肉瘤、霍奇金淋巴瘤
血管	血管瘤、血管外皮瘤	血管内皮肉瘤、血管外皮肉瘤
间叶组织	间叶瘤	间叶肉瘤
来自神经、神经鞘	神经鞘瘤、神经纤维瘤	恶性神经鞘瘤、神经纤维肉瘤
交感神经	神经节细胞瘤	成母细胞瘤、节细胞成母神经细胞瘤
嗜铬组织	嗜铬细胞瘤	恶性嗜铬细胞瘤
化学感受器	非嗜铬性副神经节瘤（腹膜后体瘤）	恶性非嗜铬性副神经细胞瘤
来自泌尿生殖嵴	囊肿	精原细胞瘤、绒毛膜上皮瘤
来自胚胎组织残余	畸胎瘤、皮样囊肿	恶性畸胎瘤
来源不明、不能分类	囊肿	未分化癌、未分化肉瘤、未分化恶性肿瘤、黏液囊腺癌、多房黏液囊腺瘤部分恶变

（一）临床表现

1. 症状

（1）**占位症状** 腹膜后间隙空间较大，肿瘤常常巨大，易产生腹部胀满感，严重时影响呼吸。少数情况下由于肿瘤内部出血，腹部胀满感可突然加重，并可伴有剧痛。

（2）**压迫症状** 由于压迫脏器而产生的刺激症状，可伴有恶心、呕吐；排便次数增多或慢性肠梗阻症状与体征；出现尿频、尿急，肾盂积水；可引起腰背疼痛、会阴部及下肢疼痛；压迫静脉及淋巴管可引起下肢水肿。

（3）异位分泌症状　少数具有内分泌功能的腹膜后肿瘤，根据所分泌物质的不同，可引起相应的内分泌症候群。如嗜铬细胞瘤可出现阵发性高血压；某些分泌胰岛素样物质的纤维组织肿瘤能引起低血糖症状；罕见的功能性间叶组织肿瘤可引起抗维生素D的低血磷骨软化病等。

（4）全身症状　体重减轻、食欲下降、发热、恶病质等在病程晚期均可出现，恶性肿瘤出现这类症状更早。

2. 体征　最常见的体征为腹部肿块，位置固定而深入，一般仰卧位触诊较俯卧位清楚。良性肿瘤除肿块外体征少，囊性感者多为囊性肿瘤如淋巴囊肿等。恶性肿瘤的体征相对较多，可有压痛、腹水、下肢水肿、腹壁静脉曲张、下肢感觉异常、梗阻性黄疸、肠梗阻和异常血管杂音等体征。

（二）辅助检查

1. 超声　经腹壁超声是最简单且最经济的腹部肿瘤初筛检查手段。但对于肥胖、术后及病灶直径 <1cm 等病例的敏感度较低，超声尚不能作为单一手段用于治疗前腹膜后肿瘤的评估，须与 CT 以及 MRI 等其他影像学手段联合应用。

2. CT　是目前腹膜后肿瘤应用最广泛的影像学检查手段。静脉内注射含碘对比剂是评估腹膜后肿瘤所必需的检查手段，在此基础上的血管成像技术，有助于准确评估肿瘤自身的血供情况以及与邻近大血管的关系，《2022 年原发性腹膜后软组织肿瘤诊治专家共识》推荐 CT 检查可用于腹膜后肿瘤患者治疗前、中、后肿瘤情况的评估，及时对可疑病灶进行随访。

3. MRI　可提供腹膜后肿瘤解剖结构、毗邻关系、浸润范围、血管及神经受累情况，以及肿瘤的病理生理特征等多种信息。

4. PET–CT　通过全身功能性评估协助恶性肿瘤分期的影像学手段，还可用于腹膜后肿瘤的穿刺活检部位选择、手术彻底性评估及疗效随访等。

5. 胃肠钡餐造影或钡剂灌肠检查　摄取正位、侧位和（或）斜位片，根据不同肠段受压移位的改变，间接判断肿瘤是否位于腹膜后以及与相邻胃肠道的关系。

6. X 线平片　可观察软组织阴影和胃肠道、肾脏移位的表现。腰椎间孔扩大和骨质破坏表明肿瘤可能来源于神经根。

7. 病理学检查　是腹膜后肿瘤组织病理学诊断的金标准，也是获得较准确的组织病理学分级及其他肿瘤生物学行为评价指标的最佳方式。可作为普查的初筛手段，对阳性者进一步检查，可帮助及时发现早期病变。

8. 血管造影检查　当体格检查发现肿块有血管杂音或 B 超、CT、MRI 等影像学检查发现肿瘤巨大且与腹部大血管关系密切时，应根据情况选择 DSA（Digital Subtraction Angiography）动脉造影或下腔静脉造影，便于术前全面了解肿瘤血液供应来源和血管受累情况。

（三）手术治疗

手术切除是治疗腹膜后肿瘤的最佳手段，保证安全前提下尽可能进行规范根治切除。

1. 根据切除范围分类　腹膜后肿瘤切除术的类型较多，根据切除范围可分为根治性切除术、联合脏器切除术以及姑息性切除术。

（1）根治性切除术　是指切除整个腹膜后肿瘤病灶，达到肉眼及镜下无肿瘤残留，常用于良性肿瘤者。

（2）联合脏器切除术　将肿瘤病灶与受累的器官部分或全部切除，适用于恶性肿瘤如无远处转移者。

（3）姑息性切除术　是指部分肿瘤或包膜内肿瘤切除，其效果等同于活检加非手术治疗，效果较差。

2. 根据手术方式　可分为开腹腹膜后肿瘤切除术和腹腔镜下腹膜后肿瘤切除术两种。

（1）开腹腹膜后肿瘤切除术　适用于病变范围较大的严重患者，因为开腹切除术比较直观，操作方便，便于切除肿瘤，但创伤较大，术后恢复时间长。

（2）腹腔镜下腹膜后肿瘤切除术　适用于良性肿瘤累及范围较小者，或者为早期恶性肿瘤且未扩散者。有术中损伤比较小、术后恢复快的优点。

二、护理评估

1. 常规术前评估　了解患者性别、年龄、发病情况、健康史、个人史、既往史、饮食等。评估患者及家属对疾病的知晓度、对治疗的依从性以及家庭支持与经济情况等。

2. 专科护理评估　评估腹部肿块与腹痛、腹胀、恶心、呕吐、尿频、尿急等症状出现的时间及动态变化；评估生命体征，了解有无恶病质表现。了解血常规、电解质、凝血功能以及腹部 B 超、CT 等检查结果。

三、护理措施

（一）术前护理

1. 术前常规护理　协助患者完善各项检查，按照腹部全麻手术要求做好术前准备。

2. 跟进检验与检查结果　如肝肾功能，血、尿、粪常规，凝血功能，心电图，X线胸片、B 超和 CT 等。

3. 肠道准备　大多数巨大腹膜后肿瘤术中均涉及肠道，尤其是结肠，应在术前根据病情做好肠道清洁准备，包括控制饮食、清洁肠道。具体措施详见本章第六节"直肠癌手术护理常规"。

4. 营养支持　许多腹膜后肿瘤患者因病程较长，机体消耗大，肿瘤压迫消化道影响进食，故营养状况尤其是白蛋白水平较低。必要时，遵医嘱给予少量多次输血和白蛋白输注等，以纠正贫血和低蛋白血症。若患者出现明显脱水及急性肠梗阻，应及早纠正体内水、电解质及酸碱失衡，优化患者营养状态。腹膜后肿瘤切除创伤大，手术时间长，术中失血多，术后恢复慢，对营养及热量的需求大；术前应根据具体情况给予一定的高能营养补充及白蛋白储备，以提高对手术的耐受力。

5. 心理护理　加强交流，帮助患者和家属正确认识疾病。腹膜后肿瘤早期症状不明显，患者发现症状入院时肿瘤往往已经较大，因此心理压力和情绪波动较大，对手术治疗所产生的顾虑容易导致焦虑、抑郁、烦躁等情绪。

（二）术后护理

1. 按腹部外科全麻术后护理　常规监测生命体征，予低流量吸氧，密切观察病情。

2. 切口的观察及护理　观察切口有无渗血、渗液，保持伤口敷料的清洁干燥，渗血、渗液时要及时更换敷料。指导患者咳嗽、咳痰时注意保护伤口，用手按压伤口两边以减少伤口张力，减轻疼痛。

3. 管道的观察及护理　肿瘤切除术后创伤面大、渗血多，为了减轻术后吻合口张力及腹胀，常需留置引流管，一般留置胃管、腹腔引流管和尿管等。护理上应妥善固定各种管道，防止压迫、扭曲或牵拉而脱出。及时、准确观察并记录引流液的颜色、性质、量和气味，有无残渣以判断病情变化。24 小时后引流液一般在 50ml 以下，为稀薄的淡红色液体。若引流量过多，颜色鲜红，提示可能有出血征象；若引流量过少，可能是管道堵塞或有受压、扭曲、漏气发生，应仔细观察并及时处理。定时更换引流袋并注意无菌操作，以免引起逆行感染。

4. 饮食护理　禁食期间，通过静脉补充营养。肠道功能恢复后，指导患者可进米汤、菜汤等流质饮食，如无腹胀、呕吐，次日可进半量半流质如肉末粥、面条等，逐步恢复到普通饮食，饮食应少量多餐，尽量避免糖果、豆类等过甜、产气食品。

5. 并发症的观察与护理

（1）出血　如切口渗血较多，腹腔引流液大于 100ml/h，颜色鲜红或伴有凝血块，脉搏 >100 次/分，提示有活动性出血，应立即汇报医生，迅速建立两条静脉通道，配合医生实施救治处理，必要时做好术前准备。

（2）腹膜后感染　密切监测体温，观察腹部体征以及引流液的性状，及时发现感染症状，配合医生行引流管冲洗，根据引流液的细菌培养和药敏试验遵医嘱使用抗生素并观察其不良反应。

（3）肠瘘　腹膜后手术联合脏器切除最常见的部位为大肠，因此肠瘘为常见的并发症。如出现反复高热，腹膜刺激征阳性，引流液为黄色、蛋花样或有粪渣，应考虑肠瘘。立即报告医生，配合医生行腹腔双套管冲洗，做好瘘管周围皮肤护理。

（4）静脉血栓　由于出血而大剂量地使用止血药物，创伤疼痛使患者卧床时间长以及手术后血液呈高凝状态是导致静脉血栓的主要原因。术后指导患者尽早活动四肢、翻身，病情许可尽早下床活动，如出现下肢肿胀、疼痛，应做下肢血管彩色多普勒超声，尽早发现静脉血栓，防止肺栓塞。

第九节　肠造口护理常规

一、概述

肠造口（stoma）指因疾病和治疗目的将一段肠管拉出腹壁外所做的人工回肠/结肠开口，粪便由此排出体外。根据肠段的连续性可分为单腔/双腔造口和袢式造口。单腔/双腔造口（end/double stoma）指回肠/结肠连续性完全中断，只将肠管近端在腹壁外开口称为单腔造口，肠管近端和远端分别在腹壁外各自开口称为双腔造口。袢式造口（loop stoma）指回肠/结肠连续性没有完全中断，肠管近端和远端在腹壁外予以同一开口。

手术方式

1. 乙状结肠造口（单腔造口）

（1）适应证　①直肠恶性肿瘤拟行 Miles 术，或行 Hartmann 手术。②直肠病变需要暂时性肠道转流。③放射性肠炎或直肠瘘管须行永久性肠道转流。

（2）禁忌证　乙状结肠或近端结肠有梗阻病变者。

2. 回肠造口（袢式造口）

（1）适应证　①低位直肠癌接受保留肛门的手术，因吻合口位置较低、接受过术前放化疗或术中吻合环不完整、吻合口血供不良等导致吻合口漏风险较大者，需行粪便转流以促进吻合口愈合。这种造口是为了预防吻合口漏相关并发症，因此这种临时性造口亦称作预防性造口。②患者存在完全性肠梗阻等急症，抑或肠道扩张、肠内容物较多、肠壁水肿明显等情况，肠吻合后风险较大，需要临时转流粪便以降低吻合风险。③大肠癌局部分期较晚，需接受转化治疗；若患者存在肠梗阻或术中发现肿瘤难以一期根治性切除，可选择临时性肠造口恢复排便，待转化治疗完成后切除肿瘤。④大肠癌术后出现吻合口漏（瘘）或直肠－阴道瘘、直肠－膀胱瘘者。

（2）禁忌证　近端小肠有梗阻病变者。

3. 横结肠造口（袢式造口）

（1）适应证　①左侧结肠或直肠恶性肿瘤伴有急性梗阻时先期减压。②晚期左侧结肠或直肠恶性肿瘤无法切除。③左侧结肠/直肠外伤或病变致穿孔、瘘道行修补术时暂时性肠道转流。

（2）禁忌证　近端结肠有梗阻病变者。

二、护理评估

（一）常规术前评估

了解患者性别、年龄、发病情况、健康史、个人史、既往史、饮食等。评估患者及家属对疾病的知晓度、对治疗的依从性以及家庭支持与经济情况等。评估既往是否患过结肠直肠慢性炎性疾病及结肠腺瘤；是否有腹部手术治疗史、有无家族性结肠息肉史，家族中有无患大肠癌或其他恶性肿瘤者。评估有无吸烟史、支气管哮喘病史、肺功能损害，原有呼吸系统疾病是否得到有效的控制；有无神经系统疾病史，如患者曾患有脑卒中，可能导致手部灵活性欠佳而影响造口术后的自我护理。

（二）专科护理评估

1. 症状　有无腹泻、便秘、便中带血、便急、里急后重等消化系统症状；有无咳嗽、咳痰等呼吸系统症状。女性直肠癌患者应评估肿块是否侵及阴道壁，是否出现阴道排液、直肠阴道瘘症状。

2. 皮肤情况　腹部皮肤是否完整、平坦、发红，有无皱褶、皱纹或松弛（体重有无大幅下降）、凹陷、瘢痕、潮湿/多汗、油腻、干燥、萎缩（如放射性损伤）、膨出等情况。评估皮肤过敏史，腹部拟行造口的区域皮肤是否完整，是否有局部或全身皮肤疾病等，如炎症、局部或全身皮肤疾病（如银屑病、天疱疮、特发性皮炎等）。伴有便频、失禁患者需评估肛周、会阴部皮肤是否完整，有无破损。

3. 全身情况　评估患者有无贫血、低蛋白血症、营养不良、乏力、体重减轻等表现。

4. 心理状况　肠造口因缺乏括约肌的功能，排泄物无法自主控制，术后对患者和家属的护理带来一定程度的困扰。部分患者和家属在得知需行或可能行造口手术后可能会出现悲观绝望的情绪，甚至出现拒绝手术的表现。通过术前评估了解患者和家属的心理状态，及时予以疏导，可在一定程度上减轻其心理压力。

5. 对造口接受程度　评估患者和家属对病情和造口手术的了解程度、对造口的接受程度。详细解释造口手术的目的和意义、造口的类型、术后排便的情况、生活的改变和家属照顾的配合注意事项。有条件者可安排造口康复者进行探访，分享造口护理经验，增强信心。鼓励家属接纳和在术后早期协助患者进行造口护理，帮助患者渡过难关。

6. 社会经济状况

（1）**宗教文化**　评估患者的文化背景、宗教信仰，予以充分尊重。

（2）**经济状况**　评估患者的家庭经济状况和医疗保险情况。永久性造口患者需终生佩戴造口产品，在一定程度上增加患者的经济负担，充分了解患者的经济情况以便更好地指导患者选择造口用品。

（3）**职业和生活习惯**　评估患者的职业类型、特点以及特殊的生活习惯等，综合选择造口的位置。如电工需佩戴工具带、司机需长期坐位开车、警察腰间佩戴枪带、体育教练常弯腰下蹲以及残障人士需要扶拐行走或使用轮椅的习惯等。

7. 自我护理能力

（1）语言沟通能力　包括听、说、读和理解能力，听力丧失、阅读和理解能力程度较低在一定程度上会影响患者接受健康教育的效果。在进行健康教育或造口护理指导时，应根据患者的个体情况实施个性化的护理。听力障碍的患者，指导造口护理时可选择写或看的形式代替言语交流，如播放视频、幻灯片或给予图片、造口护理宣教手册等，尽可能使用通俗易懂的方法指导患者尽快掌握造口护理方法。

（2）视力　患者的视力状况直接影响术后造口自我护理、造口产品的使用。视力减弱者，可通过佩戴眼镜提高视觉清晰度。视力明显损害者，可通过触觉的方法指导患者使用造口产品，可给予患者类型和大小合适的样品供反复练习，同时鼓励患者家属协助患者做好造口护理。

（3）手部灵活性　评估患者手指是否健全及其灵活性，了解患者是否患有影响手部灵活性的疾病（如脑卒中后患者存在肢体活动障碍、关节炎、关节畸形等）。

三、护理措施

（一）术前护理

1. 术前常规护理　协助患者完善各项检查，按照腹部全麻手术要求做好术前准备。

2. 跟进检验与检查结果　如肝肾功能，血、尿、粪常规，凝血四项，心电图，胸片、B超和CT等。

3. 肠道准备　详见本章第五节"结肠癌手术护理常规"。

4. 皮肤准备　不同手术方式，手术野皮肤准备也不同。详见第六节"直肠癌手术护理常规"。

5. 造口定位　对于拟行乙状结肠造口、回肠造口、空肠造口等造口手术的患者应进行术前肠造口的定位，以降低术后造口并发症的发生率。择期手术者术前1天，由造口治疗师或造口专科护士在充分评估病史资料、拟行的手术方式、患者的文化程度与生活习惯等资料的基础上对患者进行术前造口宣教并进行造口定位。

（1）基本原则　肠造口宜位于腹直肌上，避开瘢痕、皱褶、骨隆突或腰带等部位。回肠造口宜在右下腹的脐与髂前上棘连线中上1/3处或脐、髂前上棘、耻骨联合三点形成的三角形的三条中线相交点；乙状结肠造口用前述方法定位在左下腹。横结肠造口宜在上腹部以脐和肋缘分别做一水平线，两线之间且旁开腹中线5~7cm定位为造口部位。以患者取半坐卧位、坐位、弯腰、站立等不同体位时能看到造口为宜。

（2）注意事项　BMI≥30kg/m²者，造口位置宜定在腹部隆起的最高处。计划行2个以上造口手术者，定位不宜在同一条水平线上，各个造口之间相距5~7cm。

（3）标记方法　宜用手术记号笔画实心圆标记造口位置，喷涂液体保护膜保护标记位置。

（二）术后护理

1. 肠造口的一般护理 应术后每日进行造口评估，及时发现造口及周围有无异常情况（表4-3）。

表4-3 造口评估项目及内容

评估项目	评估内容
位置	右下腹、左下腹、上腹部、切口正中、脐部
类型	按时间顺序可分为永久造口和临时造口，按开口模式可分为单腔造口、双腔造口和袢式造口
颜色	正常造口为鲜红色，有光泽且湿润。颜色苍白提示贫血；暗红色或淡紫色提示缺血；黑褐色或黑色提示坏死
高度	理想高度为1~2cm。若造口过于平坦或回缩，易引起潮湿相关性皮肤损伤；若造口突出或脱垂，会造成佩戴困难或造口黏膜出血等并发症
形状	可为圆形、椭圆形或不规则形
大小	可用尺测量造口基底部的高度，若造口为圆形应测量直径、椭圆形宜测量最宽处或最窄处，不规则形可用图形来表示
黏膜皮肤缝合处	评估有无缝线松脱、分离、出血、增生等异常情况
造口周围皮肤	正常造口周围皮肤是颜色正常、完整的。若出现皮肤红肿、破溃、水疱、皮疹等情况，应判断出现造口周围皮肤并发症的类型
袢式造口支撑棒	评估支撑棒有无松脱、移位，是否压迫黏膜或皮肤
排泄物	一般术后48~72小时开始排泄，回肠造口最初为黏稠、黄绿色的黏液或水样便，量约1500ml左右，逐渐过渡到褐色、糊样便；结肠造口排泄物为褐色。若排泄物含有血性液体或术后5天仍无排气、排便均为异常。观察排泄物颜色、性状、气味等

2. 心理支持 应评估患者对造口的接受程度。术后首次让患者观看造口时，宜在清洁造口及周围皮肤后。鼓励患者参与造口自我护理，可安排同伴教育。当患者出现拒绝直视或触摸造口、不愿意参与排泄物的排放、表情淡漠、哭泣等情况时，应疏导患者情绪，引导患者说出顾虑、担忧及悲伤的原因，给予心理护理，必要时提供心理专科会诊。

3. 造口护理用品的选择

（1）手术早期宜选用透明、无碳片、开口袋，康复期可选择不透明造口袋。

（2）排泄物稀薄宜选开口袋，排泄物黏稠宜选闭口袋。

（3）视力障碍者宜选透明造口袋，手灵活性差者宜选预开口造口袋。

（4）腹部平坦或膨隆宜选平面底盘，造口回缩宜选凸面底盘加腰带。

4. 护理流程 造口底盘发白或卷边时，宜尽快更换，宜在清晨空腹时进行，更换流程见图4-1。造口袋内1/3~1/2已满时，宜排放造口袋内排泄物。

5. 日常生活护理

（1）造口日常观察 每次更换造口袋时观察造口黏膜的血液循环，查看造口有无回缩、出血及坏死。造口部位黏膜颜色红润，富有光泽，表示血供良好，略显暗红色也属正常；若黏膜呈暗紫色或黑色提示造口肠管血供障碍，应及时就诊。观察造口周围皮肤有无红肿、破溃、疼痛等现象。观察造口袋内排泄物的颜色性质和量，留意是否腹泻或便秘。

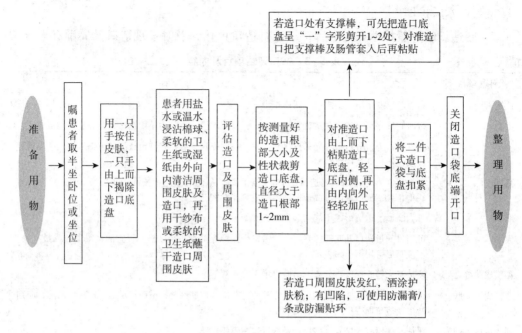

图 4-1 造口护理流程

（2）饮食指导 造口术后的人群，建议和普通人一样，保持均衡饮食，保证足够的谷类、肉类及蔬果等营养摄取，以维持身体的功能；但因排泄方式、肠道连续性改变，饮食上仍需特别注意。肠造口者在术后早期，应食用高碳水化合物、高蛋白质饮食，保证优质蛋白的摄取；适当补充矿物质和维生素。恢复期应以平衡饮食、合理营养、促进健康为原则。①术后早期应均衡饮食，进食高蛋白质、高维生素、高微量元素、低脂的食物。少食多餐、循序渐进，饮食从流质逐渐过渡到普食。②恢复期应减少进食容易产气食物如豆类、萝卜、番薯以及碳酸饮料、啤酒等。减少进食容易产生异味食物如洋葱、大蒜、鱼类、蛋类。减少进食容易引起腹泻食物如辛辣食物、煎炸食物等。避免进食易致便秘的食物，保持排便通畅。粪便过硬，排出时易摩擦肠黏膜引起造口出血，长期便秘容易引起排便用力致腹压增加而引发肠造口脱垂。容易引起便秘的食物包括番石榴、巧克力等；药物如氢氧化铝、碳酸钙、吗啡类止痛药等。③其他注意事项如下：避免进食时吞入过量气体，可闭上口咀嚼食物。避免进食太快，忌进食时说话。回肠造口者因为结肠切除后影响了水分及无机盐的重吸收，因此在水分的摄取上必须足够，每天饮水量不应少于 2000ml。回肠造口的管径小，高纤维素食物可能阻塞造口，应注意少食难消化的食物，如种子类食物（干果、坚果）、芹菜、玉米、蘑菇等。造口狭窄的患者，难消化的食物建议细嚼慢咽且必须注意适量进食，减轻造口阻塞风险。

（3）穿衣 肠造口患者可正常穿衣，但建议免穿紧身衣裤（裙），避免腰带压迫或摩擦造口而影响肠造口的血液循环。建议选择高腰、宽松的衣裤或背带裤。

（4）沐浴　患者术后体力恢复，伤口愈合即可沐浴。可佩戴造口袋或撕除造口底盘后沐浴。建议选择淋浴方式，避免泡浴，长时间泡澡会影响造口底盘的黏性。避免用喷头直接冲洗造口，以免造成黏膜的损伤而致造口周围血管团的增生，选用不含酒精、香精、无刺激的沐浴液。在洗澡过程中注意水的温度，以免烫伤肠黏膜。若为回肠造口，建议佩戴造口袋洗澡，因回肠造口排便无规律，且为稀水样便，避免洗澡过程中排便污染皮肤。结肠造口，在排便规律后，避开排便时段，可揭除造口袋后洗澡，彻底清洁皮肤。佩戴造口底盘者在沐浴后须立即更换，避免底盘脱落。

（5）旅行　患者术后病情稳定、体力恢复，即可以外出旅游，建议初次出行可选择距离较近地点，后续逐渐增加行程长度。出行前做好计划，准备多于平时用量的造口袋及必要的辅助用品，随身携带。旅行时更应加倍小心饮食，避免食用不洁食物，随身行李中自备1瓶水，可在意外时冲洗用。建议选择铁路、公路等交通，尽可能避免乘坐飞机，飞机受气流的影响易导致造口底盘脱落。

（6）性生活　术后病情稳定、体力恢复，患者可尝试恢复性生活，一般建议术后3个月可开始尝试。性生活之前要做好以下准备：①做好造口局部护理，彻底清洁造口，排空肠道，可佩戴迷你（mini）型造口袋、非透明造口袋或使用造口栓，有条件者可使用除臭剂。②与配偶充分讨论和交流，取得配偶的理解。③若因手术原因或心理障碍等引起性功能障碍，必要时转介专科门诊咨询。

（7）社交活动　只要体力允许，应鼓励患者积极参加一般的社会活动，多与他人沟通交往，多参加造口联谊会，与其他造口朋友一起交流、娱乐，减轻孤独感，分享他人的生活经验，对促进其心理康复有着积极的作用。

（8）锻炼及运动　术后患者体力恢复后可适当地锻炼和运动，建议根据情况逐渐增加运动量。强调活动时要保护好造口，尽量参加一些轻体力活动，如打太极拳、游泳、乒乓球、桌球、羽毛球、骑自行车、慢跑或者远足旅行等。游泳时，可使用迷你型造口袋或者造口栓，以一件式游泳衣为宜；游泳前检查造口袋粘贴是否紧密，排放造口袋内粪便，游泳后再次检查或更换新的造口袋。尽可能避免增加腹压的活动如举重、仰卧起坐等，因腹压增加易引起造口脱垂、造口旁疝等并发症。一些活动容易导致身体碰撞而易损伤造口，如打篮球、踢足球、摔跤等活动。家务劳动也是运动的一种形式，但要注意避免腹压增高的活动，如弯腰拖地、提重物等；家务劳动过程中也应避免有棱角或坚硬的家具碰伤造口。

（9）工作　术后当患者身体体力完全恢复，病情稳定，便可以恢复以前的工作。但应避免重体力劳动，尤其术后第1年；应避免举重物，以减少造口脱垂、造口旁疝的发生。必要时咨询造口治疗师或专科护士使用造口腹带保护。

6. 造口及周围皮肤并发症的观察及护理

（1）造口出血　应评估出血部位、量。造口浅表渗血可压迫止血，若压迫无效可洒涂造口护肤粉或使用藻酸盐敷料按压。非造口肠腔出血可用浸有1‰肾上腺素溶液的纱布、云南白药粉等外敷，然后纱布压迫止血或硝酸银烧灼止血。止血无效时及时报告医生。

（2）造口水肿　应评估水肿发生的时间、肿胀程度、造口血运及排泄情况等。黏膜皱褶部分消失的轻度水肿者，可放射状剪裁造口底盘，其剪裁孔径比造口根部大3～6mm，并观察水肿消退情况；黏膜皱褶完全消失的重度水肿者，可用3%高渗盐水或50%硫酸镁浸湿纱布覆盖在造口黏膜上，2～3次/日，20～30分钟/次。合并脱垂者，水肿难以消退且脱垂的肠管无法回纳，应注意观察和保护肠管，并报告医生。

（3）造口缺血/坏死　应评估缺血/坏死的范围、黏膜颜色等。宜选用二件式透明造口袋。遵医嘱去除造口周围碘仿纱布，或将缺血区域缝线拆除1～2针，观察血运恢复情况。造口局部缺血/坏死范围<2/3者，可在缺血/坏死黏膜上洒涂造口保护粉。造口缺血/坏死范围≥2/3或完全坏死者，应报告医生处理。

（4）皮肤黏膜分离　应评估分离的范围、大小、深度、渗液量、基底组织情况及有无潜行。浅层分离，宜用造口护肤粉喷洒局部；深层分离，宜去除黄色腐肉和坏死组织，可用藻酸盐敷料填充伤口；合并感染时，宜使用抗菌敷料。上述步骤后宜使用防漏膏/条、防漏贴环或应用水胶体敷料隔离。分离较深或合并造口回缩者，可使用凸面底盘并佩戴造口腰带或造口腹带固定。

（5）造口回缩　应评估回缩的程度、造口底盘和周围皮肤的浸渍情况。可使用凸面底盘并佩戴造口腰带或造口腹带固定。回缩合并狭窄者，应报告医生。

（6）造口狭窄　应评估狭窄的表现及程度。若患者示指难以伸入造口，应指导患者减少不溶性纤维素食物摄入、增加液体摄入量，使用粪便软化剂或暂时性使用扩肛处理；但当小指都无法伸入造口时，应报告医生。

（7）造口脱垂　应评估肠管脱出时间、长度、套叠、水肿、血供等情况。宜选择一件式造口袋，并调整造口底盘的开口大小。宜在患者平卧且造口回纳后更换造口袋。自行回纳困难者，宜手法回纳；伴水肿时，待水肿消退后回纳。回纳后均宜使用无孔腹带包扎。脱垂伴缺血、坏死或不能手法回纳者，嘱患者平卧，并报告医生。

（8）造口旁疝　应评估平卧时造口旁疝是否回纳、可触及的筋膜环缺损大小。用造口腹带或无孔腹带包扎，定时松解后排放排泄物。结肠造口灌洗者应停止灌洗。造口颜色变暗或持续疼痛，无气体、粪便从造口排出，患者食欲不振、腹胀、恶心、呕吐或突入疝环的肠管发生嵌顿时，应报告医生。

（9）造口周围皮肤损伤　应评估造口周围皮肤损伤的部位、颜色、程度、范围、渗液情况等，判断损伤类型。若为潮湿相关性皮肤损伤，可使用无刺激皮肤保护膜、造口护肤粉或水胶体敷料，必要时使用防漏膏/条或防漏贴环等。若为过敏性接触性皮炎，应停止使用含致敏原的造口护理用品，遵医嘱局部用药。若为机械性皮肤损伤，可根据情况使用伤口敷料；黏胶相关性皮肤损伤宜选择无胶带封边的造口底盘；压力性损伤应去除压力源。

（10）造口周围肉芽肿　应评估肉芽肿的大小、部位、数量、软硬度、出血情况等，首次处理肉芽肿时应留标本送病理检查。较小肉芽肿，可消毒后使用钳夹法去除肉芽肿，局部喷洒造口护肤粉并压迫止血；较大肉芽肿，可用硝酸银棒分次点灼，一般每 3 天一次，直至完全消退；有蒂肉芽肿，可用无菌缝线套扎根部阻断血供而使肉芽肿逐渐坏死、脱落。处理困难的肉芽肿，应报告医生。

（11）造口周围毛囊炎　应评估造口周围毛囊炎的表现，遵医嘱进行细菌培养以明确感染类型，根据细菌培养结果进行药物治疗。可使用抗菌皮肤清洗剂清洗造口周围皮肤，毛发稠密者及时剃除。局部可用生理盐水清洗后外涂抗生素软膏或粉末。已形成脓肿者，可配合医生切开排脓后使用抗菌敷料加水胶体敷料或其他密封材料，再粘贴造口袋。

第五章 乳腺癌手术护理常规

第一节 乳腺癌手术护理常规

一、概述

乳腺癌是全球最常见的癌症之一，发病率呈逐年上升趋势。好发于更年期和绝经期前后的女性，男性有偶发病例，中国的女性乳腺癌的高发年龄为 40～59 岁。乳腺癌病因尚不完全清楚，可能与遗传因素、环境因素、生活方式选择以及内分泌因素等有关。5%～10% 的乳腺癌病例与遗传易感性有关，尤其是乳腺癌 1 号基因（breast cancer，BRCA1）和乳腺癌 2 号基因（Breast Cancer 2，BRCA2）基因突变。另外，长期或高水平的雌激素和孕激素暴露也被认为会增加乳腺癌风险。肥胖和高脂肪饮食、缺乏体育活动、饮酒、接受过胸部放射治疗的女性乳腺癌风险也会增加。

乳腺癌多数起源于乳腺管上皮，少数发生于腺泡，病理类型主要分为非浸润性乳腺癌（原位癌）、早期浸润性乳腺癌、浸润性癌及炎性乳腺癌、分泌性癌、伴神经内分泌特征的癌等少见类型；非特殊型浸润性癌是乳腺癌中最常见类型，约占 80%。淋巴转移是最常见的转移途径，可经胸外侧淋巴管转移至同侧腋窝、锁骨下淋巴结，进而侵入锁骨上淋巴结；位于中央区的乳腺癌向内侵入到胸骨旁淋巴结。

临床常采用国际抗癌协会（UICC）建议的 T（原发癌瘤）、N（区域淋巴结）、M（远处转移）分期法，将乳腺癌分为 0～Ⅳ 期，结合乳腺癌的分子分型，有助于评估病变的发展程度、选择恰当的治疗方式和判断预后。乳腺癌治疗以手术为主，辅以化疗、内分泌治疗、放射治疗、靶向治疗等综合治疗。

（一）临床表现

1. 乳房肿块 患侧乳房出现无痛性、单发的肿块是最常见的临床表现，肿块一般质硬，表面不光滑，与周围组织分界不清楚，在乳房内不易被推动。

2. 乳头溢液 非妊娠期从乳头自发流出血性、浆液性、脓性液体等。

3. 乳头－乳晕改变 邻近乳头－乳晕的肿瘤因侵入乳管使其缩短，可把乳头牵向癌肿一侧，使乳头扁平、回缩、凹陷。乳头 Paget 病可表现为乳头皮肤糜烂、破溃、结痂、脱屑、灼痛、瘙痒感。

4. 皮肤改变 若累及 Copper 韧带，可使其短缩而致肿瘤表面皮肤凹陷，即"酒窝征"。肿块增大，如皮下淋巴管堵塞，引起淋巴回流障碍，出现真皮水肿，皮肤呈"橘皮样"改变。晚期癌细胞沿淋巴管、腺管或纤维组织浸润到皮内并生长，在主癌灶周围的皮肤形成散在分布的质硬结节，形成"皮肤卫星结节"。随肿瘤进展可出现肿块破溃，呈"菜花样"改变。炎性乳腺癌患者皮下淋巴管充满癌栓，皮下的癌性淋巴管炎使皮肤呈炎性改变，同时伴有皮肤水肿，特点是发展迅速、预后差。

5. 区域淋巴结　最常见的淋巴结转移部位为同侧腋窝淋巴结，发生率为 40% ~ 50%。腋窝淋巴结转移晚期可压迫腋静脉，影响上肢的淋巴回流而致淋巴水肿。

（二）辅助检查

1. X 线　主要用于乳腺癌的筛查和早期诊断，是乳腺疾病最基本和首选的检查方法。乳腺癌肿块呈密度增高阴影，边缘呈毛刺状、蟹状改变，肿块内或旁边出现微小钙化灶，局部皮肤增厚。不建议对 40 岁以下、无明确乳腺癌高危因素或临床体检未发现异常的妇女进行乳腺 X 线检查。根据美国放射学会基于乳腺影像报告和数据系统（breast imaging reporting and data system，BI - RADS），按照病变可疑性将诊断结果分成 0 ~ 6 类评价分类（表 5 - 1），并明确对应临床处理意见。4 类以上需要明确病理诊断。

表 5 - 1　**BI - RADS 评价分类标准**

0	1	2	3	4	5	6（类）
需进一步影像学评估或同之前钼靶检查对比	阴性	良性病变，无恶性征象发现	良性可能性大，恶性可能性 <2%	可疑恶性，要考虑活检 4A：恶性概率 2% ~10% 4B：恶性概率 10% ~ 50% 4C：恶性概率 50% ~95%	高度怀疑恶性，恶性概率 ≥95%	病理证实恶性

2. 超声　乳腺超声适用于任何人群的乳腺检查，尤其是不适用于钼靶检查的患者，如年轻、妊娠期、哺乳期患者的初筛。可区别囊性与实性病灶，结合彩色多普勒检查观察肿块血流供应情况，提高判断的敏感性。乳腺癌表现为边界不规则，可呈锯齿状或蟹足状，多为低回声，内部回声分布不均匀，无包膜回声，其内可有砂砾样钙化或坏死回声区，可有肿物内血流信号增多。其病灶可疑性判定及处理原则也遵循 BI - RADS 分类。

3. MRI　可作为乳腺临床体检、超声或 X 线检查发现的疑似病例的补充检查措施，其有软组织分辨率高、放射线无辐射等特点。乳腺 MRI 对乳腺癌的敏感性高达 94% ~100%，但价格昂贵。其病灶可疑性判定及处理原则也遵循 BI - RADS 分类。

4. 病理学检查　是诊断乳腺癌的金标准。活检的目的是明确病变的性质、肿瘤分类、组织学分级，预测肿瘤患者的预后和指导临床治疗。目前根据操作方法，乳腺活检分为手术活检和穿刺活检。手术活检为肿块完整切除活检；穿刺活检分为粗针穿刺活检和针吸细胞学检查。

（三）手术治疗

手术是治疗病灶局限于局部及区域淋巴结患者的首选方法。乳腺癌手术切除的范围，取决于肿瘤的大小、性质和扩散的程度。目前，最常采用的是乳腺癌改良根治术，部分早期患者可做乳腺癌保乳术，根据患者需要还可在以上手术基础上行整形重建术。

1. 乳腺癌根治术　切除全乳及表面皮肤，胸大肌、胸小肌及肌间淋巴结，腋下全部脂肪和淋巴组织。

2. 乳腺癌改良根治术 有两种类型，即保留胸大、小肌的根治性乳房切除Ⅰ式和仅保留胸大肌而切除胸小肌的Ⅱ式。现术式多采用改良Ⅰ式根治术。

3. 乳腺癌扩大根治术 扩大根治术即在根治术时清除第1~4肋间内乳区的淋巴结，有胸膜外法及胸膜内法两种术式。

4. 单纯乳房切除术 仅实施乳房切除及胸大肌筋膜的切除。

5. 保乳手术 是指区段性或部分乳腺组织切除同时辅以腋窝淋巴结清扫或淋巴结活检的手术，包括肿块切除术、肿瘤与周围少许乳腺组织切除术、楔形切除术、象限切除术四种类型。

6. 乳房重建术 是指通过自体组织或植入物重塑乳房外形，恢复身体外形的完整性，并尽量实现两侧乳房外形基本对称。根据重建的时机分为立刻重建、延期重建和分期即刻重建。

二、护理评估

1. 常规术前评估 了解患者性别、年龄、发病情况、健康史、个人史等，评估患者及家属对疾病的知晓度、对治疗的依从性以及家庭支持与经济等情况。

2. 专科护理评估

（1）评估乳房体征及症状 双侧乳房是否对称、有无局部隆起或凹陷，乳房皮肤是否有发红、水肿、破溃或橘皮样改变，乳头有无内陷、溢液等，肿物位置、大小、质地、边界及活动度，腋窝及锁骨上淋巴结情况。触诊应该先查健侧乳房，再查患侧乳房。

（2）评估患侧肢体活动功能 应评估患者术前肩关节活动度、有无水肿等。

（3）评估手术方式及接受度 尤其年轻乳腺癌患者，应评估其婚姻及生育状况、家庭及社会支持情况、手术的方式及对手术的接受度。

三、护理措施

（一）术前护理

1. 术前护理常规 按全麻手术要求做好术前准备。

2. 跟进检查结果 如乳腺钼靶、X线胸片、心脏彩超、乳腺彩超、盆腔与腹部彩超等。

3. 皮肤准备 乳房及腋窝毛发，若需植皮者还需做好供皮区的皮肤准备。

4. 健康教育及心理护理 针对不同手术方式给予相应的心理干预，提高接受治疗的信心。

（二）术后护理

1. 按全麻术后护理 常规监测生命体征，予低流量吸氧，密切观察病情。

2. 体位和活动管理　麻醉清醒后，为患者取半卧位、平卧位或健侧卧位，避免患侧卧位及患肢受压，患侧垫三角形翻身枕以减轻伤口张力，促进淋巴液回流，减轻患肢肿胀。坐位无头晕、恶心、呕吐、乏力等不适的患者可下床活动，早期下床活动有利于患者的快速康复，但下床活动前必须行跌倒风险评估和健康教育，以确保患者安全。

3. 伤口护理　术后应对患者进行适当加压包扎，通过适度定位加压包扎，促进皮瓣与胸壁贴合，能够有效减少皮下积液，促进创面的愈合。加压包扎的松紧度应以能容纳 1～2 指，呼吸无不畅为宜。

4. 管道护理　乳腺癌术后术区皮下常需放置引流管行负压吸引，以减少创伤面的积液、积血，使皮瓣紧贴胸壁，促进创面愈合。引流管应妥善固定、引流通畅，保持有效负压在 −30～−50mmHg 之间，密切注意引流液量及性质。

5. 并发症的防治与护理

（1）皮下积液　一般术后 4～5 天可发生，多位于锁骨下方近腋窝处，触诊伤口皮瓣处有波动感，穿刺可抽出液体，多因皮瓣活动遗留空腔、皮下渗液、引流不畅所致。如出现皮下积液，需检查伤口敷料渗液情况，引流管是否出现受压、扭曲、阻塞等。皮下积液少量时可采用局部加压包扎，量多时可采用创面持续负压引流或配合医生行皮下抽液后给予胸带加压包扎。

（2）皮瓣坏死　术后 72 小时是皮瓣观察重点期，通过观察皮瓣的颜色、温度、张力以及皮瓣的血供情况、毛细血管充盈时间等来判断皮瓣的愈合情况。皮瓣颜色较正常组织色淡，稍苍白，呈淡红色，皮瓣张力适中，触感柔软，毛细血管充盈时间为 1～2 秒，无皮下积液，皮瓣与胸壁紧贴，说明皮瓣区血供良好；局部皮瓣颜色呈紫红或暗红，有波动感，提示皮下可能有积液、积血；触压质硬、皮瓣淤青发黑，提示皮瓣可能坏死。皮瓣坏死主要由血运不良所致，轻者皮瓣边缘坏死，如范围有限，不影响创口愈合，严格执行无菌技术，视伤口情况合理选择敷料，遵医嘱使用促进伤口愈合的药物湿敷创面；皮瓣坏死严重者应尽早通过外科手术摘除坏死的皮瓣，必要时予重新植皮。

（3）伤口感染　伤口感染常继发于皮下积液、皮瓣坏死。术前应做好个人清洁及术区皮肤准备，术后保持创面清洁干燥，伤口敷料如有渗出及时更换。保持病房环境通风温度适宜，定期消毒。视病情合理使用抗生素，各项技术操作遵守无菌原则。伤口异常时可协助医生用碘伏和生理盐水棉球清洗、消毒伤口及周围皮肤，清除坏死组织及脓性分泌物，促进伤口愈合。必要时请造口－伤口治疗师会诊。

（4）出血　术后出血常发生于术后当天。若术区皮瓣出现局部隆起且有似黏土状抵抗感，或引流管短时间内有大量鲜红色液体流出、有温热感、质地黏稠，提示有出血倾向。一旦发生出血，应立即通知医生，给予重新加压包扎、用药，必要时做好清创止血的准备。

6. 术侧上肢功能锻炼 为预防肩关节粘连、增强肌肉活动、最大限度恢复肩关节活动范围，预防术侧上肢静脉血栓的发生，需从术后返病房即指导患者行术侧上肢功能锻炼。

（1）术后24小时内 鼓励患者行手指、手腕的屈曲和伸展运动，肩关节自然放松勿外展。

（2）术后1~3天 进行上肢肌肉等长收缩训练，可用健侧上肢协助术侧上肢进行屈肘、伸臂等锻炼。

（3）术后4~7天 鼓励患者用术侧手触摸同侧耳朵及对侧肩膀等锻炼，可运用术侧上肢进行初步自我照顾，如刷牙、洗脸等。

（4）术后1~2周 术后1周皮瓣基本愈合，可活动肩关节，以肩关节为中心，前后摆臂；术后10日左右，引流管一般可拔除，皮瓣与胸壁贴合较为牢固，可循序渐进进行上臂各关节的活动锻炼，如梳头、手指爬墙、搓澡、反手扣文胸等。坚持术侧上肢功能锻炼3~6个月，每日3~4次，每次20~30分钟为宜。

7. 义乳佩戴 义乳，又称人工乳房，临床上常作为单侧乳腺癌全切除术后患者维持躯体平衡、弥补术后身体缺陷的替代品。

（1）义乳佩戴时机 拆线前及放疗期，建议佩戴棉花或海绵义乳，但不适合永久佩戴。伤口愈合后，建议佩戴轻质医疗级硅胶义乳，除了睡觉以外，其余时间尽量长时间终身佩戴。

（2）确认义乳和文胸码数 采用软皮尺测量患者的上胸围及下胸围。上胸围测量方法：上身倾斜45°，测量半个上胸围的尺寸后，乘以2而获得整个上胸围的尺寸，如乳房下垂需用手托起。下胸围测量方法：身体直立，软皮尺贴紧乳根，水平环绕胸腔一周，得出下胸围尺寸。测量好身体数据后根据换算公式，得出义乳和文胸的尺码。

（3）义乳的佩戴 选择舒适、透气性好的棉质义乳文胸，其内有内袋，将义乳放置在义乳文胸的内袋中。穿戴时，嘱患者上半身向前倾斜45°，手臂穿过肩带，挂在双肩，双手托住罩杯下方；上身保持前倾，使义乳完全罩进罩杯内，扣上背钩，注意松紧度需使两根手指能在底围自由滑动为宜；调整肩带，使一根手指能伸入活动为宜，并注意背钩位置平行固定于肩胛骨下方；将乳房外侧推到罩杯里，活动身体检查穿着是否舒适，并观察整个胸部状态是否自然美观。

（4）义乳的养护 义乳最佳使用时长2~3年，高质量义乳保养良好可使用5~10年，义乳文胸一般使用0.5~1年。建议患者每年测量，体重短时间变化较大时须重新测量，尺寸变化过大、义乳硅胶变硬或硅胶外溢、文胸底围或肩带失去弹力/长霉等情况时及时更换。养护方法如下。①棉质义乳：避免将棉质义乳外膜撕掉，避免用力挤压搓揉义乳，避免暴晒义乳或放置在高温处，若表面无污垢，建议每周清洗一次，用温水及衣物洗涤剂清洗，自然晾干。②有膜义乳：避免用尖锐物体触碰义乳，避免暴晒义乳。普通清洗时，清洗保护套，擦拭义乳表面，再擦干义乳即可，勿用力拧干义乳；深度清洗时，将义乳浸泡在肥皂泡沫水中，再用清水冲洗。③无膜义乳：无膜义乳既可放置在文胸内袋中，也可直接贴身佩戴，用义乳文胸将其固定。勿用力向外掰扯义乳，避免暴晒，不穿戴时妥善放置于阴凉处。

8. 随诊与复查　出院后应完成后续综合治疗，如化疗、放疗、靶向治疗、内分泌治疗等。按所处的治疗阶段需求完成复查。常规复查时间为：术后第 1 年，每 3 个月做 1 次检查；术后第 2 年，每 3 ~ 6 个月复查 1 次；术后 3 ~ 5 年，每年 1 ~ 2 次复查；术后 5 年以后，每年至少复查 1 次。如出现持续性骨痛、气促、肢体麻痹无力等不适症状，应立即告诉医生进一步检查。

9. 避孕及生育指导

（1）生育力保护　对于未来有生育需求的年轻乳腺癌患者，建议综合治疗前与妇产科和生殖专科医生讨论决定卵巢功能保护策略，其中包括在治疗前进行卵母细胞冷冻、胚胎冷冻、卵巢组织冷冻保存与移植等，以及化疗期间应用促性腺激素释放激素类似物（gonadotrophin releasing hormone analogue，GnRHa），实现对卵巢不同程度的保护。胚胎冷冻和卵母细胞冷冻是目前成熟的生育力保护方法。胚胎冷冻可用于已婚、家庭稳定的女性；而卵母细胞冷冻技术适用于未结婚或由于其他原因无法选择胚胎冷冻，但需要进行有损卵巢功能的放疗和化疗或行卵巢切除术的女性恶性肿瘤患者。卵巢组织冻存和移植无需性成熟或卵巢刺激，可立即进行，因此是儿童唯一可选择的生育力保护方法，青春期前或需要立即接受性腺毒性治疗的乳腺癌患者可考虑卵巢组织冷冻保存。GnRHa 可作为乳腺癌患者保护卵巢功能的长期用药；GnRHa 用于生育力保存的效果尚无定论，不应被用来替代已证实可行的生育力保护方法，可与上述其他生育力保存方式同时使用。

（2）生育时机与注意事项　最佳的怀孕时机无法准确预测，需个体化地综合考虑年轻患者的身体状况、乳腺癌病理特点和肿瘤复发危险度。建议年轻乳腺癌患者超过复发高峰年限后再考虑怀孕。一般认为辅助化疗结束后 2 ~ 3 年可以考虑怀孕；但高风险患者或需要长期辅助内分泌治疗的患者，这一建议时间需延长至 5 年或更久。为避免抗肿瘤治疗对胎儿的健康风险，一般建议停止抗肿瘤治疗大于 6 个月再实施生育计划。乳腺癌辅助内分泌治疗导致更多年轻患者进一步推迟妊娠时间，甚至错过最佳生育时机，但是不推荐患者为生育而中断规范的内分泌治疗；对于因生育中断内分泌治疗的患者，在完成生育后，应要求患者继续完成剩余的内分泌治疗。

（3）妊娠相关乳腺癌的治疗

①手术治疗：妊娠早期（孕周≤13^{+6}周）进行乳腺癌手术的流产风险增加，妊娠期乳腺癌患者的治疗时机应在妊娠中晚期。围手术期应实施个体化胎心监护和血栓预防。乳腺癌改良根治术是妊娠期乳腺癌患者的标准手术方式，由于妊娠期乳房外形的改变以及麻醉时间增加等情况，不推荐针对妊娠期乳腺癌患者实施一期乳房重建。哺乳期女性可于术前排空乳汁，术后健侧乳房继续哺乳。

②化疗：原则上推荐化疗在妊娠中晚期进行。孕35周后或计划分娩前3周内不应进行妊娠期化疗，以避免分娩时发生血液学并发症。化疗期间禁止哺乳。

③其他：妊娠期乳腺癌患者在妊娠期内禁用他莫昔芬内分泌治疗、抗HER2靶向治疗和放疗。内分泌治疗和靶向治疗期间以及靶向治疗完成6个月内禁止哺乳。放疗可能引起乳汁质量下降、皮肤皲裂、难治性乳腺炎等，导致哺乳困难。因此，放疗期间不建议哺乳。

（4）避孕指导　现患或曾患乳腺癌的女性不应使用激素药物避孕。避孕方法首选非激素类，如阴茎套、阴道隔膜、含铜宫内节育器。正在接受化疗的患者，如月经不调或闭经也需避孕。

10. 乳房外形矫正　单侧乳房切除者可以在术后6~8周佩戴合适义乳，内容同上。患者也可根据自身情况及需求选择适合的乳房再造手术。

第二节　乳房重建手术护理常规

一、概述

乳房重建可以帮助乳腺癌患者重塑乳房外形、轮廓、解剖标志，恢复身体外形的完整性，并尽量实现两侧乳房外形基本对称。乳房重建适用于因各种原因准备或已经接受乳房切除的女性，或因为保乳手术导致乳房明显变形的患者。

（一）乳房重建的手术类型

1. 根据重建的时机

（1）立刻重建　是指在乳腺癌切除手术同时完成乳房重建手术。立刻重建时，乳房残留组织顺应性好，可以实现最佳的美学效果。

（2）延期重建　在乳腺癌术后恢复一段时间（一般在手术至少1年后或放疗后6个月至1年左右），再行乳房重建手术。延期重建可以避免放疗对重建乳房的不利影响。

（3）分期即刻重建　肿瘤病理学分期尚不能明确时，通过植入扩张器，最大程度地保留乳房区域皮肤和美学结构。如果术后不需要放疗，则在肿瘤术后4周内再行自体组织瓣移植手术；如患者需要接受放射治疗，则待放疗结束6个月以上，再行自体组织瓣重建手术。如此可以最大程度地避免放疗对组织瓣的不利影响，也可以获得更佳的美学效果。

2. 根据重建的材料

（1）自体组织（皮瓣）重建　自体组织本身主要分为带蒂皮瓣和游离皮瓣，当前主要采用2种自体组织瓣技术。

①带蒂组织瓣技术：传统的带蒂皮瓣技术以背阔肌肌皮瓣、单蒂或双蒂横向腹直

肌皮瓣技术为主。近年来，随着穿支血管分离技术的普及，也有应用穿支皮瓣技术进行乳房重建，包括胸背动脉穿支皮瓣技术、肋间动脉穿支皮瓣技术、胸外侧动脉穿支皮瓣技术等。

②游离组织瓣技术：包括游离腹壁下动脉穿支皮瓣、下腹壁横向腹直肌皮瓣和腹壁浅动脉皮瓣、臀上动脉穿支皮瓣和股深动脉穿支皮瓣等技术。

（2）植入物重建　是目前常用的乳房重建方式之一。

①根据手术时机，植入物乳房重建可分为一步法乳房重建和二步法乳房重建。

②根据植入物放置的解剖位置，植入物乳房重建可分为胸大肌前乳房重建和胸大肌后乳房重建。

（3）自体组织瓣移植结合假体植入技术　主要以背阔肌肌（皮）瓣联合假体植入技术为主。

（二）辅助检查

1. 多层螺旋 CT 血管造影　具有极高的空间分辨率，能够显示管径 0.3mm 以上的血管，通过三维重建能够获知手术区域血管网与周围结构的三维立体关系，同时还可预测术后皮瓣存活率。

2. 磁共振血管成像　与多层螺旋 CT 血管造影相比无射线暴露，高软组织分辨率能够更好地显示穿支穿出腹壁筋膜的位置，但空间分辨率略低，管径 0.6mm 以上的血管才能够显示。

3. 彩色多普勒超声　常规超声较难准确地辨别穿支血管位置，不易显示穿支与主干血管的关系，与多层螺旋 CT 血管造影相比假阴性率与假阳性率较高，无法同时显示完整手术区域，并且实时成像不能进行后处理，因此目前彩色多普勒超声推荐用于术前初步指导和术后监测皮瓣血供。超声造影增强结合三维重建技术在今后可能会更广泛地应用于术前评估。

二、护理评估

常规术前评估及专科护理评估见本章第一节"乳腺癌手术护理常规"。在此基础上，应了解患者对乳房重建的期望和担忧，包括对外观、手感和瘢痕的接受度。

三、护理措施

（一）**术前护理**

1. 术前常规护理　按全麻手术要求做好术前准备。

2. 跟进检查结果　如乳腺钼靶、X 线胸片、心脏彩超、乳腺彩超、盆腔与腹部彩超，以及供皮区皮瓣血供影像学等结果。

3. 皮肤准备　剔除乳房、腋窝、供皮区的毛发，并保持清洁干净。

4. 抗生素的使用　常规建议术前预防性应用抗生素，抗生素应当在切皮前 1 小时内给药，首选第一代或第二代头孢菌素，术后 24 小时内停止使用抗生素。

5. 植入物的选择 植入物首选硅胶假体，其手感、美观度要优于盐水囊假体；应根据患侧的乳房体积形态选择合适的乳房假体，兼顾对侧乳房的对称度。根据假体表面工艺不同可分为光面假体和微绒面假体，根据假体形态不同可分为圆形假体和水滴形假体。需由医生根据患者乳房情况评估选择适合的假体型号及大小。

（二）术后护理

1. 自体组织重建

（1）**按全麻术后护理** 常规监测生命体征，予低流量吸氧，密切观察病情。

（2）**体位和活动管理** 背阔肌肌皮瓣乳房重建术的患者应尽量保持健侧卧位，患侧垫三角形翻身枕以减轻伤口张力，减轻皮瓣血管张力。腹直肌皮瓣及游离腹壁下动脉穿支皮瓣乳房重建术的患者应采取抬高床头和床尾的中凹卧位（床头及床尾各抬高 $30°\sim45°$），下肢屈位屈膝略大于 $90°$，术后 $7\sim10$ 天不能直立行走，腹部伤口加压包扎并持续 3 个月。指导患者避免剧烈咳嗽和打喷嚏，咳嗽时用双手保护腹部创口；鼓励患者多食用高纤维素食物，防止便秘。

（3）**环境管理** 皮瓣体表血管对周围环境变化十分敏感，不适的温度与湿度会刺激血管，故室温应该控制在 $25℃\sim26℃$、湿度维持在 $50\%\sim60\%$。吸烟可导致血管痉挛，因此病室内应严格禁烟，防止香烟中尼古丁引起皮瓣血管收缩。为患者提供安全舒适的病房环境，保证患者良好睡眠，以免神经紧张导致周围血管痉挛，应严格控制探视人员。

（4）**皮瓣的观察及护理** 皮瓣坏死是乳房重建术后的严重并发症之一，一旦出现，若不及时控制，将导致手术失败，需通过外科手术摘除坏死的皮瓣。早期血管危象为其主要预警信号，术后 72 小时内最容易发生血管危象，因此术后需要通过观察皮瓣的颜色、温度、张力，皮瓣的血供情况、毛细血管充盈时间等来判断皮瓣的愈合情况。观察内容包括以下几方面。①皮瓣颜色：正常皮瓣颜色红润；如静脉回流受阻，按轻重程度依次可分为暗红、紫红、紫黑；如动脉充盈受阻，按轻重程度依次为淡红、苍白。②皮瓣的张力：可分为低、略低、正常、略高、高。如皮瓣张力低提示动脉供血不足，表现为皮瓣瘪陷、皮肤皱纹加深；如皮瓣张力高提示静脉回流受阻，表现为皮纹变浅或消失。③毛细血管充盈时间：正常者皮肤按压后充盈、颜色恢复时间在 $1\sim2$ 秒转为红润。充盈时间小于 1 秒提示静脉淤血；充盈时间超过 2 秒提示动脉栓塞的可能。④皮瓣温度：正常转移皮瓣 $24\sim48$ 小时内温度略高于周围正常皮肤 $1.0℃\sim1.5℃$，48 小时后皮温正常或略低。如皮温低于正常皮肤 $2.0℃\sim3.0℃$，则提示可能存在血液循环障碍，皮瓣存活率低。⑤多普勒超声检测动脉血流情况：正常动脉搏动声音清晰且规律有力；若出现搏动减弱、声音不清晰或不规则，提示血液循环障碍。

2. 植入物乳房重建

（1）**术后护理常规** 按全麻术后的护理常规监测生命体征，予低流量吸氧，密切观察病情。

（2）体位和活动管理　术后早期患侧上肢制动，避免患肢外展、扩胸、耸肩等动作，坐位、站立位时保持上半身直立，以防姿势不正确导致假体移位。

（3）假体的护理　为避免假体破裂，假体植入术后1个月避免剧烈活动，术后3个月内避免患侧卧位导致假体受压。假体植入后重建乳房的皮肤需避免直接接触尖锐物品，避免热敷。

（4）压力胸衣及弹力绷带的护理　佩戴大小合适的压力胸衣及弹力绷带可有效减少瘀伤和肿胀、减轻疼痛和不适、预防假体移位、缩短恢复时间并加快伤口愈合过程，从而获得更好的美学效果。术后即可佩戴压力胸衣和弹力绷带，1个月内建议24小时穿压力胸衣和弹力绷带。1~3个月内可间歇穿，3个月后可更换大小合适的无钢圈内衣。保留乳头–乳晕或乳晕切口者，需要开窗观察乳头血运、颜色，避免受压，以免出现乳头缺血、坏死。观察1周左右可穿戴专业压力胸衣，持续6个月。注意夜间可适当放松，以免造成不适影响睡眠。

（5）包膜挛缩的预防及处理　包膜挛缩是假体植入术后常见的并发症之一，尤其是术后放疗患者，包膜挛缩的发生率可高达30%，其引起假体周围纤维囊收缩可以导致重建乳房的变形，可以引起乳房变硬、形状不规则、移动性差。包膜挛缩的预防在于规范使用抗生素；有效的负压引流，减少局部死腔、积液的产生；避免患侧卧位，减少局部受压。术后2周开始进行乳房按摩，每日2次，每次15~20分钟；右手由外下侧、外上侧、内上侧、内下侧以逆时针方向推按左乳房，左手由外下侧、外上侧、内上侧、内下侧以顺时针方向推按右乳房，坚持按摩6~12个月。

（6）乳腺Ⅰ期假体（扩张器）植入术后的护理

①扩张器注水：第1次注水，术中植入扩张器后；第2次注水，伤口愈合后（术后2~3周）返院注水。后续每1~2周注水1次，注水量根据乳房大小变化。

②扩张器置换假体时机：无需放化疗者，扩张1~3个月后，乳房区皮肤完全松弛，稳定1~2周可进行置换手术；需要化疗者，末次化疗结束后4周；需要放疗者，放疗前1个月或放疗结束后6个月。

③扩张器并发症：扩张器破裂，扩张器体积突然缩小；扩张器外露，肉眼可见扩张器外形；切口感染，伤口红肿、皮温升高。术中彻底止血、切口选择正常组织皮肤、避免皮肤张力过大、预防切口感染等可以预防扩张器破裂及外露。告知患者若发生以上并发症，则应立即就医。

四、乳房重建术后评价系统

评估乳腺癌患者乳房重建术后满意度，不仅可以反映患者的生活质量，还可以指导临床医生对重建手术的选择和实施。对于乳房重建手术的效果评价中，推荐使用包含患者报告结局的测评工具。目前应用比较广泛的患者报告结局工具主要有密歇根乳房重建结果研究满意度问卷、密歇根乳房重建结果研究身体形象问卷、乳腺癌治疗结局测评和乳房相关生活质量问卷等。建议术前对患者进行基线调查，术后 3 个月、12 个月以及之后每年进行 1 次评估调查。

第三节 乳腺癌术后淋巴水肿护理常规

一、概述

淋巴水肿是一种局限性的组织肿胀，是由淋巴回流障碍导致过量的淋巴液在外周组织间隙积聚而形成的，分为原发性淋巴水肿和继发性淋巴水肿。其中，继发性淋巴水肿最常见的原因是肿瘤及其治疗。上肢淋巴水肿多继发于乳腺癌术后。

乳腺癌术后淋巴水肿是由于手术、放疗或肿瘤压迫等原因阻碍淋巴系统的运输能力，引起淋巴液在组织间隙积聚，导致术侧上肢出现肿胀、沉重、疼痛等不适症状，继而出现上肢行动不便及一系列皮肤组织感染表现，是乳腺癌最严重的并发症之一。淋巴水肿一旦发生，易反复发作，如治疗不及时，水肿进一步加重，将发生组织纤维化、脂肪沉积等不可逆的病理变化。

（一）临床表现

1. 肢体肿胀 是最常见的症状，通常影响的是手术同侧的手臂。肿胀可以从轻微到严重不等，严重时可能导致手臂显著增粗。

2. 皮肤变化 受影响区域的皮肤可能变得紧绷，有时皮肤表面可能出现橘皮样改变。长期未治疗可能导致皮肤硬化和变厚。

3. 疼痛和不适 患者可能感觉到肿胀部位的疼痛、酸痛或沉重感。疼痛可能会随着肿胀的加重而增强。

4. 活动受限 肿胀可能影响患者的手臂活动范围，使得日常活动如穿衣、梳洗变得困难。

5. 感染风险增加 受影响区域的淋巴流动受阻可能增加感染的风险，尤其是细菌性感染。

（二）分期

根据国际淋巴学会分级系统，乳腺癌术后淋巴水肿可分为轻、中、重度三级，并按临床表现进行分期，详见表 5－2。

表 5－2　国际淋巴学会分级系统

程度	分期	临床表现
轻度	0 期	潜伏期/亚临床期，有主观症状，可持续数年，但无明显淋巴水肿
	Ⅰ 期	水肿肉眼可见，呈 Pitting 征阳性，抬高肢体可使水肿逐渐减退
中度	Ⅱa 期	水肿肉眼可见，呈 Pitting 征与 Stemmer 征阳性，抬高肢体对缓解肿胀效果不明显

程度	分期	临床表现
重度	Ⅱb 期	Pitting 征消失，皮肤出现纤维化改变、粗糙、变厚、硬化
	Ⅲ期	出现淋巴象皮肿，无凹陷，受损面积增大，皮肤呈营养性改变，伴破损处淋巴液漏出

（三）评估

乳腺癌术后淋巴水肿评估分为主观测量法及物理测量法，常见的主观测量法包括自我报告症状、乳腺癌相关淋巴水肿症状指数量表和诺曼电话问卷；常见的物理测量法包括排水法、周径测量法和生物电阻抗分析，详见表 5 - 3。不同时间点的评估宜采用同一种评估工具，对于不方便回院复查的患者宜选用主观测量法进行评估。乳腺癌术前应评估患者是否存在淋巴水肿、患肢功能障碍等患肢并发症，为术后用作基线对比。

（四）风险筛查

乳腺癌术后淋巴水肿的危险因素包括年龄 >40 岁、体重指数 ≥30kg/m² 、高血压、腋窝淋巴结清扫级别高、淋巴结转移阳性、淋巴结清扫数目大、术后感染、术后运动不当、放疗、化疗等。宜采用乳腺癌术后淋巴水肿风险评分表（表 5 - 4）识别出高危风险患者。出院前应对所有乳腺癌术后患者进行淋巴水肿风险筛查，对于高危风险患者，术后 2 年内应至少每半年监测 1 次患者的预防行为依从性，并评估是否发生淋巴水肿。

（五）预防措施

1. 淋巴水肿的基础预防　指导所有术后患者严格遵守淋巴水肿基础预防措施（表 5 - 5），包括识别淋巴水肿早期症状、患肢保护及皮肤护理、适宜的功能锻炼、良好的生活方式。

2. 高危风险患者预防措施

（1）教会患者手法淋巴引流，即基于人体淋巴系统的分布以及淋巴循环的途径将淋巴液引流到对应的解剖区域的手法按摩，频次为 3 次/天，每次 15 分钟。

（2）指导患者患肢穿戴弹力袖套。

（3）嘱患者在康复治疗师或专科护士指导下进行渐进式抗阻力运动（抗阻力运动，即机体的肌肉收缩过程中需克服外来阻力才能完成运动的一种训练方法，如卧推、提拉等）。

表 5 - 3　乳腺癌术后淋巴水肿评估方法

	项目	评估方法	备注
主观测量法	自我报告症状	患者自己报告患肢是否出现肿胀、疼痛、沉重感、麻木、僵硬、运动受限	患者居家更适用；主观测量虽能较早提示病变发生，但特异度较差
	乳腺癌相关淋巴水肿症状指数量表	评估患者所经受的症状，包括肩部活动受限、肘部活动受限、腕部活动受限、手指活动受限、手臂活动受限、上肢肿胀、乳房肿胀、胸壁肿胀、沉重感、僵硬感、紧绷感、皮肤增厚、不灵活、麻木、触痛、疼痛/隐痛/酸痛、发红、皮温升高、起水疱、烧灼痛、刺痛、针扎样感觉、患肢无力、患肢疲乏 24 个条目。每个条目按"有"或"无"评估该症状是否出现；或采用 Likert 5 级评分，将每个条目赋予 0（未出现该症状）到 4 分（症状非常严重），得分范围为 0 ~ 96 分，分数越高，症状程度越重	

项目		评估方法	备注
主观测量法	诺曼电话问卷	通过电话评估患者近 3 个月内双侧手部、前臂、上臂肿胀程度有无差异，无差异计 0 分；有差异时分为 3 个等级，3 个部位得分之和判断淋巴水肿严重程度 1 级：非常轻微，只有患者自己能察觉到（1 分） 2 级：中度严重，在日常生活中患者熟悉的人能注意到（2 分） 3 级：非常显著，在日常生活中陌生人也能注意到（3 分）	同"自我报告症状"
物理测量法	排水法	排水法测量肢体体积被公认是测量淋巴水肿的金标准，常以患侧与健侧上肢体积差异 >200ml 或者体积变化 >10% 为判断淋巴水肿的标准	精确，便宜缺点：耗时，皮肤损害，亚临床者不适用
	周径测量法	是最方便的办法。测量标准包括：①臂围的周径差（常以患侧和健侧臂围的最大差值 >2cm 为判断淋巴水肿的标准）。②周径总和（常以双侧肢体周径总和的差值 >5cm 为判断淋巴水肿的标准）。③周径计算出的肢体体积 [从手腕部的骨性突起为起始，每 10cm 测量臂围周径，到 40cm 处为止，将每段假设认为是圆柱体，以圆柱体上下测得的周径计算本段的体积，总的肢体体积即为 4 段的总和；取五点测臂围，尺骨茎突中点为 0 点，从 0 点开始每隔 10cm 为一点，一直到 40cm 处，测量每一点的臂围。然后运用公式 h（$C1^2 + C2^2 + C1C2$）$/12\pi$ 来计算上臂的体积，其中 C1 和 C2 为测量段上下两点的臂围、h 为测量段的长度即 10cm，整个肢体的体积则为每一段体积的总和]。计算相对体积改变（Relative Volume Change, RVC），即 RVC =（A2/U2）/（A1/U1）− 1，其中 A1（U1）、A2（U2）分别是患侧（对侧）手臂体积的基线值和测量值。根据 RVC 值将淋巴水肿分为：RVC 3% ~5% 为亚临床期；RVC 5% ~10% 为轻度淋巴水肿；RVC≥10% 为临床淋巴水肿	较可靠，便宜，容易获取；但可因人为误差存在内部评定等级的变化
	生物电阻抗分析	将电极置于人体体表，电极通过人体传输微弱的电流，根据不同部位的电压变化，了解相关组织或器官的电阻抗变化情况，进而获取水肿情况。L − Dex >7.1 分（术前无评估）或高于术前基线 10 分说明水肿存在	快速，精准，可携带，能识别亚临床期淋巴水肿

表 5−4　乳腺癌术后淋巴水肿风险评分表

项目	变量	评分	得分
肿瘤部位	内下象限	1	
	内上象限	1	
	乳晕区	3	
	外下象限	1	
	外上象限	4	
手术切口类型	横切口	1	
	纵切口	4	
	斜切口	2	
腋窝淋巴结清扫级别	Ⅰ级清扫	1	
	Ⅱ级清扫	2	
	Ⅲ级清扫	4	

项目	变量		评分	得分
放疗	没有放疗		1	
	放疗乳房/胸壁		3	
	放疗淋巴结区		5	
预防行为	重视患肢或胸部水肿	是	1	
		否	3	
	避免患肢剧烈运动	是	1	
		否	3	
	避免患肢损伤	是	1	
		否	3	

注：总分≥13 分为高危风险。

表5-5 淋巴水肿基础预防措施

(1) 识别淋巴水肿早期症状	①识别患肢臂围大小变化，有无肩部、肘部、手臂、腕部、手指活动受限，有无上肢、乳房、胸壁肿胀，有无患肢沉重、僵硬、紧绷感、皮肤增厚、不灵活、麻木、触痛、疼痛/隐痛/酸痛、发红、皮温升高、起水疱、烧灼痛、刺痛、针扎样感觉、患肢无力、患肢疲乏等淋巴水肿早期症状 ②一旦发生以上症状，应及时就医
(2) 患肢保护及皮肤护理	①应保持皮肤清洁，使用 pH 为中性或弱酸性的润肤品和清洗用品 ②应避免患肢任何外伤，如烫伤、晒伤、冻伤、摔倒、骨折、蚊虫叮咬；患肢发生皮肤损伤时应及时处理 ③不宜在患肢进行治疗性操作，如采血、注射、测量血压、针灸、艾灸、推拿、拔罐等，必要时在手臂上佩戴淋巴水肿标记以方便监测 ④患肢出现任何感染或过敏症状，如皮疹、瘙痒、溃烂、发红、疼痛、皮温增高时，应立即就医
(3) 适宜的功能锻炼	①应在术后早期开始渐进式患肢功能锻炼 ②术后 2~4 周患肢应避免负重超过 0.5kg，4 周后应避免负重超过 2.5kg ③患肢宜避免剧烈重复用力的离心性动作，如球类运动、擦洗、推拉、甩手 ④应进行深呼吸锻炼及全身有氧运动，如散步、慢跑；伤口愈合后可进行游泳，避免过度疲劳
(4) 良好的生活方式	①应保持体重指数在 30kg/m² 以下，限制钠盐摄入，多进食优质蛋白 ②应保持患侧手臂血液循环通畅，避免穿着过紧的衣物、使用带钢托的乳罩、佩戴过紧的首饰、患侧卧位等 ③应经常活动患侧手臂，避免患肢长时间处于同一姿势或下垂，特别是长途旅行、乘坐飞机或处于高原地区时，活动时可穿戴弹力袖套 ④应避免过冷刺激、蒸桑拿或长时间热浴，温度应低于 41℃，淋浴或擦洗碗碟时应保持水温恒定

二、治疗与护理

目前乳腺癌术后淋巴水肿的治疗方法包括手术治疗和非手术方法。手术治疗包括组织剥离手术、淋巴管静脉吻合术、血管化淋巴结移植、脂肪抽吸；非手术方法包括药物治疗、烘绑治疗、综合消肿治疗等，其中综合消肿治疗是淋巴水肿的国际标准疗法。

综合消肿治疗是一种以皮肤护理、手法淋巴引流、压力治疗及功能锻炼为一体的淋巴水肿国际标准疗法，包含治疗初始阶段及治疗维持阶段，治疗初始阶段为开始治疗至水肿基本消退，治疗维持阶段为水肿基本消退至终生。治疗期间应指导患者继续严格执行淋巴水肿基础预防措施。综合消肿治疗基本原则及实施步骤如下。

（一）**皮肤护理**

1. 基本原则　在任何治疗阶段均应严格保护皮肤。

2. 实施方法　观察患者皮肤有无角化、真菌感染、淋巴液漏、溃疡、淋巴管炎等并发症，优先处理皮肤并发症。使用 pH 为中性或弱酸性的清洗用品清洗，并注意擦干。使用 pH 为中性或弱酸性的润肤剂涂抹患肢。

（二）**手法淋巴引流**

1. 基本原则　按摩手法轻柔，以不造成局部皮肤发红为宜；治疗初始阶段应由淋巴水肿治疗师进行手法淋巴引流，治疗维持阶段由患者进行居家手法淋巴引流。

2. 实施方法

（1）开通淋巴通路　用手掌大、小鱼际肌或并拢的示指、中指和环指静止旋转，按摩刺激浅表淋巴结，力度适中；顺序：锁骨上、下淋巴结区→颈部淋巴结区→耳前、耳后淋巴结区→腋窝淋巴结区→肘窝→胸部→背部→腹股沟淋巴结区。

（2）手法淋巴引流　在患侧肢体从远心端向近心端沿浅表淋巴管走向用环状推进、旋转推进、勺状推进的手法进行按摩。顺序：胸部切口上侧→对侧腋窝或锁骨下；胸部切口下侧→同侧腹股沟；上臂内侧→上臂外侧直至锁骨上；上臂外侧→同侧腹股沟；手背、手掌、前臂、肘窝→上臂外侧。

（三）**压力治疗**

1. 基本原则　治疗初始阶段实施手法淋巴引流后，应使用弹力绷带 23 小时/天，并观察患肢是否出现局部压痛明显或手指麻木等末梢血液循环不良情况；在治疗维持阶段可使用定制的弹力袖套替换弹力绷带，应至少每年监测 1 次患者实施居家手法淋巴引流和穿戴弹力袖套的依从性，并评价淋巴水肿治疗的效果。

2. 实施方法

（1）管状绷带层　使用棉质或棉粘纤维质管状绷带包扎手背至腋下皮肤，此层不加压。

（2）固位绷带层　使用宽 4～5cm 的弹性绷带包扎手指及手背，应沿着每个指头的长度缠绕数层，每个手指绷带包扎后都在腕部缠绕 1 圈固定，此层不加压。

（3）衬垫层　采用聚氨酯泡沫衬垫或软棉衬垫等包扎患侧肢体，从手腕向近心端缠绕直至患肢腋下，此层不加压。

（4）低弹性压力绷带层　使用低弹性压力绷带包扎手掌、前臂和上臂，注意关节处使用交叉包扎，包扎压力从肢体远心端到近心端逐渐递减。

（四）**功能锻炼**

1. 基本原则　可在日常生活和工作中进行功能锻炼，运动时宜穿戴弹力袖套或使用弹力绷带。

2. 实施方法

（1）热身：活动大关节 20～30 次，中等速度。

（2）活动肩部或肩胛部。

（3）消肿锻炼：患侧上肢屈曲或伸展活动。

（4）拉伸锻炼：上肢上举摸头部。

（5）呼吸锻炼：做扩胸配合呼吸、唱歌。

第六章　妇科肿瘤手术护理常规

第一节　宫颈癌手术护理常规

一、概述

宫颈癌是我国最常见的妇科恶性肿瘤，中位发病年龄是 51 岁，以 40~50 岁最多。近年来随着宫颈癌筛查的推广和普及，宫颈癌发病率有明显下降趋势，但其发病年龄呈年轻化态势。宫颈癌以鳞状细胞癌最多见，占 75%~80%；其次为腺癌，占 15%~20%。人乳头瘤病毒（human papilloma virus，HPV）感染是宫颈癌的主要危险因素，其中 HPV 16 和 18 型与宫颈癌的关系最为密切，接种 HPV 疫苗可以实现宫颈癌的一级预防。此外宫颈癌的发生还与多个性伴侣、早育、多产、初次性生活小于 16 岁、与高危男子的性接触史、吸烟、免疫抑制等因素相关。

宫颈癌的治疗方法包括手术、放疗、化疗、靶向治疗、免疫治疗等，其中手术和放疗为主要的治疗手段，化疗广泛应用于手术、放疗联合的综合治疗以及晚期复发性宫颈癌的治疗，靶向治疗、免疫治疗及其联合治疗可用于复发性或转移性宫颈癌的全身系统性治疗。

（一）临床表现

早期的宫颈癌患者常无明显症状和体征，只是在体检或筛查时才被发现，随着病情进一步发展可能出现以下症状。

1. 阴道流血　常表现为接触性出血或不规则阴道流血，如同房后或妇科检查后阴道流血、行经期延长或月经量增多。老年患者常为绝经后不规则阴道流血。病情进展则可能出现大出血等。

2. 阴道流液　主要表现为白色或血性、稀薄如水样或米泔样的液体，伴有腥臭味；是由于宫颈腺体受癌灶刺激或伴有炎症，分泌亢进所致。晚期患者因癌组织坏死而致流液增多，可有大量白色或血性阴道排液，合并感染时伴恶臭或呈脓性分泌物。

3. 全身症状和转移症状　主要见于晚期宫颈癌患者。晚期宫颈癌侵犯神经或肿瘤增大压迫神经导致腰痛、下腹或下肢疼痛；泌尿系统受侵犯会出现血尿、脓尿、膀胱阴道瘘、肾积水等表现；晚期肿瘤压迫或侵犯直肠造成排便困难、血便甚至形成直肠阴道瘘等消化道症状；肺转移可能出现咳嗽、咯血等相关症状；肿瘤细胞向宫旁组织蔓延侵犯双侧主韧带及骶韧带，整个盆腔可形成坚硬的癌灶，呈"冰冻骨盆"；出现骨转移时，相应的部位可出现持续性疼痛或运动障碍。

（二）辅助检查

1. 宫颈细胞学检查 子宫颈细胞学检查是目前发现宫颈癌前病变和筛查宫颈癌的主要方法，其特异性较高，但敏感性较低。目前主要采用宫颈薄层液基细胞涂片法（thin - prep cytologic test，TCT）。

2. HPV 检测 可联合细胞学检查应用于 25 岁以上女性的宫颈癌筛查，也可以作为宫颈病变治疗后随诊的重要方法。对于 HPV 16 及 18 型阳性的患者建议直接转诊阴道镜，进行组织学活检。

3. 阴道镜检查 宫颈癌筛查发现异常者可行阴道镜检查，在阴道镜的指导下，针对可疑病变的位置取活检组织学标本，阴道镜下取活检可提高诊断准确率。

4. 宫颈和宫颈管活体组织检查 是确诊宫颈癌前病变和宫颈癌的可靠方法。任何肉眼可疑病灶，或阴道镜诊断为高级别病变者均应行活检；如怀疑子宫颈管内有病变，则应行宫颈管搔刮术。

5. 肿瘤标志物 鳞状上皮细胞癌抗原（SCC - Ag）是宫颈鳞癌较特异的肿瘤标志物，已广泛应用于临床，对宫颈腺癌的意义较小。CA125、CA199、CA153 及 CEA 常作为宫颈腺癌的常规检测，NSE 在宫颈神经内分泌瘤中常有升高。

（三）手术治疗

宫颈癌的手术治疗包括宫颈锥切术、宫颈根治性切除术、子宫根治性切除术，主要适用于 ⅠA ~ ⅡA 期的早期患者，无严重内科、外科合并症，无手术禁忌证者。

1. 宫颈锥切术 包括子宫颈环形电切术和冷刀锥切术。当细胞学检查结果多次异常而宫颈活检结果为阴性时，或活检结果为癌前病变但不能排除浸润性癌者，可行宫颈锥切术进行治疗性诊断，宫颈锥切术还可用于治疗早期病变。

2. 保留生育功能的广泛宫颈切除术 与传统式相比，保留了子宫及部分宫颈，对一些渴望生育的早期、无淋巴结转移的年轻宫颈癌患者可行保留生育功能的宫颈根治性切除术。

3. 子宫根治性切除术 关于根治性子宫切除，目前临床上常用 Querleu - Morrow（Q - M）分型和 Piver - Rutledge 分型。Q - M 分型包括筋膜外子宫切除术（A 型）、改良根治性子宫切除术（B 型）、根治性子宫切除术（C 型）和超根治性子宫切除术（D 型）。C 型手术又分为保留自主神经（C1 型）和不保留自主神经（C2 型）。筋膜外子宫切除术（A 型）可采取经阴道或开腹或微创（腹腔镜及机器人腹腔镜）途径入路，近年有随机对照研究结果表明，经腹腔镜宫颈癌手术生存结局劣于开腹手术。由于子宫根治性切除术对盆腔自主神经的损伤导致患者术后膀胱及结直肠功能减弱、性功能障碍等，保留神经的 C1 型式不断得到研究和推广。

二、护理评估

1. 常规术前评估 了解患者的年龄、发病情况、健康史、个人史等，评估患者及家属对疾病的知晓度、对治疗的依从性以及家庭支持与经济等情况。

2. 专科护理评估

（1）了解患者的性生活史、是否处于月经期、是否有 HPV 感染等。

（2）评估患者是否存在妇科肿瘤相关的症状和体征，如阴道流血的量、阴道分泌物的性状等；评估患者是否有头晕、面色苍白等贫血相关症状和体征。

（3）评估年轻患者是否有生育需求等。

三、护理措施

（一）术前护理

1. 术前常规护理　按腹部全麻手术要求做好术前准备。如发现患者正处于月经周期，应及时报告医生考虑是否中止手术。

2. 跟进检验与检查结果　如血常规、生化常规、心电图、彩超、CT/MRI 等结果。

3. 心理护理　妇科手术涉及生殖器官摘除和生育功能的丧失，使年轻患者难以接受，所以应详细介绍疾病的相关知识、术前注意事项、术后可能出现的不适和功能障碍、术后康复等内容，指导患者应对的方法，使患者对手术有充分的心理准备，积极配合治疗。患者一方面希望通过手术得到根治，另一方面担忧子宫和卵巢切除后女性特征消失，护士应给予详细的术前解答，使患者了解女性的生理特征并不会因为子宫的失去而改变。部分年轻女性会因为丧失生育功能而失落，护士应协助其渡过悲伤期。

4. 阴道准备　术前日及术晨行阴道灌洗，可降低术后感染的发生率。灌洗前要评估患者是否有性生活、阴道流血情况及肿物情况，无性生活者禁止使用妇科内窥器，对于肿物较大或者阴道狭窄的患者可使用一次性单腔尿管进行灌洗，宫颈癌有较多活动性出血或处于月经期的患者应避免灌洗。妇科内窥器要充分润滑，阴道灌洗的溶液按要求配置，水温宜在 38℃～39℃，灌洗筒的高度不宜超过床沿 70cm，控制流速，以免水压过大。灌洗时动作轻柔，防止肿物出血，注意阴道穹窿是否冲洗干净。灌洗后用大棉球擦干。

5. 皮肤准备　在手术当天使用无损伤性剃毛刀备皮，通常以顺毛、短刮的方式进行手术区剃毛备皮。主要剃除毛发密集区域，范围包括前腹、腹股沟、阴毛，上至剑突，下至大腿上 1/3 及外阴部，两侧至腋中线。操作应当轻柔，避免皮肤损伤。

6. 留置导尿管和阴道塞纱　术前常规留置导尿管并保持引流通畅，以避免术中伤及膀胱、术后尿潴留等并发症。术前阴道塞纱可托起子宫宫颈，使阴道穹窿部分膨出，方便术中分离足够长度的阴道壁，减少膀胱、直肠损伤，主要适用于广泛宫颈切除术者。若需要阴道填塞纱条，则术晨在病房给予阴道灌洗、阴道填塞纱条（将末端 5cm 留在阴道外并用胶布固定好）和留置导尿管后再送入手术室。术前耐心地向患者及其家属讲解行宫颈癌根治术后需长期留置导尿管的原因，如不置入导尿管可能出现的不良后果，使患者和家属明白其重要性，提高患者术后坚持盆底肌锻炼的依从性。因宫颈癌术后一般尿管留置时间较长，建议选择可保留较长时间的硅胶尿管。

（二）术后护理

1. 术后常规护理 按腹部全麻术后的护理常规监测生命体征，予低流量吸氧，密切观察病情。

2. 体位和活动管理 全麻患者完全清醒后可取平卧位或低半卧位，头颈部垫枕并抬高头部 15°~30°。早期进行床上活动，鼓励患者多翻身、伸展上下肢、行踝泵运动等。病情稳定应鼓励患者早期离床活动，促进胃肠功能的恢复。

3. 气道管理 保持呼吸道通畅，患者清醒后鼓励其进行深呼吸和咳嗽排痰，咳嗽时双手从伤口两侧向内轻压。摇高床头可促进患者呼吸，有利于咳嗽排痰。

4. 伤口及管道护理 观察腹部伤口有无渗血、渗液，保持敷料清洁干燥。妇科恶性肿瘤术后患者可能留置导尿管、胃管、腹腔引流管、盆腔引流管、皮下引流管、肛管等，注意妥善固定各管道，保持各管道通畅，做好标识，避免受压、扭曲或牵拉导致脱管，及时观察并记录引流液的颜色、性状及量等。

（1）尿管护理 宫颈锥形切除术后有阴道填塞纱条者一般于术后 48 小时内拔除，阴道纱条拔除后可拔除尿管。全子宫切除术后尿管留置时间为 2~3 天；次广泛全子宫切除术或广泛全子宫切除手术患者尿管留置时间较长，可达 2 周及以上，需注意保持尿管通畅，观察尿液的颜色和量。注意做好外阴部的清洁，每天 2 次。长期留置尿管患者，需指导患者定期进行盆底肌功能锻炼，防止发生尿潴留，指导长期留置尿管患者做好尿管家庭护理。

（2）盆（腹）腔引流管的护理 注意观察引流液的颜色、性状和量的变化。如短期内引出大量血性引流液，伴有心率增快、血压下降等失血性休克表现，提示腹腔有活动性出血可能；若为大量淡黄色清亮液体，提示泌尿系统损伤可能；若为脓性絮状物，提示盆腔、腹腔感染可能；若为粪渣，提示有肠瘘可能。发现异常情况及时报告医生做相应处理。

（3）皮下（腹壁）引流管的护理 皮下引流管可以充分引流出术后切口的皮下积液，减轻切口张力，降低了术后切口感染的发生；同时引流管形成的负压可以减少死腔，利于切口愈合。一般从伤口下段约 2cm 戳孔低位引出，固定后接无菌负压引流瓶。一般术后 3~5 天，日引流量 <5ml，且切口周围无红肿、压痛及渗液即可拔除引流管。

（4）胃管的护理 告知患者及家属留置胃管的目的、引流期间注意事项及自我观察技巧。一般涉及到肠道的手术或者术后出现肠梗阻才需要留置胃管，保持有效的胃肠减压，待胃肠功能恢复、胃管引流液减少可考虑拔管。

（5）肛管的护理 肛管一般应用于低位保肛术中，如 Dixon 术，可减少吻合口漏发生率。术后 1 周左右即可拔除肛管，或等肛门排气、排便 1~2 天后拔除。

5. 患者安全 评估患者是否存在压疮、跌倒、血栓、营养等风险，正确填写相应的专科护理单，提出护理重点。

6. 饮食护理 　　未涉及肠道手术的患者术后 6 小时可进食少量流质饮食；术后第一天可进食半流质饮食，忌甜食、豆浆、牛奶等易产气的食物；待肛门排气、排便及胃肠功能恢复后可进食普通饮食。涉及肠道手术的患者术后需禁食，待肛门排气、排便，肠道功能恢复后再慢慢进食流质→半流质→普通饮食。宫颈锥形切除术后 6 小时可进食普通饮食。

7. 膀胱功能锻炼 　　宫颈癌根治术时切除或损伤部分支配膀胱的神经，膀胱周围组织包括子宫被切除，使膀胱的压迫力减弱，患者膀胱功能受到损害。因此需积极进行盆腔、腹腔肌肉的锻炼，以促进膀胱功能的恢复。卧床期间可进行卧位伸臂举腿运动、卧位双腿骑单车运动等；第 4 天开始逐步做会阴肌肉收缩运动，收缩时如同憋尿时的感觉一样，吸气时收缩，呼气时放松，卧位、坐位或站立时均可做，一天 3 次，每次重复 5 ~ 10 组，每次维持 5 ~ 10 秒；第 5 天开始做腹部肌肉及盆底肌肉收缩运动，配合腹部收缩运动，吸气时除收缩腹肌外也缩紧骨盆肌肉、肛门和阴道，维持 3 ~ 5 秒，呼气时逐渐放松，动作过程舒展、均匀、连贯，或用手扶床沿做蹲下 – 起立运动，一天 3 次，每次重复 5 ~ 10 组。

8. 女性性功能康复 　　宫颈癌术后患者阴道缩短，阴道润滑度降低，术后放疗会使阴道丧失弹性，卵巢功能永久性损伤，腺体分泌不足导致阴道干涩，性交时容易产生疼痛感，导致患者性交困难、愉悦感降低，从而导致性生活频率减少甚至停止性生活；部分患者认为子宫切除后，女性特征丧失，会产生自卑、焦虑及恐惧等心理。应向患者及家属进行适当的性健康教育，告知患者子宫切除术后仅丧失生育功能，性生活不会受到很大影响。术后一般需要 3 个月左右的适应期，经妇科检查无异常即可恢复性生活，应动作轻柔，房事次数应有所节制。性交时如出现阴道干涩、性交疼痛，可在性交前使用润滑剂，提高性生活满意度。行宫颈癌根治术且切除双侧卵巢的部分年轻宫颈癌患者的性功能会相应减退，通过雌激素替代治疗以后，仍然可以有适当的性生活。加强与患者及家属的沟通，特别是患者的配偶，动员他们关怀、体谅和尊重患者，鼓励夫妻双方加强情感交流，相互理解，可采用拥抱、爱抚、相互亲昵等方式；以团体辅导为依托，让宫颈癌患者相互介绍自己的经验、体会，互帮互助，营造更好的人文关怀环境。

9. 术后并发症的观察和护理

（1）尿潴留　　是宫颈癌术后常见并发症，指膀胱内充满尿液但不能自行排出或者是不能有效自行排空膀胱而残余尿量 >100ml。通过有效的膀胱功能训练，可显著降低其发生率。留置尿管患者拔除尿管后嘱患者多饮水及下床活动，拔管 2 ~ 3 小时后应督促患者排尿。一旦患者可疑尿潴留，可用热敷下腹部、按摩膀胱区、听流水声或温水冲洗会阴部等方法缓解尿道括约肌痉挛，增强膀胱逼尿肌功能，诱导患者自行排尿，病情允许可让患者到卫生间解小便。若仍未排尿或测残余尿量大于 150ml 时应重新留置尿管，做好尿管的护理，同时继续行膀胱功能锻炼。也可指导患者行间歇性自我清洁导尿。

（2）尿瘘　包括输尿管–阴道瘘和膀胱–阴道瘘等，妇科手术中以膀胱损伤最为常见；输尿管损伤多于术后发现，输尿管–阴道瘘可在术后立即或术后2~3周或更长时间内出现。尿瘘形成后，若无异常通道，尿液积存于盆腔–腹腔内，表现为腹胀、腰部或下腹部不适、疼痛、发热以及肾区或输尿管区叩击痛等；若患者腹腔引流液突然增多且清亮透明而尿量明显减少，可疑尿瘘时应及时通知医生，并留取引流液标本做肌酐、尿素氮等测定，怀疑膀胱–阴道瘘可行膀胱美蓝（亚甲蓝）试验。损伤后的输尿管具有再生能力，可先行膀胱镜下输尿管置管（双J管）保守治疗，一般于1~3个月后拔除，瘘孔可能自愈。如果置入双J管失败，则需再次手术行输尿管端吻合或输尿管种植术。

（3）腹腔内出血　妇科恶性肿瘤手术范围广泛，在游离血管或者盆腔淋巴结清扫时容易损伤血管造成腹腔出血。术后严密监测生命体征，尤其是血压和心率。注意观察患者腹部体征，密切观察引流液或阴道出血的颜色、量、性状。如引流量 >100ml/h 且颜色鲜红，或者补液量充足时患者却仍出现腹胀、烦躁不安、面色苍白、心率加快、血压下降和尿量减少，均应警惕出血可能。遵医嘱予急查血常规等检查，盆腔B超和腹腔穿刺有助于明确是否有腹腔出血。遵医嘱应用止血药物，输血、输液的同时应做好急诊手术探查止血的准备。

（4）肠道并发症　与妇科恶性肿瘤手术范围广，术中肿瘤与周围组织粘连，剥离时引起肠管充血、水肿或破损，或既往有腹腔手术史或腹腔炎性粘连等因素有关。此外，术后早期活动少，肠蠕动减慢，术后感染、营养状况差也是造成肠道并发症的主要原因。如术后患者存在持续腹痛、腹胀、恶心、呕吐，排气、排便减少或停止，腹部膨隆，叩诊呈鼓音，听诊无肠鸣音或肠鸣音亢进，提示患者有肠梗阻可能，可行腹部X线片检查辅助诊断。对于肠梗阻患者，可以采取肛管排气、开塞露塞肛、吴茱萸热敷、超声药物透入治疗、双侧足三里穴位注射等方法促进排气、排便。如患者存在腹痛、腹胀、腹部压痛和反跳痛等腹膜刺激征，腹腔引流液或阴道排出粪渣样物质，提示肠瘘。肠道并发症一般采取保守治疗，遵医嘱进行抗感染及静脉高营养治疗，禁食、胃肠减压。注意观察出入量及电解质情况。如保守治疗失败，则需行肠造口手术。

（5）静脉血栓栓塞症　妇科恶性肿瘤患者是下肢深静脉血栓的高发人群，要做好血栓风险评估，落实深静脉血栓预防措施，监测腿围，重视患者主诉，如有下肢肿胀、疼痛、运动或感觉障碍等，应高度怀疑下肢深静脉血栓的形成。行下肢静脉彩超检查可明确诊断。一旦确诊，应卧床休息、抬高患肢，急性期后可适当活动，严禁对患侧肢体按摩、理疗等，遵医嘱给予抗凝治疗，同时观察有无出血倾向。严密观察病情变化，如患者出现血氧下降、呼吸困难、剧烈咳嗽、心悸、胸背疼痛等情况，需警惕肺栓塞的发生。

（6）伤口脂肪液化　肥胖、糖尿病、微循环障碍、局部供血不良、抵抗力和愈合力差是造成术后伤口愈合不良的重要因素。一般发生在术后4~7天，主要表现为伤口渗液增加。为预防术后发生脂肪液化，可在术中放置皮下负压引流，引出皮下油滴和渗液，促进伤口愈合。一旦发生伤口脂肪液化，应及时更换伤口敷料，采用红外线照射伤口，促进伤口的愈合；必要时请造口治疗师会诊，使用特殊敷料或者行伤口负压冲洗等。

（7）乳糜漏　表现为术后腹腔引流管流出乳白色或者黄色乳糜样液体，尤其是进食高脂肪食物后明显。量少者建议清淡饮食，忌油腻。每日引流量大于 200ml 的患者，予禁食、静脉高营养治疗。必要时遵医嘱给予生长抑素抑制消化液分泌，减少乳糜液的产生。

10. 随诊与健康教育　遵医嘱定时回院复查 TCT、X 线胸片、血常规、肿瘤标志物、B 超、盆腔 CT/MRI 等，必要时遵医嘱行 PET – CT 检查。有尿频或突发性血尿及大便伴脓血，下腹坠痛时应随时返院检查。

第二节　子宫内膜癌手术护理常规

一、概述

子宫内膜癌又称子宫体癌，以来源于子宫内膜腺体的腺癌最多见，占女性生殖系统恶性肿瘤的 20% ~ 30%。子宫内膜癌多发生于 50 ~ 60 岁，主要见于绝经后妇女或围绝经期妇女，近年来有年轻化趋势。随着人类寿命延长和发病高危因素增加，子宫内膜癌发病率呈总体上升趋势。

子宫内膜癌的确切病因仍不清楚，目前认为子宫内膜癌可分为雌激素依赖型（Ⅰ型）和非雌激素依赖型（Ⅱ型）。雌激素依赖型患者占子宫内膜癌的大多数，主要病因可能是长期无孕激素拮抗的雌激素刺激导致子宫内膜增生症，继而发生癌变。该类型患者一般较年轻，常伴有肥胖、糖尿病、高血压、不孕或未生育、绝经延迟等。此外约 5% 的子宫内膜癌与遗传有关。由于子宫内膜癌出现症状早，临床确诊手段可靠，约 90% 的病例在确诊时病灶尚局限在子宫内，故子宫内膜癌的总体治愈率较高，5 年生存率在 80% 以上。

子宫内膜癌的治疗方法有手术、放疗、化疗和孕激素治疗，手术是子宫内膜癌的主要治疗手段。对于大多数的早期子宫内膜癌患者，以手术治疗为主的综合治疗可达到根治目的。术后根据高危因素来决定是否选择辅助治疗，晚期患者则采用手术、放疗、药物等综合治疗方案。

（一）临床表现

1. 异常阴道流血　约 90% 的患者出现异常阴道流血症状，常为患者第一主诉，是最主要的临床症状。可表现为绝经后出血；生育年龄妇女则可表现为月经周期紊乱，月经期延长，经量增多甚至大出血等。

2. 异常阴道分泌物 表现为水样或血性分泌物，此为肿瘤渗出或出血所致，合并感染时出现脓性分泌物并伴有异味。

3. 疼痛 早期患者无疼痛症状或症状轻微。随着病情进展，可出现下腹胀痛或阵发性疼痛，多与子宫积血、积脓或合并感染有关；也可由于肿瘤增长而致子宫明显增大，或与盆腔脏器粘连固定→压迫骶神经丛引起下肢或腰骶部疼痛，常是晚期肿瘤的临床表现。

4. 其他表现 晚期患者可触及下腹部增大的子宫，可出现贫血、消瘦、发热、恶病质等全身衰竭表现。

（二）辅助检查

1. 血液学检查 主要包括血常规、生化常规、肿瘤标志物等。子宫内膜癌无特异敏感的肿瘤标志物，部分患者可出现 CA125 或 CA199、CA153 或 HE4 异常，对疾病诊断及术后病情监测有一定的参考价值。

2. 诊断性刮宫 通过诊断性刮宫获取组织进行病理学检查是确定子宫内膜癌最有效、最可靠的诊断方法。诊断性刮宫手术应分别从子宫颈管和宫腔获得组织，即分段诊刮，其不仅可以明确诊断，还可鉴别子宫内膜癌和子宫颈腺癌，从而指导临床治疗。

3. 宫腔镜检查 镜下直接观察子宫腔及宫颈管癌灶部位、大小、病变范围及宫颈管是否受累等，对可疑病变取材活检，能较早发现子宫内膜癌的病变，有助于子宫内膜癌的定位和分期。但宫腔镜检查时应尽量降低膨宫压力，而且尽量缩短时间，以防肿瘤播散。

4. 影像学检查 经阴道彩超可了解子宫大小、子宫内膜厚度、有无回声不均或宫腔内赘生物，有无肌层浸润及其程度等，是最常用的无创辅助检查方法。盆腔 MRI 对肌层浸润深度和宫颈间质浸润程度可进行较准确的判断，是子宫内膜癌首选影像学检查方法。其他影像学检查更多用于治疗前辅助评估。

（三）手术治疗

子宫内膜癌手术可经腹、经阴道、腹腔镜或机器人进行，但需完整取出子宫，避免用粉碎器或分块取出子宫。手术目的包括行手术病理分期和切除病变子宫及其他可能存在的转移病灶。切除的标本常规行病理检查，癌组织还应进行雌、孕激素受体检测以作为术后选用辅助治疗的依据。

1. 病灶局限于子宫体 采用全子宫双侧输卵管和卵巢切除术伴或不伴盆腔及腹主动脉旁淋巴结切除，年轻、无高危因素者可考虑保留卵巢。

2. 病灶侵犯宫颈间质 采用根治性/改良根治性子宫切除术加双侧输卵管和卵巢切除，同时切除盆腔及腹主动脉旁淋巴结。

3. 病灶超出子宫者 综合治疗为主，手术目标是尽可能达到没有肉眼可见的病灶，也可考虑先辅助化疗后再手术。

二、护理评估

1. 常规术前评估 了解患者的年龄、发病情况、健康史、个人史等，重点了解是否有糖尿病、高血压等；评估患者及家属对疾病的知晓度、对治疗的依从性以及家庭支持与经济等情况。

2. 专科护理评估

（1）了解患者的性生活史、月经情况；是否有高危因素等，如肥胖、绝经延迟、不孕以及绝经后接受激素补充治疗等病史。询问近亲家属中是否有乳腺癌、子宫内膜癌、林奇综合征（遗传性非息肉病性结直肠癌－子宫内膜癌－卵巢癌的肿瘤综合征）等病史。

（2）评估患者是否存在子宫内膜癌相关的症状和体征，如异常阴道流血、阴道分泌物的情况；晚期患者是否有贫血、消瘦、发热、疼痛等伴随症状。

（3）评估年轻患者是否有生育需求。

三、护理措施

（一）术前护理

1. 术前常规护理 参照本章第一节"宫颈癌手术护理常规"。

2. 跟进检验与检查结果 子宫内膜癌患者因异常阴道流血常伴有贫血，因此需关注患者血红蛋白情况；此外多数子宫内膜癌患者合并糖尿病、高血压或心血管疾病，因此需重视血糖、血脂、肝功能、肾功能等检查结果。

3. 留置尿管 早期子宫内膜癌只行全子宫切除患者，术晨可不用阴道填塞，送入手术室麻醉后再留置尿管。

（二）术后护理

1. 术后常规护理 参照本章第一节"宫颈癌手术护理常规"。

2. 随诊与健康教育 遵医嘱定时回院复查血常规、CA125 等，必要时行盆腔 CT/MRI 或 PET－CT 检查。服用雌激素患者要注意用药的不良反应，如水钠潴留、药物性肝炎等；少数患者有恶心、呕吐、血栓栓塞等症状，应密切观察，及时处理。

第三节 卵巢癌手术护理常规

一、概述

卵巢癌是严重威胁女性健康的恶性肿瘤之一，其中 90%～95% 为原发性卵巢癌。卵巢癌发病率在妇科恶性肿瘤中仅次于宫颈癌和子宫内膜癌，近年来呈上升趋势，死亡率居妇科恶性肿瘤之首。由于卵巢癌部位隐匿，缺乏有效的筛查手段，且生长较为迅速，70%患者确诊时已至晚期。据统计，卵巢恶性肿瘤的总体5年生存率为30%～45%。根据卵巢癌的组织病理学特征，原发性卵巢癌主要分为上皮性卵巢癌、生殖细胞肿瘤和性索-间质肿瘤三大类，其中以上皮性卵巢癌最多见。上皮性卵巢癌多见于绝经后女性，而恶性生殖细胞肿瘤则高发于儿童和青春期女性。卵巢癌病因尚不明确，可能与遗传、生育、生殖内分泌等多种因素有关，口服避孕药、哺乳可使卵巢癌发病风险下降。

卵巢癌的总体治疗原则是以手术为主，辅助化疗、靶向治疗及维持治疗。大部分患者需手术联合化疗等综合治疗。近年来，抗血管生成靶向治疗、聚腺苷二磷酸核糖聚合酶（PARP）抑制剂应用于上皮性卵巢癌取得显著进展，可望提高卵巢癌患者的生存率。

（一）临床表现

早期卵巢癌多无自觉症状，往往在妇科检查时偶然被发现，因此卵巢癌也常被称为"沉默的杀手"。常见的主诉是腹胀不适或盆腔下坠感。可伴食欲不振、恶心、胃部不适等，易误诊为消化不良。

1. 腹胀　因盆腔包块或出现腹水使腹内压增加所致。除腹胀外还可引起压迫症状，如横膈抬高可引起呼吸困难、不能平卧、心悸等；肿瘤压迫膀胱、直肠，可有排尿困难、肛门坠胀及大便性状改变。

2. 下腹不适　随着肿瘤增长可出现下腹不适或盆腔坠胀，可伴胃纳差、恶心、胃部不适等胃肠道症状。一般无腹痛或仅有隐痛。当肿瘤发生扭转、破裂、出血和感染时，可出现较明显的腹痛。

3. 性激素紊乱相关症状　肿瘤破坏卵巢或部分肿瘤细胞分泌的性激素可导致青春期前性早熟或男性化、绝经后阴道流血、阴道不规则出血等。

4. 全身症状　一方面卵巢癌生长迅速，患者易出现营养不良；另一方面卵巢癌极易产生腹水，因此晚期卵巢癌患者常伴有贫血、消瘦、恶病质、疼痛等全身症状。

（二）辅助检查

到目前为止，对卵巢癌尚缺乏可以广泛普及又非常有效的筛查手段。

1. 肿瘤标志物　目前CA125仍作为上皮性卵巢癌（尤其是浆液性癌）的首选标志物，约80%的上皮性卵巢癌患者CA125可能明显升高，一般用于病情监测和疗效评估。目前研究发现，HE4对卵巢癌的诊断具有更高的特异性（达90%～95%），常与CA125联合应用。CA199和CEA对卵巢黏液性癌的诊断价值较高。甲胎蛋白（AFP）主要用于诊断卵巢恶性生殖细胞肿瘤，尤其是内胚窦瘤及胚胎癌。神经元特异性烯醇化酶（NSE）见于未成熟畸胎瘤或伴有神经内分泌分化的肿瘤。

2. 影像学检查

（1）B超　是卵巢癌筛查的首选方法，可了解肿块的部位、大小、形态、囊性或实性、囊内有无乳头等。

（2）CT、MRI 及 PET - CT　腹腔 - 盆腔 CT 可从不同角度观察肿瘤的情况，包括原发肿瘤的大小、浸润深度、侵犯范围及淋巴结受累情况，可辅助临床分期。MRI 对软组织分辨力高，有利于病灶定位及病灶与相邻结构关系的确定。PET - CT 检查可以早期发现卵巢癌的转移和复发，为再次手术及进一步治疗提供重要的依据。

3. 细胞学和组织病理学检查　大多数卵巢恶性肿瘤合并腹腔或胸腔积液，行腹腔或胸腔积液细胞学检查可发现癌细胞。对于临床高度可疑为晚期卵巢癌患者，腹腔镜探查活检术不仅可以获得组织标本进行病理学检查，还可以观察腹腔 - 盆腔内肿瘤转移的情况，评价是否可实现满意的减瘤手术。

4. 胃肠镜检查　对于年轻、血清 CEA 升高显著的盆腔肿块患者需行胃肠镜检查，排除胃肠道转移性肿瘤。

（三）**手术治疗**

手术是卵巢癌的主要治疗手段。手术目的包括切除肿瘤、明确诊断、准确分期、判断预后和指导治疗。卵巢癌的初次手术包括全面分期手术和肿瘤细胞减灭术。临床判断为早期的患者应行全面分期手术，明确最终分期。临床判断为中晚期的患者应行肿瘤细胞减灭术。如果术前怀疑为恶性肿瘤，推荐行开腹手术。近年来有腹腔镜手术用于早期卵巢癌全面分期手术的报道，但仍存在争议。腹腔镜在晚期卵巢癌的应用主要在于明确诊断，协助判断能否满意减瘤。

1. 全面分期手术　肿瘤局限于卵巢或盆腔时行全面分期手术，一般适用于无生育要求的Ⅰ期、Ⅱ期患者。标准的术式切除范围包括全子宫和双附件、大网膜切除，盆腔和腹主动脉旁淋巴结清扫及阑尾切除。

2. 保留生育功能的手术　指对某些特殊情况的早期年轻患者可在全面分期手术的基础上保留子宫及健侧附件，生育完成后可根据情况行二次手术切除子宫及病灶对侧附件。随着冻卵、辅助生殖技术的发展，使得拟接受双侧卵巢切除手术的卵巢恶性肿瘤患者也具有孕育后代的可能。

3. 卵巢癌肿瘤细胞减灭术　主要是针对中晚期或复发的卵巢癌患者，根据手术时机不同分为初次肿瘤细胞减灭术、中间性肿瘤细胞减灭术和再次肿瘤细胞减灭术，原则是尽最大努力切除原发灶及一切转移瘤，使残余癌灶最大直径不超过 1cm（满意的肿瘤细胞减灭术），争取达到无肉眼可见残留病灶。切除范围可包括全子宫、双附件、大网膜、阑尾、盆腔及腹膜后淋巴结、盆腔腹膜、部分横膈、脾、部分肝、部分膀胱、肠管等。

二、护理评估

1. 常规术前评估　了解患者的年龄、发病情况、健康史、个人史等，评估患者及家属对疾病的知晓度、对治疗的依从性以及家庭支持与经济等情况。

2. 专科护理评估

（1）了解患者的性生活史、月经情况等。

（2）评估患者是否存在卵巢癌相关的症状和体征，如下腹部包块、腹痛、腹水、压迫症状、全身症状等；腹部膨隆患者应测量患者腹围，查看是否有下肢水肿等情况。

（3）评估年轻患者是否有生育需求等。

三、护理措施

（一）术前护理

1. 术前常规护理　参照本章第一节"宫颈癌手术护理常规"。

2. 心理护理　大部分卵巢癌发现时已处于晚期，多数患者难以承受突然的刺激，常伴有严重的焦虑、抑郁等心理问题。年轻女性患者担心术后出现更年期症状，害怕提前衰老影响术后生活质量。患者入院后应耐心与其交谈，鼓励患者表达自己的真实感受与想法，鼓励患者通过看书、听音乐、与家属交流等方法分散焦虑情绪，帮助患者接受患病及手术的事实，调整积极的心态。

3. 肠道准备　根据手术种类、方式、部位、范围，术前给予不同的饮食和术前肠道准备。拟行卵巢癌肿瘤细胞减灭术或其他可能需切除肠道的手术，术前日予流质饮食，口服导泻剂以清洁肠道，术日晨需遵医嘱行清洁灌肠，以利于手术操作，减少术野污染和术后肠胀气。术前晚12时后禁食、禁水。

4. 腹水的护理　大量腹水的患者表现为腹部膨隆、呼吸困难，同时伴有营养状况差、免疫力低下等，护士应评估患者的腹水情况，定期测量腹围与体重。为患者采取舒适卧位，下肢水肿者可垫软枕抬高患肢。呼吸困难时给予半坐卧位，必要时予吸氧。卧床患者注意保持皮肤清洁干燥，预防压力性损伤。使用利尿剂注意监测电解质的变化，观察尿量，做好防跌倒的评估及相关健康教育。必要时遵医嘱采用静脉高营养补液治疗，尽快纠正腹水造成的营养失衡，提高患者机体耐受力。

（二）术后护理

1. 术后常规护理参照本章第一节"宫颈癌手术护理常规"。

2. 巨大卵巢肿瘤切除术后下腹部应遵医嘱予沙袋压迫6~8小时。

3. 随诊与健康教育：卵巢癌容易复发，患者需接受长期随访与监测。遵医嘱定期回院复查 B 超等，必要时遵医嘱行盆腔 CT/MRI 或 PET－CT 检查，根据病情需要监测血清 CA125、AFP、HCG 等肿瘤标志物。卵巢癌患者术后若出现更年期症状或影响性欲及性特征者，应指导患者咨询医生接受性激素治疗。

第四节　外阴癌手术护理常规

一、概述

外阴癌是起源于外阴部皮肤、黏膜及其附属器官和前庭大腺等部位的恶性肿瘤，最常发生于大、小阴唇，阴蒂次之，尿道口及其周围较少见。外阴癌是一种少见的妇科恶性肿瘤，占所有女性生殖系统恶性肿瘤的 2%~5%。多见于 60 岁以上的老年绝经后妇女，其发病率随年龄增长而升高。外阴癌以鳞状细胞癌最多见，占外阴恶性肿瘤的 85%~90%。病因尚不清楚，40%~60% 的外阴癌与 HPV 感染密切相关；此外为非HPV 感染相关病变，如外阴硬化性苔藓、分化型外阴鳞状上皮内瘤变等。Paget 病、吸烟、高龄、免疫抑制等是公认的危险因素。

外阴癌以手术治疗为主。随着对外阴癌生物学行为的认识，手术模式发生了很大改变，对早期外阴癌强调个体化手术治疗，而晚期则强调手术 + 放疗 + 化疗的综合治疗。

（一）临床表现

1. 外阴瘙痒　是最常见的症状，约占 80%，其程度多数较轻。少数患者早期无症状。

2. 局部肿物　病变部位常高于周围的皮肤或黏膜，似丘陵状或乳头状，单个或多个。随着肿瘤的生长和病情的发展，肿瘤可自行破溃，或由于瘙痒抓破形成溃疡，合并细菌感染时可流脓血样液体，并伴有局部疼痛，久治不愈。

3. 转移症状　当肿瘤邻近或侵犯尿道时，可出现尿频、尿痛、排尿烧灼感甚至排尿困难。病灶还可扩大累及肛门、直肠和膀胱，一侧或双侧大腿根部（即腹股沟区）可摸到质硬且固定不活动的肿大淋巴结。

（二）辅助检查

1. 病理组织活检　是疾病诊断的"金标准"，对于外阴及阴道的结节、红斑、溃疡等任何可疑部位进行活检可明确诊断。对临床上扪及有肿大的腹股沟区淋巴结，应行淋巴结穿刺活检。

2. CT 或 MRI　盆腔 - 腹腔 CT 或 MRI 等影像学检查有助于了解肿瘤的转移情况。

（三）手术治疗

外阴癌手术范围包括外阴肿瘤和腹股沟区淋巴结切除，必要时切除肿大的盆腔淋巴结。外阴肿瘤切除术式包括单纯部分外阴切除术、根治性部分外阴切除术和根治性全外阴切除术；腹股沟区淋巴结切除术式包括腹股沟淋巴结根治性切除术（腹股沟淋巴结清扫术）、前哨淋巴结活检术。目前，外阴和腹股沟分开的"三切口"术式已被大多数医生所采用。

1. 外阴手术

（1）根治性外阴切除术　包括根治性部分外阴切除术和根治性全外阴切除术，适用于ⅠB 期~Ⅲ期患者，要求皮肤切缘宽度达 2~3cm，切除深度需达泌尿生殖膈或耻骨筋膜。以上术式均为外阴损毁式手术，受累外阴的皮肤黏膜及皮下组织全部切除，创面大，切缘缝合张力大，切口Ⅰ期愈合率低，部分患者需行皮瓣转移手术。

（2）单纯外阴切除术　适用于ⅠA 期外阴癌或癌前病变，距癌灶外缘的正常皮肤至少 1cm 做椭圆形或梭形切口，皮下脂肪亦切除 1cm 以上。

2. 腹股沟区淋巴结切除术 分为腹股沟淋巴结根治性切除术（腹股沟淋巴结清扫术）、前哨淋巴结活检术。Ⅰ期外阴癌位于单侧者，仅需行患侧腹股沟淋巴结清扫术，其余患者行双侧腹股沟淋巴结清扫术。术后可能出现下肢回流障碍、淋巴水肿等并发症。

二、护理评估

1. 常规术前评估 了解患者的年龄、发病情况、健康史、个人史等，评估患者及家属对疾病的知晓度、对治疗的依从性以及家庭支持与经济等情况。

2. 专科护理评估

（1）了解患者的性生活史、月经情况等。

（2）评估患者是否存在外阴癌相关的症状和体征，如外阴瘙痒、疼痛、感染以及大、小便等情况。

（3）外阴手术使患者身体完整性受损，评估患者是否存在自尊低下、自我形象紊乱等心理问题。

三、护理措施

（一）术前护理

1. 术前常规护理参照本章第一节"宫颈癌手术护理常规"。

2. 心理护理：由于外阴癌部位特殊，大多数患者术前一般伴有渗液、出血或恶臭，遭到家属及外人嫌弃，患者的自卑心理比较明显；术后创面大，大多数患者的伤口都不能Ⅰ期愈合，且术后瘢痕使外阴严重变形，对患者的生活质量有较大的影响，所以无论是患者还是家属，心理问题都比较严重，需对他们进行心理疏导，积极配合治疗护理。

（二）术后护理

1. 体位和活动管理 协助患者取舒适体位，嘱患者双下肢自然外展屈膝，膝下垫一软枕，保持双下肢肢体功能位，有利于引流和减少会阴部伤口的张力。卧床期间早期进行床上活动，鼓励患者多翻身、行踝泵运动等。

2. 伤口护理 密切观察患者的切口情况，植皮区皮肤的温度、颜色等，切口有无渗液、渗血、疼痛等不适。每天予红外线照射外阴伤口 2 次，每次 30 分钟。床上可放置被子支架，敞开伤口，为伤口愈合提供通风、干洁环境。

3. 腹股沟引流管的护理 行腹股沟淋巴结清扫术后的患者，术后 7~14 天需留置腹股沟引流管并予持续中心负压吸引，以减少局部渗液和使股部皮瓣能紧贴肌层，促进皮瓣的生长。中心负压吸引的压力为 15~20kPa，注意保持管道的通畅，并观察引流液的性质和量。

4. 排便管理 术后过早排便使腹压增加，导致切口压力过大及污染切口，影响切口愈合。每次大、小便后须清洁消毒外阴，预防感染。

5. 坐浴 拆线后可遵医嘱开始坐浴，配以 1：5000 高锰酸钾溶液 2000ml，避免浓度过高烧伤皮肤或黏膜、浓度过低影响效果。坐浴前嘱患者排空膀胱，并将外阴及肛门周围擦洗干净，水温以 41℃ ~ 43℃ 为宜，不能过高，避免烫伤皮肤和黏膜，同时注意室温和保暖，以免受凉。坐浴时需将臀部及全部外阴浸入药液中，阴道流血、月经期禁忌坐浴。

6. 功能锻炼 因手术切除大量组织，导致切口瘢痕或挛缩引起阴道口狭窄，因此，术后 7 ~ 10 天后尽可能行功能锻炼，如双腿合拢、分开、前屈、后伸、外展、内收等，每天 2 次，每次 10 ~ 20 分钟，动作轻柔、缓慢，活动范围由小到大。根据年龄及病情不同指导患者行会阴肌肉锻炼（即屏气收缩尿道、肛门和阴道括约肌，然后放松）。

7. 随诊与健康教育 遵医嘱定期回院复查。指导患者行功能锻炼及坐浴，大、小便后及时清洁外阴。

第五节　下肢淋巴水肿护理常规

一、概述

下肢淋巴水肿是指由于下肢淋巴回流障碍使得淋巴液在皮下组织持续性积聚，导致下肢肿胀、组织纤维化、慢性炎性反应等临床表现的一种慢性进展性疾病，常见于妇科肿瘤术后。淋巴结切除术和放疗是妇科肿瘤患者下肢淋巴水肿发生的最重要的危险因素，肥胖和术后体重增加也是其发生的主要危险因素，此外肿瘤本身堵塞淋巴管、感染、损伤、瘢痕等原因会增加淋巴水肿的发生率。

在妇科恶性肿瘤中，宫颈癌、子宫内膜癌、卵巢癌、外阴癌治疗后均可能出现下肢、外阴、下腹部和臀部等下半身的水肿，发生率约为 25%。相较于乳腺癌相关淋巴水肿，妇科肿瘤相关的下肢淋巴水肿受到的关注度和研究较少。下肢淋巴水肿的出现常导致患者肢体力量下降，生理功能受到影响，患者会对自己的躯体形象感到不满意并产生认知紊乱，增加了患者的经济负担；部分患者表现为抑郁、焦虑或其他负面情绪，严重损害了患者的生活质量。

临床表现为单侧或双侧下肢肿大、皮肤改变（干燥、粗糙，乳头状瘤生长甚至皮肤糜烂）、有沉重感、多有蜂窝织炎发作史等。早期下肢淋巴水肿可表现为下肢肿胀，也可能表现为足趾肿胀；下肢出现沉重感或皮肤紧束感；下肢关节活动困难；皮肤增厚，伴或不伴皮肤的改变，如出现水疱或疣；下肢或足趾感到瘙痒、烧灼感等。随着病情发展，组织逐渐变硬，患部体积也不断变大，晚期可形成象皮腿，皮肤粗糙，乳头状瘤生长及皮肤淋巴液漏。淋巴水肿的分期见第五章第三节"乳腺癌术后淋巴水肿护理常规"。

二、护理评估

1. 客观测评法（物理测量法） 详见第五章第三节"乳腺癌术后淋巴水肿护理常规"。

2. 主观症状测评法 即主要通过测评患者所存在的主观症状，来评估患肢是否存在淋巴水肿。在临床研究中应用较多的下肢淋巴水肿症状测评量表主要是妇科癌症淋巴水肿问卷（the Gynecologic Cancer Lymphedema Questionnaire，GCLQ）。此量表是患者自评问卷，评估患者在过去 4 周内是否存在淋巴水肿相关症状，具有较好的灵敏性及特异性。

三、下肢淋巴水肿的预防

由于下肢淋巴水肿目前尚无法根治，一旦发生，即需长期治疗，因此重在预防。对有高危因素的妇科恶性肿瘤术后患者实施健康教育可以提高患者预防淋巴水肿发生的意识，早期防治和干预，以最大程度减少术后淋巴水肿的发生。预防措施如下。

1. 提高机体抵抗力，避免过度疲劳。

2. 避免久坐久站，建议间断站立行走，如需长途旅行或行走，建议穿弹力裤袜。

3. 保持下半身皮肤清洁，预防感染，使用无刺激的护肤用品，防止皮肤干燥。

4. 勤修剪趾甲，避免甲沟炎。

5. 忌下半身受压，穿宽松的裤子、袜子、内裤，避免穿过紧的鞋子。

6. 控制体重，避免出现超重或肥胖等。

7. 一旦发现足癣、皮肤感染或水肿征兆，立即就医。

四、治疗与护理

下肢淋巴水肿的治疗方法包括手术治疗和非手术治疗。手术治疗主要有切除手术和重建手术两种治疗方式。手术治疗淋巴水肿效果并不理想，术后易出现肿胀再度复发、伤口愈合不良及感染。手术治疗仅仅用于其他治疗方式失败，权衡各种治疗方式利弊相当时才进行。综合消肿治疗是主要的非手术治疗方法，被认为是淋巴水肿的标准治疗方法。主要治疗内容包括：①患肢皮肤护理；②手法淋巴引流；③绷带加压包扎；④功能锻炼。在具体操作上，综合消肿治疗分为两个阶段，第一阶段主要由专业治疗师来实施综合消肿治疗，第二阶段则是持续终身的自我管理。

（一）皮肤护理

1. 清洁皮肤 选择中性温和的乳液每天清洗皮肤，避免使用碱性肥皂，防止破坏皮脂层，保持皮肤干爽而不干燥。

2. 润肤护理 对于干燥皮肤，可以适当使用润肤乳，每日早晚及洗澡后均需使用以滋润皮肤，若皮肤干燥及角化明显者需增加使用次数。

3. 避免损伤 避免患侧肢体被划伤、割伤、烧伤，避免肢体皮肤及软组织感染；避免宠物抓伤和挠伤；防止蚊虫叮咬等。

4. 预防感染 采用综合消肿治疗等控制肢体肿胀，以降低感染发生；保持趾甲卫生，修剪趾甲时避免损伤皮肤；积极处理皮肤问题，如皮炎、毛囊炎、真菌感染、开放性伤口（皮肤皲裂和溃疡）等。

（二）手法淋巴引流

1. 基本原则 按摩手法轻柔，以不造成局部皮肤发红为宜；治疗初始阶段应由淋巴水肿治疗师进行手法淋巴引流，治疗维持阶段由患者进行居家手法淋巴引流。

2. 实施方法

（1）开通淋巴通路 患者取平卧位，完全放松，治疗师用手掌大、小鱼际肌或并拢的示指、中指和环指静止旋转，按摩刺激浅表淋巴结及淋巴管，力度适中，开通顺序为：锁骨上、下淋巴结区→颈部淋巴结区→耳前、耳后淋巴结区→胸骨两旁淋巴结区→腋窝淋巴结区→腹部淋巴结区→腹股沟淋巴结区→背部→腘窝淋巴结区。

（2）手法淋巴引流 治疗师按照淋巴管的走向，采用定圈法、泵送法、旋转法、铲状法进行徒手淋巴引流，将下肢的淋巴液引流至腹部及双侧腋窝。顺序：腹部纵向伤口两侧→同侧腋窝或锁骨上、下淋巴结；会阴部→腹部；身体正面大腿内侧→大腿外侧直至腋窝；身体背面大腿内侧→大腿外侧，经背部到达同侧腋窝再至锁骨上、下或经臀部引流至对侧腹股沟；小腿、足背、足底、踝关节→腘窝，再引流至大腿外侧，最后到腋窝或锁骨上、下淋巴结。

（三）绷带加压包扎

患者取卧位或坐位，在患肢下方用结实软垫支撑，分 5 层包扎，由内到外依次为固位绷带层、软棉衬垫绷带层、泡沫块卷状绷带层、低弹性压力绷带层及高弹性压力绷带层。

1. 固位绷带层以足凹处为起点，缠绕 2 圈后，轻度拉伸后缠绕各个足趾，每个足趾至少绕 2 圈，足底部留空。每个足趾绷带包扎后都在足凹处缠绕 1 圈加以固定。

2. 软棉衬垫绷带层、泡沫块卷状绷带层、低弹性压力绷带层及高弹性压力绷带层均从趾根部开始向近心端平行缠绕直至大腿根部，需以 50% 的重叠率缠绕患肢；足踝及腘窝处用"8 字法"交叉加强包扎。

3. 包扎范围：软棉衬垫绷带层 > 泡沫块卷状绷带层 > 低弹性压力绷带层 > 高弹性压力绷带层。

4. 压力梯度：由远心端向近心端逐级递减，以患者感受为主，不宜过松或者过紧。

（四）功能锻炼

功能锻炼是淋巴水肿综合治疗的重要组成部分，对预防和缓解淋巴水肿具有重要意义。下肢淋巴水肿的功能锻炼必须在穿戴专业的弹力袜或规范的弹力绷带的情况下进行，否则会增加肢体肿胀情况。锻炼的体位和形式可以多样化，如平卧位、站立位或坐位都可进行。淋巴水肿的功能锻炼没有统一的规则和程序，但需遵循循序渐进、难度依次增加的原则，要量力而行，不可过度锻炼。锻炼内容包含但不局限于以下运动。

1. 呼吸功能锻炼　做深而长的缓慢呼吸，鼻吸口呼，完全打开胸腔，做胸式呼吸；也可以做腹式呼吸。

2. 抱腿靠胸运动　平躺，双腿屈膝上抬，双手抱住大腿弯曲髋和膝关节，使大腿尽量贴近胸部，然后双腿回到原处放松。整个过程中，腰背部尽量不要抬起。

3. 踝泵运动　双腿伸直，缓缓勾起脚尖，尽力使脚尖向上持续 10 秒；之后脚尖缓慢下压，至最大限度保持 10 秒。

4. 蛙腿运动　平躺，双腿伸直，脚后跟并拢，脚趾指向外侧，慢慢弯曲和伸直双腿，保持脚跟并拢。

5. 剪刀步运动　平躺，双腿伸直，脚尽可能外移，然后交叉双腿。

6. 空中蹬自行车运动　平躺，把腿伸直，双腿在空中做蹬自行车动作。

第七章 泌尿系统肿瘤手术护理常规

第一节 肾癌手术护理常规

一、概述

肾癌又称肾细胞癌、肾腺癌，起源于肾小管上皮细胞，可发生于肾实质的任何部位，以肾上、下极多见，少数侵及全肾。肾癌常见的病理类型包括透明细胞癌、乳头状癌、嫌色细胞癌；其中透明细胞癌最为常见，占所有肾癌的 70%～80%。肾癌的病因复杂，目前认为与多种因素有关，包括吸烟、肥胖、高血压、长期使用非甾体抗炎药、遗传易感性和某些职业暴露等。

肾癌的治疗方法包括手术治疗、靶向治疗、免疫治疗和放疗等。对于局限性和局部进展性肾癌而言，手术是首选的治疗方法。转移性肾癌无法仅通过外科手术治愈，靶向治疗和免疫治疗已成为重要的治疗手段。

（一）临床表现

1. 肾癌三联征 早期肾癌多无临床症状，晚期肾癌可出现三联征，即血尿、腰痛、腹部肿块。由于超声、CT 技术的普及，随着无症状肾癌检出率的增加，三联征的临床出现率逐渐下降。

2. 副肿瘤综合征 是由肿瘤分泌的生物活性物质或肿瘤引起的免疫反应导致的一系列临床表现，包括高血压、高钙血症、红细胞沉降率增快、贫血、发热等，有症状肾癌患者中 10%～40% 出现副肿瘤综合征。

3. 转移瘤症状 肿瘤转移所致的骨痛、病理性骨折以及咳嗽、咯血等症状。

（二）辅助检查

1. 超声 作为肾癌的常规筛查手段，具有无创伤、价格低廉的优点，可用于鉴别肾实质性肿块和囊性病变，典型肾癌常表现为不均质的中低回声实性肿块。

2. X 线 腹部平片可见肾外形增大，不规则，偶有钙化影等。静脉尿路造影可见肾盂、肾盏因肿瘤侵犯而有拉长、狭窄或充盈缺损等现象。

3. CT 可发现直径 0.5cm 以上的微小病变，对肾癌的确诊率高，是目前诊断肾癌最可靠的影像学方法，它可显示肿瘤部位、大小以及有无侵犯邻近器官。

4. MRI 对肾癌诊断的准确性与 CT 相仿，在显示邻近器官有无受侵犯、肾静脉和下腔静脉内有无癌栓方面优于 CT。

5. 放射性核素肾图 利用放射性同位素来评估肾脏功能和结构的核医学诊断方法，

能够提供关于肾脏血流、滤过功能、排泄功能以及肾脏损伤或病变的重要信息。

6. 肾穿刺活检 局麻后经超声或 CT 引导下经体外穿刺获取肾组织样本进行病理学检查，可明确肿瘤的性质、分级和分型。肾肿瘤穿刺活检风险包括出血、感染、肿瘤种植转移等。

（三）手术治疗

手术切除是早期肾癌最主要的治疗方法，常见术式包括开放、腹腔镜或机器人辅助下的肾部分切除术和根治性肾切除术。手术方式的选择主要取决于肿瘤的大小、位置、分期以及患者的总体健康状况。

1. 肾部分切除术 在肿瘤较小且局限于肾脏时采用，仅切除肾脏中的肿瘤部分，尽可能保留健康的肾脏组织。

2. 根治性肾切除术 当肿瘤较大、侵犯肾脏较深或位于肾脏中央时，可能需要进行全肾切除术。手术切除范围包括患肾、肾周脂肪、肾周筋膜、附近的淋巴结、髂血管分叉以上输尿管，当肾上腺转移或受侵时推荐行同侧肾上腺切除。

二、护理评估

1. 常规术前评估 了解患者性别、年龄、发病情况、健康史、个人史等，评估患者及家属对疾病的知晓度、对治疗的依从性以及家庭支持与经济等情况。

2. 专科护理评估

（1）评估患者有无间歇性、无痛肉眼血尿，有无腰部钝痛或隐痛，腹部或腰部是否可触及肿块，有无尿量减少、身体浮肿等肾功能下降表现。

（2）评估患者有无副肿瘤综合征发生情况，有无骨痛、骨折、咳嗽、咯血等转移瘤症状和体征。

（3）评估患者及家属的心理－社会状况：肾癌手术需要切除部分或单个肾脏，影响患者的性功能和生殖健康，患者可能会担心手术后的生活质量，包括是否能恢复正常的活动量、工作和性生活。术前应积极评估患者的生育状况和社会经济情况，结合患者病情予以心理干预，降低患者的心理压力。

三、护理措施

（一）术前护理

1. 术前常规护理 按全麻手术要求做好术前准备。

2. 跟进检验与检查结果 如血清肌酐、血尿素氮、肾小球滤过率、尿常规、肾脏彩超、CT 和 MRI 等结果。

3. 健康教育及心理护理 针对肾癌患者可能担忧的术后生活质量、肾功能下降、身体形象改变等问题，提供详细的健康教育和心理支持。特别是对于年轻患者，应重视他们对生育能力、性功能等方面的顾虑，提供专业的心理护理和适当的咨询服务。

（二）术后护理

1. 按全麻术后护理 常规监测生命体征，予低流量吸氧，密切观察病情。

2. 肾功能监测和保护 肾癌术后常规留置尿管 1~2 天，需保持尿管通畅，观察并记录尿液的量和颜色，如尿色鲜红或尿量 <30ml/h，及时通知医生对症处理。维持液体出入平衡，指导患者适量饮水，避免使用可能损害肾脏的药物和食物，预防感染，指导高血压/糖尿病患者将血压和血糖控制在合理范围内。遵医嘱定期监测血清肌酐、血尿素氮等肾功能指标，发现肾功能不全及时干预。

3. 伤口及引流管护理 观察伤口渗血、渗液情况及是否有肿胀，引流管使用高举平台法固定牢固，避免意外脱管。保持引流通畅，注意观察引流液的颜色和量，术后引流液 >200ml/h，颜色鲜红、黏稠，同时伴有低血容量性休克的表现，提示可能有活动性出血，加强观察与处理，必要时做好介入手术或手术止血的准备。

4. 体位和活动管理 术后清醒的患者可取舒适卧位。加强医护沟通，如患者术中无特殊，术后第 1 天可下床活动。肾部分切除术后患者离床活动时应注意避免腰部过度用力导致出血。建议肾部分切除术后 3 个月内避免重体力劳动、提举重物及剧烈运动，根治性肾切除术后 1 个月内避免重体力劳动及剧烈运动，保持大便通畅，避免腹内压增高的活动，以防发生继发性出血。

5. 饮食护理 术后第 1 天，如患者无腹胀不适，可少量饮水，之后可按照流质、半流质、普食逐渐恢复正常饮食。

6. 随诊与健康教育 遵医嘱定时回院复查血生化、尿常规，腹部 CT 或 MRI（至少腹部超声），胸部 CT。

第二节　膀胱癌手术护理常规

一、概述

膀胱癌是泌尿系统最常见的恶性肿瘤，40 岁以后膀胱癌发病率逐渐增加，60~70 岁达到高峰，男性发病明显高于女性。膀胱癌的病理类型可分为尿路上皮癌、鳞状细胞癌、腺癌、小细胞癌、混合型癌、癌肉瘤，其中尿路上皮癌最常见，约占膀胱癌的 90% 以上。引起膀胱癌的病因很多，包括吸烟、长期接触工业化学产品、膀胱慢性感染与异物长期刺激等。

膀胱癌治疗方案需依据肿瘤的分化程度、临床分期并结合患者的全身状况来选择。非肌层浸润性膀胱癌推荐采用经尿道膀胱肿瘤电切术，术后辅助腔内化疗或卡介苗膀胱灌注。肌层浸润性膀胱癌需根据肿瘤的浸润深度和侵犯范围，选择外科手术、肿瘤内科、放疗科以及相关支持学科的多学科联合治疗可以获得最佳的治疗效果。对于可切除的肌层浸润性膀胱癌，根治性膀胱切除术联合盆腔淋巴结清扫术是目前治疗的金标准，可在术前行新辅助化疗和术后辅助化疗。对于局部进展难以手术根治的肌层浸润性膀胱癌，以全身系统性治疗为主，同时联合局部治疗的综合方法可使患者最大获益。对于转移性膀胱癌，全身系统性治疗联合支持治疗有助于改善患者的生存和生活质量。

（一）临床表现

1. 血尿 是膀胱癌最常见的症状，多数患者以间歇性、无痛全程肉眼血尿为首发症状。血尿程度可由淡红色至深褐色不等，可形成血凝块。少数患者仅表现为镜下血尿。但需注意，血尿持续的时间、严重程度和肿瘤恶性程度、分期、大小、数目并不一致。

2. 尿频、尿急、尿痛 膀胱癌患者亦有以尿频、尿急和尿痛（即膀胱刺激征）为首发症状，此为膀胱癌另一类常见的症状。

3. 排尿困难 膀胱三角区及膀胱颈部肿瘤堵塞膀胱出口，导致排尿困难和尿潴留。

4. 其他 营养不良或静脉、淋巴管堵塞可导致下肢水肿，肿瘤侵及输尿管可致肾积水、肾功能不全。晚期患者可表现为体重减轻、贫血、骨痛等。

（二）辅助检查

1. 实验室检查 尿常规检查时反复尿沉渣中红细胞计数大于 5 个/高倍镜视野应警惕膀胱癌可能。新鲜尿液中易发现脱落的肿瘤细胞，尿脱落细胞学检查是诊断膀胱癌的主要方法之一。

2. 影像学检查

（1）B 超 简便易行，可作为筛查手段。

（2）X 线 静脉肾盂造影可了解肾盂、输尿管有无肿瘤以及膀胱肿瘤对上尿路的影响。

（3）CT 和 MRI 可以判断肿瘤浸润膀胱壁深度及局部转移情况。

3. 膀胱镜检查 可直接观察到肿瘤的位置、大小、数目、形态，初步估计浸润程度，可对肿瘤和可疑病变进行活检，有助于确定诊断和治疗方案。

（三）手术治疗

膀胱癌的手术治疗需要根据患者的具体情况进行个体化选择，手术风险、潜在的并发症和术后生活质量的改变都是需要考虑的因素。以下为常见的膀胱癌手术治疗方法。

1. 经尿道膀胱肿瘤切除术 是一种常用于诊断和治疗表浅膀胱肿瘤的手术方法。该手术通过尿道进行，不需要在腹部进行切口，相比开腹手术来说，创伤更小、恢复更快。

2. 部分膀胱切除术 只切除肿瘤所在的膀胱部分，保留膀胱的其余部分。这种手术适用于肿瘤局限在膀胱的特定区域且未向膀胱的其他部位或深层肌肉组织扩散的患者。部分膀胱切除术的目的是尽可能地移除所有癌细胞，同时保持膀胱的功能，减少对患者生活质量的影响。

3. 根治性膀胱切除术　是治疗浸润性膀胱癌的标准手术方法。这种手术需要完整切除整个膀胱以及周围可能受癌症累及的组织和器官，如前列腺、精囊腺（男性）以及子宫、卵巢和阴道的一部分（女性）等。由于膀胱被完全切除，外科医生需要重建尿液流出通道，常见的方法包括回肠导管、可控膀胱和新膀胱重建术。尽管这是一个复杂的手术，会给患者的生活质量带来一定影响，但对于控制癌症扩散和改善长期生存率至关重要。

二、护理评估

1. 常规术前评估　了解患者性别、年龄、发病情况、健康史、个人史等，评估患者及家属对疾病的知晓度、对治疗的依从性以及家庭支持与经济等情况。

2. 专科护理评估

（1）评估患者有无间歇性无痛性肉眼血尿，有无尿频、尿急、尿痛，有无排尿困难，有无疼痛等。

（2）评估患者及家属的心理－社会状况：行全膀胱切除＋尿道重建患者，需评估患者病情知晓情况，是否接受患病事实，对治疗方法和预后的认知度，对尿流改道所导致身体改变的接受度，自我护理能力等。

三、护理措施

（一）经尿道膀胱肿瘤切除术

1. 术前护理

（1）术前常规护理　按全麻手术要求做好术前准备。

（2）跟进检验与检查结果　如尿常规、膀胱镜检查等。

（3）术前肠道准备　术前 1 天正常饮食。术前 1 天晚上或术晨予开塞露 2 支纳肛以通便，观察并记录排便情况。

2. 术后护理

（1）按全麻术后的护理常规监测生命体征，予低流量吸氧，密切观察病情。

（2）饮食护理：术后 6 小时病情平稳可拆除心电监护，开始普通饮食，建议食用易消化食物。

（3）持续膀胱冲洗护理：告知患者持续膀胱冲洗的目的为清除膀胱内血凝块，防止血液凝固堵塞尿管，获得患者及家属的理解和配合。保持膀胱冲洗通畅，冲洗速度可根据冲洗液颜色而动态调整，色深而快，色浅而慢。观察患者冲洗液入量和出量是否平衡。出现膀胱痉挛（尿频、尿急、膀胱区胀痛）症状，需指导患者放松身心，适当调整体位，必要时遵医嘱使用解痉、止痛的药物，及时清除膀胱内血凝块。停止膀胱冲洗后，嘱患者多饮水，每日饮水量 2000～3000ml 以增加尿量，起到自然冲洗尿路的作用。

（4）体位和活动管理：术后清醒的患者可取舒适卧位，术后 6 小时病情平稳且取坐位无头晕、恶心、呕吐、乏力等不适的患者可不限制活动，活动后尿色变红者需及时告知医生，遵医嘱减少活动量或卧床休息。

（5）膀胱灌注：遵医嘱将化疗药物或卡介苗注入膀胱，预防膀胱癌的复发。详见本章第五节"膀胱灌注护理常规"。

（6）随诊与健康教育：按医嘱定期复查尿常规、膀胱镜、CT/MRI 等。

（二）部分膀胱切除术

1. 术前护理

（1）术前常规护理　按全麻手术要求做好术前准备。

（2）关注检验与检查结果　如尿常规、CT/MRI、膀胱镜等结果。

（3）术前肠道准备　术前 1 天改为流质饮食，遵医嘱指导患者口服导泻药以达到清洁肠道、减轻术后腹胀的目的。

（4）术前备皮　备皮范围上至剑突水平，下至大腿上 1/3 内侧，两侧至腋中线，含会阴部、肛周。

2. 术后护理

（1）按全麻术后的护理常规监测生命体征，予低流量吸氧，密切观察病情。

（2）体位和活动管理：术后清醒的患者可取舒适卧位。术后第 1 天可下床活动，活动后尿色变红者需及时告知医生，遵医嘱减少活动量或卧床休息。

（3）伤口及引流管护理：观察伤口渗血、渗液情况及是否有肿胀，引流管使用高举平台法固定牢固，避免意外脱管。部分膀胱切除术后留置尿管通常为 2 周，指导患者保持尿管引流通畅，保持会阴部清洁干燥，每天予会阴擦洗，拔尿管后注意观察排尿情况。留置尿管期间如尿频、尿急、尿道口漏尿，可遵医嘱服用解痉药物缓解膀胱痉挛。

（4）饮食护理：术后当天禁食、禁水，术后第 1 天遵医嘱予流质饮食，肛门排气后即可进食半流质至普通饮食，但建议食用易消化食物，保持大便通畅，指导患者勿用力排便以免引起出血。排便不畅时，给予开塞露塞肛或口服缓泻剂。

（5）随诊与健康教育：按医嘱定期复查尿常规、膀胱镜、CT/MRI 等。

（三）全膀胱切除 + 回肠导管术

1. 术前护理

（1）术前常规护理：按全麻手术要求做好术前准备。

（2）跟进检验与检查结果：如尿常规、尿脱落细胞学、膀胱镜等结果。

（3）术前肠道准备：术前 1 天改为流质饮食，遵医嘱指导患者口服导泻药以达到清洁肠道、减轻术后腹胀的目的。

（4）术前备皮：备皮范围上至剑突水平，下至大腿上 1/3 内侧，两侧至腋中线，含会阴部、肛周。

（5）女性患者需行阴道冲洗，阴道塞纱。

（6）造口定位：术前为患者选取适合的造口位置，好的造口位置应便于患者观察和护理，利于术后造口底盘稳固粘贴，降低术后造口并发症发生，详见第四章第九节"肠造口护理常规"。

（7）造口用品准备：给予患者《造口护理手册》。嘱家属备好脸盆、小毛巾（柔软、不易脱毛）或湿纸巾、小号储物箱、造口保护粉、造口专用弯头剪刀、防漏膏、造口腰带、剥离剂和皮肤保护膜等。

（8）术前探访：患者对术后排尿方式改变和性功能丧失方面存在很多担忧，应积极与患者及其家属沟通。联系造口志愿者按需探访，榜样作用将增强其对手术的信心，提高围手术期依从性。

2. 术后护理

（1）按全麻术后的护理常规监测生命体征，予低流量吸氧，密切观察病情。

（2）体位和活动管理：术后清醒的患者可取舒适卧位，遵循快速康复路径指引患者早期下床活动，循序渐进增加活动量。

（3）伤口及引流管护理：观察伤口渗血、渗液情况及是否有肿胀，引流管使用高举平台法固定牢固，避免意外脱管。观察、记录胃液的颜色及量，待肛门排气或肠鸣音恢复后遵医嘱予拔除。盆腔引流管需保持通畅，密切观察并记录引流液的颜色、性质及量。引流液有异味、颜色呈褐色/墨绿色则怀疑肠瘘，需立即报告医生处理；如引流液持续增多，颜色、性状与尿液相似则怀疑尿瘘，应及时报告医生，遵医嘱检测引流液肌酐值，评估是否出现尿瘘并处理。

（4）饮食护理：术后返回病房，禁食、禁水，按需胃肠减压，恢复肛门排气后遵医嘱进食流质、半流质。根据患者胃肠康复情况做好饮食宣教；评估进食后胃肠症状（肛门排气、排便，腹胀、腹痛情况），根据胃肠道症状与主管医生共同做好饮食管理，预防肠梗阻的发生。每班次护理人员评估记录胃肠康复情况。

（5）造口护理：观察并记录泌尿造口支架管，造口排泄物颜色、性状和量。选用两件式透明泌尿造口袋，便于观察造口黏膜血运和清理造口黏液。指导患者粘贴造口袋时一手环形轻按造口边的底盘，一手用纱块/纸巾在造口处吸收尿液，睡觉时造口袋需接床旁引流袋以免尿液过满，当造口袋内尿液满 1/3 ~ 1/2 时及时排放。清晨起床后或饮水 2 小时后，造口尿液排泄较少，是造口底盘更换的最佳时机。泌尿造口特异性并发症观的察与护理如下。

①尿酸结晶：黏膜和周围皮肤有褐色或灰白色的结晶附着。少量的尿酸结晶沉积区域，可采用 1：（2 ~ 3）的白醋湿敷至少 20 分钟后擦洗；积存厚实的尿酸结晶需用利器轻轻水平刮除。指导患者酸化尿液，避免摄入过多碱性食物，多饮水，保持尿量在 2000 ~ 2500ml/d。

②尿路感染：指导患者观察尿液的颜色、气味，颜色过深表示摄入水分太少，尿液有异味伴发热提示可能存在泌尿系感染，需寻求医生进行诊治。日常勤洗手，保持尿液充足（自然尿液排出有自洁尿路作用），定期更换造口底盘和造口尿袋，尿袋保持低位状态以避免尿液反流，造口尿袋维持封闭，减少外界细菌侵入的机会。尿路感染发生时可在医生指导下正确使用抗生素纠正感染。

③紫色尿袋综合征：患者尿袋中尿液呈紫色，从淡紫色到深紫色不等。由于尿路感染，尿液中有细菌。食物中色氨酸在肠道细菌作用下形成吲哚，吲哚会被肠道吸收在而肝脏内形成吲哚硫酸盐并通过尿液排泄。吲哚硫酸盐在尿液细菌作用下分解产生靛青和靛玉红，一种呈蓝色、一种为红色，两者混合后可以使尿液呈紫色。出现这种情况需要勤换尿管、尿袋，必要时遵医嘱抗感染治疗。

其余造口评估及护理内容详见第四章第九节"肠造口护理常规"。

（6）随诊与健康教育：按医嘱定期复查血生化、尿常规、CT/MRI、造口等。

（四）全膀胱切除＋原位新膀胱术

1. 术前护理

（1）术前常规护理：按全麻手术要求做好术前准备。

（2）跟进检验与检查结果：如尿常规、尿脱落细胞学、膀胱镜等结果。

（3）术前肠道准备：术前1天改为流质饮食，遵医嘱指导患者口服导泻药以达到清洁肠道、减轻术后腹胀的目的。

（4）术前备皮：备皮范围上至剑突水平，下至大腿上1/3内侧，两侧至腋中线，含会阴部、肛周。

（5）女性患者需行阴道冲洗，阴道塞纱。

2. 术后护理

（1）按全麻术后的护理常规监测生命体征，予低流量吸氧，密切观察病情。

（2）体位和活动管理：术后清醒的患者可取舒适卧位，术后第1天可下床活动，循序渐进增加活动量。

（3）伤口及引流管护理：观察伤口渗血、渗液情况及是否有肿胀，引流管使用高举平台法固定牢固，避免意外脱管。观察、记录胃液的颜色及量，待肛门排气或肠鸣音恢复后予拔除。保持新膀胱内低压以利于新膀胱愈合，通常术后14天可遵医嘱指导行新膀胱造影，无吻合口漏可拔除膀胱造瘘管，1~2天后拔除尿管。部分患者还留置有输尿管支架管以促进输尿管与新膀胱吻合口的愈合，一般输尿管支架管4周后拔除。盆腔引流管需保持通畅，密切观察并记录引流液的颜色、性质及量。引流液有异味、颜色呈褐色/墨绿色，则怀疑肠瘘，需立即报告医生处理；如引流液持续增多，颜色、性状与尿液相似，可怀疑尿瘘，应及时报告医生，遵医嘱检测引流液肌酐值，评估是否出现尿瘘并处理。

（4）饮食护理：术后返回病房，禁食、禁水，按需胃肠减压，恢复肛门排气后遵医嘱进食流质、半流质。每班次护理人员评估记录胃肠康复情况，根据患者胃肠康复情况做好饮食指导。评估进食后胃肠症状（肛门排气、排便，腹胀、腹痛情况），根据胃肠道症状与主管医生共同做好饮食管理，预防肠梗阻的发生。术后居家康复期饮食均衡，多吃新鲜蔬菜、水果，避免煎、炸、辣等刺激性食物，常吃富含维生素 C 和钾离子的食物以预防高氯性酸中毒和低钾血症。鼓励多饮水并养成良好的饮水习惯，每次饮水 200 ~ 250ml，间隔 2 小时左右，规律饮水、规律排尿。保持每昼夜尿量在 2500ml 以上，利用自身尿液达到自我冲洗新膀胱的作用，便于黏液排出。

（5）定期导尿和膀胱冲洗：出现排尿障碍致尿潴留严重者，鼓励患者每周到当地医院进行导尿和膀胱冲洗，以预防感染和肾功能损害。

（6）功能锻炼：包括新膀胱功能训练、盆底肌锻炼和腹压排尿。

①新膀胱功能训练：原位新膀胱术后，新膀胱无自主舒缩功能，早期无明显充盈感觉，出院前应指导患者进行新膀胱功能训练。膀胱训练能够帮助患者延长排尿间隔时间和增加膀胱容量。拔除双侧输尿管支架管后，白天每间隔 2 ~ 3 小时定时排尿，睡前排空膀胱，夜间少饮水，夜间借助闹钟每间隔 3 ~ 4 小时排尿一次，逐渐增加膀胱容量至 400 ~ 500ml。

②盆底肌锻炼：包括慢肌锻炼和快肌锻炼，锻炼慢肌纤维有助于提升日常控尿能力，锻炼方法为收缩骨盆底肌肉后，每次保持收缩状态 5 ~ 10 秒，10 次为 1 组，每日可坚持锻炼 3 ~ 6 组；锻炼快肌纤维有助于提升紧急控尿能力，锻炼方法为快速收缩骨盆底肌肉，然后放松，再重复，每日可坚持锻炼 30 ~ 90 次。锻炼分早、中、晚 3 个时段进行。盆底肌锻炼需持之以恒，坚持锻炼 2 ~ 3 个月才会起效。

③腹压排尿：早期可采取蹲位或半坐位，如排尿通畅，可试行站立排尿。每次排尿前检查并确定膀胱最高点，将手掌置于腹部膀胱最高点位置，患者收缩腹肌，憋气用力，利用腹压排尿，排尿时随下降的膀胱用掌心压迫膀胱向下做环行按摩，手法不宜过重，以免损伤新膀胱；膀胱下降至耻骨联合时，可用四指向下轻压膀胱，起到刺激和压迫膀胱排尿的作用，争取将尿液排尽，有助于预防和减少并发症的发生。

（7）随诊与健康教育：按医嘱定期复查血生化、尿常规、尿培养、膀胱镜及 CT/MRI 等。

第三节　前列腺癌手术护理常规

一、概述

前列腺癌是好发于中老年男性的恶性肿瘤，目前关于前列腺癌的致病机制尚不明确，前列腺癌的形成可能与种族、遗传、环境、饮食、吸烟、肥胖和性激素等有关。

早期前列腺癌可通过根治性手术或根治性放疗达到良好治疗效果。部分预期寿命

>10 年的低危或中危型前列腺癌可在医生指导下选择主动监测，根据病情进展情况决定进一步的治疗。晚期前列腺癌一般选择雄激素去势为主的姑息性治疗，晚期前列腺癌的治疗需要多学科团队合作，根据患者的病情变化和治疗反应，不断调整治疗策略，以达到最佳治疗效果。

（一）临床症状

前列腺癌发病初期症状隐匿，患者可能完全没有症状或者仅表现出与前列腺增生相似的排尿障碍症状。随着病情的进展，前列腺癌症状将更为严重和多样化。

1. 下尿路刺激症状 尿频、尿急、夜尿增多、尿失禁。

2. 排尿梗阻症状 排尿困难、尿线无力、尿潴留。

3. 局部侵犯症状 肿瘤压迫直肠可引起排便困难或肠梗阻，肿瘤侵犯压迫输精管会引起患者睾丸疼痛、射精痛、血精，肿瘤侵犯膀胱会引起血尿，肿瘤侵犯膀胱三角区输尿管开口可引起肾功能减退和腰酸，肿瘤侵犯支配阴茎海绵体的盆丛神经分支可引起勃起功能障碍。

4. 全身症状 骨转移时表现为骨痛及骨髓抑制，肿瘤压迫髂静脉或盆腔淋巴结转移时出现双下肢水肿，肿瘤沿输尿管周围扩散可导致腹膜后纤维化，晚期前列腺癌可出现恶病质表现。

（二）辅助检查

1. 实验室检查 前列腺特异性抗原（PSA）是前列腺癌的重要血清标志物，正常参考值为 0 ~ 4ng/ml。

2. 超声检查 可对前列腺癌进行分期，同时也能观察到前列腺周围肿瘤浸润情况。

3. MRI 能够清晰的显示前列腺的解剖结构和病灶的位置、大小、形态及其与周围组织的关系。前列腺癌的多参数磁共振成像综合了多种 MRI 技术，通过提供前列腺解剖结构和功能的详细信息，帮助医生确定肿瘤的位置、大小和侵袭程度。

4. CT 对早期前列腺癌的诊断敏感性低于 MRI，CT 检查目的主要是协助医生进行前列腺肿瘤的临床分期，了解前列腺邻近组织和器官的肿瘤侵犯情况以及是否发生盆腔淋巴结转移。

5. 放射性核素骨扫描 可检测前列腺癌是否转移到骨骼，比 X 线更敏感。

6. PET - CT 在前列腺癌的诊断、分期、疗效评估和复发监测中发挥重要作用，特别是 PET - CT 对转移灶和复发癌灶的检出能力优于传统影像学检查，有助于制定更精准的治疗方案。

7. 前列腺穿刺活检 是诊断前列腺癌的金标准。这项检查通常在出现可疑的前列腺癌症状或体征时进行，如 PSA 升高、直肠指检发现异常或影像学检查提示可疑病灶。

（三）手术治疗

前列腺癌的手术治疗主要包括根治性前列腺切除术和前列腺冷冻消融手术。根治性前列腺切除术是治疗局限性及局部进展性前列腺癌的最常用术式。手术可以是开放式、腹腔镜或机器人辅助下进行，切除范围包括前列腺、精囊及其周围受肿瘤浸润的组织。根治性前列腺切除术中保留神经血管束有助于改善患者的功能预后，包括术后控尿和勃起功能。对于局限性低、中危前列腺癌应尽可能保留双侧神经血管束，前列腺癌包膜外侵犯是保留神经血管束的相对禁忌证。

二、护理评估

1. 常规术前评估　了解患者性别、年龄、发病情况、健康史、个人史等，评估患者及家属对疾病的知晓度、对治疗的依从性以及家庭支持与经济等情况。

2. 专科护理评估

（1）评估患者术前的排尿功能和勃起功能，排尿困难患者进一步评估上尿路功能及尿路感染发生情况。

（2）评估患者及家属的心理－社会状况：前列腺癌手术影响患者的排尿功能和性功能，患者可能会担心手术后的排尿和性生活。术前应积极评估患者的生育状况和盆底功能，指导患者术后盆底功能康复的方法和途径，降低患者的心理压力，部分生育意愿强烈患者可建议术前冻精。

三、护理措施

（一）术前护理

1. 术前常规护理　按全麻手术要求做好术前准备。

2. 跟进检验与检查结果　如尿常规、尿培养、前列腺特异性抗原、睾酮、彩超、MRI、前列腺穿刺病理等结果。

3. 尿液引流通畅　尿路梗阻、尿路感染、血尿患者术前保持尿液引流通畅尤为重要，可改善肾功能、控制感染，增强患者对手术的耐受力。

4. 肠道准备　术前 1 天改为流质饮食，遵医嘱指导患者口服导泻药以达到清洁肠道、减轻术后腹胀的目的。手术当天遵医嘱清洁灌肠，进一步排空肠道。

5. 皮肤准备　备皮范围为剑突下至大腿上 1/3，左右至腋中线。

6. 健康教育及心理护理　加强术前沟通，减轻患者和家属焦虑、恐惧情绪。术前指导患者进行盆底肌锻炼。详细锻炼方法见本章第二节"膀胱癌手术护理常规"。

（二）术后护理

1. 按全麻术后护理　常规监测生命体征，予低流量吸氧，密切观察病情。

2. 饮食护理　术后第 1 天，患者无腹胀不适即可少量饮水，之后按照流质、半流质、普食逐渐恢复正常饮食。饮食宜均衡，鼓励多吃番茄和胡萝卜，慎用一些具有雄激素样作用的食物、药物，如鹿茸、鹿鞭、海狗肾等。

3. 伤口及引流管护理　观察伤口渗血、渗液情况及是否有肿胀，引流管使用高举平台法固定牢固，避免意外脱管。保持引流通畅，注意观察引流液的颜色和量，发现引流液淡黄、引流量突然增多时通知医生，遵医嘱留取引流液行肌酐值检测以明确患者是否发生尿瘘。

4. 体位和活动管理 鼓励患者有效地咳嗽和早期下床活动，预防肺部感染和下肢静脉血栓的发生。术后居家康复期注意保持大便通畅，防止便秘，保持适量的运动和良好的作息，避免提重物、骑自行车、用力排便以防继发性出血。

5. 术后并发症的观察与护理

（1）出血 前列腺癌根治术后出血多发生在术后早期，常伴有血尿。轻者表现为尿液呈粉红色或鲜红色，重者可出现持续性血尿，甚至伴有血凝块堵塞导尿管，导致尿潴留和下腹部不适。对于血尿量少、无明显血凝块且生命体征平稳者，可嘱患者多饮水，保持导尿管通畅，同时密切观察患者尿液颜色变化及尿量情况。若患者血尿量大伴血凝块堵塞导尿管，应遵医嘱行膀胱冲洗，疏通导尿管，必要时尝试牵拉导尿管以压迫出血点并遵医嘱给予止血药物治疗。

（2）尿瘘 尿道与膀胱吻合处的连接不完整，导致尿液泄漏到周围组织中发生尿瘘。护理要点包括：①保持尿管引流通畅是预防术后尿瘘发生的重要措施。②尿瘘的典型症状包括持续的盆腔或会阴部疼痛，引流量异常增多，引流液中出现尿性质的液体（通常为淡黄色），患者可能伴有发热和局部红肿等。检测引流液中的肌酐和尿素氮水平，与血液中肌酐和尿素氮值相比较，可以帮助确诊尿瘘。膀胱造影或盆腔CT扫描可以帮助确定瘘口的具体位置和病变程度。③尿瘘的治疗取决于症状的严重程度和患者的总体状况，保守治疗包括延长导尿时间以减少膀胱吻合部的压力，促进愈合，同时配合使用抗生素预防或控制感染。对于难以愈合的尿瘘，可能需要进行再次手术来修复。

（3）淋巴漏 常继发于广泛盆腔淋巴结清扫。①淋巴漏主要表现为腹股沟区和阴囊肿胀、疼痛，伴有引流液量增多，引流液颜色变浅呈乳白色或淡黄色。大量淋巴液丢失可能导致低蛋白血症、免疫力下降和电解质紊乱等全身症状。②淋巴漏的诊断主要依靠影像学检查，如超声或CT扫描以确认液体积聚的位置和范围。③对于引流通畅、淋巴漏量较少且无明显不适者，可给予保守治疗，包括加压包扎、补充蛋白质和电解质、遵医嘱适当静脉补液等，同时密切观察引流液量及全身情况。④保守治疗无效的病例，可能需要进行穿刺抽液、置入引流管或尝试注入粘合剂来封闭泄漏的淋巴管。对于某些难治性或复发性的淋巴漏，可能需要通过外科手术进行修复。

（4）尿失禁 ①尿失禁是根治性前列腺切除术后常见的并发症，主要表现为压力性尿失禁，即在腹压增加（如咳嗽、打喷嚏、举重等）时发生尿液不自主泄漏。此外，部分患者可能出现急迫性尿失禁，表现为突然产生强烈的排尿冲动，难以抑制尿意而发生尿失禁。②尿失禁的治疗方法包括非手术治疗和手术治疗。非手术治疗包括盆底肌锻炼、生物反馈和电/磁刺激、应用抗胆碱药物等缓解膀胱痉挛以及排尿行为训练。保守治疗无效患者可考虑手术治疗；手术方式包括人工尿道括约肌植入、尿道悬吊术等。③控尿功能康复前，还需做好尿液的收集和会阴部皮肤护理。

（5）勃起功能障碍　前列腺癌根治术可能导致阴茎神经、血管或结构损伤，从而引起勃起功能障碍。勃起功能障碍的临床表现为患者在手术后无法获得或维持足够的勃起进行性交。这种情况对患者的心理和情感状态可能产生重大影响，因此治疗不仅要关注生理恢复，也要关注心理和情感支持。治疗方法多样，包括药物治疗、物理治疗、心理支持及外科手术等。磷酸二酯酶 – 5 抑制剂（PDE 5 – I）可增强一氧化氮信号通路，帮助放松阴茎平滑肌，从而增加血流进入阴茎，帮助勃起。术后勃起功能障碍者建议咨询医生术中性神经保留情况，如性神经未离断可尝试真空负压助勃、规律服用低剂量磷酸二酯酶 – 5 抑制剂，海绵体内注射前列腺素 E_1 或经尿道给药来改善性功能。对于药物和机械设备治疗无效的患者，可以考虑植入阴茎假体。

（6）淋巴水肿　根治性前列腺切除术合并盆腔淋巴结清扫时，可能会损伤淋巴管和淋巴结，导致术后淋巴系统的回流受阻，淋巴液在组织中积聚，形成淋巴水肿，主要表现为患者的下肢、外生殖器或盆腔区域出现无痛性肿胀。下肢淋巴水肿的评估和处理详见第六章第五节"下肢淋巴水肿护理常规"。

（7）尿道狭窄　尿道狭窄通常发生在膀胱颈与尿道的吻合处，称为膀胱颈狭窄或吻合口狭窄。狭窄通常是由于瘢痕组织的形成，压迫或阻塞尿道，导致尿流受阻。严重尿道狭窄可能导致尿潴留或反复尿路感染。指导患者术后观察排尿情况，发现排尿不畅积极寻求医生进行评估处理。尿道狭窄的辅助检查包括尿流率测试、尿道造影和尿道镜检查。治疗方法包括尿道扩张、尿道狭窄切开术或更复杂的尿道重建手术。尿道扩张和尿道狭窄切开术可能需要重复进行以维持尿道通畅。

6. 随访与健康教育　遵医嘱定时回院复查血清前列腺特异性抗原，进行直肠指诊，复查腹腔 – 盆腔 CT 或 MRI、PET – CT，复查性功能、排尿功能。

第四节　阴茎癌手术护理常规

一、概述

阴茎癌是原发于阴茎头、冠状沟、包皮内板上皮细胞的恶性肿瘤。阴茎癌的发病机制与多种因素相关，包括包茎、人类乳头瘤病毒、吸烟、社会经济地位差、教育水平低、艾滋病病毒感染、外生殖疣、阴茎皮疹、阴茎裂伤、性伙伴数量多等。鳞状细胞癌是阴茎癌最主要的病理类型，占所有阴茎癌病例的95%以上。

阴茎癌的治疗方法主要包括手术、放射治疗以及化疗。手术方式的选择和保留器官与否取决于肿瘤的分化程度和临床分期。早期阴茎癌，可以进行局部切除或微创手术以最大限度地保留阴茎的功能和外观。然而，对于更晚期的阴茎癌，需要进行部分或全部阴茎切除术以确保完全切除肿瘤。如果癌症已经扩散到淋巴结，还需进行淋巴结清扫手术。尽管这些手术可能会对患者的生活质量产生影响，但对于控制病情和延长生存期至关重要。放射治疗仅作为无法接受手术或术后原发灶和（或）区域淋巴结复发患者的姑息性治疗。化疗主要用于晚期或已经发生转移的病例，化疗可以单独使用，也可以与手术或放射治疗结合使用。

（一）临床症状

阴茎癌大部分为鳞癌，从肿瘤形态上可分为原位癌、乳头状癌和浸润癌三种。原位癌常位于阴茎头，病变呈边界清楚的红色斑块状突起，有脱屑和糜烂，生长缓慢或数年不变。乳头状癌好发于包皮内板、冠状沟和阴茎头，呈乳头状或菜花状突起，伴有脓性分泌物和恶臭，质脆且易出血。浸润癌以冠状沟多见，呈湿疹样，有硬块状基底，中央有溃疡，伴脓性或血性渗出液。尿道海绵体周围白膜较为坚韧，早中期患者极少出现排尿困难的症状；晚期患者腹股沟转移淋巴结可能融合成块，甚至穿破皮肤，溃烂并继发感染而有恶臭，查体可触及腹股沟处肿大、质硬、无压痛、活动性差的淋巴结。

（二）辅助检查

1. 超声 有助于评估原发病灶的浸润程度。

2. MRI 能够提供高分辨率的软组织图像，有助于评估阴茎癌的局部扩散情况，包括肿瘤的大小、深度和是否侵犯到邻近结构。

3. CT 可评估病变的范围、深度以及是否有淋巴结或远处转移。

4. 病理活检 是阴茎癌诊断和分期的金标准。阴茎癌原发病灶位置表浅，较容易获取病变组织进行病理检查。通过病理检查可明确肿瘤的类型、分化程度以及侵犯深度。除了原发肿瘤的活检，阴茎癌的病理评估还包括淋巴结活检，淋巴结活检可以明确肿瘤是否已经发生区域转移，为治疗方案的选择和预后判断提供依据。

（三）手术治疗

阴茎癌的手术原则是在切缘阴性的前提下尽可能保留更长的阴茎，手术范围取决于肿瘤的大小、位置和侵犯程度。

1. 阴茎部分切除术 适用于 T_1G_3 期、T_2 期、T_3 期肿瘤。手术的目的是切除肿瘤组织，同时尽可能保留健康的阴茎组织，以维持功能和外观。

2. 阴茎全切除术 适用于 T_4 期肿瘤，需要完全切除阴茎并创建一个新的尿道开口以便患者能够排尿。如果癌细胞侵犯到相邻的结构，如阴囊或睾丸，需同时切除受侵犯组织。

二、护理评估

1. 常规术前评估 了解患者性别、年龄、发病情况、健康史、个人史等，评估患者及家属对疾病的知晓度、对治疗的依从性以及家庭支持与经济等情况。

2. 专科护理评估

（1）评估阴茎外观，肿瘤溃疡面分泌物的颜色、气味，有无出血情况等。

（2）评估患者排尿情况。

（3）评估患者及家属的心理状况：阴茎的部分或全部切除会显著影响患者的身体形象、性功能，可能导致自尊心受损和身份认同的困扰。需要关注患者的心理困扰，给予心理干预，减轻患者的治疗压力。

三、护理措施

（一）术前护理

1. 术前常规护理　按全麻手术要求做好术前准备。

2. 跟进检查结果　超声、CT、MRI、病理活检等。

3. 术前备皮　上至剑突水平，下至大腿上 1/3 内侧，两侧至腋中线（含会阴部、肛周和洁脐）。

4. 肠道准备　手术前 1 天改为流质饮食，按医嘱肠道准备。

5. 阴茎癌病灶的护理　术前保持阴茎局部皮肤的清洁、干燥，对肿瘤破溃易出血、伴脓性分泌物和恶臭的患者，每日清洗创面，保持创面清洁。术前 3 天可遵医嘱用 1 : 5000 高锰酸钾溶液浸泡会阴部，每天 3 次，每次 15 ~ 30 分钟，浸泡后要用清水冲洗干净，避免药物残留刺激皮肤。

6. 健康教育及心理护理　关注患者对术后性器官的缺失、排尿方式改变和性功能丧失的担忧，加强患者和家属围手术期健康宣教，缓解其焦虑、恐惧情绪，增强其战胜疾病的信心。

（二）术后护理

1. 按全麻术后护理　常规监测生命体征，予低流量吸氧，密切观察病情。

2. 饮食护理　禁食、禁水，待肛门排气后，遵医嘱指导患者流质饮食，之后可按照流质、半流质、普食逐渐恢复正常饮食。如为会阴尿道造口者，术后注意控制饮食，3 天内避免大便，以免污染伤口。

3. 体位和活动管理　术中行腹股沟淋巴结清扫患者，术后遵医嘱指导卧床休息 3 ~ 7 天，腘窝处垫枕支托，双下肢制动，保持微屈膝内收体位以减轻腹股沟皮瓣区张力。患者卧床期间指导定时翻身以防压力性损伤发生。

4. 伤口及引流管护理　以拱桥形铁架支撑被子，避免伤口受压而影响血运。拱桥形铁架上悬挂干燥剂，保持伤口干燥，注意观察伤口有无红肿、渗出液增多、异味或发热等感染征象，如发现异常及时报告医生。腹股沟引流管接负压吸引，保持持续有效负压，避免皮下积液形成，密切观察并记录引流液的颜色、性质及量，注意观察有无淋巴漏的情况出现。留置尿管期间，保持会阴部清洁、干燥。妥善固定尿管，防止尿道口发生医疗器具相关性压力性损伤。每日清洁阴茎切口处及周围血渍、污垢，保持尿道口清洁、干燥。

5. 排尿行为训练　阴茎全切除加尿道口会阴重建者拔除尿管后，指导患者采取蹲位或坐姿排尿，逐步适应排尿方式的改变，排尿后使用柔软的纸巾或湿巾轻轻擦拭尿道口周围，保持局部清洁、干燥。

6. 术后并发症的观察与护理

（1）会阴部皮瓣坏死 术中行皮瓣移植者需做好皮瓣护理，确保皮瓣的存活和功能恢复。皮瓣评估与处理详见第二章第五节"皮瓣移植手术护理常规"。

（2）出血 行阴茎部分切除术者，可遵医嘱口服雌激素，如己烯雌酚以预防阴茎勃起引起出血。

（3）其他 包括淋巴漏、淋巴水肿、尿失禁、尿道狭窄、勃起功能障碍，评估与处理详见本章第三节"前列腺癌手术护理常规"。

7. 随诊及健康教育 遵医嘱定时回院复查，触诊腹股沟淋巴结有无肿大，行 CT 扫描或胸部 X 线检查有无盆腔淋巴结转移和远处转移。生活质量的评估应包括性活动、排尿、淋巴水肿及日常生活等。阴茎全切除术后，鼓励患者和配偶商讨调整夫妻生活的问题。保持适量的运动，避免久站久坐，预防下肢淋巴水肿的发生。

第五节 膀胱灌注护理常规

一、概述

膀胱灌注是膀胱癌重要的治疗手段之一，医务人员通过导尿管将药物注入膀胱，药物在膀胱内保留一段时间，可以起到直接杀伤肿瘤细胞或诱导体内非特异性免疫反应、降低肿瘤复发和进展风险的抗肿瘤作用。膀胱灌注治疗对机体全身影响小，患者接受度较高，是目前泌尿外科常见的操作之一。

（一）灌注时机及方案

膀胱灌注包括术后即刻膀胱灌注化疗和术后早期、维持膀胱灌注化疗。不同灌注方案的具体信息见表 7−1。

表 7−1 膀胱灌注治疗

灌注方案	原理	适应证	灌注时机
术后即刻膀胱灌注	杀灭术中播散的肿瘤细胞和创面残留的肿瘤细胞	低危非肌层浸润性膀胱癌	术后 24 小时内。若术后 24 小时内未行灌注化疗，术后次日再行灌注也有一定效果
术后早期、维持膀胱灌注	术后即刻膀胱灌注后，再行术后早期、维持膀胱灌注以降低复发率	中危、高危非肌层浸润性膀胱癌	早期灌注（诱导灌注）：术后 4~8 周，每周 1 次；之后维持灌注：每个月 1 次，维持 6~12 个月

（二）灌注药物

用于膀胱灌注的免疫疗法药物如卡介苗（Bacillus Calmette－Guerin，BCG）能够激活膀胱的局部免疫反应，对抗癌细胞；化疗药物包括吡柔比星、表柔比星、多柔比星、羟喜树碱、丝裂霉素、吉西他滨等。膀胱灌注的效果与尿液 pH、药物作用时间、药物剂量和药物浓度相关。药物在膀胱内保留时间为 0.5～2 小时，具体应参照药品说明书。

二、膀胱灌注护理

（一）膀胱灌注前护理

1. 评估患者发热、血尿、尿失禁、排尿困难情况，遵医嘱查验患者血常规、尿常规；排除灌注禁忌证，包括骨髓抑制、高热、膀胱穿孔、无法控尿、严重肉眼血尿、药物过敏。卡介苗灌注前需指导患者行结核菌素皮试，确认非强阳性（提示非结核活动期）。

2. 指导患者灌注前 2 小时及灌注后 30 分钟控制饮水量，避免输注补液以免尿液形成过多而致药液稀释，降低药效。

3. 指导患者做好外阴、尿道口周围皮肤清洁并排空膀胱。

4. 告知患者膀胱灌注的方法、目的、配合要点及常见不良反应，取得患者的理解和配合。

（二）膀胱灌注后护理

1. 告知患者灌注药物保留时间，指导患者按时排尿。

2. 指导患者避免喝浓茶、咖啡、酒精、碳酸饮料，减少膀胱刺激。若出现严重膀胱刺激症状，需及时就医，遵医嘱调整治疗方案。

3. 指导患者药物排泄后 24 小时内多饮水，促进尿液形成，达到生理性冲洗膀胱的作用，减少药物对膀胱黏膜的刺激。

4. 指导患者清洗会阴部，减少和防止化疗药物损害皮肤黏膜。如药物沾染皮肤，需立即局部冲洗，丝裂霉素可用碳酸氢钠溶液冲洗，其他药物的沾染可用肥皂水冲洗后再用清水洗净；如药物沾染眼睛或黏膜，应用大量生理盐水冲洗。

5. 指导患者卡介苗灌注期间禁用氟喹诺酮类、大环内酯类、四环素类、氨基糖苷类抗生素，因上述药物可降低卡介苗疗效。

6. 指导患者灌注治疗后 6 小时内的尿液处理方法。排尿后在马桶内倒入 2 杯漂白剂溶液或其他含氯消毒剂，保留 15～20 分钟后再冲马桶，厕所要冲 2 次。

7. 指导患者 BCG 治疗 48 小时内禁止性生活，其他时间需要使用避孕套。

8. 指导患者按治疗方案定时完成膀胱灌注和复查，术后 2 年内每 3 个月膀胱镜检查 1 次，2 年后每半年检查 1 次，5 年后每年检查 1 次以防肿瘤复发和转移。灌注期间可能会出现发热、排尿刺激征、夜间盗汗、乏力、关节痛等不良反应，不适症状通常在灌注后 2～3 天内缓解，如症状严重、无法缓解者及时就医。

第八章　骨与软组织肿瘤手术护理常规

第一节　黑色素瘤手术护理常规

一、概述

皮肤恶性黑色素瘤是由位于表皮基底部的黑色素细胞恶变形成，占所有皮肤癌的5%左右，具有隐匿性高、远处转移早、病死率高等特点，根据生长部位大致可分为皮肤型、肢端型、黏膜型三种类型。各类型黑色素瘤的流行病学特点和治疗方法见表8-1。治疗上以手术切除为主，辅以化疗、生物治疗、免疫治疗等治疗手段。

表8-1　黑色素瘤分型

肿瘤类型	流行病学特点	发病部位	治疗	预后
皮肤型	白色人种多见，约90%。好发于15～25岁，中位发病年龄为20岁	分布于头颈、四肢等皮肤裸露部位	外科手术新辅助化疗	5年生存率约为53.9%
肢端型	白种人少见，约5%，有色人种中黑人发病率最高。中国肢端型黑色素瘤占比约为50%	足底、足趾、手指末端及甲下等	外科手术靶向治疗免疫治疗	肢端型黑色素瘤预后较其他类型黑色素瘤预后差
黏膜型	青少年为发病高峰，尤其是10岁以下	包括皮肤、眼睛以及不同部位的黏膜上皮组织，如口腔/鼻腔、直肠、肛管、泌尿生殖道等	外科手术靶向治疗免疫治疗	5年生存率约为26.8%，显著低于皮肤型黑色素瘤

（一）临床表现

我国恶性黑色素瘤以肢端型为主，局部摩擦、反复抠抓黑痣、家族史为发病诱因。主要表现为正常皮肤出现黑色损害，或原有黑痣短期内扩大、隆起、破溃、刺痛等，多见肺转移。

（二）辅助检查

1. 区域淋巴结超声　可以反映区域转移灶，当出现淋巴结转移，超声检查发现淋巴结呈类圆形改变、髓质消失、边缘型血流。

2. CT（平扫＋增强）　可判断肿瘤深度、厚度及颅脑转移灶。

3. 全身骨扫描（ECT）　作为功能成像检查，可反映肿瘤部位的代谢活跃程度，对于判断化疗效果也有指导意义。

4. PET - CT　反映肿瘤结构和功能的异常。

5. 皮肤镜　在皮肤镜下黑色素瘤的呈现包括多种色素、不典型色素网、不规则的点球、放射流和伪足、蓝白幕、负性色素网、蚕蛹样晶体结构、不规则灰色小点及瘢痕样退行结构等。

（三）手术治疗

手术切除是早期黑色素瘤的主要疗法，包括扩大切除术、前哨淋巴结活检术、淋巴结清扫术。早期黑色素瘤在活检确诊后应尽快做原发灶扩大切除手术。扩大切除的安全切缘是根据病理报告中的肿瘤浸润深度（Breslow厚度）来决定：①病灶厚度＜1.0mm时，安全切缘为1cm；②病灶厚度在1～2mm时，安全切缘为1～2cm；③病灶厚度在2～4mm时，安全切缘为2cm；④病灶厚度＞4mm时，安全切缘为2cm。前哨淋巴结活检是病理分期评估区域淋巴结是否转移的手段，病灶肿瘤厚度＞1mm推荐行前哨淋巴结活检。传统意义上，所有前哨淋巴结活检阳性者都被建议行完全性淋巴结清扫术。

二、护理评估

1. 常规术前评估　了解患者性别、年龄、发病情况、健康史、个人史等，评估患者及家属对疾病的知晓度、对治疗的依从性以及家庭支持与经济等情况。

2. 专科护理评估

（1）糖尿病病史　糖尿病患者，因手术的原因，可能出现手术切口经久不愈，术前需充分控制血糖水平。

（2）症状及体征　局部评估皮肤破溃范围、疼痛部位、性质、程度，加重或缓解的因素；全身评估患者有无消瘦、体重下降、营养不良和贫血等恶病质表现；重要脏器，如心脏、肺部、肝与肾功能是否正常。

三、护理措施

（一）术前护理

1. 术前常规护理　按全麻手术要求做好术前准备。

2. 预康复训练　下肢手术患者，术前教会床椅转移、助行器及拐杖的使用；截肢患者，进行平衡功能训练；接受淋巴结清扫术患者，术后可能出现患肢水肿，提前教会其预防深静脉血栓的床上训练，如踝泵运动、直腿抬高训练、股四头肌等长收缩等。

3. 皮肤准备　如需皮瓣移植患者，术前除常规皮肤准备外，禁止术前在供皮区行静脉穿刺输液。

4. 健康教育及心理护理　部分截肢患者，会面对术后肢体残缺带来的形象改变，需做好健康教育和心理护理；必要时给予同伴教育，提高治疗依从性。

（二）术后护理

1. 按全麻术后的护理　常规监测生命体征，予低流量吸氧，密切观察病情。

2. 体位和活动管理　术后麻醉清醒即可指导患者取半坐卧位，术肢抬高超过心脏平面，协助床上翻身和进行踝泵运动，有效预防深静脉血栓形成。

3. 切口及引流管护理　切口敷料保持清洁、干燥，观察切口有无渗血、渗液。引流管妥善固定，保持引流通畅，观察引流液的颜色、性质和量。

4. 活动与安全　当病情允许可以下床活动的患者，首次使用助行器、拐杖下床活动时需有护士指导，防止跌倒。助行设备使用方法见表 8 - 2。

5. 皮瓣观察与护理　皮瓣移植可修复恶性黑色素瘤术后大面积缺损组织，覆盖深大创面，保护深部组织。

（1）制动　保持患侧肢体抬高制动，防止大幅度活动而引起吻合血管断裂出血，造成皮瓣坏死。取瓣患肢抬高 15° 并制动，利于静脉血液回流。

（2）观察　术后给予保暖以保证有效血流供应。伤口敷料包扎不宜过紧，以能放 1 指为宜，避免压迫皮瓣，导致供血不足。通常皮瓣处颜色与取瓣处皮肤颜色一致，若皮瓣颜色由红润至变浅甚或苍白，提示动脉供血不足；若皮瓣出现瘀斑、瘀点，提示静脉血栓栓塞。皮瓣表面坍塌及皮纹增多、表面肿胀及张力增大，均提示供血障碍，需及时报告医生进行处理。

表 8 - 2　助行设备使用方法

设备名称	图示	高度调整	行走方法	注意事项
带框助行器		把手高度：双手自然下垂，把手位置正对腕横纹（平股骨大转子）	移动助行器：患者双手提起助行器，使之向正前方移动 20～30cm	使用助行器前评估患者病情、身高、体重、肌力、关节活动度、平衡能力；检查助行器性能、橡皮垫及各部位螺丝有无损坏或松动；使用助行器严禁上下楼梯
			迈出患肢：双手保持扶住助行器姿势，患肢迈出，步伐以助行器距离一半为宜，重心前移，双手扶住助行器两侧以支撑身体	
			健肢跟进：最后迈出健肢，与患肢齐平，站稳	
拐杖（腋杖）		整体高度：身高减 41cm 把手高度：双手自然下垂，把手位置正对腕横纹（平股骨大转子）	两点步：左拐与右足同时迈出作为第一着地点，再右拐与左足同时迈出作为第二着地点，如此交替进行	使用拐杖前评估患者病情、身高、体重、四肢肌力、关节活动度、平衡能力；检查拐杖性能完好、橡皮垫及各部位螺丝无损坏或松动
			三点步：先将双侧拐杖移出作为第一点，再迈患肢作为第二点，最后再移健肢靠近拐杖作为第三点	
			四点步：先迈右拐，左足跟上；再迈左拐，右足跟上	
			摇摆步：健侧腿承担身体重量，先移动拐杖向前，再摇摆身体至拐杖处或拐杖前方	
			上下楼：上楼时健肢先上，再患肢及双拐跟上；下楼时双拐先下，患肢跟上，最后再迈健肢	

（3）预防感染　皮瓣无感染是皮瓣移植成功的关键。术后 24 小时给予 1 次换药，保持伤口敷料清洁、干燥，发现伤口敷料渗血、渗液以及卷边脱落等，立即行床旁换药，严格消毒，严格无菌操作。关注患者局部及全身有无感染征象，一旦发生感染，

根据创面分泌物培养结果选择敏感抗生素，遵医嘱行抗感染治疗。

（4）加强营养　营养不良会增加皮瓣血管危象发生率。指导患者进食优质牛奶、鸡蛋、安素（肠内营养粉剂）等高蛋白、高维生素、高膳食纤维饮食，促进康复。

6. 淋巴漏的预防　部分黑色素瘤手术患者需要同时进行区域淋巴结清扫，而该手术后淋巴漏发生率高达约25%，一旦发生，可导致引流管留置时间长，切口不易愈合。因此，针对区域淋巴结清扫的患者术后需对伤口进行重点观察及护理。

（1）有效引流　延长卧床时间，保持有效引流，直至引流管中引流液量连续3天<50ml。

（2）加压包扎　被清扫的淋巴结区域以纱布覆盖创面后，常规采用弹力绷带包扎外加1.5kg盐袋加压。

（3）营养管理　在淋巴漏治疗的过程中，应保持高蛋白、低脂（膳食内的中链脂肪酸供能<30%或全天脂肪摄入量<50g）饮食。研究表明，低脂肪的中链脂肪酸饮食可降低淋巴液漏出量。当患者发生大量淋巴漏液时，可采取禁食及全肠外营养，减少淋巴漏液。

（4）负压创伤治疗（Negative Pressure Wound Therapy，NPWT）　发生淋巴漏时，可采用NPWT进行干预。在初次清创后引流管开口端接负压持续吸引，压力控制在20～30kPa。负压吸引可减少淋巴流量，促进伤口底部产生肉芽组织，预防或清除感染，实现伤口愈合。使用过程中要观察负压引流管的通畅性及密闭性，同时根据皮下引流管渗出量和皮瓣颜色调节负压大小。

（5）生长抑素的应用　生长抑素的使用可减少胃、肠、胰液的分泌，同时可抑制胃肠道的蠕动，从而减少淋巴液的漏出。

四、随诊与复查

恶性黑色素瘤随访时机与其病理分期密切相关，详见表8-3。

表8-3　皮肤型及肢端型黑色素瘤随访时机

分期	随访频率	随访内容
0期（原位）	每年1次	病史及查体（重点检查皮肤） 不推荐常规影像学检查排除无症状的复发或转移
ⅠA～ⅡA期	前5年6～12个月/次，5年以后根据临床情况每年1次	病史及查体（重点检查皮肤和淋巴结） 不推荐常规影像学检查排除无症状的复发或转移，有特殊症状或体征需影像学检查
ⅡB～Ⅳ期	前2年3～6个月/次，3～5年3～12个月/次，5年以后根据临床情况每年1次	病史及查体（重点检查皮肤和淋巴结） 浅表淋巴结超声、胸部CT、腹部－盆部及头颅增强CT/MRI、骨扫描
症状恶化或新发症状	随时复查	

第二节 骨肿瘤手术护理常规

一、概述

骨肿瘤是一组起源于骨组织的肿瘤，全身各部位骨质均可发病，以四肢最为常见。以组织病理学为基础，根据肿瘤细胞的形态，骨肿瘤分为良、恶性。恶性骨肿瘤总体发病率低，约占人类恶性肿瘤的 0.2%，且病理亚型繁多，骨肉瘤、软骨肉瘤、尤因肉瘤是较常见的 3 种原发性骨恶性肿瘤。不同病理亚型的治疗方案及预后有所不同（表8-4）。由于骨肉瘤在原发性骨恶性肿瘤中发病率占到 35%，因此，本章中所列骨肿瘤手术护理常规以骨肉瘤为例。

表8-4 常见骨原发恶性肿瘤分类

肿瘤类型	好发年龄	发病部位	治疗	预后
骨肉瘤	好发于 15~25 岁，中位发病年龄为 20 岁	最常见的发病部位是股骨远端和胫骨近端，其次是肱骨近端	外科手术 新辅助化疗	5 年生存率 60%~70%
软骨肉瘤	全年龄段均好发，常见于 40~70 岁	常见于骨盆、肩胛带以及长骨近端	外科手术	四肢软骨肉瘤比躯干软骨肉瘤预后好。5 年生存率 48%~60%
尤因肉瘤	青少年为发病高峰，尤其是 10 岁以下	常发生在扁平骨及长管状骨的骨干	外科手术 化学治疗 姑息性放疗	5 年生存率不足 10%

（一）临床表现

骨肉瘤常以局部疼痛为早期症状，可发生在肿块出现以前，开始为间断性疼痛，逐渐转为持续性剧烈疼痛，尤以夜间为甚。骨端近关节处肿大，有压痛，局部温度高，静脉怒张，可有病理性骨折。约 90% 的转移发生于肺。

（二）辅助检查

1. X 线 一般可表现为骨质破坏、不规则新生骨。穿破骨皮质后，肿瘤将骨膜顶起，产生特有的 X 线征象，也就是 Codman 三角。

2. CT（平扫 + 增强） 可显示骨破坏状况、肿瘤内部矿化程度，强化后可显示肿瘤的血运状况、肿瘤与血管的关系以及病灶在骨与软组织中的受累范围。

3. MRI（平扫 + 增强） 对软组织显示清楚，便于术前计划手术方案。可显示肿瘤在软组织内侵及范围，清晰显示骨髓腔内侵及范围，发现跳跃病灶，提供截骨长度的决策依据。

4. 全身骨扫描（ECT） 作为功能成像检查，可反映肿瘤部位的代谢活跃程度，对于判断化疗效果也有指导意义。

5. 实验室检查 碱性磷酸酶（ALP）以及乳酸脱氢酶（LDH）升高与骨肉瘤预后

不良相关。

（三）手术治疗

肢体骨肉瘤的外科治疗包括保肢术和截肢术。对于ⅡB期以内骨肉瘤建议术前新辅助化疗，如有效可作为保肢前提。保肢术包括人工假体置换术、异体骨关节移植术、瘤段灭活再植术等。对于化疗无效、重要血管神经受累、缺乏保肢后骨与软组织的重建条件以及患者要求截肢的，可以选择截肢术。截肢术包括骨截肢和关节离断术。

二、护理评估

1. 常规术前评估 了解患者性别、年龄、发病情况、健康史、个人史等，评估患者及家属对疾病的知晓度、对治疗的依从性以及家庭支持与经济等情况。

2. 专科护理评估

（1）全身情况 有无消瘦、体重下降、营养不良和贫血等恶病质表现。

（2）局部评估 评估疼痛的部位、性质、程度，以及局部肿块部位、大小，关节活动是否受限，肢体有无畸形，有无病理性骨折发生。

（3）心理-社会状况 受发病年龄较小的影响，除了关注患者本人的心理需求外，还需关注家属对疾病及治疗方案的接受程度。

三、护理措施

（一）术前护理

1. 术前常规护理 按全麻手术要求做好术前准备。

2. 心理护理 加强与患者及家属沟通，消除患者及家属由于对疾病认识不足所导致的不良情感，特别是截肢造成的焦虑、恐惧等负性情绪。必要时做心理测评，给予针对性心理护理。

3. 缓解疼痛 正确摆放肢体位置；可通过转移注意力、听轻音乐等非药物治疗缓解疼痛；药物治疗按照WHO癌症疼痛三阶梯止痛治疗原则进行，观察止痛效果和药物不良反应。

4. 深静脉血栓预防 指导患者进行踝泵运动、直腿抬高训练、股四头肌等长收缩等锻炼，预防围手术期深静脉血栓形成。

5. 预康复训练 指导患者进行邻近关节活动，避免关节僵硬。针对保肢术者，在术前教会其床-椅转移、助行器及拐杖的使用；针对截肢术者，进行平衡功能训练。

（二）术后护理

1. 按全麻术后护理 常规监测生命体征，予低流量吸氧，密切观察病情。

2. 体位管理 术后抬高患肢高于心脏水平，促进静脉回流，预防肢体肿胀。

3. 切口及引流管护理 切口敷料保持清洁、干燥，观察切口有无渗血、渗液。引流管妥善固定，保持引流通畅，观察引流液的颜色、性质和量。

4. 专科护理

（1）保肢术后护理　保肢肢体取功能位，预防关节畸形。膝部手术后，膝关节屈曲5°~10°；髋部手术后，髋关节保持外展中立位，防止发生髋关节脱位。教会患者正确下床方式，防止关节脱出。指导患者正确使用助行器、拐杖、轮椅等协助活动（参见本章第一节表8-2"助行设备使用方法"）。搬运患者时应轻柔，避免暴力，以预防病理性骨折。对术后骨缺损较大、人工假体置换术或异体骨植骨术后的患者，要注意保护患肢。

（2）截肢术后护理　①体位：术后残肢应固定在功能位置，以防发生关节挛缩；保持下肢截肢患者髋关节和膝关节于伸直位，术后抬高残肢不超过48小时，以避免关节屈曲，预防肢体肿胀；仰卧位时，患肢不可外展或在膝关节下垫枕头，以免造成膝关节屈曲挛缩。②残肢功能锻炼：一般术后2周伤口愈合后开始功能锻炼。下肢截肢患者应取俯卧位练习大腿内收、后伸，每3~4小时俯卧20~30分钟；上肢截肢患者进行肩关节外展、内收及旋转运动。每日用弹力绷带反复包扎残端，均匀压迫，促进软组织收缩，并将残端塑型为圆锥形，以适应后期假肢安装。伤口愈合后，对残端进行按摩、拍打及蹬踩，以增加残端负重能力。鼓励患者拆线后尽早使用假肢，以消除水肿，促进残端成熟。

（3）幻肢痛管理　幻肢痛是一种神经病理性疼痛，通常出现在截肢后1个月或数周之内，也可能发生在数月或数年后，疼痛反复且可能会伴随终生。临床表现为自诉已缺损肢体远端的烧灼样、电击样、刀割样、跳动样、针刺样疼痛及麻痹感等。可通过放松疗法、经皮神经电刺激疗法、针灸、截肢残端神经阻滞术、残端探查术或脊髓神经镇痛术等进行控制。

5. 随诊与复查

（1）随访时间　术后早期需随访包括伤口愈合情况、感染、假体松动移位、内固定失效等。治疗结束后2~3年是骨肉瘤复发高峰时间，因此高级别肉瘤一般2~3年内每3~4个月复查1次，之后每半年1次直到5年，此后每年1次。

（2）随访内容　包括全面体格检查、超声、MRI或CT、骨扫描、肢体功能评分等。其中，全面体格检查、局部超声和胸部CT检查是每次随访均应包括的检查项目，有助于评估患者器官功能并早期发现局部复发或远处转移。如怀疑有复发可能，需行局部增强MRI和（或）CT检查。

第三节　软组织肿瘤手术护理常规

一、概述

以组织病理学为基础，根据肿瘤细胞的形态，软组织肿瘤分为良、恶性。良性软组织肿瘤在不影响生活质量的情况下，可以采取观察、随访的干预策略，而恶性软组织肿瘤则需积极治疗。软组织肉瘤是一组间叶组织来源的恶性肿瘤，占所有恶性肿瘤的 0.72%～1.05%，各年龄段均可发病，且随着年龄增长，发病率明显增高；软组织肉瘤分为 12 大类、50 多种亚型，常见的亚型包括脂肪肉瘤、平滑肌肉瘤、未分化多形性肉瘤和滑膜肉瘤等；可发生于全身各部位，最常见的部位是四肢肢体（约占 50%），其次是腹膜后和躯干（约占 40%）、头颈部（约占 10%）。本章中所列软组织肿瘤手术护理常规以四肢软组织肉瘤为例。

（一）临床表现

软组织肉瘤临床表现具有局部侵袭性，呈浸润性或破坏性生长，可局部复发和远处转移。一般表现为无痛性包块及相应部位的压迫症状，全身症状少见。晚期可出现发热、恶病质及转移部位的相应症状如胸腔积液、腹水、梗阻等。有些肿块在短期内迅速增大，伴局部皮肤温度升高、区域淋巴结肿大等表现，往往提示肿瘤级别较高，高级别肉瘤可表现为病程短、较早出现血行转移及治疗后易复发等特点。软组织肉瘤如果不治疗，肿块可持续增大，甚至出现破溃，也会发生远处转移，最常见的转移部位是肺。

（二）辅助检查

1. MRI（平扫＋增强）　能精确显示肿瘤与邻近肌肉、皮下脂肪、关节以及主要神经、血管束的关系，对术前计划手术方案非常有用。此外，MRI 可以很好地显示肿瘤在软组织内及骨髓腔内的侵及范围，发现跳跃病灶。

2. CT（平扫＋增强）　可以显示软组织肿块大小、范围，软组织肉瘤邻近骨有无骨破坏及其破坏程度，强化后可显示肿瘤血运状况、肿瘤与血管的关系。

3. 超声检查　用于判断肿物是囊性或实性，提供肿物的血流情况及区域淋巴结有无肿大等，对于局部复发肿瘤有较高的敏感性和特异性。

4. X 线　确认软组织肿块位置，也可用于评估软组织肉瘤邻近骨受侵时发生病理性骨折的风险。

（三）手术治疗

软组织肉瘤外科治疗部分采用 MSTS 外科分期系统，不同分期手术方式可有不同，当进展到ⅢB 期的软组织肉瘤主要在于全身系统治疗。手术边界通常采用"囊内/边缘/广泛/根治外科边界评价系统"进行。一般情况下针对无主要血管、神经受累的软组织肉瘤，可以行局部根治性/广泛性切除术。如果主要血管、神经受累的软组织肉瘤，截肢术被作为ⅡA 类推荐。

二、护理评估

1. 常规术前评估　了解患者性别、年龄、发病情况、健康史、个人史等，评估患者及家属对疾病的知晓度、对治疗的依从性以及家庭支持与经济等情况。

2. 专科护理评估

（1）全身情况　有无消瘦、体重下降、营养不良和贫血等恶病质表现。

（2）局部评估　包块部位、大小、关节活动是否受限，肢体有无畸形。

三、护理措施

（一）术前护理

1. 术前常规护理　按全麻手术要求做好术前准备。

2. 心理护理　加强与患者及家属沟通，消除患者及家属由于对疾病认识不足所导致的不良情感，特别是截肢造成的焦虑、恐惧等负性情绪。必要时做心理测评，给予针对性心理护理。

3. 深静脉血栓预防　指导患者进行踝泵运动、直腿抬高训练、股四头肌等长收缩等锻炼，预防围手术期深静脉血栓形成。

4. 预康复训练　下肢手术患者，术前教会其床 - 椅转移、助行器及拐杖的使用；截肢患者，进行平衡功能训练。

（二）术后护理

1. 按全麻术后护理　常规监测生命体征，予低流量吸氧，密切观察病情。

2. 体位管理　术后麻醉清醒，即可指导患者取半坐卧位。手术部位肢体抬高超过心脏平面，协助床上翻身活动和进行踝泵运动，有效预防深静脉血栓的形成。

3. 管道护理　注意观察血浆引流管的引流液颜色、性质和量，保持引流通畅，妥善固定。部分需要夹管观察的患者，做好交接班。

4. 皮瓣观察与护理　对进行皮瓣移植的患者，术后供皮区保持清洁、干燥，避免感染，严密观察皮瓣存活情况，详见本章第一节"黑色素瘤手术护理常规"。

5. 活动与安全　病情允许可以下床活动的患者，首次使用助行器、拐杖下床活动时需由护士指导（参见本章第一节表 8 - 2 "助行设备使用方法"），防止跌倒。

6. 随诊与复查

（1）随访时间　软组织肉瘤治疗结束后 2~3 年是复发的高峰时间，高危患者的复发早于低危患者。高级别肉瘤一般 2~3 年内每 3~4 个月随访 1 次，之后每半年 1 次直到 5 年，此后每年 1 次；低级别软组织肉瘤患者前 3~5 年每隔 4~6 个月随访，之后每年 1 次。此外，肉瘤治疗结束后多年还会有继发肿瘤的可能，随访需注意。

（2）随访内容　包括全面体格检查、超声、MRI 或 CT、骨扫描、肢体功能评分等。其中，全面体格检查、局部超声和胸部 CT 检查是每次随访均应包括的检查项目，有助于评估患者器官功能并早期发现局部复发或远处转移。如怀疑有复发可能，需行局部增强 MRI 和（或）CT 检查；有累及邻近骨的患者，全身骨扫描在治疗结束后 5 年内每 6 个月检查 1 次，5 年以后每年检查 1 次。

第九章　中枢神经系统肿瘤手术护理常规

第一节　颅内肿瘤手术护理常规

一、概述

颅内肿瘤是神经外科最常见的中枢神经系统病变，分为原发性和继发性两大类。颅内组织起源的肿瘤称为原发性颅内肿瘤，常见病理类型包括脑胶质瘤、脑膜瘤、垂体瘤、颅咽管瘤、前庭神经鞘瘤、原发中枢神经系统淋巴瘤、生殖细胞瘤等；从身体其他部位转移或邻近部位延伸生长至颅内的肿瘤称为继发性颅内肿瘤，如脑转移瘤（表9-1）。颅内肿瘤可发生于任何年龄，发病年龄与肿瘤部位及病理类型相关。病因尚无定论。发病部位以大脑半球最多，其次为鞍区、脑桥小脑角、小脑、脑室及脑干。治疗方式以手术治疗为主，辅以化疗、放疗等。

（一）临床表现

1. 颅内压增高"三主征"　症状常呈进行性加重，严重者可出现脑疝。

（1）头痛　表现为发作性头痛，清晨或睡眠时、打喷嚏、咳嗽、低头及排便时加重。头痛程度随病情进展逐渐加剧。

（2）呕吐　常出现在剧烈头痛时，清晨易发生；呕吐可呈喷射性，多伴有恶心。幕下肿瘤患者呕吐出现较早且严重。

（3）视神经乳头水肿和视力减退　视神经乳头水肿是颅内压增高重要的客观体征，中线部位及幕下肿瘤患者视神经乳头水肿出现早，幕上肿瘤出现较晚。

2. 局灶性症状　是指颅内肿瘤引起的局部神经功能障碍。有两种类型，一种是刺激性症状，如癫痫发作、头痛等；另一种是正常神经组织受到挤压和破坏而导致的功能障碍，如进行性运动或感觉障碍、精神障碍、视力或视野障碍、语言障碍及共济运动失调等。症状和体征因肿瘤所在部位而异。

3. 癫痫　肿瘤性癫痫是颅内肿瘤的常见症状之一，幕上肿瘤发生率 >50%，低级别胶质瘤（65%~90%）其癫痫发生率明显高于胶质母细胞瘤（40%~60%）。癫痫的发生及发作类型与肿瘤部位有关，额叶肿瘤多为癫痫全面性发作；中央区及顶叶肿瘤多导致癫痫部分性发作；颞叶肿瘤可表现为伴有幻嗅的精神运动性发作；枕叶肿瘤的临床癫痫发生率较低，部分肿瘤累及视觉皮质，可能诱发癫痫视幻觉发作。

（二）辅助检查

1. 影像学检查

（1）CT　主要显示肿瘤病变组织与正常脑组织的密度差值，特征性密度表现如钙化、出血及囊性变等，病变累及的部位，水肿状况及占位效应等。

（2）MRI　目前是进行颅内肿瘤诊断最常用的检查手段。MRI 可以相对清晰、精确地显示脑解剖结构特征及脑肿瘤病变形态学特征，如部位、大小、周边水肿状态、病变区域内组织均匀性、占位效应、血 - 脑屏障破坏程度及病变造成的其他合并征象等。在图像信息上 MRI 优于 CT。

（3）数字减影血管造影（digital subtraction angiography，DSA）　主要显示颅内动脉、椎 - 基底动脉、颅内大血管及大脑半球的血管图像，因此，DSA 是了解瘤体血供、栓塞供瘤血管的最有效方法之一。

（4）PET - CT　常用来筛查脑转移瘤患者原发病灶或辨别肿瘤复发及放射性损伤。

2. 实验室检查

（1）甲胎蛋白（AFP）与 β - 人绒毛膜促性腺激素（β - HCG）是诊断和监测颅内生殖细胞起源肿瘤最具特征性的标志物，血浆值正常不能完全排除诊断，检测脑脊液值为临床诊断与监测的标准方法。

（2）所有蝶鞍区肿瘤都需要行内分泌学检查，可提示肿瘤类型，通常采用放射免疫法测定激素水平，包括 PRL、GH、ACTH、TSH、LH、T_3、T_4 及 TSH 等。

（3）腰椎穿刺及脑脊液检查一般用于鉴别诊断，对颅内压增高及颅后窝肿瘤患者要慎重施行。

3. 其他检查

（1）听觉或视觉诱发电位是脑桥小脑角区肿瘤的诊断检查，可根据波幅及波间潜伏期变化辅助诊断前庭神经鞘瘤或前视路受压的情况。

（2）脑电图和脑磁图主要用于定位颅内肿瘤所引起的致癫痫灶及周围重要功能区，对癫痫诊断价值大，可帮助确定诊断和分型，判断预后及分析疗效。

表 9 - 1　颅内肿瘤常见病理类型及特点

类型	病理分类	发病特点	治疗方式	预后
原发性	脑胶质瘤	最常见的原发性颅内肿瘤，年发病率为 5 ~ 8/10 万。分为 WHO Ⅰ ~ Ⅳ 级，Ⅳ 级的胶质母细胞瘤（GBM）占 48.6%	手术治疗放疗治疗化学/靶向治疗肿瘤电场治疗	低级别胶质瘤（WHO Ⅰ ~ Ⅱ 级）患者中位生存期在 8 ~ 10 年；间变胶质瘤（WHO Ⅲ 级）患者中位生存期在 3 ~ 4 年；GBM 患者中位生存期在 14.6 ~ 17 个月之间
	脑膜瘤	分为 WHO Ⅰ 级（良性）、Ⅱ 级（非典型）、Ⅲ 级（恶性）。生长缓慢，恶性罕见。好发于 40 ~ 60 岁	手术治疗放射治疗化学治疗（WHO Ⅲ 级）	90% 以上患者为 Ⅰ 级，完全切除后预后较好。Ⅱ 级患者预后差异性较大。Ⅲ 级经综合治疗之后平均生存期在 2 ~ 9 年
	垂体腺瘤	分为无功能型和功能型。女性两个发病高峰，20 ~ 30 岁和 60 ~ 70 岁；男性发病率随着年龄增加而增高	药物治疗手术治疗放射治疗	大多数是良性，通常预后良好

类型	病理分类	发病特点	治疗方式	预后
原发性	颅咽管瘤	良性肿瘤，生长缓慢，起病隐匿，病程较长；起病多在儿童及青少年。	手术治疗放疗治疗化学治疗激素替代治疗	死亡率、复发率和生存质量个体差异大
	前庭神经鞘瘤	临床上一般称为听神经瘤。好发于 40～60 岁。90%生长在脑桥小脑角区	影像学随访手术治疗放射治疗	死亡率低于 0.3%，如何保持患者的面神经与听神经功能，对神经外科医生仍然是一项挑战
	原发中枢神经系统淋巴瘤	占所有原发中枢神经系统肿瘤的 3.3%，确诊中位年龄为 59 岁	立体定向活检激素治疗放射治疗化学治疗	年龄小、KPS 功能状态评分高、顺利完成综合治疗患者预后好；反之差
继发性	脑转移瘤	恶性脑肿瘤患者中有 20%～40%发生脑转移，其中 70%～75%为多发脑转移	手术治疗放射治疗化学/靶向治疗	原发肿瘤情况、全身情况、年龄、脑转移瘤数量、肿瘤有否复发等均为影响因素

（三）手术治疗

手术治疗的两个最大原则：最大限度切除肿瘤和最大限度地保护正常脑组织。手术治疗的四大目标：①治愈肿瘤；②明确病理诊断，为后续治疗提供组织学依据；③快速缓解颅内压增高和肿瘤占位效应，从而改善神经功能；④减少肿瘤负荷，增加辅助治疗的疗效和安全性。术中影像导航、立体定向、内镜介入、术中唤醒等技术的辅助应用对手术效果提升起着重要作用。

1. 肿瘤切除术 根据肿瘤切除的程度、切除方式和评价标准，可分为全切除，包括肉眼全切、显微镜下全切和影像全切；部分切除，包括次全切除（90%以上）、大部分切除（60%以上）和局部切除（60%以下）；病理活检（开颅活检和立体定向活检）。

2. 内减压术 肿瘤不能完全切除时，可将病灶中的非功能区肿瘤组织大块切除而使颅内留出空间，降低颅内压，延长生命。

3. 外减压术 通过去除颅骨，敞开硬脑膜或减张缝合硬脑膜而达到降低颅内压的目的。常用于大脑深部肿瘤不能切除或仅行病理活检及深部肿瘤放疗前施行，达到减压目的。

4. 脑脊液分流术 将脑室内的脑脊液引导到身体的其他部位以恢复脑脊液分泌与吸收之间的平衡，目的是为解除脑脊液梗阻或脑积水。

二、护理评估

（一）常规术前评估

了解患者年龄、发病情况、健康史、个人史，评估患者家族对疾病的知晓度、对治疗的依从性以及家庭支持与经济等情况。

（二）专科护理评估

1. 意识评估 意识障碍可以在几个月内缓慢发生，也可能在几分钟内迅速发展。在急性期，以觉醒度状态改变为主的意识障碍包括嗜睡、昏睡、昏迷；以意识内容改变为主的意识障碍包括意识模糊和谵妄。意识障碍的评估方法包括临床检查、神经电生理、脑成像和其他技术。目前临床上，对于护理人员而言，意识障碍最常用的临床检查方法主要是以各类行为量表评估患者的意识水平，包括格拉斯哥昏迷评分量表（Glasgow coma scale，GCS）、全面无反应性量表、修改版昏迷恢复量表、Wessex 脑损伤评定量表、感觉模式评估与康复技术等。GCS 量表因其简单易使用，且能很好地诊断和评估预后而被临床广泛应用（表9-2）。

表9-2 格拉斯哥昏迷评分量表（Glasgow coma scale，GCS）

得分	睁眼反应（E）	语言反应（V）	运动反应（M）
6			按吩咐动作
5		正常交谈	对疼痛刺激定位反应
4	自动睁眼	回答错误	对疼痛刺激屈曲反应
3	语言吩咐睁眼	只能说出单词	异常屈曲
2	疼痛刺激睁眼	只能发声	异常伸展
1	不能睁眼	不发音	无反应

注：GCS 是三个分量表的分数总和，总分值范围是 3～15 分，其中 3 分为最差、15 分为最好。

2. 瞳孔评估

（1）瞳孔形态评估 自然光线下，嘱患者目视前方。对于不能配合的患者，评估者一手拇指、示指拨开其上下眼睑，另一手持瞳孔尺，将患者瞳孔与瞳孔尺上的黑圆点数值对比。评估瞳孔是否等大、等圆，位置是否居中，是否对称，边缘是否整齐，有无震颤等。瞳孔直径一般在 2～5mm，<2mm 为瞳孔缩小，>5mm 为瞳孔扩大。当双侧瞳孔直径相差≥1mm，称为瞳孔不等大；新出现瞳孔不等大并伴有其他神经功能损伤时，具有临床意义。

（2）瞳孔对光反射 包括直接对光反射和间接对光反射。①直接对光反射：嘱患者目视前方，评估者将手电筒从外向内照射一侧瞳孔中央并移开，观察瞳孔受到光线刺激后的反应，移开手电筒后观察瞳孔是否迅速复原。②间接对光反射：嘱患者目视前方，两眼之间用手遮挡，评估者将手电筒从外向内照射一侧瞳孔，同时观察另一侧瞳孔的对光反射。

3. 肌力评估 临床常用徒手肌力评定，是在特定体位下让患者做标准动作，通过触摸肌腹，观察肌肉克服自身重力或对抗阻力完成动作的能力，从而对患者肌肉主动收缩的能力进行评定，肌力通常按照"0～5"的标准等级来评分，分为6级——"0"表示无肌肉活动，"5"表示正常肌肉力量（详见第一章第四节表1-7"肌力分级标准"）。

4. 肌张力 临床根据关节运动时所感受的阻力评定肌张力状态，分为5级，具体评估方法见表9-3。

表9-3　肌张力分级

等级	肌张力	标准
0	软瘫	被动活动肢体无反应
1	低张力	被动活动肢体反应减弱
2	正常	被动活动肢体反应正常
3	轻至中度增加	被动活动肢体有阻力反应
4	高度增加	被动活动肢体有持续性阻力

5. 感觉评估　感觉系统的评估宜在患者意识清醒，情绪稳定，环境安静的情况下进行。感觉评估检查方法见表9-4。

表9-4　感觉评估检查方法

项目		检查方法
浅感觉	痛觉	用大头针的针尖以均匀的力量轻刺皮肤，询问患者有无疼痛感觉，两侧对比并记录感觉障碍类型
	温度觉	用两支玻璃试管分别装有冷水（5℃~10℃）和热水（40℃~50℃）交替接触皮肤后，嘱患者说出"冷"或"热"
	触觉	患者闭目，用棉絮纤维或毛笔笔尖均匀一致地轻触皮肤，询问有无感觉或数出触到的次数
深感觉	位置觉	患者闭目，将其肢体摆成某一姿势，请患者说出该姿势或用对侧肢体模仿
	运动觉	患者闭目，轻轻夹住患者手指或足趾的两侧，做伸或屈的动作，让患者说出"向上"或"向下"
	振动觉	用振动的音叉柄（128Hz）置于骨隆起处（如足趾、内外踝、髂嵴、肋骨、胸骨、锁骨等），询问有无感觉振动
复合感觉	实体觉	患者闭目，将熟悉的日常用物置于患者手中，嘱其触摸后，说出物品名称
	两点辨别觉	用金属叩诊锤将其双脚分开到一定的距离而接触患者的皮肤，患者感觉到两个接触点后，测其实际间距，再逐渐缩小双脚间距，直到感觉为一点时为止。与健侧对比
	定位觉	患者闭目，以手指或棉签轻触患者的皮肤后，嘱其指出被触部位
	图形觉	患者闭目，用手指在患者皮肤上画图形（方形、圆形、三角形等）或写简单的数字（1~9），让患者说出所写的图形或数字
	重量觉	患者闭目，将大小相同而重量相差至少一倍的物品先后放入一侧手内，测其辨别重量的能力
	对点单感	在痛、触觉正常情况下，用针尖、棉签或指尖，同时刺激身体两侧对称的部位时，在顶叶病变时对侧肢体无感觉

6. 认知评估　初次接诊时即可评估患者的行为举止、注意力及回答简单和复杂问题的能力。临床上常用评估量表包括简明精神状态量表（MMSE，见表9-5）和蒙特利尔认知评估量表（MoCA，见表9-6）。

表 9-5　简明精神状态量表（MMSE）

项目	问题
定向	1. 今年的年份？ _____年　　　　　2. 现在是什么季节？季节_____ 3. 现在是几月？ _____月　　　　　4. 今天是几号？ _____日 5. 今天是星期几？　　　　　　　　　6. 现在我们在哪个市（省）？ 7. 你家住在什么区（县）？　　　　　8. 住在什么街道？ 9. 我们现在是第几层楼？　　　　　　10. 这儿是什么地方？
词语即刻记忆	11. 现在我要说 3 样东西的名称，在我讲完之后，请你重复说 1 遍，请你记住这 3 样东西，因为等一会儿还要再问你的："皮球、国旗、树木。"最多重复 5 次。以第 1 次回答记分 （1）皮球_____国旗_____树木_____　（2）皮球_____国旗_____树木_____ （3）皮球_____国旗_____树木_____　（4）皮球_____国旗_____树木_____ （5）皮球_____国旗_____树木_____
心算	12. 假如你有 100 元钱，花掉 7 元，还剩多少？（在受试者回答后，不管对错）问：再花掉 7 元，还剩多少？如此一直算下去，直到减去 5 次为止。不要重复受试者的回答 93_____86_____79_____72_____65_____（注意：当患者忘记减去 7 后的数字，不能给予"93 再减去 7"这样的提示，若前一个答案错了，但据此而得出的下一个答案都是对的，只记一次错误）
词语回忆	13. 刚才我请你记住的 3 样东西是什么？皮球_____国旗_____树木_____
语言能力	14. 请问这是什么？手表_____请问这是什么？笔_____ 15. 请照着卡片上所写的去做（卡片上写着"请闭上眼睛"） 16. 请你说一句完整的、有意义的句子。记下句子_____ 17. 现在我要说一句话，请清楚地重复一遍："四十四只石狮子。" 18.（评估者说下面一段话，并给受试者一张空白纸，请受试者按照其所理解的照做。不要重复说明，也不要示范）："请用右手拿这张纸，再用双手把纸对折，然后将纸放在你的腿上。"
结构模仿	19. 请你按样画图（不要解释图形）

表 9-6　蒙特利尔认知评估量表（MoCA）

视空间与执行功能		得分
 复制立方体 [ ]	画钟表（11 点过 10 分）（3 分） 轮廓 [ ]　指针 [ ]　数字 [ ]	_____/5
[ ]（2 分） [ ]		
命名		
[ ]	[ ]　　　[ ]	_____/3

记忆	读出下列词语，然后由患者重复上述过程，共重复2次，5分钟后回忆		面孔	天鹅绒	教堂	菊花	红色	不计分
		第一次						
		第二次						
注意	读出下列数字，请患者重复（每秒1个）		顺背 [ ]		21854			___/2
			倒背 [ ]		742			
读出下列数字，每当数字出现"1"时，患者敲一下桌面，错误数≥2不给分			[ ] 52139411806215194511141905112					___/1
100连续减7			[ ] 93 [ ] 86 [ ] 79 [ ] 72 [ ] 65					___/3
4~5个正确给3分，2~3个正确给1分，全部错误为0分								
语言	重复：我只知道今天张亮是来帮过忙的人 [ ] 狗在房间的时候，猫总是躲在沙发下面 [ ]							___/2
	流畅性：在1分钟内尽可能多地说出动物的名字 [ ] _____ （N≥11动物名称）							___/1
抽象	词语相似性：香蕉－桔子＝水果 [ ] 火车－自行车 [ ] 手表－尺子							___/2
延迟回忆	回忆时不能提醒		面孔 [ ]	天鹅绒 [ ]	教堂 [ ]	菊花 [ ]	红色 [ ]	仅根据非提示记忆得分	___/5
	分类提示							
	多选提示							
定向	日期 [ ] 月份 [ ] 年代 [ ] 星期 [ ] 地点 [ ] 城市 [ ]							___/6
总分								___/30

7. 语言功能评估 通过与患者交谈，让患者听、阅读及写等方法，检查患者是否存在语言功能障碍，常见类型包括失语症、言语失用症、构音障碍、缄默和发音障碍。语言功能评估见表9-7。

表9-7 语言功能评估

项目	检查方法
流利	听患者语言表达的流畅度
重复	要求患者重复单词或短语（如"没有、如果、和、但是"）
命名	请患者说出几种常见物品（如"手表、钢笔、时钟和戒指"）的名称
词语理解	让患者听从简单的指令，从简单开始，如伸出舌头；接着继续执行两个步骤的指令，如捡起纸张并放在桌面上
阅读理解	让患者阅读检查者写的指令或从报刊上摘取的句子，让患者遵从指令或解释句子的意思

8. 吞咽功能筛查 颅后窝肿瘤尤其是脑桥小脑角区肿瘤，患者可出现吞咽障碍。吞咽障碍筛查工具很多，改良洼田饮水试验操作简单、分级明确，临床上应用广泛，见表9-8。如发现患者可能存在吞咽障碍，需进一步进行床旁评估或仪器评估。

表 9 – 8　改良洼田饮水试验

检查方法	分级	描述	结果
患者端坐，依次将 1ml、3ml、5ml 温开水饮下，如无问题，喝下 30ml 温开水，观察所需时间和呛咳情况	1 级	能顺利地 1 次将水咽下	≤5 秒完成，评为正常 >5 秒完成，评为可疑
	2 级	分 2 次以上咽下，不呛咳	可疑
	3 级	能 1 次咽下，但有呛咳	异常
	4 级	分 2 次以上咽下，但有呛咳	异常
	5 级	频繁呛咳，不能全部咽下	异常

三、护理措施

（一）术前护理

1. 术前常规护理　按全麻手术要求做好术前准备。

2. 关注检验与检查结果　除 MRI、CT 等结果外，蝶鞍区患者应关注视力/视野检查结果及内分泌检查结果。脑桥小脑角区肿瘤患者应关注听力学检查结果。

3. 皮肤准备　去除全头毛发，手术区域局部皮肤准备，可使用葡萄糖酸氯己定进行淋浴和洗头。经鼻蝶手术者于术前剪鼻毛，抗生素滴鼻。

4. 颅内压增高护理　卧床休息，卧床时抬高床头 15°~30°，以利于颅内静脉回流，降低颅内压。避免导致颅内压增高的因素，如咳嗽、用力排便、情绪激动等。无颅内压增高患者可取自由卧位。

5. 癫痫护理　有癫痫发作者，不可中断服用抗癫痫药物，关注其肝功能情况。

6. 健康教育及心理护理　告知手术方式、返回病房注意事项，对术后需进入 ICU 监护患者，提前告知相关注意事项。

（二）术后护理

1. 监护　密切监护患者的瞳孔、意识、生命体征及颅内压变化，如有异常，及时处理。

2. 体位管理　术后予床头抬高 15°~30°，根据颅内压监测值调节床头抬高高度。如患者有去骨瓣减压，患侧尽量不受压。鼓励患者自主活动，无法自主翻身者，需定期翻身拍背；对意识障碍或躁动患者可根据需求使用约束带，做好保护。

3. 气道护理　术后常规予以吸氧。中枢性呼吸功能障碍者行气管插管或气管切开，保持呼吸道通畅，做好气道湿化，观察呼吸的频率、节律、深度和血氧饱和度。

4. 饮食护理　清醒患者，术后应尽早经口进食促进身体恢复。颅后窝手术患者首次进食前应行吞咽障碍评估，首次进食时需有医护人员在场观察。后组脑神经损伤患者，根据需求给予增稠剂等特殊饮食或鼻饲饮食及静脉营养。

5. 输液管理　适当补充电解质和必要营养成分，液体合理分配，不可短时间内过快或大量输液，以免加重脑水肿。记录 24 小时出入量，监测血清电解质情况，注意可能影响血钠水平的食物和药物。

6. 用药护理 抗生素、脱水药物、肾上腺糖皮质激素、质子泵抑制剂、抗癫痫药物等根据情况合理使用。20% 甘露醇是最常见的高渗性脱水剂，一般用量是 0.25 ~ 1g/kg 在 30 分钟内静脉滴注，注意观察电解质紊乱和肾功能情况。

7. 伤口及引流管护理 伤口保持无菌，防止污染。敷料渗血、渗液，应及时更换。妥善固定引流管，做好标记，注明留置日期。密切观察引流液的量、颜色和性质，保持引流管通畅。

（1）脑室外引流管 将引流管前端放置在脑室内，以引流血性脑脊液，达到降低颅内压的目的，还可放置颅内压装置监测颅内压变化，采集脑脊液标本进行化验。引流管最高点高于侧脑室平面 10 ~ 15cm，引流量以每日不超过 500ml 为宜；如引出大量血性脑脊液提示脑室内出血，脑脊液浑浊提示颅内感染；引流时间一般为 3 ~ 5 日，不超过 2 周。

（2）腰大池引流管 将引流管放置在椎管蛛网膜下腔以达到引流脑脊液的目的，引流目的包括治疗颅内感染、治疗脑脊液漏及蛛网膜下腔出血等。引流管最高点高于侧脑室平面 10 ~ 15cm；引流量以每日 200 ~ 300ml 为宜；一般放置 7 ~ 10 日，不超过 2 周。

（3）硬脑膜外引流管 将引流管放置在硬脑膜外层，与颅骨内板相贴，引流硬膜外渗血、渗液及血性脑脊液。引流袋与头部平齐，术后 2 ~ 3 日拔除。

（4）硬脑膜下引流管 一般是预防性放置，引流由于手术部位止血不彻底引起的颅内出血。引流袋与头部平齐，如无出血，一般引流量较少，术后 2 ~ 3 日拔除。

8. 切口疼痛 术后患者多伴有头痛，评估患者头痛的程度，注意头痛的性质，区分伤口疼痛（刺痛、切割痛）与颅内压增高引起的头痛（胀痛），遵医嘱给予相应的处理，并做好记录。

9. 便秘护理 颅内肿瘤手术患者因需限制液体摄入并由于卧床时间长、大剂量使用脱水剂等因素，容易造成便秘。如便秘患者用力排便，会使其颅内压突然增高，增加脑出血、脑疝的风险。应指导患者高纤维素饮食、顺时针按摩腹部、增加活动量。适当口服乳果糖、双歧杆菌等可以帮助预防和改善便秘。

10. 活动 肌力和肌张力无异常者鼓励患者早期自主活动，如情况允许，尽早下床。在此之前予以踝泵运动和间歇充气加压装置，预防下肢静脉血栓。对于有异常者，给予早期功能锻炼指导。瘫痪肢体应协助保持功能位置。

11. 皮肤护理 保持患者床单位、衣物平整，评估压疮风险，给予减压床，预防性使用减压用具，关注患者的营养情况，保持皮肤完整性。

12. 安全护理 当患者意识水平下降，如处于模糊、浅昏迷、谵妄时，常出现烦躁不安等，应查明原因。做好严密的保护措施，如设专人看守、加床栏、适当约束肢体等，防止坠床；同时加强管道保护，预防非计划性拔管、坠床、自伤等的发生。

13. 并发症护理

（1）颅内出血 常发生于术后 24 小时内，是术后严重并发症。应密切观察患者生命体征、意识、瞳孔、四肢肌力的变化，观察伤口有无血肿、渗血、渗液等，及时报告医生，给予急诊头颅 CT 检查。

（2）癫痫大发作或癫痫持续状态　癫痫大发作也称为全面性强直-阵挛发作，以意识丧失和全身抽搐为特征。癫痫持续状态是一种以反复或持续的发作为特征的病理状态，如果持续时间过长，可能会造成严重的全身性和神经元的损伤，具有高病死率和高致残率。护理措施包括：①气道护理，解开患者衣物，头下垫软垫缓冲，摘下眼镜，保持气道通畅，将头偏向一侧，便于分泌物自然流出；备好吸痰机，随时吸出气道内分泌物或呕吐物。给予鼻导管或面罩吸入高流量氧气（5~8L/min）。②药物治疗，快速建立静脉通道，首选静脉注射地西泮 10mg（2~5mg/min），10~20 分钟可酌情重复 1 次；或肌内注射 10mg 咪达唑仑。初始苯二氮䓬类药物治疗失败后，可选择丙戊酸钠 15~45mg/kg 静脉推注，后续 1~2mg/（kg·h）静脉泵注；或苯巴比妥 15~20mg/kg 静脉注射；或左乙拉西坦 1~3g 静脉注射。癫痫大发作终止后，建议以同类药物过渡治疗，如苯巴比妥、卡马西平、丙戊酸钠和左乙拉西坦等，不可随意停药，维持稳定血药浓度，定期监测肝功能。③安全管理，移除周围环境中可能对患者造成伤害的物品，保持周围环境安静、安全，避免强光和噪音刺激。正确使用床栏，防止坠床；发作期间切勿将任何东西塞入患者口中，切勿强行按压患者肢体，以免造成骨折和肌肉损伤。

（3）颅内压增高　成人卧位正常颅内压为 70~200mmH$_2$O。颅内压持续高于 200mmH$_2$O 时，称为颅内压增高。头痛、呕吐和视神经乳头水肿是颅内压增高的"三主征"。处理原则包括：①床头抬高 30°；②清除导致颅内压增高的因素，如脑水肿、出血、剧烈咳嗽、便秘等；③做好体温管理；④使用渗透性利尿剂；⑤予以镇静、镇痛；⑥亚低温治疗；⑦必要时行外科手术减压。

（4）脑疝　是颅内压增高的严重后果，救治不及时常危及患者生命。一旦发现脑疝症状，应立即通知医生，准备抢救用物。抢救措施包括：①病情观察，给予心电监护，严密观察患者意识状态、瞳孔、生命体征、血氧饱和度、肢体活动情况等。②药物治疗，建立静脉通道，快速静脉滴注 20% 甘露醇 100~250ml，必要时予以激素和速尿加强脱水。③气道护理，抬高床头 30°，给予吸氧，备好吸痰器，及时清理呕吐物，保持呼吸道通畅。④术前准备，协助医生行头颅 CT 检查，做好术前准备，如配血、备皮等，必要时行床旁颅骨钻孔引流。⑤心肺复苏，若出现呼吸、心跳骤停时，给予胸外按压、气管插管等心肺复苏措施。⑥做好护理记录，加强巡视。

（5）脑脊液漏　经鼻蝶入路手术或肿瘤侵犯硬脑膜时易发生脑脊液鼻漏。护理上应询问患者是否感觉到舌咽后部有滴漏感觉或口腔是否有咸味。嘱患者卧床休息，床头抬高 15°~30°。合理使用抗菌药物，预防感染。保持口腔、鼻腔和外耳道清洁。避免用力咳嗽、擤鼻涕、打喷嚏，经鼻插管以及用力排便。防止腰大池堵管，注意腰椎穿刺禁忌。

（6）尿崩症　主要是发生在蝶鞍区的肿瘤，临床表现为烦渴、多尿。护理上监测患者每小时尿量，在尿量≥300ml/h、尿比重＜1.005 时及时告知医生，遵医嘱合理使用抗利尿药物；监测生化结果，尤其是血浆钠、血浆渗透压、尿色、尿钠等指标水平变化，全面评估及准确记录 24 小时出入量。

（7）垂体功能低下　主要是发生在蝶鞍区的肿瘤患者，临床表现为头晕、恶心、呕吐、精神障碍等。护理上遵医嘱进行激素替代治疗，一般早晨补充激素，观察用药后反应，不可自行停药、改药，以免加重病情。

（8）面神经功能障碍　术后面神经功能障碍是脑桥小脑角区肿瘤手术关注的首要问题。常用 House – Brackmann 分级来评定（表 9 – 9）。患者眼睑闭合不全，予滴眼药水、涂眼药膏、戴眼罩，以免发生暴露性角膜炎。面瘫患者指导有效咳嗽、吞咽训练，早期指导面肌功能康复的主动运动和被动运动。

表 9 – 9　面神经功能 House – Brackmann 分级

分级	描述
Ⅰ级	所有面部肌肉功能正常
Ⅱ级	轻微面部肌力弱，只在仔细观察时可以看到
Ⅲ级	面部肌力明显减弱，但无面容变形，无功能损害
Ⅳ级	面部肌力明显减弱，变形不对称，有功能损害
Ⅴ级	只有几乎不能观察到的面部运动
Ⅵ级	面部完全不运动

（9）后组脑神经麻痹　观察患者的吞咽、咳嗽反射有无减弱或消失，用压舌板轻触患者咽部能否引起呕吐反射，声音有无嘶哑，进食有无呛咳。进食时宜取坐位或半坐位，选择不易出现误吸的果冻样或糊状食物，吞咽与空吞咽交互进行，以防误咽、窒息。严重吞咽障碍应早期鼻饲营养，经康复护理不能好转可行胃造瘘术。

（10）失语症　主要发生在优势大脑半球肿瘤，可分为运动性失语、感觉性失语及完全性失语等。护理上需建立护患关系，指导家属高质量陪伴，给予患者充分的沟通时间，减缓说话语速，可尝试用手机、写字板等工具进行文字交流，利用表情、手势、现实场景等非语言形式进行信息、情感交流。

14. 随诊和健康教育

（1）饮食指导　给予营养丰富、易消化饮食，忌油腻、辛辣刺激食物。保持大便通畅，勿用力排便，排便困难者可给予缓泻剂。

（2）锻炼指导　适当锻炼，尽早恢复日常生活，维持日常活动量。术后存在肢体运动功能障碍以及语言功能、平衡功能与吞咽功能异常者，完成肢体康复训练、语言锻炼、平衡觉训练、吞咽功能康复等计划。

（3）安全指导　功能锻炼期间家属做好安全防护，去骨瓣患者保护手术部位，防止撞击。有癫痫发作史患者，家属做好防跌倒应对措施。

（4）伤口指导　伤口拆线愈合良好后可洗头，保持伤口清洁、干燥，如有伤口红、肿、热、痛与皮下积液、伤口渗液等及时门诊复查。

（5）药物指导　抗癫痫药物或激素类药物需根据出院医嘱进行减量或停药，不可擅自减药或停药。

（6）心理指导　保持情绪稳定，积极参与力所能及的社会活动，最大限度促进机体的康复。

（7）门诊随访　定期门诊随诊，根据出院医嘱按时复查颅脑 MRI，鞍区肿瘤患者还需复查内分泌、血生化等。

（三）康复护理

1. 吞咽障碍的康复护理

（1）基础训练　是不用食物的间接训练，训练方法如下。①口腔周围肌肉训练：包括闭唇、噘嘴、唇角上抬、张颌、闭颌、伸舌（舌尖及舌根抬高）。②冷刺激：吞咽反射减弱或消失时，用冰冻的棉棒，依次刺激患者软腭、腭弓、咽后壁及舌根处，每个部位刺激 4～5 次，然后嘱患者做 1 次吞咽动作。③屏气-发声动作：患者坐在椅子上，双手支撑椅面做推压运动，屏气，然后突然松手，大声用力发"a"音。④咳嗽训练：指导患者使用腹式呼吸、缩唇式呼吸训练，并强化有效咳嗽训练，促进喉部闭锁的效果。⑤构音训练：患者张口发"a"音，并向两侧运动发"yi"音，然后再发"wu"音，每音发 5 次为一组；进一步训练让患者发"你-我-她"；然后再唱一段最熟悉的歌曲，鼓励患者大声唱，通过张口-闭口动作，促进口唇肌肉锻炼和声门的闭锁功能。⑥屏气吞咽：在屏气时做吞咽动作，然后立即做咳嗽动作，亦可在吸气后呼出少量气体，再做屏气和吞咽动作及吞咽后咳嗽。⑦门德尔松手法：喉部可上抬的患者，先嘱空吞咽数次，再指导吞咽时舌尖顶住硬腭，屏住呼吸，从而将甲状软骨抬起数秒；喉部上抬无力的患者，先按摩颈部并轻捏喉结以上推喉部持续 5 秒，从而促进吞咽。

（2）摄食训练　是使用食物，并用体位、食物形态等补偿手段的直接训练。基础训练后开始摄食训练，训练方法如下。①体位及姿势：颈部前屈位易引起吞咽反射，帮助喉上抬、喉部闭锁以保护气道，防止食团误入气道。对于不能坐位的患者，进食时取躯干屈曲30°仰卧位，头部前屈，用枕头垫起偏瘫侧肩部；能下床活动的患者，取坐直稍前屈位，身体可倾向健侧30°，便于食物进入，以防止误咽。②食物形态：选择适宜吞咽障碍者的食物，固体食物通过机械处理后变得柔软，密度及性状均一，不易松散；稀液中加入增稠剂增加黏度，可减少误吸。③一口量及进食速度：根据吞咽情况调整进食的一口量及进食速度，前一口吞咽后再进食下一口，吞咽后轻咳嗽，预防误吸。④咽部残余食团去除训练：包括空吞咽、交互吞咽训练，去除咽部食团残留。

（3）口腔护理　清洁口腔有助于减少口腔食物残渣，增加食欲及减少肺炎的发生。每次基础训练及摄食训练前、后应清洁口腔，防止误吸。

2. 失语症的康复护理

（1）运动性失语　患者的口语及书面语表达障碍，以改善表达能力训练为主。训练方法如下。①发音器官训练：张口、鼓腮、呲牙、伸舌及舌头上－下－左－右运动，每个动作5~8次为一组，每天训练。②复述训练：采用示教－模仿方法，从单元音开始，如"a－u－i"；然后从唇音"b－p－m"开始。③命名训练：恢复一定复述能力后，进行命名训练，用图片或实物让患者命名。④描述训练：给患者出示有简单情景的图片，让患者描述看到的内容，可适当予以提示。

（2）感觉性失语　患者的口语及书面语理解困难，以提高理解能力训练为主。训练方法如下。①听觉训练：让患者听广播、听音乐等旋律语调，通过声音刺激，提高对语言的理解力。②手势训练：通过患者熟悉的手势，如喝水，护士或家属做喝水动作，让患者模仿、重复。③实物刺激：让患者说出所看见实物的名称，可适当予以提示，反复训练。④记忆力训练：让患者回忆印象深刻的事情，患者常容易接受、积极配合。

（3）命名性失语　患者主要存在命名障碍，以强化名称的记忆力训练为主。训练方法如下。①命名训练：提供图片或实物，让患者说出名称，可选择提供与图片或实物相关的字词、语音等提示，刺激患者命名。②组词训练：让患者使用提供的字组成词语。③语句完形：呈现图片，护士或家属说出前半句，患者完成后半句。④列名训练：要求患者在规定的时间内尽量说出某一范畴的名称，如蔬菜类、水果类或动物类等。⑤图画描述：呈现图片，让患者以尽可能多地语句描述图片，出现描述困难时，可给予提示。

（4）混合性失语　患者听理解严重缺陷，命名、复述、阅读和书写均不能，要将视、听、说三种能力的训练结合起来。训练方法如下。①发音器官训练：张口、鼓腮、呲牙、伸舌及舌头上－下－左－右运动，示教－模仿发最长"a"音训练等，每个动作5~8次为一组，每天训练。②听理解训练：先从词语听觉辨认开始，通过呈现图片或实物，说出其中某个的名称让患者指认，可逐渐增加图片或实物的数量；然后指令执行训练，如"张嘴""闭眼"等简单指令开始，让患者执行，逐渐增加指令复杂程度。③阅读理解训练：让患者进行图－图匹配、词－词匹配、词－图匹配训练，由简单到复杂。④语言表达训练：指导患者对着镜子模仿发音，先从"a－u－i"等单元音开始，逐渐增加辅音，直至字、词。⑤朗读训练：按照字－词－短句的顺序，让患者朗读卡片。⑥命名训练：提供图片或实物，让患者说出名称。⑦书写训练：先从抄写一个字的偏旁部首、数字开始，再抄写整个字、词、短语。

3. 面瘫的康复护理

（1）眼部护理　患者常有眼睑闭合不全，白天可使用眼药水滴眼3~4次，睡前用抗生素眼药膏保护角膜，覆盖无菌纱布，预防暴露性角膜炎发生。外出时佩戴墨镜，避免强光直射及异物进入患侧眼睛。

（2）口腔护理　患侧咀嚼肌瘫痪，唇颊沟积食，易引起口腔炎的发生。饭后清洁口腔，防止食物残渣滞留，选用软毛牙刷，避免刺激患侧口腔。

（3）自我按摩　勿用冷水洗脸，避免面部直接吹风，进行自我按摩，每日5~10次，每次每个部位按摩10下。操作方法如下。①额肌按摩：由眉毛内侧、眉毛中间和眉毛外侧起始的三个方向，由下而上。②眼轮匝肌按摩：上轮匝肌由上眼睑，下轮匝肌由下眼睑，由内向外轻轻按摩。③皱眉肌和降眉肌按摩：从鼻梁旁往眉毛内侧头向外侧头，从下到上再到外按摩。④鼻肌按摩：直接从鼻部两旁往眉头内侧，从下到上按摩。⑤颧大肌、颧小肌按摩：主要是用示指、中指，由嘴角向外牵拉按摩。

（4）表情肌康复训练　有助于防止麻痹肌肉的萎缩，促进肌张力的康复，每日2~3组，每组每个动作训练10~20次。操作方法如下。①抬眉训练：嘱患者上提健侧与患侧眉目。②闭眼训练：开始时轻轻地闭眼，两眼同时闭合10~20次，然后再用力闭眼10次。③耸鼻训练：训练时注意向鼻翼方向用力。④示齿训练：嘱患者口角向两侧同时运动。⑤努嘴训练：用力收缩口唇并向前用力努嘴。⑥鼓腮训练：鼓腮漏气时，用手上下捏住患侧口轮匝肌进行训练。

第二节　椎管内肿瘤手术护理常规

一、概述

椎管内肿瘤亦称为脊髓肿瘤，主要是指发生于脊髓本身及椎管内或脊髓邻近组织结构的原发性及继发性肿瘤。椎管内肿瘤分类较多，目前根据解剖位置可分为硬膜外肿瘤、硬膜内髓外肿瘤、脊髓髓内肿瘤。常见的有神经鞘瘤、脊膜瘤、室管膜瘤和星形细胞瘤等。治疗方式以手术治疗、放射治疗为主。

（一）临床表现

1. 神经鞘瘤　局限性疼痛、神经根症状或脊髓压迫体征是最为典型的临床表现。

2. 脊膜瘤　中年女性多见。以背部疼痛和脊髓受压为主要临床表现。

3. 室管膜瘤　早期无特异性症状，病情缓慢进展，直到出现持续的疼痛和感觉、运动障碍。

4. 星形细胞瘤　最常见的临床症状是运动异常，如肌力减弱、肌萎缩和肌束震颤、精细动作笨拙；其次是感觉障碍，如感觉缺失、感觉过敏、疼痛；最后是括约肌功能障碍，如大、小便失禁等。

（二）辅助检查

1. MRI　能清楚显示肿瘤部位、范围及侵犯方向，最具诊断意义，具有定位、定性意义。

2. CT 能显示肿瘤邻近组织关系及骨质破坏的情况。

（三）手术治疗

外科手术是目前椎管内肿瘤最为直接和有效的治疗方法，包括全切术和部分肿瘤切除术。尤其是硬膜内髓外肿瘤大多属于良性肿瘤，尽早全切，预后良好。术中神经电生理监测技术有助于提高手术精准操作，减少脊柱－脊髓损伤，降低围手术期并发症。

二、护理评估

（一）常规术前评估

了解患者性别、年龄、发病情况、健康史、个人史，评估患者家族对疾病的知晓度、对治疗的依从性以及家庭支持与经济等情况。

（二）专科护理评估

1. 评估有无感觉功能障碍

（1）疼痛　询问患者有无刺激性疼痛，疼痛的程度、性质，是由于肿瘤刺激脊神经后根、传导束以及硬脊膜受牵拉所致。

（2）感觉异常　表现为麻木感、蚁走感、针刺感、烧灼感等；部分可表现为感觉倒错，如冷的刺激产生热的感觉。

（3）感觉缺失　相应神经根受损时，可出现部分感觉缺失，表现为烧伤、烫伤后感觉不到疼痛。

2. 评估有无运动障碍　颈段脊髓肿瘤时患者上肢不能高举，握物不稳，无法完成精细的动作。严重者可出现下肢无力、僵硬，甚至出现肌肉萎缩与瘫痪。

3. 评估有无反射异常　肿瘤所在的平面由于神经根和脊髓受压，可使反射弧中断而发生反射减弱或消失。肿瘤所在节段以下深反射亢进、浅反射消失，可出现病理反射。

4. 评估有无自主神经功能障碍

（1）膀胱和直肠功能障碍　具体表现为尿频、尿急、排尿困难甚至尿潴留，尿失禁、大便失禁等。

（2）排汗异常　汗腺在脊髓的交感节前神经元受损，表现为少汗或无汗。

三、护理措施

（一）术前护理

1. 术前常规护理　按全麻手术要求做好术前准备。如果毛发不明显，可不备皮。对于高颈段（$C_1 \sim C_4$）肿瘤，备皮范围为枕骨粗隆至双肩水平的皮肤。可不进行肠道准备，根据需要，给予缓泻剂。

2. 健康教育　备好颈托、胸托、腰围等，教会患者轴线翻身。翻身时保持患者的

头部 - 颈部 - 肩部 - 躯干在同一水平位，同时同向翻身，不能有扭动。翻身的目的是预防脊椎再损伤及髋关节脱位，预防压疮，增加患者舒适感。

（二）术后护理

1. 脊髓保护 采用轴线翻身法，颈部不能过伸或过屈。定期翻身拍背，采取舒适体位，使用保护性用具和敷料，预防压力性损伤。

2. 病情观察 观察疼痛、感觉、运动障碍的改变，及时告知医生。高颈段和胸椎肿瘤术后患者，要密切注意呼吸变化，以防延髓功能障碍出现中枢性呼吸衰竭。

3. 伤口的观察及护理 观察伤口有无渗血、渗液，有无脑脊液漏，若有异常情况须及时告知医生。

4. 疼痛的护理 及时评估患者的疼痛情况，包括疼痛的性质、程度，根据医嘱予镇痛药对症治疗；但避免使用哌替啶类的镇痛药，以免引起呼吸抑制。可使用激素治疗。

5. 饮食护理 根据患者胃肠道恢复情况逐渐过渡正常饮食。椎管内手术患者易出现腹胀，可适当应用缓泻剂。

6. 二便护理 观察患者能否自行排尿、排便，留置尿管期间，保持尿道口清洁，预防尿路感染；便秘时使用缓泻剂排便，保持肛周皮肤清洁、干燥。大、小便失禁的患者，预防失禁性皮炎，及时清洁粪便和（或）尿液污染的会阴部及周围皱褶处皮肤，选用温和、无刺激性的皮肤清洗液，使用柔软的湿巾或布类以"按压式"清洁皮肤，失禁性皮炎未得到有效处理，应转介给造口 - 伤口专科护士。

7. 感觉及运动功能障碍的护理 评估患者的感觉、肌力及肌张力。感觉麻木或者缺失的肢体要注意防止烫伤、皮肤割伤；有束带感、蚁走感的患者，给予心理护理。对于肌力和肌张力无异常患者，鼓励自主活动；对于有运动功能异常患者，给予锻炼指导。

8. 良肢位摆放 瘫痪肢体需要摆放良肢位，可预防关节畸形、足下垂，具有使躯干和肢体保持在功能状态的作用。良肢位的摆放包括患侧卧位、健侧卧位、仰卧位、床上坐位及轮椅坐位。以右侧患肢为示范，摆放方法如下。

（1）患侧卧位 患侧肢体在下方、健侧肢体在上方的侧卧位，为首选体位，可以增加患侧的感觉刺激，对抗患侧肢体痉挛，利于健侧肢体的活动，见图 9 - 1。

（2）健侧卧位 健侧肢体在下方、患侧肢体在上方的侧卧位，见图 9 - 2。

（3）仰卧位 患侧髋部至患腿腘窝处垫软枕，避免患腿外展、外旋，使患足位于中立位，见图 9 - 3。

（4）床上坐位 患肢躯干保持端正，背后可用枕头辅助，见图 9 - 4。

（5）轮椅坐位 保持躯干伸直，靠在椅背，臀部尽量坐在轮椅坐垫的后半部，保持身体前倾，患侧上肢放于胸前软枕上，见图 9 - 5。

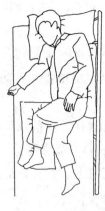

图 9－1　患侧卧位

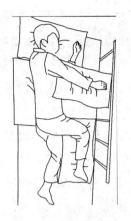

图 9－2　健侧卧位

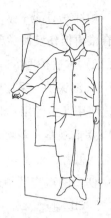

图 9－3　仰卧位

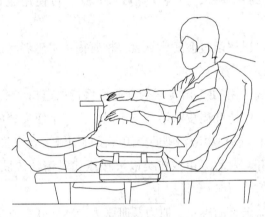

图 9－4　床上坐位

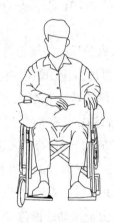

图 9－5　轮椅坐位

9. 功能锻炼　对于长期卧床或者偏瘫、全瘫的患者，病情稳定后，及早进行肢体功能锻炼，预防关节僵硬、粘连和挛缩，促进血液循环。

（1）被动活动　对瘫痪肢体进行各关节的全活动范围被动运动，预防关节挛缩，每日 2～3 次，每次 20～30 分钟。可从大关节到小关节逐一进行上、下肢被动运动。

（2）主动活动　意识清醒的患者可以用健侧手握住患侧手来带动患侧肢体完成主动－辅助运动。

参考文献

[1] 李乐之，路潜．外科护理学［M］.7版．北京：人民卫生出版社，2021.

[2] 陈孝平，汪建平，赵继宗．外科学［M］.9版．北京：人民卫生出版社，2018.

[3] 胡雁，陆箴琦．实用肿瘤护理［M］.3版．上海：上海科学技术出版社，2020.

[4] T/CNAS25—2023，中华护理学会团体标准：胸腔闭式引流护理［S］．北京：中华护理学会，2023.

[5] T/CNAS39—2023，中华护理学会团体标准：成人术后疼痛评估与护理［S］．北京：中华护理学会，2023.

[6] 朱毅．加速外科康复核心问题处置策略［M］．北京：电子工业出版社，2021.

[7] 刘楠，李卡．康复护理学［M］.5版．北京：人民卫生出版社，2022.

[8] Paolo Miccoli, David J. Terris, Michele N. Minuto. 田文，张浩等译．甲状腺手术并发症预防与处理［M］．北京：人民军医出版社，2015.

[9] 徐瑞华，万德森．临床肿瘤学［M］.5版．北京：科学出版社，2020.

[10] 中华人民共和国国家卫生健康委员，舌癌诊疗指南（2022年版）．

[11] Joseph LoCicero , Richard H. Feins 等．普通胸部外科学［M］．北京：中国科学技术出版社，2022.

[12] 中华人民共和国国家卫生健康委员会医政医管局．食管癌诊疗指南（2022年版）．

[13] 中国临床肿瘤学会 CSCO．胆道恶性肿瘤诊疗指南（2023）．

[14] T/CNAS07—2023，中华护理学会团体标准：成人肠造口护理［S］．北京：中华护理学会，2023.

[15] T/CNAS14—2020，中华护理学会团体标准：乳腺癌术后淋巴水肿预防和护理［S］．北京：中华护理学会，2020.

[16] 姜梅．妇产科疾病护理常规［M］．北京：科学出版社，2019.

[17] 谢幸，孔北华，段涛．妇产科学［M］.9版．北京：人民卫生出版社，2018.

[18] 单伟颖，柳韦华．妇产科护理学［M］.2版．北京：中国医药科技出版社，2022.

[19] 安力彬，陆虹．妇产科护理学［M］.7版．北京：人民卫生出版社，2022.

[20] 孟旭莉，叶祥明．外周淋巴水肿预防与治疗［M］．杭州：浙江大学出版社，2022.

[21] 徐瑞华，李进，马军，等．中国临床肿瘤学会常见恶性肿瘤诊疗指南［M］．北京：人民卫生出版社，2023

[22] 郭应禄，那彦群，叶章群，等．中国泌尿外科和男科疾病诊断治疗指南［M］．北京：科学出版社，2020.

[23] 彭泽厚，刘玉村，万德森，等．造口护理学［M］．北京：人民卫生出版社，2017.

[24] 中国临床肿瘤学会．黑色素瘤诊治指南（2023版）．

[25] 郭军，安超从，曹素梅，等．黑色素瘤［M］．北京：人民卫生出版社，2024.

[26] 中国临床肿瘤学会．骨与软组织诊治指南（2023版）．

[27] Greenberg Mark S．神经外科手册［M］.9版．江苏：凤凰科学技术出版社，2021.

[28] 孙玉梅，张立力，张彩虹．健康评估［M］．北京：人民卫生出版社，2021.

[29] 陈忠平．神经系统肿瘤［M］.2版．北京：北京大学医学出版社，2023.